1 MONTH OF
FREE
READING

at

www.ForgottenBooks.com

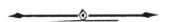

By purchasing this book you are eligible for one month membership to ForgottenBooks.com, giving you unlimited access to our entire collection of over 1,000,000 titles via our web site and mobile apps.

To claim your free month visit:
www.forgottenbooks.com/free993505

ISBN 978-0-260-95518-0
PIBN 10993505

LEÇONS

DE

CLINIQUE MÉDICALE

DE

R. J. GRAVES

PRÉCÉDÉES

D'UNE INTRODUCTION DE M. LE PROFESSEUR TROUSSEAU.

OUVRAGE TRADUIT ET ANNOTÉ

PAR LE DOCTEUR JACCOUD

Médecin des hôpitaux de Paris.

Deuxième édition, revue et corrigée.

A

M. LE PROFESSEUR TROUSSEA

Hommage de respect et de reconnaissance.

S. JACCOI

INTRODUCTION

LETTRE DE M. LE PROFESSEUR TROUSSEAU

AU TRADUCTEUR.

Monsieur et honoré confrère,

Depuis bien des années, je parle de Graves dans mes leçons cliniques; j'en recommande la lecture, je prie les élèves qui savent l'anglais de considérer cet ouvrage comme leur bréviaire; je dis et je répète que, de toutes les œuvres pratiques publiées dans notre siècle, je n'en connais pas de plus utile, de plus intelligente; et j'ai toujours regretté que les *Leçons cliniques* du grand praticien de Dublin n'eussent pas été traduites dans notre langue.

Professeur de clinique dans la Faculté de médecine de Paris, j'ai sans cesse lu et relu l'œuvre de Graves; je m'en suis inspiré dans mon enseignement; j'ai essayé de l'imiter dans le livre que j'ai publié moi-même sur la clinique de l'Hôtel-Dieu; et encore aujourd'hui, bien que je sache presque par cœur tout ce qu'a écrit le professeur de Dublin, je ne puis m'empêcher de relire constamment un livre qui ne quitte jamais mon bureau.

Graves est un médecin érudit : si riche de son propre fonds,
il puise sans cesse dans les œuvres de ses contemporains, et à
chaque page il met à contribution les travaux des médecins
allemands et français. Quoique clinicien, il aime les sciences
accessoires ; on le voit fréquemment recourir à la physiologie,
dans le domaine de laquelle il fait volontiers des excursions ;
à la chimie, qu'il connaît, qu'il apprécie à sa juste valeur, et à
laquelle il accorde une part légitime. Il me rappelle souvent le
plus grand clinicien de notre époque, Pierre Bretonneau, physiologiste habile, chimiste distingué, savant botaniste, natura-
liste éminent, qui sans cesse, au milieu des cours et des cau-
series de l'hôpital de Tours, trouvait dans toutes ces sciences
accessoires qu'il possédait si bien, ces notions utiles, ces aperçus ingénieux, qu'il appliquait ensuite avec un rare bonheur,
à l'étude de notre art.

Dirai-je maintenant quelles sont, dans l'œuvre de Graves,
les leçons les plus remarquables et les plus importantes ? Je devrais, pour être juste, les signaler toutes successivement : il
n'en est pas une, en effet, qui ne soit féconde en déductions
pratiques ; il n'en est pas une qui ne porte l'empreinte de cette
admirable et puissante faculté d'observation qui distingue entre
tous le médecin de Meath Hospital. Les leçons sur la scarlatine,
sur la paralysie, sur les affections pulmonaires, sur la toux,
sur la céphalalgie, ont acquis une célébrité européenne, et
l'intérêt qu'elles inspirent à tout lecteur attentif en est assurément le meilleur panégyrique.

Il est deux points toutefois qu'il importe de mettre en
lumière.

Graves a consacré un grand nombre de leçons au typhus
fever, qui décime si cruellement la malheureuse Irlande. On

diocre importance pour nous, médecins français, qui heureusement n'avons point à lutter contre cette redoutable maladie; ce serait une erreur. Tous les préceptes de l'auteur sur le traitement de cette pyrexie s'appliquent si bien aux formes graves de notre fièvre typhoïde, que l'on consultera avec le plus grand fruit ce travail considérable; de plus, les principes relatifs au régime sont devenus le guide des praticiens de tous les pays : ce sont eux qui nous dirigent aujourd'hui dans le traitement de la fièvre putride. Et pourtant, lorsqu'il professait la nécessité de l'alimentation dans les pyrexies à longues périodes, le médecin de Dublin, seul contre tous, battait en brèche une opinion qui paraissait justifiée par la pratique de tous les siècles; car la diète absolue était alors regardée comme une condition indispensable dans le traitement des fièvres. N'eût-il rendu d'autre service que de transformer complétement sur ce point la pratique médicale, Graves eût par cela seul acquis des droits imprescriptibles à notre reconnaissance.

D'un autre côté, je ne saurais assez recommander la lecture des leçons qui traitent de la paralysie; elles renferment toute une doctrine, et cette doctrine a définitivement triomphé. Les paralysies sympathiques de Whytt et de Prochaska ont aujourd'hui leur place marquée dans la science, sous le nom beaucoup plus physiologique de *paralysies réflexes*, et le professeur de Dublin est le premier qui en a étudié avec exactitude les conditions étiologiques, comme il est le premier qui en a fait connaître le processus pathogénique. Devançant de plusieurs années les admirables travaux de Marshall-Hall, il a compris, il a vu que des impressions périphériques anomales peuvent retentir sur un segment quelconque de la moelle, et déterminer à distance des troubles du mouvement ou de la sensibilité; il a créé, en un mot, la classe des paralysies périphériques ou

réflexes, et il a clairement établi les relations qui existent entre
ces paralysies et les maladies aiguës. Malheureusement ces
leçons remarquables sont restées lettres closes pour la généralité des médecins français; mais il est temps de rendre au
médecin de Meath Hospital la justice qui lui est due : il faut
qu'on sache que Graves est le créateur de cette doctrine nouvelle qui a profondément modifié, depuis quelques années, la
pathologie du système nerveux; il convient enfin de rapporter
à son véritable auteur la conception si féconde des paralysies
et des convulsions d'*origine périphérique.*

Vous avez donc fait, monsieur, une œuvre très utile, en
publiant les leçons de Graves; vous avez rendu un grand service, sinon aux commençants, qui n'y trouveront peut-être pas
les notions élémentaires qui leur sont nécessaires, du moins aux
médecins, qui ont besoin de connaître ces raisons d'instinct et
d'intelligence par lesquelles ils doivent se laisser diriger dans
les sentiers si difficiles de la pratique; qui ont besoin surtout
d'assister aux hésitations, aux embarras, aux perplexités qui
troublent l'homme consciencieux, lorsqu'il est aux prises avec
ces cas obscurs qui se présentent si fréquemment dans un service d'hôpital.

Graves est souvent empirique : quel vrai clinicien peut s'empêcher de l'être ! Mais il ne l'est qu'à son corps défendant; il
cherche, il indique les raisons qui le déterminent; il les dis-
cute, et il conduit pas à pas ses élèves, de la théorie parfois
trop ingénieuse, à l'application toujours utile et souvent inex-
pliquée.

Graves est un thérapeutiste plein de ressources. Pour la
plupart des médecins français, ses médications ont quelque
chose d'insolite, parce que les agents qu'il met en œuvre sont

dans ses leçons la médecine de **nos** voisins d'outre-mer, médecine étrange pour nous, comme la nôtre l'est pour eux ; nous y apprenons à connaître les méthodes **les** plus accréditées dans le royaume uni, et les remèdes que nos confrères d'Angleterre manient le plus volontiers.

Je vous avouerai franchement que j'avais peine à accepter, malgré l'imposante autorité de Graves, ce qu'il nous disait de l'influence de certains moyens, tels que les mercuriaux, l'essence de térébenthine, les spiritueux, le nitrate d'argent, etc. Mais le praticien de Dublin parle avec tant de conviction, que je me suis laissé aller à suivre ses préceptes, et je dois dire que mes premiers essais m'ont bien vite encouragé à adopter sans réserve ce que je n'acceptais d'abord qu'avec défiance. Il n'y a pas de jour que, dans ma pratique, je ne mette en œuvre quelques-unes des méthodes de traitement que Graves excelle à décrire avec la minutie du vrai praticien, et pas de jour que, dans le fond de ma conscience, je ne remercie le médecin de Dublin des enseignements qu'il m'a donnés.

Graves est, à mon sens, un clinicien complet. Observateur attentif, savant profond, artiste ingénieux, thérapeutiste habile, il fait aimer l'art dont il agrandit le domaine ; il fait aimer la pratique qu'il rend plus utile et plus féconde.

Nous vous devrons donc tous beaucoup, mon cher confrère, puisque vous nous aurez rendu familier un auteur malheureu-

LEÇONS

DE

CLINIQUE MÉDICALE

PREMIÈRE LEÇON.

DE L'ENSEIGNEMENT CLINIQUE.

Objet des études dans les hôpitaux. — Importance de l'étude des maladies chroniques. — Clinique d'Édimbourg. — Clinique française. — Clinique allemande. — Sa supériorité. — Méthode adoptée par l'auteur. — Enseignement défectueux de l'université de Londres.

MESSIEURS,

Avant de procéder à l'examen des malades qui se trouvent actuellement dans nos salles, je crois devoir vous exposer la méthode d'enseignement que j'ai l'intention d'adopter. Déjà vous avez appris ailleurs les principes qui constituent la base des études médicales, et vous êtes maintenant à même de vous faire une idée exacte de l'utilité de la fréquentation des hôpitaux, et du but spécial que vous devez y poursuivre. Vous venez ici pour convertir en connaissances pratiques les notions toutes théoriques que vous avez acquises, pour observer directement les phénomènes morbides que les livres seuls vous ont fait connaître ; vous venez ici pour apprendre à distinguer ces symptômes, à en apprécier la valeur et l'importance relatives, pour constater les rapports qu'ils présentent avec les lésions des organes internes; vous venez enfin étudier l'art de soulager vos malades par l'heureux emploi d'une médication appropriée.

1 — 2e ÉDIT

Tels sont, messieurs, les différents objets auxquels vous deve
attacier ; plus ils sont nombreux et importants, plus est grande
ponsabilité de vos professeurs de clinique ; plus serait grand a
blâme qui rejaillirait sur vous, si vous négligiez les moyens d'étu
cet hôpital met à votre disposition.

Quelques branches de la médecine peuvent être étudiées à des é|
régulièrement déterminées à l'avance. C'est ainsi qu'une période
études est particulièrement consacrée à l'anatomie, une autre à
mie, tandis qu'une troisième doit être spécialement réservée à la
médicale. Il n'en est point ainsi de la clinique : dès le début et
tout le cours de son éducation médicale, l'élève doit s'attacier
dier la marcie et les symptômes des maladies, il doit se livre
persévérance à l'observation quotidienne des malades.

La nature de l'esprit iumain est telle, que son éducation, en
concerne les connaissances pratiques, ne peut être que graduc
peut voir quelques hommes voués à l'étude des matiématiq
d'autres sciences abstraites, devenir si rapidement des maitres
bout d'une année ils laissent bien loin derrière eux ceux qui
précédés dans la carrière ; il peut en être de même quant à la mé
tiéorique : mais la médecine pratique implique l'observation de la
or, celle-ci ne peut mener à bonne fin ses opérations qu'avec le
du temps, et c'est en vain que celui qui désire en étudier la
prétendrait substituer à cet élément son génie, ou son activité
nelle. Quelles que soient donc ailleurs vos occupations, quell
soient les études auxquelles vous vous consacriez, n'oubliez pas
portion de ciaque jour doit être réservée à la visite des hôpitai
en effet, l'élève a l'avantage de recevoir les leçons des praticien:
rimentés. Sagement établi et suffisamment vaste, un iôpital re
toutes les conditions d'étude désirables, et pourtant, je le dis avec
les progrès de l'étudiant sont rarement en rapport avec la riche
ressources dont il dispose. D'où provient un si fâcheux résultat
ment peut-il se faire que beaucoup de jeunes gens fréquenten
nellement les hôpitaux pendant des années entières, sans aug
notablement leurs connaissances pratiques ? Deux ordres de
peuvent rendre compte de ce fait : ciez l'élève, un défaut d'aptit
d'attention ; ciez le professeur, l'emploi d'une métiode d'enseigi
peu judicieuse : examinons donc avec plus de détails les erreu
quelles ils sont l'un et l'autre exposés.

Un grand nombre d'étudiants semblent peu ou point pénétré

difficulté qu'il y a à devenir un bon praticien, et plusieurs paraissent ne point s'inquiéter à l'avance de la grave et terrible responsabilité qui pèsera sur eux lorsque, livrés à la pratique, ils auront charge de vie; ce sont ces mêmes hommes qui oublient si fréquemment la gravité et le décorum, dont ne doivent jamais se départir ceux qui visitent les malades. Les jeunes gens de ce caractère fréquentent très régulièrement les hôpitaux, ou plutôt ils viennent s'y *promener* avec la plus grande exactitude. Mais c'est en critiques et non point en élèves qu'ils apparaissent au milieu de nous; ils veulent parler et non point écouter; l'hôpital est pour eux un lieu de récréation bien plus encore qu'un centre d'instruction. Je suis heureux de pouvoir ajouter que de tels élèves sont peu nombreux ici; cet hôpital, en effet, ne confère aucun titre spécial, et il ne présente aucun attrait en dehors des connaissances qu'on peut y acquérir (1).

Parmi ceux qui désirent réellement s'instruire dans leur art, un grand nombre échouent et se trouvent au dépourvu quand leurs études sont finies : chez quelques-uns, l'insuccès dépend du développement insuffisant des facultés intellectuelles, mais chez la plupart il doit être rapporté à une mauvaise direction des études. Ainsi, des élèves, et j'en ai connu bon nombre, étudient avec un zèle et un goût manifestes la marche et le traitement des maladies aiguës, mais ils accordent à peine quelque attention aux maladies chroniques. Cette prédilection n'est pas d'ailleurs le propre des jeunes gens; les professeurs, les auteurs, la partagent également, et en fait, nous voyons les maladies aiguës former le sujet favori des leçons cliniques, et occuper la plus large part dans la littérature médicale. La raison en est facile à saisir. Si nous comparons, en effet, la marche de ces maladies, comme les fièvres et les phlegmasies, à celle des affections chroniques, nous verrons que les premières présentent dans leur début, leur ascension et leur déclin, une régularité telle, que leurs phases peuvent être exactement annoncées

---

(1) Depuis que ceci a été écrit, le Meath Hospital a été pendant quelques années un hôpital privilégié. Cette qualité, prix de la paresse, nous a été récemment enlevée, et je me réjouis cordialement de ce que cet établissement et d'autres semblables aient cessé de constituer une sorte d'oligarchie favorisée, aux dépens des hôpitaux moins vastes de cette ville : tout monopole ne peut que retarder l'avancement de la science, et je ne vois pas pour quelle raison un hôpital de 50 lits serait inférieur à celui de 100. Ce n'est pas la quantité des malades qui fait l'utilité des leçons du professeur : l'activité, une observation attentive, telles sont les meilleures garanties pour l'instruction des élèves. (L'AUTEUR.)

et leurs terminaisons prédites ; aussi pouvons-nous non-seulement porter un pronostic certain, mais obtenir un soulagement, qui résulte évidemment ici des moyens thérapeutiques: l'autorité du médecin s'en trouve augmentée aussi bien que la considération pour l'art médical. Est-il besoin de rappeler notre satisfaction lorsque nous arrêtons par la saignée les progrès de la pneumonie, lorsque nous voyons céder le *delirium tremens* à l'emploi de l'opium ?

Il en est bien autrement dans les maladies chroniques. Généralement obscures, insidieuses et irrégulières dans leur début, constamment incertaines dans leur terminaison, passant fréquemment d'un organe à un autre, elles produisent des symptômes imprévus et anormaux, et intéressent successivement dans leur marche destructive tous les tissus du corps. En raison même de leur longue durée, elles sont plus directement soumises aux influences physiques et morales qui peuvent se faire sentir sur le corps ou l'esprit ; elles sont, en un mot, sous la dépendance plus immédiate du temps, qui est le père de la mort. Pour le traitement de telles maladies, il faut le jugement le plus droit uni à la patience la plus grande ; ce n'est point ici le cas de songer aux remèdes *héroïques*, et le médecin ne doit attendre de ses efforts persévérants aucun de ces avantages rapides, qui lui font honneur dans les affections aiguës ; il doit toujours se souvenir qu'à une maladie à marche chronique il faut opposer des remèdes à action prolongée.

Cette partie si difficile de la médecine ne réclame certes pas la moins grande part de votre attention, et vous attacherez plus d'importance encore à ce sujet, si vous remarquez que la connaissance des maladies chroniques est également essentielle au chirurgien, puisque les individus qui en sont atteints n'en restent pas moins exposés à tous les accidents, qui sont du domaine spécial de la chirurgie (1).

Beaucoup d'élèves commettent une faute d'un autre genre: au lieu d'étudier les maladies les plus communes, et par cela même les plus importantes, ils ont un goût tout particulier pour les cas rares et singuliers, comme si leur but unique était d'amasser des matériaux pour satisfaire leur curiosité médicale. Laissez-moi vous mettre en garde contre cette façon d'employer votre temps ; elle peut être intéressante, mais elle est assurément sans profit. Ne vous laissez donc point égarer

---

(1) A l'époque où cette leçon a été faite, on n'avait point encore complétement renoncé à ce système absurde qui séparait l'étude de la chirurgie de celle de la médecine. (L'AUTEUR.)

par ceux qui préfèrent les satisfactions d'une vaine curiosité à l'étude laborieuse des maladies vulgaires.

Les étudiants ne doivent pas chercher à observer chaque jour un grand nombre de malades ; ils ne doivent avoir d'autre but que d'étudier un petit nombre de cas avec soin et avec attention ; il faut en outre qu'ils s'exercent avec zèle à prendre de bonnes observations. Ce n'est pas là l'œuvre d'un jour ; cette aptitude ne peut s'acquérir que graduellement. D'ailleurs elle n'est jamais le résultat du talent seul, elle est la récompense certaine d'un travail soutenu, d'une activité patiente. Vous devez vous efforcer d'avoir des observations complètes en même temps qu'exactes : suivez chaque cas, lorsque cela est possible, depuis son début jusqu'à sa terminaison ; celle-ci sera souvent, en effet, et la meilleure explication des symptômes antérieurs, et le meilleur commentaire du traitement. Si le temps me le permettait, je vous signalerais bien d'autres erreurs capables de frapper vos études de stérilité, mais je dois quitter l'élève pour le maître, et m'arrêter sur l'imperfection des moyens d'enseignement.

J'ai eu l'occasion d'étudier attentivement trois méthodes différentes d'enseignement clinique. La première est pratiquée à Édimbourg et à Dublin. J'exposerai devant vous celle d'Édimbourg, puisque l'école de médecine de cette ville est de beaucoup la plus célèbre entre les écoles anglaises, et qu'elle a toujours été la plus fréquentée par les étrangers (1). Deux internes (*clinical clerks*) sont choisis par le médecin parmi les élèves les plus anciens ; l'un est attaché aux salles d'hommes, l'autre aux salles de femmes. Ils ont pour fonctions de rédiger l'observation exacte de chaque malade, de faire connaître les effets des médicaments, de noter les phénomènes qui surviennent entre deux visites. Tout cela est généralement accompli avec zèle et exactitude. Le matin, le médecin s'arrête à chaque lit, et après avoir entendu les renseignements de son interne, il examine le malade en l'interrogeant à haute voix. L'interne répète les réponses également à haute voix, afin que tout l'auditoire soit au courant de ce qui se passe. Mais, en vérité, lorsque la foule des assistants est considérable, ce n'est pas là une tâche facile ; il faudrait une voix de stentor pour faire entendre aux élèves les plus éloignés la conversation qui a eu lieu entre le médecin et le malade ; d'un autre côté, l'impossibilité de voir oblige tous ceux qui ne sont pas

_____

(1) Je parle de l'école d'Édimbourg telle qu'elle était en 1819, lorsque j'en étais élève. (L'AUTEUR.)

leur éducation, les années ne font qu'augmenter leur entêt
qu'accroître leur aveuglement sur les résultats de leur pratique.
exemples ne sont que trop nombreux dans toutes les branc
notre profession. Ne voyons-nous pas des praticiens, des chirur
des pharmaciens qui réalisent cette description, porter cependa
toute leur personne l'empreinte du contentement, et jouir d'une
lente réputation parmi leurs clients? Croyez-moi, messieurs, les
latans qui couvrent nos murs de leurs affiches vendent annuell
moins de poison que n'en distribuent par leurs prescriptions nos
ciens patentés et routiniers. Et pourtant la science médicale fait c
jour des progrès, et les traités pratiques vont se multipliant. Por
donc la société est-elle ainsi dévastée? Beaucoup de circons
concourent à produire cet effet; mais la plus influente est sans con
celle que je vous ai signalée, je veux dire un système d'instructic
nique radicalement faux, parce qu'il ne comporte pas l'enseign
de la pratique médicale. Existe-t-il une profession, un art, ou
un commerce que l'on puisse aborder, à moins d'être insensé, sa
fonds suffisant de connaissances pratiques? Mais en voilà assez
triste sujet. Je vais vous exposer maintenant les systèmes en vi
dans d'autres pays, et examiner avec vous jusqu'à quel point ils
raient être introduits ici (1).

La méthode d'enseignement clinique usitée en France se rapp
beaucoup de celle que nous avons déjà décrite; elle comporte do
mêmes avantages et les mêmes défauts. Cependant, dans les hôp
français, on ne dicte pas de rapport aux internes, et l'on prend p
soin pour exposer au lit du malade les symptômes et la marc
chaque cas : en fait, ces explications répondent directement au l
la clinique et le remplissent complétement; elles donnent des rés
avantageux, et ce procédé mérite, à tous égards, d'être imité. Il ép
l'embarras et l'incertitude d'une description circonstanciée et dét

(1) Puisque la vérité m'oblige à faire connaître une faute partagée par tou
écoles de la Grande-Bretagne, je veux au moins signaler les avantages que celle d
bourg offre, sous d'autres rapports, aux étudiants : ils voient autour d'eux tant d'a
tant d'empressement, tant de zèle, qu'ils peuvent difficilement résister à l'impuls
beaucoup apprennent à penser et à travailler, qui avaient été jusque-là de vér
paresseux. Tel était l'état des choses il y a peu d'années encore; mais que pour
dire aujourd'hui en faveur d'une université qui a pour professeur de chimie un
seur de magnétisme animal, et pour professeur de pathologie un homœopathe
lequel n'a pas craint de publier un livre pour prouver la vérité de son système, d
promulguer la doctrine ridicule de cette secte de charlatans.   (L'AUTEU

puisqu'on peut se reporter directement au sujet qui est en question ; le professeur n'a besoin que d'un léger effort pour maintenir l'attention de l'élève, et celui-ci, forcé d'examiner chaque malade, fait une ample moisson d'idées nouvelles. Il est vrai que la durée de la visite se trouve ainsi accrue, et en Italie, où le même système est appliqué, il n'est pas rare de voir Tommasini employer, le matin, plus de deux heures pour huit ou dix lits, sans préjudice de la visite du soir ; mais l'importance de cet enseignement est si grande, que les professeurs doivent se résigner à être laborieux et à recourir à tous les moyens possibles pour inculquer à l'élève des idées claires et nettes sur chaque cas. De cette façon, d'ailleurs, l'attention n'est point distraite par la succession rapide d'un grand nombre de malades, et les questions que dicte une louable curiosité ne sont point suspendues par la contenance irritée ou la réponse incivile du professeur (1).

Bien que la clinique française présente une supériorité évidente sur la nôtre, elle est néanmoins passible de la même objection : l'étudiant n'est pas mis à même de se former à la pratique de son art. Mais ce n'est pas tout ; et quoique je n'aie nullement l'intention d'entonner un hymne en faveur de l'humanité souffrante, je ne puis passer sous silence un autre inconvénient de la méthode. Je ne puis m'empêcher de penser que l'on n'a pas le droit de parler d'un malade en sa présence, et dans son propre langage, et qu'il est pour le moins cruel de déclarer tout haut (ce qui doit être une conséquence fréquente du système) que la maladie est incurable. Pendant que le médecin faisait ainsi sa leçon, j'ai bien souvent observé la figure pâle et défaite du patient ; je l'ai vu prêter une oreille attentive au récit de ses souffrances présentes et passées, je l'ai vu tomber dans un profond désespoir lorsque le pronostic fatal arrivait jusqu'à lui. Je le répète, il est cruel d'enlever au malade son seul soutien ; il est impitoyable de lui ôter l'espérance, la seule consolation de ses longues et douloureuses veilles. Aussi ne devons-nous jamais nous permettre aucune expression capable d'ajouter aux souffrances du patient le poids de l'inquiétude et de la terreur. Prenons

(1) Sous ce rapport, nos médecins et chirurgiens d'hôpitaux ont beaucoup gagné depuis 1821. Je suis porté à croire que cette amélioration résulte non pas d'un changement volontaire, mais de la crainte salutaire d'un châtiment public infligé par la presse médicale ; cependant beaucoup reste encore à faire : l'influence du dernier siècle, en effet, n'a point entièrement cessé, et il reste parmi nous bien des retardataires qui regrettent ces temps aristocratiques où un abîme infranchissable séparait l'élève de son maître. (L'Auteur.)

donc au système français ce qu'il a de réellement utile, mais corrigeons
en l'imperfection évidente en nous servant de la langue latine, lorsqu
nous sommes contraints à quelque observation alarmante (1). L'hu
manité constitue l'un des plus importants devoirs du chirurgien et d
médecin ; mais ici, comme dans les autres parties de notre art, l'élève doi
être instruit autant par l'exemple que par les préceptes de ses maîtres.

Ne l'oublions pas, messieurs, je parle des hôpitaux de l'Irlande, et
non pas de ceux de la France ; sauf, en effet, l'exception déjà signalée
la conduite des médecins français est à tous égards digne d'éloges.
Vous ne les entendez point user, envers leurs malades des hôpitaux,
d'expressions grossières, dures et même triviales ; vous ne les trouvez
point pourvus de deux vocabulaires, l'un pour le riche, l'autre pour
le pauvre (2). Plus qu'aucune autre, la profession médicale exige la
culture et la mise en pratique des meilleurs sentiments de la nature
humaine. Les études anatomiques nous contraignent à faire violence à
nos instincts naturels, nous obligent à rompre avec nos penchants les
plus intimes. Eh bien! redoublons d'efforts et de vigilance pour nous
fortifier dans les sentiments les plus élevés, pour affermir et accroître
nos affections sociales ; et si alors nous sommes accusés de manquer
de respect envers les morts, nous pourrons, du moins, répondre à
l'accusation par notre humanité envers les vivants

Mais revenons à notre sujet. La troisième méthode d'enseignement
clinique est celle qui est généralement adoptée en Allemagne ; elle joint
aux moyens d'avancement offerts par les systèmes français et anglais

(1) Cette règle a été de tout temps observée en Allemagne, où les médecins se font
d'ailleurs remarquer par leur zèle et leur humanité. En Italie, professeurs et élèves
sont bien moins scrupuleux. Ainsi le docteur Clarke rapporte qu'il a entendu à Bologne
un professeur de clinique exposer toutes les particularités d'un cas de phthisie pulmonaire, en présence du sujet intéressé ; une autre fois, dans le même hôpital, il a vu une
femme, atteinte d'un cancer de l'utérus, fondre en larmes en entendant le compte
rendu détaillé de sa maladie.   (L'Auteur.)

Le reproche qu'adresse ici le professeur de Dublin aux médecins français est aujour-
d'hui dénué de tout fondement. Les leçons cliniques ont lieu à l'amphithéâtre, et il
n'est pas un chef de service qui ne se fasse une loi d'employer uniquement les noms
scientifiques, lorsqu'il veut désigner à ses élèves, en présence du malade, l'affection
dont celui-ci est atteint.   (Note du Traducteur.)

(2) A l'époque où je fis cette leçon, cet abus était vraiment par trop fréquent ; et
nous pouvons croire que la génération précédente a eu d'autres travers bien plus grands
encore. La mort, le plus puissant des réformateurs, a déjà écarté de la scène quelques-
uns des principaux acteurs : mais ici, comme en bien d'autres circonstances, elle a
été, je pense, injustement blâmée.   (L'Auteur.)

l'avantage de donner aux élèves les plus avancés la responsabilité du soin des malades, sous la surveillance du médecin.

L'importance de l'enseignement clinique est si bien comprise en Allemagne, que chaque école possède trois cliniques médicales distinctes; de là, la division du travail entre plusieurs professeurs, et une diminution dans le nombre d'étudiants qui leur sont respectivement attachés. Il existe un service de clinique pour les maladies aiguës, un autre pour les maladies chroniques; le troisième est consacré au traitement des malades externes. Les élèves forment deux classes : les plus avancés sont chargés du soin des malades ; les plus jeunes observent et écoutent. Lorsqu'un malade est admis à l'hôpital, un des élèves-praticiens est chargé d'en recueillir l'observation, et de lire, lors de la visite du médecin, les notes qu'il a prises sur le début, la marche et l'état actuel de l'affection. Tout cela se fait au lit du malade, et avant de le quitter, le médecin contrôle par lui-même tous les renseignements qui lui ont été donnés. Après un examen approfondi de tous les cas nouveaux, on se rend dans la salle des leçons, et l'on remet au professeur la liste des malades et des élèves-praticiens. Les entrants du jour font d'abord l'objet de la leçon, et les élèves, interrogés uniquement sur les malades confiés à leurs soins particuliers, exposent la nature de la maladie, sa terminaison probable et la meilleure méthode de traitement. Le diagnostic et les moyens thérapeutiques proposés sont soumis à l'appréciation du professeur, qui corrige ce qui lui semble erroné ; l'élève se retire ensuite pour écrire ses prescriptions, tandis que le même examen se répète à propos des autres malades. A la fin de la séance, les prescriptions écrites sont lues à haute voix par le professeur, qui les commente avec soin et en signale non-seulement l'inexactitude, mais aussi le défaut d'élégance. Ainsi revues et corrigées, les ordonnances sont signées par le médecin, et remises au pharmacien chargé de les exécuter. Dans quelques cliniques le prix de chaque médicament est indiqué sur le vase qui le renferme, afin que les élèves puissent évaluer leurs différentes prescriptions, et soient ainsi mis à même de proportionner, autant que possible, dans leur pratique privée, le prix des remèdes à la position des malades. Les mêmes principes dirigent la clinique des malades externes : ceux qui peuvent se déplacer sont examinés au dispensaire, ceux qui ne peuvent pas quitter leur demeure sont visités par les élèves les plus avancés, qui doivent demander l'avis du professeur, lorsque le cas est urgent ou le traitement douteux.

On ne saurait, messieurs, concevoir de meilleure méthode pour l'a-

vancement des étudiants, qu'ils soient commençants ou déjà avancés
cette délibération quotidienne, cette discussion sur la nature et le trai
tement de chaque cas est particulièrement intéressante, en ce qu'ell
accoutume le commençant à procéder avec attention dans un examen
en ce qu'elle lui enseigne à interroger lui-même la nature, à apprendre
l'histoire et le traitement des maladies, non d'après les livres ou les
descriptions d'autrui, mais d'après l'observation directe. Quant à l'u-
tilité de la méthode pour les élèves-praticiens, elle est trop évidente
pour avoir besoin de commentaires : obligés de justifier chaque traitement qu'ils proposent, ils sont rompus à un diagnostic rigoureux et
raisonné ; jouissant en outre du plus grand de tous les avantages, à
savoir, du redressement immédiat de leurs erreurs, ils abordent la pratique privée avec un acquis suffisant pour être à l'abri de toute faute
vraiment sérieuse.

Des leçons cliniques régulières ne sont évidemment point nécessaires
dans la méthode allemande, puisque l'élève est parfaitement au courant
des idées du médecin sur chaque malade, et qu'on n'adopte aucun plan
de traitement, sans en raisonner préalablement l'indication. C'est là
l'idéal d'une leçon clinique. Les élèves voient disparaître leurs doutes,
corrigent leurs vues erronées, et le professeur est à même de signaler,
à mesure que la maladie progresse, tout ce qui peut en révéler la véritable nature.

Onze ans se sont écoulés depuis l'époque où je prononçais ces paroles,
et c'est avec plus d'insistance encore que je recommande l'enseignement clinique usité en Allemagne. Depuis que j'ai été attaché à l'hôpital
de Meath, j'ai eu de nombreuses occasions d'en observer les bons effets ;
chaque année m'a apporté de nouvelles preuves en sa faveur. Et pourtant ce système a rencontré d'abord une vive opposition, et son introduction parmi nous a été ridiculisée autant que possible ; c'est à peine
si aujourd'hui même les partisans de cette méthode sont aussi nombreux qu'ils devraient l'être. Quelques hommes à l'esprit étroit s'y opposent encore, et leur opinion trouve malheureusement trop de crédit
parmi les élèves.

Je me souviens encore d'une année où je n'eus dans mon service que
deux élèves-praticiens ; mais je ne me laissai point aller au décourage-
ment, et bien m'en prit ; car quoique les services soient très nombreux
dans cet hôpital, je doute fort qu'aucun des médecins qui en sont sortis
se soit jamais élevé au-dessus de ces deux élèves d'alors, le docteur
Townsend et le docteur Stokes.

Depuis que ce dernier est devenu mon collègue, il a déployé un zèle infatigable pour travailler avec moi à l'instruction des élèves de Meath Hospital, et il se joint à moi, j'en suis certain, pour témoigner de la joie que nous avons ressentie en voyant nos efforts couronnés de succès, en constatant que chaque année amène sous notre direction immédiate quelques élèves dont le travail, le zèle et les qualités morales méritent notre approbation la plus complète. Déjà plusieurs d'entre eux se sont distingués, et ils seront constamment l'objet de nos vœux les plus chers.

Il y a aujourd'hui vingt-six ans que cette leçon a été faite dans le vieil hôpital de Meath, et mon expérience, pendant cette longue période, a amplement justifié mes assertions d'alors. Mais je le dis avec regret, c'est en vain que mes opinions ont trouvé du crédit dans cette ville, c'est en vain qu'elles ont été répandues au dehors, elles n'ont pu amener aucune modification dans le mode d'enseignement qui est adopté dans les écoles du royaume uni. Bien plus, l'éducation médicale, loin de marcher dans la voie du progrès, a positivement rétrogradé. Cette assertion paraîtra paradoxale, peut-être même incroyable, surtout si l'on songe au grand nombre de chaires, d'universités et d'écoles nouvelles qui ont été fondées depuis 1821. Mais si nous examinons attentivement l'enseignement donné dans la première et la plus récente de ces écoles, celle de l'université de Londres; si nous tenons compte, d'autre part, des conditions de l'admissibilité, il deviendra évident pour nous qu'une très faible partie du temps et du travail de l'étudiant est consacrée à l'étude des maladies et de leur traitement, à moins cependant que nous ne consentions à regarder comme autant d'éléments indispensables le grec et le latin, les mathématiques et l'algèbre, la physique et l'optique, la botanique et la chimie. Il est clair à priori que cette multiplicité d'objets devient pour l'élève un motif de distraction, et l'expérience que j'ai acquise depuis nombre d'années m'a pleinement démontré l'infériorité actuelle des études médicales pratiques. Je ne veux point dire par là que les étudiants reçoivent moins de leçons cliniques, ou consacrent moins de temps à l'hôpital; mais on peut affirmer hardiment que ce qu'ils entendent dans leurs leçons, que ce qu'ils voient dans les hôpitaux les frappe beaucoup moins qu'autrefois, et excite bien moins leur attention. Et cela se conçoit aisément; leurs occupations sont si nombreuses, qu'ils passent incessamment de l'une à l'autre, et que le temps leur manque pour réfléchir utilement et sérieusement aux malades qu'ils ont vus.

A Édimbourg, la conversation des élèves roule pour ainsi dire ex
clusivement sur les malades de la clinique, sur la nature de leur
affections et sur les effets du traitement auquel on les soumet ; de là de
sujets toujours nouveaux de discussions utiles, qui ramènent sans cesse
les esprits à l'observation de la nature. Telle était l'école d'Édimbourg
en 1819 ; ce qu'elle est aujourd'hui, je ne puis le dire ; mais si, contre
mon attente, elle a dégénéré, il faut attribuer cette décadence à l'abandon
de l'ancien système d'enseignement, et non pas à l'incurie des professeurs ; ils consacrent en effet à l'avancement de la science médicale
une ardeur infatigable, et obtiennent ainsi des résultats remarquables
que ne désavouerait certes pas l'époque qui les a précédés.

Mais lorsqu'on dirige successivement l'attention des élèves sur un si
grand nombre de sujets intéressants, on ne peut vraiment pas espérer
qu'ils réserveront toujours la première place aux études pratiques.
Tout porte à croire, au contraire, qu'ils gaspilleront sans profit l'énergie
de leur esprit dans les expériences attrayantes de la chimie, dans les
théories de l'électricité, du magnétisme ou de la lumière polarisée,
laissant ainsi de côté l'étude, moins séduisante, mais bien autrement nécessaire, des maladies et de leur traitement. Les progrès qu'ont faits
dans ces dernières années les sciences dites accessoires rendent en réalité
fort improbable l'avancement de la pratique ; il est même douteux que
l'élève atteigne dorénavant le véritable but de ses travaux, puisqu'il en
est incessamment détourné par une foule d'études moins importantes
qu'on lui signale comme indispensables. Je reviendrai sur ce point dans
ma prochaine leçon ; mais je suis heureux, en terminant celle-ci, d'a-
jouter que mes vues sur l'éducation médicale ont été répandues au loin
par l'habile éditeur du *Medical Gazette*, qui a bien voulu consacrer à
leur défense plusieurs articles importants ; je ne doute point, pour ma
part, qu'ils n'aient eu l'influence la plus favorable sur les principes qui
président à l'enseignement clinique dans ma ville natale.

DEUXIÈME LEÇON.

ÉDUCATION PRÉLIMINAIRE. — NOMENCLATURE MODERNE. THÉORIES DE LIEBIG.

Avantages de la méthode clinique suivie en Allemagne. — Éducation préliminaire. — Étude de la botanique. — Nomenclature botanique. — Étude de la chimie. — Inconvénients des changements dans la nomenclature pharmaceutique. — Obstacles que les travaux des chimistes ont apportés aux progrès de la physiologie et de la pathologie. — Réfutation des théories de Liebig sur les miasmes et la contagion. — Réfutation de la théorie du même auteur sur la chaleur animale. — Responsabilité considérable des professeurs de clinique en Angleterre et en Irlande. — La profession médicale.

MESSIEURS,

J'ai assez longuement exposé devant vous les avantages de la méthode clinique allemande pour n'avoir plus besoin d'y revenir, et je me borne à vous rappeler ici que nous avons pu depuis nombre d'années en apprécier les heureux résultats dans cet hôpital même, où je l'ai introduite en 1821. Mais ne l'oubliez point, ces résultats sont entièrement subordonnés au travail de l'élève. Il n'est pas de système capable de faire progresser un paresseux ; tout dépend ici du zèle personnel, et le professeur ne peut faire autre chose que faciliter les moyens d'instruction, et donner lui-même l'exemple de l'assiduité. Je vous recommande sérieusement à vous tous qui vous proposez d'observer les malades, de prendre la résolution formelle de persévérer dans cette étude pendant tout le cours de la session. Rien ne m'est plus pénible que de voir des jeunes gens commencer ces travaux avec ardeur, puis devenir peu à peu moins zélés, jusqu'à ce que leur visite à l'hôpital ne soit plus pour eux qu'un devoir importun, qu'ils rem-

entières.

vrir les poisons, et de se familiariser avec les dispositions légales qui touchent à la jurisprudence médicale. La physiologie, la matière médicale, la thérapeutique, la nosologie, l'anatomie pathologique, la chirurgie, la médecine, l'obstétrique, tout l'appelle à la fois. Quelques professeurs insistent même sur la nécessité de devenir passé maître en quelques langues, le grec, le latin, le français, l'allemand, par exemple ; d'autres enseignent en même temps qu'il est impossible de suivre les progrès de la science médicale, si l'on n'étudie pas les sciences naturelles aussi bien que la médecine ; quelques-uns enfin conseillent l'étude de la minéralogie et de la géologie, comme si elles pouvaient faire connaître les indications thérapeutiques, et les lois qui gouvernent l'évolution des phénomènes morbides. Cela me rappelle une remarque faite par M. Hayden, dans une de ses leçons : « Pour ne pas rester en arrière dans cette course vagabonde et rapide à laquelle se livre aujourd'hui l'intelligence humaine, il nous faudrait un railway littéraire; les mathématiques, la philosophie naturelle, l'art du dessin, et surtout la logique, sont également indispensables. » Le docteur Elliotson voudrait sans doute ajouter à cette liste la métaphysique, le magnétisme animal et la phrénologie, sciences qu'il a cultivées lui-même et enseignées non sans succès! Le docteur Latham a eu assez de courage pour déclarer nettement son opinion, et il a démontré avec toute la force que donne la vérité, l'injustice et la folie de toutes ces prétentions, qui n'ont d'autres résultats que d'imposer à l'esprit de l'élève des charges beaucoup trop lourdes ; il a insisté sur les fâcheuses conséquences qu'entraîne un tel système d'enseignement.

Notre profession, plus que toute autre, exige une éducation première saine et solide ; il faut, avant tout, veiller avec une scrupuleuse sollicitude au développement des facultés intellectuelles, et s'attacher surtout à mettre en jeu l'observation, le jugement et la mémoire. Celle-ci doit être cultivée dès l'âge le plus tendre. Qu'on apprenne à l'enfant les principaux noms anatomiques appartenant aux systèmes musculaire, nerveux et vasculaire, il ne tardera pas à les posséder définitivement, et plus tard il lui suffira d'étudier les propriétés des objets que ces noms représentent. Si, en outre, on enseignait aux enfants les termes scientifiques de la matière médicale, les mots techniques et les classifications de la botanique et de la chimie, on leur épargnerait beaucoup de peine pour l'avenir, et la mémoire, qui est alors à son plus haut degré d'activité, serait certes mieux utilisée ainsi, que lorsqu'on lui fait retenir les règles et les termes de la syntaxe, de la prosodie, de la mythologie et de la géographie ancienne.

Je ne pense pas qu'on doive commencer l'étude de la médecine ou de la chirurgie avant l'âge de dix-neuf ans. Avant cette époque, en effet, l'esprit n'est pas suffisamment apte à l'observation pratique, il n'est point assez familiarisé avec ces notions, fruits d'une expérience journalière, qui nous permettent d'apprécier l'influence des agents physiques et moraux sur le corps humain, d'en estimer la valeur relative, et de rectifier les renseignements souvent incomplets ou erronés de nos malades. Le médecin doit connaître le monde, et c'est faire perdre à des enfants un temps bien précieux que de leur enseigner ce qui ne peut être appris que par des hommes. Ceux qui fréquentent trop tôt les hôpitaux sont grandement exposés à contracter de mauvaises habitudes d'observation : tout l'intérêt qu'offre la maladie pour un esprit déjà mûr est perdu pour eux, et tout l'attrait de la nouveauté a disparu bien longtemps avant qu'ils aient acquis ce tact et cette expérience qui permettent à l'adulte de saisir la signification des symptômes, les progrès et les phases des phénomènes morbides, les effets des agents thérapeutiques.

Que les parents, les professeurs, les surveillants, tous ceux enfin à qui est confiée l'éducation de la jeunesse, prennent soin de préparer pour ainsi dire l'esprit des enfants qui sont destinés à la médecine ; qu'ils ne se bornent pas, pour le développer, aux moyens ordinaires d'éducation, mais qu'ils l'exercent sur toutes les portions de l'anatomie, de la matière médicale, de la botanique et de la chimie, qui sont compatibles avec le jeune âge. Il faut aussi prendre soin de faire connaître à ces enfants les qualités physiques des substances médicinales. Grâce à ces notions préliminaires, lorsque l'enfant devenu jeune homme se trouvera aux prises avec les difficultés pratiques de l'art, il surmontera avec facilité bien des obstacles, et pourra se relâcher un peu dans l'étude des sciences accessoires. Pourtant il ne doit pas les abandonner complétement ; quelques-unes d'entre elles doivent même devenir pour lui l'objet d'un travail sérieux. Qu'il consacre une session aux leçons de chimie, une autre à celles de botanique, une troisième à celles de physiologie, et ainsi de suite ; mais qu'il ne perde jamais de vue son seul et véritable but, l'acquisition des connaissances pratiques Il devra donc consacrer la plus grande partie de son temps et de ses efforts à la clinique et à la dissection dans un hôpital, à l'étude de la matière médicale et de la pharmacie chez un pharmacien, et enfin à l'anatomie pratique.

Cinq ou six années d'assiduité dans un hôpital suffisent à peine pour nous permettre d'aborder avec confiance et succès la pratique de notre art. Songez bien, messieurs, que lorsque vous êtes appelés pour traiter une maladie, vous devez approcher du lit du malade en médecin ou en chirurgien, et non pas en chimiste, en botaniste ou en anatomiste. Tel étant le caractère que vous devez revêtir, il est naturel que vous vous efforciez avant toutes choses d'acquérir les connaissances qui seules vous permettront d'accomplir honorablement ces devoirs.

Quelques-uns de vous, messieurs, pensent peut-être qu'un professeur a tort de limiter vos efforts et de circonscrire vos travaux. Mais permettez-moi de me faire bien comprendre. Ce dont je veux vous convaincre, c'est que vous devez vous attacher à ce qui est réellement utile, c'est que vous devez avoir principalement en vue ce qui est vraiment important. Et c'est précisément pour cela que je crois de mon devoir de vous mettre en garde contre les exhortations insensées de ceux qui voudraient vous détourner des études pratiques, en faveur de leurs sciences favorites. Ces sciences, j'en conviens, sont intimement unies à la médecine, elles lui rendent chaque jour des services signalés; mais trop souvent les élèves s'y jettent avec une ardeur telle, qu'elle a pour résultat indirect, mais certain, de diminuer leur goût et leur zèle pour les sujets plus importants. Choisissons parmi ces sciences accessoires les deux plus répandues, celles dont les rapports avec les études médicales paraissent le plus intimes, à savoir, la botanique et la chimie. Toutes deux ont en elles-mêmes une extrême valeur, et il est sans contredit désirable de ne pas y être totalement étranger; et pourtant en ce qui touche l'élève en médecine, l'utilité de ces sciences a été singulièrement exagérée. Oui, certes, la botanique est à la fois intéressante et utile, mais vous pouvez, j'en suis sûr, être d'excellents praticiens sans connaître les classes de Linné ou les familles de Jussieu, Si vous aviez le malheur de pratiquer dans une localité isolée, en dehors de toute communication commerciale; si vous étiez soudainement privés de ces nombreux dépôts que les entreprises maritimes mettent à la disposition de la médecine; si vous étiez obligés, comme les herboristes des temps anciens, de parcourir les champs et les bois pour recueillir vos médicaments, vous seriez plus d'une fois en défaut, et vous commettriez de grossières erreurs, à moins de connaître à fond la botanique pratique. Mais, messieurs, ce travail n'est point nôtre, heureusement pour nous et pour tous les praticiens de l'Europe. Pour un faible capital vous voyez arriver à votre porte les produits végétaux des deux mondes, et tout droguiste honnête vous donnera, après les avoir soigneusement choisis et convenablement préparés, tous les

médicaments tirés des plantes, et cela pour une somme insignifiante
    Ceux qui s'enorgueillissent le plus de leurs connaissances en bota
nique, ceux qui sont le plus convaincus de l'importance de cette science
savent fort bien que pour le médecin, et au point de vue pratique.
elle n'a qu'une valeur très contestable. Choisissez au hasard l'un des
meilleurs botanistes de l'Angleterre ou de l'Irlande, et voyez combien
en réalité il sait peu de chose sur la foule de plantes dont les produits sont en médecine d'un usage quotidien. Transportez tout à coup
ce même homme dans les Indes orientales ou occidentales, en Afrique
ou dans l'Amérique du Sud, et demandez-lui de vous montrer le laurier
camphrier, le cannellier, le cajeput, le croton tiglium ou le gaïac ; je
doute fort qu'il soit capable de reconnaître le bois de Campêche ou
même l'ipécacuanha, croissant dans leurs conditions naturelles. En
outre, il est un certain nombre de plantes sur la description desquelles
il serait difficile de trouver deux botanistes d'accord, et pourtant ces
plantes fournissent des produits auxquels la médecine a constamment
recours. Il n'est pas de substance d'un usage aussi commun que la
gomme arabique, et pourtant, malgré tout ce qui a été écrit sur ce sujet,
on n'en connaît pas encore l'origine exacte. Il n'est point nécessaire,
je pense, que vous sachiez si la gomme qui entre dans la composition
d'une potion pectorale provient de l'*Acacia vera* ou de l'*Acacia arabica*.
Les végétaux qui fournissent le cardamome ne sont pas mieux déterminés ; il en est de même de bien d'autres substances. A combien de
discussions le genre *Cinchona* n'a-t-il pas donné lieu ? Et quel a été le
résultat de tous ces travaux ? Écoutez ce que dit mon savant ami,
Andrew Duncan, dans le supplément de la Pharmacopée : « Bien que
toutes les facultés anglaises soient d'accord sur les espèces botaniques
du *Cinchona*, d'où proviennent les échantillons commerciaux des quin-
quinas, il n'est pas suffisamment prouvé qu'elles soient dans le vrai ; il
est au contraire presque certain qu'elles se trompent pour quelques-uns
d'entre eux. » N'a-t-on pas employé pendant bien des années le columbo
et d'autres produits semblables, sans que les botanistes fussent en
aucune façon renseignés sur leur véritable histoire ? En 1829, le docteur Hancock a publié un mémoire sur l'arbre qui produit l'écorce
d'angusture. Après la description qu'en avaient donnée Bonpland et
Humboldt, cet arbre avait été regardé comme un *Bonplandia* ; mais il
paraît qu'ils se sont trompés, et on le rapporte aujourd'hui à un autre
genre nommé *Galipea*. Hancock a également prouvé que le *Smilax syphi-
litica* de Willdenow n'est pas la vraie salsepareille, et qu'elle provient

d'autres plantes. Et remarquez à quelle conclusion il arrive, lui qui a passé plusieurs années dans l'Amérique méridionale : le seul critérium, dit-il, qui permette de reconnaître la bonne salsepareille, c'est le goût qu'elle donne par la mastication. Du reste, pour nous édifier complétement sur l'incertitude qui règne encore aujourd'hui touchant la détermination des espèces médicinales, il me suffit de vous renvoyer aux admirables articles de M. Pereira dans le *Medical Gazette*, et à ceux que le docteur Sigmond a publiés dans la *Lancette* (1).

(1) Le numéro de juin 1842 de la *Revue trimestrielle* (*Quarterly Review*) contient quelques remarques fort judicieuses sur les noms ridicules donnés à certaines fleurs, et sur les inconvénients de ces constantes innovations. L'auteur s'exprime ainsi : « Avant d'avoir affaire aux fleuristes et aux botanistes, nous devrions savoir chaque mot de leur nomenclature respective. Mais si l'extrême vulgarité de l'une persiste, si le pédantisme outré de l'autre s'exagère, il est certain que la grande majorité cessera de suivre leurs travaux, ne fût-ce que pour éviter une étude aussi fastidieuse que désordonnée. » Après avoir présenté ses objections à beaucoup de noms modernes, le journaliste continue : « Chaque plante possède certainement un caractère assez tranché pour porter un nom *anglais* bien simple, que l'on ne basera pas sur les dispositions anatomiques et que l'on ne tirera pas de quelque langue morte. Déjà miss Mitford l'a signalé : « C'est une chose fort difficile que de faire faire bonne figure, même en prose, » aux noms de *Maurandia*, d'*Alstrœmeria* et d'*Escholtzia*, qui désignent cependant » les fleurs les plus communes de nos jardins ; il faut des mots bien barbares et bien » tristes pour décrire les scènes brillantes et gracieuses du mois de juin. » Et pourtant qu'est-ce que cela auprès des *Pollopostémonopétales* et des *Éleuthéromacrostémones* de Wachendorf, auprès des additions journalières qu'on a faites au nom primitif, *Iztactepotzacuxochitl-icohueyo*, ou même auprès de la dénomination plus classique d'*Erysimum peruvianum*? Il en est de ces mots comme du nom grec *Spermagoraiolekitholakanopolides* : on ne peut les prononcer que les jours de fête, lorsqu'on n'a rien autre à faire.

» Mais, d'ailleurs, la confusion est à son comble, car nos botanistes, non contents des noms qu'ils vont chercher si loin, les changent incessamment. C'est donner, dans le monde des fleurs, une preuve évidente d'ignorance, que d'appeler notre vieil ami le Géranium autrement que le *Pelargonium*; la Glycine (*G. sinensis*), dont le célèbre échantillon des jardins de Chiswick fournit, sur un seul tronc, plus de neuf mille grappes d'un lilas superbe, porte aujourd'hui le nom de *Wistaria*; l'*OEnothera* annuel, plante californienne dont la connaissance est toute récente, est déjà devenu le *Godetia*; tandis que le bel *Hemimeris* rouge, autrefois nommé *Celsia*, doit recevoir aujourd'hui une troisième désignation, celle d'*Alonsoa*; et notre liste est loin d'être épuisée. Il résulte de là que l'homme doit employer la première partie de sa vie à se mettre au niveau de l'état actuel de la science botanique, et la seconde moitié à s'habituer aux changements, aux innovations qui y ont lieu. Encore devons-nous nous estimer heureux de ce que l'opinion publique résiste quelquefois au caprice individuel et aux changements proposés : ce qui s'est fait, par exemple, lorsqu'il s'est agi de substituer aux mots *Dahlia* et *Escholtzia* les noms de *Georgina* et de *Chryseis*. »　　　　(L'AUTEUR.)

Je ne désire point voir la botanique exclue du programme ordinair de l'éducation. Il est peu de sciences plus intéressantes, il en est pas dont l'étude soit poursuivie avec autant d'ardeur ; mais c'est précisément contre cette ardeur excessive que je veux vous mettre en garde. La botanique est un excellent exercice pour les esprits encore jeunes ; elle donne l'habitude de l'observation et fortifie la mémoire ; elle est à la fois une occupation convenable et un plaisir sans danger : elle peut donc à juste titre faire partie de l'éducation des jeunes gens. Je suis même convaincu que l'esprit et le corps retireront plus d'avantages de cette étude que d'une foule d'autres travaux, qui mettent dans les écoles les enfants à la torture. Mais il importe aussi de ne pas dépasser de justes limites, et les jeunes gens qui sont sérieusement engagés dans les études médicales et chirurgicales ne doivent pas conserver l'espérance de devenir des botanistes accomplis.

Je dois en outre vous faire observer combien il est fâcheux que les noms des plantes soient soumis à d'aussi fréquents changements. Ce qui était anciennement appelé *Stilozobium* est devenu successivement *Dolichos* et *Mucana ;* la mousse d'Islande a passé du nom de lichen à celui de *Cetroria*, et le *Secale cornutum* s'est vu transformé en *Acinula clavus*. Il faut aujourd'hui faire précéder le nom de l'*Uva ursi* du prénom *Arctostaphylos ;* notre ancienne dénomination du jalap, privée d'abord de son préfixe *Convolvulus*, a dégénéré plus tard en *Ipomœa*, pour être enfin convertie plus récemment en *Exogonium*. Tous ces changements sont inutiles, pour ne pas dire nuisibles, et ils ont ce résultat singulier de créer trois vocabulaires entièrement différents, un pour les jeunes gens, un autre pour l'âge mûr, un troisième pour la vieillesse. La matière médicale telle qu'elle est enseignée aujourd'hui, est pour les élèves une véritable pierre d'achoppement. Non contents, en effet, de décrire les drogues simples et les préparations dans lesquelles elles entrent, les professeurs se complaisent dans les détails les plus minutieux sur leurs caractères, sur leur histoire naturelle ; aussi l'étudiant ne peut apprendre les propriétés de la cire d'abeilles, sans s'égarer d'abord au milieu des difficultés de l'entomologie ; il ne peut connaître l'ichthyocolle, sans charger d'abord sa mémoire de tous les noms barbares des classifications ichthyologiques.

Les mêmes reproches atteignent directement la chimie. C'est une science au moins aussi intéressante que la botanique, et les médecins sont exposés à lui consacrer trop de temps. Le *Medical Gazette* a publié des observations importantes sur ce point, je vous y renvoie. Elles se

font remarquer par une grande rectitude de jugement, et vous les trouverez dignes de toute votre attention. Je sais que je vous paraîtrai pa-
radoxal en disant que vous n'avez pas besoin de savoir beaucoup de
chimie pratique ; et pourtant, si vous allez chez un bon pharmacien
avec de l'argent dans votre poche, vous y trouverez très bien préparés
tous les produits désirables. Mais, dira-t-on peut-être, un médecin
ne peut faire ses prescriptions sans une connaissance profonde et étendue de la chimie. C'est encore là une assertion que je ne saurais admettre. Une étude tout à fait superficielle vous fera connaître les substances incompatibles, et une légère attention vous préservera de toute
méprise importante ; vous savez tous, en outre, que nos meilleures
prescriptions renferment des incompatibilités, et que beaucoup de médicaments composés, qualifiés par les chimistes d'hétérogènes et d'absurdes, jouissent néanmoins d'une efficacité positive. J'accorde que
quelques connaissances chimiques sont utiles ; il ne s'ensuit pas que
vous deviez être des chimistes accomplis, que vous deviez pénétrer tous
les mystères de la science, ou avoir la mémoire remplie de nombres
atomiques, de symboles et d'équivalents.

Je vous dirai pour la chimie ce que je vous ai dit déjà pour la botanique, que les élèves suivent un ou deux cours de chimie pour se préparer à l'étude de la médecine, soit ; mais ce travail ne doit jamais leur
faire déserter l'hôpital, ne fût-ce qu'un seul jour. Ils doivent, en outre,
s'attacher à la chimie organique, à la pharmacie, bien plus qu'aux notions philosophiques et purement théoriques.

Je sais bien que l'on met en avant certaines questions de jurisprudence médicale dont la solution exige des connaissances chimiques
très étendues ; vous serez appelés, vous dit-on, à constater la présence
des poisons qu'un accident malheureux ou une main criminelle aura
mêlés aux substances alimentaires : comment ferez-vous face à ces circonstances difficiles ? Le moyen est aisé, vous dirai-je à mon tour ; vous
refuserez d'entreprendre de telles recherches, et vous en appellerez aux
hommes vraiment compétents. Croyez-vous qu'un homme engagé
dans la pratique soit en état de résoudre de tels problèmes ? Quel médecin, quel chirurgien pourrait sans crainte aborder ce sujet ? Je faisais,
il y a trois ou quatre ans, des leçons sur la médecine légale, et je les
préparais avec le plus grand soin ; et pourtant si l'on m'appelait aujour-
d'hui pour une expertise d'empoisonnement, je refuserais en arguant
de mon incompétence. Comment donc surmonter ces difficultés ? C'est
là un point qui touche aux intérêts de la société tout entière ; car s'il

est nécessaire que le coupable ne puisse échapper à sa vindicte, il est plus important encore que l'innocent ne soit pas condamné : c'est le devoir du gouvernement de payer des hommes réellement capables de remplir cette tâche. Alors, et seulement alors, les recherches médico-légales présenteront toutes les garanties désirables, et le public pourra s'incliner avec respect et confiance devant les décisions des magistrats.

Jusqu'ici nous n'avons envisagé la chimie que sous le rapport du choix des médicaments ou de l'analyse des poisons; mais si nous lui demandons autre chose, si nous cherchons en quoi elle peut élucider la question des actions vitales ou la fonctionnalité, soit normale, soit morbide, des divers organes, nous serons forcés de reconnaître qu'elle ne peut presque rien, et que ses décisions sont bien loin d'ailleurs d'être sans réplique. Nous a-t-elle jamais suffisamment éclairés sur les procédés mystérieux de la vie? Je ne pense pas qu'elle ait révélé aucun des secrets de l'organisme, et je ne vois pas qu'elle ait jamais dévoilé l'origine de ces déviations anormales que nous étudions tous les jours et à toute heure. La chimie ne saurait nous faire pénétrer les arcanes de la vie, et, malgré les prétentions qu'elle affecte, malgré l'orgueil avec lequel elle vante ses découvertes, nous ne sommes guère plus avancés que ceux qui pratiquaient l'art de guérir il y a quelques centaines d'années. Les chimistes, et je parle des plus habiles, ont consacré tous leurs efforts à l'analyse de la fibrine, de la gélatine ou de l'albumine; et qu'ont-ils découvert? Tout simplement ceci : c'est que ces substances, si distinctes dans leurs attributions vitales, si différentes et même si opposées dans leurs propriétés physiques, sont des composés analogues; qu'elles ne présentent presque aucune différence dans leur composition élémentaire, et qu'elles offrent une identité presque complète au point de vue de leur constitution atomique (1). Voyez combien de temps les

_____

(1) Les assertions de l'auteur sont empreintes d'une véritable exagération ; il avait probablement oublié, en écrivant ces lignes, le fameux axiome : *Qui nimis probat,* etc. Sans doute, la chimie ne peut nous dévoiler les arcanes de la vie ; sans doute elle ne nous permet pas de suivre dans les profondeurs de l'organisme les mystérieuses opé-rations de la nature, mais, bien que reléguée à juste titre au second plan, cette science rend des services incontestables et à la physiologie et à la clinique. Si nous savons quelque chose sur la digestion, sur la respiration et sur les sécrétions, c'est à elle que nous en sommes redevables, et il est permis de se demander ce que seraient sans elle nos connaissances sur l'albuminurie, sur le diabète et sur la goutte. Certes il serait dangereux pour la science et pour l'art de tomber dans la *chimiatrie,* mais il serait injuste de méconnaître l'utilité des recherches chimiques, et de nier l'influence qu'elles ont eue sur les progrès de la médecine.   (Note du TRAD.)

chimistes ont consacré à l'étude de la chaleur animale, combien d'expériences ils ont faites pour découvrir les modifications subies par l'air dans l'acte respiratoire; voyez combien d'hommes ingénieux et capables ont cherché la cause chimique de la coloration différente des deux sangs. Eh bien ! toutes ces recherches n'ont eu qu'une utilité indirecte : aucune n'a donné de ces mystères la solution désirée; nous sommes encore aujourd'hui dans une profonde ignorance touchant les pouvoirs qui dirigent et modifient les actes de l'organisme : c'est qu'au-dessus du *laboratoire* il y a la *vie*, cette influence occulte qui, comme la Divinité dont elle émane, demeure à jamais invisible, insaisissable, incompréhensible. Voilà à quoi se réduisent les révélations de la chimie sur les actions vitales et sur les composés organiques. Quelquefois cependant il est bon d'examiner certains produits, l'urine par exemple, dans les cas de goutte, de gravelle ou d'hydropisie; mais alors même il suffit de connaître quelques règles bien simples, et des connaissances fort restreintes vous permettront d'obtenir tous les renseignements nécessaires. D'une façon générale, le domaine de la chimie, en ce qui concerne l'étude des maladies, est très borné, et tous ceux qui se livrent à la pratique médicale savent parfaitement que cette science ne trouve son application que dans des cas excessivement rares.

Laissez-moi maintenant appeler votre attention sur une tâche vraiment difficile que les chimistes ont imposée au monde médical. Ils ne se sont point contentés, à ce qu'il paraît, de s'arroger le droit de nommer nos médicaments, ils se sont en outre accordé le privilége d'en changer les noms tous les cinq ou six ans. Un de mes élèves les plus laborieux et les plus zélés (M. Moore) a pris la peine de dresser une table renfermant les différents noms imposés à chaque substance, depuis le temps de Lavoisier. J'ai cette table sous les yeux, et j'y vois que bon nombre de produits chimiques ont changé cinq fois de nom dans l'espace de cinquante ans ; par conséquent, en raison des progrès toujours plus rapides de la chimie, nous devons nous attendre à ce que nos faiseurs de noms soient plus portés que jamais à en bouleverser le vocabulaire, et conclure qu'ils le changeront encore cinq fois dans une nouvelle période de cinquante années. Comment un homme sera-t-il capable, en 1890, de reconnaître une substance dont le nom aura subi dix changements? Je m'inquiète vivement de ce travers, car il ne peut entraîner après lui qu'incertitude et confusion. On croirait vraiment que la nomenclature chimique a été inventée par quelque ennemi de notre art, désireux d'en retarder les progrès. Quel service pourra rendre au lec-

teur, en l'an 1900, un traité de médecine publié en 1800? Nous savon
tous combien l'esprit humain s'effraye des difficultés, et certes il n'ac
ceptera pas facilement la tâche d'apprendre la généalogie des nom

les uns le sublimé est un *perchlorure*, pour d'autres c'est un *deuto-chlorure ;* il en est enfin (et la Société royale de médecine est de ce nombre) qui en font un *bichlorure.* » La vérité de ces remarques reçoit aujourd'hui une éclatante confirmation, puisque les chimistes s'accordent maintenant à regarder le calomel comme un *hypochlorure*, et le sublimé comme un *chlorure* de mercure.

Quel est le but d'un nom? Indiquer une substance, désigner un objet, de telle façon que lorsque nous le demandons, nous puissions l'obtenir, et rien de plus. C'est là tout ce qui est nécessaire. Vouloir qu'un nom donne plus que cela, c'est dépasser la compétence du langage ordinaire, c'est trop demander. Les anciens noms de nos médicaments sont tout aussi convenables que les noms modernes imposés par les chimistes. *Tartre émétique* est un nom satisfaisant et significatif, et pourtant il a été altéré bien des fois, et récemment encore dans la dernière édition de la *Pharmacopée de Londres.* Pourquoi la préparation de bismuth usitée dans la pyrosis a-t-elle changé trois fois de nom, et j'en oublie peut-être? Combien de transformations n'ont pas subies les carbonates ferreux et alcalins? Quant aux dénominations, *solution de Fowler*, *sublimé corrosif*, *esprit de Mindererus*, *éthiops minéral* (toutes très heureusement choisies cependant), elles ont presque entièrement disparu pour faire place à une nouvelle génération, qui ne durera sans doute pas plus que l'autre. Bien d'autres substances ont subi le même sort. Où s'arrêtera la révolution? Nous sommes aujourd'hui, en vérité, aussi éloignés que jamais d'une nomenclature stable. Les recherches chimiques découvrent chaque jour de nouveaux rapports entre les éléments constitutifs des corps composés; les atomes sont constamment divisés et répartis dans de nouveaux groupes; aussi la représentation symbolique de chaque substance change constamment d'aspect, et les traits qui en séparent les diverses portions changent successivement de place, selon que l'exigent les progrès de la science. Déjà les travaux de Bornsdorff et de Hare menacent la nomenclature de Berzelius, et le chlorure platinoso-potassique de celui-ci, considéré maintenant comme un composé d'acide chloro-platinique et de chlorure de potassium, doit s'appeler aujourd'hui *chloro-platinite de potasse.*

Dans un exposé des progrès de la chimie pendant les années 1846 et 1847, qu'a publié M. Sullivan dans le *Dublin quarterly Journal of medical science* (février 1848), on lit à la page 243 le paragraphe suivant : « Ainsi $NaOSO^3 + 10$ Aq., deviendra *natan-afin-wasue ;* $2NaO,HO,PO^5 + 24$ Aq. prendra le nom de *jenatan-alan-apun-weso;* $NH^4O, Al^2O^3,$

$4SO^3 + 24$ Aq., l'une des formules les plus compliquées, prendr celui de *atolan-telmin-ojafin-weso*, mot un peu plus long qu'*alu ammoniacal*, mais plus court que *sulfate cristallisé d'ammoniaque e d'alumine*, plus court même que la formule ; car celle-ci a dix-huit syllabes lorsqu'on la prononce, et le mot nouveau n'en a que dix. » Si de tels noms prennent jamais droit de domicile dans notre Pharmacopée, je crains fort que nous ne soyons obligés de recourir aux aborigènes des îles australes pour apprendre à les prononcer.

Si l'on veut créer des noms qui expriment la composition chimique du corps, on s'expose à des lenteurs, à des complications interminables. Ces noms seront plus nuisibles qu'utiles s'ils n'indiquent pas complétement la composition. Un mot qui désigne la nature de l'objet qu'il nomme, doit, pour être utile, en chimie du moins, la désigner avec la plus parfaite exactitude. Le professeur Kane a analysé, dans un de ses savants mémoires, une substance cristalline que l'on obtient en faisant bouillir le sous-nitrate de mercure ammoniacal blanc avec une solution d'ammoniaque. Supposez que cette substance soit introduite dans la Pharmacopée ; comment la nommera-t-on, si l'on se conforme à ce principe que le nom doit exprimer la composition du corps ? Kane a ainsi formulé sa constitution : un atome de nitrate d'oxyde de mercure, *plus* deux atomes d'oxyde de mercure, *plus* un atome d'amide de mercure, *plus* deux atomes de nitrate d'oxyde d'ammonium, *plus* deux atomes d'oxyde d'hydrogène. En admettant même que l'ingéniosité d'un chimiste surmonte cette difficulté, et invente un nom capable d'exprimer la nature, le nombre et le mode d'agrégation de tous ces atomes élémentaires, pensez-vous que ce nom, si heureusement inspiré par le ciel, sera bien convenable, soit pour la langue, soit pour la mémoire ? Est-il certain que de nouvelles recherches n'amèneront pas une nouvelle interprétation du groupement de ces atomes ; et alors il faudra mettre à néant l'ancienne dénomination, et s'occuper d'en faire adopter une nouvelle.

J'extrais les remarques suivantes de la *Gazette médicale de Londres*, du 3 octobre 1845. Elles font partie de l'examen critique de la *Chimie* de Gregory. Après avoir signalé quelques produits organiques nouveaux, et les métamorphoses qu'ils subissent, l'auteur de l'article continue en ces termes : « Quelque habile que soit cette exposition, nous craignons qu'elle ne soit aussi inintelligible que du cophte et du sanscrit, non-seulement pour les praticiens, mais aussi pour la génération actuelle des étudiants, quoiqu'ils aient l'habitude de s'occuper très

sérieusement des matières de leurs examens. Ils pe
il est vrai, en réfléchissant que les examinateurs e
besoin d'aller à l'école, avant d'être en état de faire
moitié des sujets contenus dans ce volume de chim
nous départir de notre respect habituel pour les p
versité de Londres, ou les membres de la Société des
ne pensons pas qu'un seul d'entre tous soit cap
sément les différences symboliques qui séparent l'
d'oxyde de méthyle, ou d'indiquer la composition de
nisique, ou la préparation de l'acide cinnamique au
myle ! Les malheureux candidats sont donc à l'abri

» Nous convenons avec l'auteur que la chimie se
négligée dans ce pays ; mais on peut se demander s
d'en faire revivre le goût est de baser sur de pu
nomenclature accablante ; n'est-il pas plutôt à crai
soit complétement découragé en voyant les proprie
verties en symboles et en formules ? C'est là, ce nou
de l'œuvre qui nous occupe. Nous tournons page su
heurtons sans cesse à des équations, à des formule
l'étude ferait le désespoir de la mémoire. Prout a
protesté contre le barbarisme de Liebig et les néolo
et il exprime des doutes sur la solidité des doctrine
pliquent ces désignations nouvelles. Un chimiste
éminent, Brande a fait sur ce sujet des remarques si ju
aux nôtres, que nous les rapporterons ici. « Je per
auxquels est confié l'enseignement de la chimie, n
assez énergiquement contre la nomenclature que
continent veulent introduire dans la chimie organiq
nomenclature sont fort peu importantes pour ceux e
la science, et qui sont rompus avec toutes les diff
sente ; mais pour l'élève, tous ces termes à la mode
que sur le caprice ou l'hypothèse, sont inintelligibl
pis encore, ils ne sont bons qu'à l'égarer et à l'emt

Pour vous montrer exactement ce que la physiolc
doivent aux recherches des chimistes, je vais vou
long un passage tiré du *Quarterly Review* (juin 184

« Le professeur Liebig donne le nom de *métamor*,
mique par laquelle un corps composé, mis en prései
particulière, se résout en deux ou plusieurs produi

posés : c'est ainsi que le sucre, sous l'influence de la levûre, se dédoubl
en alcool et en acide carbonique.

» Des matières animales en putréfaction peuvent causer la fermenta
tion du sucre aussi bien que la levûre ; le ferment, ou plus généralement
le corps influent doit être une substance en pleine décomposition, dont
les molécules sont, par conséquent, en mouvement ; ce mouvement
communiqué aux molécules du corps qui va se dédoubler, est suffisant
pour en troubler l'équilibre instable, et pour donner lieu à la formation
de composés nouveaux plus fixes. C'est de la même façon que Liebig
interprète l'action de certains médicaments et de certains poisons sur le
corps humain : il est beaucoup de remèdes et de poisons dont l'action est
incontestable, et qui, par leurs éléments, n'exercent cependant pas une
influence directe sur les modifications subséquentes ; ces corps donnent
naissance à un mouvement qui se propage ensuite de molécule à molécule : ce sont toujours des substances dans un état instable, et qui
paraissent agir sur le sang, comme la levûre sur la solution de sucre.
A cette classe appartiennent les miasmes, les contages, et le poison
analogue des saucisses du Wurtemberg : ce dernier est un excellent
exemple. On fait un grand usage dans ce pays de saucisses d'une espèce
particulière ; lorsqu'elles sont mal préparées, elles deviennent toxiques,
et les effets en sont constamment funestes : le malade se dessèche petit
à petit comme une momie, et après quelques semaines ou quelques
mois de souffrance, il succombe. Il est impossible, même dans ce cas,
de découvrir aucune *substance* vénéneuse dans les saucisses. Il faut
admettre ici, d'après Liebig, un mode particulier de fermentation, que
l'action gastrique est impuissante à suspendre, et qui se communique
malheureusement au sang ; dès lors cette influence ne cesse qu'après la
destruction de toutes les parties solubles ; la mort doit fatalement s'en-
suivre. Les *miasmes* et les *contages* agissent identiquement de la même
façon ; s'ils n'affectent pas également tous les sujets, c'est que leur
action parait être subordonnée à la présence dans le sang d'une matière
particulière, susceptible d'entrer en décomposition ; lorsque toute cette
matière est détruite, la maladie cesse. Du reste, la gravité de celle-ci
est directement proportionnelle à la quantité de cette matière ; il est de
plus évident, pour beaucoup de maladies contagieuses, que la *matière*
décomposable spéciale une fois détruite, ne peut jamais se renouveler; de
sorte que ces maladies ne se produisent qu'une seule fois. »

Telle est la théorie de Liebig sur l'empoisonnement et la contagion.
Mais quoiqu'elle nous vienne de l'homme le plus remarquable de notre

époque en chimie organique, quoiqu'elle soit fortement appuyée par la critique habile, bien qu'anonyme du *Quarterly Review*, il n'est certes pas aisé de prouver la solidité des bases sur lesquelles elle repose. Et d'abord, comment Liebig peut-il affirmer aussi positivement qu'il n'existe pas de substance toxique dans les saucisses dangereuses? Les chimistes n'ont pu l'isoler, c'est vrai; mais Liebig sait bien mieux que personne qu'un principe animal peut rester absolument latent, s'il est intimement uni à un grand nombre d'autres principes du même ordre. Pendant combien de temps le sucre contenu dans le sang des diabétiques n'a-t-il pas échappé aux recherches des chimistes? Et pourtant il s'agissait ici d'un principe dont ils connaissaient déjà les propriétés. La découverte d'un principe toxique perdu dans un corps aussi complexe que le saucisson du Wurtemberg ne sera-t-elle pas entourée de bien plus grandes difficultés? En outre, quel chimiste peut être sûr d'avoir analysé un saucisson vénéneux? Il y a ici une difficulté insurmontable; il n'existe pas de moyen qui permette de distinguer un saucisson sain de celui qui ne l'est pas, à moins que tous deux n'aient été mangés : il est trop tard, on en conviendra, pour l'analyse. Il y a bien longtemps que les dangereux effets de l'ergot de seigle sont connus, et cependant le principe actif, malgré toutes les recherches auxquelles il a donné lieu, n'a pu être isolé que tout récemment.

Il ressort de là que l'exemple choisi par Liebig lui-même à l'appui de sa nouvelle théorie pathologique, n'est point du tout démonstratif; aussi ne croyons-nous point nécessaire de suivre l'auteur dans les régions de haute fantaisie où il s'est laissé entraîner par une analogie séduisante, mais spécieuse. La médecine cessera d'être une science le jour où l'étude des faits fera place à des rêveries semblables à celles que vous venez d'entendre sur les miasmes, les contages, la gravité des maladies et l'impossibilité de leur retour. Et cependant, chose pénible à dire, un de nos professeurs les plus distingués, Watson, a complétement adopté ces opinions dans son *Traité de médecine pratique* (vol. II, page 667).

Pour vous donner une idée de ce que l'auteur considère comme des *conceptions remarquables*, comme les *révélations lumineuses de la théorie*, je vous demande la permission de vous citer quelques passages tirés de son ouvrage.

« .... Ce n'est pas tout, cette théorie nous permet de concevoir clairement certaines déviations assez fréquentes de l'évolution régulière et du type normal de ces maladies.

» Les symptômes prodromiques sont quelquefois retardés, ou m
dessinés, ou irréguliers dans leur marche; ils se montrent un jour, p¢
disparaissent pour revenir encore, de sorte que nous restons forcéme
dans le doute, jusqu'à ce que la maladie se soit nettement déclar
avec tout le cortége de ses manifestations ordinaires.

» Nous pouvons supposer que cette irrégularité est due à quelqu
retard, ou à quelque interruption dans le processus anormal par l
moyen duquel le virus est amené à maturité (je me sers ici de l'an
cienne expression).

» D'autre part, ainsi que je l'ai établi plus haut, les symptômes qu
caractérisent les maladies spécifiques peuvent se montrer incomplet¢
dans leur association, ou irréguliers dans leur enchaînement. Il se fai
une éruption de rougeole, et les signes de catarrhe manquent; une
angine scarlatineuse apparaît, mais l'éruption fait complétement défaut.
L'expérience a prouvé que la maladie, ainsi imparfaitement développée,
ne donne au sujet qu'une immunité également incomplète. Pour nous
rendre compte de cette double aberration, nous pouvons raisonnablement invoquer une diminution proportionnelle dans la série des modifications que le poison tend à produire dans la masse du sang.

» Des hypertrophies glandulaires et des abcès chroniques se montrent
fréquemment *à la suite* de ces maladies exanthématiques. Ils peuvent
être regardés comme représentant les restes du virus, imparfaitement
éliminé de l'économie par les voies habituelles. »

Nous ne dirons que quelques mots de ces hypothèses de Watson; car
le savant docteur est plus que réservé dans ses expressions, et tout en
acceptant la théorie de Liebig, il n'admet qu'avec la plus grande défiance
les déductions auxquelles elle donne lieu. Il serait difficile, au reste,
de se contenter d'une logique qui consiste à attribuer gratuitement à
un effet donné une cause tout *hypothétique*, et à chercher la confirmation de cette première hypothèse dans ce fait, que l'on *peut supposer*
quelque irrégularité dans la *cause*, lorsque l'*effet* est lui-même irrégulier.

Mais c'est raisonner d'une façon bien plus surprenante encore, que de
prétendre faire connaître la nature d'une cause morbifique, en disant
que dans une maladie incomplète, on peut à bon droit conclure à une
défectuosité proportionnelle dans la cause elle-même. Toute cette argumentation me paraît dérisoire; quant aux hypertrophies glandulaires et
aux abcès chroniques, la conclusion de Watson implique contradiction,
car il attribue au virus lui-même, et cela en vertu de son action chimique,

la production de certains exanthèmes, spécifiquement distincts et aussi différents entre eux qu'un acide peut l'être d'un alcali ; tandis qu'il rapporte aux restes du virus reproduit des manifestations qui se montrent indifféremment après la variole, la scarlatine ou la rougeole. Suivant lui, par conséquent, trois poisons animaux différents donnent lieu, par une influence toute chimique, d'abord à trois maladies distinctes, et plus tard à une seule et même maladie. Je ferai encore une remarque : lorsqu'un brasseur prenant une certaine quantité de malt sucré, le met dans un vase et y ajoute une partie de levûre, il sait que s'il remplit en même temps et de la même manière cinquante vases semblables, la fermentation développera dans chacun d'eux trente fois autant de ferment qu'il en avait primitivement employé. Mais, lorsque le virus variolique est introduit dans le sang de cinquante individus, la multiplication en est-elle proportionnelle à la quantité de sang de chacun d'eux ? Certainement non, et les partisans mêmes de l'hypothèse de Liebig, forcés d'en convenir, cherchent à éluder les conséquences de cet aveu, en avançant que les particules du sang susceptibles de décomposition et de métamorphose, varient de proportion chez les différents sujets.

C'est là une logique à la fois nouvelle et peu concluante ; c'est un raisonnement qui tourne sans cesse, non pas *en dedans*, mais *en dehors* d'un cercle.

L'extrait suivant du *Provincial medical Journal* renferme une analyse concise et complète de la théorie de Liebig sur la chaleur, ainsi que l'indication des conséquences qui en découlent au point de vue de la pathologie. « Le carbone et l'hydrogène des aliments, par leur conversion en acide carbonique et en eau sous l'influence de l'oxygène, doivent produire autant de chaleur que s'ils étaient brûlés à l'air libre. Le temps nécessaire différerait dans les deux cas, mais le résultat final est toujours le même. La température du corps de l'homme demeure constante, et dans la zone torride, et dans la zone glaciale. Mais le corps pouvant être considéré comme un vase chaud qui se refroidit d'autant plus vite que la température du milieu ambiant est elle-même plus abaissée, il est clair que le combustible nécessaire pour conserver le même degré de chaleur variera en quantité, selon les différents climats. Il faut moins de chaleur à Palerme, où la température est à peu près celle de l'homme, que dans les régions polaires, où elle est inférieure de 90°. Chez l'animal, les aliments sont des matériaux combustibles, dont la proportion doit varier en raison inverse de la température.

Lorsque nous prenons de l'exercice dans une atmosphère froide, nous respirons une plus grande proportion d'oxygène, d'où la nécessité d'une plus forte quantité de carbone dans les substances alimentaires; celles-ci constituent à leur tour le meilleur préservatif contre le froid. L'homme affamé est exposé à mourir de froid, et chacun sait que les animaux carnassiers des régions arctiques sont bien plus voraces que ceux de la zone torride (1). Nos habillements sont tout simplement un moyen de suppléer à l'alimentation ; plus nous sommes chaudement vêtus, moins nous consommons d'aliments. Si nous étions sans vêtements, comme certaines tribus sauvages, ou si nous étions exposés pendant la chasse ou la pêche au même degré de froid que les Samoyèdes, nous pourrions absorber comme eux dix livres de viande, et peut-être une douzaine de chandelles par-dessus le marché, s'il faut en croire quelques voyageurs chaudement vêtus. Nous pourrions aussi consommer sans inconvénients la même quantité d'eau-de-vie ou de graisse de poisson, nous pourrions apprendre à apprécier les qualités délicates de l'huile de baleine.

» Nous pouvons aussi nous rendre compte des habitudes bizarres en apparence des différentes nations. L'usage du macaroni chez l'Italien, de l'huile de baleine chez le Groënlandais et le Russe, ne provient point des caprices du goût ; ce sont là des objets de première nécessité, destinés à pourvoir aux besoins que le climat impose à ces populations. En un mot, plus le pays est froid, plus l'alimentation doit renfermer de matériaux combustibles. »

Que nos vêtements servent simplement à suppléer à la nourriture, que l'abondance de celle-ci soit en raison inverse de la chaleur des premiers,

(1) Je ne saurais comprendre comment chacun sait tout cela , pour ma part, je regarde comme certain que le tigre du Bengale, ou l'hyène du Cap réclame, toute proportion gardée, des *rations* aussi copieuses qu'un carnassier quelconque du Nord, et je ne sache pas qu'on puisse trouver sur la terre, dans l'air ou dans l'eau, un animal plus glouton que le vautour de l'Hindoustan et de la Perse. Je suis également très éloigné de croire qu'il est prudent de compter sur l'abstinence du requin, même entre les tropiques. Des ordonnances religieuses interdisent aux Hindous l'usage du bœuf, mais, comme les Arabes, ils dévorent parfois du mouton en quantité prodigieuse. Ceux qui parcourent, à raison de cent milles par jour, les pampas de l'Amérique du Sud et qui restent sans cesse exposés aux rayons du soleil brûlant, ne vivent que de bœuf bouilli et d'eau, sans aucune nourriture végétale, et pourtant ils se maintiennent en parfait état, et sont capables de supporter impunément les fatigues les plus dures et les plus longues. Il faut que la théorie de Liebig soit bien élastique, si elle peut nous faire comprendre comment un régime exclusivement animal convient aussi bien à l'homme sous l'équateur que sous le pôle arctique. (L'AUTEUR.)

voilà, je le confesse, quelque chose d'entièrement nouveau pour moi. Voyez un propriétaire richement et chaudement vêtu, et comparez son alimentation avec celle de ses laboureurs déguenillés ; vous retrouverez certainement ici cette même supériorité qui le distingue dans sa toilette. Ces Samoyèdes voraces dont il a été question sont grossiers dans leurs manières, je le veux bien ; mais ils n'en sont pas moins très chaudement vêtus, et d'ailleurs la graisse à demi pourrie de la baleine convient à l'estomac des Lapons aussi bien pendant les chaleurs de l'été que pendant les rigueurs de l'hiver. Dans les régions glaciales du globe l'homme est contraint par la nécessité de se borner à un régime animal, dont les matériaux lui sont fournis par les profondeurs de l'Océan ; les produits végétaux sont complétement inconnus dans ces contrées inhospitalières : c'est là le seul motif de l'alimentation exclusivement animale des Lapons, des Groënlandais et des Samoyèdes. On a pu voir dans les expéditions de Franklin, de Parry et de Ross, nos compatriotes braver toutes les intempéries d'un hiver polaire sans avoir rien changé pourtant au régime usité dans les climats plus doux ; et s'il est vrai, comme on l'a dit plus haut, que chez les animaux, les aliments sont des matériaux combustibles dont la proportion doit varier en raison de la quantité d'oxygène absorbé, il est pour le moins étrange qu'il n'ait jamais été nécessaire d'augmenter la ration de nos marins pendant les froids extrêmes (1).

Bon nombre des assertions de Liebig sont incompatibles avec les faits. Toutes les tribus chasseresses de l'espèce humaine vivent principalement

(1) Il y a là encore une exagération, je dirai presque une inexactitude, que je ne puis laisser passer. L'intime relation qui existe entre les conditions climatériques et l'alimentation est une vérité physiologique, qui ne peut aujourd'hui être révoquée en doute. Dans les climats chauds et dans les climats brûlants, il n'y a que peu ou point de différence entre la température normale de l'homme et la température extérieure. L'organisme n'a donc pas besoin de lutter par une production exagérée de chaleur contre l'influence du milieu dans lequel il vit. D'autre part, et en raison même de l'élévation de la température, l'absorption de l'oxygène est moins considérable ; aussi voyons-nous les populations des pays chauds, obéissant pour ainsi dire à un instinct naturel, se contenter pour leur nourriture quotidienne d'une somme d'aliments plastiques qui serait insuffisante sous une autre latitude, et renoncer à peu près complétement aux aliments gras dont la combustion produirait une grande quantité de chaleur. Nous savons en outre que, dans les contrées tropicales, la combustion des graisses alimentaires est presque toujours incomplete par suite de la diminution de quantité de l'oxygène absorbé ; aussi les habitants qui bravent les exigences du climat et accordent aux corps gras une large place dans leur alimentation, sont-ils tout particulièrement exposés aux calculs de cholestérine, substance qui résulte de l'évolution incomplète des

d'une nourriture animale, et cela aussi bien dans les contrées tropicales que dans les régions tempérées ou septentrionales. Il en est des
Indiens du nord et du sud de l'Amérique comme des Hottentots, qui
ont donné à nos voyageurs des preuves d'une gloutonnerie vraiment
prodigieuse. Lorsqu'en effet, après un long jeûne, ils se trouvent soudainement en possession d'une grande quantité de gibier, ils passent
la nuit entière à le cuire et à le dévorer jusqu'au dernier morceau, sans
mélange d'aucun végétal, et leur voracité est si grande, que ces mêmes
hommes qui la veille avaient dû resserrer jusqu'au dernier trou leur
ceinture de famine, ont le lendemain le ventre distendu au delà de toute
limite. Et où cela se passe-t-il ? Sous le climat brûlant de l'Afrique,
qui certes n'exige pas un surcroît de combustible pour le maintien de
la température animale. Si la théorie de Liebig est vraie, comment se
fait-il que les régions les plus chaudes soient la patrie des animaux carnassiers les plus voraces? Le tigre du Bengale et le lion d'Afrique, le
boa constrictor de l'Amérique du Sud, aussi bien que les alligators et
les crocodiles du Nil, du Gange et de l'Orénoque, ne mangent que de la

---

graisses dans l'économie. On observe des phénomènes précisément inverses dans les
régions septentrionales : ici les indigènes s'adressent à la fois aux aliments plastiques
et aux aliments respiratoires, pour être en état de résister à l'abaissement de la température extérieure ; et l'habitant des climats tempérés qui vient séjourner dans ces
contrées glaciales ne peut en supporter les rigueurs qu'à la condition d'adopter un
régime semblable à celui des naturels. Cette assertion est pleinement justifiée par la
relation qu'a donnée le docteur Isaac Hayes de son voyage dans les mers polaires.
« Bien souvent, dit-il, j'ai vu des Esquimaux, au moment de sortir pour la chasse,
manger de six à douze livres de viande ; la graisse entrait pour un tiers dans cette
énorme quantité d'aliments. Les hommes consomment en moyenne douze à quinze livres
de substances solides par jour ; c'est cette alimentation copieuse qui leur permet de
résister au froid..... Les habitants des pays tempérés sont soumis aux mêmes lois que
les Esquimaux ; à mesure que nous nous sommes habitués à leur régime, nous avons
acquis leur immunité contre les rigueurs du froid. Nous mangions constamment de la
viande et des graisses qui nous eussent dégoûtés sous d'autres latitudes..... Notre
acclimatement a été graduel : je me rappelle que, dans l'automne de 1853, nous avons
grandement souffert d'une température que nous supportions aisément l'année suivante, et je suis convaincu que notre capacité de résistance dépendait directement de
notre alimentation exclusivement animale. » (*Observations upon the relations existing
between food and the capabilities of men to resist low temperatures*, by Isaac J. Hayes,
dans *American Journal of medical sciences*, juillet 1859.)

Comparez sur ce sujet : Donders, *Der Stoffwechsel als die Quelle der Eigenwärme
bei Pflanzen und Thieren* (*Eine physiologisch-chemische Abhandlung*, Wiesbaden,
1847). — Nasse. *Thierische Wärme*, dans *Handwörterbuch der Physiologie*, von
Wagner, 1851.   (Note du TRAD.)

chair ; les baleines vivent dans les régions de l'Océan qui peuvent leur fournir une nourriture animale, et la même observation est applicable à tous les poissons en général. L'antilope et la gazelle tremblent de froid pendant les chaleurs de nos étés d'Angleterre ; le renne brave pendant des mois entiers une température bien inférieure à zéro ; tous cependant vivent de végétaux : comment concilier ce fait avec la théorie de Liebig ? Cela est impossible, les observations de ce genre la ruinent de fond en comble.

Je n'ai pas pour but, soyez-en convaincus, de déprécier certains côtés des connaissances humaines, ce serait une tentative stérile ; mais je veux avant tout que vous consacriez toutes vos facultés, toute votre énergie, à l'étude de ce qui constitue vraiment la médecine ; je veux que vous donniez toute votre attention à la seule chose qui pourra faire de vous de bons praticiens. J'ai vu des élèves, égarés par de mauvais guides, perdre la moitié du temps qu'ils auraient dù employer à l'hôpital au lit du malade, dans des excursions à travers champs, sous prétexte d'herborisation, ou dans un laboratoire, à la recherche de quelque problème sans importance. Sachez-le bien, ce n'est pas là ce qui vous permettra de soulager et de guérir les malades. Lorsque je regarde autour de moi, et que je vois tant de jeunes gens embrasser une profession aussi honorable qu'importante, je sens que ma responsabilité est grande. Vous êtes tous à mes yeux des instruments de bien ou de mal, et ma conscience me dit que je me rendrais coupable d'un grand crime, si je ne cherchais pas, par tous les moyens possibles, à faire de vous des médecins capables et utiles. Dans tous les pays un professeur de clinique médicale est chargé d'une lourde responsabilité ; mais, messieurs, lorsque ce professeur est chargé de l'enseignement dans une grande capitale, lorsque cette capitale appartient à l'Angleterre, lorsque l'hôpital qu'il dirige doit envoyer chaque année des médecins dans toutes les parties du monde : dans les deux Amériques, la Nouvelle-Hollande, au cap de Bonne-Espérance, dans les Indes orientales et occidentales, dans les îles innombrables que le pavillon britannique visite dans l'un et l'autre hémisphère, alors, en vérité, c'est le professeur lui-même, avec cette influence éloignée et puissante, qui devient un instrument de bien ou de mal, et il y a vraiment lieu d'en être effrayé.

Le médecin chargé d'un service de clinique à Berlin, à Stockholm, à Vienne ou à Paris, a sans doute une lourde charge, et il doit répondre de sa conduite s'il ne remplit pas avec zèle et activité les devoirs de sa position ; mais enfin ses erreurs, bien que déplorables, n'ont qu'une portée assez restreinte, et ne pèsent le plus souvent que sur ses compatriotes. Il en est tout autrement du professeur anglais : son domaine dépasse singulièrement en étendue et la Suède et la Prusse, et l'Autriche et la France, car ses élèves sont destinés à pratiquer sous tous les climats, à exercer leur art dans toutes les régions habitables du globe, à prodiguer leurs soins à toutes les races humaines, aux hardis colons du Canada aussi bien qu'aux Peaux-Rouges aborigènes de l'Amérique du Nord, aux Nègres de la Jamaïque, aux Hottentots et aux Cafres de l'Afrique aussi bien qu'aux tribus sans nombre de l'Hindoustan. En réalité, messieurs, le professeur de clinique, en Angleterre, exerce une influence sans analogue au double point de vue de l'importance et de l'étendue, et il a des occasions sans cesse renaissantes de nuire ou d'être utile aux autres hommes. Néglige-t-il son devoir, abandonne-t-il dans son enseignement la voie de la vérité, et aussitôt ses erreurs sont multipliées et répandues à l'infini par ceux-là mêmes auxquels il devait inculquer de bons principes. Le théâtre de son crime (quel autre nom mérite une telle conduite?) s'agrandit incessamment ; il est vraiment sans bornes, car il n'est pas de contrée, si reculée qu'on la suppose, qui ne soit appelée à payer son tribut de victimes à l'incapacité des élèves qu'il a formés. Si, au contraire, le professeur travaille avec zèle, s'il accomplit en conscience et avec persévérance la tâche importante dont il est chargé, une récompense l'attend qui est sans pareille dans aucune autre profession. Quel salaire peut être mis en parallèle avec cette pensée qu'il a contribué de sa personne à doter de connaissances réellement pratiques cette multitude de jeunes gens entreprenants qui, chaque année, quittent nos hôpitaux, pour accomplir dans toutes les parties du monde les devoirs sacrés de la profession médicale? N'est-ce pas un bien beau privilége que de combattre la maladie et de lutter contre la mort, par délégation pour ainsi dire, dans tant de lieux différents? L'homme peut-il rêver une joie plus pure et plus noble? Lorsque j'apprends qu'un de mes élèves favoris, après avoir acquis dans cet hôpital un riche bagage scientifique, s'établit dans quelque ville ou dans quelque canton éloigné, je ne puis m'empêcher de penser que mes collègues et moi sommes les humbles intermédiaires de ce bienfait, et je suis heureux alors d'occuper une position qui fructifie au centuple nos efforts pour être utiles, et qui nous permet d'étendre au loin les mains pour guérir les hommes de toutes les nations. Le conquérant peut étendre sa souveraineté sur de vastes régions, il peut exercer un contrôle illimité sur des millions de vassaux, il dispense à son gré les titres et les honneurs, il châtie et tue selon son bon plaisir : il peut, nouvel Alexandre, se trouver à l'étroit dans les limites de son empire et méditer de glorieuses entreprises ; mais il ne peut chasser la douleur, apaiser la soif qui dévore, ou faire succéder le repos à l'insomnie ; il ne peut rendre le mouvement au paralytique ni la vue à l'aveugle ; il ne possède point enfin ce divin privilége de l'art de guérir, qui permet à l'homme de rappeler chez son frère une raison longtemps absente, et de rendre à la société l'infortunée victime de la folie.

Certes, messieurs, la profession que vous embrassez est la plus noble que puisse rêver l'esprit humain, lorsque les devoirs en sont consciencieusement accomplis ; mais ses adeptes ont besoin d'autant d'activité que de persévérance, s'ils veulent triompher des obstacles qui encombrent la route. Tout rempli de ce sentiment, j'ai dépassé peut-être les bornes de votre attention : mais j'ai cru devoir vous exposer, aussi complétement que possible, les vues que je regarde comme les plus favorables à votre avancement dans la pratique.

TROISIÈME LEÇON.

ÉTUDE DE LA PHYSIOLOGIE ET DE L'ANATOMIE

distincte à des distances différentes ; il compare l'œil de l'homme avec celui des animaux les plus divers, l'étudiant tour à tour chez ceux qui vivent dans l'eau, chez ceux qui s'élèvent dans les plus hautes régions de l'atmosphère, enfin chez ceux-là même qui demeurent enfouis sous la terre. Il examine l'œil de la taupe, lequel est suffisant, malgré sa faiblesse, pour protéger l'animal dans ses travaux souterrains ; celui de l'aigle, qui permet à cet oiseau de choisir du haut des airs, et à une distance considérable, la proie dont il va faire sa pâture ; celui de la mouche, qui distingue les objets les plus petits, quoique la portée de la vision dépasse à peine les limites du contact, et, dans toutes ses recherches, il observe dans les dispositions de l'appareil optique des variétés aussi utiles que curieuses. Mais s'il tente d'aller plus loin, s'il prétend expliquer comment une image, peinte sur la rétine, donne la sensation de l'objet qu'elle représente, quelle que soit la théorie qu'il invoque, celle des ondulations lumineuses se propageant le long des nerfs optiques jusqu'au cerveau, ou celle qui fait de la rétine une expansion nerveuse si parfaitement organisée, qu'elle perçoit elle-même l'image colorée, alors il est arrêté sur-le-champ par la barrière infranchissable qui est à jamais interposée entre les actions physiques et les actions vitales,

doit point s'attendre à voir renaître de ses cendres la gastro-entérite et sa suprême autocratie ; mais la doctrine en ce qu'elle a de fondamental, c'est-à-dire en tant qu'elle applique la notion d'irritation ou d'inflammation à la genèse des lésions pathologiques, la doctrine tend à revivre, fortifiée de tout l'appui que peuvent lui prêter les travaux physiologiques contemporains. Et la raison en est simple : il n'existe plus aujourd'hui de relation nécessaire entre l'idée d'inflammation et celle d'un traitement spoliateur ; délivrés de cette crainte, les médecins commencent à reconnaître que bon nombre de lésions auxquelles on avait refusé pendant un certain temps tout caractère phlegmasique, ne sont pourtant que les traces d'un processus inflammatoire actuel ou antérieur. Cette tendance se révèle en France dans les travaux les plus récents. Bennett (*The Principles and practice of medicine*, Edinburgh, 1859), en Angleterre, a fait de cette manière de voir la base de sa doctrine. Enfin Virchow, fait bien remarquable en raison de la divergence des points de départ, a généralisé la théorie de l'irritation autant et plus que Broussais lui-même, puisque, d'après lui, l'activité propre des cellules ne peut être mise en jeu que par un agent irritant, quel qu'il soit (*Die cellular Pathologie in ihrer Begründung auf physiologische und pathologische Gewebelehre*, Berlin, 1859). Nous devons nous applaudir, ce me semble, de ce revirement soudain ; peut-être nous annonce-t-il en effet que le moment n'est pas éloigné où l'on ne verra plus dans l'inflammation que ce qui y est réellement, à savoir, un état purement anatomique consistant en une altération de la nutrition, altération qui peut se produire dans les maladies les plus opposées, et sous l'influence des causes les plus diverses.

(Note du TRAD.)

entre le mécanisme des organes des sens et la production des idées, entre le corps et l'âme.

Ces travaux du physiologiste sont-ils susceptibles de quelque application pratique ? ou bien n'est-ce la qu'une étude intéressante, mais stérile ? La réponse est facile. Une fois en possession, par exemple, du mécanisme et de la disposition de l'appareil optique, il peut en corriger les dérangements accidentels; avec des verres concaves il remédie à la concentration prématurée des rayons lumineux ; par le moyen de verres convexes il supplée à leur convergence tardive. La lentille cristallinienne devient-elle opaque, la connaissance exacte de ses rapports, de sa structure et de sa position lui permet, ou de l'enlever définitivement, ou de la placer en dehors de l'axe visuel, ou d'en provoquer l'absorption. S'il s'arrête à ce dernier parti, il irrite mécaniquement le cristallin, sachant par expérience qu'après une irritation, le travail d'absorption commence; mais il ignore absolument, remarquez-le bien, le lien qui unit ce processus purement vital à l'irritation mécanique. Celui qui s'occupe de la physiologie du cerveau et de la moelle épinière ne découvrira jamais la nature intime de l'influence nerveuse, jamais il ne connaîtra l'action vitale en vertu de laquelle la compression ou l'irritation de ces organes trouble les fonctions des muscles volontaires ; et cependant tout le traitement des affections cérébrales et spinales, spontanées ou traumatiques, est fondé sur la connaissance du fait physique : lui seul nous permet d'apprécier l'influence des modifications pathologiques du cerveau et de la moelle ; lui seul nous fournit une indication rationnelle dans toutes les maladies convulsives, paralytiques et apoplectiques.

Bien que nous ne connaissions point en elle-même l'influence mystérieuse par laquelle les pneumogastriques commandent aux fonctions respiratoires ; bien que nous ne sachions pas mieux comment les nerfs phréniques produisent les mouvements du diaphragme, cependant la connaissance pure et simple du fait nous donne les moyens de soulager l'asthme spasmodique, et de rappeler à la vie, au moyen d'un courant galvanique dirigé sur le trajet de ces nerfs, des personnes en état d'asphyxie. Sachant que parmi les filets nerveux qui se distribuent à la face, les uns sont destinés à la sensibilité, et les autres aux mouvements musculaires, nous sectionnons dans les cas de tic douloureux les nerfs sensitifs, et nous ne touchons point aux nerfs moteurs. Dans tous ces cas, dans mille autres encore que je pourrais citer, la physiologie nous donne des renseignements d'une grande utilité pratique : il serait plus

facile encore de montrer, par l'exemple de Brown et de **Broussais, q**
là physiologie *vitale*, embrassant des sujets qui dépassent les **born**
de notre raison, a pour résultat constant l'égarement de ses **adepte**
elle les entraîne à travers un labyrinthe, dans les détours duquel **ils s**
meuvent sans cesse sans avancer; et ils perdent ainsi en vaines **spécu**
lations le temps et les efforts qu'il eussent dû consacrer à l'**acquisitior**
de connaissances vraiment utiles. Mais j'espère que le moment est **venu**
où l'on va renoncer à de tels errements; il en est grandement **temps,**
car, il faut le reconnaître, la physiologie, mal enseignée et **détournée**
de son véritable objet, a bien souvent retardé les progrès de la **médecine**
pratique.

Etudions maintenant le rôle et la valeur de l'anatomie **patholo**-
gique. Bien des hommes se sont mépris sur le but qu'elle doit **atteindre;**
aussi en est-il qui lui dénient toute utilité, tandis que d'autres, **brûlant**
d'ardeur pour son avancement, s'efforcent d'agrandir assez **son**
domaine pour que tous les phénomènes morbides puissent y **rentrer et**
y être contenus. Il serait difficile de dire lequel de ces deux **partis**
extrêmes a causé le plus de préjudice à la médecine. L'anatomie **patho**-
logique doit revendiquer non-seulement les altérations de **structure**
complètes et permanentes, mais aussi toutes les modifications **phy**-
siques, même passagères, des organes internes, autant du moins qu'elles
peuvent être appréciées. Or, pour estimer à sa juste valeur l'importance de cette science, nous devons nous souvenir que le premier changement dans la texture d'une partie n'est point la cause, mais bien la
conséquence de la maladie; car dans tout organe sain la texture est
normale, et comme toute altération de cette dernière est la conséquence
d'une déviation dans l'action vitale du système vasculaire, il est évident
qu'une modification de structure doit toujours être précédée et produite par une perturbation fonctionnelle. Ainsi les altérations physiques
qui acccompagnent l'inflammation externe, la tumeur, la chaleur, la
rougeur, ne sont pas les causes, mais les effets de la maladie. Est-ce à
dire qu'en réduisant ces phénomènes au rang de symptômes, nous
voulions en diminuer l'importance? Non pas certes; car, étant sous
la dépendance immédiate de la cause première, ils deviennent pour

tirer ses indications des symptômes généraux, en négligeant totalement les caractères extérieurs de la région affectée? C'est pourtant là ce que font les hommes qui refusent, dans le traitement des maladies internes, les secours de l'anatomie pathologique.

Dans les maladies chirurgicales, la plupart des modifications physiques de la partie affectée peuvent être immédiatement reconnues; aussi le diagnostic est-il comparativement facile, et le traitement nettement indiqué. Il n'en est pas de même dans les maladies internes, dont les lésions ne tombent pas sous l'appréciation directe de nos sens; pour en déterminer la nature et le siége, nous devons comparer attentivement les caractères anatomiques révélés par la dissection avec les symptômes observés durant la vie.

Nous savons que l'altération de structure n'est que le résultat d'un trouble survenu dans l'action vitale d'un organe; mais cette altération peut devenir à son tour une nouvelle cause de mal. Et par exemple, le système vasculaire des poumons, soumis à quelque influence inconnue, subit un trouble fonctionnel à la suite duquel des produits liquides et solides se déposent dans le tissu pulmonaire; une fois formés, ces produits empêchent le libre accès de l'air dans les vésicules, et la fonction respiratoire, l'une des plus importantes de l'organisme, se trouve ainsi considérablement entravée. De même, quelle que soit la perturbation vitale primitive qui donne lieu au squirrhe du pylore, cette obstruction devient le point de départ de symptômes nouveaux d'une grande importance.

Une autre considération vient encore rehausser la valeur de l'anatomie pathologique. Lorsqu'une détermination morbide se fait sur quelque partie, soit externe, soit interne, et y produit des altérations physiques, l'expérience nous apprend que nous pouvons souvent, en attaquant celles-ci, arrêter les progrès de la maladie elle-même. Ainsi, pour reprendre notre exemple de l'inflammation externe, la rougeur, la tumeur, la chaleur de la partie enflammée ne sont que des symptômes, et cependant nous retirons de grands avantages de l'emploi des moyens capables de les combattre : de là les sangsues et les lotions froides.

Il résulte de ces observations que dans toute maladie, il est indispensable, au point de vue pratique, de reconnaître les caractères et l'étendue de la lésion, qu'elle soit d'ailleurs passagère ou permanente; et les progrès de la médecine sont entièrement subordonnés à la perfection plus ou moins complète de ce genre de recherches.

Chacun sait combien l'auscultation et la percussion ont fait avancer la thérapeutique des maladies de la poitrine; et cependant ces moyens d'exploration ne servent qu'à nous faire connaître les altérations physiques produites par la maladie, ou, en d'autres termes, l'anatomie pathologique de l'organe affecté. Comment déterminer et suivre, sans leur secours, la marche de l'inflammation pulmonaire?— Comment démontrer l'existence des épanchements dans la pleurésie ou l'hydropisie? — Comment découvrir la pneumonie latente? — Comment distinguer avec certitude la pleurodynie de la phlegmasie de la plèvre? Et ce n'est pas tout encore : privés de ces procédés d'investigation, nous serions bien souvent dans l'impossibilité de séparer l'une de l'autre la phthisie bronchique et la phthisie tuberculeuse. Voyez l'emphysème pulmonaire chronique, lésion de la plus haute importance : il demeura inconnu jusqu'à l'époque de Laennec, qui le décrivit le premier avec exactitude, d'après l'examen cadavérique ; mais sans la découverte de l'auscultation et de la percussion, ce n'est pas la connaissance parfaite de ses caractères anatomiques qui eût pu nous en permettre le diagnostic sur le vivant. Songez à la dilatation des bronches, une autre lésion complétement inconnue avant Laennec, et qui n'était pas plus accessible aux moyens ordinaires d'observation. Je pourrais vous signaler en outre l'extrême importance que présente le diagnostic des lésions thoraciques dans la rougeole et la fièvre scarlatine; mais les avantages qui résultent, dans les affections de la poitrine, d'une connaissance exacte de l'anatomie pathologique, sont si généralement reconnus aujourd'hui, que je préfère emprunter mes exemples à d'autres classes de maladies.

Jusqu'en ces derniers temps, les nosologistes se sont accordés à regarder comme des causes très fréquentes d'apoplexie et de paralysie, les effusions séreuses dans le cerveau, ou la simple inertie fonctionnelle de cet organe ou de quelque autre partie du système nerveux. Cette opinion reposait en partie sur des données purement spéculatives, en partie sur des autopsies insuffisantes et incomplètes ; et dans les livres classiques on exposait dogmatiquement, avec une certitude absolue, les symptômes prétendus caractéristiques de l'apoplexie sanguine, de la séreuse et de la nerveuse. A quoi menait une telle doctrine? Au plus déplorable résultat, que j'ai pu constater sur certains points du continent, où les praticiens âgés obéissent encore aux exigences de cette théorie. Quoi de plus triste que de voir le médecin perdre son temps à prescrire des diurétiques, pour provoquer l'absorption de la sérosité épanchée dans l'encéphale, ou à donner des remèdes excitants, comme l'arnica et le camphre, pour suppléer à la débilité nerveuse, et cela dans des cas qui réclament évidemment de copieuses déplétions, soit par la lancette, soit par les purgatifs. Je ne nie point que dans quelques cas rares, un épanchement séreux ne puisse amener la mort par apoplexie (1) : j'ai observé moi-même cette terminaison chez un malade atteint d'une hydropisie chronique ; mais la mort survint très

(1) Si Graves entend parler ici des épanchements séreux qui surviennent en dehors de toute lésion antérieure de l'encéphale et de ses enveloppes ; si, surtout, il n'a en vue que les *apoplexies séreuses foudroyantes*, c'est-à-dire celles qui sont caractérisées par un véritable *ictus* apoplectique et par une mort presque instantanée, son assertion est parfaitement exacte : les cas de ce genre sont rares. M. Andral en a cité quelques exemples dans sa *Clinique médicale ;* il rapporte entre autres un fait dans lequel l'effusion séreuse a succédé à la disparition brusque d'une ascite. Martin-Solon (*Journal hebdomadaire*, IV) a fait connaître un autre exemple d'apoplexie séreuse, sans altération antérieure du côté des centres nerveux. On pourrait sans doute trouver quelques faits analogues, mais ils sont loin d'être fréquents ; chez les sujets hydropiques qui meurent d'hydrocéphalie, l'épanchement se fait avec une lenteur progressive qui permet au médecin d'en suivre la marche, et l'évolution des phénomènes morbides exclut absolument l'idée d'*apoplexie*. Mais, envisagée d'une façon absolue, la proposition du professeur de Dublin est loin d'être juste ; il n'est point rare, en effet, de voir succomber à une apoplexie séreuse très nettement accusée les malades atteints d'une affection du cerveau ou de ses enveloppes : ce n'est point la lésion primitive qui les tue, c'est l'épanchement séreux consécutif qu'elle a déterminé. On observe alors une véritable *apoplexie séreuse secondaire* avec ses deux caractères essentiels, l'ictus et la mort rapide. C'est surtout dans les méningites à marche lente, dans le cours de la tuberculisation de l'encéphale ou des méninges, qu'on rencontre cette terminaison brusque et soudaine ; on la voit également survenir lorsque la circulation veineuse intra-crânienne est entravée par quelque oblitération vasculaire ou par le développement rapide d'une tumeur ; enfin, j'en ai observé moi-même un très bel exemple chez un malade qui portait depuis plusieurs mois une carie du rocher. La mort a eu lieu en dix minutes. Je rapporterai plus tard dans tous ses détails ce fait intéressant. — C'est à cette variété d'apoplexie séreuse, qui mérite à tous égards la désignation de consécutive, que se rapportent la plupart des faits qui ont été consignés dans les annales de la science, depuis l'époque où l'on a divisé les apoplexies en sanguines et en séreuses.

Comparez Wepfer, *Observationes anatomicæ ex cadaveribus eorum quos sustulit apoplexia cum exercitatione de ejus loco affecto.* Schaffhouse, 1658. — *Observationes medico-practicæ de affectibus capitis internis et externis.* Zurich, 1745. — F. Hoffmann, *Opera omnia.* Genève, 1751. — Morgagni, *De sedibus et causis morborum,* passim, mais surtout lettre IV, édition de Désormeaux. Paris, 1820. — Bader, *Geschichte der Wassersucht der Gehirnhöhlen oder des Schlagflusses der Kinder.* Francfort, 1794. — Bell, *Dissertatio de apoplexia hydrocephalica.* Édimbourg, 1796. — Zulianus, *De apoplexia præsertim nervosa commentarius.* Brixæ, 1789. — Abercrombie, *Des maladies de l'encéphale,* traduction de M. Gendrin. Paris, 1828   (Note du TRAD.)

rapidement, et la connaissance des phases antérieures de la maladie ne pouvait laisser aucun doute. Au contraire, dans la majorité des cas regardés jusqu'ici comme des apoplexies séreuses ou nerveuses, un examen plus attentif aurait permis de constater les signes d'une excitation vasculaire. ou d'une inflammation locale : ce sont là des sujets dont je m'occuperai longuement lorsque je traiterai de la pathologie cérébrale. Une erreur anatomique du même genre conduit à la même faute pratique dans le traitement de l'hydrocéphalie, et d'un grand nombre d'hydropisies locales ou générales. Le médecin concentre toute son attention sur l'épanchement, et laisse passer inaperçus les symptômes de la turgescence vasculaire ou de l'inflammation antérieure.

Le temps ne me permet pas d'insister davantage sur ce sujet, et de vous montrer combien l'étude rationnelle et sage de l'anatomie pathologique a répandu de lumière sur la pathologie du cerveau. Qu'il me suffise de rappeler que la connaissance des plus importantes altérations inflammatoires de cet organe est d'une date encore toute récente; c'est de nos jours seulement que l'examen minutieux et attentif des lésions cérébrales a introduit un peu de clarté et de précision dans un sujet où tout était resté jusque-là vague et confus.

Mais, d'ailleurs, s'il était nécessaire de prouver l'utilité de l'anatomie pathologique, on pourrait en citer des exemples sans nombre. La découverte d'une inflammation locale qui amène parfois des phénomènes en tout semblables à ceux de la fièvre intermittente légitime; l'usage de la saignée dans le stade de froid de cette dernière, pratique très recommandable dans les cas où le retour de chaque accès est accompagné de l'inflammation de quelque organe important, comme le poumon ou le cerveau ; les rapports qui existent entre la phlegmasie de la muqueuse gastrique et quelques-uns de ces symptômes fébriles attribués d'abord à une pure débilité ; l'influence de la congestion et de l'inflammation cérébrales sur la production des phénomènes qu'on a compris sous la dénomination vague de typhus; le caractere de lenteur que revêt la fièvre lorsqu'elle est accompagnée d'une pneumonie (celle-ci reste alors souvent latente); les symptômes produits par l'ulcération des follicules intestinaux, si fréquente dans les fièvres ; le diagnostic entre la douleur qui résulte des névralgies abdominales et celle qui prend sa source dans une lésion organique de l'intestin ; une connaissance plus exacte de l'état de la muqueuse dans la diarrhée des phthisiques et dans la tympanite intestinale; des perfectionnements nombreux que les investigations anatomo-pathologiques d'Itard ont amenés dans le traitement des maladies de l'oreille : toutes ces découvertes, et bien d'autres encore qui sont également riches en applications pratiques, sont la conséquence immédiate de l'importance qu'on attache aujourd'hui à l'étude des lésions anatomiques. Si je passais maintenant en revue les maladies chirurgicales, il me serait facile de vous citer des exemples, sinon plus importants, peut-être plus évidents et plus saisissants ; car la conception et le succès des opérations les plus graves sont fondés sur la connaissance parfaite des modifications anomales, auxquelles il s'agit de remédier ; les preuves abondent de toutes parts, mais il n'en est pas de plus démonstrative peut-être que l'opération de l'anus artificiel créée par Dupuytren : cette hideuse et repoussante infirmité fut regardée comme incurable jusqu'au jour où cet habile chirurgien, faisant appel a sa profonde connaissance de la physiologie et de l'anatomie pathologique, réussit à concevoir et à exécuter une opération qui suffirait à elle seule pour immortaliser son nom.

Mais l'étude de l'anatomie pathologique est entourée de grandes difficultés, et lorsqu'elle est faite avec négligence, elle peut conduire à des résultats fort erronés ; elle exige beaucoup de bonne foi, beaucoup de patience, et l'expérience nécessaire pour juger sainement des altérations morbides ; cette expérience est le fruit d'une longue pratique. Ce n'est pas en un jour qu'on acquiert la faculté de découvrir sur le cadavre les traces de la maladie, et les causes d'erreurs sont si nombreuses, au moins pour les observateurs superficiels, qu'il en est résulté de fâcheuses conséquences pour la science médicale : des lésions anatomiques ont pu passer inaperçues, d'autres ont été décrites alors qu'elles n'existaient pas. Ceux qui savent qu'il se produit souvent dans les derniers instants de la vie ou peu après la mort, une congestion du tissu pulmonaire, des muqueuses bronchiques et intestinales ; ceux qui n'ignorent pas que cette congestion peut altérer les propriétés physiques de ces organes, au point de simuler exactement l'inflammation, ceux-là comprendront aisément comment on a pu, dans l'examen de ces organes malades ou supposés tels, opposer faits contre faits, observations contre observations, jusqu'au jour où ces travaux, au lieu de la simplicité parfaite et de la classification régulière qu'ils avaient promises, engendrèrent enfin, avec l'incertitude, la confusion la plus absolue. C'est là ce qui a fait toute la force des doctrines de Broussais ; c'est là ce qui les a fait paraître fondées sur un grand nombre d'observations authentiques et irrécusables.

Il faut que l'anatomo-pathologiste se garde de trop voir. Il ne doit passe tromper lui-même, en rencontrant constamment et partout ce qu'il désire, et par-dessus tout, il ne doit jamais se faire violence pour voir; il est en effet beaucoup de maladies qui ont une issue funeste, sans avoir produit aucune altération anatomique appréciable.

Lorsque je vous parlerai de la pathologie du cerveau et du système nerveux, j'aurai de nombreuses occasions de vous prémunir contre les erreurs des auteurs qui nous ont précédés. Ces erreurs prenaient leur source, soit dans un désir anxieux de grouper en une classe bien nettement délimitée toutes les lésions du cerveau et de la moelle épinière, soit dans la conviction erronée que, partout où il avait existé des troubles cérébraux ou nerveux, on devait trouver, pour en rendre compte, quelque changement de structure. Pour en citer un exemple, l'épilepsie et la manie présentent souvent, comme je l'établirai plus tard, une invasion aussi soudaine que violente, et cela en dehors de toute altération organique; et en vérité, pour prouver que celle-ci n'est pas l'accompagnement obligé de ces formidables maladies, il suffit de rappeler qu'elles disparaissent parfois soudainement. J'ai donné des soins pendant nombre d'années à un littérateur de grande réputation. Il mourut en 1831, à l'âge de soixante et dix ans. Pendant une période de trente années, de vingt-cinq à cinquante-cinq ans, il avait eu de nombreuses attaques d'épilepsie; après cette longue durée, la maladie cessa subitement, et durant les quinze dernières années de sa vie mon malade n'eut pas un seul accès. Je vous montrerai combien sont illusoires et peu fondées les prétentions de ceux qui veulent rendre compte de tous les troubles nerveux par des lésions cérébrales; qui disent pouvoir distinguer nettement pendant la vie l'inflammation et l'irritation de l'arachnoïde ou de la dure-mère, de celles du cerveau lui-même; qui assignent des symptômes différents à l'inflammation de la substance corticale et à celle de la substance médullaire; qui font violence à leurs yeux et à leur véracité, pour établir que les lésions de certaines parties déterminées du cerveau amènent invariablement les mêmes perturbations dans les facultés intellectuelles. Ce sont là les erreurs de quelques médecins français des plus éminents; il sera de mon devoir de vous les signaler en temps et lieu; mais je dois ajouter, non sans regret, que des erreurs plus grossières, des interprétations plus erronées encore, ont trouvé place dans des publications anglaises et irlandaises dont je serai appelé à vous parler plus tard.

Je vous ai fait connaître les dangers qui résultent, pour la médecine et la chirurgie, d'une mauvaise direction dans l'étude de la physiologie et de l'anatomie pathologique; je dois maintenant vous présenter l'autre face de la question, et vous exposer les opinions bien plus dangereuses encore de ceux qui nient la valeur de ces deux sciences, qui ne les regardent comme instructives qu'après la mort du malade, ou qui même les accusent de compromettre les intérêts de la médecine pratique, au lieu de les sauvegarder (1).

Il est clair que le médecin qui n'est que physiologiste ne peut prétendre à guérir les maladies, et que celui qui est purement anatomiste sera souvent induit en erreur par l'examen cadavérique, s'il n'a pas attentivement observé pendant la vie, et la marche des symptômes, et les effets de la médication. Sans cette précaution, il est exposé à prendre souvent, comme je l'ai dit déjà, des lésions secondaires pour des lésions primitives, à confondre les effets avec leurs causes, à rapporter enfin à quelque altération de structure des phénomènes qui n'ont d'autre origine qu'un désordre fonctionnel, état morbide bien différent de celui qu'on observe après la mort. Mais si à des notions exactes de physiologie et d'anatomie pathologique nous joignons l'observation de l'évolution de la maladie et de l'influence des agents thérapeutiques, combien nos décisions pratiques seront plus sûres et plus satisfaisantes, combien nos efforts seront plus utiles et plus heureux, que si nous nous bornons à étudier les maladies dans les salles de l'hôpital. Si nous nous contentons de l'examen clinique, nous pouvons devenir d'habiles nosologistes, nous pouvons acquérir la connaissance pleine et entière de certains groupes symptomatologiques, souvent même nous pouvons heureusement choisir la meilleure méthode de traitement ; nous pouvons aussi donner un nom à un ensemble particulier de phénomènes morbides, et léguer à nos successeurs la connaissance d'une nouvelle espèce médicale ; nous pouvons revêtir celle-ci de quelque nom sonore tiré d'une langue morte, ou en décorer la description des faux ornements d'un langage recherché ; mais, après tout cela, qu'aurons-nous fait en réalité pour la postérité? Nos descendants accepteront nos descriptions avec une admiration enthousiaste, et convaincus de l'efficacité des remèdes que nous avons recommandés, ils se mettront en quête de notre maladie avec une orgueilleuse confiance ; le jour où ils la ren-

(1) On échapperait facilement à ces causes d'erreurs, en créant des institutions analogues à la Société pathologique de Dublin, qui a été fondée en 1838 ; là les pièces anatomiques sont soumises à un examen rigoureux qui permet d'en apprécier la véritable valeur.   (L'AUTEUR.)

contreront, ils regarderont leur tâche comme déjà à moitié accomplie, et dans leur présomption ils n'hésiteront pas à promettre une heureuse terminaison.

Dites-moi le nom de la maladie, et je vous dirai le remède : telle était la devise des nosologistes. Mais, messieurs, je me fais fort de vous dire les noms de cent maladies sans que vous soyez pour cela plus en état de m'indiquer le traitement convenable. Je viens vous dire, par exemple, qu'un homme est atteint d'hydropisie, qu'il a de l'œdème des jambes, de l'eau dans la cavité péritonéale ; j'ajoute que l'urine est rare et la soif insatiable. Vous hasarderez-vous, d'après cette définition nosologique, excellente du reste, à instituer un traitement ? Pour le salut du patient, pour votre propre conscience, n'agissez jamais sur de telles données. Et pourtant je regrette d'être obligé de reconnaître qu'un tel procédé n'est point rare ; bien plus, il est journellement appliqué. Mais revenons à notre hydropisie. On a eu recours, pour la combattre, aux hydragogues et aux diurétiques les plus vantés ; cependant le malade va de mal en pis, et finalement il meurt. Mais ses amis sont loin de se plaindre du médecin, qui s'excuse d'ailleurs lui-même en affirmant qu'il a successivement mis en usage tous les remèdes usités en pareil cas; et en fait, si vous parcourez la liste des médicaments si rapidement employés coup sur coup, vous pourrez probablement constater l'exactitude de cette assertion. Ne vous y trompez pas, messieurs, ces cas dans lesquels on prétend avoir tout essayé, sont précisément ceux pour lesquels on n'a rien tenté : les remèdes ont succédé aux remèdes, chacun des symptômes de la maladie a été à son tour l'objet d'une attaque inconsidérée, et voilà tout ; pendant ce temps la mort s'avance à pas pressés, et vient charitablement terminer une scène aussi triste pour l'humanité que honteuse pour la science. Mais j'ai tort de me servir de ce mot : qui oserait prostituer ce noble nom en l'appliquant à cette instruction bâtarde, plus dangereuse cent fois que l'ignorance la plus absolue.

Je ne lutte point contre des fantômes; je ne me bats point, nouveau don Quichotte, avec des géants imaginaires. Non, messieurs, ce que j'ai décrit existe, le tableau que j'ai présenté a plus d'un original. Mais j'ai hâte de quitter ce sujet, et de revenir à l'idée plus consolante des progrès que peut faire la médecine, appuyée sur ses deux parentes, la

esprits sont en travail; ce que ne pouvait faire autrefois le concours
d'un petit nombre, est facilement accompli maintenant par les efforts
de tous. La raison a étendu son empire de l'ancien au nouveau continent, de l'Europe aux antipodes; elle a aujourd'hui le monde entier
pour domaine: le soleil ne se couche jamais sur son territoire. Les individus se reposent, mais l'intelligence collective de l'espèce ne s'endort
jamais. Au moment même où une nation, épuisée par les travaux du
jour, voit venir avec joie les ténèbres de la nuit, et s'apprête à goûter
un repos nécessaire, un autre peuple se lève qui salue la lumière du
matin, et reprend avec de nouvelles forces le noble labeur de la
science.

Tous les hommes qui cherchent, partent pour ainsi dire du même
point, car les travaux antérieurs sont à la disposition de tous également; il n'est donc pas surprenant que nous les voyions souvent arriver ensemble au même resultat, et que la découverte du même fait
se produise simultanément en plusieurs lieux. Il n'est pas rare de voir
les journaux français, allemands, italiens et anglais annoncer en même
temps un fait nouveau, et réclamer hautement, chacun pour son pays,
un honneur qui appartient à tous au même titre. Malheureusement,
sauf quelques exceptions éclatantes, cette controverse aussi innocente
qu'utile a été jusqu'ici l'apanage exclusif des autres contrées, et l'Irlande
n'a pu revendiquer aucune part dans les honneurs littéraires rendus
au travail ou au génie. Mais, messieurs, cet état d'inaction, cet état de
torpeur intellectuelle tend à disparaître aujourd'hui, et le temps n'est
plus où il nous était impossible de citer quelqu'un de nos compatriotes
parmi les hommes qui, en reculant les limites des sciences médicales,
ont sauvegardé les intérêts de l'humanité.

Maintenant, au contraire, nous pourrions en désigner un grand
nombre dont les noms forment une liste déjà longue, bien faite pour
nous réjouir dans le présent, et pour nous faire bien augurer de l'avenir:
et certes il aurait le cœur bien mort, celui qui n'accueillerait pas avec
joie ces indices de la régénération scientifique de notre pays; il serait
insensible à tout noble sentiment, celui qui n'éprouverait aucun
orgueil en songeant aux services que nous rendent les travaux de ces
hommes qui se dévouent à la plus grande, à la plus noble des tâches,
celle de calmer la souffrance et de guérir les malades. Mais le temps
me presse et m'oblige à terminer. Considérez donc avec moi le soin que
l'on met aujourd'hui à distinguer les lésions réelles de celles qui ne sont
qu'apparentes; l'étude attentive de l'anatomie pathologique faite par

des hommes qui ne sont point les esclaves d'opinions préconçues ; l'abandon de tous les systèmes basés sur les créations imaginaires d'une physiologie spéculative ; la juste importance attribuée aux statistiques médicales, à l'observation des maladies endémiques et épidémiques, à l'influence des poisons morbides ; considérez tout cela, et vous reconnaîtrez que nous sommes en droit de concevoir les plus légitimes espérances. Désormais l'esprit humain, à la recherche des moyens de prévenir et de guérir les maladies, fera dans cette voie des progrès tout aussi rapides que dans les autres parties de la science, et il sera prouvé par là, que si l'homme est sujet à de cruelles passions qui le portent à détruire son frère ; si, seul entre tous les animaux, il a dédaigné ses armes naturelles pour imaginer de plus terribles moyens de destruction, il est également le seul qui ait à la fois le désir et le pouvoir de soulager les souffrances de ses semblables, le seul chez qui la raison et la charité réunies révèlent une incontestable supériorité intellectuelle

QUATRIÈME LEÇON.

LE POULS.

Influence de la position sur la fréquence du pouls. — Différences qu'il présente chez les personnes bien portantes, selon la position du corps. — Circulation cérébrale. — Effets de la position sur le pouls dans l'état de maladie. — Dans l'hypertrophie du cœur avec dilatation. — Résultats de l'observation. — Rapports du pouls et de la respiration. — Pouls dicrote dans les fièvres. — Dans les hémorrhagies. — Effets de la digitale sur le pouls. — Position de l'œuf pendant l'incubation.

MESSIEURS,

La position du corps a une très grande influence sur la fréquence du pouls, même en l'état de santé ; ces modifications étant plus marquées encore durant le cours des maladies, on a depuis longtemps constaté que le pouls est plus fréquent dans la station debout que dans la station horizontale. Mais cette étude n'a pas été poursuivie avec tout le soin qu'elle mérite, et j'en ai fait l'objet de nombreuses expériences, dont les résultats, en partie nouveaux, ne sont pas sans intérêt au point de vue pratique. Chez les personnes bien portantes, le pouls, comme je l'ai dit, bat avec plus de fréquence dans la position droite que dans la position horizontale ; la différence est de 6 à 15 battements par minute. Si le nombre des pulsations ne dépasse pas 60, la différence ne va pas au delà de 6 ou de 8, et elle croît proportionnellement à la fréquence des battements au moment de l'expérience : si, par exemple, un exercice modéré a fait monter le pouls à 90 ou 100, il n'est pas rare que la différence soit de 20 ou 30 pulsations.

L'action musculaire nécessaire pour maintenir la station debout, aurait pu être considérée comme la cause de la plus grande fréquence du pouls ; il fallait donc trouver le moyen de placer le corps dans une position quelconque, sans mettre aucunement en jeu les muscles du sujet en expérience : c'est ce que je fis, et je constatai que la différence dans le nombre des battements artériels était exactement la même que lorsqu'on laissait les muscles opérer le changement de position.

Je dois dire par avance que lorsque le sujet était placé la tête en bas, il se produisait un ralentissement du pouls plus considérable encore ; je

pouvais donc me croire autorisé à conclure que la position seule était
la cause de la diminution de fréquence observée dans la station horizontale; que cet effet devait être d'autant plus marqué que la tête était
plus basse, et que le retentissement maximum devait appartenir au renversement complet de la position normale du corps (1).

J'étais d'autant plus disposé à penser ainsi, que, dans ce dernier cas,
la pesanteur fait directement obstacle au retour du sang provenant du
cerveau, et que cet organe doit évidemment devenir le siége d'une congestion sanguine suffisante pour amener des phénomènes de compres-

(1) Déjà Bryan Robinson avait signalé l'influence de la position sur la fréquence du
pouls ; de Haen l'a également indiquée, et il a attribué le ralentissement maximum à
la station horizontale. Depuis cette époque, tous les auteurs qui se sont occupés de
sphygmique sont arrivés au même résultat ; mais, d'accord quant au fait fondamental,
ils diffèrent sur certains points de détail. Ainsi Graves, dont le premier travail sur ce
sujet date de 1830 (*Dublin hospital Reports*, V, p. 561), et Gorham, qui l'a étudié
quelques années plus tard, nient l'influence de l'action musculaire sur les changements
que la position détermine dans la fréquence du pouls ; nous voyons au contraire Nick
(de Tubingen) et Knox rapporter ces modifications uniquement aux contractions des
muscles. Dans son second mémoire de 1837, ce dernier auteur pose à ce sujet des
conclusions absolues ; en voici deux :

« 7ᵉ CONCLUSION. — L'influence de la position sur le pouls doit être exclusivement
rapportée aux efforts musculaires qui sont nécessaires pour maintenir le corps dans la
position assise ou droite ; on peut mesurer la faiblesse d'un malade en le faisant passer
successivement de la station horizontale à la station assise ou droite.

» 10ᵉ CONCLUSION. — Le plus puissant excitant de l'action du cœur est l'exercice musculaire. Jamais le pouls fébrile n'égale celui que détermine l'action des muscles. »

Si l'on accepte cette manière de voir, il est facile de comprendre pourquoi, chez les
malades et chez les individus affaiblis, la différence entre le pouls des diverses positions est très peu marquée ; cela tient à la faiblesse de l'action musculaire. Mais il est
beaucoup moins aisé de concevoir pourquoi cette différence dans la fréquence du pouls
n'existe plus dans le cas d'hypertrophie du ventricule gauche. On ne peut plus invoquer
ici une variation dans la force de contraction des muscles, et je crois qu'il faut dire avec
Blackley : « Cette différence n'existe plus dans l'hypertrophie du cœur, parce que la
force augmentée de l'organe suffit à vaincre la résistance qu'il éprouve dans une position
quelconque, et à maintenir la même fréquence des battements artériels. »

Bryan Robinson, *A Treatise on the animal economy*. Dublin, 1732. — De Haen,
Ratio medendi in nosocomio practico. Vienne, 1758. — Nick, *Beobachtungen uber die
Bedingungen unter denen die Häufigkeit Pulses im gesünden Zustande verändert wird*.
In-8°, Tübingen, 1826. — Gorham, *On the effects of the position*, etc. (*London Med.
Gazette*, 1837). — Knox, *Physiological observations on the pulsations of the heart and
on its diurnal revolution and excitability* (*Edinburgh Med. and surg. Journal*, 1837).
Le premier mémoire de l'auteur sur ce sujet a été inséré dans le même journal en 1815.
— Travers Blackley, *Dublin Journal of medical and chimical sciences*, 1834.

(Note du TRAD.)

sion, et un ralentissement consécutif du pouls. Je ne puis en effet sous-
crire à l'opinion d'Abercrombie, et de ceux qui soutiennent avec lui
que le sang en circulation dans l'intérieur du crâne ne varie jamais
en quantité (1); et pourtant nos conclusions, toutes théoriques, ne
se trouvèrent pas d'accord avec l'expérience, ce qui arrive du reste
bien fréquemment; le pouls ne continua point à se ralentir sous
l'influence du renversement du corps, et d'autre part il ne devint pas

(1) Le docteur Burrows (de Londres) a cherché récemment à vérifier par l'expérience la vérité de l'assertion d'Abercrombie, et il a démontré d'une façon satisfaisante
que la quantité du sang en circulation dans le cerveau *peut varier* dans diverses circonstances, et qu'elle est tout particulièrement influencée par la position du corps.
Pour les détails de ses expériences et les résultats qu'il en a déduits, je renvoie à son
excellent *Traité sur la circulation cérébrale*, publié en 1846.   (L'AUTEUR.)

Je ne puis aborder dans tous les détails qu'elle comporte la question si souvent con-
troversée de la circulation intra-crânienne, mais je veux au moins préciser avec exactitude les deux théories opposées, afin de montrer que Graves a un peu déplacé la
discussion, et que le travail du docteur Burrows est loin d'avoir ruiné l'ancienne doctrine. On sait que Monro le jeune (*Observations on the structure and fonctions of the
nervous system*, Edinburgh, 1783) avança le premier que la circulation, dans la cavité
du crâne, n'obéit pas aux mêmes lois que dans le reste du corps. Les expériences du
docteur Kellie (de Leith) vinrent bientôt après démontrer la justesse de cette manière
de voir qui fut adoptée par Abercrombie (*loc. cit.*), défendue par John Reid (*Physiological, anatomical and pathological Researches*, n° XXV), et qui fut admise enfin
dans la science comme une vérité définitivement établie. Se fondant sur la résistance
qu'oppose la voûte crânienne chez l'adulte à toute pression s'exerçant de dedans en
dehors, sur l'absence presque totale de compressibilité dans les liquides, ces auteurs
avaient avancé que l'encéphale et ses enveloppes, les vaisseaux et le liquide cérébro-
spinal remplissent exactement la cavité encéphalique, et que, comme on ne peut y
supposer la formation du vide, un des éléments contenus ne peut diminuer de quantité
qu'à la condition d'être immédiatement remplacé par un autre. Monro se servait même
à ce propos de la comparaison suivante : il disait que lorsqu'un vase, à parois incom-
pressibles, comme le crâne, est rempli d'eau, il ne peut être vidé, sans que de l'air ou
quelque autre substance se substitue au liquide qui s'écoule. Mais, et c'est là le point
important, si les partisans de cette théorie ont soutenu que la circulation intra-crânienne se fait suivant un mode tout spécial, nécessité par la disposition même de la
cavité encéphalique, ils n'ont point émis la proposition que Graves leur reproche; ils
n'ont point dit que la quantité de *sang* contenue dans le vase doit être constamment
la même. Ils ont dit, ce qui est bien différent, que la quantité de *liquide* renfermé dans
la cavité crânienne n'est susceptible d'aucune variation, et que les modifications dans
la quantité de sang sont toujours compensées par la modification en sens inverse d'un
autre liquide. Telle était bien réellement leur pensée, car à une époque où l'on ne connaissait pas encore l'influence compensatrice du liquide cérébro-spinal, Kellie disait :
« Nous ne pouvons diminuer beaucoup par la saignée la quantité de sang qui circule
dans le crâne, et lorsqu'en soumettant les animaux à une hémorrhagie mortelle, nous
réussissons à priver les vaisseaux intra crâniens d'une quantité notable de sang rouge,

plus fréquent que dans la position horizontale. J'ai vérifié ce fait en présence des docteurs Jacob et Apjohn, et de M. Harris. Il est pour le moins singulier que la position renversée, qui est tout à fait contre nature, n'amène aucune modification dans la fréquence du pouls, lorsqu'elle succède à la position horizontale, tandis que lorsqu'on remplace celle-ci par la position droite (l'une et l'autre sont pourtant naturelles), il se produit une grande accélération dans les battements de l'artère. Si la fréquence du pouls n'est point altérée par l'attitude renversée, la force en est diminuée, et souvent d'une façon très notable; il n'est pas rare en outre qu'il devienne irrégulier, ce qui peut s'expliquer par la pression considérable qu'exerce la colonne sanguine sur la face supérieure des valvules aortiques : de là, en effet, un obstacle anormal à l'issue du sang hors du ventricule gauche. Le pouls est évidemment moins fort dans la station droite que dans la station horizontale ; cette dernière produit donc à la fois *le maximum de force et le minimum de fréquence.* Ainsi se trouve expliqué, ce me semble, plus clairement qu'il n'a pu l'être jusqu'ici, le résultat que nous obtenons lorsque nous faisons coucher nos malades dans le but de les soustraire à une syncope, dans la saignée par exemple. Dans toutes les maladies sur lesquelles ont porté mes recherches, j'ai constamment trouvé une différence appréciable dans la fréquence du pouls, dans les différentes positions droite, assise et horizontale (1); mais *dans six cas d'hypertrophie du cœur accompagnée de dilatation de l'organe, je n'ai pu saisir aucune différence, quoique tous ces malades, au moment de mes expériences, fussent très affaiblis :* or il faut savoir que c'est précisément dans l'état de débilité qu'on observe les modifications les plus marquées, sous l'influence des changements de position. Dans quatre de ces cas, l'existence de l'hypertrophie avec dilatation fut constatée par l'examen cadavérique; quant aux deux autres malades, un homme et une femme, ils sont encore aujourd'hui à l'hôpital de Meath : chez l'un deux, l'état du cœur ne peut être l'objet d'aucun doute ; chez l'autre, l'hypertrophie est plus que probable. Pour plus de précision je vais vous indiquer les résultats des expériences que j'ai faites devant vous sur ces malades. Lorsque je donne deux nombres différents pour une même attitude, ils se rapportent à deux quarts de minute consécutifs, et le premier chiffre appartient à l'instant qui a suivi immédiatement le changement de position.

DOYLE.	*Lundi* . . .	Pouls dans l'attitude horizontale	72
		— assise	72
		— droite	80
—	*Mardi* . . .	Pouls dans l'attitude horizontale	72
		— assise	80, 72
		— droite	80, 72
—	*Vendredi.*	Pouls dans l'attitude horizontale	72
		— assise	72
		— droite	72
MALONE.	*Vendredi.*	Pouls dans l'attitude horizontale	60
		— assise	76, 60
		— droite	76, 60

Dans ces deux cas, le pouls augmentait de fréquence pendant le pre-

(1) Grâce à l'obligeance de M. Sohan, j'ai pu étudier le pouls d'une dame âgée de cinquante ans, d'une forte constitution, qui depuis son enfance n'a jamais eu plus de trente-huit pulsations par minute. Le pouls est le même dans toutes les attitudes, *et*

mier quart de minute après le changement de position, mais **pendant**
le quart suivant il revenait à son état primitif. Il faut remarquer, **en**
effet, que dans l'état de santé, et surtout dans l'état de maladie, l'augmentation de fréquence amenée par l'*action musculaire*, est **observée**
pendant les dix premières secondes qui succèdent au changement
d'attitude. Par conséquent, lorsque nous voulons déterminer avec précision la modification permanente ainsi produite, nous devons **laisser**
de côté le premier quart et même la première moitié de la minute.

Dans les deux cas de *Gorman* et de *Reilly*, chez qui l'hypertrophie avec
dilatation avait atteint de très grandes dimensions, cette accélération
était à peine perceptible, même pendant les cinq premières secondes,
et le pouls revenait presque aussitôt à son type primitif. J'en puis dire
autant des deux malades qui sont aujourd'hui (5 juillet) dans cet hôpital : l'homme a 76 pulsations, qu'il soit couché ou assis; chez la
femme, qui porte certainement une hypertrophie considérable, avec
dilatation, le pouls est toujours au-dessus de 100, et il reste le même
dans les deux attitudes. Tous deux sont depuis longtemps souffrants,
et sont très affaiblis, soit par la maladie elle-même, soit par la médication qu'on a instituée pour en atténuer la violence.

Chez tous ces malades, je l'ai déjà fait remarquer, l'hypertrophie et
la dilatation étaient très prononcées; chez cinq d'entre eux, le ventricule gauche était certainement intéressé, il l'était aussi probablement
chez le sixième. Or, je suis porté à croire que cette identité du pouls
dans toutes les positions du corps ne se rencontrera que dans les cas
de ce genre, et qu'elle manquera lorsque l'hypertrophie et la dilatation
seront moins considérables; alors aussi le diagnostic est plus obscur.
Cette circonstance, il est vrai, ôte de la valeur à mes recherches en
tant que *procédé diagnostique*, mais elle n'en diminue en rien l'intérêt
physiologique. Que des observations ultérieures viennent confirmer mon
opinion, et démontrer que l'hypertrophie du cœur ne produit pas toujours l'identité du pouls, il n'en sera pas moins fort intéressant de savoir

cas. Si l'on poursuit ces expériences, il sera nécessaire de comparer les effets de la position dans les diverses espèces d'hypertrophies, dans celle qui est simple, par exemple, et dans celle qui est compliquée de lésions des valvules cardiaques et aortiques. Il serait sans doute prématuré de rechercher, dès à présent, la cause de ce phénomène ; et pourtant une explication toute naturelle se présente d'elle-même à l'esprit : ce fait dépend sans doute d'un accroissement notable dans la force et l'énergie d'action du ventricule gauche hypertrophié ; il semble que le cœur dérobe alors presque entièrement ses contractions à l'influence de ces causes qui, dans les autres maladies, amènent la débilité, et qui, même en l'état de santé, produisent souvent une modification remarquable de la fréquence du pouls, sous l'influence d'un simple changement d'attitude. Je vais maintenant vous faire connaître les résultats d'un grand nombre d'observations que j'ai faites soit à l'hôpital, soit dans ma pratique privée, pour déterminer, dans d'autres maladies, l'influence de la position sur les pulsations artérielles.

I. — La différence la plus prononcée se montre chez les malades atteints de fièvre, et chez ceux qui sont affaiblis par une fièvre ou une autre maladie antérieure. J'ai pu observer alors dans l'attitude droite, 30, 40, et même 50 battements de plus que dans la position horizontale.

II. — Cette différence décroît souvent après le premier quart d'heure, mais elle reste toujours très marquée aussi longtemps que le malade garde la même position.

III. — Chez les sujets non débilités, l'écart est moins considérable, et souvent il ne dépasse pas 10 pulsations.

IV. — Lorsque le malade se couche, le pouls revient rapidement à sa fréquence primitive.

V. — Chez bon nombre d'individus, l'écart est plus grand entre l'attitude horizontale et l'attitude assise, qu'entre celle-ci et la station droite ; chez d'autres, c'est le contraire qui a lieu : aussi la fréquence du pouls chez le malade assis peut être considérée comme *une moyenne*.

VI. — Chez les convalescents de fièvres ou d'autres maladies aigues, je pense qu'il est très utile de connaître la fréquence comparative du pouls dans la station horizontale et dans la position debout. La différence est ici proportionnelle à la faiblesse ; *aussi le médecin devra-t-il se tenir en garde, et ne permettre qu'avec réserve à son malade de rester debout*, surtout si le pouls ne retombe pas, dans la position horizontale, à sa fréquence habituelle.

Chez un jeune homme, nommé Saint-Léger, qui était dernièrement à l'hôpital de Sir Patrick Dun, les variations du pouls dans les diverses attitudes du corps étaient fort remarquables. Ce malade venait d'avoir la fièvre, et son pouls présentait des caractères qu'il n'est pas rare de constater dans de semblables circonstances ; il avait peu à peu diminué de fréquence, pendant la convalescence, au point de tomber à 36 battements par minute. Lorsque je fis asseoir le malade sur son lit, le pouls s'éleva rapidement, et dans l'espace d'une minute il monta à 64 ; il augmenta encore de fréquence pendant la station debout, mais *il devint en même temps si faible et si peu distinct, qu'il n'était plus perceptible au poignet.* En appliquant un stéthoscope sur la région du cœur, je pus compter 112 battements par minute; c'est là une différence bien surprenante, et qui dépend entièrement du changement de position. Examinant en même temps les mouvements d'inspiration, je constatai qu'ils étaient au nombre de 14 lorsque le malade était couché, et qu'ils atteignaient le chiffre 30, lorsqu'il était debout. C'est encore là un fait très intéressant, et qui n'a pas été signalé.

Ici, en effet, la fréquence du pouls, comparée à celle de l'inspiration, était dans le rapport de 2 1/2 à 1, tandis qu'elle eût dû être comme 4 est à 1 (1). Il y avait en même temps dans l'hôpital un autre malade qui avait 84 pulsations, et 42 inspirations par minute; chez un troisième individu dont le pouls battait 120, l'inspiration ne se répétait que 20 fois. J'ai observé moi-même un cas dans lequel le pouls était à 60 et la respiration à 50.

Ces variations dans les rapports normaux du pouls et de la respiration sont principalement observées dans les fièvres et dans les affections pulmonaires. Je donne des soins à une dame atteinte de fièvre, dont le pouls avait jusqu'ici été à 120, la respiration à 26; mais pendant la

---

(1) Double attachait également une grande importance à la relation numérique des battements artériels et des mouvements respiratoires. Lorsque le rapport de 4 à 1, qui est la moyenne normale, présentait une modification notable, il y voyait l'indice d'un trouble morbide de la circulation ou de la respiration. « Il y a un moyen beaucoup plus médical que le calcul mathématique pour déterminer la fréquence de la respiration, c'est de la juger comparativement au pouls. En général, dans l'état de santé, il y a quatre pulsations artérielles par chaque respiration. On peut, en toute sûreté, partir de cette base, et faire, d'après cela, ses observations. On a l'avantage de fixer à la fois l'attention sur les deux sources les plus fécondes des signes, et de s'attacher plus longtemps et plus fortement à l'étude de chacune d'elles. Cette méthode m'a été infiniment utile dans un grand nombre de cas. » (Double, *Sémiologie générale.* Paris, 1817, t. II, p. 45.)   (Note du TRAD.)

journée d'hier la respiration est montée à 40, et le pouls s'est abaissé
à 86. Que penser de l'état de cette malade ? Est-il amélioré ? Préférez-
vous les conditions actuelles ou celles des jours précédents ? Pour moi,
je dois dire qu'en pareil cas je redoute moins l'accélération du pouls
que celle de la respiration. Car lorsque celle-ci survient dans le cours
d'une fièvre, en dehors de toute lésion appréciable des viscères thoraciques, c'est toujours une preuve que les puissances musculaires de la vie
organique ont été atteintes, que le diaphragme et les muscles respiratoires sont troublés dans leur action, et que la maladie est d'un caractère dangereux.

Les rapports existant entre le pouls et la respiration dans les divers
états de l'organisme sain ou malade mériteraient certainement d'être
étudiés, et pourtant il n'est pas de question sur laquelle nous man-
quions aussi complétement d'observations exactes. Il serait facile de
rassembler des matériaux sur ce point, et l'on arriverait ainsi à des
résultats aussi curieux qu'instructifs. Ce serait là un excellent sujet de
monographie, et il est à la portée de tout étudiant qui veut utiliser avec
attention et persévérance les moyens d'observation dont il dispose.

Quoi qu'il en soit, les recherches ultérieures sur les variations du pouls
dans les diverses positions ont entièrement confirmé la valeur du procédé que j'ai le premier fait connaître, pour distinguer les troubles
fonctionnels des lésions organiques du cœur. La loi générale que j'ai
formulée est aujourd'hui parfaitement démontrée, et lorsque, chez un
malade affaibli, un changement subit de position n'amène que peu ou
point de variation dans la fréquence du pouls, nous sommes autorisés
à conclure que le cœur, ou au moins le ventricule gauche, est accru
en volume et en force (1).

_____

(1) Dans un travail récent, le docteur Dütcher a appelé l'attention sur un fait intéressant qui n'a pas été signalé jusqu'ici. Il résulte de ses recherches, que dans la
phthisie pulmonaire au deuxième et au troisième degré, la fréquence du pouls n'est
plus modifiée par le changement de position, ou du moins que la différence observée
est beaucoup moindre qu'à l'état sain. Si, sous l'influence d'un traitement convenable,
l'état du malade s'améliore, on voit cette différence dans le nombre des battements
artériels augmenter peu à peu, et se rapprocher du chiffre normal, qu'elle n'atteint
cependant jamais ; par conséquent, dans le cours d'une tuberculisation pulmonaire, le
retour de l'impressionnabilité du pouls sous l'influence de la posture est un signe favorable. (Dütcher, _The pulse; its value as a diagnostic sign of pulmonary tuberculosis_, in
Medical and surg. Reporter. Philadelphia, 22 décembre 1860.) — Si la phthisie pulmonaire s'accompagnait ordinairement d'hypertrophie du cœur, on pourrait craindre que
le médecin américain n'ait été induit en erreur par cette coïncidence, mais on sait

Le pouls dicrote est un signe pronostique d'une haute valeur dans un grand nombre de maladies. Les considérations suivantes, fort importantes au point de vue pratique, méritent surtout la plus sérieuse attention.

Dans les fièvres, le pouls dicrote, qui est en même temps dur, est un *très fâcheux* symptôme, s'il persiste pendant plus de vingt-quatre heures ; mais s'il est suivi d'une épistaxis modérée qui modifie ces caractères, ce n'est point un mauvais signe. Dans la même fièvre ce pouls peut paraître et disparaître à plusieurs reprises, mais chaque apparition nouvelle augmente la sévérité du pronostic. Si dans une fièvre le pouls reste dicrote et dur pendant plusieurs jours, sans aucune tendance hémorrhagique, neuf fois sur dix la terminaison est fatale.

Dans l'hémoptysie, l'épistaxis et les inflammations internes, un pouls dicrote et très dur, qui persiste malgré le traitement, annonce une issue funeste ; aussi longtemps que les pulsations présentent ces caractères, quel que soit d'ailleurs l'amendement des autres symptômes, le malade est sous le coup d'un danger imminent.

Mais je n'en ai point fini avec les effets de l'attitude sur le pouls. Les auteurs qui ont écrit sur l'action de la digitale ont mentionné une variation de fréquence du pouls dans les diverses positions du corps ; mais ils regardent cette différence comme une inexplicable anomalie ; ils paraissent ignorer complétement qu'un phénomène identique se produit dans beaucoup de maladies, et qu'on l'observe également,

que chez les tuberculeux le cœur est le plus souvent atrophié ou gras, et il y a loin de là à une hypertrophie avec suractivité fonctionnelle ; je crois donc qu'il n'y a pas lieu de soupçonner ici une méprise, et que nous pouvons accepter comme exactes les assertions de M. Dütcher.

Il ne sera pas hors de propos, ce me semble, de mentionner ici les recherches qu'a entreprises tout dernièrement un médecin de Londres, dans le but d'étudier l'influence de la position sur les bruits valvulaires anormaux. Voici les principales conclusions auxquelles il est arrivé.— Les bruits de souffle sont plus éclatants, plus rudes, et d'une tonalité moins élevée dans la position horizontale que dans la station assise ou droite. — Les bruits qui siégent à l'orifice mitral sont plus modifiés par le changement de position que les bruits aortiques. L'auteur a vu dans quelques cas le souffle mitral disparaître complétement lorsque le malade se levait. — Ces modifications des bruits proviennent de ce que l'impulsion du cœur est plus forte dans la position couchée que dans la position debout. (Sydney Ringer, *On the influence of the change of posture on the characters of endocardial murmurs, with an attempt to explain the cause*, in *Edinburgh medical Journal*, février 1861.) Cette variation de la force d'impulsion du cœur dans les différentes attitudes a été, comme on l'a vu, signalée par

quoique moins marqué, dans l'état de santé. Quant à moi, je pense que la digitale n'a pas seulement la propriété d'affaiblir l'économie, et en particulier le système nerveux ; je crois que, *par une influence spéciale*, elle diminue la fréquence du pouls ; *il n'y a donc rien d'anormal* à ce que des malades qui ont été affaiblis par l'usage de ce médicament, et qui en ont pris d'assez fortes doses pour avoir le pouls ralenti, présentent dans sa fréquence de grandes variations, suivant qu'on les examine couchés, assis ou debout.

Je n'ai pas besoin d'ajouter, messieurs, qu'il me serait impossible d'émettre la moindre conjecture sur la cause des phénomènes dont je vous ai entretenus. Il est assez curieux toutefois que Humboldt ait observé les mêmes faits sur des cœurs de grenouilles, extraits du corps après la ligature des gros vaisseaux. Dans une de ses expériences, le cœur, placé sur une plaque de verre horizontale, n'eut plus, après douze minutes, que 12 pulsations par minute ; il fut alors suspendu verticalement, et après un intervalle de deux minutes, le nombre des battements s'éleva à 20 (1). Baër, dans son livre *sur le développement des animaux*, nous a communiqué une observation bien remarquable. Lorsqu'on fait éclore des œufs artificiellement, si on les place de telle façon qu'ils reposent sur l'une ou l'autre de leurs extrémités, le poulet ne tarde pas à mourir. Ce fait, dont l'auteur ne cherche pas à se rendre compte, nous fournit une explication bien évidente et bien belle du motif pour lequel les œufs, au lieu d'être ronds, sont ovales : cette dernière forme les empêche de prendre dans le nid une position, qui serait fatale au fœtus qu'ils renferment. Dans quelques espèces animales, chez les reptiles par exemple, les œufs sont ronds ; mais je ne connais aucun oiseau dont les œufs ne soient pas plus ou moins ovales. Il serait intéressant d'étudier la cause de cette disposition ; il ne le serait pas moins de rechercher pourquoi les effets de l'attitude diffèrent chez le fœtus humain dans l'utérus, et chez l'homme adulte. Chez le premier, l'attitude renversée ou demi-renversée est la position naturelle ; chez le second, elle ne peut être tolérée au delà d'un certain temps.

(1) *Annals of medicine*, vol. IV, p. 239. (L'AUTEUR.)

————————

CINQUIÈME LEÇON.

LOIS GÉNÉRALES DE L'INFLAMMATION. — DOCTRINE DE MARSHALL-HALL. — CIRCULATION DU SANG. — INFLUENCE DES CAPILLAIRES.

Opinions de Marshall-Hall. — Réfutation de sa doctrine. — Circulation du sang dans les capillaires. — Forces qui président au mouvement du sang dans les vaisseaux. — Système vasculaire du fœtus. — Circulation dans l'utérus gravide. — Fœtus acardiaque du docteur Houston. — Preuve de l'indépendance de la circulation capillaire. La dilatation des artères et des veines dans les parties enflammées n'est point passive. — Réfutation de l'opinion de Williams. — Conclusions du docteur Weatherhead. — Réfutation de l'hypothèse de Müller sur la circulation capillaire. — Augmentation de volume des artères. — Démonstration du pouvoir attractif des vaisseaux capillaires.

MESSIEURS,

Les lois générales qui régissent l'inflammation, les rapports de ce processus morbide avec le système vasculaire, méritent la plus sérieuse attention, et depuis cinquante années les pathologistes les plus distingués de ce pays en ont fait l'objet constant de leurs études. A dater du moment où l'œuvre à jamais célèbre de John Hunter eut donné la première impulsion à ces recherches, un grand nombre d'écrivains, soit en Angleterre, soit sur le continent, ont consacré tous leurs efforts à déterminer les modifications du système vasculaire pendant le cours de l'inflammation. Thomson, Hastings, W. Philip, James, Burns et Marshall-Hall ont institué de nombreuses et intéressantes expériences, qui ont éclairé d'une vive lumière l'histoire de ces phénomènes ; le zèle et l'ardeur qu'ils ont déployés pour éclaircir un sujet dont la difficulté est bien connue ont été pour nous la source de progrès incontestables. Et pourtant ces auteurs paraissent avoir accepté quelques vues erronées, ils ont mal interprété ou laissé dans l'ombre certains points d'une importance réelle. J'appellerai d'abord votre attention sur les opinions de Marshall-Hall, telles qu'elles sont exposées dans les leçons publiées par la *Lancet*. S'occupant avec une habileté remarquable de travaux de physiologie et de pathologie, le docteur Hall a fait des expériences et des observations microscopiques nombreuses, dans le but d'élucider la question de l'inflammation; il jouit d'ailleurs d'une haute réputation scientifique, et ses idées méritent à tous égards d'être prises en considération.

Parlant du processus inflammatoire, Hall s'exprime ainsi : « Je pense que toutes les causes d'inflammation produisent d'abord sur la surface interne des capillaires une modification physique, qui entraîne l'adhérence des globules sanguins à la paroi, et par suite leur stagnation. A mesure que l'inflammation s'accroît, cette stase augmente, et devient plus étendue; c'est elle qui parait constituer le caractère essentiel de la lésion. » Vous voyez que, d'après lui, le premier degré est marqué par l'adhérence des globules du sang à la paroi interne des capillaires; cette adhérence diminue considérablement le calibre des vaisseaux, et en amène peu à peu l'obstruction : ainsi se trouve établie cette stase du sang que Hall considère comme le caractère essentiel de l'inflammation.

Il dit plus loin : « Je n'ai jamais pu parvenir à découvrir une activité propre dans les capillaires eux-mêmes. C'est sans doute par suite de leur obstruction partielle, que nous voyons les petites artères se dilater. » Ainsi, d'après cette manière de voir, la circulation étant empêchée dans les capillaires par l'adhérence des globules sanguins à leurs parois, les artères correspondantes ne peuvent plus chasser le sang dans les vaisseaux oblitérés, et elles se dilatent. — Et pourquoi ? Hall nous le dit : « D'après cette loi bien connue qui amène l'hypertrophie des organes musculaires, lorsque quelque obstacle vient s'opposer à leur libre fonctionnement. » A quoi je pourrais répondre d'abord que Hall n'est point autorisé à regarder les artères comme des organes musculaires (1); mais je laisse de côté cette considération, et je me borne à demander comment la loi invoquée peut expliquer l'augmentation de calibre des artérioles. Elle pourrait rendre compte d'un épaississement des parois, et voila tout. Or n'est-il pas évident que, si cette augmentation d'épaisseur était réelle, le calibre, bien loin d'être accru, devrait être diminué ?

Marshall-Hall continue en ces termes : « C'est probablement par

_____

(1) La présence du tissu musculaire dans les petites artères n'est contestée aujourd'hui par aucun anatomiste. L'auteur a eu soin de rectifier un peu plus loin son assertion.   (Note du TRAD.)

le fait de la stase que l'inflammation diffère des rougeurs, des éruptions, etc. » Vous voyez qu'il introduit ici par prudence le mot « probablement ». Il poursuit : « Il est généralement admis qu'il existe une série de vaisseaux qui ne contiennent que le sérum du sang, sans trace de globules. Je pense que c'est là une pure hypothèse. Les vaisseaux, qui ne renferment à l'état normal que des globules isolés, paraissent incolores ; mais dans l'inflammation, ces mêmes artères se dilatent, reçoivent un plus grand nombre de corpuscules sanguins, et la couleur rouge apparaît alors. » Il ajoute d'ailleurs un peu plus loin : « Cette dilatation des vaisseaux sanguins n'est pas bornée aux très petites artères ; les canaux vasculaires plus considérables qui sont dans le voisinage immédiat de la partie enflammée s'agrandissent également... cela provient de l'obstruction des véritables capillaires. » Et pour démontrer cette assertion, il rappelle la dilatation des branches collatérales à la suite de l'oblitération, par la ligature, d'un gros tronc artériel. Nous verrons plus tard combien tout cela est difficile à prouver. Hall dit enfin : « Nous ne savons pas jusqu'à quelle distance du siége de l'inflammation se produit cette augmentation du calibre des artères ; mais nous savons que, lorsque le doigt est enflammé, le pouls est plus fort au poignet correspondant que de l'autre côté. »

Telles sont les vues de Marshall-Hall sur l'inflammation ; tel est le rôle qu'il assigne aux capillaires et aux petites artères. Vous voyez, messieurs, par le court exposé que je viens de vous faire, qu'il fait dépendre les phénomènes de trois conditions successives : l'adhérence des globules sanguins aux parois des capillaires, l'obstruction consécutive de ces vaisseaux, et l'élargissement des petites artères. Dans cette théorie les vaisseaux sont regardés comme passifs ; ils se distendent en vertu d'une cause entièrement mécanique ; et en fait, leur agrandissement est une simple dilatation.

Malgré tout le respect que je professe pour la science, l'habileté et l'ingéniosité de Marshall-Hall, je suis forcé de dire que je regarde ses vues comme purement hypothétiques, et je suis convaincu qu'il est arrivé à des conclusions erronées sur la nature de l'inflammation. Toutefois je ne veux pas m'arrêter à combattre une à une toutes ses propositions, j'aime mieux exposer devant vous les idées auxquelles j'ai été amené par l'observation et la méditation ; je les ai enseignées, il y a bien des années déjà, dans mes leçons sur les principes de la médecine. Je ne prétends pas, à l'exemple de Marshall-Hall, dévoiler la nature de l'inflammation, ou en découvrir la cause prochaine : non, je me propose un but plus modeste ; je veux simplement essayer de classer les phénomènes, de vous en indiquer le mode de succession, et de vous montrer la part que prennent les capillaires dans le processus inflammatoire. Mais avant d'aborder ces questions, j'ai besoin de vous présenter quelques observations préalables sur la circulation en général.

De nombreux organes, différant entre eux par la structure intime, la composition chimique et les fonctions vitales, entrent dans la composition du corps humain. Je n'ai pas besoin de vous rappeler combien le tissu musculaire diffère du tissu aréolaire, combien celui-ci s'éloigne à son tour du tissu nerveux. Si nous faisons de ces parties un examen plus approfondi, nous verrons que les dissemblances ne portent pas seulement sur la texture, mais qu'elles proviennent aussi de la nature des substances qui constituent ces tissus. Dans le muscle, par exemple, nous trouvons une grande quantité de fibrine et de matière colorante ; dans les cartilages, les membranes fibreuses et les tendons, nous retrouvons plus ou moins marquée la structure fibrillaire des muscles, mais nous ne rencontrons plus de fibrine, et il est impossible de déceler même une trace de matière colorante. C'est pourtant le même sang qui fournit à tous ces organes les matériaux de leur accroissement et de leur nutrition, et qui transporte les éléments nutritifs dans les tissus blancs aussi bien que dans les tissus rouges ; mais les premiers n'ont pas besoin de sang rouge, et ils n'en reçoivent pas. Le sang est un liquide complexe qui contient à l'état fluide les matières premières de tous les tissus ; c'est en réalité une chair coulante qui, en se combinant avec les parties solides de l'organisme, doit en assurer l'existence. Lancé par les artères dans tous les points du corps, il fournit partout des matériaux appropriés, et pourvoit avec abondance, mais par les procédés les plus économiques, à la nutrition, à l'accroissement et à la réparation de tous les organes. Le sang ne pénètre pas dans tous les tissus à l'état de sang artériel, c'est-à-dire sous la forme d'un liquide d'un rouge éclatant. Ce serait une faute dont la nature ne peut se rendre coupable. Il serait absurde que toutes les parties du sang fussent apportées partout indistinctement ; ce serait une dépense fort superflue de forces mécaniques et d'actions vitales. Le sang se compose principalement d'un liquide transparent, ou lymphe, tenant en solution de l'albumine, de la fibrine et divers sels. Les globules rouges sont suspendus, et non pas dissous dans ce liquide ; et il résulte des observations de Mayer, que dans les petits vaisseaux, les corpuscules colorés

occupent le centre du canal, et sont entourés de toute part par le fluide
transparent (1). Indispensables à la nutrition des tissus musculaires,
muqueux et de quelques autres encore, ils sont portés par les petits
vaisseaux partout où il en est besoin. Tous les éléments du sang sont
nécessaires aux muscles : la fibrine et la matière colorante pour la fibre
qui les constitue essentiellement; l'albumine, la graisse, etc., pour le
tissu aréolaire et adipeux. Mais il est un fait non moins certain, c'est
que les parties blanches ne reçoivent pas de sang rouge parce qu'elles
n'en ont pas besoin. Les membranes séreuses, par exemple, ne renferment ni fibrine, ni matière colorante. A quel moment, demandera-
t-on, la séparation de l'albumine a-t-elle lieu dans le liquide en circulation? Faut-il voir là un acte de sécrétion nutritive qui fait sortir
cette substance de la masse totale du sang artériel? Ou bien faut-il
admettre que le sérum du sang arrive seul jusqu'aux tissus blancs?
« On peut concevoir, dit Müller, qu'il y ait des vaisseaux séreux, c'est-
à-dire des vaisseaux qui, trop petits pour donner accès aux globules
rouges, ne sont parcourus que par le sérum du sang; mais leur existence n'a pas encore été démontrée. »

Quant à moi, je crois que des vaisseaux peuvent ne contenir que du
sérum, sans être néanmoins trop petits pour recevoir les globules
colorés. L'arrivée de ceux-ci dans les canaux vasculaires ne dépend
pas exclusivement de la capacité de ces derniers : déjà, lorsque le sang
approche du système capillaire, le microscope permet de saisir une
tendance évidente à la séparation du sérum et des globules, et je ne
doute pas que cette séparation ne se complète sous l'influence d'une
action vitale, indépendante du calibre du vaisseau. Il devient aisé de
comprendre de cette façon l'absence du sang rouge dans les membranes séreuses à l'état normal; mais dès que l'inflammation s'y établit, le jeu naturel des actions vitales est troublé, et les globules rouges
trouvent une voie à travers des canaux qui leur sont d'ordinaire inac-

(1) Bennett (*loc. cit.*) a vérifié lui-même cette situation relative des deux ordres
de globules dans les vaisseaux capillaires. En étudiant les vaisseaux de la membrane
interdigitale de la grenouille, il a constaté que les corpuscules colorés occupent le
centre du courant sanguin; mais l'espace qui les sépare de la paroi vasculaire n'est
point uniquement rempli par le sérum; c'est également là que se trouvent les globules
blancs, et c'est cette disposition qui avait fait croire à Weber que chaque capillaire est
contenu dans un vaisseau lymphatique. Cette situation excentrique des globules blancs
tiendrait, d'après Ascherson, à leur viscosité, propriété qui a en outre pour effet de
ralentir leur marche dans les petits vaisseaux. (Comparez Virchow, *Die cellular Patho-*

cessibles; aussi voyons-nous devenir soudainement visibles d'innombrables vaisseaux qui échappaient primitivement à la vue; c'est qu'ils ne renfermaient alors qu'un sérum transparent, et qu'ils sont parcourus maintenant par un liquide opaque et coloré.

D'après Hall, Müller et d'autres physiologistes, tous les vaisseaux, même les plus petits, contiennent des corpuscules rouges; seulement ils ne modifient pas la couleur blanche du vaisseau, aussi longtemps qu'ils y circulent isolément l'un après l'autre. Dans l'état inflammatoire, les conditions changent, et Hall enseigne que les vaisseaux, se dilatant a la suite de l'obstruction des capillaires, admettent alors une plus grande proportion de globules colorés. Mais, messieurs, rappelez vous avec quelle rapidité la conjonctive scléroticale irritée se couvre de vaisseaux remplis de sang rouge. Certes, la soudaineté du phénomène ne permet guère d'invoquer ici l'adhérence des globules à la surface interne des capillaires, ou la dilatation graduelle de vaisseaux, trop petits d'abord pour admettre les globules : non, toutes ces explications sont inacceptables; tous ces vaisseaux existaient déjà, mais ils n'admettaient pas de corpuscules rouges, parce que la présence en eût été inutile ou même nuisible (1). Je ne nie point la dilatation subite des petits vaisseaux; j'y crois au contraire fermement, et je suis persuadé que les capillaires artériels, qui, à l'état sain, ne renferment que du sérum, peuvent soudainement s'agrandir et augmenter de calibre. Mais, pour des motifs que je vous exposerai plus loin, je ne puis considérer cette expansion comme passive, et je crois que ces petits vaisseaux ne renferment primitivement que peu ou point de globules rouges. Il est du reste très illogique de conclure à la présence de ceux-ci, par cela seul qu'ils *peuvent* exister en petit nombre, sans communiquer au liquide une coloration rouge. Lorsque le contenu d'un vaisseau nous paraît incolore, c'est celui qui affirme la présence d'une matière rouge qui a charge de preuve, et jusqu'à ce qu'il l'ait démontrée dans chaque cas particulier, le liquide doit être tenu pour incolore.

(1) Cet argument tiré de la considération des *causes finales*, rappelle un peu, ce me semble, la théorie si commode des *attractions moléculaires* et des *affinités électives*. Mais il n'est pas besoin de recourir à de telles hypothèses, pour expliquer la congestion subite des parties de la conjonctive dans lesquelles on ne distingue point de vaisseaux à l'état normal. Mieux connus aujourd'hui, les phénomènes de l'innervation vasculaire nous permettent de comprendre l'afflux des globules rouges dans des vaisseaux *anormalement* dilatés, et la promptitude de leur apparition n'a rien qui doive nous étonner, si nous songeons à la rapidité, à l'instantanéité des mouvements commandés par le système nerveux. (Note du TRAD.)

Quant à l'idée qui fait dépendre l'existence des vaisseaux séreux uniquement de la petitesse de leur calibre, elle est par trop mécanique pour mériter une sérieuse attention. L'entrée et la progression des substances animales dans les vaisseaux sont assurément subordonnées à d'autres conditions qu'à la grandeur des parties. Müller dit expressément : « Les capillaires les plus ténus ne sont ni rouges, ni même jaunes, ils restent entièrement transparents ; ils renferment en file isolée des globules rouges qui se succèdent à des intervalles inégaux, *mais de temps en temps il est impossible de distinguer aucun corpuscule coloré dans ces vaisseaux incolores.* Mais je n'ai jamais vu de vaisseaux qui ne donnassent pas occasionnellement passage à des globules rouges, et qui méritassent par conséquent le nom de *vasa serosa ;* et Wedemeyer, qui dit avoir observé lui-même des vaisseaux séreux, avoue que quelques corpuscules rouges les traversaient de temps en temps. » Mon opinion se trouve ainsi confirmée par l'observation, et il est bien établi maintenant que l'*accès et la progression des globules rouges ne dépendent pas uniquement de la grandeur des vaisseaux.*

Si nous jetons un coup d'œil d'ensemble sur la circulation générale, nous trouvons un liquide rouge contenant les matériaux bruts de tous les tissus ; ce liquide, avec tous les éléments qui le composent, est destiné principalement aux deux ordres de muscles, dont toutes les parties constituantes sont pénétrées par des vaisseaux rouges et donnent naissance à des vaisseaux de retour également rouges. En réalité, le sang rouge forme pour ainsi dire une circulation séparée qui n'intéresse point les tissus blancs : à ceux-ci, des capillaires remplis d'un sérum incolore ; aux tissus colorés, des capillaires remplis de sang rouge. Lorsque les petites artères atteignent les parties qui n'ont pas besoin d'éléments rouges, il s'en détache de petits vaisseaux qui ne contiennent que du sang blanc, mêlé à une proportion très faible ou même nulle de globules colorés ; en même temps, les branches plus considérables qui charrient le sang rouge vont s'aboucher avec les veines correspondantes (1).

Je ne partage point l'opinion généralement admise sur la rapidité de la circulation du sang. On a calculé que chaque contraction du ventri-

---

(1) C'est là, il faut l'avouer, une pure hypothèse. Les parties blanches, pour parler le langage de l'auteur, sont nourries au moyen du plasma du sang, par imbibition, et non point par des vaisseaux particuliers, détachés du système artériel. Si les sucs destinés à la nutrition des tissus blancs parcourent une voie déterminée et constante, cette voie ne peut leur être offerte que par les espaces intercellulaires : « Ces anasto-

cule gauche chasse du cœur 2 à 4 onces de sang ; si donc nous admettons
que la quantité totale est de 20 à 30 livres, nous serons amenés à conclure que toute la masse du sang doit passer à travers le cœur dans un
très court espace de temps. Ce n'est là pourtant qu'un côté de la question. Il est vrai qu'il existe un courant central de sang rouge qui circule
rapidement et parcourt sa route en un temps très court, mais une
bonne portion des liquides du corps circule très lentement à travers les
tissus, et se trouve retenue dans le système capillaire pendant une période assez longue, avant de rentrer dans la circulation générale. Si vous
comparez, sous le rapport de la circulation, les différentes espèces animales, vous trouverez qu'elles diffèrent notablement, soit par la composition du sang, soit par la vitesse de son mouvement. Il est en effet des
animaux qui n'ont que du sang blanc et des vaisseaux capillaires, sans
artères ni veines distinctes ; il en est d'autres qui ont des vaisseaux
semblables aux artères et aux veines, mais ils n'ont aucun organe qui
tienne lieu du cœur. Il est enfin une classe plus parfaite qui, avec des
vaisseaux de deux ordres parfaitement distincts, possède un cœur également indépendant. Eh bien ! la circulation est beaucoup plus lente,
beaucoup plus languissante dans la classe inférieure, que dans les
deux autres. D'après cela, le sang ne doit pas se mouvoir aussi rapidement dans les tissus d'une organisation inférieure (comme les os, les
éléments celluleux et les membranes fibreuses) que dans les parties
rouges du corps. Il n'est donc pas déraisonnable de supposer que les
lois qui président à la nutrition des os, des aponévroses, des muscles,
des nerfs sont différentes pour chacun de ces organes. Ces vues ne sont
pas sans importance pour la question de l'inflammation, car elles rendent compte de la lenteur de ses progrès dans certains tissus.

Vous avez sans doute remarqué que durant tout le cours de cette
discussion, j'ai rejeté l'idée qui attribue à la *vis a tergo* la propulsion
du sang à travers les vaisseaux. Si cette idée était juste, le courant,
tout en diminuant de rapidité à mesure qu'il s'éloigne du cœur, devrait
être le même partout dans les vaisseaux de même calibre. Mais, selon
moi, la rapidité de ce courant est susceptible d'un grand nombre de
variations qui ne dépendent point exclusivement de la *vis a tergo*, de

moses, ces unions d'éléments les uns avec les autres, forment un système de conduits,
de canaux, qu'il faut placer à côté des vaisseaux sanguins et lymphatiques.... Peut-être
ces conduits sont-ils destinés à remplacer ce que les anciens nommaient *vasa serosa*,
qui, comme on le sait, n'existent pas. » (Virchow, *Pathologie cellulaire*, trad. de
Picard. Paris, 1861.)   (Note du TRAD.)

la distance du cœur ou de la grandeur des vaisseaux (1), **mais qui**
proviennent bien plutôt de l'énergie vitale des vaisseaux **eux-mêmes**.
Écoutez ce que dit Müller à ce sujet : « **La description qu'a donnée**
Wedemeyer du cours du sang dans les réseaux capillaires **concorde**
parfaitement avec ce que j'ai observé moi-même. Quelquefois, dit-il,
les globules rouges passent rapidement d'un courant dans un **autre**,
comme s'ils étaient soumis à quelque attraction. Dans d'autres **cas, le**
courant auquel ils viennent se joindre est fort rapide, *et pourtant ils*
éprouvent une espèce d'arrêt dans un courant collatéral, comme s'ils
n'avaient que de temps à autre la faculté d'entrer dans le vaisseau prin-
cipal. Parfois même un globule, chassé du courant le plus rapide,
passe dans un plus faible, d'où il est bientôt repoussé de nouveau. J'ai
remarqué aussi que la branche anastomotique qui réunit deux courants,
reçoit le sang tantôt dans un sens, tantôt dans un autre, et que **toutes**
ces modifications reconnaissent pour causes les variations de **pression**,
de position et les mouvements de l'animal. »

Telle est la doctrine de Müller sur la circulation capillaire; elle est
bien propre à me confirmer dans cette idée, que dans les capillaires une
grande partie du sang (ce mot étant pris ici dans son sens le plus étendu,
celui de *liquide nutritif*) se trouve dans un état de stagnation relative.
Mais j'avoue que je suis tombé dans un profond étonnement en voyant
le physiologiste allemand avancer que « toutes ces variations, de même
que celles des cours d'eau qui arrosent un champ, sont le résultat de
causes purement mécaniques ».

Après ces observations préliminaires, nous sommes à même de nous
occuper des forces qui tiennent sous leur dépendance la circulation
du sang. Beaucoup d'auteurs, et Müller avec eux, ont prétendu que la
progression de ce liquide dans les capillaires ne reconnaît d'autre cause
que l'action du cœur. Cependant ces vaisseaux ne sont que des tubes
membraneux, et leurs parois doivent posséder un assez grand pouvoir
d'endosmose et d'exosmose; ce qui a du reste été démontré par le docteur Rogers dans l'*American Journal of medical science*. Ce pouvoir doit
exercer une grande influence sur le mouvement du sang, puisqu'il produit
un échange réciproque de matériaux, soit entre les vaisseaux qui sont en
contact, soit entre eux et le parenchyme environnant De plus, Draper

---

(1) La rapidité du courant sanguin diminue à mesure qu'il s'éloigne du cœur, et
cela en vertu de deux causes toutes physiques, l'augmentation du frottement et l'accroissement en capacité de l'arbre vasculaire. (L'AUTEUR.)

a prouvé (*eodem loco*) que le simple contact avec la surface interne des petits vaisseaux excite un mouvement dans le liquide contenu, lorsque ce liquide possède certaines propriétés physiques particulières.

Voilà donc deux sources de mouvement, complétement indépendantes de l'action du cœur, et qui doivent néanmoins exercer une grande influence sur la circulation capillaire ; mais ce n'est pas tout, car il existe dans les petits vaisseaux qui sont en rapport avec les capillaires, c'est-à-dire dans les petites artères et dans les petites veines, *une sensibilité vitale* qui leur permet de modifier brusquement ou graduellement leur calibre, et par conséquent d'augmenter ou de diminuer la quantité de sang dans chaque organe et dans chaque tissu (1).

Des faits en grand nombre peuvent être invoqués en preuve de cette assertion. Lorsqu'une tumeur graisseuse ou charnue se développe sur quelque point du corps, de nouveaux vaisseaux sont créés, et il n'y a pas de raison pour en attribuer la formation à quelque force dilatatrice, comme la *vis a tergo* Mais c'est le développement du système vasculaire chez le fœtus qui nous apporte la démonstration la plus péremptoire. Ici les parties les plus petites et les plus ténues sont formées les premières ; la genèse commence par les capillaires, s'étend de là aux artérioles et aux veinules, puis aux gros troncs, jusqu'à ce qu'enfin l'œuvre soit complétée par la création du cœur, qui, simple d'abord, ne tarde pas à présenter une disposition très complexe.

Dans son ouvrage publié à Königsberg, en 1837 (2), de Baër a exposé d'une façon très remarquable le mode de développement du système vasculaire chez le fœtus. Pour lui, la formation du sang précède incontestablement celle des vaisseaux (part. II, p 126). Ce liquide se forme sur place, puis il est mis en mouvement par quelque influence inconnue qui le pousse dans une direction déterminée, jusqu'au point central de formation ; autour de ce point se développe un canal tubulaire qui,

---

(1) On est frappé d'étonnement en voyant de combien Graves avait devancé son époque sur cette question de l'inflammation. Il localise dans les petites artères et dans les petites veines les phénomènes principaux du processus inflammatoire ; il accorde à ces vaisseaux une sensibilité vitale qui leur permet de modifier leur calibre sous l'influence des impressions anormales. Guidé par une induction rigoureuse, basée sur l'observation attentive des faits, il s'élève à la connaissance des lois générales qui président à leur évolution, et proclame, plusieurs années avant la découverte des nerfs vaso-moteurs, l'indépendance et l'activité propre des petits vaisseaux.

(Note du Trad.)

(2) De Baër, *Ueber Entwicklung Geschichte der Thiere.*

profondément modifié, deviendra le cœur. En réalité, les premiers mouvements du sang sont indépendants du cœur, et *conséquemment les premiers vaisseaux formés sont les veines ;* ce fait suffit à lui seul pour détruire l'hypothèse qui place exclusivement dans les ventricules cardiaques la puissance excitatrice du mouvement circulatoire, Que se passe-t-il pour les fausses membranes dans l'inflammation de la plèvre? Exactement ce qui a lieu pour le développement du fœtus. Il se fait un vaste épanchement de lymphe qui n'a d'abord aucun rapport vasculaire avec les parois de la poitrine ; après quelque temps cependant, la lymphe épanchée s'organise, et *des vaisseaux commencent à se former dans son épaisseur ;* ils s'allongent graduellement, et rejoignent bientôt les vaisseaux normaux des tissus avec lesquels l'épanchement est en rapport. Cette création de vaisseaux nouveaux ne saurait faire l'objet d'un doute; je l'ai souvent constatée avec admiration, et elle est également signalée par Andral. Lorsqu'un épanchement plastique, versé dans la cavité pleurale, commence à s'organiser et à devenir vasculaire, un grand nombre de points rouges apparaissent dans la masse: ils sont en rapport avec de très petites lignes dont la disposition rappelle celle des vaisseaux. Ainsi donc, dans cette lymphe, comme chez le fœtus à la période initiale de son développement, du sang rouge est formé de toutes pièces, des vaisseaux nouveaux sont créés, un courant sanguin est établi (1).

Ces faits, je le répète, apportent un appui direct à la doctrine que je défends, car ils prouvent que, grâce à ses propriétés vitales, la matière vivante peut former des vaisseaux et en augmenter rapidement le volume, lorsqu'une fois ils sont formés. Si nous voulons nous rendre compte de l'agrandissement subit des vaisseaux dans une partie enflammée, c'est à ces considérations qu'il nous faut recourir, au lieu d'invoquer uniquement la *vis a tergo* accrue et aidée de l'obstruction.

(1) Il n'est point prouvé que du sang se forme de toutes pièces dans les fausses membranes ou dans les tissus nouveaux Cette opinion, qui avait été admise pendant quelque temps sans démonstration suffisante, n'a pu tenir devant une étude plus attentive des faits; et quoique Luschka (*Cavernose Blutgeschwulst der Gehirns,* in *Virchow's Archiv,* VI, 1854) l'ait défendue de nouveau pour certains cas particuliers, elle est aujourd'hui complétement abandonnée. Il est vrai que Rokitansky (*Lehrbuch der pathologischen Anatomie.* Wien, 1855, I, p. 196) a constaté la présence de corpuscules sanguins, jouant le rôle d'éléments générateurs, dans des cellules et dans des kystes de formation nouvelle qui appartenaient à un enchondrome testiculaire ; il est encore vrai que Virchow (*Dessen Archiv,* IV, 1852) a rencontré dans une cellule à noyau vésiculeux des globules sanguins, dont les uns étaient renfermés dans la cellule,

Toute la théorie de Marshall-Hall repose sur ces deux influences. Moi, je prétends, au contraire, que des vaisseaux peuvent se former, se multiplier et s'agrandir indépendamment de ces causes mécaniques, et par le fait seul de la perturbation vitale, survenue dans les parties qui sont le siége de la détermination morbide. Permettez-moi de vous rappeler ce qui se passe dans l'utérus. A l'état de vacuité, c'est un organe peu développé, pourvu de vaisseaux et de nerfs si petits qu'ils peuvent à peine être décrits avec précision. Mais qu'arrive-t-il après la conception? L'organe est chargé de fonctions nouvelles et importantes : son volume et son énergie vitale s'accroissent aussitôt; ses artères et ses veines augmentent en longueur et en capacité, ses parois s'épaississent, ses nerfs eux-mêmes s'hypertrophient. Nous dira-t-on encore que cet accroissement des vaisseaux dépend d'une obstruction ? Mais où est-elle? Quelle preuve avons-nous du surcroît d'action de la *vis a tergo*? Et en tout cas, laquelle de ces deux influences pourrait nous rendre compte de l'augmentation de volume des nerfs? Tiedemann a mis hors de doute l'hypertrophie du tissu nerveux dans l'utérus gravide; il a montré que de petits filets, à peine visibles en temps ordinaire, même avec le secours du microscope, s'étalent alors en rubans facilement appréciables à l'œil nu. Il en va de même pour les artères et les veines; elles étaient à peine perceptibles, elles offrent maintenant l'aspect de vaisseaux larges et tortueux, qui charrient une abondante quantité de sang, et accomplissent leurs fonctions avec une activité extraordinaire. Je ne prétends point vous donner l'explication de ces faits ; je veux simplement, en les exposant devant vous, vous montrer l'analogie qui existe entre le développement du tissu vasculaire et celui du tissu nerveux.

Les nerfs, comme les vaisseaux, peuvent augmenter de volume ;

---

tandis que les autres occupaient le noyau ; mais de là à la formation libre du sang il y a loin, et en fait, l'enveloppement de ces corpuscules sanguins nouveaux par une membrane de vaisseau reste excessivement problématique. Quant au développement des vaisseaux nouveaux, il se fait par deux processus distincts : tantôt c'est tout simplement un prolongement des vaisseaux anciens, ainsi que J. Meyer l'a constaté par l'observation directe sur les animaux (*Ueber die Neubildung von Blutgáfassen in plastischen Exsudaten seröser Membranen und in Hautwunden*, in *Annalen der Berl. Charl.* IV, 1853); tantôt les vaisseaux nouveaux résultent de la fusion de cellules cubiques ou polygonales, dont les parois contiguës et le contenu sont résorbés, tandis que le noyau reste appliqué sur la membrane de cellule, métamorphosée ainsi en membrane de capillaire.

Comparez Schwann, *Mikroskopische Untersuchungen*, etc. Berlin, 1838. — Rokitansky, *loc. cit.* (Note du TRAD.)

ce phénomène est dans les deux cas sous la dépendance de la même cause inconnue. Chez le fœtus, les nerfs se forment comme les vaisseaux, et se développent également de la circonférence au centre. Bien plus, je suis persuadé que, si nous avions pour l'étude des nerfs des procédés d'investigation aussi parfaits que ceux dont nous disposons pour les vaisseaux, nous verrions bien souvent, dans les parties enflammées, le tissu nerveux augmenter de volume au même degré que le tissu vasculaire, et avec la même rapidité.

Je me suis efforcé, messieurs, de vous démontrer l'indépendance de la circulation capillaire; c'est une doctrine que j'enseigne depuis longtemps dans mes leçons, et que j'ai exposée en détail dans mon examen du livre de Joerg sur l'*atélectasie* des enfants nouveau - nés. Je suis heureux que le docteur Houston ait ultérieurement confirmé ces vues, dans les essais qu'il a publiés dans le dixième et le vingt-quatrième volume du *Dublin Journal*. Dans ces mémoires, dont je recommande la lecture attentive à chacun de vous, Houston rapporte l'histoire extraordinaire de deux jumeaux nés d'une jeune femme en parfaite santé, entre le septième et le huitième mois de la gestation. L'un de ces enfants avait tous les caractères extérieurs d'une bonne conformation et d'un parfait développement; l'autre, qui a motivé la communication de l'auteur, était un peu moins gros : c'était un monstre du sexe féminin. Tous deux vivaient au moment de la naissance, mais ils moururent immédiatement après. Il y avait pour chaque fœtus des membranes et un cordon distincts. Le monstre n'avait ni cerveau, ni cœur, ni poumons, ni foie; les reins, d'un volume énorme, remplissaient presque tout l'abdomen, et atteignaient le sommet de la cavité formée par les côtes. La veine ombilicale, après avoir quitté le cordon, descendait entre les muscles abdominaux et le péritoine jusqu'au ligament de Poupart, et là elle se jetait dans la veine iliaque externe, dilatée en ce point. De cette dernière veine naissaient toutes celles du corps ; de gros troncs se rendaient au bassin, aux cuisses et aux reins ; de plus petites branches gagnaient les espaces intercostaux, d'autres se distribuaient à la protubérance qui représentait la tête. Ces veines, dépourvues de valvules, aboutissaient à des capillaires. Ces derniers donnaient naissance à de très fines artérioles qui, se réunissant successivement, venaient constituer une sorte d'aorte au-devant de la colonne vertébrale. Cette aorte des-

Tel est le fait très remarquable dont Houston nous a donné la relation. Il en a fait l'objet d'une discussion très approfondie dans les détails de laquelle le temps ne me permet pas d'entrer ; mais pour moi, il a prouvé jusqu'à l'évidence que dans ce cas la circulation se faisait uniquement par l'action vitale des capillaires et des autres vaisseaux, et qu'elle n'était aidée en rien, ni par le cœur de l'autre jumeau (comme l'avait supposé sir Astley Cooper), ni par le cœur de la mère.

Le docteur Jackson (de Boston) (1) a rapporté une autre observation de monstre sans cœur. Il s'agit également d'un jumeau dont la circulation était bien certainement indépendante du cœur de son frère.

J'ai déjà dit que la dilatation des artères et des veines dans les parties enflammées reconnaît une tout autre cause qu'une simple distension ; loin d'admettre en effet qu'elle est passive, je la regarde comme essentiellement active. Quiconque a observé les temporales dans la phrénésie ou l'apoplexie, ne peut révoquer en doute cette dilatation active des grosses artères ; quant aux veines, il suffit, pour démontrer qu'elles possèdent le même pouvoir, de plonger les mains ou les pieds dans un milieu chaud, humide ou sec, peu importe. L'application d'un vésicatoire détermine une dilatation momentanée des veines cutanées, et les ulcères des jambes produisent des varices, lorsqu'ils sont étendus, et qu'ils persistent pendant un certain temps. Lorsqu'un grain de sable tombe dans l'œil, vous savez tous combien la rougeur est instantanée, combien sont nombreux les vaisseaux qui vous apparaissent gorgés de sang. Ces changements se produisent en quelques secondes, et il me paraît difficile d'en donner une explication satisfaisante, si l'on n'accorde pas aux capillaires et aux petits vaisseaux une puissante faculté d'extension qui leur permet d'augmenter ou de diminuer leur calibre, selon l'état de la circulation et les exigences de chaque cas particulier. Cette propriété n'est d'ailleurs contestée par personne pour les artères et les veines volumineuses ; elle est bien prouvée par la contraction au moyen de laquelle les troncs artériels maintiennent toujours au même degré leur tension propre, quelle que soit la quantité de sang qui ait été extraite du système vasculaire. Des propriétés identiques appartiennent aux grosses veines, et l'on n'est point fondé à les refuser aux petites artères qui possèdent une tunique élastique relativement plus épaisse. Les phénomènes vasculaires qui produisent la rougeur devraient avoir appris aux physiologistes avec quelle rapidité, avec quelle soudaineté

(1) *American Journal of medical science*, février 1838.

le sang peut affluer vers une partie et l'abandonner bientôt après, et cela dans des circonstances où la *vis a tergo* n'agit pas plus sur un point déterminé du corps que sur tout autre. Est-il besoin de rappeler ici les observations microscopiques faites sur les capillaires des animaux récemment tués? Les phénomènes sont alors tellement évidents qu'ils mettent ces faits à l'abri de toute contestation. Lorsque l'enfant nouveau-né respire pour la première fois, l'entrée de l'air dans les poumons imprime une nouvelle énergie à leurs capillaires, et le courant sanguin, abandonnant le canal artériel, se précipite dans les artères pulmonaires. Chez le fœtus de sept mois, le calibre du canal artériel est encore très considérable, et pourtant si, naissant avant terme, l'enfant respire à cette époque, le sang n'en prend pas moins son cours dans les artères du poumon.

Nous voyons par là que les artères peuvent s'accroître en dehors de toute influence de pression; car les artères et les veines pulmonaires se dilatent, bien longtemps avant qu'elles soient appelées à contenir une quantité de sang proportionnelle à leur diamètre. John Hunter a étudié la dilatation des artères dans les parties enflammées, et ses observations, celles de beaucoup d'autres auteurs, nous ont fait connaître l'accroissement remarquable et périodique des vaisseaux destinés à assurer l'évolution des cornes du cerf. Invoquerons-nous encore ici la dilatation par l'obstruction ou par la *vis a tergo?* Cela est impossible, et nous devons chercher dans les vaisseaux eux-mêmes la solution de la question. Ici, comme dans le cas de l'utérus gravide, les vaisseaux sont doués de la propriété de croître et de se dilater, et cette propriété est complétement indépendante du système vasculaire général et de son organe central.

J'ai d'autant plus à cœur de vous convaincre, que beaucoup d'auteurs ont adopté, tout récemment encore, l'hypothèse de l'obstruction pour rendre compte des modifications locales de la circulation, dans l'état inflammatoire. Williams, par exemple, dans ses admirables leçons (1), s'exprime ainsi : « Dans l'état actuel de nos connaissances, nous ne pouvons douter que le cours du sang à travers les vaisseaux enflammés ne soit, jusqu'à un certain point, obstrué; en même temps, soit par suite de cette obstruction, soit par quelque influence adjuvante, les vaisseaux qui se rendent à la partie enflammée se dilatent; étant dès lors plus accessibles que les autres à l'ondée sanguine lancée par le

(1) *Medical Gazette*, nº 528.

cœur, ils deviennent le siége de ces pulsations dures que l'on a rapportées à tort à l'action accrue des vaisseaux eux-mêmes. »

Vous voyez, messieurs, que Williams hésite quelque peu à attribuer à l'obstruction la dilatation des vaisseaux, et qu'il parle même d'une influence adjuvante. Nous nous bornerons donc à cet exposé de ses idées. Je dois vous faire observer cependant que la dilatation des vaisseaux, quelle qu'en soit la cause, ne peut en aucune façon rendre compte des pulsations ondulées et dures qu'ils présentent: ils sont plus ouverts à l'impulsion du cœur, je le veux bien , mais cela n'a d'autre effet que de les placer dans la condition des artères qui ont naturellement un volume égal à celui qu'ils ont atteint ; or nous ne voyons pas que les pulsations de ces artères soient ondulées ou dures. Et en fait, ce n'est pas la grosseur d'une artère qui peut rendre compte de ses palpitations, ou de la dureté de ses pulsations; dès lors l'explication de Williams ne saurait être admise.

Weatherhead est arrivé sur ce sujet à des opinions presque identiques avec celles que je professe moi-même : « Le premier effet, dit-il, d'un excitant ou d'un irritant appliqué sur quelque partie du corps, est d'attirer le sang au siége de l'irritation, et d'en précipiter le cours dans les capillaires. » Jusqu'ici nous sommes parfaitement d'accord ; car l'auteur estime à sa juste valeur l'action vitale des vaisseaux, et n'appelle point à son aide la *vis a tergo* augmentée, pour se rendre compte de l'appel du sang vers un point particulier. Mais je ne saurais admettre ce qui suit: « Si ces effets durent au delà d'un certain temps, ou dépassent un certain degré, l'irritation continuera bien à attirer autant de sang qu'auparavant, mais les capillaires perdront peu à peu la faculté de le faire progresser, parce que l'épuisement succédera à cette suractivité prolongée (1). » Cela revient à dire que l'action vasculaire

(1) Cette assertion que combat le professeur de Dublin est parfaitement exacte ; comme tous les organes contractiles, les vaisseaux à fibres musculaires perdent momentanément leur faculté de réaction, lorsque leur contraction a été trop longtemps ou trop violemment mise en jeu; ils se dilatent alors, atteints d'une véritable paralysie par épuisement. Ce fait, qu'il est facile de constater en plongeant successivement la main dans de l'eau tiède et dans de l'eau chaude, avait déjà été entrevu par Hastings (*A Treatise on inflammation*, Edinburgh, 1820), et il a été mis hors de doute par les expériences subséquentes. Du reste, il n'y a rien là qui soit contraire à la doctrine de Graves : ce serait en effet une grave erreur que de voir dans ces modifications de la contractilité vasculaire le résultat d'une action mécanique ; elles dépendent avant tout d'un trouble vital, qui se traduit tantôt par l'excitation, tantôt par la paralysie momentanée des nerfs vaso-moteurs. (Note du TRAD.)

augmentée doit nécessairement avoir pour résultat l'épuisement vasculaire, assertion qui ne me paraît avoir en sa faveur qu'une bien faible analogie.

On peut objecter à ma manière de voir qu'une dilatabilité active ne peut être accordée aux capillaires, dont les tuniques sont entièrement transparentes et membraneuses ; mais lorsque les objets sont si petits, il devient impossible de déterminer les propriétés physiques ou vitales des tissus; nous devons songer en outre que la grosseur des éléments peut être suppléée par leur nombre, surtout lorsqu'il s'agit de vaisseaux capillaires, qui recouvrent de leurs innombrables réseaux toutes les parties du corps. Toutes les observations faites jusqu'ici paraissent démontrer la propriété vitale dont il s'agit (1).

Müller, dont les doctrines physiologiques méritent une sérieuse considération, a adopté sur ce sujet une hypothèse qui me paraît tout à fait insoutenable. Il est facile de voir que, lorsqu'il écrivait le premier des paragraphes que je vais vous citer, il avait la conscience que les phénomènes remarquables de *la turgescence vitale* sont inconciliables avec la théorie qui soutient l'action exclusive du cœur, et qui enseigne que le mouvement du sang dans les capillaires dépend entièrement de cet organe. Ecoutez ce qu'il dit sur la *turgescence vitale des vaisseaux sanguins :* « Bien que la circulation ne soit point aidée par une attraction exercée entre le sang et les capillaires, cependant l'existence de cette attraction, de cette affinité, peut être admise dans le cas de turgescence, de *turgor vitalis* ou d'orgasme; on voit cet état survenir dans certaines parties du corps qui sont le siège d'une action vitale accrue, indépendante de l'influence du cœur. Cet état de turgescence est très évident dans les plantes : Burdach a remarqué qu'il se fait un afflux de séve considérable vers le pistil qui renferme l'ovule imprégné: *ubi stimulus, ibi affluxus.*

» *L'action vitale réciproque*, ou, *en d'autres termes, l'affinité entre le sang et les tissus du corps,* qui constitue une partie essentielle du processus nutritif, est grandement augmentée dans beaucoup de circonstances; elle détermine alors l'accumulation du sang dans les vaisseaux dilatés de l'organe. C'est ce qu'il est facile d'observer dans les organes

---

(1) C'est cette année seulement que les physiologistes ont admis pour la première fois l'existence des fibres musculaires dans la tunique moyenne élastique des artères. La découverte de ce fait, due aux recherches de Henle, a été confirmée par les expériences électro-magnétiques d'Ed. et de E.-H. Weber. (*Supplément à la Physiologie de Müller*, par Baly et Kirkes, 1848, p. 2.) (L'AUTEUR.)

génitaux, sous l'influence des désirs vénériens, dans l'utérus pendant la grossesse, dans l'estomac durant la digestion, et dans la formation des os du crâne, sur lesquels doivent s'implanter, à l'époque de leur reproduction, les andouillers du cerf. Cependant c'est dans l'embryon qu'on peut étudier le plus fréquemment l'accumulation locale du sang, la dilatation des vaisseaux anciens, et la formation de nouveaux canaux vasculaires ; ici, en effet, de nouveaux organes se développent, tandis que d'autres, comme les branchies de la salamandre et de la grenouille, comme la queue de cette dernière, s'atrophient et disparaissent, dès que l'affinité vitale qui existait entre le sang et leurs tissus cesse de s'exercer.

» Les phénomènes de turgescence ont été rapportés à l'action ou à la contraction augmentée des artères. Mais les artères ne se contractent pas périodiquement comme les organes musculaires ; et une contraction permanente, à moins de la supposer progressive ou vermiculaire, secondée par des valvules favorablement disposées, serait incapable de produire l'état de turgescence.

» Pour nous rendre compte de l'orgasme de l'utérus durant la grossesse, et des productions osseuses qui portent les cornes du cerf, nous devons supposer une affinité plus grande entre le sang et les tissus de l'organe. Cette condition peut se réaliser d'ailleurs très rapidement, comme nous le voyons dans l'injection instantanée des joues, et en général sous l'influence des émotions vives ; dans tous ces cas, les phénomènes locaux résultent évidemment d'une influence nerveuse. La congestion active de certains organes, du cerveau par exemple, pendant l'état d'excitation, est encore un phénomène du même ordre.

» Si l'organe qui est le siége de cette augmentation d'affinité entre le sang et le tissu, est en même temps susceptible d'une grande distension, la tuméfaction et l'*érection* surviennent (1). »

Chacun reconnaîtra facilement, je le suppose, que l'explication de Müller n'est après tout qu'une hypothèse. Cette affinité entre le sang et les tissus est-elle de nature chimique? Est-ce au contraire une influence vitale réciproque? Si l'on admet cette dernière opinion, la conséquence est forcée : les vaisseaux, *seuls tissus en contact avec le sang*, sont actifs, contrairement à la première assertion. Quant à la théorie chimique de la rougeur, elle ne mérite assurément pas qu'on s'y arrête.

Les faits rapportés par Müller, dans le passage que je viens de vous

(1) *Physiologie de Müller*, traduite par W. Baly, 2ᵉ édit., vol. I, p. 238.

citer, tendent tous à confirmer l'opinion que j'ai adoptée; car ils démontrent que des modifications locales dans la nutrition, la vascularisation et la circulation, peuvent être tout à fait indépendantes de l'action du cœur.

Voyons maintenant ce qui se passe lors de la dilatation des grosses artères.

« Appliquez une ligature sur l'artère principale d'un membre, dit Marshall-Hall, la circulation va se faire par les branches collatérales qui se dilatent précisément dans ce but, et par suite de l'oblitération. » Étudions ces phénomènes avec un peu plus de soin, et nous ne tarderons pas à reconnaître combien cette explication est erronée.

Et d'abord quels sont les effets physiques de la ligature d'une des grosses artères d'un membre ? La *vis a tergo*, ou le pouvoir impulsif du cœur, existe comme auparavant; la quantité de sang renfermée dans l'ensemble du système artériel n'a point changé, et les obstacles que doit surmonter le liquide en circulation sont demeurés exactement les mêmes. En somme, toutes les conditions physiques sont identiques, si ce n'est que l'artère liée est devenue inaccessible au courant sanguin. Voyons donc quelle influence cette circonstance peut exercer sur le reste du système artériel. Lorsque l'artère principale d'un membre a été liée, la pression exercée par le sang sur les autres artères du membre, et sur toutes les artères du corps en général, s'élève au-dessus de la limite normale. Mais comme l'effort produit par cet excès de pression ne se fait pas sentir sur une artère particulière, mais bien sur toutes également, il est évident qu'une force aussi divisée, et dont la sphère d'action est aussi étendue, ne peut distendre qu'à un bien faible degré chaque artère prise individuellement; ce qui revient à dire qu'elle ne peut avoir qu'un effet très restreint sur la dilatation de l'un quelconque des tubes artériels. Il n'est pas moins évident, d'après les lois de l'hydrostatique, que cette augmentation de pression aura une influence relativement plus puissante sur les grosses collatérales du membre que sur les petites; elle sera réellement à peine appréciable sur ces dernières, et ce sont celles-là pourtant qui se dilatent les premières après l'opération de l'anévrysme. Ainsi donc l'accroissement du calibre des artères, loin de se montrer d'abord sur celles qui ont un certain volume, et sur les collatérales les plus rapprochées de la ligature, ce qui devrait avoir lieu si cette dilatation dépendait uniquement de l'excès de pression, cet accroissement, dis-je, apparaît en premier lieu dans les ramifications les plus petites et les plus éloignées. De plus, bien que les petites artères aient à supporter une pression comparativement plus faible, elles ont néanmoins, nous le savons, des parois proportionnellement plus épaisses que les grosses, et c'est encore là une objection naturelle à la théorie de Marshall-Hall.

Quels sont les phénomènes observés après la ligature d'un gros tronc artériel, lorsqu'une circulation collatérale suffisante peut s'établir ? La diminution subite de la circulation dans les parties situées au-dessous de la ligature amène d'abord le refroidissement et la pâleur du membre; mais au bout de peu d'heures, le cours du sang se rétablit peu à peu, la température thermométrique s'élève, et l'activité du système capillaire est plus grande que dans les conditions normales. Cette suractivité dure un certain temps, puis diminue, et tout rentre dans l'ordre. Ainsi, huit, douze ou vingt-quatre heures après la ligature, nous trouvons la peau pâle et froide, mais quelques heures plus tard la température s'est élevée, et tout démontre un accroissement notable dans l'activité de la circulation. Il est bien difficile de concevoir que les grosses branches collatérales aient pu se dilater dans un aussi court espace de temps.

Je crois qu'on peut se rendre, de ces phénomènes, un compte bien plus satisfaisant, en les interprétant de la façon suivante. Lorsqu'une portion considérable du sang destiné à la nutrition d'un membre est subitement supprimée, tous les tissus de cette partie reçoivent *un choc ;* les muscles, les nerfs, les capillaires, ou plutôt leurs fonctions vitales, sont plus ou moins affectés. Après quelque temps cependant, la réaction succède à la dépression vitale ; cette réaction commence dans les petites artères et dans les vaisseaux capillaires, et elle se manifeste par des sensations pénibles, l'élévation de la température et les battements des artères. Le rétablissement de la circulation a lieu d'abord dans les vaisseaux les plus éloignés dont l'activité est accrue, puis le mouvement réactionnel gagne peu à peu les artères plus considérables ; leur action propre augmente aussi, elles se dilatent et se distendent, et les conditions de circulation dans le membre affecté redeviennent équivalentes, sinon identiques, à ce qu'elles étaient primitivement. On nous dit, il est vrai, que la suractivité des capillaires doit être rapportée à la *vis a tergo* qui se fait sentir par les branches collatérales. C'est là une assertion dénuée de fondement ; car, lorsque le sang est obligé de suivre une route détournée, et de se frayer une voie à travers de petits rameaux anastomotiques, l'influence du cœur *doit être* bien moins puissante qu'avant l'opération, alors que les canaux principaux étaient ou-

verts (1). La *vis a tergo* est donc diminuée, et pourtant la distension
des capillaires est plus grande qu'avant la ligature, ou que dans le
membre sain.

Ces arguments acquerront plus de force encore, si l'on songe que
la dilatation débutant dans les petites artères, ne gagne que peu à peu
les grosses, de sorte que dans certains cas, les branches principales
que le sang doit parcourir ne s'agrandissent pas d'une façon appréciable. M. Hodgson a signalé ce fait dans son livre sur les maladies des
artères. « La dilatation, dit-il, occupe d'abord les petites ramifications.
Certaines préparations montrent très nettement que les troncs artériels
et les embouchures des vaisseaux qui se jettent dans l'artère principale
au-dessus de la ligature ne sont pas plus développés qu'à l'état normal ; dans un petit nombre de cas on ne pouvait constater qu'une
dilatation très peu considérable. » Il résulte de ces faits que les vaisseaux les plus dilatés sont ceux qui sont le moins soumis à l'influence
du cœur. Mais l'argument le plus décisif, le plus péremptoire, est celui-
ci : les capillaires et les petites artères reviennent à leurs dimensions
normales précisément au moment où les grosses branches se dilatent,
au moment par conséquent où la *vis a tergo* devrait avoir un effet tout-
puissant. Nous conclurons donc que la dilatabilité réside dans les artères
elles-mêmes, et que l'irritation qui a débuté dans les capillaires se propage sympathiquement aux branches plus volumineuses. Cette manière
de voir est encore confirmée par ce fait, que si l'on vient à diviser l'une
des artères qui alimentent une partie enflammée ou une tumeur vasculaire, les autres se dilatent consécutivement.

Je n'ai pas besoin, je pense, d'appeler votre attention sur les phénomènes que présentent les tissus érectiles, tels que le corps caverneux,
par exemple. Il serait impossible de prétendre que l'afflux soudain
du sang dans ces parties est dû à la *vis a tergo* ou à quelque augmentation momentanée de la force impulsive du cœur. Ce n'est point
ainsi que les choses se passent ; les tissus de ce genre possèdent la
faculté d'attirer vers eux à certains moments donnés une plus grande
quantité de sang, et cela, non pas en vertu d'une force extérieure quelconque, mais uniquement en raison des propriétés vitales qui leur sont

---

(1) Cette assertion n'est pas parfaitement exacte. On sait que, lorsqu'il existe un
obstacle dans les voies circulaires périphériques, le cœur *fait effort* pour le surmonter, et que, si la lutte se prolonge, l'hypertrophie de l'organe central en est la conséquence. Ainsi s'explique l'augmentation de volume du cœur consécutive à l'ossification
des gros troncs artériels.   (Note du TRAD.)

inhérentes. Cette dilatation active des capillaires, cette attraction qu'ils exercent sur le sang paraît être un des principaux agents de la circulation. Les faits abondent pour démontrer cette assertion. On a pu observer dans les vivisections que, lorsque le cœur a cessé de battre, les capillaires restent distendus et continuent à remplir leurs fonctions, aussi longtemps que du sang leur est apporté par les artères. On a remarqué également que les vaisseaux artériels se vident dans l'ordre suivant, les gros troncs d'abord, puis les branches moins volumineuses, enfin les capillaires. Philip avance qu'il a vu la circulation continuer dans le mésentère quelques minutes après l'excision du cœur. C'est là la seule explication réelle de la vacuité des artères après la mort (1).

Les phénomènes dont les tumeurs vasculaires sont le siége démontrent, plus encore que toute autre considération, l'attraction que les capillaires exercent sur le sang. A la suite d'une érosion ou d'une blessure très légère, ces tumeurs deviennent souvent le siége d'une hémorrhagie alarmante, tandis que la division des artères qui s'y rendent et l'ablation totale de la masse morbide ne sont suivies que d'une perte de sang relativement peu considérable. Une opération plus fréquente, l'ouverture de l'artère temporale, peut nous fournir un exemple de même ordre. Si le vaisseau n'est divisé que partiellement, de façon que ses connexions avec les capillaires persistent, au moins en partie, l'écoulement sanguin est très abondant ; mais si l'artère complétement sectionnée a perdu tous rapports avec les petits vaisseaux, le sang cesse de couler (2).

(1) On ne peut invoquer ici l'activité propre des *capillaires*. La contractilité, en effet, est l'apanage exclusif des éléments musculaires, et les vaisseaux capillaires qui, de l'avis de tous les histologistes, en sont complétement privés, ne sauraient être susceptibles de contraction ; leur accorder une telle propriété reviendrait à prétendre, proposition insoutenable, que la fonction peut s'accomplir sans l'organe. En conséquence, je crois que l'idée de contraction n'est applicable aux artérioles et aux veinules que jusqu'aux limites extrêmes où elles cessent de contenir des éléments contractiles ; quant aux réseaux intermédiaires, aux capillaires proprement dits, ils ne peuvent être que passifs, ils ne peuvent que reproduire consécutivement les modifications des vaisseaux qui possèdent une activité propre (contractilité). C'est à cela, ce me semble, que doit se réduire la *vis a tergo*, que Graves prend si vivement à partie.

(Note du TRAD.)

(2) L'argument n'est que spécieux ; si une artère complétement divisée donne moins de sang que dans le cas de section partielle, ce n'est point parce qu'elle a perdu ses connexions avec le système capillaire, c'est parce que, obéissant à son élasticité, elle s'est retirée dans sa gaîne, en même temps que les tuniques se sont froncées et rétractées vers l'intérieur du vaisseau. — Morand, *Sur les changements qui arrivent aux*

Dans un cas de gangrène sèche du pied et des malléoles, le professeur Smith (de Philadelphe) amputa la jambe au-dessous du genou (1).
Les grosses artères, complétement altérées dans leur structure, étaient
converties pour ainsi dire en tubes osseux. Quoique aucune compression n'eût été exercée sur l'artère fémorale, quoiqu'on n'eût eu recours
à aucun des moyens propres à arrêter une hémorrhagie, la quantité
de sang perdu ne dépassa pas la moitié d'une grande cuillerée (2). Et
pourtant l'action du cœur était vigoureuse, et le pouls, examiné au
poignet, avait sa force et sa plénitude ordinaires. Il est probable que
dans ce cas une certaine quantité de sang avait passé à travers les
artères tibiales avant l'opération, car il y avait encore des traces de
circulation dans la jambe abattue, du moins jusqu'au cou-de-pied ; les
artères collatérales et les branches anastomotiques n'étaient pas
dilatées.

Les plaies des artères présentent des phénomènes identiques avec ceux
que je vous ai rappelés à propos de la saignée de la temporale ; dans
un membre blessé, l'artère intéressée donne lieu à une hémorrhagie
plus considérable qu'après l'amputation. Et c'est là ce qui explique
pourquoi des branches artérielles qui donneraient issue à une grande
quantité de sang, si elles étaient partiellement lésées, n'exigent quelquefois aucune ligature, alors cependant que leurs orifices sont béants à

artères coupées, où l'on fait voir qu'ils contribuent essentiellement à la cessation des
hémorrhagies (Mémoires de l'Académie des sciences, 1736).— Pouteau, OEuvres pos-
thumes. Paris, 1783. — Taxil Saint-Vincent, Mémoire sur la rétraction longitudi-
nale des grosses artères lors de leur section transversale complète (Journal univers.
des sciences méd., 1816). — Cette dernière citation est empruntée à M. le professeur
Malgaigne (Anatomie chirurgicale. Paris, 1859, I, p. 246).

(Note du TRAD.)

(1) Ce fait est rapporté dans un mémoire que j'ai reçu d'Amérique, il y a quelques
années. Malheureusement je l'ai perdu, et je ne puis me rappeler le nom de l'auteur.
Il exposait des opinions analogues à celles que je défends ici, et c'est à lui que je suis
redevable de l'argument tiré de la circulation placentaire.   (L'AUTEUR.)

(2) Il est impossible d'attribuer l'absence d'hémorrhagie à l'ossification simple des
artères ; il est de toute évidence que cette ossification devait être accompagnée d'une
oblitération plus ou moins complète du tronc principal. Déjà Avisard, en 1819, avançait que la gangrène ne succède à l'ossification que lorsque celle-ci a amené l'oblitération des artères (Obs. sur la gangrène spontanée, dans Bibliothèque médicale, LXIV et
LXV); et M. le professeur Malgaigne, parlant de deux faits rapportés par François, dans
lesquels l'amputation de la jambe n'a pas donné de sang, déclare que « jamais rien de
pareil n'a été vu par des observateurs compétents qu'avec l'oblitération des artères. »
(Malgaigne, loc. cit., I, p. 496.)   (Note du TRAD.)

la surface d'un moignon (1). On peut encore se faire une très bonne
idée du pouvoir attractif des capillaires dans les cas, déjà nombreux
aujourd'hui, où des portions de doigts complétement détachées ont pu
néanmoins être réunies. Ici les fluides versés à la surface de la plaie
supérieure sont absorbés, et mis en circulation par les vaisseaux de la
partie séparée.

J'ajouterai enfin que la circulation du sang dans le placenta apporte
à la doctrine que je défends une éclatante démonstration. Le cours du
sang dans les artères ombilicales a été attribué à la *vis a tergo* provenant du cœur du fœtus. Mais après la naissance de celui-ci, après l'ex-
traction du délivre, nous voyons les pulsations cesser d'abord dans le
placenta, et ensuite à l'ombilic de l'enfant. Si l'on pratique alors la
section du cordon, on observe une légère hémorrhagie qui n'est point
proportionnée au diamètre des vaisseaux divisés, quelquefois même
il n'y a aucune perte de sang. Eh bien! pourquoi le cours du sang cesse-
t-il dans les artères ombilicales? La *vis a tergo* est certes aussi puissante après qu'avant la naissance, et les canaux vasculaires sont libres
de tout obstacle. On ne peut invoquer l'action du froid, puisque la circulation continue à se faire dans toutes les autres parties du corps; on
n'est pas plus autorisé à mettre en avant l'épuisement, car le fœtus ne
perd pas de sang, et sa circulation est maintenant indépendante de la
mère. Aura-t-on recours à l'influence des poumons, dont les fonctions
nouvelles détournent, dit-on, le sang du placenta? Mais, quoique les
organes respiratoires reçoivent en effet après la naissance une quantité
de sang bien plus considérable, ce fait ne peut en aucune façon rendre
compte de la cessation complète de la circulation dans des vaisseaux
aussi volumineux que les artères ombilicales. Toutes ces explications,
admises un peu à la légère, sont insoutenables, et les faits que j'ai exposés

(1) Koch (de Munich) a même prétendu qu'il était de beaucoup préférable de ne pas
faire de ligature dans les amputations; il s'appuyait précisément sur ce fait, que les capillaires ne pouvaient plus exercer d'appel sur le sang en circulation. Il ajoutait que la
position, un bandage convenable et une légère compression exercée sur le tronc principal du membre, suffisaient pour prévenir toute hémorrhagie. Malgré les faits qu'il a
cités, il n'a pu convaincre personne. Et cependant l'*acupressure* des artères nous a
montré que l'accolement des parois d'un vaisseau (art. crurales, tibiales, etc.) pendant
vingt-quatre ou trente-six heures réussit à en amener l'oblitération.

Koch, *De prœstantissima amputationis methodo.* Landishuti, 1826. — Cette thèse a
été résumée dans le tome III (1827) du *Journal des progrès des sciences et institutions
médicales*, sous ce titre : *Sur l'amputation et l'omission de la ligature des vaisseaux.*

(Note du TRAD.)

devant vous nous amènent à cette conclusion : c'est que toutes les propriétés organiques et vitales du placenta dépendent de sa vie propre et individuelle ; vient-il à être détaché de l'utérus, il meurt, et les fonctions des capillaires cessent immédiatement. Le pouvoir attractif des petits vaisseaux ne venant plus dès lors en aide à la *vis a teryo*, le sang ne peut plus parcourir les artères ombilicales, et la circulation s'y arrête à leur point de jonction avec l'abdomen du fœtus, après s'être suspendue d'abord dans le placenta.

SIXIÈME LEÇON.

INFLAMMATION. — CIRCULATION CAPILLAIRE.

L'activité propre des capillaires démontrée par la circulation dans les végétaux.—
Expériences de Hales et de Dutrochet.— La circulation chez les animaux inférieurs.
Opinion de Hasting et de Philip sur l'état des capillaires dans l'inflammation. — Doc-
trine de Carpenter.—Théorie de Holland.—Remarques générales sur l'inflammation.

MESSIEURS,

Je vous ai fait connaître dans tous leurs détails les arguments que
l'expérimentation et la pathologie fournissent à la doctrine de l'activité
propre des capillaires. Ceux que l'on peut tirer de l'anatomie comparée
sont plus puissants encore. Si nous tournons nos regards vers le règne
végétal, nous constaterons que la puissance avec laquelle la séve, le
sang des plantes, circule dans ces vaisseaux, est très considérable.
Hales et Dutrochet l'ont prouvé par des expériences directes. Si un cep
de vigne est coupé au printemps à trois pieds du sol, la séve en jaillit
avec assez de violence pour soulever vingt et un pieds d'eau. Dans une
autre expérience, cette force fut capable de soulever vingt-deux pouces
et demi de mercure, ou vingt-cinq pieds cinq pouces et trois quarts
d'eau ; une autre fois enfin, elle put faire équilibre à trente-huit pouces
de mercure, soit quarante-trois pieds trois pouces et un tiers d'eau.
L'agent de cette prodigieuse circulation des plantes doit être extrêmement puissant ; car il élève du sein de la terre jusqu'au sommet des pal-
miers les plus élevés, c'est-à-dire à une hauteur de cent cinquante pieds,
une grande quantité d'eau combinée avec des principes nutritifs.

Or, dans quels organes réside cet agent ? Il n'y a rien dans les végétaux qui tienne lieu du cœur, rien qui ressemble aux grands canaux
artériels. Comment se fait donc l'ascension du liquide nourricier ?
Arrêtons-nous quelques instants sur ce sujet, et nous pourrons nous
convaincre que *le liquide en circulation dans chaque partie de l'arbre*

lui est apporté principalement par l'action des vaisseaux de cette partie elle-même. Je ne veux point nier la force considérable avec laquelle les spongioles des racines, agissant comme tubes capillaires, poussent à travers les vaisseaux tubulaires des arbres les liquides qu'elles ont absorbés ; mais cette force est sans contredit secondée par les bourgeons et les feuilles ; car leurs capillaires, sous l'influence d'une température convenable, accomplissent avec énergie leurs fonctions vitales, et sont capables d'attirer la séve jusqu'aux extrémités des branches. Richerand a vu un cep de vigne dont une branche s'était insinuée jusque dans l'atelier d'un forgeron. Cette branche resta couverte de feuilles, ou plutôt produisit de nouvelles feuilles pendant l'hiver, alors que tous les autres rameaux étaient complétement nus. Coupez une branche sur une plante vivante et placez-la dans l'eau ; vous savez tous avec quelle activité elle l'absorbera pour prolonger son existence. En hiver, cette attraction exercée par les ramifications ultimes des plantes cesse, mais elle reparaît avec la chaleur féconde du printemps, lorsque les bourgeons commencent à s'épanouir.

Un grand nombre d'animaux nous présentent des phénomènes analogues. Il est beaucoup d'espèces animales dépourvues de cœur, qui n'en ont pas moins une circulation active : ainsi les Méduses et les Echinodermes n'ont pas de cœur, et la puissance de leur circulation est démontrée par leur accroissement rapide. Chez l'*Holothuria tubulosa*, Cuvier a décrit des vaisseaux qui se rendent aux organes respiratoires (artères pulmonaires), des vaisseaux qui en naissent (veines pulmonaires), c'est-à-dire un système de tubes artériels et veineux destinés à assurer la circulation générale ; mais il n'a pas décrit de cœur. Les exemples d'une semblable disposition abondent dans le règne animal. En résumé, une grande partie des mouvements dont sont animés les liquides du corps humain sont effectués par d'autres agents que le cœur ; ces agents sont les propriétés des vaisseaux capillaires et des tissus membraneux, propriétés qui, en vertu d'une loi inconnue, viennent matériellement en aide à la circulation.

Vous prévoyez sans doute, messieurs, que je ne partage en aucune manière l'opinion de ceux qui regardent comme passive la dilatation des capillaires dans l'inflammation. Hastings et Philip, par exemple, accordent que ces vaisseaux se dilatent dans les parties enflammées, mais ils attribuent cet effet à la débilité. Ce n'est là en réalité qu'une simple présomption. Les mots *passivité* et *débilité* me remettent en mémoire une autre expression banale qui ne repose que sur une erreur, à savoir, l'expression d'*ulcères indolents*. Mais on ne peut rien imaginer de plus actif que ces ulcères prétendus indolents : ils fournissent plus de sécrétions, ils consomment plus de sang, ils causent plus de douleur qu'aucune autre plaie du même genre. Il en est exactement de même pour les capillaires. On nous dit que dans l'inflammation ils sont obstrués, que leur force est affaiblie. Mais allons au fond des choses, et prenons pour exemple la conjonctivite. Qu'observons-nous ? La membrane affectée est tuméfiée, la sensibilité nerveuse en est exaltée, la température thermométrique en est accrue, la sécrétion en est augmentée. Sont-ce là, je vous le demande, des signes de débilité ? Je pense qu'on peut le nier hardiment. L'augmentation de la douleur, de la chaleur et des sécrétions liquides, tous ces phénomènes sont, aussi bien que l'augmentation de volume, directement opposés à la théorie de la débilité. Il n'y a ici ni dilatation passive, ni faiblesse ; les capillaires s'agrandissent et se dilatent en raison d'un surcroît d'activité, et non pas en vertu d'un abaissement de leur énergie fonctionnelle ; du sang rouge trouve accès dans des vaisseaux qui ne contenaient auparavant que du sang blanc ; des sécrétions anormales ont lieu dans les parties affectées. *C'est aux capillaires qu'appartient l'initiative de tous ces phénomènes ; c'est par eux que débute la dilatation, qui s'étend bientôt après aux petites artères, et de celle-ci aux branches plus volumineuses* (1).

(1) J'ai déjà dit (voyez note de la page 87) qu'en raison même de leur structure anatomique, les *véritables* capillaires ne peuvent avoir aucune contractilité, aucune activité propre ; ce n'est donc pas à eux qu'appartient l'initiative des phénomènes, c'est aux artérioles et aux veinules pourvues de fibres musculaires et de nerfs ; ce sont ces petits vaisseaux qui produisent, qui gouvernent, si je puis ainsi dire, les modifications subies par les capillaires. D'un autre côté, Graves tombe, à propos de la dilatation passive, dans une confusion qu'il importe d'éviter. Il voit dans l'idée de *passivité* attribuée aux petits vaisseaux le synonyme de *débilité*, de *faiblesse*, et opposant à cette manière de voir les phénomènes de suractivité fonctionnelle qui se passent dans une partie enflammée, il déclare cette idée inconciliable avec les faits. Mais l'expression de *passivité* ne doit s'entendre ici que des vaisseaux eux-mêmes : elle n'implique en aucune façon l'état de *débilité* ou de *force* de l'organe affecté, et surtout elle ne préjuge nullement l'état général du malade ; elle ne s'applique qu'aux modifications subies par les petits vaisseaux au début du processus inflammatoire. Et lorsque nous disons aujourd'hui que ces vaisseaux arrivent à un état de *dilatation passive*, nous indiquons tout simplement que cet agrandissement n'est pas le résultat d'une *force de dilatabilité* qui leur serait inhérente, et qu'il provient d'une *perturbation vitale* survenue dans leur contractilité ; nous indiquons, en d'autres termes, que ces vaisseaux *obéissent* à une influence qui les domine : cette influence, c'est l'impression anomale exercée sur les nerfs vasculaires ou sur le parenchyme, par la cause quelconque qui détermine l'inflam-

Dans les circonstances ordinaires, la circulation capillaire continue encore quelque temps après que le cœur a cessé de battre ; les capillaires, en effet, appartiennent à cette classe de tissus qui ne possèdent qu'un degré inférieur de vitalité, et Bichat a montré que les tissus de ce genre survivent à ceux qui présentent une organisation plus élevée. Ces vaisseaux accomplissent donc encore leurs fonctions pendant les premiers instants qui suivent l'arrêt du cœur ; mais comme les capillaires du poumon ne doivent pas transmettre du sang non artérialisé, les veines de l'organe se distendent graduellement, tandis que les artères se

mation. Mais, je le répète, il n'y a rien dans cette notion de passivité qui entraîne l'idée d'une débilité, soit locale, soit générale. En somme, les premiers phénomènes locaux de l'inflammation se succèdent de la façon suivante. Les petits vaisseaux se rétrécissent et le sang y coule avec une plus grande vitesse moléculaire ; bientôt après ces mêmes vaisseaux sont agrandis, et le courant sanguin, quoique persistant, devient plus lent d'abord, puis irrégulier. Un peu plus tard, tout mouvement cesse dans le liquide en circulation, et le vaisseau paraît complétement distendu ; à cet état succède l'exsudation, à travers les parois vasculaires, du plasma du sang ; si quelque rupture a eu lieu, les globules eux-mêmes s'épanchent au dehors. Telle est, ce me semble, l'interprétation exacte des faits, telles sont les conclusions auxquelles conduisent tous les travaux contemporains. Avec ces troubles vasculaires coïncident des altérations non moins importantes dans le tissu lui-même ; mais ici commencent les dissidences, et nous nous trouvons en présence de trois théories principales.

Dans la *théorie névropathologique* de Henle, la dilatation des petits vaisseaux est le phénomène primitif ; toutes les autres modifications, entre autres l'accumulation des globules sanguins et les altérations de tissu, sont consécutives.

Dans la *théorie de l'attraction*, à laquelle se sont ralliés Wharton Jones et Paget, le fait fondamental est l'augmentation d'affinité entre le sang et le parenchyme environnant ; par conséquent l'accumulation des globules sanguins et le ralentissement de la circulation sont les phénomènes primitifs, l'agrandissement des vaisseaux est un effet secondaire.

Dans la *doctrine de Virchow* (doctrine qui est moins éloignée qu'on ne le croirait d'abord de celle de Bennett et de Rokistanky), l'inflammation est une anomalie de la nutrition. Cette anomalie consiste en une perturbation survenue dans l'échange de matériaux qui a lieu normalement entre les tissus et le sang ; par conséquent tous les organes qui concourent au processus nutritif, sang, parois vasculaires, nerfs et tissus, sont également intéressés. Ce qui caractérise surtout cette doctrine, c'est l'activité propre des cellules au triple point de vue de la fonction, de la nutrition et de la formation ; en raison de cette activité, elles peuvent, par elles-mêmes, et indépendamment de toute influence vasculaire ou nerveuse, devenir le point de départ des modifications nutritives anomales qui constituent l'inflammation. C'est là l'inflammation parenchymateuse ; seule admissible pour les tissus qui sont privés de vaisseaux et de nerfs, elle peut également être observée dans les tissus d'une organisation plus élevée. Mais le professeur de Berlin n'a point mérité tous les reproches qui lui ont été adressés à ce sujet : car il n'a jamais nié l'influence de l'hyperémie ou des troubles de l'innervation sur la

vident, au point que nous n'y trouvons plus trace de sang après la mort.

Un cas très curieux, publié par Houston, vient apporter un nouvel appui à la doctrine que j'ai exposée. La circulation avait cessé dans l'une des extrémités inférieures. Le pied, et plus tard la jambe, furent pris d'une gangrène sèche qui entraîna la mort du malade. On ne put découvrir aucune oblitération dans les vaisseaux, et une injection ordinaire pénétra facilement dans toutes·les ramifications artérielles. Toutes étaient perméables et de structure normale. Si donc la circulation du

production des phénomènes inflammatoires. Tout récemment encore (avril 1861) il a renouvelé ses déclarations sur ce point. En résumé, le début du processus inflammatoire n'est point constamment identique ; chacun des éléments de l'organe affecté peut être le point de départ de l'inflammation , mais l'inflammation n'est constituée que lorsqu'ils sont tous compromis.

Je ne puis aborder l'étude comparative de ces trois théories ; je me bornerai à faire remarquer que celle de Virchow, beaucoup plus générale, embrasse un plus grand nombre de faits, et qu'elle tient compte d'une donnée importante qui n'est pas suffisamment indiquée dans les deux autres, à savoir, que dès le début du travail inflammatoire tous les éléments de la partie affectée sont atteints, *lœsio totius substantiæ*. En conséquence, je crois que cette doctrine rend un compte plus satisfaisant des phénomènes, et qu'elle ralliera tôt ou tard la majorité des observateurs ; mais, quelle que soit la théorie que l'on adopte, il est aisé de voir qu'aucune d'elles n'invoque comme processus primitif l'erreur de lieu, la *vis a tergo* ou l'obstruction, contre lesquelles Graves s'élève avec tant de force et de vérité. Ici encore, et c'est là le point que je voulais établir, le médecin de Dublin a devancé de plusieurs années le mouvement scientifique de son époque.

Dans un travail récent, le professeur Salvadore Gabbrielli, s'appuyant sur ses propres expériences, a nié la contractilité des petits vaisseaux, et a remis en question les principaux phénomènes de l'inflammation ; mais ses arguments ne lui feront pas, je crois, beaucoup de prosélytes.

Henle, *Encyclopédie anatomique*, 1845. — Bennett, *On inflammation as a process of abnormal nutrition*. Edinburgh, 1844. — Wharton Jones, *On the state of the blood and the blood-vessels in inflammation* (Guy's hospital Reports, 1850). — J. Paget, *Lectures on inflammation*. London, 1850. — Virchow, *Ueber parenchymatöse Entzündung* (Dessen Archiv, 1852 et 1861).—*Specielle Pathologie und Therapie*, I, Erlangen, 1854. — Rokitansky, *Lehrbuch der pathologischen Anatomie*, I, Wien, 1855. — Comparez encore Martyn Paine, *Medical and physiological commentaries*, II, New-York, 1840.— Klob, *Fragmente aus der pathologischen Anatomie* (Allgem. Wiener mediz. Zeitung, janvier 1861).

Eisenmann, *Zur cellular Pathologie* (Virchow's Archiv, 1861, XXI). — Salv. Gabbrielli, *Studj microscopici sulla circolazione, e sulla flussione sanguigna considerata come elemento della flogosi* (lo Sperimentale, Firenze, Aprile 1861).

(Note du TRAD.)

survenait : la jambe devenait chaude et douloureus
de température était si pénible pour la malade, qu'
placer sa jambe en dehors des couvertures, et de l
stamment avec de l'eau froide et du vinaigre. Dui
les battements du cœur étaient normaux, et la cir
relle dans toutes les autres parties du corps. En ré
nous ici ? Un membre froid et pâle à une certaine h
loureux à un autre moment de la journée. Invoqu
vis a tergo quelconque ? Tous ces phénomènes ç
interpréter et à concevoir, si nous les rapportons
riodique des nerfs, des capillaires et des petites artí

Avant de quitter ce sujet intéressant, je veux v
les opinions de quelques physiologistes célèbres ; el
les miennes et confirment en tous points la doctr
depuis nombre d'années. Je vous exposerai d'abori
penter, le plus moderne et assurément un des plus
logistes de la Grande-Bretagne ; leur importance ju
place que je leur accorde ici.

« Nous devons rechercher maintenant quelles
font circuler le sang à travers le système capillaire ;
nous avons à étudier les agents qui résident dans
laires eux-mêmes. Les écrits des physiologistes abon
sur cette matière, et cela n'a rien qui doive nous éi
en corrélation si intime avec l'une des questions l

qu'il faut de toute nécessité admettre une force supplémentaire chargée de hâter, de retarder ou de régulariser le passage du sang des artères dans les veines. Établissons d'abord l'existence de cette force, nous chercherons ensuite à en déterminer la nature. Les animaux inférieurs, aussi bien que les plantes, possèdent une activité propre, complétement indépendante de la *vis a tergo*, activité en vertu de laquelle les liquides se meuvent à travers les vaisseaux ; il n'est certes pas de fait physiologique mieux établi. Cette faculté paraît être inhérente aux vaisseaux eux-mêmes, et directement subordonnée aux diverses conditions de la nutrition et de la sécrétion ; car tout ce qui augmente l'activité de celles-ci accélère le cours du sang, tout ce qui restreint ces deux fonctions amène un ralentissement proportionnel de la circulation. Il serait con-venable de désigner cette force motrice par le nom de *puissance capillaire*, en ayant soin toutefois de n'attacher à cette expression aucune idée de propulsion mécanique. Si nous considérons des êtres occupant un rang plus élevé de l'échelle animale, nous verrons cette puissance, qui était diffuse dans tout l'organisme des animaux infé-rieurs, se concentrer peu à peu dans un organe unique : une nouvelle force, celle du cœur, est mise en jeu, et la circulation lui est dès lors plus ou moins complétement soumise. Il est néanmoins d'une incon-testable évidence que le mouvement du sang dans les capillaires ne dé-pend pas exclusivement de ce nouvel agent ; car ce mouvement continue après la cessation des battements du cœur ; il s'arrête dans certains organes, alors que le cœur possède encore la plénitude de son action ; enfin il est modifié en intensité et en rapidité par des causes toutes locales, qui n'exercent aucune influence sur l'organe central de la circulation. Voyons les preuves de ces diverses propositions.

» Lorsqu'on observe au microscope le cours du sang dans les capil-laires d'une partie transparente, telle que la membrane interdigitale de la grenouille, le mouvement circulatoire offre d'abord une égalité et une régularité parfaites. Mais si l'on prolonge l'examen, on ne tardera pas à saisir diverses modifications qui ne peuvent être attribuées à l'action du cœur, et qui démontrent l'existence d'un pouvoir régulateur ou distributeur, soit dans les parois des vaisseaux, soit dans les tissus qu'ils traversent. Quelques-uns de ces changements portent sur le calibre des tubes capillaires, je vous en ai déjà parlé ; d'autres sont caractérisés par des perturbations profondes et subites dans la rapidité du courant, d'où résultent des différences très marquées dans la circulation des vaisseaux qui sont sous le champ du microscope. Dans

quelques cas, ces changements vont jusqu'à produire une inversion
momentanée du mouvement dans certaines branches transversales ou
anastomotiques, dans lesquelles l'écoulement naturel se fait toujours
du courant le plus fort vers le plus faible. Souvent une stase complète
précède ce renversement. Toutefois ces irrégularités sont rares lorsque
l'action du cœur est partiellement suspendue, et c'est précisément ce
qui a lieu ici; car il faut exercer une certaine pression sur l'animal,
pour soumettre ces vaisseaux à l'examen microscopique. Ces conditions
n'en sont pas moins très favorables, et elles permettent d'apprécier aisément les modifications que produisent dans la circulation capillaire
des causes purement locales ; lorsque, en effet, le courant a été complétement arrêté, et qu'une nouvelle impulsion du cœur le rétablit,
le mouvement est loin d'être uniforme, comme on eût pu le croire,
dans tous les réseaux alimentés par le même tronc artériel ; mais il est
plus rapide dans certains vaisseaux que dans d'autres, et ces différences,
complétement indépendantes du diamètre des canaux, sont modifiées
elles-mêmes à de courts intervalles.

» On a souvent étudié chez les animaux à sang froid le cours du sang
dans les capillaires, après l'excision complète du cœur. Cette expérience ne peut être pratiquée avec succès chez les animaux à sang
chaud, parce que la perturbation profonde qu'entraîne après elle une
si grave opération, les fait périr beaucoup trop tôt ; mais d'autres circonstances permettent cependant d'arriver au même but. Après la
mort naturelle, on trouve bien souvent, au bout de quelque temps, le
système artériel, complétement ou presque complétement vide ; sans
aucun doute, ce résultat est dû, au moins en partie, à la contraction
tonique des artères elles-mêmes ; mais le plus souvent la vacuité est
trop complète pour qu'on puisse la rapporter à cette cause unique, et
il faut l'attribuer alors à la persistance de la circulation capillaire.
Lorsqu'au contraire la mort a lieu soudainement, sous l'influence de
l'une de ces causes (un violent choc électrique, par exemple) qui dé-
truisent instantanément la vie dans tous les points de l'organisme, les
artères contiennent leur proportion normale de sang. Il a de plus été
démontré qu'une véritable sécrétion se produit souvent après la mort
générale ; ainsi de l'urine a été versée dans la vessie par les uretères,
de la sueur a été exhalée par la peau, diverses glandes enfin ont continué à accomplir leurs fonctions ; ces phénomènes sont entièrement
subordonnés à la persistance de la circulation capillaire. Dans la première période de la vie embryonnaire des animaux supérieurs, la pro-

gression du sang paraît bien évidemment dépendre d'une force générale, et non point d'une impulsion centrale : la circulation commence dans l'area vasculaire, avant le développement du cœur ; les premiers mouvements se font à la périphérie au lieu de partir du centre, et même lorsque le cours du sang est définitivement établi, les parois du cœur, pendant quelque temps encore, ne se composent que de cellules lâchement unies entre elles, et l'on peut hardiment avancer que cet organe ne possède pas alors une bien grande puissance de contraction.

» On objectera peut-être que ces dernières considérations n'ont pas de rapport direct avec la question qui nous occupe, à savoir, l'existence de la *puissance capillaire* chez les adultes : soit ; mais les phénomènes que présente parfois le fœtus à un âge plus avancé me semblent nettement démonstratifs. Il est des cas, assez rares, il est vrai, dans lesquels le cœur manque durant toute la vie embryonnaire, et cependant une grande partie des organes sont complétement développés. Dans la plupart de ces cas, sinon dans tous, il existe deux jumeaux ; celui qui est parfait est en connexion plus ou moins intime, par l'intermédiaire du placenta, avec le fœtus monstrueux, et l'on attribue généralement la circulation de celui-ci à l'influence du cœur du premier, influence qui se ferait sentir par les vaisseaux placentaires. Quelque invraisemblable que soit cette hypothèse, elle n'avait pas encore été renversée, lorsque tout récemment un fait de ce genre s'est présenté, qui a été, de la part d'un anatomiste accompli, l'objet de l'examen le plus attentif. »

Carpenter rapporte ici le fait de Houston dont je vous ai parlé déjà ; je n'y reviendrai pas, et me bornerai à vous faire connaître les conclusions que l'auteur en a déduites : « Il est évident, dit-il, qu'un seul cas de ce genre irrévocablement démontré suffit à prouver l'existence, même chez les animaux supérieurs, d'une *puissance capillaire* qui, subordonnée ordinairement à l'action du cœur, est néanmoins assez forte pour assurer à elle seule la circulation, lorsque la puissance de l'organe central vient à diminuer. Ici, comme dans beaucoup d'autres cas, nous pouvons admirer la prodigieuse facilité avec laquelle l'organisme vivant se plie aux exigences les plus diverses. Chez le fœtus acardiaque, la *puissance capillaire* tient lieu de cœur jusqu'à l'époque de la naissance ; à ce moment, la circulation s'arrête en général, vu l'absence d'hématose. Le cœur est quelquefois, pendant la vie, le siége d'une dégénérescence si profonde, que c'est à peine si l'on y découvre à l'autopsie quelque trace de tissu musculaire ; et cependant la circulation ne subit alors aucune de ces perturbations que l'on devrait assurément voir survenir, si le cœur était l'unique agent d'impulsion.

» D'autre part, il est également facile de prouver qu'une influence née dans les capillaires peut arrêter complétement la circulation d'une partie, même lorsque l'action du cœur est intacte, et qu'il n'existe aucun obstacle mécanique à la transmission du sang. Ainsi, il n'est pas rare d'observer des cas de gangrène spontanée des extrémités, dans lesquels la mort des parties solides reconnaît évidemment pour cause un ralentissement local de la circulation ; et pourtant, lorsqu'on examine le membre après son ablation, on trouve les gros vaisseaux et les capillaires complétement perméables, de sorte que l'arrêt du cours du sang ne peut être attribué ici qu'à l'anéantissement de quelque puissance existant dans les capillaires, puissance qui a pour effet de maintenir la circulation dans leur intérieur.

» L'influence de l'application prolongée du froid sur une partie peut être encore invoquée à l'appui de notre thèse ; car, bien que cet agent diminue le calibre des vaisseaux, ce resserrement n'est pourtant pas suffisant pour expliquer la cessation complète de l'abord du sang, et la perte de vitalité qui en est la conséquence ultime. Les phénomènes de l'asphyxie, dont je traiterai plus au long dans le chapitre suivant, nous fournissent une excellente démonstration. Il est aujourd'hui parfaitement établi que, si l'accès de l'air dans les poumons est empêché, la circulation s'arrête dans ces organes aussitôt que l'air qui y est contenu s'est dépouillé de son oxygène, ou plutôt s'est chargé d'acide carbonique, et cette stase se communique en général à tout le reste du système circulatoire. Si elle ne dure pas assez longtemps pour détruire la vie dans les centres nerveux, le cours du sang peut être rétabli par l'entrée de l'air dans les poumons. Quant à la théorie qui attribue cet arrêt de la circulation à un obstacle mécanique résultant de la contraction des poumons, elle est certainement erronée, puisque nous pouvons asphyxier des animaux en leur faisant respirer un gaz privé d'oxygène, et que nous observons alors la même stase sanguine.

» Si les diverses considérations qui précèdent établissent qu'il existe chez tous les êtres doués d'un appareil circulatoire une *puissance capillaire*, si elles prouvent que cette puissance est indispensable au mouvement du fluide nutritif dans les régions où il entre en rapports plus intimes avec les solides, nous n'avons plus qu'à nous occuper de la nature de cette force. Que les vaisseaux capillaires possèdent une propriété contractile plus développée que celle des gros troncs artériels, que leur contractilité soit plus facilement excitée que celle des petites artères, voilà ce qui ne peut faire l'objet d'un doute ; mais on peut, à bon droit, demander à quoi est due cette propriété. Schwann a récemment avancé que les capillaires présentent dans leurs parois le même tissu fibreux que les gros vaisseaux, et cela n'est point improbable. Mais pour que cette contractilité pût avoir quelque influence sur la circulation capillaire et sur sa continuité, il faudrait qu'elle eût un mode d'action tout différent de celui que nous montre l'observation directe. Lorsqu'on examine au microscope le cours du sang dans les capillaires, on voit aussitôt que ces vaisseaux n'ont aucun mouvement appréciable, et que le courant rendu continu par l'élasticité des artères passe à travers eux, comme à travers des tubes privés de toute élasticité. Pour que la contractilité des capillaires pût exercer une influence régulière et constante sur le cours du sang, il faudrait (et c'est là une condition indispensable), il faudrait qu'elle se manifestât par des dilatations et des resserrements alternatifs, ou par un mouvement péristaltique : or, rien de pareil ne peut être constaté. Nous devons donc renoncer à l'idée que les capillaires apportent un secours *mécanique* à la circulation du sang. Que la tunique contractile des capillaires ait pour fonction d'en modifier le calibre, on n'en saurait douter; mais il est également incontestable qu'une contraction générale et persistante n'aurait d'autre résultat que de faire obstacle au mouvement du sang, ainsi que l'ont maintes fois démontré les injections stimulantes ; celles-ci, en effet, n'atteignent pas les capillaires lorsqu'elles sont pratiquées dans des vaisseaux dont la vitalité est encore intacte. Il faut donc admettre que c'est en agissant directement sur la tunique contractile des capillaires que les excitants locaux en provoquent les contractions ; par malheur le résultat définitif est entièrement différent de celui que la théorie faisait supposer : loin d'être ralentie, la circulation est alors accélérée jusqu'au moment du moins où l'excitation, trop longtemps prolongée, amène des modifications anormales persistantes. Nouvelle preuve que la production des phénomènes n'est point sous la dépendance exclusive d'une cause mécanique, et qu'il faut tenir compte ici d'un agent tout différent.

» Dans quelles limites, dans quelles conditions cet agent fait-il sentir son influence, c'est là ce que les considérations précédentes nous permettent de concevoir et d'exposer nettement. C'est à l'action du cœur qu'est due l'arrivée du sang dans les capillaires ; mais la rapidité de la circulation dans cet ordre de vaisseaux est grandement modifiée suivant l'activité plus ou moins grande des différents processus auxquels doit servir le liquide nourricier : cette activité est-elle augmentée, le courant devient aussitôt plus rapide ; est-elle, au contraire, affaiblie ou anéantie, la stase se produit. Il semble donc que les capillaires exercent sur le sang une influence *distributive*, et qu'ils règlent la circulation locale, selon le besoin de chaque partie, sans être soumis à la puissance du cœur. S'il en est ainsi, il est clair que la dilatation ou la contraction de ces vaisseaux ne peut avoir qu'une action secondaire sur le mouvement du sang dans leur intérieur. Cette dilatation dénote, la plupart du temps, un abaissement de la force vitale ; elle a pour conséquence obligée le ralentissement ou même la stagnation partielle du courant sanguin(1) ; tout au contraire, l'application d'un stimulus modéré qui excite la contractilité des capillaires accélère le mouvement du sang en augmentant l'activité des phénomènes interstitiels, qui résultent du contact des liquides et des tissus environnants. C'est là, pour dire le vrai, la condition qui a le plus d'influence sur le cours du sang. »

Le docteur Holland, de Sheffield, a publié dans l'*Edinburgh medical and surgical Journal* un mémoire fort remarquable *sur les agents de la circulation du sang dans les vaisseaux capillaires.*

L'auteur réduit à néant tous les arguments au moyen desquels on a voulu soutenir la théorie de l'influence exclusive du cœur, et il dé-

---

(1) Introduite dans la science par Thomson (*Traité de l'inflammation*), cette assertion, qui consacre une erreur, a été admise comme exacte jusqu'en ces dernières années : mais M. Poiseuille a formulé ainsi la loi qui préside à l'écoulement des liquides dans les tubes capillaires : « *L'écoulement est proportionnel à la quatrième puissance des diamètres des tubes traversés.* » (Voy. Segond, *Système capillaire*, thèse de l'agrégation. Paris, 1853.) Conséquemment la contraction des petits vaisseaux ralentit la circulation et leur dilatation l'accélère. M. Marey a parfaitement indiqué la cause de l'erreur de Thomson. « Si un tube donné, dit-il, offre des renflements et des resserrements, c'est dans les points resserrés que le liquide coule le plus vite. Ce fait est parfaitement vrai ; mais voyons ce qu'il signifie. Chaque segment du tube, lorsque l'écoulement est établi, doit laisser passer une quantité de liquide égale, quel que soit son diamètre ; il s'ensuit que les molécules liquides devront marcher plus vite là où elles ne peuvent passer pour ainsi dire que successivement, à cause de l'étroitesse du tube, et que dans les points plus larges où plusieurs peuvent passer de front, elles auront moins de vitesse. Mais en somme, la quantité de liquide qui s'écoule par le tube est diminuée par ce rétrécissement. Il ne faut donc pas confondre l'accélération du mouvement de chaque molécule en un point avec l'accélération de l'écoulement lui-même. » (Marey, *Recherches sur la circulation du sang*, etc., thèse de Paris, 1859.) Déjà en 1850, Paget, dans ses *Leçons (loc. cit.)*, avait admis que la contraction des vaisseaux amène le ralentissement du cours du sang.   (Note du TRAD.)

montre jusqu'à l'évidence que cette doctrine est incompatible avec les faits qu'on observe journellement. Il signale, à la fin de son travail, une expérience qui ne me paraît passible d'aucune objection, et qui est plus concluante encore peut-être que le fait du monstre de Houston ; car elle prouve d'une manière incontestable que la circulation dans les capillaires est entièrement due aux propriétés vitales des vaisseaux, et qu'elle n'a rien à voir avec la *vis a tergo*. Mais il vaudra mieux laisser parler l'auteur lui-même : « La veine ombilicale transporte le sang artériel du placenta au fœtus ; les artères ombilicales charrient le sang veineux du fœtus au placenta. Il règne encore beaucoup d'obscurité sur la disposition de ces deux ordres de vaisseaux dans le placenta ; du moins ne peut-on découvrir entre eux aucune communication directe : aussi, quelles que soient les opinions de chacun sur les fonctions de cet organe et sur ses rapports avec l'utérus, il est infiniment probable que la veine se termine par des capillaires, et que les artères naissent de vaisseaux du même genre. Notre intention n'est point d'examiner ici les phénomènes de la circulation fœtale ; nous ne voulons mettre en lumière qu'une particularité très intéressante, à savoir, la circulation du sang dans la veine ombilicale. Le liquide nourricier passe du placenta au fœtus sans le secours d'un organe d'impulsion ; les capillaires sont donc ici les seuls agents du mouvement de progression, et le placenta, même lorsqu'il est séparé de l'utérus, paraît apte à mettre en jeu cette influence des capillaires, et à pousser ainsi le sang dans toute la longueur de la veine. Dans le but de vérifier ce fait, nous avons pris un placenta, extrait de l'utérus depuis vingt minutes, et nous l'avons enfermé, à l'exception du cordon, dans une vessie qui fut plongée dans l'eau à 100° Fahrenheit (1). L'extrémité libre du cordon fut en même temps élevée de façon à former un angle de 30 degrés ; elle fut fixée sur le bord d'un verre, placé à un pied de distance. Au commencement de l'expérience, le sang ne s'échappa point de la veine ; mais deux minutes après l'immersion, il commença à couler ; cet écoulement dura environ vingt minutes. Au bout de ce temps, le verre contenait plus de deux onces de sang. Voilà une expérience qui ne peut donner aucune prise à la critique, et qui établit d'une façon péremptoire l'influence des capillaires sur la circulation, non-seulement dans leurs réseaux propres, mais encore dans des vaisseaux plus considérables, dont l'ensemble aboutit finalement à une grosse veine. Notez en outre que nous avions

(1) 37 degrés centigrades environ.

ici volontairement augmenté les obstacles au mouvement du sang, puisque nous avions élevé tout le cordon au-dessus de la surface du placenta. Si nous eussions négligé la précaution d'enfermer cet organe dans une vessie avant de le plonger dans l'eau, l'absorption ou l'imbibition de ce liquide eût infirmé l'expérience. L'eau jouait ici le rôle d'un stimulant extérieur, destiné, comme on le conçoit, à maintenir la température du placenta.

» L'écoulement du sang dans ces conditions nous paraît entièrement dépendre des capillaires. Par suite de l'excitation produite par l'eau, le sang les fait contracter, dès lors aucun obstacle ne s'oppose à son libre cours. Nous ne pouvons admettre que ce procédé d'expérimentation apporte aucune modification importante dans les conditions du sang, car l'eau n'est pas absorbée et sa température ne dépasse pas celle du corps. Ici, en outre, l'étude de la circulation est complétement dégagée de toutes les circonstances qui peuvent agir accessoirement sur elle : les mouvements respiratoires, par exemple, ou la résistance d'un animal qu'on torture, et qu'on maintient dans une position anormale. »

Vous trouverez enfin, dans la *Physiologie de l'homme* d'Adelon, quelques remarques qui viennent étayer encore mon opinion sur la circulation capillaire.

« Dans des observations microscopiques sur des animaux vivants, on a vu directement le sang, dans les petits vaisseaux, non-seulement circuler des artères vers les veines, à travers les systèmes capillaires, avec des phénomènes tels, que sa progression ne pouvait pas être attribuée à l'action du cœur ; mais souvent encore s'arrêter, être comme hésitant sur la direction qu'il suivrait, et même rétrograder avec une promptitude étonnante et pendant un temps fort long. En irritant une partie blanche, on voyait le sang affluer tout à coup dans le système capillaire de cette partie, et ce système paraissait exercer une sorte d'aspiration sur ce liquide (1). »

Tels sont, messieurs, les principaux arguments en faveur de la doctrine que je vous ai exposée. Je pourrais vous apporter d'autres preuves encore, mais nous sommes à l'hôpital, et je ne dois pas m'écarter plus longtemps des études véritablement cliniques. Peut-être même vous demandez-vous pourquoi j'ai abordé cette discussion, pourquoi je me suis arrêté si longtemps sur des questions qui n'ont, en apparence du moins, qu'un intérêt purement théorique. C'est que je suis convaincu qu'il existe bien des erreurs sur la nature des agents qui président à la circulation ; c'est que j'estime qu'il est pour vous de la dernière importance de posséder sur ce sujet des notions exactes, qui puissent vous servir de guide dans les circonstances souvent difficiles de la pratique. Dans l'évolution qu'il subit pour atteindre une organisation parfaite, le corps de l'homme ne perd aucun de ses caractères ; il présente un développement ascensionnel, mais à mesure qu'il s'élève, il conserve tout ce qu'il possédait dans les périodes antérieures. Il n'a d'abord qu'un système nerveux diffus, un système circulatoire sans limites déterminées ; il acquiert ensuite de petits filets nerveux et des vaisseaux capillaires, et arrive à posséder finalement de grosses artères, des nerfs volumineux, des centres d'innervation et un cœur. Il en va de même pour la circulation : elle débute par les petits vaisseaux, s'étend de là aux canaux plus considérables, aidée par la *vis a tergo* dont elle reste sous beaucoup de rapports indépendante. Il suit de là que dans bien des cas de maladie nous devons nous préoccuper surtout des agents de la circulation locale, et non pas de la *vis a tergo*, ou du pouvoir impulsif du cœur (1). Le médecin et le chirurgien doivent étudier le mode de vita-

(1) Si l'on se reporte à l'époque où cette leçon a été écrite (1843), on conviendra sans doute avec moi que la doctrine de Graves sur la circulation périphérique est vraiment digne d'admiration; elle contient, dans ce qu'elles ont d'essentiel, toutes les notions physiologiques qui sont basées aujourd'hui sur l'expérimentation directe. Nous sommes mieux renseignés maintenant sur le mécanisme et sur les agents de ces phénomènes, mais les principes fondamentaux sont les mêmes. Que nous dit en effet M. Claude Bernard? « La pression du système artériel et l'impulsion cardiaque sont les conditions mécaniques communes que la circulation générale dispense à tous les organes. Mais le système nerveux spécial qui anime chaque système capillaire et chaque tissu organique règle dans chaque partie le cours du sang en rapport avec les états fonctionnels chimiques particuliers des organes. Ces modifications nerveuses de la circulation capillaire se font sur place, et sans qu'aucune perturbation circulatoire soit apportée dans les organes voisins, et à plus forte raison dans la circulation générale. Chaque partie est liée à l'ensemble par les conditions communes de la circulation générale, et en même temps, par le moyen du système nerveux, chaque partie peut avoir une circulation propre et s'individualiser physiologiquement. » Ne trouvons-nous pas là toute la doctrine de Graves sur la *puissance vitale* des capillaires? L'anatomie a parlé à son tour, et elle est venue nous rendre compte de cette indépendance de la circulation capillaire. On sait aujourd'hui qu'il y a deux sortes de vaisseaux capillaires : les uns, plus larges, n'ont d'autre fonction que d'établir la communication entre les artères et les veines ; les autres, plus ténus, entourent les éléments histologiques, et constituent

lité de chaque partie, s'ils veulent pouvoir en saisir les conditions morbides. C'est précisément le défaut de connaissances approfondies sur ce
sujet, qui a conduit à tant d'erreurs pratiques. Je vous signalerai,
entre autres, le traitement de l'ophthalmie d'Égypte, dans laquelle on
croyait nécessaire d'épuiser le malade à force de saignées, et cela dans le
but de détruire un état inflammatoire purement local. Du reste, le traitement des inflammations locales, qu'elles affectent le tégument externe,
comme le phlegmon, le charbon et l'érysipèle, ou bien les organes
internes, comme la pleurésie et la péritonite, ne pourra être institué sur
des bases convenables que le jour où l'ancienne doctrine étant complétement mise de côté, on adoptera enfin des errements plus conformes
à la saine observation. J'entends par ancienne doctrine celle qui prétend que tous les phénomènes inflammatoires dépendent de la *vis a
tergo*, et qui conduit ainsi à l'usage immodéré des émissions sanguines
générales.

le réseau nutritif propre de chaque organe. Déjà Bowman avait signalé ce fait pour le
rein (*système porte rénal*), et l'exactitude de ses recherches a été constatée par Virchow et par Beale ; M. Claude Bernard a fait les mêmes observations pour le foie; Billroth et Grohe ont vu la même chose pour la rate. Et l'on peut dire que, dans tous les
organes, il existe deux systèmes de capillaires, dont l'un est destiné à entretenir le
phénomène mécanique de la circulation, tandis que l'autre doit fournir à l'échange
interstitiel qui constitue la nutrition et les sécrétions. N'y a-t-il pas là, demanderai-je
encore, une confirmation éclatante des vues de Graves sur l'autonomie de la circulation
capillaire ?

Cl. Bernard, *De l'influence de deux ordres de nerfs qui déterminent les variations de
couleur du sang veineux dans les organes glandulaires* (*Comptes rendus de l'Acad.
des sciences*, 1858).

Bowman, *On the structure and use of the Malpighian bodies of the kidney* (*Philo-
soph. Transact.*, 1842).—Virchow, *loc. cit.*— Beale, *The Microscope in its application
to practical medicine*, 2ᵉ édit. London, 1858. — Grohe, *Beiträge zur pathologischen
Anatomie und Physiologie* (*Virchow's Archiv*, XX, 1860).— Billroth, *Zur normalen
und pathologischen Anatomie der menschlichen Milz* (*Ibid.*, XX, 1861).

(Note du TRAD.)

SEPTIÈME LEÇON.

LA FIÈVRE EN IRLANDE (1). — ÉPIDÉMIE DE 1847.
LE TYPHUS FEVER.

Le typhus fever endémique en Irlande. — Il dépend d'une modification atmosphérique générale, et non pas des émanations miasmatiques. — Influence de l'agriculture et du drainage sur la santé publique. — Recherches de M. Chadwick. — Influence de l'atmosphère.

Mortalité du typhus en Irlande. — Recherches de Cowan sur la fréquence du typhus dans la Grande-Bretagne. — De la coïncidence des épizooties et des épidémies.

Épidémie de 1847. — Ses causes. — La famine dans ses rapports avec le typhus. — Observations de Lalor. — De l'encombrement comme cause du typhus fever. — Les maisons d'asile. — Lettre du docteur Dillon. — Le typhus à Cork. — Effets d'un changement subit dans l'alimentation.

Preuves de la contagion du typhus fever. — Le typhus des émigrants américains en 1847. — Développement du typhus dans la prison de Galway.

MESSIEURS,

Avant d'aborder l'étude du traitement du typhus fever, je désire vous présenter quelques observations sur sa nature et sur ses caractères distinctifs. Sachez avant tout que la maladie est endémique dans ce pays, et qu'elle ne l'a jamais abandonné depuis les temps les plus anciens jusqu'à nos jours ; c'est là un fait dont vous pourrez aisément vous convaincre, si vous consultez nos anciens auteurs et les rapports annuels émanés des hôpitaux spéciaux que l'on a établis dans diverses parties de l'Irlande. La fièvre est donc endémique parmi nous ; mais il arrive parfois qu'elle sévit avec beaucoup plus d'intensité que de

---

(1) Dans le cours de ses leçons sur le typhus d'Irlande, Graves emploie à chaque instant le mot *fever* sans autre qualification ; mais tout nous prouve que cette expression est pour lui parfaitement synonyme de *typhus fever*, et qu'il ne l'a employée que pour la rapidité du langage. En effet, dans le même chapitre, souvent dans le même paragraphe, il se sert indistinctement de l'une ou de l'autre de ces dénominations. D'ailleurs il n'est point le créateur de cette synonymie ; parmi les écrivains anglais qui ont traité du *typhus fever*, il en est plusieurs qui ont pris le mot *fever* dans la même acception. Les citations suivantes ne laisseront, je l'espère, aucun doute à cet égard : Haviland, *Some Observations concerning the fever which prevailed at Cambridge* (*Medical Trans.*, V, p. 381). — Harrison, *A statement of two cases of fever*

coutume ; elle garde ses caractères de sévérité pendant une année ou une saison, pendant une série d'années ou de saisons, et l'on dit alors qu'elle est épidémique. Dans mon rapport sur la fièvre qui ravagea en 1822 la partie occidentale de l'Irlande, j'émis l'opinion que ces épidémies reconnaissent pour cause la disette des subsistances et leur mauvaise qualité. Ce sont là, sans aucun doute, des circonstances aggravantes, mais on ne saurait y voir ni les seules, ni même les principales causes des épidémies de typhus, puisque celles-ci se produisent également, ainsi que je l'ai souvent observé depuis, durant des années d'abondance : l'année 1826 en fut un remarquable exemple.

Un observateur superficiel pourrait voir dans la fièvre épidémique de 1847 un argument en faveur de mon opinion primitive sur la disette, opinion qui a d'ailleurs été souvent invoquée ; mais je vous montrerai bientôt que l'épidémie de 1847, comme beaucoup d'autres, peut être rapportée à des causes d'un autre ordre, dont l'influence est beaucoup plus immédiate.

*which occurred at Cambridge (Med. Trans.,*V, p. 400).—J. Crampton, *Medical Report of fever deportment in Steeven's hospital, containing a brief account of the late epidemic in Dublin from September* 1817 *to August* 1819. Dublin, 1819.—Prichard, *An History of the epidemic fever which prevailed in Bristol during the years* 1817, 1818, 1819, *founded on reports of St. Peter's hospital and the Bristol infirmary.* London, 1820 Les titres des ouvrages de Clutterbuck, de Graham, de Barker et Cheyne, que j'ai cités à la fin de la note de la page 123, confirment également cette interprétation. Enfin les journaux anglais les plus récents donnent le même sens au mot *fever*, à propos de la petite épidémie qui règne actuellement à Liverpool, et dans leur compte rendu ils emploient alternativement cette expression et celle de *typhus fever.* Cela est si vrai que la lettre du docteur Irvine dans le *Medical Times* du 20 avril 1861 porte ce titre : *Fever at Liverpool* (voy. plus loin la note de la page 123). Il m'est arrivé de me servir du mot *fièvre* dans la même acception, mais dans les cas seulement où il ne pouvait y avoir de doute sur son véritable sens. Ce premier point éclairci, je dois, pour prévenir toute équivoque, appeler l'attention sur le véritable sens de ces expressions synonymes : *fever, typhus fever.* L'auteur entend par là le typhus d'Irlande, et non point la fièvre typhoïde. Lorsqu'il veut parler de cette dernière maladie, il emploie la dénomination de *typhoïd fever* qui a été introduite dans la langue anglaise à la suite des travaux de MM. Petit et Serres, de M. Bretonneau et de M. Louis. Le caractère éminemment contagieux de la maladie qu'il décrit, les manifestations symptomatiques et la marche qu'il lui assigne, la violence et le mode de production des épidémies dont il parle, tout nous montre qu'il n'a point en vue la fièvre typhoïde. Au surplus, cela ne peut être contesté pour le *typhus exanthematique,* auquel Graves a consacré la plus grande partie de ses leçons sur la *fièvre.* Quant aux autres formes de fièvres continues dont il donne le tableau un peu plus loin, il est probable que les quatre premières appartiennent à la fièvre typhoïde proprement dite ; mais comme l'auteur ne les a point décrites, je n'ai pas à m'en occuper ici.   (Note du Trad.)

Il est certain que le typhus, en Irlande du moins, résulte de quelque modification atmosphérique générale, qui se fait sentir à la fois sur l'île tout entière, et qui est complétement indépendante de la situation, de l'exposition, de l'altitude, de la sécheresse ou de l'humidité du sol; indépendante, en un mot, de toutes les conditions de localité. Lorsqu'en effet les cas de typhus commencent à s'élever dans les hôpitaux de Dublin au-dessus de leur proportion ordinaire, nous pouvons être certains qu'une augmentation semblable est observée à Cork, à Galway, à Limerick, à Belfast, et pour mon compte je me suis plusieurs fois assuré du fait, en écrivant aux médecins des hôpitaux de ces différentes villes.

Pendant fort longtemps, les médecins furent portés à attribuer l'origine du typhus et de presque toutes les variétés de fièvres à la malaria, ou à des émanations malsaines provenant des matières végétales en décomposition. Ce qu'on observe en Irlande ne justifie point cette manière de voir; car, ainsi que je l'ai dit déjà, lorsqu'une épidémie s'établit, elle envahit simultanément les localités les plus diverses, et ravage des régions dans lesquelles on ne saurait admettre l'existence de ces émanations dangereuses. J'ai vu tous les membres d'une même famille être frappés par l'épidémie, et pourtant cette famille habitait le poste télégraphique situé au sommet du Killiney, montagne de granit entièrement nue. Mais d'ailleurs il n'est pas besoin de cet exemple isolé, car les districts granitiques et montagneux situés au delà de Rathfarnham, de Tallaght et de Killikee fournissent l'hôpital de Meath des typhus les plus sévères. Du reste, cette origine miasmatique de la fièvre est devenue beaucoup moins probable encore, depuis la publication des documents officiels sur l'état sanitaire des troupes anglaises dans les colonies. Il résulte, en effet, du rapport du major Tulloch, que des fièvres du plus mauvais caractère se développent fréquemment dans les lieux qui offrent toutes les garanties possibles contre les émanations malsaines, tandis que la maladie n'est pas endémique dans d'autres stations qui réunissent au plus haut degré toutes les conditions de malaria.

Il est certain que l'extension de l'agriculture et du drainage produit sur la santé générale des effets très remarquables, aussi bien en Irlande que dans d'autres contrées; et j'ai moi-même bien souvent constaté l'amélioration qui en est résultée dans l'état sanitaire du pays. Les fièvres d'accès étaient anciennement très communes dans certains cantons marécageux voisins de Dublin ; aussi, à l'époque où je faisais mes études médicales, il y avait constamment dans les hôpitaux des cas plus ou moins nombreux de fièvre intermittente; mais aujourd'hui les bas-fonds du sol ont été drainés, et les fièvres maremmatiques ont entièrement disparu. S'il était besoin de donner ici la preuve de leur fréquence primitive, il me suffirait sans doute de rappeler qu'après la découverte du sulfate de quinine en France, les propriétés fébrifuges de cette substance ont été vérifiées en Irlande, avant de l'être dans aucune autre partie de la Grande-Bretagne. Le docteur Baker et moi, nous avons alors publié les tableaux d'un grand nombre de fièvres guéries par le nouveau médicament, et même, si je suis bien renseigné, la première dose de sulfate de quinine administrée en Irlande, l'a été par moi à l'hôpital de Drumcondra, qui est destiné aux fébricitants.

Il est généralement admis aujourd'hui que le drainage améliore considérablement la santé publique, et cette opinion a été récemment confirmée par les recherches de M. Chadwick sur les conditions sanitaires des populations ouvrières. Je vais vous lire quelques passages de son travail :

« L'examen des différentes circonstances d'hygiène extérieure qui influent sur la santé générale, l'étude des causes des maladies prédominantes dans un pays, démontrent que le drainage généralisé a une importance qu'on n'aurait certes jamais soupçonnée, sans ces recherches spéciales. Cette importance est rendue manifeste, soit par les déplorables conséquences qu'entraîne la négligence de cette pratique, soit au contraire par l'augmentation des produits, par l'amélioration des conditions de salubrité, partout où cette opération est convenablement exécutée. En voici un exemple extrait d'un rapport de M. John Marshall le jeune, secrétaire de l'Union (1) dans l'île d'Ely.

» On sait que l'île d'Ely fut pendant longtemps dans un état véritablement déplorable; dépourvue de tous moyens de drainage, elle était sans cesse inondée par les eaux des hautes terres : aussi les parties basses ne présentaient dans toute leur étendue que de vastes étangs stagnants, dont les vapeurs étaient pour l'atmosphère une source intarissable de miasmes pestilentiels. Aujourd'hui, par suite d'améliorations successives qui se sont faites principalement pendant les cinquante dernières années, une métamorphose a eu lieu qui tient vraiment du prodige. Par leur labeur, leur activité et leur courage, les habitants ont transformé ces plaines désolées en de gracieux et fertiles pâturages, et ils ont vu leurs travaux récompensés par d'abon-

---

(1) On donne, en Angleterre, le nom d'*union* aux administrations de bienfaisance qui étendent leur patronage sur un certain nombre de communes.   (Note du TRAD.)

dantes moissons. Drainage, remblais, machines, murs de clôture, tout
a été mis en œuvre ; on a réussi à donner au sol, qui est aussi riche
que celui du delta d'Égypte, la stabilité nécessaire, à rendre à l'atmosphère la pureté qui lui manquait. Ces changements si considérables ont
causé de grandes dépenses, mais ils ont été doublement profitables ;
car ils ont rendu à la culture bien du terrain perdu, tout en améliorant
le reste, et ils ont heureusement modifié la santé de la population.
L'importation des produits de la civilisation moderne a complétement
transformé ce pays, autrefois abandonné. Beaucoup a été fait déjà,
et pourtant beaucoup reste à faire à la génération actuelle. Nous ne
pouvons calculer exactement ce qu'a rapporté ici le drainage ; mais
en voyant des champs d'avoine et de blé là où ne poussaient naguère
que les carex et les joncs, nous sommes bien certain qu'il a été l'origine d'une richesse considérable.

» En examinant le chiffre des baptêmes, des mariages et des morts
qui ont eu lieu à Wisbeach de 1796 à 1826, je trouve que, dans les
trois périodes décennales, dont 1801, 1811 et 1821 ont été les années
moyennes, les baptêmes et les morts ont présenté les proportions suivantes :

	Baptêmes.	Morts.	Population.
De 1796 à 1805. . .	1627	1535	4710 (1801).
De 1806 à 1815. . .	1654	1313	5209 (1811).
De 1816 à 1825. .	2165	1390	6515 (1821).

. » Ainsi dans la première période, la mortalité a été de 1 sur 31 ; elle
est descendue dans la seconde au chiffre de 1 sur 40, et s'est abaissée
dans la troisième à la proportion de 1 sur 47. Ce dernier rapport est
au-dessous de la moyenne qu'a donnée pendant les deux dernières
années la mortalité du royaume entier (voyez le *Second rapport du
Registre général*, p. 4, édit. in-folio). Ces résultats montrent clairement
que la mortalité a notablement diminué depuis un demi-siècle, et
l'on ne peut douter que l'assainissement produit par le drainage ne
soit la cause principale de cette amélioration. »

Bien des parties de l'Angleterre pourraient fournir des preuves du
même genre. Les rapports statistiques dressés en Écosse par les officiers communaux permettent de constater que le drainage a eu dans
presque tous les comtés des effets très heureux sur la santé générale ;
ces résultats sont signalés dans des notes spéciales. Sutherland, commune de Rogart : « Saine, drainage très répandu. » Far : « Pas de
maladie prédominante, emploi du drainage. » Ross et Cromarty-

Alness : « Santé bonne, terrain sec, climat amélioré par le drainage. »
Vous voyez par là que de tous les progrès faits en agriculture, le drainage est celui qui paraît le plus intimement lié à l'amélioration de l'état
sanitaire. A propos d'une autre commune de la même contrée, Kilmuir, Wester et Suddy, les notes donnent ces indications : « Saine,
grandes améliorations, c'est à peine si un arpent est resté dans son état
primitif. » Rosmarkie : « Saine, agriculture très perfectionnée : » Elgin.
— New-Spynic : « Santé satisfaisante, beaucoup de terrain gagné, beaucoup de drainage. » Alves : « Bonne santé, terrain sec ; on se sert quelquefois de bois pour faire les drains. » Bauff. — Deckford : « Population bien portante, qui vit longtemps : drainage très usité. » Kincardine-Fordoun : « Drainage si abondant, qu'il n'y a plus de marais ;
fièvres intermittentes autrefois communes, inconnues aujourd'hui. »
Angus Carmylie : « État sanitaire amélioré par le drainage. » Kinross-
Kinross : « Fièvres d'accès très fréquentes il y a soixante ans, à
cause de la présence de marais. Il n'y en a plus maintenant. » Oswell :
« La fièvre intermittente a disparu depuis que les terrains sont drainés. »
Perth-Methven : « Le nord a été fort amélioré par le drainage. » Redgorton : « Saine, pas de maladie prédominante ; le drainage et la culture ont fait disparaître la fièvre de marais. » Moneydie : « Santé bonne,
grandes améliorations par le drainage. » Abernyte : « Depuis que le
pays a été drainé, la scrofule est rare et la fièvre d'accès inconnue. »
Monzie : « État sanitaire satisfaisant, beaucoup de terrain rendu à la
culture. » Auchterarder : « Beaucoup de drainage, beaucoup de terrain reconquis, climat sain. » Muckhart : « Grands progrès en agriculture, plus de fièvres intermittentes. » Muthill : « Bonne santé, extension
du drainage et de la culture. » Et des renseignements analogues sont
donnés sur tous les districts ruraux du pays.

De toutes les maladies que produisent les contrées marécageuses, la
fièvre intermittente est la plus importante, et son extinction est la plus
saisissante, la plus éloquente de toutes les modifications causées par
le drainage ; aussi la voyons-nous souvent mentionnée dans les notes
précédentes. Mais là ne se bornent certainement pas les heureux résultats du drainage ; il peut améliorer la santé publique en faisant disparaître d'autres maladies propres aux pays de marais, et la remarque
faite à propos de la commune d'Abernyte, « depuis que le pays a été
drainé, la scrofule est rare », était sans doute fondée sur une exacte

probants ; mais quelque disposé que je sois à reconnaître l'amélioration
survenue dans la santé publique sous l'influence du drainage, des
habitudes de propreté et d'un confortable mieux entendu, je ne puis
cependant admettre que nous devions attendre de l'action de ces causes
une diminution marquée de la fièvre continue en Irlande.

En vous parlant ainsi, je vous semble peut-être me contredire moi-
même ; il n'en est rien. Déjà je vous ai fait connaître en partie les
motifs de ce dissentiment : selon moi, la propagation de la fièvre
dans ce pays dépend de quelque influence générale atmosphérique, ou, si l'on aime mieux, *climatérique*, qui nous est complétement
inconnue, et qui est entièrement indépendante de toute considération
de localité ; en conséquence, les villes les plus civilisées, les campagnes
les mieux drainées ne sont pas moins exposées aux atteintes du typhus
épidémique que les régions les plus abandonnées et les plus marécageuses de notre île. D'une autre part, les causes de ces épidémies ne
sont point liées aux grandes révolutions des saisons ; la maladie exerce
parmi nous les mêmes ravages dans les temps de sécheresse et dans
les temps de pluie, et ses épidémies paraissent braver également, et les
rigueurs de l'hiver, et les chaleurs de l'été. Il est d'autres maladies qui
dépendent évidemment des modifications physiques de l'atmosphère,
et j'ai fait cette remarque curieuse : toutes les fois qu'à Dublin le temps
devient sec et calme, la population est maladive. Ce fait, si singulier au
premier abord, peut cependant s'expliquer. Les Irlandais sont accoutu-
més à de rapides changements de température, à des périodes alternatives de vent et de pluie ; aussi lorsque le temps est sec et stable, ils se
trouvent dans des conditions pour ainsi dire anomales et extraordinaires.

Quoi qu'il en soit, il est un fait bien avéré, c'est que la fièvre fait plus
de victimes en Irlande que dans aucune des contrées occidentales de
l'Europe. Les médecins le savent depuis longtemps, et cette assertion
est amplement justifiée par le relevé suivant que j'emprunte au tableau
de décès donné par le chirurgien Wild. Ce tableau a été publié dans le
rapport des commissaires du recensement de l'Irlande, en 1841. « Dans
la période de dix ans, qui s'étend du mois de juin 1831 au mois de juin
1841, il y a eu, d'après le recensement, 112 072 décès causés par le
typhus fever, et cela dans la proportion de 100 hommes contre 86,14
femmes ; le rapport entre la mortalité du typhus et celle qui est
résultée de toutes les autres causes réunies est comme 1 est à 10,59 ;
entre le typhus seul et toutes les autres maladies épidémiques, le rapport est de 1 à 3,4.

1. — 2ᵉ ÉDIT.

DISTRICT RURAL.		DISTRICT URBAIN.		HOPITAUX, ETC.		TOTAL.	
TYPHUS.	AUTRES CAUSES.	TYPHUS.	AUTRES CAUSES.	TYPHUS.	AUTRES CAUSES.	TYPHUS.	AUTRES CAUSES.
1 sur 3,25	1 sur 13,02	1 sur 7,23	1 sur 19,55	1 sur 1,09	1 sur 2,52	1 sur 3,24	1 sur 10,85
3,48	11,23	6,71	17,55	1,24	2,20	3,59	10,68
3,39	11,59	4,53	12,03	1,10	2,27	3,32	10,81
3,27	9,54	6,97	15,64	1,20	3,13	3,46	9,79
»	»	1 sur 8,24	1 sur 21,36	1 sur 1,10	1 sur 2,69	1 sur 3,01	1 sur 7,68
»	»	6,77	16,75	2,02	3,77	4,49	10,51
»	»	4,01	10,55	1,06	1,93	2,50	6,14
»	»	7,27	15,98	1,06	1,38	4,91	10,45
1 sur 3,36	1 sur 14,28	1 sur 6,41	1 sur 16,78	1 sur 1,14	1 sur 2,40	1 sur 3,40	1 sur 10,59

Les résumés des diverses provinces nous donnent les proportions suivantes entre les décès causés par la fièvre, et le nombre total des morts dans les différents districts, dans les hôpitaux et les établissements publics.

Ce document nous montre qu'en Irlande, la mortalité par la fièvre est un peu moins que le dixième de la mortalité générale, tandis qu'à Londres cette proportion n'est que d'un cinquantième. Cette différence devient encore plus frappante, si l'on considère qu'à Dublin seulement, le chiffre des décès causés par la fièvre est actuellement à peu près le double de ce qu'il est à Londres. Or, d'après le dernier recensement, la population de Londres est d'un million neuf cent mille âmes, tandis que Dublin n'a que deux cent trente-trois mille habitants.

Les remarquables travaux du docteur Cowan ont beaucoup élucidé la question de la fréquence comparative de la fièvre dans les différentes parties de la Grande-Bretagne. Ses relevés montrent que Glasgow est plus mal partagé sous ce rapport que la ville même de Dublin ; car en 1835, 1836, 1837, les cas de mort par la fièvre seulement se sont élevés aux chiffres de 412, 841 et 2180 ; le rapport avec la mortalité générale était comme 1 est à 15,6 — 10 — 4,7. Cependant, comme il y eut en 1837 une effroyable épidémie, cette dernière proportion dépasse la moyenne ordinaire ; car Cowan montre dans une autre partie de son mémoire, que la moyenne annuelle de la fièvre, calculée sur une période de sept années finissant avec 1836, a été de 1842 cas à Glasgow, qui a 200 000 habitants, tandis qu'à Manchester (228 000 h.) elle a été pour la même période de 497, à Leeds (123 000 h.) de 274, et qu'à Newcastle (58 000 h.) elle n'a été que de 39. Ces chiffres, qui contrastent singulièrement avec ceux de l'Irlande, démontrent l'immunité des grandes villes de l'Angleterre, et confirment l'observation que j'ai déjà faite, savoir, que la partie orientale et la partie centrale de la Grande-Bretagne, possédant un climat tout différent du nôtre, sont, par cela même, beaucoup moins sujettes au typhus fever que les régions occidentales, dont les conditions atmosphériques se rapprochent bien davantage de celles qui règnent en Irlande.

Il est digne de remarque que les villes anglaises qui ont avec l'Irlande des relations suivies, Liverpool, Manchester, Bristol par exemple, fournissent au typhus un contingent plus considérable que celles qui ne sont pas placées dans les mêmes conditions. C'est même sur ce fait que s'est appuyé le docteur Lombard, lorsqu'il a annoncé que le typhus tacheté (*maculated*) est importé en Angleterre et en Écosse par les ouvriers irlandais qui émigrent chaque année en grand nombre, à l'époque des moissons. Mais en ce qui regarde l'Écosse, les rapports statistiques de Cowan et d'autres auteurs ont démontré que cette interprétation n'est point acceptable. Il est bien plus probable que la partie occidentale de l'Angleterre, l'Écosse et l'Irlande, possédant un climat presque identique, sont également soumises à ce concours de circonstances qui produit le typhus. Rien assurément n'est plus remarquable que la facilité avec laquelle l'impression du froid (qui ne présenterait aucun danger en Angleterre) amène la fièvre tachetée (*maculated*) en Irlande, et cela chez des sujets qui sont à l'abri de tout soupçon de contagion. C'est au point qu'en dehors des temps d'épidémie, l'action du froid est la cause la plus ordinaire de la maladie.

On a souvent répété, on a souvent écrit que les épizooties règnent toujours en même temps que les épidémies, et l'on pourrait au besoin invoquer les témoignages d'Homère et d'Hérodote à l'appui de cette croyance populaire. Quant à moi, je suis convaincu que certaines maladies, telles que les fièvres intermittentes, rémittentes et bilieuses, etc., peuvent être engendrées par des miasmes, et que ceux-ci, émanant du sol, peuvent exercer une influence non moins funeste sur les bestiaux. L'ouvrage de M. Chadwick contient sur ce sujet quelques données intéressantes :

« Lorsque j'étais occupé à rechercher les effets du drainage sur la santé générale, j'ai été fréquemment informé que les populations rurales n'avaient pas observé sur leur propre santé les heureux résultats de la nouvelle pratique agriculturale, mais qu'elles en avaient constaté l'influence favorable pour la santé et l'amélioration du bétail. Le drainage avait donc été pour ces campagnards la source d'un double avantage : il avait augmenté les produits du sol, et il avait diminué les pertes causées par les épizooties. »

Dans un travail où il s'est proposé de faire connaître les relations qui existent entre la clavelée et certaines maladies de l'espèce humaine, le docteur Edward Harrison a consigné les remarques suivantes :

« Tous les éleveurs expérimentés connaissent le rapport de causalité qui lie l'humidité à la clavelée. Il est d'observation que cette maladie est devenue beaucoup moins fréquente dans le comté de Lincoln, depuis que les cours d'eau et les ruisseaux sont mieux entretenus, depuis qu'on a desséché le sol en ouvrant des fossés, et en plaçant des tuyaux de drainage. Sir John Pringle nous dit que des personnes se sont maintenues en bonne santé durant les saisons insalubres, en habitant les étages supérieurs de leurs maisons, et je suis porté à croire, en ce qui touche les moutons, qu'on peut les soustraire à la clavelée, simplement en leur faisant passer la nuit sur des terrains élevés.

» Feu M. Bakewell disait qu'après le 1ᵉʳ mai, il pouvait à volonté faire naître cette maladie, en arrosant ses étables et en les peuplant lorsqu'elles étaient encore humides. »

Les bons effets de l'entretien [des routes et de quelques pratiques auxiliaires, telles que le drainage des maisons et des chemins, ne se font pas seulement sentir dans les rues des villes ou des villages, mais leur influence s'étend plus loin, au delà des habitations qui bordent les grandes voies de communication.

Harrison, dont j'ai déjà invoqué le témoignage à propos des analogies qui existent entre les épizooties et les épidémies, s'est occupé des moyens de prévenir l'invasion de la fièvre ou de la clavelée, et il avertit les bergers que, tout en ayant des pâturages bien drainés, tout en évitant avec soin ce qu'on appelle dans les champs les « places pourries », ils verront toutes leurs précautions rester inutiles, s'ils n'évitent pas avec la même attention de conduire leurs troupeaux dans les chemins boueux, remplis de flaques d'eau stagnante, qui sont en réalité aussi pernicieuses que les « places pourries » des champs. Il insiste, en outre, avec beaucoup de force sur ce fait, que la clavelée, c'est-à-dire le typhus, a pu être contractée en dix minutes, que des troupeaux entiers peuvent être infectés en un quart d'heure, lorsque le sol a gardé son humidité, et que la température est très élevée. Il cite, entre autres, le fait suivant pour montrer le danger des terrains mal drainés : « Un propriétaire avait envoyé de fort loin quatre-vingt-dix moutons à sa maison de campagne. En arrivant à un pont jeté sur le Berling, l'un d'eux tomba dans un fossé et se cassa la jambe. Le berger prit aussitôt l'animal dans ses bras, et le porta dans une maison voisine où il le pansa. Pendant ce temps, qui ne dépassa pas une heure, les autres moutons eurent toute liberté de brouter l'herbe des fossés et du chemin. Le troupeau arriva enfin à destination, et un mois plus tard il fut rejoint par le blessé. Le berger découvrit bientôt que tous ses moutons, à l'exception du boiteux, avaient pris la clavelée ; et comme ils n'avaient été séparés dans aucune autre circonstance, il est tout naturel de penser qu'ils avaient contracté la maladie en paissant dans les bas-fonds humides. » Ces précautions que l'on doit prendre pour les bestiaux, paraissent également applicables aux populations ouvrières, qui se trouvent placées dans des conditions analogues.

Néanmoins, messieurs, je dois vous dire que, malgré toute la sollicitude avec laquelle j'ai étudié depuis plus d'un quart de siècle la marche du typhus en Irlande, je n'ai jamais pu saisir de relation bien directe entre ces épidémies et les maladies épizootiques. Il est certain qu'on peut voir régner le typhus dans le moment même où une maladie meurtrière frappe les bêtes à cornes, les cochons et les moutons, et un logicien imprudent pourra facilement conclure d'un simple rapport de coïncidence à un rapport de causalité. Mais une observation plus prolongée dissipera bientôt cette erreur, en montrant que la coexistence est purement accidentelle. Les années 1841 et 1842 sont fort démonstratives à cet égard : durant cette période, le bétail de l'Irlande fut décimé par une effroyable épizootie, et je ne me rappelle pas avoir vu à aucune autre époque une plus grande immunité contre le typhus ; il n'y en avait quelquefois pas un seul cas dans les salles de cet hôpital,

Je vais maintenant remplir la promesse que je vous ai faite au commencement de cette leçon, et vous présenter l'histoire abrégée de l'épidémie de 1847, en insistant surtout sur les causes qui l'ont amenée. Je terminerai en résumant mes opinions sur le sujet.

Après avoir fait quelques recherches (1) sur l'extension de la fièvre en Irlande pendant les années 1837 et 1838, je fus amené à cette conclusion, que les causes principales de la diffusion des épidémies dans notre pays doivent avoir un caractère de généralité très prononcé, puisque nous observons le plus parfait accord entre les résultats fournis par les villes les plus éloignées, et les plus différentes sous le rapport de la situation et de l'exposition. Il faut que l'île tout entière soit soumise au même instant à une influence générale, agissant partout avec la même violence ; c'est là ce qui explique la coïncidence dont je viens de parler, c'est là ce qui permet de comprendre comment l'épidémie présente en même temps son maximum d'intensité dans des lieux très différents. Il va sans dire que la connaissance de cette influence épidémique inconnue, qui, même à son degré le plus faible, n'est encore que trop puissante en Irlande, ne doit pas nous empêcher d'admettre l'action de plusieurs autres causes, moins importantes, il est vrai, mais également aptes à produire le typhus. Nous devons signaler ici le refroidissement subit, les fatigues, les émotions morales et la contagion. La dernière épidémie a pleinement justifié ces assertions.

(1) Ces recherches ont été publiées tout au long dans dans le XIVᵉ volume du *Dublin Journal of medical science.*   (L'AUTEUR.)

Les relations qu'on a cherché à établir entre les épidémies de fièvre et la disette ont été l'origine de bien des maux. La diffusion considérable de la fièvre de 1847, son développement rapide, la mortalité extraordinaire à laquelle elle a donné lieu, tout cela peut être en grande partie attribué à l'importance fort exagérée que l'on a, dès le début, accordée à la famine. Cette maxime, érigée en loi absolue : « S'il n'y avait pas de famine, il n'y aurait pas d'épidémie, » empêcha de donner aux causes réelles de la maladie toute l'attention qu'elles exigeaient. Bien plus, ces causes étaient directement mises en action par les mesures mêmes qu'on adoptait, pour suppléer à l'insuffisance de la nourriture.

L'usage d'une alimentation insuffisante ou malsaine prédispose à la maladie, par suite de l'influence débilitante qu'elle exerce sur l'économie ; les individus sont alors plus susceptibles d'être touchés par la contagion, lorsqu'une épidémie existe, mais je ne puis admettre que cette cause soit suffisante pour engendrer une épidémie. L'encombrement, le manque d'air et la saleté, voilà des influences qui, par elles-mêmes, peuvent produire des maladies épidémiques ; s'il vient s'y ajouter l'action éminemment dépressive de la famine, nous aurons réunies toutes les conditions les plus capables de provoquer la diffusion d'une maladie contagieuse existant déjà ; or, nous l'avons dit, le typhus est constamment endémique en Irlande.

Une récolte insuffisante de pommes de terre, jointe à d'autres circonstances fâcheuses, fut pour tout le pays une cause de disette en 1845 et en 1846. Dans la première année, les cas de typhus ne dépassèrent pas de beaucoup leur chiffre ordinaire, et l'on prit des mesures très actives pour donner au peuple de l'occupation, et une nourriture suffisante. Ces mesures eurent pour effet d'exposer à l'action de l'air, pendant une saison froide et humide, une foule d'individus réunis, et d'encombrer, dans toute la contrée et dans une proportion vraiment épouvantable, les maisons d'asile et les établissements hospitaliers.

C'est alors que la famine (dit le docteur Lalor dans sa description de l'épidémie de Kilkenny) poussa les flots d'une population à demi affamée dans les grandes villes, dans les cités opulentes, où les moyens d'alimentation étaient plus abondants; les misérables auberges où ces gens trouvaient un abri furent bientôt remplies ; elles devinrent autant de foyers de contagion, où l'on vit naître les plus mauvaises formes de la fièvre. L'impureté de l'air fut encore augmentée par suite de l'accumulation dans les rues et dans les allées d'une prodigieuse quantité de fumier et d'excréments humains. Ces tristes circonstances étaient dues,

soit à la prédominance des affections intestinales, soit à la cherté et à
la disette des vivres, chacun n'ayant d'autre souci que d'assurer sa sub-
sistance, soit enfin à l'impuissance et à la mauvaise volonté des fermiers,
peu disposés à faire des frais d'engrais pour une culture aussi précaire
que celle des pommes de terre. C'est dans le voisinage de ces rues et de
ces ruelles que la fièvre sévissait principalement, réservant aux classes
aisées ses coups les plus meurtriers.

Le rassemblement d'un grand nombre d'individus, aussi bien en plein
air que dans l'intérieur des maisons, a été de tout temps une cause
active de maladie. Ainsi, en 1812, dans la province de Gujerat (Indes
occidentales), la population encombrait les villes par suite d'une grande
disette, lorsqu'une épidémie vint la décimer impitoyablement ; seulement c'était ici une épidémie de variole. Mais on ne trouverait peut-
être pas dans les annales du monde entier une démonstration aussi
effroyable des effets de l'*entassement*, que celle qui a été fournie en
Irlande par l'année 1847. Tous les journaux, tous les écrits périodiques
du temps s'accordent sur ce point, que *l'épidémie de 1847 a été produite par le rassemblement d'une énorme quantité d'individus sur le
même point, dans les maisons d'asile par exemple, et dans les bâtiments où
l'on distribuait des vivres.* Voici d'ailleurs quelques preuves à l'appui.

Le rapport des *Commissaires du droit des pauvres*, publié en mai 1847,
renferme des détails d'un terrible intérêt sur les progrès de la mortalité en Irlande. Pour la semaine de 1846, qui finissait le 4 avril, le
nombre total des décès dans les maisons d'asile de l'Irlande avait été
de 159 ; pour la semaine correspondante de 1847, finissant au 3 avril,
il s'éleva à 2706. L'augmentation des cas de maladie et l'extension
de la fièvre sont plus effroyables encore. Le nombre des malades avait
plus que doublé : au 4 avril 1846 il y en avait 50 861, et au 3 avril 1847
106 888 ; dans les hôpitaux, la proportion s'était élevée de 8121
à 28 239, et dans les établissements consacrés spécialement au typhus,
elle avait monté de 864 au chiffre colossal de 8931.

Mais ces rapports sont encore plus effrayants, s'il est possible, lorsqu'ils nous font connaître la mortalité qui existait alors, et son augmentation rapide à partir du mois de novembre. En avril 1846, la
mortalité hebdomadaire était de 3 sur 1000 habitants. Dès le mois de
novembre, elle montra une tendance à s'accroître; pendant les quatre
semaines de décembre, elle arriva successivement aux chiffres 7,4, —
8,6 — 10,3 — 11. En janvier 1847, elle fut de 12,2 dans la première semaine, de 13,3 dans la dernière. Pendant la première semaine de février

la proportion fut de 17, et pendant la dernière elle monta à 19,5. En mars elle oscilla entre 20 et 22, et enfin en avril elle s'éleva à 25. Il y eut 25 décès par chaque millier d'habitants, dans la dernière semaine dont il est fait mention dans le rapport.

Voici comment s'exprime un des journaux du temps :

« Depuis quelques mois le typhus fait à Cork de lents, mais constants progrès ; ceux qui ont examiné attentivement le rapport médical publié en février dernier sur l'hôpital de Cork seront fort étonnés non pas que la maladie ait fait irruption dans la ville avec une si terrible rapidité, mais que le fléau qui épouvante aujourd'hui les habitants ait été si longtemps contenu. Dans l'hôpital on mettait trois, quatre et même cinq malades dans le même lit, et dans les salles des convalescents il y avait quarante-cinq lits pour cent vingt personnes. On ne pouvait attendre d'un tel état de choses un autre résultat que celui que nous voyons aujourd'hui. » Dans les autres hôpitaux, les mêmes effets se sont produits partout où il y a eu encombrement. Il en fut ainsi à Dublin, à Fermanagh, à Galway, à Limerick, à Waterford, etc. L'hôpital de Killmallock, bâti pour 800 personnes, en renfermait près de 1500 le 17 février. Aussi le typhus et la dysenterie y firent de nombreuses victimes, et les malades, affolés de terreur, commençaient à abandonner l'établissement, lorsque les commissaires du droit des pauvres défendirent toute admission ultérieure. Cet exemple prouve péremptoirement que l'entassement était la cause de ces maladies ; car, lorsqu'au mois d'avril le chiffre des pensionnaires fut réduit à 1000, il y eut une diminution rapide dans le nombre des malades.

Le docteur Dillon, chirurgien de la *Co. Mayo Infirmary*, l'un des gardiens du droit des pauvres, m'a écrit au mois de mai 1847 une lettre dont je vais vous lire quelques lignes ; elles seront pour vous un témoignage de plus : « Les commissaires ont donné une triste preuve de leur ignorance en police médicale, et ils ont montré qu'ils sont complétement incompétents pour s'occuper de l'état sanitaire du pays: car la maladie régnait partout où leurs établissements étaient en activité, mais elle régnait *là seulement*. Nous ne voudrions pas ouvrir nos portes et rassembler les pauvres, si nous n'avions pas d'argent pour subvenir à leurs dépenses, car nous serions délaissés et voués à la haine ; mais, grâce à Dieu, nous avons épargné, par notre conduite, la vie des hommes, et nous avons vu notre résidence être moins cruellement frappée que toute autre partie du royaume, soumise à l'institution du droit des pauvres. Nous avons en même temps secouru les malheureux par des souscriptions particulières, et la disette a fait chez nous moins de victimes que partout ailleurs (1). »

Je n'ai pas l'intention de vous exposer dans tous ses détails l'histoire de l'épidémie de 1847. Je désire avant tout vous montrer que cette épidémie nous a révélé une fois de plus les causes de la propagation du typhus dans ce pays, ainsi que le caractère contagieux de la maladie. Aucune ville en Irlande n'a été plus éprouvée que Cork ; nulle part aussi les influences pathogéniques n'ont été plus prononcées. Déjà je vous ai dit à quel point l'hôpital de cette ville était encombré ; aussi le nombre des victimes atteignit d'effroyables proportions. Du 22 décembre 1846 au 24 avril 1847, c'est-à-dire dans un espace de quatre mois, 2130 personnes périrent dans l'enceinte de l'établissement. La période d'accroissement se déclara à peu près à la même époque, et dura jusqu'au milieu de mars ; à ce moment, les mesures sanitaires prises par le conseil commencèrent à porter leurs fruits, et amenèrent dans la mortalité un déclin graduel, mais non sans quelques oscilla-

tions. Voici du reste les chiffres exacts des décès par semaine et par
mois, à dater du 27 décembre.

JANVIER.		FÉVRIER.		MARS.		AVRIL.	
Dates.	Morts.	Dates.	Morts.	Dates.	Morts.	Dates.	Morts.
2.....	59	6.....	128	6.....	143	3.....	159
9.....	59	13.....	164	13..... •	183	10.....	128
16.....	60	20.....	146	20.....	171	17.....	132
23.....	60	27.....	168	27.....	175	24	104
30...... •	91	»	»	»	»	»	»
Total ...	329	Total ...	606	Total...	672	Total ...	543

Et l'on arrive ainsi, comme je l'ai dit, au chiffre presque incroyable
de 2130. Dans le mois de mai il y eut encore 359 décès, et dans le mois
de juin un peu plus de 200. A dater de ce moment, grâce à la diminution de l'encombrement et à quelques autres précautions hygiéniques,
le nombre des malades et la mortalité proportionnelle s'abaissèrent
rapidement.

Il serait facile de multiplier les exemples, et de citer un grand nombre
de cas dans lesquels le typhus a reconnu pour cause l'*entassement* des
malades. Feu Pearson, chirurgien des plus distingués, autrefois attaché
au Lock hospital de Londres, a observé constamment que les cas de

*grafico statistico comparativo della febbre petecchiale che ha regnato epidemicamente
negli anni 1817 e 1818*, etc. Milano, 1822 (voy., entre autres, p. 537). — J. V. ab
Hildenbrand, *Ueber den ansteckenden Typhus nebst einigen Winken zur Beschränkung
oder gänzlichen Tilgung der Kriegspest und mehrerer anderen Menschenseuchen*,
2e édit. Wien, 1815, p. 132. — Joseph Frank, *Praxeos medicæ præcepta universa*,
2e édit. Lipsiæ, 1826, art. TYPHUS. — W. W. Gerhard, *Clinical Lectures*. Philadelphia,
1848. — R. Reid, *Transactions of fellows and licenciates of the king and queen's
College of physicians in Ireland*, III, 1820.

Je crois être utile en donnant ici l'indication bibliographique des travaux que Graves
a cités sans en indiquer la source.

. Percival, *Practical observations on the treatment, pathology and prevention of
typhus fever*. London, 1819. — Bateman, *Succinct Account of the contagious fever of
this country, exemplified in the epidemic now prevailing in London*. London, 1818.
— Armstrong, *A practical illustration of typhus fever, of the common continued fever
and of inflammatory diseases*. London, 1819. — H. Clutterbuck, *Observations on the
preservatory and treatment of the epidemic fever at present prevailing in the metro-
polis and most parts of the united kingdom*. London, 1819. — R. Graham, *Practical
observations on continued fever, especially that form at present existing as an epidemic*.
Glasgow, 1818. — Barker and Cheyne, *Account of the epidemical fever in Ireland*.
London, 1824.   (Note du TRAD.)

fièvre augmentaient, toutes les fois que le nombre des malades, réunis dans la même salle, dépassait une certaine limite. Frappé de la constance de ces résultats, il eut l'idée de diminuer, dans chaque salle, le nombre des lits, et dès lors le typhus disparut sans retour.

Du reste, il y avait à Cork bien d'autres causes capables d'aider au développement de l'épidémie. Écoutez ce que dit à ce sujet un journal du temps, et vous croirez qu'il s'agit d'une ville pestiférée du moyen âge, bien plutôt que de la seconde ville de l'Irlande, frappée du typhus au milieu du xix° siècle.

« L'incursion des pauvres de la campagne continue dans les mêmes proportions, mais on s'en aperçoit moins, parce que ces malheureux attendent la nuit, dans les faubourgs de la ville; ils entrent alors en rangs serrés; les vieux parents portent liées sur les épaules les couvertures de leurs lits, les enfants traînent des pots, des casseroles, des cruches, de vieux sacs et d'autres objets de ce genre. En moyenne, il entre journellement 300 de ces misérables créatures dans notre ville; elles y apportent à la fois la saleté, la vermine et la maladie. Elles sont entassées sur de la paille dans les rues principales, remplissent les ruelles et les allées, deviennent ainsi des sources trop abondantes, hélas! de contagion. Si les hommes chargés de veiller à l'hygiène publique ne se hâtent pas de faire nettoyer et blanchir les maisons, il est à craindre que l'infection n'exerce des ravages épouvantables sur une telle agglomération de population, principalement dans les quartiers mal ventilés. Le nombre des décès s'élève aujourd'hui à une moyenne de 500 par semaine; dans cette évaluation sont comprises les maisons de secours, les prisons, les autres établissements publics; on a tenu compte aussi des malheureux que la fièvre et la faim font mourir dans les rues. Quoiqu'on ait ouvert lundi le Cat Fort hospital, qui peut recevoir 200 malades, cette ressource est complétement insuffisante, et une foule de patients sont couchés sur de la paille, dans la rue qui conduit à l'hôpital. On a créé dans le voisinage un autre établissement qui contient 120 lits. Les promenades, les lieux fréquentés sont encombrés de malheureux : les uns, accroupis sur de la paille, cherchent les rayons du soleil, les autres sont blottis sous des couvertures; tous, misérables sujets de pitié et de dégoût, vivent de la charité des passants. On a vu cette semaine de nouveaux convois arriver sur le quai de Camden. Quoique tous ces gens portent sur eux l'empreinte de la misère, beaucoup cependant sont des imposteurs; car ils ont un peu d'argent, et lorsqu'on les conduit aux dépôts de vivres, ils refusent ce secours avec dédain. La compassion mal entendue du public maintient ces misérables dans l'intérieur de la ville, quoiqu'ils n'aient aucun droit à y rester ; il serait beaucoup plus sage de les renvoyer dans leurs propres districts, puisque des comités de secours et des dépôts de soupe sont établis maintenant dans toute la contrée. Vendredi dernier, une femme de la campagne a abandonné son enfant à moitié nu et en pleine éruption de variole ; elle l'a laissé dans le milieu de Patrick-street comme un legs aux citoyens. »

J'extrais encore du *Westminster Review*, d'avril 1847, quelques observations judicieuses, qui ont directement trait au sujet qui nous occupe.

« Il est fort regrettable qu'avec une grande ardeur pour la création des moyens de secours, on se soit si peu occupé du meilleur procédé de leur application. L'infection a été le résultat de cette charité mal ordonnée ; et la mort même n'a éveillé aucun soupçon sur cette faute : nous n'avons pas vu que nous aidions nous-mêmes aux effroyables dévastations de la maladie. On dit que dans les maisons de secours de l'Irlande, la mortalité de l'année a atteint le chiffre de 70 000 décès ; mais est-on fondé le moins du monde à prétendre que cette mortalité est l'effet des privations ? Les pensionnaires de ces établissements ne sont-ils pas nourris, chauffés et habillés ? Est-il un seul membre du comité de salubrité qui ne soit pas en mesure d'affirmer au gouvernement que ce triste résultat dépend avant tout de l'encombrement, et d'une aération défectueuse ? Faut-il que de telles conditions soient maintenues plus longtemps sous prétexte de charité ? Ne doivent-elles pas être au plus tôt dénoncées comme les agents de la mort ? Le rapport de M. Twisleton nous a appris qu'au 17 octobre dernier, sur les 130 maisons de secours que possède l'Irlande, 29 seulement étaient pleines ou à peu près ; les 101 autres pouvaient entre elles toutes recevoir encore 34 000 pensionnaires. Mais lorsque l'exécution des travaux publics entrepris par le gouvernement eut fait mettre sur pied, pour ainsi dire, une gigantesque armée de 500 000 hommes, qui consommèrent toutes les ressources du pays, lorsque le prix des subsistances eut incessamment augmenté, lorsque les familles eurent été abandonnées par leurs membres les plus robustes, alors la partie la plus faible de la population se précipita dans les maisons d'asile, seul refuge qui lui fût offert. Singulier refuge en vérité que celui où l'on n'entrait que pour souffrir et mourir !...... Nous pouvons montrer aussi comment l'infection extérieure fut la conséquence nécessaire de ces secours mal administrés. Un noble lord apprend, par la voie des journaux, que la

se transporte d'Oxford à Skibbereen pour juger des faits par lui-même. Il entre dans une chambre contenant trente individus, tous morts ou mourants. Il voit des hommes entasser les cadavres dans des charrettes avec une indécente précipitation. Cela lui suffit; il ne songe pas à s'enquérir si la maladie ne pourrait pas, par hasard, s'être développée dans ce lieu, sous l'influence d'une autre cause que la disette ; il ne remarque pas que Skibbereen, ville bien située, placée dans d'excellentes conditions, et relativement riche, est devenue un centre de secours, un foyer de la charité anglaise, et qu'en conséquence elle a été soudainement envahie par tous les pauvres des cantons environnants, qui viennent chercher dans les cloaques de ses rues un abri nocturne. Il n'accorde aucune attention aux rapports sanitaires, ni même à l'ancienne et vulgaire histoire du cachot de Calcutta. Il ne réfléchit pas que propager un pareil système de bienfaisance, c'est creuser plus profondément encore l'abîme de misère qu'il a ouvert. Il ne demande pas qu'on modifie les procédés de secours, il demande seulement qu'on fasse davantage, et frappé de terreur par ce qu'il a vu, il se hâte de retourner en Angleterre, où il contribuera, malgré lui, à augmenter encore l'horreur de cette désastreuse situation ! »

On commet une autre faute. Lorsque les pauvres étaient admis dans les maisons d'asile, ils passaient soudainement d'un régime insuffisant et malsain à l'usage d'une nourriture saine et abondante. Or, tout changement de ce genre, même lorsqu'il s'agit d'une amélioration, est dangereux, et augmente la susceptibilité morbide. A Cork, durant l'épidémie, on fut obligé de former un campement pour les troupes, parce que les recrues qui arrivaient à moitié affamées, souffraient beaucoup du changement de régime et tombaient malades. Il y a quelques années, par suite de causes semblables, un des meilleurs régiments de Suède, composé de Dalécarliens, perdit près de la moitié de ses hommes. Ces soldats avaient dû quitter leur pays pour se rendre dans la capitale : au pain noir et aux pois qui formaient leur alimentation habituelle, succéda la nourriture plus substantielle de Stockholm, et ce changement altéra tellement leur santé, que pour sauver les survivants, on dut les remettre à leur régime ordinaire.

Toutes les considérations qui précèdent sont autant de preuves du caractère contagieux du typhus ; mais son développement rapide à Liverpool et à Glasgow, les deux villes de la Grande-Bretagne qui ont avec l'Irlande les communications les plus immédiates, son extension à l'Amérique anglaise et à New-York par l'intermédiaire des émigrants, ne peuvent laisser aucun doute sur cette question.

Au commencement du mois de mai 1847, lord Brougham présenta à la chambre des lords une adresse des habitants de Liverpool, portant que 103 000 Irlandais étaient arrivés dans la ville durant les six derniers mois ; peu de temps après le typhus d'Irlande éclatait dans cette cité avec toute sa violence, et y faisait un nombre considérable de victimes. Si nous consultons le registre général des décès pour l'Angleterre, nous verrons qu'il y eut à Liverpool, district de Saint-Martin, pendant le deuxième trimestre de 1847, 661 décès, c'est-à-dire 200 de plus que dans la période correspondante de l'année précédente ; le typhus et la diarrhée furent les affections dominantes. Dans le district de Great Stewart-street, il y eut 1080 morts : ce grand accroissement de la mortalité doit être attribué, dit le rapport, à la fièvre d'Irlande qui décime les pauvres. Dans le quartier de Dale-street « 809 décès, c'est-à-dire 320 de plus que dans le trimestre précédent (1). Cette différence est due tout entière aux ravages de la fièvre parmi les Irlandais de la basse classe ; 280 succombèrent au typhus et 40 à la variole. » Dans le quartier de Saint-Thomas, « le chiffre des morts a notablement dépassé la moyenne ordinaire, et cela par suite des progrès alarmants de la fièvre. » Dans le district de Mount-Pleasant « 1007 décès (ce qui constitue avec le précédent trimestre une différence de 499), provenant uniquement de l'affluence des Irlandais pauvres dans la ville de Liverpool. » Dans le district d'Islington, il y eut 466 morts, 193 de plus que dans la période parallèle de 1846 ; dans l'arrondissement de Saint-George « le nombre des décès (188) dépassa celui de toute autre époque, et présenta un excès de 88 sur le trimestre correspondant de 1846.

Dans le compte rendu du troisième trimestre de 1847, le rapporteur consigne les remarques suivantes : « Une des villes les plus malsaines du royaume, Liverpool, a été, pendant une année, l'hôpital et le tombeau de l'Irlande. Les nombres des décès pour les quatre trimestres de 1846 ont été 1934, 2098, 2946 et 2735 ; pour les trois premiers trimestres de 1847, les chiffres sont 3068, 4809 et 5669 ! Ajoutons à ces résultats le chiffre de 3735 qui appartient aux derniers trois mois de l'année, et nous avons une mortalité totale de 17 271. La popu-

_____

(1) Le texte porte 230, mais c'est évidemment une faute typographique, puisque nous lisons un peu plus loin que 280 malades succombèrent au typhus, et 40 à la variole.   (Note du TRAD.)

lation de Liverpool était au dernier recensement de 223 054 habitants.
Il est impossible de décrire plus éloquemment que ne le font ces courtes
notes du rapport le spectacle pitoyable que présentait cette grande cité
avec ses lazarets flottants sur la Mersey, ses maisons d'asile regorgeant
de pauvres affamés, ses trois hangars préparés pour 300 personnes, et
constamment pleins de malades; et le fléau commençait à ravager les
classes élevées. »

De Liverpool, le typhus ne tarda pas à envahir toutes les grandes cités
de l'Angleterre, frappant de ses coups les plus meurtriers les villes manu-
facturières, encombrées de population : Manchester, par exemple,
Leeds, Birmingham, Sheffield et Londres.

A Glasgow, la maladie fut directement importée d'Irlande, et la mortalité y fut si considérable, qu'elle dépassa de beaucoup celle qu'on
avait observée pendant l'année du choléra. Les tables nécrologiques
donnent, pour 1847, 18 886 décès, 7250 de plus qu'en 1846. Il a été
démontré que ce triste résultat fut dû à l'immigration des pauvres irlandais, dont la maladie se propagea rapidement à toute la ville.

On a calculé que pendant l'année 1847, le nombre des émigrants
pour l'Amérique a dépassé de plus du double celui de l'année précédente ; aussi ne serait-il pas suffisamment exact de dire que les passagers encombraient les navires, ils y étaient littéralement entassés. A
peine un seul vaisseau resta-t-il indemne du typhus durant la traversée,
et la mortalité, comme on pouvait s'y attendre, fut beaucoup plus
grande que sur terre Il résulte de documents authentiques que j'ai
sous les yeux, que 74 539 Irlandais émigrèrent en 1847 pour l'Amérique
anglaise septentrionale, et je vous donne l'estimation la plus basse : sur
ce total, 5293 sont morts pendant le voyage; 8563 furent admis à
l'hôpital des quarantaines à Grosse-Island, et d'après le rapport, 3452
succombèrent, ce qui fait une moyenne de 40 pour 100. Parmi ceux
qui entrèrent à Québec, dans les hôpitaux de la marine et des émigrants, ou qui logèrent dans cette ville jusqu'au 9 octobre, il y eut
encore 1041 décès, ce qui donne un total de 9786 morts jusqu'au
moment où les survivants partirent pour Montréal : c'est donc une
moyenne générale de plus de 12 p. 100. D'après les rapports particuliers de chaque navire, je suis parfaitement certain que ces chiffres ne
sont entachés d'aucune exagération. Le *Ceylan* avait 275 passagers ; à
l'arrivée à destination, 30 étaient morts, 115 étaient atteints du typhus.
Le *Loosthank*, qui portait 349 voyageurs, eut 117 morts ; 20 personnes
seulement furent respectées par la fièvre. Trois vaisseaux perdirent

ensemble 275 individus. Le rapport des commissaires de la salubrité à New-York nous apprend que les vaisseaux en provenance de l'Europe avaient eu en mer 957 décès, et que les trois quarts des malades (Irlandais pour la plupart) admis dans les hôpitaux des quarantaines provenaient de navires anglais.

Ces faits parlent d'eux-mêmes, et démontrent avec une triste éloquence les causes du typhus irlandais, et le caractère contagieux de la maladie (1). En résumé, l'étude attentive de la dernière épidémie et de celles qui l'ont précédée m'a amené aux conclusions suivantes :

I. — Le typhus peut se développer épidémiquement en Irlande, en l'absence de toute disette; l'histoire de beaucoup d'épidémies est là pour le prouver. Pour les détails de la question, je renvoie au commentaire de M. Wilde sur le recensement du gouvernement en 1841; ce commentaire a été publié dans le rapport des commissaires.

II. — La famine peut coïncider avec l'épidémie.

(1) Dans le nombre considérable d'auteurs qui ont traité du typhus, il en est fort peu qui nient le caractère contagieux de la maladie, et en vérité ce caractère ressort avec évidence de toutes les relations d'épidémies. Tous les auteurs que j'ai cités, bien d'autres encore que je pourrais nommer, ont admis la toute-puissance du contagium typhique. Il ne saurait donc y avoir de doute à cet égard. Mais si l'on étudie attentivement les faits rapportés par Graves, si l'on tient compte, en outre, de la diffusion rapidement généralisée de la maladie, je crois qu'on sera porté à admettre que le typhus est aussi infectieux que contagieux. C'est d'abord la contagion, et la contagion seule qui propage l'épidémie ; mais lorsque le nombre des malades est devenu plus considérable sur le même point, l'atmosphère ne tarde pas à être empoisonnée par les effluves qu'ils dégagent ; à partir de ce moment, l'infection vient prêter à la contagion son redoutable concours, et la propagation de la maladie acquiert une épouvantable rapidité. Le typhus est donc, à ce point de vue, une maladie contagio-infectieuse : il semble même que c'est l'élément infectieux qui fait toute la différence, au point de vue de la génération, entre le typhus épidémique et le typhus endémique. Dans ce dernier cas, cet élément tout-puissant manque, et la fièvre limite ses coups à quelques victimes qu'elle frappe çà et là à de rares intervalles ; c'est alors aussi qu'en prenant toutes les mesures nécessaires pour empêcher les effets de la contagion, on réussit souvent à éteindre la maladie sur place. Je n'ai pas besoin d'ajouter, je pense, que je réserve la question de prédisposition individuelle ; ici, comme partout, cette question domine toutes les autres.

Tout en reconnaissant l'influence de la contagion, Graves ne nous dit rien du mode par lequel elle s'opère. Si nous cherchons quelques renseignements à ce sujet dans les auteurs, nous verrons que la propagation de la maladie peut avoir lieu, et par la contagion vive, et par la contagion morte. Les agents de la première sont, au dire d'Hildenbrand (loc. cit.), le pus, la pituite et la lymphe. Joseph Frank (loc. cit.), trad. française de Bayle, I, p. 418) accuse avant tout la sueur et la transpiration insensible, s'écartant en cela d'Omodei, qui assure que les liquides de l'excrétion cutanée,

. III. — Comme les épidémies se succèdent à d'assez courts intervalles et que la disette est malheureusement trop fréquente, il s'ensuit qu'une tendance épidémique du typhus peut exister en même temps que celle-ci.

IV. — Comme il n'y avait pas eu d'épidémie depuis plusieurs années, les chances de coïncidence étaient encore plus grandes en 1847.

V. — La propriété contagieuse du typhus d'Irlande a été amplement démontrée par la dernière épidémie. En revenant de leurs tournées, les avocats et les avoués apportaient avec eux la maladie dans les villes. Il y eut un moment où je soignais ici à Dublin cinq d'entre eux : tous les cinq étaient de Galway ; et M. Raynal m'a fait savoir que dans les dépôts des prisons, tous les cas de fièvre provenaient de la campagne.

VI. — Si les familles qui rentrent à Dublin, après avoir séjourné à la campagne, sont rarement atteintes, cela prouve que les causes qui

en s'évaporant, doivent perdre leurs propriétés nuisibles (*soltanto col volatilizarsi egli vede perdere la virtu infettante*) (*loc. cit.*, p. 482). Mais c'est trop m'arrêter sur une question de détail, d'autant plus inutile qu'on ne peut vraiment pas admettre que la contagion soit localisée dans telle ou telle partie de l'organisme à l'exclusion des autres. J'ai encore ici pour moi l'autorité du médecin italien, qui déclare que toutes les parties solides et liquides sont plus ou moins imprégnées de molécules contagieuses (*più o meno impregnate di molecule contagiose*) (Omodei, *loc. cit.*, p. 480). — Quant à la contagion morte, elle peut avoir lieu par l'atmosphère propre à chaque malade, par les vêtements, par les lits, les tentes, etc. Frank et quelques autres admettent, en outre, que les cadavres peuvent devenir une cause de contagion, mais Lind (*Two papers on fevers and infection*, London, 1763) et Hildenbrand ne partagent pas cette manière de voir.

Le principe contagieux du typhus manifeste ses effets tantôt sur-le-champ, tantôt plus tard : on dit alors que la contagion est latente. Je ne connais pas d'exemple de contagion instantanée plus démonstratif que celui qui a été rapporté par Frank (*loc. cit.*, p. 416) : « Dans une épidémie du bourg de Gernsbach, duché de Bade, en 1769, *mon père* quitta la maison, plein de santé pour visiter ses malades ; mais pendant qu'il prodiguait les soins de son ministère, il fut saisi tout à coup d'une telle prostration, qu'il eut à peine la force de regagner l'endroit d'où il était parti ; la face s'altéra subitement. *Mon frère*, qui paraissait bien portant, était entré à la clinique de Vienne ; tandis qu'il était auprès du lit d'un malade affecté de typhus, il se sentit tout à coup indisposé. « *Ho ricevuto la pistoletta*, » dit-il aussitôt. Et, en effet, les forces lui manquèrent pour retourner chez lui, et, à peine ramené dans une voiture, il fut atteint du typhus, dont il mourut. »

Voyez, pour plus de détails sur la contagion latente : Haygarth, *Letters to the physicians of fever hospital in Dublin*, printed by the Society for bettering the condition of poor in Ireland, 1815. (Note du TRAD.)

compatible avec la conservation de la santé. Aussi le typhus s'est développé rapidement chez ces malheureux, enfermés dans un espace trop étroit; puis, sortant de cet établissement comme d'un foyer d'irradiation, il s'est propagé dans toute la ville. Un tel fait n'a pas besoin de commentaires.

HUITIÈME LEÇON.

REMARQUES GÉNÉRALES SUR LE TYPHUS FEVER. — CLASSIFICATION. — CONTAGION.

d'un malade, a conduit à penser que la contagion agit sur l'économie par l'intermédiaire des nerfs ; et beaucoup de médecins rappellent, pour justifier cette hypothèse, le mode d'action de l'acide prussique, qui tue, *disent-ils,* par son influence sur le système nerveux, et avant d'avoir été absorbé.

Il en est d'autres qui soutiennent que le sang subit la première modification morbide, et ils invoquent, avec une égale confiance, l'action des poisons végétaux, qu'ils affirment ne produire aucun effet, à moins qu'ils ne soient entrés dans la circulation (1). Dans l'état actuel de nos connaissances il est absolument impossible de déterminer de quelle manière agit le poison, et fort heureusement c'est là une question sans importance. Un seul fait est certain, c'est que des modifications se produisent à la fois et dans le sang et dans les sécrétions, telles que la sueur, les crachats, le mucus lingual, les fèces et les urines ; mais ces perturbations dérivent toutes *d'une seule et même cause complétement inconnue.* D'une manière générale, une fois le sang modifié, les sécrétions deviennent plus rapidement anormales ; celles-ci une fois atteintes, le sang est beaucoup plus promptement altéré ; mais la connaissance de ces phénomènes ne conduit à aucune théorie satisfaisante, à aucun résultat pratique.

Les recherches récentes des chimistes sur la composition du sang, dans la fièvre et les autres maladies, ont fait espérer que nous étions au moment de découvrir une loi certaine, fondée sur l'analyse de ce liquide. Pour moi, tout en applaudissant à ces efforts, je dois confesser que je ne crois guère aux résultats avantageux qu'on en attend ; car, à l'exception du traitement du diabète sucré par la diminution des féculents dans l'alimentation, à l'exception des heureux effets qui résultent de l'emploi de certaines substances et d'un régime particulier, dans quelques troubles des fonctions urinaires, la diathèse phosphatique et lithique par exemple, je ne pourrais citer aucun perfectionnement pratique dont nous soyons redevables aux chimistes ; encore ici, remarquez-le bien, ces résultats ont été acquis, non pas par l'examen des liquides vivants, mais par l'étude des liquides sécrétés, et en fait, il est fort inutile de chercher des médications basées sur les principes de la chimie, alors que cette science est dans l'impossibilité de nous rendre compte de l'action de nos médicaments les plus usités.

(1) Expériences de Blake, *Edinburgh med. and surg. Journal,* LIII, p. 49. — *Physiologie* de Müller, traduite par Baly, 2ᵉ édit., I, p. 262.   (L'Auteur.)

Lorsque la chimie nous aura révélé pourquoi le tartre stibié fait vomir, pourquoi le jalap purge, pourquoi l'opium fait dormir ; lorsqu'elle aura découvert les modifications que ces substances produisent dans le sang, alors, mais alors seulement, nous serons en droit de demander à cette science quelque chose de plus ; alors nous pourrons espérer qu'après nous avoir fait connaître les conditions morbides du sang, elle pourra venir à notre aide, en nous indiquant les moyens de faire disparaître, ou même de prévenir ces altérations.

Les différentes *théories de la fièvre*, comme on dit, ont eu bien souvent de fâcheuses conséquences pour la pratique. Les doctrines spéculatives de Brown, de Cullen, de Clutterbuck, de Broussais, de Rasori, d'Armstrong et de nos médecins des Indes, ont successivement mis en honneur la médication stimulante, et la diaphorétique, et l'antiphlogistique, et les sangsues, et le tartre émétique, et le mercure ; chacune de ces méthodes a été tour à tour un objet d'enjouement extrême, le tout au grand préjudice du malade. En ce qui me concerne, j'ai depuis longtemps renoncé à l'espérance d'être jamais en état de formuler une théorie satisfaisante du typhus ; en conséquence je me borne à en étudier avec soin les symptômes, je me contente d'observer l'association et la succession des phénomènes morbides, et de me faire une idée exacte de l'action des médicaments sur leur évolution ; je suis guidé dans le choix des moyens thérapeutiques, soit par l'expérience, soit par la connaissance de l'action des remèdes dans d'autres maladies, qui ont la plus grande analogie avec les complications du typhus.

Dans notre pays, cette fièvre présente une grande variété de caractères ; bien plus, on peut, durant le cours d'une même épidémie, constater des différences remarquables dans les manifestations morbides ; jugez-en par le résumé suivant que j'emprunte à la description remarquable qu'ont donnée Cheyne et Barker de l'épidémie de 1817 et de 1818 (vol. I, p. 425).

« On observa à Limerick un délire furieux et d'autres symptômes indiquant une congestion sanguine vers la tête ; on vit surtout des hémorrhagies nasales, qui présentèrent dans quelques cas une persistance inquiétante.

» Quant aux organes qui étaient le siége des principales déterminations morbides, il y eut à cet égard de notables différences. Dans beaucoup de cas le cerveau fut surtout affecté. Dans quelques endroits, à Ennis, par exemple, il n'y eut pas de phénomènes pulmonaires pendant les premières périodes de la fièvre épidémique ; ailleurs, au contraire,

comme à Listowel, les poumons furent avec le cerveau les organes le
plus profondément atteints. La même observation a été faite à Tralée,
et le docteur Bishop, qui exerçait à Kirsale, a constaté que chez les
enfants les poumons étaient le siége de lésions très nombreuses.

La maladie présenta à Ennis une particularité qu'on a notée ; des sueurs
profuses se montraient au début, sans aucun avantage pour le patient ;
la même remarque fut faite à Waterford, elle est consignée à la page 251
du rapport. A Cork, on observa dans bon nombre de cas une teinte
ictérique de la peau et de la conjonctive. La tête et les organes de la
sécrétion biliaire étaient plus fréquemment atteints qu'ils ne le sont
ordinairement.

» Lorsque la maladie avait fait quelques progrès, il survenait presque
toujours des éruptions de diverses espèces ; elles étaient parfois identiques avec celles qu'on nomme pétéchiales ; parfois aussi elles en constituaient des variétés plus ou moins éloignées : ces phénomènes furent
observés dans presque toutes les parties de la province. Dans quelques
cas, c'était une éruption papuleuse ; chez d'autres malades la peau présentait un aspect bigarré ; ailleurs enfin se montraient des taches ayant
quelque ressemblance avec celles de la rougeole. Barry, qui observait
l'épidémie à Cork, a noté que dans la forme à laquelle il a donné le
nom de *synochus*, les pétéchies se montraient rarement avant le quatrième ou le cinquième jour ; cette remarque renferme implicitement,
sinon directement, la notion de la fréquence de cette éruption. *Ces taches
étaient généralement d'un rouge brillant ; les dimensions en étaient
variables.* Il ne les regardait point comme un signe fâcheux, et n'y
voyait point une contre-indication à l'emploi des moyens déplétifs, qui
étaient utiles pour combattre les phénomènes d'excitation. A Clonmel,
d'après le docteur Fitzgerald, les pétéchies se montrèrent quatre fois
sur cinq ; à Fermoy, elles furent surtout fréquentes chez les pauvres.
A Kirsale, on eut affaire à une éruption rouge, probablement
identique avec celle dont la ressemblance avec la rougeole a été mentionnée ; les pétéchies étaient plutôt rouges que brunes. L'éruption
pétéchiale fut si commune à Listowel, que le docteur O'Connell n'a pas
vu six cas de fièvre qui en fussent exempts ; elle apparut souvent dès
le début de la maladie. Cette même éruption fut observée à Waterford,
où l'on nota également celle qui ressemble à l'exanthème morbilleux.
Les docteurs Clark et Jenkins eurent de fréquentes occasions d'observer
à Bandon cette éruption morbilliforme. A Clonmel les pétéchies furent
très communes, même chez les enfants ; chez eux elles n'indiquaient

aucun danger ; elles accompagnaient souvent au contraire les formes atténuées de la maladie. On vit dans le voisinage de Tramore (et nous croyons qu'il en fut de même dans toute l'Irlande) un homme présenter des pétéchies et les symptômes les plus fâcheux du typhus, tandis que les autres membres de sa famille, couchés dans la même chambre, n'en avaient que les manifestations les plus bénignes. Dans beaucoup de cas, surtout lorsque l'épidémie eut atteint sa période d'état, les poumons furent particulièrement engagés ; c'est ce qu'on observa à Fermoy, à Listowel et à Mallow ; mais à Cork et à Ennis, villes fort éloignées l'une de l'autre, les organes respiratoires ne furent que rarement affectés par la fièvre, du moins au début de l'épidémie.

» Lorsque celle-ci eut existé depuis quelque temps, des symptômes gastriques se manifestèrent, et la dysenterie devint fréquente ; dans beaucoup de parties du Munster, elle suivit la marche de la fièvre. Le docteur Grogan (de Limerick) a noté la fréquence des douleurs rhumatoïdes, et il a signalé un symptôme qui s'est rencontré assez fréquemment aussi dans les autres parties de l'Irlande : la langue, qui, dans les maladies fébriles est blanche, et altérée dans sa coloration et dans l'ensemble de ses caractères physiques, ne présentait souvent aucune modification, et restait humide et nette durant une bonne partie de la maladie. Le même observateur nous a appris que l'élévation de la température de la surface du corps fit souvent défaut à Limerick, bien que ce soit là un des phénomènes les plus caractéristiques de la fièvre ; cette absence de la chaleur fébrile ne fut observée du reste que dans les formes les plus sévères de la maladie. »

Et un peu plus loin nous lisons : « Le docteur Milner Barry (de Cork), dans sa relation de l'épidémie de cette ville, a insisté sur le fait que la maladie a revêtu différentes formes ; il les groupe sous les chefs suivants : 1° *Synochus*, 2° *S. cephalica*, 3° *S. pulmonica*, 4° *S. hepatica*, 5° *S. gastrica*, 6° *S. enterica*, 7° *typhus gravior*, 8° *typhus mitior*, 9° *febricula*. Cette classification de Barry démontre bien qu'il y eut à Cork, comme ailleurs, des déterminations morbides fréquentes sur quelques organes particuliers. »

Depuis plus de vingt années, je professe que l'anatomie pathologique n'a pu parvenir à nous révéler la cause de la fièvre ; je la regarde comme une maladie *essentielle*, et j'adopte pleinement la définition de Fordyce : « *La fièvre* (typhus fever) *est une maladie qui attaque l'économie tout entière ; elle affecte la tête, le tronc et les membres ; elle trouble la circulation, l'absorption et le système nerveux ; elle atteint à la fois le corps et*

l'esprit : c'est donc, dans toute l'étendue du terme, une maladie de l'éco-
nomie tout entière. Il ne s'ensuit pas que toutes les parties doivent être
uniformément et également atteintes; au contraire, il arrive quelquefois
qu'une partie est plus affectée qu'une autre. » « Cette excellente définition
de la fièvre est complétement justifiée par l'observation moderne, notamment en ce qui touche les déterminations locales plus prononcées
sur certains points que sur d'autres. Ainsi en étudiant les fièvres cérébrales, nerveuses, bilieuses, gastriques, catarrhales, nous sommes amenés à penser qu'il faut y voir autre chose qu'une simple maladie du
cerveau, des nerfs, du foie, des intestins ou de l'appareil respiratoire,
et nous concluons que ce sont là tout autant de fièvres accompagnées
d'affections locales prédominantes. Lors donc que nous parlerons de
ces fièvres, ce sera dans le sens indiqué par Fordyce, et nous entendrons
parler de maladies générales, dans lesquelles une partie du corps est
plus affectée que les autres (1). »

Je suis heureux de voir les opinions que j'ai si longtemps défendues
contre la plupart des auteurs de l'Angleterre et du continent être aujour-
d'hui généralement adoptées, ainsi que le montre la citation suivante
que j'extrais du travail de Christison sur la fièvre continue :

« *Caractères anatomiques de la fièvre continue.* — L'anatomie pathologique de cette maladie est demeurée jusqu'à nos jours dans l'enfance
et dans l'imperfection. Mais depuis vingt-cinq ans, il n'est pas de sujet
qui ait été plus travaillé, il n'en est pas dont l'étude ait été mûrie avec
plus de succès, en raison du grand nombre de faits qui ont été observés,
Et cependant il est encore permis de se demander s'il sortira de toutes
ces recherches quelque résultat vraiment avantageux, soit pour les
doctrines, soit pour la pratique médicales. Des modifications anatomiques aussi nombreuses que diverses ont été décrites ; plusieurs d'entre
elles doivent être regardées comme purement accidentelles, parce
qu'elles ne se présentent avec aucune régularité ; il en est d'autres qui
ont été données comme constantes, et quelques auteurs ont cherché la
nature et l'essence de la fièvre dans la condition morbide locale qui
amène ces changements matériels. Mais si l'on tient compte de l'ensemble des résultats auxquels l'observation a conduit les pathologistes
les plus autorisés, il devient impossible de formuler d'autres conclusions que celles-ci : la congestion des organes internes est le seul caractère anatomique constant ; toutes les autres altérations qui ont été

---

(1) Stoke's *Practice of physic*, American edition, p. 409. (L'AUTEUR.)

observées sont sujettes à manquer, et doivent en conséquence être rapportées, lorsqu'elles existent, à quelque affection secondaire. Les recherches faites jusqu'ici sur l'anatomie pathologique de la fièvre nous révèlent *les effets et non pas les causes de la maladie.* Les notions nouvelles que nous avons acquises sont importantes au point de vue pratique, car elles ont fait comprendre aux médecins la nécessité d'étudier et de traiter ces affections secondaires, qui peuvent être à la fois des causes de souffrance et de dangers. Mais la question de l'essence réelle de la fièvre n'en sera pas beaucoup élucidée ; et la persistance téméraire que l'on met à la découvrir a conduit déjà à de graves erreurs, soit en théorie, soit en pratique (1). »

En réalité, messieurs, nos connaissances sur la pathogénie du typhus sont purement négatives ; nous savons ce qu'il n'est pas, et nous ignorons ce qu'il est. L'observation nous apprend que ce n'est ni une cérébrite, ni une méningite, ni une pneumonie, ni une pleurésie, ni une gastrite, ni une entérite, puisqu'il peut exister sans être accompagné d'aucune de ces affections, et que celles-ci à leur tour peuvent naître en dehors du typhus ; mais nous savons aussi que l'une ou l'autre de ces déterminations morbides se développe fréquemment dans le cours de la fièvre, et réclame une attention toute spéciale.

Il est difficile de classer les différentes formes de fièvres qu'on observe à Dublin. Voici les plus remarquables de celles que j'ai eu l'occasion d'observer :

I. — Fièvre continue simple sans taches, sans détermination organique bien appréciable.

II. — Fièvre continue sans taches, mais avec affection prédominante d'un organe.

III. — Fièvre continue avec des taches.

IV. — Fièvre continue accompagnée *dès son début* de troubles gastriques et de sensibilité à l'épigastre.

V. — Cette même forme avec l'exagération de ces symptômes, présentant en outre le vomissement noir et la teinte ictérique de la peau.

VI. — Fièvre continue avec des pétéchies (2).

Chacune de ces variétés de fièvre peut constituer une épidémie à plus ou moins longues périodes ; mais celle qui domine chez nous est la forme tachetée. C'est elle qui apporte aux malades l'immunité ultésure la plus constante, et par là, aussi bien que par son éruption, qui est très marquée, elle se rapproche des exanthèmes ; elle est plus contagieuse qu'aucune autre espèce de fièvre, nouveau trait de ressemblance avec les pyrexies exanthématiques.

Les médecins d'Irlande et d'Écosse s'accordent presque tous à reconnaître au typhus des propriétés contagieuses. Les salles spéciales de Meath Hospital ne sont jamais encombrées; elles sont bien ventilées, d'une propreté parfaite; le bâtiment est placé lui-même dans la partie la plus salubre des environs de Dublin, puisqu'il est situé au-dessous du jardin de Donat-Swift, et pourtant, malgré toutes ces garanties, lorsqu'un individu atteint de quelque maladie autre que le typhus est admis dans le service des fiévreux, il prend la fièvre dans l'espace de quinze jours, quelquefois même plus tôt. Ce résultat est encore plus certain, si l'arrivant a été placé immédiatement à côté d'un malade, souffrant de la forme tachetée. Un peu plus tôt, un peu plus tard, la plupart des élèves qui fréquentent l'hôpital sont touchés à leur tour, il faut qu'ils payent leur tribut ; il en est de même des portiers, des filles de buanderie et des infirmiers.

Dans la dernière épidémie qui a frappé notre pays, le caractère contagieux de la fièvre ne fut que trop évident, car la mortalité fut considérable parmi les membres de profession médicale (1).

Je suis heureux de vous recommander à ce propos les observations de Christison ; du reste, je veux vous faire connaître brièvement quelques-uns de ses arguments à l'appui de la doctrine de la contagion. Il fait remarquer d'abord que dans les cantons peu habités, la maladie est en général très rare, tandis que dans les grandes villes, où la population est agglomérée, le typhus n'est jamais complétement absent; de plus, lorsqu'il devient épidémique, il n'éclate jamais avec cette impétuosité, qui caractérise les maladies *dont l'origine est certainement miasmatique :* loin de là, il se propage graduellement, avec une lenteur proportionnelle à l'étendue de la ville, de sorte que plusieurs mois peuvent se passer, avant qu'il ait atteint son summum d'intensité. Il commence alors à décliner, se retire peu à peu, et revient enfin à son état ordinaire, attaquant çà et là quelques individus à de rares intervalles.

Au commencement de l'épidémie, on voit la fièvre se développer, non

(1) Pour plus de détails sur ce sujet, je renvoie au travail consciencieux et remarquable de Cusack et de Stokes ; il est inséré dans le cinquième volume du *Dublin quarterly Journal of medical science* 'nouvelle série). (L'AUTEUR.)

en frappant des individus isolés et distants les uns des autres, is en s'éloignant peu à peu de quelques localités, qui sont pour elle nme autant de foyers d'irradiation ; elle attaque d'abord successive-:nt les membres d'une même famille, puis elle passe d'une famille à e autre, toujours subordonnée, dans sa route, aux circonstances de isinage, de parenté ou de relations, jusqu'à ce qu'enfin elle étende ses rages à toute la population indistinctement.

Un autre argument d'un grand poids se tire des exceptions mêmes de te règle générale. Quelquefois, en effet, le typhus se développe sou-inement dans les parties de la ville où il n'existait pas jusque-là ; is constamment alors, cette apparition coïncide avec l'importation la maladie d'une localité antérieurement atteinte.

On peut invoquer un nouvel argument plus puissant encore, en faveur la *communicabilité* du typhus (Christison préfère cette expression à les de *contagion* ou d'*infection*). Cet argument le voici : dans les lo-ités bien circonscrites où vivent un grand nombre d'individus, la ladie se développe invariablement parmi les gens bien portants, lors-'elle a été importée du dehors ; mais en toute autre circonstance, rien pareil n'est observé. Voici, du reste, un exemple qui indique exac-nent comment les choses se passent dans les grands établissements, que les infirmeries et les hôpitaux consacrés aux fiévreux. Durant vingt années qui viennent de s'écouler, l'infirmerie d'Édimbourg a :u, pendant trois épidémies successives, un nombre considérable de lades ; chacune de ces épidémies a duré de trois à quatre ans ; les ux intervalles qui les ont séparées ont varié entre trois et cinq ans. bien ! lors de ces époques intermédiaires, si les malades venant du ors étaient en petit nombre, les cas de fièvre développés dans l'hô-al, parmi les gens de service, étaient extrêmement rares. Mais pen-nt le règne de chacune de ces épidémies, le typhus sévit avec inten-ë sur toutes les classes d'individus attachés à l'hôpital : médecins, ernes, surveillants, infirmiers, blanchisseuses, garçons de phar-icie, tous furent plus ou moins atteints, quelques-uns même très ieusement.

Les mêmes faits furent observés plus nettement encore dans un blissement dont on fit, à chaque retour de l'épidémie, un hôpital icial. Dans l'intervalle, il eut successivement plusieurs destinations ; is il fut toujours encombré d'habitants. Occupé d'abord par des dats qui y étaient casernés, ce fut ensuite un asile pour plusieurs itaines de malheureux qu'un vaste incendie avait privés d'abri pendant l'hiver; peu après, on en fit une maison de quarantaine pendant le choléra. Il y a quelques années, enfin, pendant la cruelle épidémie de typhus qui ravageait alors cette cité, ce bâtiment fut occupé par plus de 300 personnes de la plus basse classe, à savoir, par des vagabonds et d'autres individus dans le dénûment le plus absolu. Or, chaque fois qu'il fut transformé en hôpital pour les fiévreux, les gens de service furent atteints dans des proportions vraiment extraordinaires; c'est à peine si un seul resta indemne, parmi ceux du moins qui firent un séjour un peu long dans cet établissement. Pour donner à ces deux ordres de faits toute leur valeur, il est bon de noter que pendant ces diverses épidémies, le typhus fit très peu de ravages, soit autour de l'infirmerie, soit aux environs de l'hôpital (1). »

Il serait superflu de rappeler ici les nombreux cas de typhus qui surviennent parmi les internes, les infirmiers et les gardiens des hôpitaux spéciaux; ces faits ne sont que trop connus, et ils sont bien propres à démontrer le caractère éminemment contagieux de la maladie (2).

Ce premier point admis, une autre question non moins intéressante

(1) Library of medicine, vol. I, p. 156.

(2) Je crois devoir consigner ici quelques détails sur le typhus qui s'est déclaré tout récemment à Liverpool. Il y a dans cette relation des renseignements fort intéressants au point de vue du développement et de la propagation de la maladie :

Le 22 février 1861, un brick de guerre égyptien, le *Scheah-Gehald*, arriva à Liverpool, venant d'Alexandrie. La traversée avait été longue; les passagers, au nombre de 300, avaient été mal nourris, ils étaient plus mal vêtus encore; bref, 80 d'entre eux étaient malades quand le navire entra dans le port. Le bâtiment fut amené dans le dock de Londres. Au bout d'une semaine, six matelots étaient morts de la dysenterie; il n'y avait pas de typhus à bord. Pendant les journées du 26 et du 27 février, on transporta dans le *Southern Hospital* 32 malades, presque tous Arabes ou Abyssins. Ces hommes étaient, pour la plupart, atteints de dysenterie ou de diarrhée d'un mauvais caractère; les autres souffraient d'affections thoraciques. Tous étaient dans un état de saleté impossible à décrire; ils exhalaient une odeur infecte; on n'avait rien vu de pareil depuis l'âge des Pharaons. Il n'y avait pas alors un seul cas de typhus dans le *Southern Hospital;* mais, peu de temps après l'arrivée de ces hommes, l'interne en chef a été frappé de cette maladie; l'interne en second, qui était absent pour raison de santé, revint à la hâte pour soigner son collègue, et presque aussitôt il fut pris de typhus; il en fut de même d'un prêtre qui vint à ce moment-là visiter l'hôpital; enfin l'élève en médecine qui avait été chargé des fonctions d'interne, deux infirmiers, deux portiers et neuf malades furent atteints coup sur coup.

Le jour même où l'on avait transféré les passagers malades de la frégate à l'hôpital, on prit des mesures pour faire laver ceux qui étaient en bonne santé. Du 26 février au 1er mars, plus de deux cents individus furent envoyés dans les bains de Paule-street. Là aussi on fut profondément étonné de la saleté de ces hommes, qui étaient couverts de vermine, et là aussi le typhus fut la trace de leur passage. Le 2 mars, un

se présente, qui a été récemment étudiée. A quelle période les propriétés contagieuses sont-elles le plus à craindre ?

C'est le docteur Perry (de Glasgow) qui, le premier, je crois, émit cette opinion que l'époque de la convalescence était la plus redoutable. Il regarde le typhus comme un véritable *exanthème*, et expose ainsi sa manière de voir : « Depuis plusieurs années déjà je suis convaincu, et cette opinion est basée sur un grand nombre d'observations, que le typhus contagieux est *une maladie exanthématique*, et qu'il est soumis aux mêmes lois que les autres pyrexies de ce genre ; en général il ne récidive pas, ou du moins les récidives ne sont pas plus fréquentes que celles de la variole, et si j'en juge par ma propre expérience, elles sont moins communes que celles de la rougeole ou de la scarlatine.

» Des observations et des expériences nombreuses m'ont fait voir que le typhus n'est pas contagieux *avant le neuvième jour*, et peut-être même ne le devient-il que plus tard. Entre autres circonstances qui justifient cette conclusion, je puis rapporter une expérience que j'ai faite sur une vaste échelle. A l'infirmerie royale de Glasgow, les salles

des employés des bains était atteint, et, la semaine suivante, le maître de l'établissement et une des femmes qui y étaient attachées, étaient pris à leur tour.... Jusqu'à ce jour (2 avril) nous avons eu à Liverpool vingt-quatre cas bien évidents de typhus, dont le développement doit être attribué à l'équipage du *Scheah-Gehald ;* sur ces vingt-quatre malades, cinq sont morts.... Parmi ceux qui ont guéri ou qui sont encore en traitement, quelques-uns ont eu la diarrhée, mais ils n'ont pas présenté les caractères spécifiques de la fièvre typhoïde (*but not the specific characteristics of typhoid fever*). (Extrait d'une correspondance de Liverpool, insérée dans le *Medical Times and Gazette* du 6 avril 1861.)

Des renseignements plus récents (17 avril) nous affirment que tous ces cas de typhus ont appartenu au typhus exanthématique, et qu'aucun des Anglais qui étaient à bord du brick n'a été atteint, sauf le garçon de pharmacie. Le pilote qui a gouverné le navire pour le faire entrer dans le port de Liverpool a été frappé un des premiers (*Lettre* du docteur Irvine, *Med. Times and. Gas.*, 20 avril 1861). L'auteur de cette lettre conclut que les Égyptiens ont apporté avec eux le poison typhique, et qu'ils ont ainsi infesté les premières personnes qui ont été en rapport avec eux. Mais l'immunité même des passagers anglais pendant la traversée me semble infirmer cette manière de voir. Les misérables conditions hygiéniques dans lesquelles se trouvaient ces malheureux Égyptiens suffisent pour expliquer le développement spontané de la maladie, qui s'est ensuite transmise par contagion. Ce mode de propagation est ici très évident, et c'est à ce titre que j'ai jugé utile de faire connaître ces faits. J'appelle, en outre, l'attention sur la coïncidence de la dysenterie avec ce typhus. Il y a même là, à vrai dire, plus qu'une simple coexistence, et le rapport qu'ont présenté ces deux maladies est bien propre à en démontrer la connexion intime. En fait, les Égyptiens du brick avaient la dysenterie, les Anglais de Liverpool ont pris le typhus.

réservées au typhus peuvent contenir chacune vingt malades. Les lits sont disposés en face les uns des autres, et ils sont assez rapprochés. Aussi longtemps que les malades sont dans ces salles, il leur est interdit de se servir de leurs vêtements, même lorsqu'ils peuvent se lever ; ils ne quittent leur lit que pour aller à la selle, et il y a en moyenne une chaise percée pour trois lits. On admet dans cet établissement les cas de rougeole, de scarlatine et de variole ; on y amène fréquemment aussi des individus atteints de bronchite, de pneumonie, d'érysipèle et d'autres maladies inflammatoires. Or, lorsque ces malades entraient dans les salles de convalescents, où ils étaient nécessairement mêlés à ceux qui relevaient du typhus, presque tous ceux qui n'en avaient pas été antérieurement attaqués, en subissaient les atteintes avant de quitter l'hôpital, ou bien ils étaient contraints d'y rentrer peu après leur sortie ; il ne s'écoulait jamais moins de huit jours entre le moment de leur admission dans la salle de convalescence, et celui où ils étaient touchés par la maladie épidémique. On prit alors la précaution de consacrer deux salles distinctes à ces deux classes de malades ; mais comme ces salles étaient contiguës, la séparation ne fut pas assez complète : on vit alors la variole, la scarlatine, etc., sévir sur les convalescents du typhus, lequel à son tour décimait les convalescents des autres maladies. Frappé de ces résultats, je cessai d'envoyer les individus atteints de maladies inflammatoires dans les salles de convalescence, à moins qu'ils ne fussent en état d'immunité par suite d'un typhus antérieur ; je les conservai dans leurs salles jusqu'à ce qu'ils fussent assez complétement guéris pour retourner chez eux : cette pratique fut continuée pendant plusieurs mois, et aucun de ces malades ne contracta la maladie régnante pendant son séjour à l'hôpital. De ces faits et d'autres observations analogues j'ai conclu que le typhus, comme la rougeole et comme la variole, est contagieux, surtout au moment de la convalescence. Dans un autre mémoire j'ai signalé la desquamation cutanée que l'on observe fréquemment à cette époque ; peut-être le poison est-il contenu dans les écailles furfuracées qui tombent alors ; adhérentes d'abord aux vêtements et aux cheveux du malade, elles s'en détachent bientôt sous l'influence des frottements, et se répandent dans l'air en emportant avec elles le poison morbide : que celui-ci soit absorbé par un terrain convenablement préparé, et il reproduira au bout de quelque temps la maladie spécifique (1). »

(1) *Dublin medic. Journal*, X, p. 385. (L'AUTEUR.)

NEUVIÈME LEÇON.

TRAITEMENT DU TYPHUS FEVER.

MESSIEURS.

J'ai l'intention de vous parler aujourd'hui du traitement du typhus à un point de vue général; mais je dois avant tout vous faire remarquer que l'époque actuelle est d'un bien grand intérêt pour les médecins observateurs. Il y a deux ans environ que l'apparition du typhus tacheté a excité mon attention; les premiers cas furent observés sur quelques malades des hôpitaux voisins de Kingstown (1). Depuis lors, cette forme de fièvre n'a pas disparu; loin de là, elle s'est universellement étendue, bannissant pour ainsi dire toutes les autres variétés, et elle a régné presque exclusivement dans nos salles. Depuis quatre jours cependant, une nouvelle modification semble s'être produite. C'est à peine si, pendant la dernière quinzaine, il y a eu quelques cas de typhus tacheté, et la plupart des malades qui sont aujourd'hui en traitement ne présentent plus cette éruption cutanée, qui a été si fréquemment observée depuis deux ans. Les individus qui sont entrés tout récemment à l'hôpital n'ont ni taches, ni macules, et ils ont été regardés, peut-être à tort, comme atteints d'une simple fièvre typhoïde (2). Gardez-

---

(1) Le commencement de cette leçon remonte à la session 1836-1837.

(2) Voilà une phrase qui lève tous les doutes : elle démontre péremptoirement que Graves désigne par typhus fever le typhus d'Irlande, et qu'il n'entend point faire de cette dénomination le synonyme de typhoid fever. — Note du Trad.

et des progrès de cette maladie, je ne veux pas davantage vous en décrire les variétés, les symptômes et les phénomènes pathologiques ; je me propose simplement de vous faire connaître avec toute la concision, toute la clarté possibles, la meilleure méthode de traitement, de vous indiquer les remèdes dont l'efficacité a été le mieux reconnue, de vous signaler l'époque et le procédé le plus favorables pour leur application.

Parmi toutes les maladies de l'espèce humaine, il n'en est certainement aucune qui soit à la fois plus intéressante et plus importante que le typhus fever, et je ne saurais trop insister sur la nécessité d'en étudier avec attention la pathologie et la thérapeutique. Comparez la mortalité qu'il entraîne dans notre pays avec celle qui résulte d'une autre maladie quelconque, vous serez épouvantés de la fatalité du fléau, et vous conviendrez avec moi que la connaissance approfondie de sa nature et de son traitement est d'une inappréciable importance. Souvenez-vous en outre que le typhus choisit ses victimes parmi les hommes qui sont à la fleur de l'âge, à l'époque la plus active et la plus utile de la vie ; souvenez-vous qu'il n'épargne personne dans ses atteintes meurtrières, qu'il frappe indistinctement les pères et les mères, et qu'il enlève aux familles les membres qui en sont l'orgueil et le soutien ; souvenez-vous qu'il étend également ses ravages parmi les savants, les commerçants et les ouvriers, et vous serez plus disposés encore, je le pense, à faire tous vos efforts pour apprendre à reconnaître et à combattre cet ennemi redoutable.

Rien n'est plus faux, rien n'est plus erroné que l'opinion de ceux qui n'attachent aucune importance à la thérapeutique, dans le typhus fever. On avait autrefois l'habitude de regarder comme oiseuse et absurde toute tentative de traitement contre cette maladie, et tout récemment encore il y avait dans ce pays bon nombre de gens qui attribuaient la guérison non pas au traitement mis en usage, mais à la force de la constitution des malades, ou à quelque circonstance fortuite ; ces gens-là avaient l'habitude d'invoquer à cet égard l'expérience de Rutty, qui, décrivant l'épidémie de son temps (1741), a écrit ces mots : « Les malades pauvres, qui avaient pour tout secours du petit-lait et la Providence divine, guérissaient, tandis que ceux qui possédaient des cordiaux généreux et des poches bien garnies périssaient misérablement. » Il est de fait qu'étant étudiant, j'ai vu mettre en œuvre certains traitements qui justifieraient amplement la spirituelle et sarcastique observation de Rutty. Qu'on en accuse une mauvaise méthode de traitement, ou bien ce qu'on a appelé la *nimia diligentia medici*, toujours est-il qu'à cette

époque le maximum de mortalité était fourni par les gens riches, et
que ceux qui étaient *le plus visités*, mouraient le plus promptement. Ce
résultat fut constaté avec exactitude pendant les épidémies de 1816,
1817, 1818 et 1819 (1); c'était là un fait bien extraordinaire, et l'on en
proposa mille explications différentes; pour moi, je pense que la véritable
est celle-ci : les pauvres n'employaient pas autant de médicaments, et
la *vis medicatrix* avait plus de prise sur eux (2). En preuve de cette
opinion, je n'aurais qu'à citer le traitement qu'on employait alors, mais
nous aurons plus tard l'occasion de revenir sur ce point, et je vous
montrerai combien la pratique actuelle diffère de celle d'il y a trente
ans. Si vous examinez le tableau synoptique dans lequel Cheyne et Barker
ont résumé la thérapeutique des médecins de cette époque, cette simple
lecture vous fera comprendre qu'il était au moins aussi difficile
d'échapper au médecin qu'à la maladie. Mais depuis lors, notre art s'est
bien perfectionné, et les choses ont changé de face : les cas funestes sont
plus nombreux aujourd'hui chez les pauvres; parmi les gens riches,
ou du moins parmi ceux qui reçoivent, dès le début de la maladie,
les conseils d'un médecin, la mortalité n'est que le tiers de ce qu'elle
est chez les indigents. Je nie donc formellement que le traitement du
typhus soit une question de peu d'importance; tout au contraire il
n'est pas, selon moi, de maladie, parmi celles qui peuvent lui être comparées en gravité, dans laquelle des soins attentifs et un traitement
bien entendu soient aussi souvent couronnés de succès.

Lorsque vous êtes appelés à soigner un malade atteint de typhus
fever, il est certaines circonstances particulières auxquelles vous devez
faire attention. Examinez avant tout l'intérieur de la famille dans laquelle vous arrivez. C'est un détail que beaucoup de médecins négligent
ou dédaignent; mais je crois pour ma part qu'il est essentiel, et qu'il est

---

(1) « Les riches sont moins fréquemment atteints de la fièvre épidémique que les
pauvres, mais ils ont une mortalité plus grande. L'abondance préserve des maladies,
mais lorsqu'elles sont une fois déclarées, elle augmente la mortalité. » (*Fletcher's
Pathology*, p. 27.) (L'AUTEUR.)

(2) De toutes les méthodes de traitement, la plus douce et la plus simple est en
même temps la meilleure; le résultat qu'a obtenu lady Bountiful en est une preuve
évidente. Elle commence par faire vomir avec une préparation d'antimoine; le malade est lavé tous les matins avec de l'eau et du savon ; il prend tous les deux jours
une demi-once de sulfate de magnésie; au septième jour on lui met un vésicatoire à
la nuque, et, si cela est nécessaire, on lui donne un peu de vin coupé, mais très rarement, et en petite quantité. Sur 120 malades soumis à ce traitement empirique, pas un
seul ne mourut. (*Cheyne and Barker's Report*, p. 144.) (L'AUTEUR.)

bon de s'en préoccuper. Toutes les fois que vous le pourrez, refusez de
vous charger d'un malade auprès duquel les amis et les proches tiennent
lieu d'infirmier. La tendresse malentendue des parents, le manque de
fermeté, de présence d'esprit et d'expérience, viendra contre-carrer vos
actes, et annihiler tous vos efforts. L'affection et la douleur obscurcis-
sent le jugement, et c'est précisément pour cela que très peu de médecins consentent à soigner, dans les cas graves, les membres de leur
propre famille. La sympathie de la garde-malade pour la personne qu
lui est confiée doit être fondée sur le désir d'être utile, sur le strict
sentiment du devoir, et sur l'ambition très louable d'augmenter sa
réputation; c'est en réalité une sympathie fort analogue à celle qui
anime le médecin. D'autre part, il n'est pas bon d'avoir une garde-
malade qui soigne d'ordinaire d'autres maladies; vous devez insister
pour qu'on vous donne une infirmière habituée à soigner le typhus :
l'homme qui entreprend sans cette aide le traitement d'une fièvre dangereuse et longue, s'expose à bien des regrets. Je pourrais vous citer
bien des faits à l'appui de cette assertion ; quant à moi, toutes les fois
que j'ai accepté les services d'un membre de la famille ou d'une garde-
malade ordinaire, je n'en ai éprouvé que de l'ennui et du désappointement. Je me suis fait dès lors une loi, et je ne me charge jamais
de traiter un cas de typhus grave sans une garde-malade spéciale.

Beaucoup de ces femmes, très attentives d'ailleurs, sont sans expérience
et sans jugement, et leurs soins mal raisonnés sont souvent préjudiciables
aux malades. Mais une garde-malade spéciale (a fever nurse) a beaucoup d'acquis. S'il s'agit, par exemple, d'administrer un lavement, le
patient éprouvera beaucoup moins de dérangement et d'ennui, que s'il
est donné par une personne maladroite. Les actes les plus simples,
tels que le passage d'un lit dans un autre, l'administration d'un médicament ou d'une boisson, le changement des draps et des linges, le
pansement des vésicatoires et mille autres services encore, ne peuvent
être convenablement accomplis que par une garde expérimentée. Ne
perdez jamais de vue qu'il est indispensable de ménager les forces du
malade, et que chaque mouvement qu'on lui fait faire tend à les épuiser.
Dans les périodes avancées du typhus, les services d'une infirmière
spéciale sont vraiment inappréciables; il s'agit alors de soigner le
moral, et ceux-là seulement peuvent l'entreprendre, auxquels une
expérience suffisante a révélé les habitudes et les besoins des personnes
atteintes de ce genre de maladie. Chacun reconnaît sans peine l'influence du moral chez les fous : eh bien ! il est fort peu de malades qui,

durant le cours du typhus, ne soient pas, pendant un temps plus ou
moins long, dans des conditions d'esprit assez analogues. Aussi bien
que la folie, le typhus fever réclame un traitement moral ; une garde-
malade habile peut seule s'en charger. Les amis et les parents sont rarement capables de remplir convenablement cette tâche. S'ils viennent
à découvrir par suite des remarques ou des questions du médecin, quel
est le côté fâcheux de la maladie, ils ne manquent pas d'en instruire le
patient, d'une façon ou d'une autre. Si le malade, par exemple, est
agité, la sollicitude déplacée de ses amis l'empêchera certainement de
dormir ; ils s'approchent doucement de lui, ils tirent ses rideaux, ils
déplacent le flambeau et en font tomber la lumière sur ses yeux ; ils
l'éveillent au moment même où il allait trouver enfin le sommeil. Si
vous prescrivez de l'opium, et que les assistants soient informés de la
nature du médicament, ils le disent au malade, et son ardent désir du
sommeil, joint aux questions dont on l'accable, empêche l'effet du remède. Aussi, lorsque vous ordonnez de l'opium, vous ne devez point en
avertir, et vous ne devez pas l'administrer de telle façon que le malade
ou ses amis en attendent un avantage marqué.

Ce n'est que lorsque je suis bien assuré de la prudence des personnes
auxquelles j'ai affaire, que je me dépars de cette règle ; autrement j'ai
toujours soin de celer, et la nature du remède, et les effets que j'en
attends. Un des meilleurs procédés pour l'administration de l'opium
consiste à le donner en lavement. Le malade perd de vue un moment
l'insomnie qui le tourmente, il suppose qu'une telle médication ne peut
agir que sur les intestins, et tandis qu'il attend une selle, il est saisi
par le sommeil. Vous réussirez souvent ainsi à procurer du repos là où
vous auriez échoué, en donnant le médicament par la bouche. Un
autre avantage est inhérent à ce mode d'administration ; on peut y
avoir recours dans ces cas de délire où le malade refuse obstinément de
prendre aucune espèce de remède. Mais laissez-moi vous faire une recommandation d'un autre ordre. N'instruisez jamais votre malade de
sa situation exacte, ne lui révélez jamais l'étendue du danger qui le
menace ; quant aux parents et aux amis, c'est à vous de juger jusqu'à
quel point vous pouvez traiter avec eux de ce triste sujet. Si vous crai-
gnez quelque lésion grave du cerveau, ne commencez pas par examiner
la tête, ne dirigez pas vos questions de manière à faire soupçonner au
malade le siége et la nature du mal. Cette remarque s'applique également, vous le concevez, à l'examen du thorax et de l'abdomen.

Lorsque vous avez à soigner un typhus de mauvais caractère, gardez-vous de penser qu'il vous suffise de voir votre malade une fois par jour. Vous m'objecterez peut-être que dans notre hôpital, les malades vont très bien, et que cependant ils ne sont visités qu'une fois en vingt-quatre heures. Cela est vrai, mais nous avons ici des infirmiers expérimentés qui les voient à chaque instant ; nous avons la surveillance précieuse de notre pharmacien, M. Parr ; nous avons enfin les visites des élèves résidents, et de ceux qui sont chargés des observations. Vous voyez bien qu'en réalité la visite n'est pas unique. Combien de fois M. Parr ou l'interne n'a-t-il pas jugé nécessaire de modifier le traitement prescrit le matin ! Combien de fois des remèdes que nous nous étions borné à mentionner le matin, n'ont-ils pas été activement et énergiquement employés avant la fin du jour ! Combien de malades, enfin, ont dû la vie à cette sollicitude de tous les instants ! Aucun médecin ne doit se charger du traitement d'un cas de typhus, sans avoir des adjoints convenables. Dans ma clientèle, je visite mes fiévreux deux ou trois fois par jour, et lorsque j'ai affaire à un mauvais cas, je laisse toujours à demeure un aide intelligent, qui doit observer toutes les modifications de la maladie.

Je ne sais comment les choses se passent ailleurs ; mais ici nous avons tant d'élèves instruits et zélés, tant de jeunes confrères, tant de pharmaciens habiles, que nous ne sommes jamais embarrassés de trouver des aides. Ce fait répond victorieusement, je présume, aux objections que m'a faites Johnson dans la *Medico-chirurgical Review*. Il dit que le tartre stibié est un glaive à deux tranchants, un agent aussi puissant pour le bien que pour le mal, dont l'emploi exige une circonspection peu ordinaire. J'admets tout cela comme lui : mal employé, le tartre émétique peut faire plus de mal qu'aucun autre médicament ; mais lorsqu'il est convenablement manié, j'ai la conviction qu'il peut arracher à la mort bien des vies précieuses. Johnson ajoute que le docteur Graves ne peut certainement pas entourer ses malades de toute la surveillance que réclame un tel agent thérapeutique. Sur ce fait, il se méprend complétement. Je ne suis jamais au dépourvu d'aides habiles qui restent auprès des malades, qui surveillent l'effet de chaque dose, qui sont prêts à modifier ou à suspendre l'usage du remède, selon les circonstances. Il se peut qu'en d'autres lieux le défaut d'adjoints convenables soit une objection sérieuse à l'emploi du tartre stibié, mais cet argument est sans valeur à Dublin.

Une ou deux observations générales doivent encore trouver place ici. Dans les cas de typhus, quelques personnes redoutent tellement l'impureté de l'air, que vous trouverez, en arrivant, toutes les fenêtres de la maison ouvertes, sans en excepter celles de la chambre du malade ; et de quelque côté que vous vous tourniez, vous sentirez un courant d'air. C'est là une pratique superflue, qui n'est bonne qu'à faire naître des maladies dans la famille, ou à aggraver l'état du patient, par la production de quelque inflammation locale. La chambre d'un malade qui est atteint du typhus doit être bien aérée, mais non pas être en plein air ; il faut autant que possible choisir une chambre bien tranquille et éloignée de la rue ; elle doit être assez grande pour contenir aisément deux lits, et vous devez veiller à ce que les gens de la maison les apprêtent tous deux, afin que le malade puisse en changer toutes les douze ou toutes les vingt-quatre heures. Vous ne pouvez vous faire une idée du bien-être que cela lui procure. La chambre peut être convenablement ventilée au moyen d'une cheminée, et la température réglée au moyen d'un thermomètre. Quelques personnes ont l'habitude de répandre constamment dans l'appartement, du vinaigre ou des chlorures : je ne pense pas que cela soit nécessaire ; l'usage du chlore ne me paraît avoir que des avantages contestables, peut-être même est-il nuisible au malade.

Après ces observations qui portent sur l'ensemble du traitement, je vais aborder les points de détail, et m'entretenir avec vous du régime et des médicaments.

Dans une maladie comme le typhus, qui dure souvent quatorze, vingt et un jours, et même plus, la question du régime et de l'alimentation est extrêmement importante, et je suis persuadé qu'il y a eu sur ce point bien des erreurs commises. Je suis convaincu que le système de l'inanition a été porté bien souvent à un dangereux excès, et que beaucoup de malades atteints de fièvre ont été victimes d'une abstinence prolongée. Ce fut là une des plus déplorables conséquences de la doctrine de ceux qui voient dans cette maladie une inflammation générale ou locale. Partant de là, ils concluent aussitôt que pour la traiter avec succès, il est indispensable d'épuiser l'économie par les déplétions et la diète, et de la maintenir en cet état jusqu'au moment de la convalescence. De là le régime sévère, la *diète absolue*, prescrite par les adeptes de l'école physiologique, et par ceux qui regardent l'inflammation comme la condition essentielle du typhus ; d'après eux, la rigueur de l'abstinence doit toujours être proportionnée à l'intensité du processus inflammatoire. S'ils voient chez un sujet la face rouge et les yeux injectés, quelle que soit d'ailleurs la période de la maladie, ils disent : « Il y a ici une inflammation du cerveau que l'alimentation ne pourrait qu'exaspérer. » La langue est-elle rouge ou sèche ; le ventre est-il un peu sensible, ils concluent immédiatement à une gastro-entérite, et toute espèce de nourriture, même la plus légère, est sévèrement interdite. Il n'est pas douteux que cette pratique ne procède de notions fausses sur la nature du typhus, et j'ai signalé ce fait il y a plusieurs années déjà, longtemps avant la publication du travail de Piorry.

Étudions d'abord les effets de l'abstinence prolongée sur l'homme bien portant. Qu'observe-t-on dans ce cas ? La faim se fait sentir tout d'abord ; au bout de quelques heures elle disparaît, pour revenir bientôt. Mais lorsque deux ou trois jours se sont écoulés, la sensation prend un caractère morbide ; ce n'est plus simplement un sentiment de besoin, c'est une aspiration ardente et désordonnée pour les aliments, à laquelle viennent bientôt se joindre des crampes douloureuses dans l'estomac, une soif insatiable, et enfin de la sensibilité épigastrique, de la fièvre et le délire. L'inanition a déterminé une affection gastrique et une irritation du cerveau (1).

Ces résultats sont en eux-mêmes très significatifs, et je vous engage à ne jamais les perdre de vue. Lisez les récits des tortures qu'ont endurées les malheureux qui sont morts de faim, après les naufrages de la *Méduse* et de l'*Alceste*, et vous reculerez d'horreur devant les conséquences de l'abstinence prolongée. Vous verrez que la plupart de ces

(1) Si l'on se reporte aux remarquables expériences de Collard (de Martigny) et de Chossat, sur l'abstinence et l'inanition, il est impossible de ne pas être frappé de la vérité de ce tableau. L'identité serait complète, si Graves avait noté le vomissement et la diarrhée. Il est inutile de dire que ces accidents ne surviennent que plus tard, quelquefois même dans les dernières heures de la vie. J'ai pu observer directement les effets de l'alimentation insuffisante chez deux chiens dont j'ai rapporté l'histoire ailleurs. (*Des conditions pathogéniques de l'albuminurie*, thèse de Paris, 1860, p. 123.)

On sera plus convaincu encore des dangers de l'abstinence prolongée, si l'on met en regard des faits précédents les recherches de MM. Piorry et Marshall-Hall sur les résultats des saignées répétées. On verra, en effet, que ces expériences ont déterminé les mêmes accidents que la privation d'aliments, et de cette étude comparative on pourra conclure avec toute raison que la diète absolue présente les mêmes périls que la soustraction d'une proportion considérable de sang.

Collard (de Martigny), *Recherches expérimentales sur les effets de l'abstinence* (*Journal de Magendie*, 1828). — Chossat, *Recherches expérimentales sur l'inanition.* In-4°, Paris, 1843.— Piorry, *Expériences et recherches sur les pertes de sang*, dans *Procédé opératoire à suivre dans l'exploration des organes par la percussion médiate.* Paris, 1831.— Marshall-Hall, *An experimental investigation on the effects of loss of blood* (*Med.-chir.-Transactions*, 1832). (Note du TRAD.)

infortunés devinrent fous furieux, et offrirent tous les symptômes d'une violente irritation cérébrale.

Or, un malade qui souffre à la fois de la fièvre et de la diète, dont la sensibilité est obtuse, dont les fonctions sont perverties, qui a peut-être du délire ou de la stupeur, pourra fort bien ne pas demander des aliments, bien qu'il en ait besoin. Si alors vous ne les lui imposez pas à titre de médicaments, vous pourrez voir survenir ou une gastro-enté-rite, ou une affection cérébrale; en un mot, vous pourrez voir se déve-lopper sous vos yeux des symptômes identiques avec ceux que fait naître l'inanition chez un sujet bien portant. Peut-être pensez-vous qu'il n'est pas nécessaire de donner des aliments, puisque le malade n'en demande pas, et qu'il ne paraît pas avoir d'appétit; autant vaudrait-il croire qu'il est inutile d'évacuer l'urine accumulée dans la vessie, parce que le patient n'exprime pas le désir d'uriner. A défaut de la sensibilité qui est engourdie et de l'appétit naturel qui est perdu, c'est vous qui devez agir, et vous ne devez pas laisser votre malade succomber aux horribles conséquences de l'inanition, sous le vain prétexte qu'il n'a pas demandé d'aliments. Jamais je n'agis ainsi. Après le troisième ou le quatrième jour, du typhus, je prescris une alimentation douce, qui est continuée sans interruption pendant tout le cours de la maladie (1).

(1) Ces préceptes sur l'alimentation sont déjà formulés dans la première édition de l'œuvre de Graves ; or cette édition est de 1843. On ne peut donc refuser au professeur de Dublin l'honneur d'avoir protesté le premier contre la diète absolue, dans les fièvres à longues périodes ; et certes ce n'est pas là le moins important des services qu'il a rendus. Telle était l'ardeur de sa conviction, telle était l'autorité de sa parole, telle est aussi, il faut le dire, la puissance de la vérité, que la nouvelle doctrine de l'alimenta-tion fit bientôt de nombreux prosélytes, et qu'au bout d'un petit nombre d'années, elle était adoptée par tous les médecins du Royaume-Uni. Ces idées, qui amenèrent une véritable transformation dans le régime des malades, eurent d'ailleurs une bien autre portée : elles inspirèrent une juste défiance contre les traitements spoliateurs. On fut amené ainsi à y regarder de plus près ; on put se convaincre de l'abus des émis-sions sanguines, du danger qu'elles entraînent lorsqu'elles sont inopportunes, et la protestation énergique du médecin de Meath Hospital fut, à vrai dire, le signal et le point de départ d'une révolution complète dans la thérapeutique. — Les œuvres de-venues classiques d'Alison, de Williams, d'Addison, de Bennett et de Todd, sont là pour témoigner de la rapidité avec laquelle les idées nouvelles se sont propagées, dans toute l'étendue de la Grande-Bretagne.

Mais la France n'est point restée en arrière. Je tiens d'autant plus à constater ce fait, que les médecins français qui ont insisté les premiers sur les dangers de la diète absolue dans les fièvres longues, ne connaissaient certainement pas alors les opinions analogues de Graves. Par conséquent, quoique venus après lui, ils n'en ont pas moins

Voyez en outre l'analogie qui existe entre les symptômes produits par l'abstinence prolongée, et ceux qui sont observés dans les plus mauvaises formes du typhus. Douleurs dans l'estomac, sensibilité épigastrique, soif, vomissements, congestion sanguine du cerveau, injection des yeux, céphalalgie, insomnie, et enfin délire furieux: tels sont les phénomènes qui suivent l'inanition; ajoutez à cela la tendance à la putréfaction des tissus, tendance qui se révèle surtout par l'apparition de gangrènes spontanées dans les poumons. Déjà Guislain, médecin de l'hospice des aliénés à Gand, a montré la fréquence des gangrènes pulmonaires chez les fous qui refusent obstinément toute nourriture : sur treize malades morts de faim, neuf avaient du sphacèle dans les poumons. Ainsi l'abstinence complète donne lieu à des symptômes gastriques, à des troubles cérébraux et à la gangrène pulmonaire. Lors donc qu'on a soumis un malade atteint de typhus à la diète absolue, lorsqu'on l'a laissé trop longtemps sans aliments, par la seule raison qu'il n'en demandait pas et que la sensibilité normale était engourdie, il n'est point illogique de s'attendre à des accidents analogues (1).

ici l'honneur de l'initiative dans cette importante réforme. On sait, en effet, que les idées du médecin de Dublin sur l'alimentation n'ont été vulgarisées en France que cette année même, par M. le professeur Trousseau (*loc. cit.*, p. 185). Or, dès l'année 1857, il s'est élevé, au sein de la Société médicale des hôpitaux de Paris, une discussion dans laquelle la nécessité de l'alimentation dès le début de la fièvre typhoïde a été nettement indiquée. M. Trousseau et notre savant maître, M. Béhier, ont particulièrement insisté sur ce point, et ils ont posé, en outre, une distinction d'une extrême importance : ils ont montré que, s'il est urgent d'alimenter dès les premiers jours par des bouillons, des laits de poule, etc., il faut une grande réserve dans le décours de la pyrexie. Lorsque vers la fin du troisième septénaire les malades réclament à grands cris des aliments solides, il importe d'user de beaucoup de ménagements ; la surcharge de l'estomac est à redouter alors, et les indigestions de la convalescence sont une cause fréquente de rechutes. MM. Barth, Barthez et Blache se sont pleinement associés à ces conclusions. — La même année, M. Marrotte avait étudié cette question dans un travail spécial (*Études sur l'inanition, ou effets de l'abstinence prolongée dans les maladies aiguës;* Paris, 1857). Un peu plus tard, M. le professeur Monneret a formulé également la nécesité de l'alimentation et des toniques dans la fièvre typhoïde (*Bulletin de thérapeutique*, 1859), et cette année même M. le docteur Hérard a ouvert son cours de clinique à l'Hôtel-Dieu par une leçon remarquable sur les dangers de la diète absolue dans les fièvres. — En France comme en Angleterre, comme en Allemagne, la conversion paraît être définitivement accomplie.   (Note du TRAD.)

(1) Huxham raconte l'histoire d'un gentilhomme qui voulut se laisser mourir de faim, et auquel on ne put pendant plusieurs jours faire prendre aucune espèce de

symptômes qui sont très pénibles au commencement du typhus, et qui sont très souvent le prélude de phénomènes plus fâcheux et plus redoutables. Pendant la dernière partie de la première période, et au commencement de la seconde, j'ai l'habitude de faire donner matin et soir une petite panade très claire que l'on prépare ainsi : on fait griller légèrement un petit morceau de pain, on l'émiette, et sur une grande cuillerée de ces miettes on jette assez d'eau bouillante pour faire une panade légère, dont le malade prend une cuillerée, deux ou trois fois par jour. S'il n'y a pas de diarrhée, on peut ajouter un peu de jus de citron et du sucre ; dans le cas contraire, ou bien si l'on prescrit des préparations mercurielles, il faut être très réservé dans l'emploi des acides. Quoique des médecins contemporains ne voient pas dans l'usage des mercuriaux une contre-indication pour les acides, je persiste à croire que cette pratique n'est pas sans danger, et que nos prédécesseurs avaient raison de les interdire dans de telles circonstances.

Vous commencerez donc au troisième, quatrième ou cinquième jour, suivant les cas, par accorder un peu de gruau ; deux ou trois jours plus tard, vous pourrez y joindre la panade : on prendra, comme je vous l'ai dit, une grande cuillerée de l'une ou de l'autre de ces préparations toutes les trois heures. Lorsque la maladie sera plus avancée, vous aurez recours à une légère gelée de viande, ou à du bouillon. Dans l'état et dans le décours de la fièvre, un des meilleurs aliments est le bouillon de poulet ; je ne veux pas dire l'eau de poulet, mais du bouillon convenablement préparé. Prescrivez-le, mais surveillez attentivement l'effet des premières cuillerées ; elles seront peut-être mal supportées, et vous devez vous arrêter aussitôt que vous en constatez les mauvais effets. Si cet aliment amène, par exemple, du malaise ou de la pesanteur à l'estomac, de la rougeur a la face, de l'élévation dans le pouls et une augmentation du mouvement fébrile, revenez pour quelque temps au gruau et à la panade. Un jour ou deux après, vous pourrez renouveler l'épreuve ; car ce bouillon, qui n'est pas supporté aujourd'hui, sera peut-être parfaitement toléré demain ou après-demain ; et cette tolérance est une circonstance très heureuse, car c'est le meilleur mode d'alimentation que vous puissiez mettre en usage à cette époque de la maladie.

Vous rappelant l'extrème facilité avec laquelle surviennent dans le typhus les symptômes d'irritation intestinale et la diarrhée, vous serez très sévères à l'égard des fruits. On a l'habitude, je le sais, de permettre aux malades les raisins et les oranges ; mais c'est là, selon moi, une pratique hasardeuse et peu sage. J'ai vu bien des personnes qui s'en sont très mal trouvées. Les pommes bouillies ou rôties sont encore plus dangereuses; elles produisent des coliques tormineuses, de la flatulence, de la diarrhée et de la phlegmasie intestinale. Du reste, elles partagent ces fâcheuses propriétés avec tous les fruits acides ou peu mûrs; ils doivent donc être tous interdits, ou tout au moins ne doit-on les permettre que dans une mesure très restreinte.

Dans cet hôpital nous prescrivons rarement des boissons gazeuses; en tous cas, nous ne les donnons jamais *ad libitum*, comme quelques médecins l'ont recommandé. On arrive très bien à apaiser la soif des malades en leur donnant par petites quantités, et à des intervalles déterminés, du petit-lait, ou de l'eau commune acidulée avec du suc de groseille, ou du vinaigre framboisé. Vous réussirez quelquefois merveilleusement à éteindre la soif fébrile au moyen d'une très légère infusion de camomille, acidulée avec une petite quantité d'acide chlorhydrique. J'ai vu M. Kirby employer ce moyen avec succès, et je l'ai souvent prescrit moi-même avec les plus heureux résultats. Bien souvent une petite quantité de bière faible et un peu acide fera disparaître la soif plus complétement, et pour un temps plus long que de l'eau, ou tout autre liquide pris en abondance. Vous ne devez jamais oublier que la soif fébrile ne dépend pas exclusivement de la sécheresse de la bouche ou de la gorge; la cause en est profondément cachée dans l'économie, et consiste en une perturbation toute spéciale des nerfs, notamment de ceux qui appartiennent au système ganglionnaire. Entrez dans une salle de fiévreux, et vous pourrez vous assurer de la vérité de cette assertion: l'un, avec la langue et la gorge humides, est tourmenté d'une soif insatiable; l'autre, avec une bouche et une langue rôties, ne désire aucune espèce de boisson, et ne s'inquiète même pas de la température de celle qu'on lui donne. Du reste vous avez pu voir, la semaine dernière, dans notre service, deux exemples de ce genre: un malade avec une langue humide demandait incessamment à boire; un autre dont la langue était absolument sèche restait, à l'égard des boissons, dans l'indifférence la plus parfaite.

Tous les aliments, quelle qu'en soit la nature, doivent être donnés pendant le jour, et le malade doit être aussi réservé qu'il le peut sur l'usage des liquides, pendant la nuit. D'après les lois de la nature, la nourriture doit être prise le jour, et non pas la nuit; or, dans l'état de maladie aussi bien que dans l'état de santé, nous devons nous confor-

C'est pour la même raison que vous devez conserver pour vos malades les heures ordinaires des repas. Je limite l'administration du bouillon de poulet, de la gelée, de l'arrow-root et des autres aliments de ce genre à l'espace de temps qui sépare huit heures du matin de huit heures du soir. Faites-vous une loi de nourrir votre malade dans le cours des douze heures pendant lesquelles il prend ses repas, lorsqu'il est bien portant, et ne lui accordez pour la nuit que des boissons très étendues. Je puis vous affirmer que j'ai souvent constaté les avantages de cette méthode.

Quant aux boissons, ce sont, en général, les plus douces que vous devez préférer ; la plupart des médecins sont d'accord sur ce point, et il serait inutile de nous y arrêter. Mais je tiens à vous signaler une faute qui est fréquemment commise : on donne aux malades une quantité trop considérable de boissons. Je sais bien qu'ils ont un désir ardent des liquides, mais il n'est pas dit qu'on doive leur accorder tout ce qu'ils désirent. Ils sont dans un état permanent d'irritation nerveuse et d'agitation, et ils vous demanderont vingt choses différentes pour calmer leurs sensations du moment ; mais il serait aussi mauvais de leur donner abondamment à boire toutes les fois qu'ils le réclament, que de satisfaire tous les caprices momentanés que leur inspire leur imagination mobile et troublée. L'usage continuel des liquides, même les plus innocents amènera bientôt de la pesanteur d'estomac, des nausées, de la douleur, de la flatulence, et prédisposera à la congestion et à l'irritation intestinales. Après l'ingestion de la boisson la plus simple, prise en grande quantité, vous verrez fréquemment survenir des symptômes très marqués d'irritation gastrique. Ce ne sont pas là des craintes chimériques ; j'ai observé nombre de fois ces accidents dans le cours de ma pratique. Il est très pénible, il est vrai, d'empêcher de boire un malade qui est tourmenté d'une soif ardente, mais au moins vous ne devez jamais permettre qu'il boive beaucoup à la fois ; vous devez lui faire connaître les inconvénients qui pourraient en résulter, vous devez lui dire qu'une ou deux cuillerées de boisson, prises de temps en temps, apaiseront mieux la soif qu'une pinte de liquide avalée en une seule fois. La sensation de la soif siége, comme vous le savez tous, dans la gorge et la partie supérieure du pharynx, et elle est soulagée par un peu de liquide absorbé lentement et graduellement, aussi bien que par une quantité considérable engloutie d'un seul trait.

Mais outre les liquides simples, il est d'autres boissons qui sont nécessaires dans le typhus fever. La bière, l'ale, le porter, le vin, le thé et le café sont d'un usage fréquent, et rendent de précieux services lorsqu'ils sont employés à propos; ce sont des adjuvants d'une grande importance dans le traitement diététique de la maladie, et les règles de leur administration veulent être assez longuement exposées. J'étudierai donc ces boissons au point de vue des indications qu'elles peuvent remplir : voyons d'abord le thé et le café.

Vous savez tous que nous donnons des sédatifs et des narcotiques pour calmer, pour épuiser en quelque sorte l'agitation de l'esprit, et pour ramener le sommeil; or je ne vois pas pourquoi nous ne donnerions pas de même des substances excitantes, ou des médicaments capables de prolonger l'activité intellectuelle, et de tenir le malade éveillé. Au premier rang des remèdes employés dans ce but, se placent le thé et le café. Vous avez vu tout récemment l'avantage que nous avons retiré d'une infusion de thé vert, dans un cas de narcotisme survenu dans la salle des fiévreux. Un homme arrivé à la dernière période du typhus était dans un état marqué d'excitation nerveuse, et avait complétement perdu le sommeil; après avoir inutilement essayé quelques autres moyens, nous lui prescrivîmes un lavement opiacé, composé de deux onces d'amidon et de douze *gouttes noires* (1); ce lavement fut administré le soir, et peu après, le malade tomba dans un profond sommeil. Lorsque, le lendemain matin, nous arrivâmes à son lit, on nous dit que tout s'était bien passé; le lavement opiacé avait fait merveille, et le sommeil durait encore. Mais en examinant plus attentivement le malade, nous vîmes qu'il était dans une sorte d'état léthargique, et qu'il pouvait à peine être éveillé. Nous l'appelâmes à haute voix; alors il se souleva pesamment et avec lenteur, ouvrit à moitié ses yeux, et après avoir répondu brièvement à nos questions, il se laissa

dans un état tout opposé ; la rapidité avec laquelle le coma avait rem-·
placé l'insomnie, et l'imminence d'une congestion cérébrale mortelle,
me causèrent de vives alarmes. Il ne s'agissait pas de réfléchir et de
méditer sur ce qui s'était passé ; l'état du malade exigeait une décision
rapide et énergique, et nous résolûmes d'attaquer d'abord les symptômes que nous avions produits nous-même. Je fis venir du thé vert
dont on fit une infusion très chargée, et le patient en prit une quantité
considérable. L'effet désiré se produisit ; les symptômes de coma cédèrent peu à peu, et lorsque je revins dans l'après-midi pour voir ce
malade, il était hors de tout danger.

Le thé vert a été introduit dans la matière médicale comme *experge-
factif*, par le fils de Percival (de Manchester), le docteur Edward Percival. Il y a quelques années, il a lu, à une séance de la Société des
médecins, un mémoire dans lequel il citait plusieurs cas de coma et de
prostration, où le thé vert avait eu les plus favorables effets. Sur le continent on emploie généralement, et dans le même but, une forte infusion
de café. Ces boissons agissent-elles par l'intermédiaire de la circulation, ou en modifiant le système nerveux ? C'est ce que je ne puis vous
dire ; ce qui est bien certain, c'est leur efficacité et leur valeur dans
les cas semblables à celui que je vous ai rapporté ; pour moi, je les
emploie très fréquemment toutes les deux.

Puisque j'ai eu occasion de vous parler des agents stimulants, je
veux vous lire la relation d'un cas fort curieux, dans lequel on eut
recours à un excitant beaucoup moins agréable, pour tirer un malade de la léthargie où l'avait plongé une forte dose de laudanum.
Il y a bien dans ce récit quelques expressions qui en révèlent l'origine transatlantique, mais je n'ai aucune raison d'en mettre en doute
l'exactitude.

L'observation est intitulée : « Efficacité de la flagellation chez un sujet qui avait pris une dose considérable de laudanum. » Voici la relation textuelle de l'auteur, le docteur Joseph Barrett (de Middleton,
Connecticut) :

« La teinture d'opium est fréquemment employée comme moyen de
suicide ; elle est aussi trop souvent prise par erreur, et dans tous ces
cas, elle peut tuer avant que des moyens efficaces aient réussi à en annihiler l'action délétère. Aussi ai-je cru utile de rapporter en peu de mots
un cas d'empoisonnement par le laudanum, que j'ai observé il y a quelques années. Deux raisons principales m'y ont engagé : l'heureux résultat
du moyen que j'ai mis en usage, et le silence que l'on garde à son égard

soit dans les livres de médecine, soit dans les traités de toxicologie (1). »

Ne perdez pas de vue, je vous prie, que ce n'est pas moi qui parle, mais que c'est le docteur Barrett (de Middleton, Connecticut).

« Le 23 février 1823, je fus appelé auprès de M. Wright Harris (dans l'État de New-York). Il avait avalé, dans l'intention de se tuer, une forte dose de laudanum, et cela, hors de chez lui, de sorte qu'il s'écoula un temps assez long, trois heures à peu près, avant que des secours efficaces pussent lui être administrés. A mon arrivée auprès de lui, le malade paraissait perdu. Déjà on avait donné de l'émétique et diverses boissons, on avait eu recours à des frictions vigoureuses, et l'on avait fait de nombreuses et inutiles tentatives pour irriter l'œsophage avec les barbes d'une plume. Tous ces moyens étaient demeurés sans effet, et le patient était dans un coma si profond, que la chaleur du corps indiquait seule la persistance d'un reste de vie. On affirmait que la quantité de laudanum absorbée s'élevait à une once et demie ; le cas étant ainsi désespéré, je me vis autorisé à mettre en œuvre le seul moyen de traitement que les circonstances permissent encore.

» Tous les médicaments internes avaient fait défaut, les excitants externes nous laissaient seuls quelques chances. Je résolus donc de m'en servir vigoureusement. Je commençai par faire des flagellations sur la paume des mains et la plante des pieds avec des branches fraîches, longues et flexibles. J'y employai une force assez vive, et au bout de peu de temps, il y eut des signes de malaise et de douleur. Je continuai impitoyablement jusqu'au moment où le malade se mit à parler et à se plaindre ; je cessai alors l'emploi de ce moyen héroïque ; mais le patient retomba aussitôt dans une profonde torpeur, dont il ne put être tiré que par de sévères fustigations. Il fallut augmenter le nombre des aides, afin qu'ils pussent se suppléer, soutenir le malade et le faire lever ; car dès qu'on suspendait l'usage des verges, le coma reparaissait. Après six ou huit heures, la léthargie céda, et l'on put se relâcher de la sévérité du traitement ; mais comme une forte excitation était encore nécessaire, on y revint par moments, jusqu'à ce que l'exercice et la marche eussent définitivement éveillé le malade, ce qui eut lieu environ douze heures après le commencement de l'opération. Il n'y eut aucun accident particulier aux mains et aux pieds, et la guérison fut complète

les personnes présentes s'y opposèrent d'abord, sous prétexte qu'il y avait une cruauté réelle à traiter ainsi un corps déjà inanimé ; et elles ne me vinrent en aide que lorsque j'eus moi-même fait usage des verges. Mais aussitôt que le malade commença à se mouvoir, puis à parler, elles se mirent à l'œuvre avec empressement, peut-être même avec plaisir, et, se partageant les diverses régions du corps, elles continuèrent vigoureusement la fustigation, aussi longtemps que l'état du patient le demanda. Celui-ci ne paraissait pas du tout prendre goût à ce procédé, qu'il trouvait sans doute un peu dur, et il ne se faisait pas faute de rendre autant de coups qu'il le pouvait, à ses tourmenteurs. Si, tandis qu'il levait le bras pour frapper, la flagellation était entièrement suspendue, le membre retombait aussitôt impuissant : telle avait été l'influence du narcotique sur le système nerveux, que la douleur causée par les verges pouvait seule exciter le malade. Un peu plus tard, on dit que sa femme se montra très satisfaite de ce traitement médical d'un nouveau genre, parce qu'il avait eu un heureux effet sur la conduite de son mari. » (*Boston medical and surg. Journal*, n° 13.)

Je vous ai déjà parlé, messieurs, de l'abus des eaux de soude ou de Seltz, et de toutes les boissons gazeuses. On est habitué, aussi bien dans les hôpitaux que dans la pratique privée, à les regarder comme des liquides inoffensifs, dont l'emploi n'a d'autres limites que le désir du malade, ou la réserve de sa garde. Il est certain que c'est là, pour beaucoup de personnes, un moyen très agréable d'apaiser leur soif ; mais le médecin prudent n'en autorisera jamais l'usage immodéré, car il sait qu'il amènerait ainsi la distension de l'estomac, une disposition à la tympanite et des douleurs intestinales. Je crois en outre que l'administration d'une grande quantité d'acide carbonique libre est une pratique hasardeuse, si ce n'est dangereuse, car elle augmente notablement cette tendance au narcotisme, ces perturbations fonctionnelles de l'appareil nerveux et respiratoire, qu'on observe dans tous les cas de typhus légitime. En outre, la présence d'une grande proportion de ce gaz dans l'estomac produit une sensation très pénible de distension et de suffocation, et exerce une fâcheuse influence sur la membrane muqueuse

DIXIÈME LEÇON.

TRAITEMENT DU TYPHUS FEVER. — TYMPANITE. — HOQUET. HÉMORRHAGIE INTESTINALE.

Importance du régime. — Fâcheux effets des purgatifs drastiques dans les premières périodes du typhus fever.

Tympanite. — Du rôle des gaz intestinaux. — Traitement de la tympanite par l'essence de térébenthine et l'acétate de plomb. — Utilité de la térébenthine dans les hémorrhagies intestinales.

Hoquet. — Hémorrhagies intestinales dans le typhus fever.

MESSIEURS,

Avant de poursuivre l'étude du traitement du typhus, j'ai quelques observations à vous faire. Il y a actuellement dans notre salle des fiévreux un homme dont l'histoire est bien propre à démontrer la nécessité d'une attention rigoureuse et d'une vigilance incessante. Ce malade avait du délire et d'autres symptômes d'excitation et de congestion cérébrales : je lui prescrivis une solution de tartre stibié, dans le but d'abattre l'hypersthénie vasculaire; j'apprends ce matin que le remède n'a pas été donné, et que les phénomènes morbides ont pu marcher librement depuis vingt-quatre heures. Le malade a refusé le médicament, et l'infirmier a eu la négligence de ne pas en avertir, de sorte qu'on n'a pu se mettre en mesure de réparer une omission aussi grave. Un jour entier a été perdu, et cela à la période la plus dangereuse de la fièvre. Il n'y a pas d'excuse pour cette faute, parce qu'elle aurait pu être facilement évitée: à ce moment de la maladie, en effet, il y a toujours une soif plus ou moins vive, et il eût été fort aisé, ce me semble, de mêler une cuillerée de la solution stibiée avec du petit-lait ou de l'eau fraîche, et de la faire prendre au malade, sans qu'il s'en doutât;

si enfin il avait refusé de boire, on aurait administré le remède sous forme de lavement. Je le répète, une telle négligence est inexcusable : rappelez-vous dans quel état sont ces malheureux ; rappelez-vous leur agitation, leurs cris, leur insomnie, et vous pourrez apprécier à leur juste valeur les conséquences toujours dangereuses et souvent fatales d'une faute de ce genre.

Dans ma dernière leçon, je vous ai parlé des aliments et des boissons, et je vous ai exposé mes vues sur le régime que je crois le meilleur, aux différentes périodes de la fièvre ; je vous ai dit que j'attache une grande importance à cette question, et que je regarde l'observance rigoureuse de ces principes comme un des principaux éléments de succès dans le traitement de cette maladie. J'ajoute que c'est encore à cette méthode que nous devons de voir si peu de malades affectés de météorisme. Nous en voyons de temps en temps quelques-uns qui ont de la tympanite et de la diarrhée, mais la plupart de ceux-là ont subi un traitement avant d'entrer à l'hôpital, et ont été beaucoup trop purgés. L'usage des purgatifs drastiques au début du typhus et dans sa période d'état est une des pratiques les plus fécondes en accidents ultérieurs ; il y a peu de complications plus redoutables que la tympanite avec diarrhée, et que l'inflammation gastro-intestinale, surtout dans la dernière période de la maladie. Si vous vous informez avec soin des antécédents des malades qui présentent au plus haut degré ces divers symptômes, vous trouverez que les deux tiers au moins ont pris au début des purgatifs puissants, non pas une seule fois, mais à plusieurs reprises. Tous ceux auxquels on a donné avec une libéralité regrettable du calomel, de la coloquinte, de l'aloès ou la médecine noire, ont de la tympanite, quelquefois même à une époque très peu avancée de la maladie (1).

(1) L'opinion du docteur Stokes est en tous points conforme à la mienne :

« Il s'est établi dans ce pays une habitude qui ne domine que trop encore aujourd'hui, c'est celle de faire prendre au malade un purgatif tous les jours, et cela, je le dis à regret, alors même que l'intestin grêle présente des ulcérations sur une grande étendue. Eh bien ! je vous le demande, y a-t-il rien de plus barbare ? y a-t-il un seul acte des quakers qui soit plus insensé ou plus nuisible que cette pratique ? Nous avons affaire à un organe très irrité, dont la circulation est dans un état évident de surexcitation, et pourtant nous ne craignons pas de stimuler encore cet organe, et d'accroître l'irritation qui existe déjà. Ne serait-il pas absurde de prescrire l'exercice et le mouvement à un malade qui serait atteint d'une arthrite du genou ou du coude ? Ne serait-ce pas, en vérité, une étrange pratique que d'appliquer des substances irritantes sur une surface excoriée ou ulcérée ? L'emploi des purgatifs

Des accidents analogues, bien qu'un peu atténués, sont à craindre lorsqu'on a laissé le malade dans l'abstinence complète, pendant un long espace de temps. Le défaut de nourriture, même en l'état de santé, suffit pour produire de la flatulence, de la faiblesse, et pour amener la distension de l'estomac ; il donne même très souvent lieu à diverses formes d'irritation gastro-intestinale. La diète absolue dans la fièvre peut faire naître les mêmes phénomènes. Il en est de même de l'abus des boissons, quelque simples, quelque innocentes qu'elles soient d'ailleurs ; la production de gaz, la dilatation de l'estomac, la tendance à la tympanite en sont les conséquences ordinaires. C'est là ce qui fait l'importance de la règle que je vous ai énoncée dans une précé-

violents dans la fièvre, lorsque l'intestin est enflammé, est tout aussi absurde, tout aussi nuisible. Ce sera là une tache ineffaçable dans l'histoire de la médecine anglaise. Le calomel, la médecine noire, le jalap même, avec l'aloès et la scammonée, ont été prescrits à des malades qui étaient sous le coup d'une dothiénentérie grave et généralisée. Qu'en résulte-t-il ? Des selles d'apparence anomale ; plus ces caractères anomaux sont évidents, plus le médecin insiste sur le calomel et les purgatifs, dans le but de les modifier et de les ramener à leurs conditions naturelles. Les expressions manquent pour décrire les horribles conséquences d'une telle pratique. Trop souvent, hélas ! j'ai vu des malades entrer à l'hôpital avec de la diarrhée et une inflammation de la muqueuse intestinale, causées par les purgatifs qu'ils avaient pris avant leur admission. Mais les praticiens ne veulent pas ouvrir les yeux. Ils se font une loi de donner chaque jour une purgation, méthode très facile, très riche en précédents, et qui amène les plus funestes résultats. Je reconnais volontiers que les disciples de Broussais ont été trop loin, en proscrivant l'usage de tous les purgatifs indistinctement ; mais si cette erreur leur a fait perdre des centaines de malades, les médecins anglais *en ont tué des milliers* par la méthode opposée. Dans les cas de fièvre, lorsqu'il n'y a pas de symptômes bien marqués d'irritation gastro-intestinale, il n'y a pas d'objection à faire à l'emploi des laxatifs, *à condition qu'ils soient indiqués,* et qu'on les choisisse parmi les plus doux. Vous ne gagnerez rien à recourir dans cette maladie aux purgatifs violents ; bornez-vous aux agents les plus bénins, et dès qu'il y a quelque signe d'inflammation intestinale, soyez très réservés, même à l'égard de ces derniers. Il est un moyen de maintenir le ventre libre dont vous pourrez toujours vous servir avec avantage : c'est l'emploi des lavements. Il est bien certain qu'une accumulation de matières fécales peut se produire et devenir une cause d'irritation, mais vous devez user pour la combattre des moyens les moins dangereux. L'administration des purgatifs dans la fièvre, lorsqu'il existe des signes d'irritation dans l'intestin, est également contraire à la théorie et à l'expérience, et j'ai déjà dit qu'elle entraîne après elle d'épouvantables conséquences. » (Dr Stokes, *Lectures,* American edition, p. 500.)   (L'Auteur.)

Il est évident, l'expression de *dothiénentérie* suffit à l'établir, que Stokes a eu en vue dans tout ce passage la fièvre typhoïde. Il n'est peut être pas inutile d'ajouter qu'il est partisan de l'identité.   (Note du Trad.)

dente leçon : donner au malade de petites quantités de liquide à la fois, et lui prescrire de l'avaler lentement. L'usage immodéré des boissons, eau commune, petit-lait, eau d'orge, eaux de soude et de Seltz, liquides gazeux, est une cause très ordinaire de gonflement tympanique.

Puisque j'ai abordé l'histoire de cet accident, je vais maintenant en étudier les causes, et vous indiquer la méthode de traitement que j'ai trouvée le plus efficace.

A l'état sain, la muqueuse digestive sécrète une grande quantité de gaz (1). L'utilité de cette sécrétion n'a pas encore été suffisamment étudiée, et le temps me manque pour m'arrêter sur ce point ; je vous ferai remarquer toutefois que la présence de fluides aériformes dans les intestins doit avoir une grande importance ; ces gaz doivent exercer une influence à la fois physique et chimique sur la digestion, qui consiste essentiellement dans le ramollissement graduel, la dissolution et l'absorption des aliments solides. Au point de vue physique, les gaz facilitent la progression du bol alimentaire, car ils maintiennent l'intestin dans un état de distension convenable, et sont tout prêts à prendre la place du contenu solide ou liquide qui se met en mouvement, ou qui est absorbé ; quant à l'action chimique, on sait parfaitement que certains gaz, l'acide carbonique par exemple, qui est toujours très abondant dans le tube digestif, possèdent la propriété de hâter la dissolution dans l'eau de plusieurs substances solides, surtout lorsqu'ils sont en-

(1) Que la portion sous-diaphragmatique du tube digestif contienne à l'état sain une certaine quantité de gaz, cela ne peut être nié ; mais que ces gaz proviennent d'une sécrétion de la muqueuse, voilà ce qui est moins bien établi. John Hunter avance que l'estomac peut en produire une grande quantité, lorsqu'il est le siége d'une détermination goutteuse anomale. Portal et Bernard Gaspard regardent la sécrétion gazeuse de l'intestin comme un phénomène constant. Baumès a même prétendu que cette sécrétion augmente lorsque la muqueuse intestinale est irritée ou enflammée, et Gérardin parle d'une dame qui était prise d'une tympanite subite pendant le travail de la digestion. Mais il n'y a pas d'autres preuves directes de cette exhalation de gaz à la surface de la muqueuse digestive que l'expérience bien connue de Magendie et de Gérardin : une anse intestinale, liée en deux endroits sur un animal vivant, et remise dans le ventre, s'y remplit de gaz. Par conséquent cette doctrine de la *sécrétion* ne peut être acceptée comme explication *générale* de la présence des gaz dans l'intestin. Tout au plus pourrait-on l'invoquer pour rendre compte du météorisme qui survient dans certaines maladies, après plusieurs jours de diète absolue, et il resterait encore à examiner si les liquides intestinaux ne peuvent pas, par leur réaction réciproque, donner naissance à des gaz, comme le pensait Philippe Bérard. En résumé, les théories fondées sur la déglutition de l'air et sur la sécrétion de fluides

fermés avec le liquide dissolvant dans des vases clos, où ils sont soumis à une certaine pression ; or, toutes ces conditions sont réalisées dans l'intestin.

La muqueuse digestive sécrète un autre gaz non moins important au point de vue chimique, c'est l'hydrogène sulfuré. La partie supérieure du tube digestif renferme surtout de l'air ordinaire ; dans la partie inférieure les deux autres gaz deviennent prédominants : cette distribution n'est certainement pas fortuite, et la cause finale en est sans doute de la plus haute importance. Il paraît en outre que les parties du canal alimentaire qui sécrètent des acides liquides (le chlorhydrique et l'acétique) ne produisent pas d'acides gazeux, tandis que ces derniers se rencontrent abondamment dans d'autres portions du canal digestif ; ces deux sécrétions peuvent donc être considérées comme supplémentaires.

Je ne sache pas que jusqu'ici les physiologistes aient étudié cette question dans le sens que je vous indique ici (1), et pourtant cette étude pourrait nous rendre compte de plusieurs points de pratique. Ainsi j'ai souvent remarqué, et j'appelle expressément votre attention sur ce fait, que chez les personnes atteintes de dyspepsie, lorsque le trouble fonctionnel est limité à l'estomac, la digestion complémentaire du petit intestin paraît s'accomplir avec une grande activité. Ces malades souffrent beaucoup aussitôt après avoir mangé ; ils éprouvent une pesanteur pénible à la région épigastrique, ils ont de la flatulence, leur estomac est distendu ; en un mot, ils sont très péniblement affectés jusqu'à ce que les aliments aient passé dans le duodénum, où le pouvoir

gazeux par la muqueuse gastro-intestinale n'ont en leur faveur qu'un très petit nombre de faits, tandis que la doctrine de Hallé et de Nysten trouve son application dans l'immense majorité des cas.

J. Hunter, *Observations on certain parts of the animal economy*. London, 1786.— Portal, dans le Ve volume des *Mémoires sur la nature et le traitement de plusieurs maladies, avec le précis des expériences sur les animaux vivants*, etc. Paris, 1825. — B. Gaspard, *Dissertation physiologique sur la gazéification vitale*, 1812 (citation empruntée à P. Bérard). — Baumès, *Lettres sur les causes et les effets de la présence des gaz ou vents dans les voies gastriques*. Paris, 1832.— Gérardin, *Recherches physiologiques sur les gaz intestinaux*, thèse de Paris, 1814.— Hallé et Nysten, *Dictionnaire des sciences médicales*, art. AIR. — P. Bérard, *Cours de physiologie*. Paris, 1850. (Note du TRAD.)

(1) Cette interprétation du rôle des gaz dans le canal alimentaire, publiée par moi en 1836, a été complétement vérifiée par les recherches subséquentes de Liebig.

digestif a toute son énergie, toute son activité. A peine ce passage est-il
effectué, que toute sensation de poids et de distension s'évanouit, en
même temps que la flatulence disparaît à son tour. J'ai noté, en outre,
que ces individus ne maigrissent pas, qu'ils ne perdent pas leurs forces ;
l'examen de leurs matières excrémentitielles montre que toutes les molécules nutritives ont été absorbées, et introduites dans l'économie.

Les observations de ce genre sont loin d'être rares. Il vous arrivera d'être consultés par des personnes qui auront depuis longtemps des troubles fonctionnels du côté de l'estomac ; cependant vous
ne les trouverez point amaigries, et vous apprendrez qu'elles n'ont
pas cessé un instant leurs occupations et qu'elles ont continué à
déployer une grande activité physique ou intellectuelle. Ces faits vous
montrent que, lorsque le travail digestif se fait imparfaitement dans
l'estomac, il peut fort bien être accompli ailleurs. Si, dans ces cas,
l'estomac est faible et inapte à remplir son rôle, le reste du tube
digestif est fort, et sécrète abondamment les fluides nécessaires à
l'exercice régulier de la fonction.

D'un autre côté, nous voyons des personnes qui n'ont pas d'éructations acides, qui ne ressentent ni douleur, ni flatulence, ni pesanteur,
ni distension à l'estomac, et qui sont fréquemment incommodées par
des sensations pénibles dans l'abdomen ; elles ont de la constipation,
ou bien les fonctions intestinales sont très irrégulières ; il survient de
la diarrhée, des coliques, de la tympanite ; les évacuations sont fétides
et anomales ; l'urine est rare et haute en couleur. Ces malades se
sentent indisposés non pas aussitôt après le repas, mais trois ou quatre
heures plus tard ; ils perdent leurs forces, ils s'amaigrissent ; ils portent
sur leur visage pâle et blême une expression maladive. Ici la dyspepsie
est intestinale ; l'estomac fonctionne bien et s'acquitte parfaitement de
sa tâche ; mais lorsque la masse alimentaire entre dans l'intestin
grêle, un malaise très marqué survient, parce que la digestion supplémentaire pervertie ne peut plus se faire qu'avec peine et difficulté.

Dans quelques cas, et ce sont les plus fâcheux, ces deux formes de
dyspepsie sont réunies ; mais en dehors de ces faits exceptionnels, elles
ont l'une et l'autre une individualité parfaitement distincte. Le malade dont l'estomac fonctionne normalement peut souffrir de la perversion digestive de l'intestin grêle, de même que celui dont la digestion
intestinale s'accomplit régulièrement peut être affecté d'une dyspepsie
purement gastrique. Nous sommes donc fondés à admettre que lorsqu'une perturbation fonctionnelle ou une lésion organique a annihilé

presque complétement l'action de l'estomac, les fonctions de l'intestin prennent une énergie supplémentaire : c'est la seule interprétation qui permette de concevoir l'absence d'amaigrissement chez certains malades, chez l'empereur Napoléon 1er, par exemple, dont l'estomac était tellement désorganisé, qu'il ne prenait certainement plus aucune part au processus digestif.

Quoique ces considérations ne paraissent pas au premier abord se rapporter au sujet qui nous occupe, elles y ont cependant directement trait. Il est évident, en effet, que la sécrétion de gaz qui se fait à la surface de la muqueuse intestinale en l'état de santé, peut augmenter rapidement sous une influence morbide, et amener ainsi la tympanite. C'est précisément ce qui a lieu, toutes les fois que l'intestin est enflammé ou congestionné; et ces états sont très "fréquents dans le typhus. Lorsque la tympanite se montre au début de la maladie, elle dépend invariablement de l'inflammation, et elle est précédée de douleurs et d'autres phénomènes anomaux, qui révèlent une phlegmasie abdominale. Cette complication doit être attaquée par des émissions sanguines locales abondantes, et l'administration de petites doses de poudre de Dover unies à des doses plus considérables d'*hydrargyrum cum creta*. Tous les purgatifs actifs doivent être laissés de côté, mais les lavements émollients sont souvent utiles.

Lorsque la tympanite survient dans la période d'état ou dans le déclin d'une fièvre prolongée, elle peut être encore un phénomène d'inflammation, mais elle provient plus souvent alors de la congestion veineuse. Dans cette condition qui affecte une grande partie de la muqueuse de l'intestin grêle, celui-ci regorge de sang, devient livide, et sécrète, entre autres produits morbides, une grande quantité de gaz. Dans ce cas, on n'observe ni douleur, ni sensibilité abdominales, du moins au début ; mais la tympanite est souvent précédée de sensations pénibles dans les intestins; cet état de choses peut même se montrer un ou plusieurs jours avant le météorisme. Lorsque celui-ci s'établit rapidement, le ventre devient sensible et douloureux, en raison même de cette distension soudaine, et un observateur superficiel pourrait alors attribuer la tympanite à une inflammation réelle.

Si ces phénomènes surviennent à une époque de la maladie où la débilité est très grande, lorsque les forces vitales sont déjà presque épuisées, et que l'application de quelques sangsues amène une faiblesse alarmante, il est évident que le traitement doit différer de celui que je vous ai indiqué tout à l'heure.

En général, il sera bon de commencer par administrer dix ou quinze grains de magnésie (1) avec autant de rhubarbe (60 ou 90 centigrammes) dans un véhicule carminatif, tel que l'eau de menthe ou de fenouil ; puis on lotionnera et l'on frictionnera le ventre avec un liniment excitant de térébenthine. Il arrive souvent que sous l'influence de la rhubarbe, la diarrhée et la tympanite commencent déjà à diminuer : les moyens les plus simples achèvent bientôt de faire disparaître ces symptômes. Quelquefois, cependant, il n'en est pas ainsi ; le ventre continue à enfler, et les douleurs intestinales augmentent notablement. C'est là un accident fort dangereux, dont le traitement exige un jugement sûr et une attention extrême.

Lorsque la douleur intestinale a précédé la tympanite, et que celle-ci continue à s'accroître, malgré l'aggravation de la douleur, l'essence de térébenthine n'est le plus souvent d'aucune utilité, soit que vous la donniez par la bouche, soit que vous la fassiez prendre en lavement ; c'est là un fait important à noter. Il nous faut donc recourir alors à quelque autre agent thérapeutique, différent de ceux qui sont ordinaire-

(1) Bien que j'aie pris soin de donner toujours l'évaluation en grammes des doses indiquées par l'auteur, cependant je crois devoir consigner ici le tableau comparatif des poids anglais et des poids français. On emploie en Angleterre deux genres de poids : l'un poids *avoirdupois* sert pour les marchandises ordinaires ; l'autre, appelé poids *troy*, sert pour l'or et l'argent. C'est ce dernier qui a été adopté dans la pharmacopée de Londres. En voici les divisions et leur valeur en grammes :

	Grammes.
Livre...	372,900
Once.....................	31,070
Gros.	3,880
Scrupule..................	1,290
Grain	0,064

Quant aux mesures de capacité, la pharmacopée de Londres emploie celles qui dérivent du *gallon* :

	Litres.	Grammes.
Gallon......................	3,785	3785
Pinte	0,473	473
Once fluide.	0,023	23
Gros fluide....	0,002	2
Minime.....	0,0004	0,4

Telles sont les mesures exactes. Cependant, dans les formules dont j'ai donné l'évaluation en poids français, j'ai assigné, pour éviter les fractions, 32 grammes à l'once, 4 grammes au gros, 1^{gr},30 au scrupule et 6 centigrammes au grain.

remarquer que ce sel paraît posséder, outre ses propriétés astrin-
gentes, une influence *antiphlogistique;* nous ne pourrions comprendre
sans cela les bons effets qu'il produit dans les hémorrhagies actives
et dans les palpitations du cœur; il a été beaucoup vanté en France
contre cette dernière affection : on le donne alors à doses élevées.

Occupé jusqu'ici de vous faire connaître les indications de la térébenthine et de l'acétate de plomb, j'ai négligé de vous signaler plusieurs autres moyens de traitement usités contre la tympanite, et dont
l'action est bien connue de tous les praticiens. Aucun d'eux n'est plus
efficace que l'application de sangsues à l'anus, lorsqu'il existe un état
inflammatoire; et *dans tous les cas* on se trouve très bien de faire en-
duire d'onguent mercuriel une grande étendue de la paroi abdominale,
préalablement dénudée par un vésicatoire.

Mais ce n'est pas seulement contre la tympanite que la térébenthine
trouve son emploi; elle est également très utile pour combattre le délire
de la dernière période de la fièvre.

sions d'observer la maladie, à voir dans les accidents cérébraux l'expression symptomatique univoque et constante du typhus contagieux, et l'on a complétement laissé
de côté les phénomènes intestinaux. Bien plus, quelques médecins, à Paris du moins,
regardent les accidents gastro-intestinaux comme caractéristiques de la fièvre typhoïde,
et fondent sur eux le diagnostic différentiel de cette pyrexie et du typhus; à la lecture des passages que Graves a consacrés à l'étude de la tympanite, de la diarrhée
et des hémorrhagies intestinales, ils ne manqueront pas de s'écrier que l'auteur a tout
confondu. Il importe donc de ne pas laisser subsister cette erreur : les symptômes du
côté du tube digestif existent dans le typhus, aussi bien que dans la fièvre typhoïde;
seulement, tandis que dans la dothiénentérie ils constituent *dès le début* des phénomènes dominants, ils apparaissent *plus tardivement* dans le typhus, où on les observe
rarement avant le deuxième septénaire; ils varient en intensité dans les diverses épidémies, mais ils ne font totalement défaut que dans le typhus sidérant, qui tue en
trois ou quatre jours. J'indiquerai ici, afin de lever tous les doutes, quelques-uns des
auteurs qui ont accordé à ces accidents une mention spéciale.

Masdeval, dans son mémoire sur les fièvres épidémiques de Catalogne, signale
l'oppression à la région épigastrique, les vomituritions, le gonflement de l'abdomen,
les déjections alvines involontaires. De Mertens, dans sa relation de l'épidémie de
Moscou, a noté les mêmes symptômes. Monro, qui a décrit la fièvre castrale de Cox
Heat (1779), a insisté sur le flux de ventre qui achevait d'abattre les forces des malades. Hildenbrand a fait connaître avec soin les symptômes abdominaux de la seconde période (*période nerveuse*) du typhus : les selles sont fréquentes et putrides;
le ventre est le siége de douleurs qui augmentent par la pression; ces douleurs sont dues
à un état inflammatoire des intestins, *lequel caractérise constamment* la maladie dans
cette période; il regarde également le météorisme comme un phénomène presque
invariable. On objectera peut-être que ces observateurs, ne connaissant point la

remarquables sur le système nerveux. J'ai vu des patients arrachés à la mort, grâce à quelques doses de ce médicament, et j'ai constaté maintes fois, avec autant de bonheur que de surprise, la sédation nerveuse qu'il amène. Voici la formule dont je me sers :

$$
\begin{array}{llll}
\text{✠ Olei terebenthini} \ldots\ldots\ldots\ldots & \text{f.} & 3 & \text{i} \\
\text{Olei ricini} \ldots\ldots\ldots\ldots \ldots\ldots & \text{f.} & 5 & \text{iss.} \\
\text{Aquæ} \ldots\ldots\ldots\ldots\ldots\ldots\ldots & \text{f.} & ℥ & \text{i.}
\end{array}
$$

Misce. Fiat haustus, sexta quaque hora sumendus (1).

La térébenthine n'est pas moins utile dans certaines hémorrhagies intestinales qui surviennent dans le cours des fièvres. Un malade a le pouls fréquent, la peau chaude, la langue sèche; vers le douzième jour, la tête se prend, la face est rouge, les yeux sont injectés, des troubles intellectuels apparaissent; en même temps, les intestins sont douloureux, la tympanite survient. Bientôt, tout va de mal en pis, et lorsque vous venez visiter votre malade, ses parents vous montrent avec terreur les nombreux caillots de sang que contiennent les matières fécales. Que faire alors? Suspendre toute médication, interrompre tout traitement. Observez attentivement les selles, vous verrez que le sang disparaît peu à peu, et lorsque cela a lieu, ne faites jamais rien, absolument rien. De même qu'un individu atteint de fièvre peut avoir une épistaxis qui l'amène à une crise favorable, de même il peut avoir comme phénomène critique des selles sanglantes. Dans l'un comme dans l'autre cas, gardez-vous de vous opposer aux sages opérations de la nature; gardez-vous de prescrire aucun médicament qui puisse amener de l'irritation ou arrêter subitement ce travail salutaire. Vous vous souvenez sans doute d'un fait, que vous avez pu observer dans cet hôpital : un malade avait été pris d'une hémorrhagie intestinale que les élèves me demandèrent d'arrêter; je m'y refusai, jugeant que c'était un flux critique.

Mais il peut se faire que cet écoulement sanguin soit assez abondant pour devenir une cause de danger; j'ai même vu une épistaxis amener la mort. Ici vous devez intervenir pour éviter, s'il est

Grammes.

(1)   ✠ Essence de térébenthine.   2
            Huile de ricin.   3
            Eau   24

Mêlez. F. s. a. une potion qu'on répétera toutes les six heures.

(Note du TRAD.)

de graves accidents, et c'est alors, c'est à cette période cri-
 vous pouvez employer l'huile de térébenthine unie à l'opium ;
le flux sanguin est modéré, s'il ne présente pas d'indications
, s'il coïncide avec un abaissement du mouvement fébrile,
nez tout à la nature. Vous avez remarqué peut-être un malade
quatorzième jour de sa fièvre, eut des selles sanglantes, et vous
us souvenir que nous ne lui avons prescrit autre chose qu'une
antité de solution concentrée de carbonate d'ammoniaque. Eh
 nous lui avions fait prendre de l'opium, nous aurions arrêté
alutaire, et si nous lui avions donné un purgatif, nous aurions
miner une hémorrhagie mortelle (1).

s maintenant du hoquet :

ic cet accident survient dans le typhus, il est généralement dû
 congestif de la muqueuse gastro-intestinale et à la distension
digestif par des gaz. J'en ai observé avec le docteur Ireland
ien remarquable : un homme d'une grande corpulence avait
is tacheté ; il eut du hoquet pendant plusieurs jours ; et sa
. veillait sur lui avec la plus vive sollicitude, a noté que ce
urait plus de dix-huit heures sur vingt-quatre.

c doctrine sur les hémorrhagies intestinales étonnera peut-être, et pourtant
idée sur l'observation la plus exacte. M. Trousseau professe aujourd'hui
pinion sur les hémorrhagies de la fièvre typhoïde : « Vous lisez, dit-il,
lez dire partout que ces hémorrhagies sont des complications sérieuses, et
outent à la gravité de la maladie. Cette opinion est celle des médecins
commandables ; mais, ainsi présentée, elle est beaucoup trop absolue, et,
ompte, après m'être longtemps rangé à cet avis, je professe aujourd'hui
ie tout à fait opposée, à savoir, que les hémorrhagies intestinales dans la
ïde, loin d'avoir la gravité qu'on leur accorde, constituent le plus souvent
ène de favorable augure. C'est aussi la manière de voir de Graves. Lorsque
 la première fois cette proposition dans les *Leçons cliniques* du professeur
étant encore sous l'empire des idées contraires dans lesquelles mon éduca-
ile s'était faite, je fus d'abord étonné de voir un homme d'une aussi grande
ne aussi grande renommée, en désaccord avec ce que je croyais savoir.
e autorité me donna à réfléchir, et, passant en revue les faits que j'avais
oi-même, je me rappelai des guérisons qui avaient eu lieu dans des cas où
affaire à ces accidents. Je portai dès lors sur ce point une attention plus
it si les trois cas dont je vous ai parlé tout à l'heure semblent venir confir-
'on a dit de la gravité des hémorrhagies intestinales, je pourrais leur en
iutres en bien plus grand nombre à l'appui de la doctrine de Graves. »
iédicale de l'*Hôtel-Dieu de Paris*, t. 1, p. 147. Paris, 1861.) — On ne
iander pour les idées du professeur de Dublin de plus éclatante consécration
roles de l'éminent clinicien de Paris.   (Note du TRAD.)

Les moyens que je vous ai fait connaître à propos de la tympanite trouvent encore ici leur application, et le traitement est susceptible des mêmes variétés. Si le hoquet survient au commencement de la maladie, s'il est accompagné d'une soif vive, de sécheresse de la langue et de douleur à l'épigastre, il faut appliquer des sangsues sur cette région, prescrire de petites quantités d'eau glacée, la diète absolue et des lavements apéritifs. Mais si cet accident n'apparaît que plus tard, nous devons employer des liniments excitants, en friction sur la colonne vertébrale; nous ferons en même temps poser un vésicatoire à l'épigastre; s'il y a de la constipation et de la tympanite, nous aurons recours à la térébenthine administrée par la bouche ou en lavement, et nous aurons soin de soutenir les forces du malade avec du vin et des aliments appropriés. La térébenthine sera ici avantageusement prescrite à la dose de deux à trois drachmes (8 à 12 gr.), unie à de l'huile de castor; mais s'il y a de la diarrhée avec la tympanite, ce sera le cas d'employer l'acétate de plomb comme je vous l'ai dit déjà, et quelques stimulants à doses faibles, mais répétées; la térébenthine et l'éther, unis à l'opium, nous rendent ici des services.

Le hoquet survient quelquefois sans aucun dérangement appréciable des organes digestifs, et sans que nous puissions en découvrir la cause réelle. Notre traitement ne peut être alors qu'empirique, et nous obtiendrons souvent l'amendement de ce symptôme, par l'emploi de quelque substance qui agit sur le système nerveux. Mais je vous l'ai dit, le traitement devient purement empirique, les alcalis réussiront dans quelques cas, ailleurs les acides seuls seront utiles. Les mêmes observations sont applicables à l'emploi de la glace, de l'eau très chaude, à l'usage des narcotiques et des stimulants, comme le musc, le camphre, etc.

Mais je reviens à un accident du typhus dont je vous ai déjà parlé, et qui est intimement lié à l'état des organes digestifs, je veux dire l'hémorrhagie intestinale. J'ai vu quatre malades chez lesquels cette hémorrhagie a amené la mort; chez tous les quatre, la fièvre avait un caractère gastrique très marqué, l'écoulement du sang n'avait été annoncé, ni par du ténesme, ni par de la douleur dans l'abdomen, ni par de la tympanite, par aucun symptôme enfin capable de révéler une modification morbide du canal intestinal. L'hémorrhagie dura plusieurs jours; les selles étaient très copieuses, elles se composaient tantôt de caillots noirs mêlés à du sang liquide, tantôt de sang intimement uni aux matières fécales. Souvent il n'y avait pas plus d'une ou deux éva-

ıs par jour, et comme l'affaiblissement était hors de proportion
ı quantité de sang rendu, il est bien probable que l'hémorrhagie
ıs intestins était en réalité plus abondante que les selles ne le
ıt supposer.   .

s tous ces cas, le pouls hémorrhagique, dicrote (voy. p. 64),
a la perte de sang.

recherches modernes ont prouvé que la matière foncée, sem-
à du marc de café, qui est rendue par les selles dans le typhus
ı dans la fièvre jaune, n'est autre chose que du sang coagulé,
ıgmenté et coloré en noir par les acides intestinaux. J'ai eu
nent l'occasion d'observer un fait qui démontre bien la justesse
ıe opinion. Je donnais des soins avec sir Philip Crampton à un
ıomme atteint d'une fièvre grave, avec céphalalgie violente. Au
ıe jour, nous fîmes appliquer deux sangsues à la face interne
rines; l'écoulement de sang fut très abondant, et une grande
de ce liquide fut avalé par le malade durant son sommeil.
-six heures après, la garde éprouva une chaude alarme en
ı la couleur noire des matières alvines. Elle prévint la famille
ıtait là un symptôme fort dangereux, et je fus mandé en toute
ıe n'ai pas besoin d'ajouter qu'à la vue d'une aussi grande quan-
matière ressemblant à du marc de café, la véritable explication
ı se présenta d'elle-même à mon esprit, et me permit de dissiper
ıuiétudes des parents.

sque du sang est avalé par une personne bien portante, dont les
ıns digestives s'accomplissent avec énergie, il ne prend jamais
rence de marc de café dans le gros intestin, car il est entièrement
ıt absorbé dans la partie supérieure du canal alimentaire.

ONZIÈME LEÇON.

TRAITEMENT DU TYPHUS FEVER. — VOMITIFS. — PURGATIFS. — ÉMISSIONS SANGUINES.

Les vomitifs au début peuvent arrêter l'évolution de la maladie. — Règles de leur administration.

Usage et abus des purgatifs. — Les purgatifs énergiques sont impuissants à guérir le typhus fever. — Symptômes qui en indiquent l'emploi. — Mode d'administration. — La saignée. — Ses indications. — La présence des taches est une contre-indication absolue.

Emploi des sangsues et des ventouses dans les inflammations locales.

MESSIEURS,

Après ce que je vous ai dit des épidémies de typhus, il n'est plus qu'un point de leur histoire sur lequel je doive appeler votre attention. Lorsque le typhus fever revêt la forme maligne, il ne s'ensuit pas du tout que les autres maladies aigues qui régnent en même temps, doivent présenter des caractères analogues ; la rougeole et la scarlatine sont souvent épidémiques en même temps que le typhus, et cependant chacune de ces maladies peut présenter une forme spéciale. En 1842 nous avons observé une épidémie très étendue de scarlatine ; celle-ci avait tous les caractères de la malignité, elle était le plus souvent mortelle ; mais le typhus était au même moment remarquablement bénin, et les rougeoles, qui étaient très nombreuses, présentaient le type inflammatoire pur. Cette année-là donc, le typhus fever, sans devenir inflammatoire, cessait d'être *typhus*, la scarlatine revêtait une forme *typhoïde*, et les rougeoles offraient dans leur modalité tous les caractères des maladies inflammatoires !

Ces faits, dont je puis vous garantir l'exactitude, montrent combien il est difficile de déterminer les causes qui donnent aux épidémies leur génie particulier ; il y a quelques années, la scarlatine était très maligne, et la rougeole montrait au contraire la plus grande bénignité :

nous ne devons donc pas trop nous hâter d'admettre l'existence de quelque cause générale, capable de modifier simultanément des maladies d'espèces différentes ; cette hypothèse cependant a trouvé beaucoup de défenseurs, entre autres Watson : « Sydenham, dit-il, a vu régner à Londres en 1670 et 1674, des rougeoles d'une sévérité peu ordinaire ; pendant ces mêmes années, la variole fut extrêmement maligne, et la mortalité fut très grande. Cela démontre ce que j'ai dit plus haut, à savoir que le caractère typhoïde de ces maladies et des autres fièvres dépend moins d'une violence particulière dans leurs causes *excitantes*, que d'une modification antérieure produite à bas bruit dans l'économie, par l'action silencieuse et graduelle de certaines causes *prédisposantes* (1). »

Je vous ai déjà dit, messieurs, que je n'ai pas l'intention de vous faire l'exposé systématique du traitement à suivre dans le typhus. J'ai laissé à dessein dans l'ombre plusieurs points importants, ne voulant pas m'occuper avec vous de questions pratiques, sur lesquelles je suis d'accord avec les meilleures et les plus récentes autorités. Aussi ne vous dirai-je que quelques mots sur l'emploi des vomitifs, parce que les règles qui doivent présider à l'administration de ces agents dans la fièvre, ont été exposées avec précision par un grand nombre d'écrivains modernes.

Pour moi je n'ai l'habitude de recourir aux vomitifs, que lorsque je suis appelé tout à fait au début. Cette médication est alors d'une valeur considérable, et parvient souvent à couper court à la maladie. Il n'est pas de moyen plus capable de prévenir l'évolution ultérieure du typhus que l'administration d'un émétique, si vous avez la chance de voir le malade dès le premier jour. Je parle ici sans subterfuge et sans ambages, et je ne fonde point mon opinion sur des cas douteux ou incertains. Je ne parle pas de ces refroidissements fébriles graves, dont les symptômes initiaux ont la plus grande analogie avec ceux du typhus ; je parle de ces cas dans lesquels le médecin est appelé à voir, le soir même du premier jour, un malade qui, après avoir été exposé à la contagion, présente du frisson, et tous les phénomènes ordinaires de l'excitation fébrile.

Si j'étais mandé, pendant une épidémie de typhus, auprès d'un individu présentant du frisson, de la céphalalgie, de la fréquence du pouls,

(1) Watson's, *Lectures on the practice of physic*, vol. II, p. 750.— 1ʳᵉ éd.

même de ressentir les effets de la contagion, et si je le voyais quelques heures seulement après le début de l'indisposition, je lui prescrirais certainement une saignée et un vomitif, et je crois qu'il aurait alors de grandes chances d'échapper à la maladie.

Mais, tout en reconnaissant l'influence toute-puissante des vomitifs à la période initiale du typhus fever, je crois que le moment favorable à leur emploi est extrêmement court : si, par exemple, il s'est déjà écoulé vingt-quatre ou trente-six heures depuis le frisson, ils ne réussiront pas à arrêter la marche de la maladie. Il ne faut que quelques heures pour diminuer les chances de succès ; après un jour, je le répète, on ne doit généralement plus espérer prévenir les effets de l'infection. Alors, en effet, le mal a déjà envahi l'économie tout entière, et il n'est plus temps d'en anéantir l'influence par un émétique, ce dernier fût-il même aidé d'une saignée. Les chirurgiens militaires, et les praticiens qui ont l'occasion de traiter leurs malades dès le début, sont parfaitement renseignés sur la valeur de ces remarques. J'ai vu moi-même, dans ma pratique privée, des médecins et des étudiants qui, après s'être exposés à la contagion, présentaient tous les symptômes initiaux du typhus, et qui échappèrent au développement ultérieur des accidents, grâce à une saignée et à un vomitif prescrits en temps opportun.

L'importance de ce sujet m'engage à vous lire quelques passages où l'indication des émétiques au début de la fièvre est fort judicieusement signalée.

« Lorsqu'on a la possibilité de traiter un malade dès les premiers jours, on se trouvera souvent très bien de l'administration d'un vomitif, surtout si l'on a affaire à une forme légère. Cette médication débarrasse l'estomac des matières nuisibles qu'il renferme ; ces matières sont tantôt des aliments non digérés, tantôt de la bile ou du mucus épais et corrompu, tantôt enfin les produits âcres et acides, sécrétés par l'organe lui-même. Le vomitif a en outre l'avantage de déterminer l'afflux du sang à la périphérie, et de diminuer ainsi l'état congestif des organes internes (1). Un émétique puissant causera quelquefois une

----

(1) Déjà Sydenham avait dit : « Sæpe miratus sum dum forte materiam vomitu rejectam aliquando curiose contemplabar, eamque nec mole valde spectabilem, nec pravis qualitatibus insignem, qui factum fuerit ut ægri tantum levaminis inde senserint ; nempe, vomitu peracto, sæva symptomata quæ et ipsos excruciarant et adstantes perterrefecerant, mitigari solent ac solvi. » (*Obs. medicæ circa morborum acutorum historiam et curationem.* Londres, 1676.) (Note du Trad.)

ion assez profonde pour modifier l'évolution des phénomènes
, et même pour couper court à la maladie. Toutefois il est bon
que cette pratique n'est pas sans dangers. Dans quelques cas,
' exerce une influence fâcheuse sur l'estomac, et le rend *irri-*
r toute la durée ultérieure de la fièvre. Dans d'autres circon-
l localise une phlegmasie dans quelque organe important, et
ertu d'une action identique avec celle par laquelle il amène la
thèse générale, nous ne sommes autorisés à faire vomir que
ous pensons que l'estomac est sale, c'est-à-dire chargé de ma-
s formées dans l'économie ou venues du dehors (1). »
de l'évolution de la fièvre peut être tenté avec succès pendant
'invasion, ou au début de la période de réaction vasculaire ;
it passé, la maladie suivra sa marche régulière, mais elle
core être abrégée par le traitement. Je crois que les fièvres
s sont bien rarement suspendues, une fois la réaction établie.
ns convenables au moment même du début peuvent être
mis en usage pendant toute la période d'invasion ; mais un
ernement est ici nécessaire : le camphre, l'ammoniaque, les
ques chauds, les délayants, l'opium, si la tête n'est pas prise ;
chauds, les bains de vapeur suivis de frictions, tels sont les
i conviennent le plus généralement. Chez les sujets robustes,
s émanations telluriques ont été la principale cause de l'in-
i émétique puissant, des purgatifs stomachiques énergiques,
tre avantageusement employés. Dans tout autre cas, il sera
n abstenir pour les raisons qui ont été indiquées plus haut.
' a de la sensibilité à l'épigastre, et d'autres phénomènes indi-
itation gastrique et l'affaiblissement du système nerveux, il
' de côté les vomitifs et les purgatifs, et recourir à l'applica-
large sinapisme ou de la térébenthine chaude, soit sur la
gastrique et la paroi abdominale, soit à la partie interne des
ais ces moyens seront tous abandonnés, dès que la réaction
e (2). »
rs de la période de début, je ne suis point partisan des vomi-
fièvre. S'ils ne réussissent point à en arrêter la marche, ils
user un affaiblissement marqué de l'estomac et de toute
, et c'est là un état contre lequel il importe de se mettre en

y's, *Practice of medicine*, p. 121, Sixth edition.   (L'Auteur.)
l's, *Medical dictionary*, vol. I, p. 921.

garde, dans un cas où le patient doit faire les frais d'une maladie longue et épuisante. Si vous êtes appelés trop tard pour recourir aux vomitifs, il existe deux ou trois autres agents thérapeutiques que vous pouvez employer, dans le but de modérer la réaction fébrile et d'adoucir la sévérité de la maladie. Je vous signalerai d'abord la poudre de James (1), que vous pouvez unir aux pilules bleues ou au mercure éteint; vous donnerez deux ou trois grains (12 ou 18 centigrammes) de chacun de ces médicaments, toutes les trois ou quatre heures suivant les cas. Lorsque vous observez les symptômes d'une réaction inflammatoire, vous pouvez prescrire, à l'exemple de beaucoup de médecins, une solution faible de tartre stibié. Deux grains d'émétique seront dissous dans une pinte d'eau d'orge, et le malade prendra toutes les deux heures une cuillerée à bouche de ce liquide. Ces moyens sont très utiles dans les premiers jours de la maladie; ils diminuent le mouvement fébrile; ils ont une action efficace sur les intestins, et produisent une diaphorèse plus ou moins abondante.

Il arrive très souvent que le médecin n'est appelé que deux, trois et même quatre jours après l'invasion. Dans ce pays, les refroidissements fébriles sont extrêmement fréquents; et comme leurs symptômes ressemblent beaucoup aux phénomènes d'un typhus au début, comme peu de personnes sont en état de faire de prime abord cette importante distinction, il en résulte que le malade suppose ordinairement qu'il souffre d'un simple refroidissement, et que quelques pédiluves, des boissons chaudes pendant la nuit, et un léger laxatif suffiront à le remettre sur pied. Puis le jour arrive où cette indisposition légère devait céder, et cependant il ne s'opère aucun amendement; loin de là, le malade va de mal en pis; il se sent affaiblir; il commence à soupçonner que sa maladie pourrait bien être quelque chose de plus grave, et il demande un médecin le troisième ou le quatrième jour. Or, à ce

---

(1) Cette poudre est préparée avec un mélange de parties égales de sulfure d'antimoine et de râpures de corne de cerf que l'on projette dans un bassin de fer chauffé au rouge, et que l'on calcine ensuite très fortement. Telle est du moins l'indication donnée dans la dernière édition du *Dictionnaire de Nysten*. Mais Virey, dans son *Traité de pharmacie*, assigne à la poudre de James une autre composition; elle résulterait suivant lui de la calcination d'un mélange à parties égales de sulfure d'antimoine et de cendres d'os calcinés, de sorte que cette poudre serait un phosphate calcaréo-antimonié, avec un peu de sulfate de chaux. — D'un autre côté la Pharmacopée de Londres donne la formule d'une *poudre d'antimoine composée* qui provient de la calcination d'une livre de sesquisulfure d'antimoine pulvérisé et de deux livres de corne de cerf râpée.   (Note du TRAD.)

ient, nous devons nous résigner à laisser la fièvre suivre son cours;
est désormais trop profondément ancrée dans l'économie pour en
expulsée *par un coup de main ;* et cependant beaucoup de méde-
s'imaginent qu'ils peuvent réussir même alors, au moyen de ce
s appellent un traitement décidé et hardi. Ils s'empressent d'ad-
istrer un vomitif, et ne manquent pas de le faire suivre de purgatifs
giques et répétés. Ceci me conduit à vous dire quelques mots du
de ces agents dans le traitement du typhus.

dois reconnaître, tout contrit que j'en suis, que l'on fait encore
urd'hui un déplorable abus des purgatifs, surtout dans les pre-
es périodes de la maladie. C'est à mes yeux une véritable tache
: la pratique médicale. Le calomel à hautes doses, les purgatifs vé-
ux sous forme de pilules ou de bols, les infusions de séné, les sels
)som, l'électuaire de scammonée forment la base de la méthode
apeutique de beaucoup de praticiens. Je n'ignore pas que l'emploi
ette méthode est très généralisé; j'ai même souvent entendu ceux
s'en servent, déclarer, avec une satisfaction non douteuse, que les
iltats avaient été très heureux, et que les intestins avaient été con-
iblement nettoyés; mais, quoique ce procédé de traitement soit
commode au début, quoiqu'on ne puisse pas faire d'objection
euse à l'administration d'un purgatif, comme mesure préventive,
out s'il y a lieu de soupçonner une accumulation de matières
les dans l'intestin, je dois avouer, en me fondant sur ma propre
érience, que l'usage des purgatifs réitérés ne m'a jamais paru enrayer
ième atténuer la maladie.

r, si ce traitement ne réussit pas dans le commencement, quel
ntage en pouvez-vous attendre plus tard? Le vulgaire vous dira que
purgatifs agissent de deux façons : en évacuant les intestins, et en
rçant une action déplétive sur tout l'organisme. Pour ce qui est des
stins, je pense que le même but peut être atteint par l'emploi des
ritifs doux. Il est bien rarement indiqué de donner des purgatifs
rgiques, mais surtout il n'y a jamais lieu d'y revenir tous les jours.
intestins, je le répète, seront suffisamment évacués par les apéri-
et les lavements; il sera même rarement nécessaire d'en prescrire
s d'un ou deux au début de la maladie, et plus tard ils ne sont
exceptionnellement indiqués. Quant à l'action déplétive générale,
'agit de savoir s'il est prudent et sûr d'exercer, pendant la période
ivasion de la fièvre, une action antiphlogistique sur l'économie, par
termédiaire du tube intestinal. Selon moi, il n'en est pas ainsi.

J'accorde que les purgatifs puissants produisent une déplétion considérable, grâce à l'abondante évacuation de liquides qu'ils déterminent. Je vais même plus loin, et j'accorde que cette déplétion est nécessaire; mais je n'en reste pas moins bien convaincu que ce n'est pas là le meilleur moyen de l'obtenir, et je m'adresserai toujours à d'autres agents. Ainsi je préfère la poudre de James, le tartre stibié, le nitrate de potasse, les sangsues, tous les remèdes enfin qui pourront, avec beaucoup moins d'inconvénients, conduire au résultat désiré.

J'ai observé que l'abus des purgatifs énergiques, que le simple emploi de deux ou trois cathartiques au début du typhus fever, chez les sujets dont les intestins sont impressionnables, peuvent amener l'irritation de la muqueuse gastro-intestinale, et à sa suite une diarrhée profuse, une tympanite indomptable, souvent même des lésions de la muqueuse digestive. Une grande sensibilité du ventre, du météorisme, une diarrhée épuisante, telles sont les conséquences ordinaires des purgatifs réitérés. Dans ma pratique privée, je puis presque toujours dire en regardant le ventre du malade, s'il a été beaucoup purgé au commencement. Je vous engage à étudier à ce point de vue les malades que vous voyez à l'hôpital; vous constaterez dans beaucoup de cas, que ceux qui ont échappé aux purgatifs du début, ne sont que peu ou point affectés de tympanite. Le médecin qui se borne à l'usage des laxatifs doux et des lavements, n'aura point à se préoccuper, dans le cours de son traitement, d'un météorisme dangereux ou d'une diarrhée persistante; il n'aura pas le chagrin de voir survenir une affection inflammatoire du tube digestif, à un moment où la constitution du malade et la période de la maladie ne permettent de recourir à aucun des moyens antiphlogistiques.

Du reste, la prétention de guérir le typhus fever par les purgatifs est complétement absurde. Ici en effet toutes les sécrétions sont affectées, et il serait insensé d'espérer les modifier toutes, en agissant sur le tube intestinal. Prenons la peau pour exemple. Voyez combien elle est loin de son état normal; considérez la quantité de liquide qu'elle exhale sans cause appréciable, ou sa sécheresse également inexplicable; toutes ses propriétés sont plus ou moins modifiées; l'odeur, les sensations, l'innervation et la circulation sont altérées. Voyez maintenant ce qui se passe dans les poumons. Le plus ordinairement l'odeur de l'haleine est changée; l'exhalation pulmonaire est modifiée dans sa quantité, la modalité et la fréquence de la respiration sont perverties, et j'ai constaté par l'expérience que chez les individus atteints de fièvre, la consommation de l'oxygène et l'émission de l'acide carbonique restent au-dessous de la moyenne normale. Chaque sécrétion, chaque fonction a donc été touchée, et ces modifications persisteront aussi longtemps que la maladie; qu'il s'agisse de l'estomac, des intestins ou de tout autre organe, rien ne vous autorise à croire que vous pouvez à volonté ramener les conditions naturelles. Les sécrétions des poumons, du foie, du pancréas, des reins, de l'estomac, de la peau, sont toutes perverties ou supprimées, et elles ne cesseront de l'être, que lorsqu'une crise sera survenue, ou que la maladie commencera à décroître.

Lorsque les intestins ont été suffisamment relâchés au début, et que le ventre reste mou et plat, je n'éprouve aucune espèce d'inquiétude, même si le malade reste deux ou trois jours sans aller à la selle. J'ai dû quelquefois, dans ma clientèle particulière, autoriser un purgatif que je ne croyais pas indiqué, et je l'ai rarement fait sans avoir à m'en repentir. Voici comment les choses se passaient d'ordinaire : le malade était dans de bonnes conditions, le ventre était souple et plat, il n'y avait pas de douleur, aucun signe d'accumulation de matières fécales. Je faisais remarquer toutes ces circonstances aux médecins traitants, mais ils me répondaient : « Oh! tout cela peut être vrai; mais vous voyez que le malade n'a pas eu de selles depuis trente-six heures, et il serait très fâcheux de le laisser plus longtemps en cet état. » Vous rencontrerez même des cas dans lesquels l'emploi des lavements demande la plus grande réserve. J'en ai eu la preuve tout récemment. Les amis d'un de mes malades insistaient sur la nécessité de tenir le ventre libre, et je prescrivis le lavement purgatif ordinaire. Eh bien! ce moyen même était trop actif; il amena une irritation des intestins, qui se traduisit par une abondante sécrétion de gaz, d'où une tympanite considérable, qui ne fut heureusement que momentanée.

Vous vous laisserez donc guider dans l'administration des purgatifs par les indications et les exigences de chaque cas, et non par les préceptes de ces hommes, qui pensent que deux ou trois selles par jour sont à peine suffisantes; vous ne donnerez de purgations que lorsque vous aurez de bonnes raisons pour croire à *une accumulation de matières fécales*. De cette façon, vous évitez la tympanite, la diarrhée et l'inflammation des intestins; tous symptômes qui sont une source d'embarras pour le médecin, et qui gênent singulièrement sa pratique, dans toutes les fièvres qui ont un caractère typhoïde.

Bien loin donc de regarder les purgatifs comme un moyen curatif ou palliatif dans le typhus fever, je pense que l'indication en est plus que douteuse, et en cela je suis en désaccord avec Hamilton et beaucoup d'autres auteurs. Il peut cependant survenir, dans le cours d'un typhus, telle ou telle circonstance qui exige l'emploi de la médication purgative; nous y avons recours alors, non pas dans l'espoir de guérir *la maladie elle-même*, mais dans le but de combattre ses épiphénomènes.

Voici quelques-uns des symptômes auxquels je fais allusion. L'un des plus ordinaires est une détermination sanguine, qui se fait vers la tête et qui amène du délire, de la céphalagie, etc. Dans ces circonstances, surtout à une période peu avancée de la maladie, les purgatifs énergiques sont au nombre des remèdes les plus efficaces; plus tard même, le tartre stibié ne réussit à diminuer le délire et la congestion cérébrale, que s'il amène des selles liquides, jaunes et copieuses. Dans les derniers stades de la fièvre, beaucoup de malades sont agités et sans sommeil, par suite d'évacuations insuffisantes; toutes les fois que ces phénomènes d'agitation et d'insomnie se produisent, et qu'il y a en même temps de la constipation, il faut recourir aux laxatifs, même si le ventre n'est pas très tendu. La réplétion du ventre et la tympanite exigent souvent des purgations très puissantes, et cela à toute époque de la maladie.

Lorsqu'une diarrhée persistante a nécessité l'emploi des astringents, il survient souvent une constipation opiniâtre et prolongée, qui se rattache probablement à l'impuissance des muscles de l'intestin. Au premier moment, cet état n'inquiète pas le médecin, parce qu'il n'y a ni gonflement, ni tension de l'abdomen, et que le malade paraît d'ailleurs dans un état satisfaisant. Au bout de quelques jours cependant on juge prudent d'exciter les évacuations alvines, mais on procède avec précaution, car on n'a pas oublié la violence de la diarrhée antérieure. Le médecin choisit d'abord les laxatifs doux; les voyant sans résultats, il se hasarde le lendemain à prescrire un médicament plus actif, et des lavements répétés. Il ne réussit pas davantage, et quelques jours plus tard la constipation est exactement la même. Voilà une situation fort difficile. Il faut être très réservé sur l'emploi des purgatifs énergiques, et prendre soin de débarrasser le malade des matières dures qui peuvent se trouver dans le rectum, ou dans l'S iliaque. On peut y arriver soit avec les doigts, soit avec une grande cuiller ou une spatule, soit avec des injections d'eau de savon. Lorsqu'il n'y a pas d'obstacle de ce genre qui puisse rendre compte de l'inefficacité des purgatifs, il faut agir avec prudence et ne pas accumuler coup sur coup les médicaments dans l'estomac, et dans les intestins du malade.

Je n'ai que peu de chose à vous dire sur l'emploi des émissions sanguines dans la fièvre. Et d'abord il est certain que les saignées générales
peuvent couper court à la maladie, lorsqu'elles sont faites à propos, et
qu'on en seconde l'effet par une thérapeutique convenable. J'ai en vue
dans ce moment ces cas où la saignée est pratiquée dans des conditions
favorables, et immédiatement après l'apparition des premiers phénomènes morbides, comme cela a lieu par exemple chez les médecins, les
étudiants, les résidents des hôpitaux, les soldats et les marins.

Chez les individus de ces diverses classes, ainsi que chez tous ceux qui
présentent des conditions également bonnes, l'ouverture de la veine a
souvent prévenu le développement du typhus, et je n'hésiterai jamais à
y recourir, lorsque je serai appelé dix ou douze heures après l'invasion
des premiers symptômes ; je ferai suivre la saignée d'un vomitif, et je
puis en appeler à ma propre expérience, pour vous affirmer que mon malade aura alors de grandes chances d'échapper à la maladie. J'ai réussi
dans mainte occasion, et les rapports des médecins de l'armée et de la
marine renferment bien des preuves à l'appui de cette proposition. J'ai
également pour moi l'autorité du docteur Cheyne, dont l'expérience
est immense sur toutes les questions qui touchent à l'histoire du typhus.
Mais ne vous y trompez point ; ce n'est qu'au début, pendant le stade
de frisson, que vous pouvez attendre de la saignée un aussi heureux
résultat. Je ne veux pas dire qu'il y ait dans le typhus, comme dans la
fièvre intermittente, des frissons bien distincts, dont chacun dure une
demi-heure et même plus ; par le stade de frisson du typhus fever,

l'innervation musculaire, qui se révèle par de la douleur et des mouvements spasmodiques ; à cet état succède une paralysie plus ou moins complète. Il en est encore de
même, lorsque l'inflammation siège primitivement, soit dans les muscles, soit dans la
portion des centres nerveux qui les anime. »

Cette loi, féconde en applications pratiques, n'a peut-être pas été acceptée en
France avec toute l'attention qu'elle méritait. C'est elle pourtant qui nous fournit la
meilleure explication du météorisme, dans la péritonite et dans la fièvre typhoïde, par
exemple ; c'est elle qui nous rend compte de certains cas de constipation opiniâtre
sans obstacle au cours des matières ; c'est elle qui fait comprendre la gravité de la
pleurésie diaphragmatique ; c'est cette loi enfin que nous retrouvons avec toute sa
puissance, dans l'inflammation des séreuses du cœur, car c'est la paralysie des muscles
cardiaques qui constitue, à vrai dire, le danger le plus immédiat de l'endocardite et de
la péricardite aiguës.

W. Stokes, *Observations on paralysis of the intercostal muscles and diaphragm
considered as a new source of diagnosis* (*Dublin Journal of medical science*, IX).—
Also, *Transactions of the british association*, V. — *Contributions to thoracic pathology*
(*Dublin medical journal*, III).   (Note du TRAD.)

j'entends désigner cette période initiale, pendant laquelle le mal:
plaint de frissonnements répétés, quoique sa peau donne aux pers
qui la touchent, une sensation évidente de chaleur. Ce stade
durée ordinaire de douze à vingt-quatre heures; dans quelqu
rares il se prolonge jusqu'à trente-six heures, et c'est alors seul
qu'il est possible de dompter la maladie par les émissions sang

Vous pourrez encore user de ce moyen le premier ou le second
non plus dans le but d'arrêter d'un seul coup la marche du ty
mais pour diminuer les désordres vasculaires chez les individu
bustes, qui ont une céphalalgie violente, la peau chaude, un
résistant et bondissant. Du reste, nous voyons rarement aujou
des cas de ce genre, et nous ne sommes pas appelés assez tôt.
pouvoir employer la saignée avec quelque avantage. C'est vers l
sième ou le quatrième jour de la maladie que le médecin est l
souvent mandé, et déjà alors il est trop tard pour songer à une
tion générale par la lancette. Ceci vous explique pourquoi nou
gnons si rarement nos fiévreux dans les hôpitaux.   .

Lorsque vous commencez le traitement d'un malade atteint de l
vous ne devez jamais perdre de vue le caractère de l'épidémie régi
et vous devez apporter la plus grande circonspection dans l'emplo
saignée; si vous jugez convenable d'y avoir recours, n'en usez j
avec autant de liberté, que s'il s'agissait d'un typhus sporadiq
d'une fièvre franchement inflammatoire. Beaucoup de médecin
tendent qu'on peut saigner à toutes les époques de la maladie
s'inquiéter de la faiblesse du patient, parce que, d'après eux, cet
blesse n'est qu'apparente, et dépend de la congestion vasculaire
l'oppression des forces qui président à la circulation. Je ne sais ju
quel point cette doctrine était applicable dans les épidémies ancic
mais je sais bien que dans les épidémies récentes, elle n'a rien
de bon; aucun homme dans son bon sens ne voudrait en fa
guide de sa pratique. J'ai vu des fièvres longues et dangereuses dé
sans augmentation appréciable de l'action des vaisseaux; les m
avaient le pouls faible et mou, la peau fraîche, ils ne présen
aucun signe de congestion viscérale, aucun phénomène enfin q
autoriser à ouvrir la veine, même chez les sujets les plus jeunes
plus robustes.

ment l'un des symptômes produits par une même cause morbide. Il en est de la fréquence du pouls comme de la chaleur de la peau, comme de la débilité elle-même ; tous ces phénomènes proviennent d'une seule et même influence morbifique, et ne sont en aucune façon les résultats de l'inflammation. Souvenez-vous que dans le typhus, comme dans toutes les maladies qui sont caractérisées par une perturbation profonde du système nerveux, le pouls ne fournit que des données illusoires. Dans beaucoup de cas, lorsque le malade est très irritable, le pouls présente une *apparente* dureté et un frémissement (*thrill*) qui pourraient entraîner un médecin inattentif ou inexpérimenté à de déplorables erreurs. Je ne veux pas dire que des doigts même peu exercés ne pourront pas distinguer un pouls de cette nature, de celui qui est *véritablement* dur, mais je sais que beaucoup de personnes se laissent tromper par ces caractères, et je veux vous mettre en garde contre ce danger, voilà tout.

D'un autre côté, je vous adjure de ne jamais pratiquer de saignée lorsqu'il y a la plus petite apparence de *taches*, quelque violente que soit d'ailleurs la céphalalgie, quelque marqués que soient la chaleur de la peau et les signes d'excitation générale. J'ai vu ouvrir la veine chez des malades qui avaient des taches, et toujours, dans tous les cas, j'ai vu cette pratique amener les plus lamentables conséquences. N'oubliez donc jamais d'examiner attentivement la peau, surtout lorsque quelque circonstance se présente, qui peut autoriser une saignée modérée. Les médecins d'autrefois avaient l'habitude d'employer l'artériotomie lorsqu'il y avait une céphalalgie intense et du délire, et cela sans se préoccuper de la période de la maladie ; rien n'était plus ordinaire que de voir un médecin prescrire l'ouverture de l'artère temporale au huitième, au neuvième, et même au dixième jour. C'était une pratique générale à l'époque où le typhus était regardé ici et en Angleterre comme résultant d'une inflammation du cerveau ; mais cette méthode de traitement n'était suivie d'aucun succès. Nous y avons bien rarement recours, ainsi que vous pouvez le voir, et ce n'est point un parti pris, car là où l'artériotomie nous paraît nécessaire, nous n'hésitons pas à l'employer ; mais comme méthode générale, elle n'a aucun avantage, et nous ne saurions la recommander.

Les cas que vous observez dans cet hôpital vous montrent que les phlegmasies locales surviennent généralement à une époque où les saignées générales sont impossibles. J'aurai occasion de vous parler plus tard des émissions sanguines locales, que l'on prescrit dans le but de

mande de ne pas les faire mettre sur les deux tempes, ou derrière les deux oreilles à la fois, car cela est fort incommode pour le malade, qui ne peut plus se coucher sur le côté. Dans les cas d'irritation cérébrale, vous pouvez faire poser les sangsues aux narines ou à la *cloison des fosses nasales;* vous tirerez ainsi une grande quantité de sang avec un très petit nombre de ces animaux; car il suffira d'en appliquer un ou deux à la fois. Lorsque vous faites mettre des sangsues sur le thorax ou sur l'abdomen, je vous conseille de ne jamais ordonner de fomentations, dans le but de faire couler plus de sang. C'est une source d'ennuis de tout genre ; le malade est exposé au froid, et il est contraint de rester pendant plusieurs heures dans un lit humide. Prenez toujours soin d'avoir des verres de ventouses, ou de la flanelle chaude et sèche, que vous appliquerez sur les piqûres, dès que les sangsues seront tombées ; de cette façon vous aurez beaucoup moins de peine à arrêter l'hémorrhagie; c'est un point qui mérite assurément une sérieuse considération, dans les cas où la perte d'une quantité de sang même très faible peut avoir une grave importance, et modifier profondément l'état du malade.

DOUZIÈME LEÇON.

TRAITEMENT DU TYPHUS FEVER. — INDICATIONS ET EFFETS DES VÉSICATOIRES.

Action des vésicatoires. — Ils sont stimulants ou dérivatifs. — Le mode d'application ne doit pas être le même dans les deux cas.

Les accidents cérébraux du typhus peuvent toujours être prévus. — Deux ordres de phénomènes annoncent les déterminations vers l'encéphale.

place pendant trois ou quatre heures, puis nous les faisons enlever : employés de cette façon, ils réussissent très bien à relever l'énergie vitale, à réveiller l'action du cœur et du système capillaire, à rétablir l'activité de la respiration ; on peut en juger aisément par l'amélioration du pouls, la diffusion plus générale de la chaleur, et la régularité des diverses fonctions.

Lorsqu'on n'a en vue que l'effet stimulant des vésicatoires, il serait mauvais de les laisser plus de deux ou trois heures ; il suffit dans ce cas qu'ils produisent la rubéfaction, ou une vésication tellement légère, qu'elle donne à la surface l'apparence d'une éruption miliaire. Vous avez alors, dans leur intégrité, les effets excitants de cet agent thérapeutique, et vous n'avez que ceux-là ; vous évitez l'affaiblissement consécutif qu'il produit.

Vous devez savoir que les vésicatoires appliqués selon le procédé ordinaire ont un double résultat : ils excitent d'abord, et dépriment ensuite ; car ils agissent primitivement comme stimulants, et secondairement comme évacuants. Ils produisent d'abord de la douleur, de la chaleur et de la rougeur ; après un petit nombre d'heures, ces symptômes sont atténués et suivis d'une effusion de sérum ; du *sang blanc* est en réalité extrait des capillaires cutanés : de là une évacuation capable de diminuer une congestion accidentelle des parties voisines. Sous l'influence de l'excitation à laquelle ils sont soumis, les capillaires *poussent* dans la région une certaine quantité de *sang blanc ;* et en parlant ainsi, je crois me servir d'une expression parfaitement physiologique, car la quantité de liquide en circulation dans une partie du corps dépend de l'action vitale des capillaires de cette partie. C'est à cette influence qu'on doit rapporter l'afflux du sang sur un point, et non pas à la force ou à la rapidité de l'action du cœur : je vous l'ai suffisamment prouvé dans une précédente leçon. C'est par suite des changements survenus dans les capillaires, que les phénomènes de la congestion active et de l'inflammation sont produits ; les vaisseaux de la région affectée se dilatent et se multiplient, ceux qui étaient invisibles deviennent perceptibles. Ces modifications ont été attribuées à tort par Hastings et d'autres auteurs, à la débilité et au fonctionnement imparfait des capillaires (1).

A l'action stimulante produite par les vésicatoires succède leur effet débilitant. Si on les laisse en place jusqu'à ce qu'ils aient amené une vésication complète, ils agissent comme évacuants et déplétifs, ils ont

(1) Voyez la note de la page 93.

une influence dépressive sur toute l'économie. J'ai fréquemment observé ces effets successifs dans les maladies chroniques, lorsque je trouvais utile de revenir plusieurs fois à l'usage des vésicatoires. Le jour de leur application, les malades me disaient qu'ils se sentaient plus forts et plus à l'aise ; mais le lendemain ils étaient plus faibles, plus déprimés ; et cet état persistait quelquefois plus d'un jour. Or beaucoup de médecins paraissent oublier cette double action. Si, dans un cas d'inflammation survenant chez un sujet très affaibli, vous leur proposez d'appliquer quelques sangsues, ils refuseront ; mais ils n'hésiteront pas à couvrir l'organe affecté d'un large vésicatoire, qu'ils laisseront en place jusqu'à complet effet, c'est-à-dire jusqu'à ce qu'il ait soustrait à l'organisme une proportion considérable de sérum.

Vous ne supposez pas, je pense, que je vais vous exposer ici les règles générales de l'emploi des vésicatoires dans les fièvres ; vous trouverez tout cela parfaitement indiqué dans vos livres et dans vos manuels. Du reste, je n'ai point formé le projet de vous indiquer, dans tous ses détails, le traitement du typhus fever ; je procède autrement : je passe, *per saltum*, d'un point à un autre sans ordre et sans méthode ; à vous de lire les traités dogmatiques, et de les comparer avec l'enseignement que vous recevez ici.

Laissez-moi maintenant vous présenter quelques observations sur cet état particulier du cerveau que nous observons dans la période moyenne du typhus, et contre lequel les vésicatoires constituent notre principal, pour ne pas dire notre unique moyen d'action. Chez plusieurs des malades que nous voyons à l'hôpital, nous rencontrons un cortége de symptômes bien propres à nous embarrasser, et qui n'existent ordinairement pas, lorsque la maladie a été convenablement traitée ; cela est vrai surtout des individus qui nous arrivent à une époque avancée du typhus, alors que leur intelligence est tellement altérée, que nous ne pouvons obtenir d'eux aucun renseignement.

Un homme au déclin de la vie, éloigné de tout secours médical, est attaqué du typhus ; durant les huit ou dix premiers jours, il est mal soigné ou ne l'est pas du tout ; pendant ce temps, les accidents augmentent, ils amènent les complications les plus fâcheuses, et le traitement devient très difficile, souvent même impossible. Or, parmi tous les symptômes qui surviennent lorsque la maladie a été négligée au début, il n'en est pas de plus formidables, il n'en est pas de plus funestes que les symptômes cérébraux ; il n'est pas dans le typhus fever d'affection locale contre laquelle le traitement préventif agisse avec autant d'efficacité. Je voudrais graver dans votre esprit cette règle importante : attaquez de bonne heure les manifestations cérébrales, n'attendez jamais qu'elles fassent explosion ; surveillez avez soin les premières étincelles de l'inflammation pour pouvoir les étouffer aussitôt, et ne laissez pas votre malade succomber à une épouvantable phlegmasie du cerveau.

Tous les auteurs vous enseignent que lorsque le malade a la face injectée, les yeux rouges, de la céphalalgie, de la photophobie, vous devez appliquer des sangsues et un vésicatoire à la tête, administrer des purgatifs, prescrire le tartre stibié, la poudre de James, et tous les médicaments usités contre l'irritation cérébrale ; mais un médecin attentif et observateur préviendra tous ces symptômes, alors même qu'il n'y aura encore ni rougeur de la face, ni injection des yeux, ni douleur de tête ; et quoique le patient jouisse encore de la plénitude de sa raison, le médecin vraiment digne de ce nom pressentira l'affection cérébrale qui est imminente, et prendra ses mesures pour s'opposer à ses progrès. Observez attentivement les fonctions de l'encéphale, elles vous révéleront, dans presque tous les cas, l'approche des accidents cérébraux.

Chez les malades qui en sont menacés, vous constaterez un peu d'agitation et d'anxiété ; vous les verrez déployer une énergie qui n'est pas en rapport avec leur état ; ils sont privés de tout sommeil, ou s'ils parviennent à dormir, leur repos est troublé par des tressaillements soudains et des songes incohérents. Néanmoins, si vous leur parlez, leurs réponses sont raisonnables ; ils ajoutent qu'ils ont à peine mal à la tête, et si vous vous bornez à cet examen superficiel, vous serez fort exposés à laisser passer inaperçu l'état du cerveau. Mais si vous poussez plus loin vos investigations, vous apprendrez que ces malades ne dorment presque jamais, et qu'ils ne sont pas même assoupis ; vous verrez qu'ils sont impressionnables, irritables, et qu'ils se parlent à voix basse. Cet ensemble de phénomènes m'a souvent conduit, bien qu'il n'y eût pas de chaleur à la tête, de suffusion des yeux, ni de céphalalgie, à soupçonner l'invasion des symptômes cérébraux, surtout si le malade était au neuvième ou au dixième jour, époque ordinaire de l'apparition de ces accidents ; et en face de ces indications premonitoires, je n'hésite jamais à prendre les mesures nécessaires pour prévenir le développement ultérieur de l'inflammation. J'ordonne aussitôt de raser la tête et de la couvrir entièrement d'un vésicatoire, de sorte qu'au moment où l'affection cérébrale devrait apparaître, toute la' surface extérieure du crâne verse au dehors du sérum, quelquefois même du pus ; et lorsque, par ce moyen, j'ai opposé une barrière puissante au progrès du mal, une petite dose de tartre émétique ne tarde pas à en faire disparaître le dernier vestige. Je suppose, bien entendu, que le malade a été convenablement traité dès le début, et que les premiers symptômes inflammatoires ont été vigoureusement attaqués par les saignées générales et locales, et par tous les moyens déplétifs exigés en pareil cas.

Il est une autre série de phénomènes précisément inverses, qui nous permettent également de préciser l'invasion des accidents cérébraux. Le malade dort presque continuellement. Lorsque vous arrivez dans sa chambre le matin, et que vous demandez de ses nouvelles, celui qui l'a veillé ne manque pas de vous dire qu'il a passé une nuit excellente, et qu'il a dormi sans interruption depuis votre visite de la veille au soir. Le réveille-t-on pour lui donner à boire, il retombe aussitôt après dans son sommeil ; si on l'excite à sortir de cette torpeur, il porte autour de lui des regards alourdis et sans expression ; il y a en même temps une suffusion légère de la conjonctive, et une rougeur peu prononcée de la face et du cuir chevelu. Ces malades-là, qui sont en apparence dans un état satisfaisant, commencent à délirer vers le neuvième ou le dixième jour, et présentent des signes non équivoques de congestion et d'excitation cérébrales, quoiqu'ils aient été convenablement traités dès le début.

Dans tous les cas semblables, soyez sur vos gardes et ne vous laissez pas surprendre par ces symptômes d'un fâcheux augure. Vous obtiendrez ici de très heureux résultats par l'emploi des vésicatoires. J'étais récemment mandé à quelque distance de Dublin dans des circonstances de ce genre. Le malade était plongé dans un assoupissement continuel ; il n'accusait ni chaleur à la tête ni céphalalgie ; malgré cela, et après un examen attentif, je prédis l'arrivée des symptômes cérébraux. Il s'agissait d'une fièvre tachetée, et dans cette forme de typhus vous pouvez annoncer l'invasion de ces accidents avec une exactitude presque absolue. Le pouls était à 96, la langue était normale ; il n'y avait *aucune manifestation délirante* ni dans les actes, ni dans les réponses ; mais le sommeil ne cessait presque jamais. Tenant compte de la période de la maladie, et étudiant avec soin l'état des fonctions cérébrales, je fis raser la tête du malade et je la fis couvrir d'un vésicatoire. Malgré ces soins préventifs, les phénomènes que j'avais annoncés apparurent, et ils furent si violents, qu'il y eut une légère paralysie de la face et de la langue, accompagnée d'une immobilité complète des pupilles. Après avoir insisté de nouveau sur l'emploi des vésicatoires à la tête, je prescrivis une solution de tartre stibié, composée de telle sorte qu'on donnait toutes les deux heures un huitième de grain d'émétique (7 milligr.). Cette médication réussit admirablement à éloigner les complications encéphaliques, et je suis convaincu que les mesures énergiques que j'avais prises dès le début ont sauvé la vie de ce malade.

L'excitation cérébrale du typhus fever présente un phénomène d'une importance considérable, parce qu'il peut suffire à lui seul pour vous annoncer l'imminence de l'irritation ou de l'inflammation du cerveau. Ce signe est fourni par l'appareil respiratoire. Bien souvent, l'examen de la respiration vous permettra de saisir plusieurs jours à l'avance l'invasion des accidents. Lorsque la respiration du malade est constamment irrégulière, lorsqu'elle est entrecoupée de fréquents soupirs, lorsqu'elle se fait pendant une ou deux minutes suivant un certain mode, et qu'elle en présente un autre pendant le quart ou la moitié de la minute suivante, vous pourrez, d'après ce seul signe, prédire l'apparition plus ou moins prompte d'une affection du cerveau. Vous observerez souvent la même modalité de la respiration avant les attaques de paralysie et d'apoplexie; et c'est même la présence de ce symptôme chez les individus dont les fonctions cérébrales sont altérées, qui a appelé d'abord mon attention sur ce point. Je constatai pour la première fois ces troubles respiratoires chez un malade frappé d'apoplexie, auprès duquel je passai une nuit entière. En rappelant mes souvenirs, je trouve que j'ai bien souvent observé ces phénomènes dans le typhus : mais je n'étais pas encore édifié sur les rapports qui existent entre eux et l'irritation du cerveau. Il va sans dire que je n'ai en vue ici que les cas dans lesquels il n'existe aucune affection thoracique. Cette réserve faite, et mettant également de côté les malades profondément affaiblis, vous serez en droit de soupçonner une détermination morbide vers l'encéphale, toutes les fois que vous observerez une respiration irrégulière, haute et haletante. J'ai l'habitude de donner à cette respiration le nom de *respiration cérébrale*, parce que mon expérience m'a appris qu'elle est presque invariablement liée à l'*oppression* et à la congestion du cerveau.

En résumé, si un malade est constamment éveillé, ou si, au contraire, il est continuellement assoupi ; s'il y a quelques indices d'agitation et d'irritabilité; si la respiration cérébrale a été observée pendant un certain temps, sans qu'il y ait prostration ou affection pulmonaire, vous pouvez, dans le typhus tacheté, annoncer l'arrivée des accidents

ls se manifestent d'ordinaire entre le huitième et le dixième
s vous avez déjà convenablement usé des sangsues et de la
ntiphlogistique, rasez la tête et couvrez-la d'un vésicatoire :
vous pouvez faire de mieux.

e (de Belfast) et Kirby (de Dublin) ont adopté ces idées, et
t les vésicatoires à une époque très peu avancée du typhus,
de prévenir les phénomènes d'excitation cérébrale. Je crois
i cette méthode employée dès le quatrième jour, j'ai sauvé
nent la vie d'un jeune homme demeurant dans Harcourt-
n'avons pas été instruits à recourir d'aussi bonne heure
ires ; la pratique ancienne consiste à saigner, à appliquer des
ndant quelques jours, et à n'user de la vésication que dans
tade de la maladie. Dans les phlegmasies franches ou dans
nous n'appliquons des vésicatoires qu'après avoir insisté
possible sur l'emploi des moyens déplétifs : saignées géné-
ues et purgatifs. Mais telle ne doit pas être la règle dans le
r. La congestion, l'irritation ou l'inflammation du cerveau
comme vous voudrez) qui accompagne cette maladie, dif-
llement de l'arachnitis et de l'encéphalite légitimes, et ré-
is souvent un tout autre traitement.

ous signaler en passant un fait physiologique. Mayo avait
e les pupilles sont contractées pendant le sommeil. Ce fait
it fort curieux en lui-même, et j'avais le plus grand désir
r. Nous avons eu hier matin une excellente occasion d'étu-
es pupilles sur deux malades, qui étaient plongés dans un
imeil. Ils étaient couchés sur le dos et dans une situation
ile à l'observation, car ils avaient la figure tournée vers la
is arrivâmes tout doucement auprès d'eux, et ayant sou-
iupières, nous vîmes que la pupille était contractée de telle
e ressemblait à un trou fait par une épingle. Cet état des
nodifia dès que les malades furent éveillés. C'est là un phé-
i intéressant, et qui témoigne éloquemment de la sollicitude
le la nature. Il semblerait, si je puis employer cette com-
ie pour garantir les yeux durant le sommeil, elle tire un
léfend ces organes délicats contre tout accident, alors que
e endormie n'est plus sur ses gardes.

en'ai eu en vue que les propriétés puissamment révulsives des
et leur utilité dans le traitement de la congestion cérébrale ;
ivent remplir d'autres indications. Ce sont des stimulants

énergiques qui rendent de grands services lorsque les forces vitales affaiblies sont menacées d'un anéantissement complet; dans quelques cas, ces forces sont *profondément* atteintes : alors les battements du cœur sont à peine perceptibles; le pouls est irrégulier, la respiration faible, la peau froide, et le malade est tellement abattu, qu'il ne peut se soulever ou se tourner dans son lit, sans être menacé d'une syncope. Nous devons ajouter ici au traitement ordinaire du typhus les moyens capables de remédier à de tels accidents, et aux excitants internes nous devons joindre la stimulation de la peau par les vésicatoires volants. Un des procédés les plus avantageux est celui qui consiste à couvrir la région précordiale d'un large vésicatoire, qu'on laisse deux ou trois heures, ou, pour mieux dire, jusqu'au moment où la circulation cutanée est suffisamment excitée. Si le malade présente en outre les signes qui indiquent l'affaiblissement de l'action nerveuse et des parois des capillaires, c'est-à-dire le refroidissement des extrémités et l'abaissement du pouls, il faut couvrir de vésicatoires les deux côtés de la poitrine, l'épigastre, la partie interne des jambes et des cuisses. Vous réussirez par là dans des cas qui paraissaient désespérés. Déjà, dans plus d'une occasion, j'ai pu constater l'efficacité de ces moyens; j'ai vu des malades qu'un refroidissement, une négligence, ou un traitement spoliateur avait plongés dans un état des plus graves : ils avaient les extrémités livides, le facies hippocratique, la peau froide, le pouls nul; et ils étaient miraculeusement sauvés par l'emploi du carbonate d'ammoniaque, du musc et du vin, par les fomentations chaudes sur les jambes, et par l'application d'une série de vésicatoires volants.

Je ne pourrais vous citer de meilleur exemple que le cas de Christophe Nolan, que vous avez tous, je pense, suivi avec attention. Lorsqu'il entra à l'hôpital, son état ne semblait autoriser aucune espérance, et cependant il a échappé à la mort, et il est actuellement en pleine convalescence. Je ne vous rappellerai point tous les détails de cette histoire, ils sont encore présents à votre esprit; je vous ferai seulement observer que cet homme avait un typhus du plus fâcheux caractère : il avait le corps couvert de taches confluentes (1); il restait constamment couché

(1) L'auteur semble établir un rapport direct entre l'abondance de l'éruption et la sévérité de la maladie. Or les observateurs sont loin d'être unanimes sur ce point. Si quelques-uns, à l'exemple de Lang, de Berti, de Valcarenghi, ont vu dans une éruption confluente le signe de la gravité du typhus, il en est d'autres, en plus grand nombre peut-être, qui ont regardé l'apparition de taches nombreuses et persistantes comme un phénomène favorable. Cette détermination cutanée était, à leurs yeux, une

sur le dos; il délirait à voix basse, tandis qu'il ne pouvait ou ne voulait répondre à nos questions; la respiration était difficile, le pouls rapide, petit et faible, les forces ¡vitales entièrement prostrées; en un mot ce malheureux présentait tous les signes d'une mort imminente.

Je devais essayer, avant toutes choses, de relever les forces, et dans ce but j'instituai le traitement suivant. Le malade fut couché dans un bon lit, et pour ramener la chaleur à la peau, on fit avec de la flanelle

opération salutaire, par laquelle la nature délivrait l'économie d'une partie de la matière morbifique. Ainsi Fracastor regardait les éruptions pétéchiales abondantes comme un symptôme de bon augure. Ramazzini a soutenu la même opinion, mais il était surtout effrayé de la disparition subite des taches. Hasenœhrl, qui observait à Vienne, est arrivé aux mêmes conclusions. Dans la petite épidémie qu'il a étudiée à Avignon, M. Chauffard a également constaté que l'abondance de l'éruption était un signe favorable. D'un autre côté, bon nombre d'auteurs, non moins dignes de foi, ont déclaré qu'il n'existe aucune relation constante entre les caractères de l'exanthème et l'intensité de la maladie. Cette opinion a été soutenue par Strack, par Armstrong, par Cheyne, Barker et bien d'autres. Il est même à remarquer qu'Omodei, qui voyait dans les pétéchies le typhus tout entier, finit par dire que l'éruption n'a pas d'influence sur la maladie pétéchiale (*che il petecchiale malore non si lascia punto governare dall'esanthema*). En présence de telles dissidences, je crois que la seule conclusion possible est celle-ci : il n'existe pas de rapport constant entre l'éruption typhique et la gravité de la maladie; comme tous les autres symptômes, l'exanthème est subordonné au génie épidémique et à l'individualité de chaque malade. C'est même là ce qui explique les nombreuses divergences des auteurs sur ce point. Je dois dire toutefois que M. le professeur Trousseau a émis sur l'éruption de la fièvre typhoïde les mêmes idées que le médecin de Dublin sur l'exanthème du typhus fever : « La durée totale de l'éruption, en moyenne de huit jours, varie comme termes extrêmes entre trois, dix-sept et même vingt jours. Son abondance, sa persistance coïncident généralement avec une gravité plus grande, ou, pour mieux dire, avec une durée plus longue de la maladie. »

Lang, *De febre petechiali epidemica*, in *Opera omnia* (citation empruntée à J. Frank.) — Berti e Guggerotti Fracastor, *Notizie istoriche intorno al tifo carcerale di Verone nell'* anno 1817. Verona, 1818. — Valcarenghi, *Med. ration. constitutionem epidemicam annorum 1734, 1735, 1736, in Cremonensi civitate complectens.* Cremone, 1737.— Fracastor, *De contagionibus et contagiosis morbis*, etc., *libri tres*, — cum opere : *De sympathia et antipathia rerum.* Lyon, 1554. — Ramazzini, *De constitutione annorum 1692, 1693 et 1694, in Mutinensi civitate dissertatio.* — Hasenœhrl, *Hist: med. morbi epidem. seu febris petechialis, quæ ab anno 1757 fere finiente usque ad annum 1759 Viennæ grassata est.* Vindob., 1760.—Chauffard, *Étude clinique du typhus contagieux.* Paris, 1856 (in *Gaz. hebd.*). — Strack, *Obs. med. de morbo cum petechiis et qua ratione eidem medendum sit.* Karlsruhe, 1796.— Armstrong, *A practical illustration of typhus fever, of the common continued fever, and of inflammatory diseases.* London, 1819. — Cheyne et Barker, *loc. cit.* — Omodei, *loc. cit.*, t. I, III. — Trousseau, *loc. cit.*, I, p. 156. (Note du TRAD.)

des frictions sur le tronc et sur les membres. Je fis placer des vésicatoires volants à la nuque, sur la poitrine et sur le ventre. Je dois noter
ici que la poitrine était agitée, et se soulevait péniblement. Nous enten-
dions dans toute son étendue des râles sibilants ; nous observions en
même temps cette lividité de la face, cette couleur sombre de la peau
qui indique une hématose insuffisante. Pour exciter les nerfs respirateurs, je fis appliquer un vésicatoire de chaque côté du cou, au-dessus
de la clavicule; deux heures après je les fis enlever, et l'on en appliqua
deux autres sur les régions mammaires, puis sur le cœur et le côté droit
de la poitrine, enfin sur la région épigastrique. J'ordonnai en outre du
vin, du bouillon de poulet, et une potion stimulante qui devait être
donnée régulièrement toutes les deux heures, jusqu'à l'apparition des
phénomènes réactionnels.

En employant ici la vésication, mon but était d'exciter puissamment
et dans un court délai les téguments du cou, de la poitrine et de l'abdomen. Cette pratique a souvent amené les plus heureux résultats, et
nous avons pu nous convaincre, dans le cas présent, de son efficacité.
Du reste, celle-ci ne paraît dépendre ni de la soustraction du sérum,
ni de l'effet révulsif des vésicatoires, mais de l'excitation qu'ils produisent sur une vaste étendue de la surface cutanée.

Ce n'est pas seulement dans le typhus fever que l'application des
vésicatoires sur la tête rasée peut rendre des services; ce traitement est
également fort utile dans d'autres maladies, et cela dans des cas qui ne
laissaient plus guère de place à l'espérance. On peut obtenir les mêmes
résultats en frictionnant le cuir chevelu avec une pommade stibiée;
mais la douleur et l'inflammation consécutives sont si violentes, que ce
procédé est rarement employé. J'y ai cependant eu recours dans quelques occasions, et deux fois entre autres avec le plus grand succès. Un
de mes amis avait perdu deux enfants d'hydrocéphalie. Cinq semaines
après, un autre de ses enfants, charmante et frêle créature, présenta
les symptômes de la même maladie. Il avait de la fièvre depuis quinze
jours, de l'insomnie, des vomissements et de la diarrhée; il poussait
fréquemment ce faible cri qui est un des principaux signes de l'hydrocéphalie, et il roulait sans cesse sa tête d'un côté à l'autre. Bientôt
après, il eut des mouvements continuels dans les membres du côté
droit, puis une paralysie du côté opposé. Je fus consulté avant l'apparition de la paralysie, et je conseillai au père de cet enfant de faire
frictionner le cuir chevelu, sur lequel on avait déjà appliqué un vésicatoire, avec la pommade stibiée. La guérison fut complète.

bronches sont intéressées, cet état conduit facilement à la congestion et à l'engorgement des poumons. La pneumonie proprement dite est beaucoup moins fréquente; mais lorsqu'elle survient, il faut diriger contre elle des moyens rapides et puissants. Dans l'inflammation du parenchyme pulmonaire, aussi, bien que dans la congestion qui accompagne la bronchite capillaire, les vésicatoires constituent un adjuvant précieux des autres agents thérapeutiques dont nous disposons; ils sont même notre unique ressource, dans certains cas où l'état du malade nous interdit toute autre espèce de déplétion.

Les affections pulmonaires du typhus fever sont d'une importance considérable, et l'auscultation a rendu à la pratique médicale un service immense, en permettant non-seulement d'en constater l'existence, mais encore d'en préciser le siége, l'étendue et la véritable nature. Ce procédé d'investigation nous fait connaître dans quelle région de la poitrine les canaux bronchiques sont principalement atteints, et il nous révèle avec certitude l'engorgement pulmonaire qui succède à l'affection des petites bronches. Le médecin familiarisé avec ce genre de recherches arrivera à la connaissance parfaite du siége et de la nature de la lésion, tandis que le praticien qui se borne à étudier les manifestations symptomatiques, ne pourra pas s'élever au delà d'une notion vague et indéfinie. Ce dernier emploie à l'aventure et comme au hasard les moyens déplétifs, il soustrait souvent à son malade une grande quantité de sang, et cela fort inutilement; le premier, qui connaît la situation précise et l'étendue de la lésion, fait appliquer ses sangsues et ses ventouses directement sur la partie du poumon qui est engorgée ou enflammée, et la guérison n'est achetée qu'au prix d'une perte de sang, relativement peu considérable. Ces observations conservent toute leur valeur, en ce qui touche l'application des vésicatoires.

Une connaissance exacte et approfondie des divers phénomènes stéthoscopiques est d'autant plus importante, qu'à certaines époques de l'année, il n'est pour ainsi dire pas un cas de fièvre qui ne présente quelque complication pulmonaire; il peut même arriver que durant une épidémie tout entière, les organes respiratoires soient le siége des principales déterminations morbides. De ce que nous observons surtout aujourd'hui des affections cérébrales, n'allez pas conclure qu'il en soit toujours ainsi. Le génie épidémique peut être modifié; les phénomènes cérébraux, si fréquents en ce moment, peuvent devenir plus rares, disparaître même, et faire place à des complications exclusivement thoraciques. J'ai vu celles-ci devenir dans bien des cas la source principale du danger, et l'habitude du stéthoscope est alors indispensable à quiconque veut instituer un traitement convenable et avantageux.

Lorsque vous avez recours aux vésicatoires dans les affections des poumons, que celles-ci soient simples, ou qu'elles soient une complication du typhus, n'oubliez pas que vous pouvez obtenir de très bons résultats sans laisser l'emplâtre longtemps en place, sans attendre la vésication complète, et lorsque vous l'enlevez, il n'est pas nécessaire de donner issue au sérum épanché. Dans le traitement de la bronchite des enfants et des affections bronchiques de la fièvre, j'ai bien souvent laissé l'ampoule intacte, et je m'en suis très bien trouvé. Ce sérum qui baigne le derme constitue le meilleur de tous les pansements, et vous évitez ainsi la formation d'ulcérations douloureuses. Cette pratique trouve surtout son application chez les enfants et chez les personnes très impressionnables, dont la peau possède une grande sensibilité, et une grande richesse vasculaire. Chez elles, en effet, les vésicatoires donnent lieu d'abord à une abondante effusion de sérosité, et bientôt après à une sécrétion séro-purulente, qui devient une cause de douleurs vives, d'insomnie et d'irritation générale. J'ai vu cet écoulement persister pendant cinq ou six jours, et cela avec assez d'abondance pour mouiller dans l'espace d'une journée plusieurs serviettes ; de sorte que le malade, couvert de linges humides, obligé par conséquent d'en changer très fréquemment, courait le risque de voir s'aggraver, sous l'influence de ce traitement, l'affection pulmonaire dont il était atteint (1).

Toutes les fois donc que vous avez affaire à des enfants ou à des sujets irritables, je vous recommande de laisser les ampoules entières, surtout lorsque les vésicatoires auront été appliqués sur le devant de la poitrine, ou sur toute autre région qui se trouve à l'abri de la compression et des frottements. Aussitôt que l'épiderme est soulevé, appliquez sur lui une compresse imbibée d'onguent spermaceti, changez-la lorsqu'il en est besoin, et abandonnez le reste à la nature.

Il y a quelque temps j'ai été appelé dans Camden-street, auprès d'un jeune homme qui avait été pris d'une bronchite sévère dans le décours d'un typhus, et j'ai pu apprécier exactement les avantages de ce procédé. Ce malade avait eu le matin un vésicatoire sur la poitrine, et on lui en avait appliqué un autre vers le milieu de la journée. L'ampoule du premier avait été largement ouverte, et pansée selon la méthode ordinaire; mais celle du second, s'étant formée en ma présence, fut laissée intacte à ma demande. Or, celle qui avait été ouverte amena une excitation et une insomnie telles, qu'il devint nécessaire de donner de l'opium; l'autre fut à peine douloureuse et fut beaucoup plus vite cicatrisée. Mais il existe un mode de pansement encore plus avantageux; c'est celui qui a été récemment proposé par Douglas Maclagan (d'Édimbourg), et qui est basé sur l'emploi du coton. Le vésicatoire est laissé en place quatre à six heures, selon les cas; puis on applique un cataplasme pendant deux heures; après cela on enlève avec des ciseaux l'épiderme qui a été soulevé, et l'on recouvre toute cette surface d'une couche épaisse d'ouate de France : la cicatrisation est complète au bout de vingt-quatre heures; mais dès la douzième heure, la douleur est si légère, que la percussion et l'auscultation peuvent être pratiquées sur le point lésé, ce qui n'est pas un médiocre avantage dans les affections du poumon.

Si je n'ai pas rendu d'autres services, je crois mériter du moins quelque reconnaissance pour m'être élevé le premier contre l'habitude de laisser les vésicatoires pendant douze, dix-huit et vingt-quatre heures, et pour avoir montré par de nombreuses expériences qu'un espace de temps beaucoup plus court est amplement suffisant. Lorsque je débutais dans la pratique médicale, l'application des emplâtres vésicants était regardée par beaucoup de malades comme une redoutable épreuve, elle était pour les sujets nerveux une source d'angoisses insupportables; c'est qu'alors on ne craignait pas de les laisser en place pendant vingt-quatre heures, et lorsqu'on se décidait enfin à les ôter, on enlevait en même temps ou l'on coupait tout l'épiderme soulevé, de sorte qu'on laissait à nu une surface excessivement irritable, qui donnait issue pendant plusieurs jours a des quantités considérables de sérum et de pus, non sans causer de vives douleurs au patient. Pourtant ce n'était point encore assez pour les praticiens de cette époque; ils pansaient avec une pommade fortement irritante cette surface dénudée, qui présentait bientôt tous les caractères des brûlures graves.

Interrogez ceux qui vous ont précédés dans la carrière, et ils vous diront comment ils se servaient des vésicatoires, il y a quelque vingt ou trente ans. Ils commençaient par produire une violente irritation de la peau, en les laissant trop longtemps en contact avec elle; ils enflammaient le derme mis à nu par des applications excitantes, et ils produisaient ainsi de vastes ulcères de mauvaise nature, accidents nouveaux qui demandaient un nouveau traitement et de nouveaux soins, de sorte que le patient était plus tôt guéri de la maladie que du remède. Voyez le compte rendu qu'a publié M. Moore, dans le dixième volume du *Dublin Journal of medical science*, sur les principaux agents thérapeutiques employés par les médecins de Dublin, à l'époque dont je vous parle, et vous pourrez vous convaincre que rien n'était plus ordinaire alors que l'usage des pommades irritantes, et des onguents *digestifs* sur les surfaces dénudées. Le premier, j'ai combattu ce traitement barbare; le premier, j'ai montré qu'un temps beaucoup plus court suffit pour assurer tous les bons effets des vésicatoires. Des expériences que j'ai maintes fois répétées ont prouvé qu'il n'est pas nécessaire de les laisser chez l'adulte plus de quatre ou cinq heures (1), et qu'on peut alors les enlever, et appliquer le pansement au spermaceti. Notez, en outre, que vous évitez ainsi l'influence des cantharides sur les organes urinaires. Ne laissez jamais un vésicatoire au delà du temps que je vous ai indiqué, et vous aurez bien rarement à lutter contre la dysurie ou l'hématurie.

Avec ces restrictions, l'emploi des emplâtres vésicants vous sera d'un très grand secours dans le traitement du typhus fever et de ses complications. Ils agissent tantôt comme dérivatifs, tantôt comme révulsifs, et vous pouvez en outre recourir aux vésicatoires volants répétés, dans certaines formes morbides qui sont caractérisées par une dépression subite des forces vitales.

Cela me remet en mémoire un fait assez singulier qui s'est passé il y a quelque temps dans ma clientèle, et qui montre combien il importe de connaître a fond les habitudes et l'idiosyncrasie des familles. Il y a trois ans environ, je donnais des soins avec M. Kirby à un gentilhomme qui avait été pris du typhus. C'était un homme très actif et dans la fleur de l'âge. Je le vis pour la première fois au neuvième jour de sa fièvre, et je le trouvai à peu près moribond. Le pouls était intermittent et irrégulier; les battements du cœur étaient tumultueux, la respiration faible, les extrémités froides. M. Kirby avait immédiatement prescrit des stimulants internes, et des vésicatoires sur la région du cœur et à l'épigastre. Le malade revint à lui et finit par guérir. Il est bon de

---

(1) Il faut excepter de cette règle les vésicatoires que l'on applique sur le cuir chevelu ; ils demandent au moins douze heures. En outre, chez les sujets âgés, la peau est beaucoup moins vasculaire que chez les jeunes gens et les adultes : de sorte que chez les premiers, les emplâtres vésicants ont besoin d'un temps plus long pour produire tout leur effet.   (L'AUTEUR.)

noter que ces symptômes formidables s'étaient montrés tout à fait en dehors des conditions ordinaires de leur production ; qu'ils n'avaient été annoncés par rien, et qu'ils étaient aussi imprévus qu'alarmants. Un mois plus tard, je fus mandé avec M. Smyly auprès du frère de ce malade, qui demeurait à Dundrum, et qui avait contracté le typhus, disait-on, pendant le séjour qu'il avait fait auprès de son frère. Au même jour et à la même heure que ce dernier, notre malade de Dundrum présenta les mêmes phénomènes de prostration, le même pouls irrégulier et intermittent. Ces symptômes eurent la même durée et cédèrent au même traitement. Ce fait est assurément fort remarquable. Vous trouverez ainsi dans quelques familles une identité bien singulière des manifestations fonctionnelles, aussi bien en l'état de maladie qu'en l'état de santé ; vous ne devez négliger aucune occasion de vous renseigner sur ces particularités et sur l'idiosyncrasie de vos malades, car ces notions ont une importance considérable au point de vue du traitement.

TREIZIÈME LEÇON.

TRAITEMENT DU TYPHUS FEVER. — FOMENTATIONS CHAU SUR LA TÊTE. — EMPLOI DU MERCURE. — SOUBRESA DES TENDONS. — SYMPTOMES CÉRÉBRAUX.

Effets des affusions froides. — Emploi de cette médication à l'hôpital de la Ch

bain chaud, et qu'on fasse arriver sur sa tête, avec une certaine force, un petit jet d'eau très froide, on constate bientôt un grand calme ; la douleur de tête s'apaise, et souvent, lorsque le patient est reporté dans son lit, il est délivré de tous ses accidents cérébraux. La chaleur brûlante de la peau fait place à une sensation de fraîcheur ou même de froid, l'injection de la face disparaît, le délire s'évanouit, fréquemment une crise favorable survient. Les effets de cette médication sont réellement très remarquables, et je suis convaincu que dans les cas où j'ai employé le tartre émétique avec tant d'avantages, elle m'aurait donné les mêmes succès.

Les affusions froides recommandées par le docteur Smith sont très fréquemment employées à l'hôpital de la Charité, à Berlin ; elles constituent un moyen vraiment héroïque, et je regrette que nous n'ayons pas ici d'appareil convenable pour leur application. Mais je crains que, pour quelque temps encore, cette pratique ne reste bornée aux établissements publics, et qu'elle ne se généralise pas dans la clientèle particulière. Il y a contre elle, dans ce pays, des préjugés sans nombre. A l'époque où l'on employait les affusions froides contre la scarlatine, leur administration intempestive et mal raisonnée fut la source de beaucoup de maux, et ne contribua pas peu à les faire tomber en discrédit. En résumé, cette méthode exige un appareil spécial qui est rarement à la disposition du médecin dans les familles, et je crois, en vérité, que dans bien des cas nous pouvons nous passer parfaitement de cette médication (1).

Vous savez tous que dans les cas de congestion céphalique, on a l'habitude de raser la tête et d'y faire des lotions froides. J'ai souvent répété dans mes leçons que ce moyen est appliqué d'après un procédé imparfait, et même dangereux, et je me suis efforcé de montrer qu'il avait pour résultat l'augmentation de la chaleur des téguments, bien

---

(1) M. le professeur Trousseau, qui a popularisé cette méthode en France, et qui en a si heureusement précisé les indications, a fait connaître un procédé d'application qui n'exige aucun appareil spécial, et qui permet au médecin d'employer les affusions froides dans tous les cas où il les juge utiles : « Le malade est mis nu dans une baignoire vide, on lui jette sur le corps trois ou quatre seaux d'eau à la température de 20 à 25 degrés centigrades. Cette affusion dure d'un quart de minute à une minute au maximum. Le malade est immédiatement après enveloppé dans des couvertures, puis remis au lit sans être essuyé, mais recouvert convenablement. Généralement la réaction s'est établie avant que quinze à vingt minutes se soient écoulées. » (*Loc. cit.*, I, p. 29.)

(Note du Trad.)

plutôt que l'abaissement de leur température. Les lotions froides ne sont un réfrigérant que si elles sont pratiquées sans interruption, de façon à maintenir la partie au-dessous de la température normale du corps. Mais c'est précisément ce qui ne se fait pas. La garde fait sa lotion, puis elle s'endort ou s'occupe d'autre chose, jusqu'à ce que la vapeur qui s'élève de la tête du malade attire son attention; alors seulement elle renouvelle son application froide. Je n'ai pas besoin de vous dire que le froid ainsi employé perd toute influence réfrigérante; bien plus, il n'a d'autre effet que de produire une réaction vive, qui annihile entièrement la médication. Aussi, à part quelques cas exceptionnels, j'ai renoncé aux lotions froides, et je donne la préférence à des fomentations chaudes composées de parties égales de vinaigre et d'eau bouillante; je les fais appliquer sur les tempes, sur le cuir chevelu rasé, et je les fais renouveler très fréquemment. Je suis certain que nous n'avons pas assez souvent recours à ce moyen, dans le traitement de la céphalalgie, et des autres phénomènes cérébraux. Vous savez que les chirurgiens traitent les inflammations locales tantôt par des applications chaudes, tantôt par des applications froides; vous savez aussi que les indications spéciales de ces deux méthodes opposées ne sont pas encore précisées, de sorte que le praticien se laisse guider, et se décide le plus ordinairement d'après son expérience individuelle. Eh bien! il en est exactement de même en médecine pour le traitement des douleurs et des congestions internes, parmi lesquelles je comprends les déterminations encéphaliques du typhus, avec leur cortège obligé de céphalalgie, d'insomnie et de délire. Dans quelques cas, le froid fait merveille; dans d'autres, les lotions pratiquées sur la tête avec de l'eau aussi chaude que possible amènent à leur tour les plus heureux résultats.

La première idée des fomentations chaudes m'a été donnée en 1833, par Swift, qui avait été amené par hasard à en constater l'efficacité. Il se lava la figure avec de l'eau très chaude un jour qu'il souffrait d'un violent mal de tête; le soulagement soudain qu'il ressentit l'engagea à combattre par ce moyen la céphalalgie de l'influenza, et il le fit avec le plus grand succès. La grippe qui régna ici en 1833 et en 1837, et qui se montra de nouveau en 1847, était caractérisée, entre autres symptômes saillants, par de violentes douleurs de tête. Les malades tombaient très vite dans un état marqué de 'débilité, qui interdisait absolument les moyens ordinaires de déplétion. Or, dans la première de ces épidémies, Swift a observé qu'en appliquant sur la région frontale, temporale et occipitale de l'eau aussi chaude qu'elle pouvait être supportée, on

obtenait presque instantanément un soulagement notable ; il parvint
ainsi à faire disparaitre rapidement la manifestation la plus pénible de
la maladie, tout en attaquant celle-ci par les moyens appropriés. Mon
ami le docteur Oppenheim (de Hambourg) m'a dit avoir constaté la
supériorité de cette méthode dans des circonstances analogues. Ce sont
les observations de Swift qui m'ont conduit à étendre à d'autres maladies l'emploi des fomentations chaudes sur la tête ; et quoique je ne
puisse pas vous donner à cet égard de règles précises, quoique je ne
sois pas en mesure de poser les indications spéciales de ce mode de
traitement, je puis vous affirmer d'une manière générale que les lotions
chaudes d'eau et de vinaigre vous réussiront mieux que tout autre
moyen, pour combattre la céphalalgie du typhus fever (1).

Occupons-nous maintenant de l'emploi des mercuriaux. Et d'abord
devons-nous, oui ou non, les administrer dans le typhus ? Je ne parle
pas ici de l'action purgative du mercure, mais de son action générale
sur l'économie ; en d'autres termes, devez-vous placer un malade atteint
de typhus sous l'influence de la saturation mercurielle ? Devez-vous
pousser l'usage du médicament jusqu'à produire la stomatite et la salivation ? Je l'ai vu faire autrefois, et la majorité des médecins avaient
la plus entière confiance en cette pratique. Elle a été vivement recommandée par les chirurgiens de l'armée et de la marine, dans les fièvres
tropicales ; mais je dois avouer que je ne suis point disposé à adopter
cette méthode, et que j'ai même de bonnes raisons pour ne pas en conseiller l'emploi. En premier lieu, nous avons pu observer que les malades de nos salles ont fréquemment contracté le typhus par contagion,
alors qu'ils étaient en pleine influence mercurielle. D'autre part, nous
avons vu que les sujets qui sont touchés par l'épidémie pendant la
salivation n'échappent pas plus que les autres ; la maladie fournit chez
eux sa course tout entière, et elle parait plutôt aggravée qu'atténuée

---

(1) Certaines céphalalgies, certaines douleurs névralgiques, dit le professeur Bennett, sont immédiatement calmées par une application froide. Dans d'autres cas, identiques en apparence, c'est la chaleur qui réussit. Je me rappelle avoir été mandé auprès d'une dame qui présentait tous les symptômes du typhus fever. Pour calmer une
céphalalgie violente dont elle était tourmentée, je versai de l'eau froide sur sa tête ;
mais, à ma grande surprise, elle n'obtint aucun soulagement. Je remplaçai immédiatement l'eau froide par de l'eau chaude, et à l'instant même la douleur disparut comme
par enchantement.... Je ne puis donner ici d'autre règle de conduite que celle-ci :
« Si le froid échoue, essayez de la chaleur. » (Bennett, *Clinical lectures on the principles and practice of medicine*, 3ᵉ édit. Edinburgh, 1859, p. 434.)

(Note du TRAD.)

par la saturation mercurielle préexistante. J'ai vérifié ces faits dans ma pratique privée aussi bien qu'à l'hôpital.

Ainsi donc, la *mercurialisation* ne met pas l'homme à l'abri de la contagion du typhus, et ne modifie ni la marche, ni la forme de la maladie. Mais ce n'est pas tout : j'ai vu nombre de typhus traités par l'emploi quotidien du mercure, et je ne puis me rappeler un seul cas dans lequel cette méthode ait paru enrayer la maladie, adoucir ses manifestations ou amener une crise favorable. Je sais fort bien qu'en protestant contre ce mode de traitement, je me sépare d'un grand nombre de confrères qui, du commencement à la fin du typhus fever, s'efforcent sans relâche de placer leur malade sous l'influence mercurielle ; mais je suis convaincu que dans les cas où la guérison est survenue, on a confondu bien à tort le *post hoc* avec le *propter hoc*. De plus, le typhus est une des maladies où il est le plus difficile, pour ne pas dire impossible, d'influencer l'organisme par le moyen du mercure ; il est certains états généraux qui annihilent l'effet de la médication mercurielle, et le typhus grave est précisément un de ces états ; lorsqu'il a profondément modifié l'économie, lorsqu'il s'en est pour ainsi dire emparé, elle n'est plus apte à être affectée par le mercure. Lorsqu'un malade *mercurialisé* guérit du typhus, gardez-vous de croire que la guérison provienne de ce que son organisme a été influencé par le mercure ; il n'en est rien ; le malade ressent l'influence mercurielle parce qu'il guérit du typhus. Ajoutez à cela que le mercure exige un régime tout particulier, qu'il absorbe toute l'attention du médecin, et qu'il l'empêche d'administrer d'autres médicaments qui seraient bien plus justement indiqués, et par conséquent plus utiles.

Ces considérations, et d'autres encore, m'ont convaincu que l'administration du mercure dans la fièvre, dans le but de produire la salivation, est aussi inutile que peu judicieuse. Il est cependant des cas dans lesquels nous sommes contraints d'y avoir recours, quelles que soient la forme et la période de la maladie.

Toutes les fois, en effet, qu'il survient une inflammation viscérale, nous devons donner les mercuriaux, et bien des pneumonies qui eussent été certainement mortelles, ont guéri sous cette influence. Mais une fois ces cas mis à part, je ne vois pas que ce médicament nous procure aucun avantage ; aussi ne suis-je pas dans l'habitude de m'en servir. J'emploie quelquefois le calomel comme purgatif, ou bien je prescris de petites doses d'*hydragyrum cum creta*, pour exciter légèrement le foie et prévenir la congestion du canal intestinal : mais c'est tout, et en dehors des cas de pneumonie ou d'inflammation viscérale, je ne tente jamais de mettre un malade atteint de typhus en état de saturation mercurielle (1).

Permettez-moi maintenant une légère digression. Je désire appeler votre attention d'une manière toute spéciale sur un malade qui est mort dans nos salles il y a vingt-quatre heures, car je pense qu'une autre méthode de traitement aurait pu sauver sa vie. Cet homme, nommé Cassels, avait été admis dans la salle des fiévreux, au septième ou huitième jour de sa maladie. Je ne puis vous dire exactement comment il avait été traité chez lui, mais je crois qu'il avait été très mal soigné, et qu'on avait complétement négligé de constater l'état des principaux viscères. Qu'il me suffise de vous dire que lorsqu'il nous arriva, il présentait, entre autres phénomènes, du délire, une insomnie complète et une agitation tellement violente, qu'elle nécessita la camisole de force. De telles conjonctures exigent de la part du médecin une attention extrême, en même temps qu'une décision rapide ; tout ce qu'il peut tenter pour prévenir le danger doit être fait à l'instant même. J'ai le regret de vous dire que je n'eus pas en cette occasion une idée exacte et précise du traitement et des précautions nécessaires. Je ne pensais pas que la maladie dût amener aussi promptement la mort, et j'attendis avec trop de confiance l'effet du remède que j'avais prescrit. J'avais ordonné la solution de tartre stibié à haute dose ; mais, en arrivant, le lendemain auprès du malade, j'appris qu'il avait obstinément refusé le médicament, et je vis que tous les symptômes s'étaient considérablement aggravés.

Dans un délire aussi violent, il est toujours très difficile de traiter le malade, et il faut souvent avoir recours à la force ou à la ruse, pour lui faire prendre ses remèdes. Je regrette vivement de n'avoir pas fait appliquer des sangsues sur la tête de cet homme, au moment où il est entré à l'hôpital ; car, d'après l'état de son pouls, je suis convaincu qu'il les aurait très bien supportées. J'aurais dû faire mettre huit sangsues aux tempes, et en renouveler l'application deux ou trois fois dans la journée, en me guidant sur le pouls et l'état des forces. J'avoue que j'ai eu

(1) La Pharmacopée de Londres donne la formule suivante :

Mercure. . . . . 3 onces = 96 grammes.
Craie préparée. . . . . . . 5 onces = 160

Triturez ensemble, jusqu'à ce qu'on n'aperçoive plus de globules métalliques.

(Note du TRAD.)

tort de me contenter de prescrire la solution stibiée et un vésicatoire
sur la tête, car j'aurais dû prévoir, d'après la violence de son délire,
qu'il serait très difficile de faire prendre à cet homme un médicament
quelconque.

Dans les cas de ce genre, lorsqu'il est nécessaire de donner le tartre
émétique (et c'est un des meilleurs remèdes que vous puissiez employer
contre l'excitation cérébrale du typhus), vous devez toujours être prêts
à obvier aux refus obstinés du malade ; deux moyens sont alors à votre
disposition. Vous pouvez faire mêler en secret la solution médicamen-
teuse à la boisson ordinaire, et comme ces malades sont le plus souvent
très altérés, il est rare qu'ils refusent de boire ; aussi un infirmier intelligent parviendra facilement à leur faire prendre assez de tisane, pour
que l'action du médicament sur la circulation cérébrale soit pleinement
assurée. Vous pouvez en outre donner le tartre stibié sous forme de
lavement ; j'ai eu recours à cet expédient il y a quelque temps, et le
succès a été complet. Ce moyen a l'avantage d'être toujours applicable ;
que le patient s'y prête ou s'y refuse, peu importe, pourvu que vous
preniez soin de le maintenir par la camisole de force. Le meilleur procédé d'administration consiste à faire dissoudre deux ou trois grains
d'émétique dans quatre ou cinq onces de mucilage d'amidon ou d'ichthyocolle, et d'injecter cette solution au moyen d'un long tube flexible,
afin qu'elle pénètre le plus haut possible dans l'intestin.

Vous pouvez être sûrs que le tartre stibié produira alors son plein et
entier effet, qu'il combattra la congestion du cerveau, et procurera du
sommeil au malade.

Dans les congestions cérébrales graves du typhus fever, j'ai l'habitude de donner l'émétique par cette voie, lorsque l'estomac est trop
impressionnable pour le supporter, et je puis vous affirmer que c'est là
une bien puissante ressource. Souvent aussi j'administre de la même
façon des médicaments expectorants, lorsque l'état des premières voies
ou la faiblesse du malade m'empêche de les faire prendre par la
bouche, à doses aussi élevées qu'il le faudrait, ou avec toute la rapidité
désirable. C'est ainsi que je prescris assez souvent l'ipécacuanha en
lavement ; c'est un médicament d'une valeur considérable, et qui ne
me paraît pas suffisamment apprécié par les médecins modernes. Je
n'ai pas besoin d'ajouter que les vomissements et tous leurs effets consécutifs, sont produits exactement de même que si la substance avait
été ingérée dans l'estomac. En définitive, les cas dans lesquels ces expé-
dients deviennent nécessaires sont relativement rares ; mais le médecin

praticien doit y être préparé, afin de pouvoir faire face à toutes les éventualités.

Un autre malade a succombé il y a quelques jours dans notre salle des fiévreux. Il était atteint d'un typhus tacheté très sévère, et lorsqu'il entra à l'hôpital, son état ne laissait plus aucun espoir. Je ne m'arrête sur ce fait que pour appeler votre attention sur une condition particulière du système cérébro-spinal, qui se rencontre assez fréquemment dans la forme éruptive du typhus, et quelquefois même dans d'autres variétés de la maladie. Vous avez pu constater que cet homme n'avait aucune tendance au sommeil; il avait les yeux toujours ouverts; il était en proie à un délire continuel; il avait des soubresauts dans les tendons, du crocidisme; il essayait souvent de sortir de son lit; ses extrémités étaient froides. Malgré cela, nous ne pouvions découvrir chez lui aucun signe évident d'inflammation cérébrale. La conjonctive était d'une blancheur parfaite, la face était pâle, la température de la tête n'était pas élevée. Par conséquent, l'insomnie, le délire, les soubresauts de tendons peuvent dépendre d'un état du système nerveux qui n'a aucun rapport avec la congestion de l'encéphale, ou la détermination san-guine vers la tête. J'ai constaté ce fait dans bien des cas de typhus, et il m'a profondément étonné; mais ce qui m'a le plus frappé, c'est l'exis-tence des soubresauts de tendons dans des circonstances pareilles (1). Chez le malade dont il est question, ce phénomène était accompagné d'insomnie; mais ces deux symptômes n'existent pas toujours simulta-nément.

Rappelez-vous, en effet, cet enfant couché dans notre petite salle, et qui présentait à un si haut degré le *subsultus tendinum*; il dormait remarquablement bien, et vous vous souvenez encore, je pense, des bons effets qu'a produits chez lui l'essence de térébenthine à la dose

(1) On sait aujourd'hui que l'anémie cérébrale peut donner lieu aux mêmes mani-festations morbides que la congestion encéphalique; on sait également que ces mani-festations ne sont pas seulement identiques par leurs caractères, et qu'elles le sont aussi par la soudaineté de leur production. Mais à l'époque où Graves écrivait ces li-gnes, ces notions, si importantes au point de vue pratique, étaient encore parfaitement inconnues. Aussi j'appelle expressément l'attention sur ce passage remarquable, car il est bien propre à montrer la puissance d'observation dont était doué le médecin de Dublin, et la rectitude de son jugement dans l'interprétation des faits cliniques. En quelques mots il renferme toute une doctrine; il établit la distinction capitale des deux ordres de symptômes cérébraux, et des deux formes de délire qu'on rencontre dans les maladies aiguës. Je n'ai pas besoin de rappeler que jusqu'à ces dernières années, on mettait indistinctement tous ces accidents sur le compte de la congestion ou de l'inflammation des centres nerveux. (Note du TRAD.)

d'une drachme (4 grammes). Du reste, ce n'est pas la première foi:
je signale ce fait aux élèves qui suivent ma clinique. Souvent de
vous ai montré des malades qui dormaient très bien, quoiqu'ils eu
des soubresauts de tendons, et je vous ai fait remarquer la blanc
perlée de la conjonctive, et l'absence de toute suffusion sanguin
subsultus se présente donc dans deux conditions opposées du sys
nerveux. Nous le voyons accompagné d'insomnie, et nous le rei
trons encore chez les malades qui ont un sommeil lourd et prole
d'où il est difficile de les tirer. C'est là ce qui me porte à croire q
cause des soubresauts réside bien moins dans les centres nerveu
dans les extrémités périphériques des nerfs.

Je suis tellement convaincu de la vérité de cette proposition, c
suis certain que le *subsultus* continuerait après l'ablation du cerve
de la moelle épinière, si la vie et la maladie pouvaient persister
une telle mutilation. Il est pour moi hors de doute que la cause
phénomène morbide siége dans les extrémités des nerfs. Lorsque
tard je vous parlerai de la paralysie, je vous montrerai que les
périphériques peuvent être affectés primitivement (1), sans au
lésion antérieure du cerveau ou de la moelle. Je crois que dans le ty
les centres nerveux sont exposés à certaines altérations qui se tr
sent par le coma, l'insomnie ou le délire ; mais je crois fermement
qu'il existe d'autres symptômes, imputables à une affection des
mités des nerfs ; et en tête de ces symptômes, je place les soubre
des tendons, phénomène que nous observons dans des conditions
plétement opposées des organes nerveux centraux.

Mais revenons au malade qui a été victime de l'erreur dont je
ai parlé. Dans les premières périodes de la fièvre, il ne faut jamai
des vésicatoires avant d'avoir appliqué des sangsues en suff
quantité.

Il est vrai que dans ce cas nous ne pouvions déterminer avec

(1) On trouvera dans les leçons que l'auteur a consacrées à l'étude des par
d'origine périphérique l'exposé complet de sa doctrine. Mais je tiens à faire rem:
dès à présent, que, pour cette question comme pour la précédente, Graves a d
de plusieurs années tous ses contemporains, et cela, grâce à une profondeur
peu commune, grâce à l'observation rigoureuse et attentive des faits. En fait,
les paralysies qu'on a décrites dans ces derniers temps sous le nom de par
réflexes, sans altération primitive des centres nerveux, rentrent dans la cla
paralysies périphériques, que le professeur de Dublin a créée le premier. Déj
la première édition de son livre (1843;, il avait fait connaître ses vues sur ce s
(Note du TRAD.)

sion à quelle période nous avions affaire, car le malade était en délire, et nous ne savions rien de ses antécédents ; si nous avions pu être renseigné sur ce point, si nous avions pu connaître la médication employée jusque-là, il est probable que nous n'aurions pas commis la faute que je vous ai signalée. Que cette erreur au moins vous soit profitable, et qu'elle serve à vous montrer que dans tous les cas de typhus tacheté, vous devez examiner la tête avec le plus grand soin, et rechercher attentivement s'il y a quelque signe de congestion cérébrale. Si vous constatez de la céphalalgie, des pulsations très fortes dans les carotides, de l'injection des yeux, de la chaleur à la tête, ainsi que les autres phénomènes qui dénotent une altération des fonctions du cerveau, vous devez avoir recours aux sangsues ; commencez doucement, et continuez-en l'application aussi longtemps que le malade s'en trouvera bien. Faites mettre d'abord une ou deux sangues aux narines, ou bien six ou huit aux tempes ou derrière les oreilles, et vous y reviendrez deux ou trois fois par jour, selon les cas. Le meilleur moyen de se servir des sangsues, c'est de les appliquer en petit nombre toutes les six ou huit heures, de manière à obtenir un écoulement constant. Après cela, vous pouvez en venir aux vésicatoires. Dans cette modification du traitement, tout dépend de la sagacité et de l'habileté du médecin ; il faut un tact peu ordinaire pour déterminer avec justesse le moment où il convient de renoncer aux sangsues, et de mettre en œuvre les vésicatoires.

Je passe sans transition à un autre sujet qui est également important pour la pathologie et pour le traitement du typhus ; nous avons pu l'étudier tout récemment chez une jeune fille qui est morte dans nos salles, avec un cortége de phénomènes fort remarquables. Toute fièvre qui débute par des vomissements et de la diarrhée, que ce soit une scarlatine, une rougeole ou un typhus, est une maladie d'un caractère redoutable ; dans les cas de ce genre, le médecin doit être perpétuellement sur ses gardes, et il ne doit pas perdre de vue un seul instant l'état du cerveau. Il y a une très grande différence entre les vomissements et la diarrhée de la gastro-entérite, et les vomissements et la diarrhée d'origine cérébrale. Ces derniers surviennent dès le début de la maladie, souvent le premier ou le second jour, et ils sont rarement accompagnés de la rougeur et des enduits de la langue, de l'amertume de la bouche, de la soif dévorante et de la sensibilité épigastrique qui caractérisent l'inflammation gastro-intestinale.

Il est une considération d'une moindre importance, il est vrai, qui permet encore d'assurer le diagnostic : c'est le résultat du traitement. Les vomissements et la diarrhée de la gastro-entérite sont guéris par l'application de sangsues sur le ventre ; je n'ai pas besoin d'ajouter que cette thérapeutique est sans aucune influence sur ces phénomènes, lorsqu'ils sont la manifestation d'une affection cérébrale. Ce n'est pas tout : dans la phlegmasie gastro-intestinale, on n'observe jamais d'aussi abondantes évacuations de bile que lorsque le cerveau est pris. Dans ce dernier cas, la quantité de bile qui passe dans les selles est vraiment prodigieuse ; du reste, fait non moins surprenant, lorsque le vomissement reconnaît pour cause un trouble de la circulation cérébrale, en dehors de toute fièvre, la bile est vomie avec une égale abondance. C'est ce que l'on a bien souvent l'occasion de constater chez les personnes que l'escarpolette ou la navigation a rendues malades. Dans tous les cas, la quantité de bile rendue est beaucoup plus considérable que dans la simple irritation gastrique (1).

Au début des maladies cérébrales, qu'il y ait congestion ou inflammation, des vomissements abondants et des selles bilieuses constituent l'un des premiers symptômes. C'est ce qui se voit fréquemment dans la scarlatine, et il est bien peu de cas dans lesquels ces phénomènes soient d'un aussi fâcheux augure. La jeune fille dont je parlais tout à l'heure a présenté tous ces accidents, et dans des circonstances très défavorables. D'après les quelques renseignements que nous avons pu obtenir, il paraît qu'elle avait été atteinte de typhus quatorze jours avant son entrée à l'hôpital, et qu'elle avait été prise en outre d'une broncho-pneumonie grave. Elle souffrait en même temps d'une inflammation de l'estomac, et elle eut enfin une congestion du cerveau, que nous révélèrent les selles et les vomissements cérébraux. Malgré tous nos efforts, nous n'avons pu réussir à maîtriser ces accidents; la malade est allée de mal en pis, et elle a fini par succomber à un ensemble d'affections que vous trouverez fréquemment réunies soit dans le typhus, soit dans d'autres maladies. C'est précisément sur ce point que je désire appeler votre attention.

A une certaine période des fièvres, qu'elles soient inflammatoires, bilieuses, nerveuses ou typhoïdes, au moment même où vous pouvez croire à bon droit au commencement de la convalescence, une nouvelle espèce de fièvre survient, qui saisit le malade et l'emporte en dépit de tous vos efforts. Vous retrouverez le même fait dans d'autres maladies qui dépendent, soit d'un état général de l'économie, soit de l'inflammation de quelque organe important. Je voudrais donner à cette fièvre secondaire le nom de fièvre scrofuleuse, parce qu'elle rappelle exactement, dans ses manifestations principales, la fièvre opiniâtre des individus qui sont naturellement scrofuleux, ou qui le sont devenus sous l'influence du mercure, ou d'autres causes débilitantes.

Ce sujet n'a pas été jusqu'ici convenablement étudié, et je ne connais aucun auteur qui lui ait accordé l'attention qu'il mérite, en raison même de son importance. Le malade qui est sous le coup de cet état morbide présente une disposition extrême à contracter des affections inflammatoires. Celles-ci ont la plus grande analogie avec les affections scrofuleuses; comme ces dernières, elles sont très difficiles à traiter, elles passent aisément d'un organe à un autre, enfin elles ont très souvent une terminaison funeste. Pendant le cours d'un typhus fever, le malade présentera une série remarquable de déterminations phlegmasiques.

Or, on ne serait point fondé à voir dans ces vomissements l'expression de la souffrance de l'encéphale ; ils résultent bien plutôt des troubles digestifs auxquels le malade était sujet, depuis un temps plus ou moins long ; peut-être même ne sont-ils que l'indice d'une indigestion qui a été le point de départ de tous les phénomènes ; en tous cas, ils révèlent la véritable origine de l'apoplexie : on a affaire ici à l'*apoplexie gastrique* des anciens. Ainsi donc, quoiqu'ils apparaissent de très bonne heure, ces vomissements n'en reconnaissent pas moins pour cause une affection gastrique, et leur valeur est considérable, tant pour le diagnostic que pour le traitement. Mais que ce même malade, après avoir cessé de vomir à la fin du premier ou du second jour, soit repris de vomissements six ou huit jours plus tard, la signification du symptôme change complétement ; malgré sa venue tardive, il est cette fois-ci d'origine purement cérébrale, et il traduit à nos yeux le début du travail inflammatoire qui se fait à la périphérie du foyer hémorrhagique. Cette distinction me semble très importante ; elle nous montre tout au moins qu'il ne faut pas attacher une valeur sémiotique absolue à l'*époque* de la production du vomissement.   (Note du TRAD.)

QUATORZIÈME LEÇON.

SYMPTOMES CÉRÉBRAUX DU TYPHUS FEVER.

typhoïdes, vous auriez certainement conclu à une méningite ou à une cérébrite; et si la mort du malade vous eût permis de compléter l'observation, vous vous seriez naturellement attendus à trouver dans le cerveau des lésions suffisantes, pour rendre compte de tous ces phénomènes morbides. Vous auriez en effet constaté très probablement un épaississement plus ou moins considérable des méninges, avec un épanchement sous-arachnoïdien, ou bien du ramollissement, de la congestion ou de la suppuration du tissu cérébral.

Mais ici, il s'agit d'un homme qui présente dans le cours d'un typhus fever tous les symptômes d'une inflammation du cerveau. Ces accidents amènent très rapidement une terminaison fatale; le malade meurt dans le coma. Que va nous révéler l'examen nécroscopique? Rien, ou à peu près rien : des traces fort douteuses de congestion, mais pas d'inflammation évidente; une légère opacité de l'arachnoïde à la base du cerveau; une cuillerée à peu près de liquide transparent dans la cavité sous-arachnoïdienne. J'appelle expressément, et de toutes mes forces, votre attention sur ces résultats, et je les soumets au contrôle de tous les élèves travailleurs. Un malade atteint de typhus est pris de symptômes qui sont regardés comme les phénomènes caractéristiques de la congestion et de l'inflammation cérébrales; il meurt, emporté, selon toute apparence, par la violence même de ces accidents, et l'autopsie reste muette sur les lésions du cerveau. Dans le cas particulier dont nous nous occupons, l'état du malade indiquait manifestement de l'inflammation, ou tout au moins de l'hypérémie des centres nerveux; et s'il n'y avait pas eu de symptômes typhiques, nous aurions dû nous attendre à trouver des traces non équivoques de phlegmasie. Il semble donc que la cause qui préside à l'évolution des accidents cérébraux du typhus ne se révèle par aucune lésion anatomique; en d'autres termes, il faut qu'il existe en dehors de la congestion et de l'inflammation une influence qui nous échappe. J'ai déjà observé bien des faits de ce genre, et je suis pleinement convaincu maintenant que le délire du typhus fever n'est pas sous la dépendance exclusive des lésions inflammatoires du cerveau.

Il est un autre ordre de faits que je vous engage à méditer avec soin, parce qu'ils viennent directement à l'appui de cette manière de voir : je veux parler de la production de symptômes identiques, dans des conditions tout opposées de la circulation cérébrale. Prenons pour exemples le vertige et la céphalalgie. Ce sont deux phénomènes également fréquents au début de la congestion cérébrale, et dans cet état de turgescence

consultés par une personne qui se plaint de vertiges, de tintements d'oreilles, et d'accès répétés de céphalalgie; vous l'examinez avec soin, et vous constatez des signes évidents de détermination sanguine vers la tête. Une autre malade présentant identiquement les mêmes phénomènes vient à son tour vous demander un avis; mais combien les circonstances sont différentes! Dans le premier cas, vous avez affaire à un homme robuste, d'une constitution florissante, dont le pouls est dur et bondissant; dans l'autre, il s'agit d'une femme chlorotique qui souffre depuis plusieurs mois, et dont le pouls est si faible, que la moindre pression oblitère le calibre de l'artère. Et pourtant les tintements d'oreilles, les vertiges, la céphalalgie sont aussi violents, aussi pénibles chez elle que chez votre premier malade.

Ces considérations vous forcent à conclure que les phénomènes cérébraux du typhus reconnaissent comme condition pathogénique quelque chose de plus qu'une simple congestion, ou qu'une inflammation du cerveau. Gardez-vous cependant de forcer l'interprétation de mes paroles, et n'allez pas croire qu'il soit inutile de combattre la congestion encéphalique, lorsqu'elle survient dans le typhus. Ma pensée est tout autre; je suis convaincu que là est une des principales sources de danger, et que les accidents cérébraux doivent être, de la part du médecin, l'objet d'une surveillance de tous les instants.

Ce sont précisément ces phénomènes qui expliquent la grande différence de la mortalité entre la pratique privée et la pratique hospita-

---

d'atonie cérébrale, est-il la cause la plus ordinaire des accidents dont nous parlons. » (*Loc. cit.*, I, p. 190.)

Il est néanmoins, ce me semble, un autre élément dont il importe de tenir compte, c'est l'altération du sang. Non-seulement les centres nerveux sont en partie privés de leur excitant normal, mais le liquide nutritif qu'ils reçoivent est profondément modifié par la maladie. On peut même aller plus loin, et trouver dans les lésions intestinales la cause *instrumentale* de cette altération du sang. On sait aujourd'hui (Virchow, *Path. cellulaire*, p. 159) que les glandes de Peyer présentent dans leur structure la plus grande analogie avec les glandes lymphatiques, et qu'elles occupent une place importante dans le processus hématopoïétique. Il est donc évident que les déterminations morbides dont ces organes sont le siége doivent amener des modifications considérables dans le liquide en circulation (c'est là, pour le dire en passant, ce qui explique la leucocytose de la fièvre typhoïde). On conçoit fort bien qu'un cerveau qui, pendant un temps plus ou moins long, n'a reçu que des éléments nutritifs anormaux, ne puisse pas recouvrer d'emblée toutes ses aptitudes fonctionnelles. En résumé, je crois que les accidents cérébraux *tardifs* de la fièvre typhoïde doivent être imputés à l'altération qualitative du sang, au moins autant qu'à la simple altération de quantité. (Note du TRAD.)

la basse classe qui sont habitués à l'usage quotidien des liqueurs spiri-
tueuses, vous verrez les maladies revêtir mille formes dangereuses,
présenter mille complications funestes. Les fièvres se combinent chez
eux avec des symptômes anomaux ou dangereux ; les maladies chroniques sont compliquées d'affections viscérales ou de lésions organiques. Vous serez bien souvent étonnés du caractère étrange et protéi-
forme que revêt la maladie sous l'influence des excès habituels ; et vous
éprouverez autant de chagrin que de désappointement, en voyant soudainement enlevé par une affection nouvelle et imprévue, un malade
que vous étiez parvenu à guérir complétement à force de peines, d'habileté et de patience.

Le cas de Murphy rentre dans la catégorie de ceux dont je vous
parlais il y a quelques instants : il avait été mal soigné au commencement ; on avait laissé passer le moment favorable, et les chances de
succès en avaient été singulièrement diminuées, pour ne pas dire perdues. Vous avez pu voir que tous les malades qui sont morts du typhus
dans cet hôpital, n'y étaient entrés qu'à une époque avancée de la
maladie, et qu'on avait complétement négligé chez eux les accidents
cérébraux ; vous avez pu constater également combien le traitement
devient difficile alors. Le malade ne peut plus donner de renseignements ; il ne peut rendre compte des symptômes actuels, ni des symptômes antérieurs ; il ne peut faire connaître la médication à laquelle il
a été soumis. Il nous arrive avec du délire, du coma, des soubresauts
de tendons, des symptômes cérébraux en un mot ; il a peut-être un
vésicatoire sur le cuir chevelu ; mais nous ne pouvons savoir s'il a eu
de la céphalalgie, de la chaleur à la tête, des battements exagérés des
carotides et des temporales, ou du vertige ; nous ne pouvons enfin parvenir à préciser l'état exact du cerveau : de là des doutes, de là une
obscurité bien propre à embarrasser notre pratique. J'ai déjà insisté
sur l'urgente nécessité de surveiller la tête dans le typhus fever, et je
crois que je ne pourrai jamais assez vous répéter cette règle que j'ai
déjà formulée : Efforcez-vous de couper court aux accidents cérébraux
avant qu'ils soient devenus une cause de danger imminent. Le sort des
malades qui sont venus mourir ici doit vous convaincre que, lorsque
ces accidents ont atteint leur plein et entier développement, les moyens
les plus énergiques sont frappés d'impuissance, et ne peuvent les arrêter. Il est donc d'une importance capitale d'empêcher un état de choses
aussi lamentable. Vous devez toujours, ainsi que je vous l'ai recommandé aujourd'hui même, prévenir l'évolution de ces phénomènes ;

vous ne devez jamais attendre, en spectateurs tranquilles, qu'ils se manifestent dans toute leur violence : ainsi seulement vous pourrez combattre avec succès ces symptômes qui deviennent si redoutables, lorsqu'ils ont été méconnus ou négligés. Tel est l'enseignement pratique que je voudrais vous voir tirer des quatre cas de mort qui ont eu lieu dans nos salles depuis un mois.

Il est quelques points de l'histoire de Murphy que je désire tout particulièrement soumettre à vos réflexions. Quelques jours avant sa mort, il s'offrait à nous avec du délire, de l'agitation, de l'insomnie; il avait les pupilles contractées. La médication antiphlogistique et dérivative avait été employée sans succès; voyant tous les phénomènes s'aggraver, la perte du sommeil rester complète, je me hasardai à prescrire un lavement additionné de deux grains de tartre émétique, et de dix gouttes de laudanum. Ce n'est qu'avec réserve que j'administre l'opium dans le typhus, lorsqu'il y a une détermination céphalique évidente; c'est pour ce motif que j'y fis joindre du tartre stibié, et que je donnai l'ordre de surveiller attentivement l'effet de chaque dose. Pendant la nuit le malade prit trois lavements, c'est-à-dire trente gouttes de laudanum. Il s'assoupit alors et parut plus tranquille. Mais, le lendemain matin à la visite, nous le trouvâmes plongé dans le coma, les forces vitales baissèrent rapidement, et la mort survint quelques heures plus tard. Je dois avouer que cette terminaison me mit pendant quelque temps mal à l'aise, car je pensais que j'avais peut-être hâté l'issue fatale par l'administration intempestive de l'opium; je ne pouvais m'empêcher de dire que cette quantité d'opium, quoique très faible, avait sans doute considérablement aggravé les symptômes cérébraux, et précipité le moment de la mort.

L'autopsie devait heureusement nous en révéler la véritable cause. A l'ouverture du crâne, nous trouvâmes une arachnitis générale, une légère exsudation à la surface du cerveau, et un état congestif très marqué de tous les vaisseaux. Ce malade était un jeune homme d'une constitution robuste, d'une vie peu sobre et irrégulière, à laquelle la maladie l'avait contraint de renoncer : il avait été mal soigné au début; et, d'après les lésions que nous avons constatées après sa mort, il devait avoir eu de très bonne heure des accidents graves, délire, insomnie, coma, causés par une détermination morbide vers le cerveau, et tout le cortége des moyens antiphlogistiques fut impuissant à combattre cette complication. Tout ce que nous pouvions faire, nous l'avons fait : sangsues, vésicatoires, tartre stibié, tout a été mis en usage, mais en

vain ; le malade nous était arrivé avec une affection cérébrale incurable ;
il était trop tard.

Cet état morbide, caractérisé par du délire auquel succèdent. le
coma et la contraction des pupilles, et qui se termine par la mort,
se rencontre dans deux ordres de cas : d'abord dans les hôpitaux,
chez les malades pauvres qui n'ont pas été soignés dès le début ; puis
chez des personnes appartenant aux classes les plus élevées de la
société, jouissant des meilleures conditions hygiéniques, mais dont l'esprit est fréquemment surexcité : lorsqu'elles viennent à être atteintes
du typhus fever, elles sont menacées presque aussitôt d'accidents cérébraux du plus dangereux caractère. La contraction des pupilles est l'un
des plus fâcheux symptômes qu'on observe dans ces cas-là. J'ai vu
l'ouverture de la pupille ne pas dépasser en grandeur le trou que ferait
une épingle, et sur tous les cas analogues que j'ai observés, je ne puis
compter que deux guérisons ; j'ai vu au contraire des malades guérir,
après avoir présenté des symptômes fort alarmants, mais avec une
dilatation considérable de l'ouverture pupillaire.

Rappelez-vous maintenant un autre malade qui est mort dernièrement dans notre service, avec des phénomènes cérébraux violents. Les
manifestations symptomatiques étaient tout à fait les mêmes que chez
Murphy. Il s'agissait, vous ne l'avez sans doute pas oublié, d'un typhus
grave accompagné de délire, de soubresauts des tendons, et des symptômes ordinaires de la détermination encéphalique. Je défie quiconque a comparé ces deux faits, d'avoir pu saisir entre eux la moindre
différence. Le délire, l'excitation nerveuse, l'insomnie, débutèrent de la
même façon, et suivirent la même marche chez les deux malades : tous
deux eurent les pupilles contractées, de la mussitation et du délire,
une absence complète de sommeil, et des soubresauts de tendons ; chez
tous deux les symptômes cérébraux aboutirent au coma et à la mort.
Eh bien ! mettez en regard de cette identité parfaite dans les symptômes la différence profonde des lésions : chez Murphy, altération
généralisée des méninges, exsudation à la surface du cerveau, hypérémie intense ; chez l'autre, aucune modification appréciable, rien qui
s'éloigne de l'état normal.

D'ailleurs ce n'est pas seulement dans le typhus que nous rencontrons, pour expliquer des symptômes identiques, des états très opposés
du cerveau. Nous nous heurtons contre la même difficulté dans beaucoup de cas de scarlatine. Chez les malades qui ont succombé à la violence des phénomènes cérébraux, nous trouvons les centres nerveux

dans des conditions très dissemblables : tantôt il existe une lésion évidente et mortelle; ailleurs on ne trouve que quelques traces de congestion, complétement insuffisantes pour rendre compte des phénomènes observés; d'autres fois enfin le cerveau est parfaitement sain.

Il est probable que dans la scarlatine et le typhus, le poison morbide exerce sur le cerveau, en dehors de toute inflammation, une influence délétère qui se révèle par le même ordre de symptômes. Aussi est-il souvent très difficile de distinguer entre eux les phénomènes produits par l'influence toxique du typhus sur le cerveau, et ceux qui dépendent de l'inflammation franche. C'est, dans les deux cas, du délire, puis un coma fatal; et à une période avancée du typhus fever, alors que les manifestations extérieures de l'action nerveuse sont amoindries et imparfaites, alors que l'énergie des fonctions de circulation et de respiration est considérablement diminuée, il devient extrêmement difficile de distinguer entre l'irritation simple et l'inflammation réelle.

Déjà je vous ai dit, messieurs, que la céphalalgie, le tintement d'oreilles et le vertige peuvent être observés également dans des cas où il y a congestion évidente vers la tête, et dans des circonstances où il y a toute raison de croire à une diminution considérable dans l'afflux du sang vers le cerveau. Vous trouverez un exemple remarquable de ce fait dans le premier volume des *Guy's hospital Reports*, qui contient un mémoire très intéressant de sir Astley Cooper, sur les effets de la ligature des artères carotides et vertébrales. Entre autres conséquences, il ressort de ce travail que, lorsqu'on diminue la quantité de sang artériel destinée au cerveau, l'animal en expérience tombe dans une sorte de stupeur; il est jusqu'à un certain point incapable d'exécuter les mouvements volontaires, il a les pupilles très dilatées. C'est là un fait très curieux : vous savez tous, en effet, que la dilatation des pupilles a été pendant longtemps regardée comme l'un des meilleurs signes des épanchements et de la compression du cerveau, et voilà que vous constatez ce même etat des pupilles lorsque vous supprimez l'arrivée du sang artériel dans le crâne. Nous sommes, je le crains fort, dans l'ignorance la plus complète au sujet des perturbations cerebrales qui succedent à des états opposés de la circulation, et je crois que nous n'avons également que des notions fort confuses et fort imparfaites sur les modifications que subit l'encéphale, lorsqu'il est touché par le typhus fever.

La dilatation des pupilles est généralement regardée comme l'indice de la compression du cerveau, et elle passe pour le signe pathognomonique de l'épanchement, lorsqu'il existe en même temps d'autres symptômes d'hydrocéphalie. Mais l'expérience que je viens de vous rappeler nous montre que cet agrandissement de l'ouverture pupillaire survient aussi dans des circonstances opposées, qui ne permettent certainement pas de croire à une augmentation de la pression intra-crânienne. Je ne suis pas en mesure de soutenir que cette pression était diminuée chez le malade qui a motivé ces réflexions, pas plus que je ne pourrais démontrer qu'elle est amoindrie par suite de la soustraction d'une certaine quantité de sang, chez les individus qui sont pris de vertiges ou de syncope après une saignée. Je ne vais pas si loin, mais je prétends simplement que, lorsqu'à la suite d'une perte sanguine, il survient de la céphalalgie, du vertige ou une syncope, ces divers phénomènes peuvent dépendre de toute autre cause que d'une congestion du cerveau, d'un épanchement interstitiel ou périphérique; je veux graver dans votre esprit ce fait important, que la dilatation de la pupille se rencontre dans des états tout opposés de la circulation cérébrale, et que dans le typhus elle n'a en elle-même aucune valeur, comme signe de l'hypérémie ou de l'inflammation du cerveau.

Je ne dois pas omettre de vous rapporter à ce propos les détails d'une communication faite par Russell, un ancien élève de cet hôpital, aujourd'hui chirurgien du 73ᵉ régiment. Cette note, lue par le docteur Wilson à l'une des *soirées* de la Société des médecins de Londres, a été insérée depuis dans la *Medical Gazette* :

« Une circonstance fortuite, dit M. Russell, m'a conduit à réfléchir sur la nature du *coup de soleil*. Tous les auteurs, ce me semble, considèrent cet accident comme une véritable apoplexie, produite par l'influence directe des rayons solaires; ils n'hésitent pas à admettre que ces deux états morbides, identiques au point de vue pathogénique, réclament le même traitement; ils pensent que tous les efforts du médecin doivent être dirigés contre les accidents céphaliques, parce que la tête est le principal, sinon l'unique siège de l'affection. C'est là, selon moi, qu'est l'erreur, erreur d'autant plus fâcheuse, qu'elle mène forcément à une pratique vicieuse. Voici le fait. En mai 1834, j'étais attaché en qualité de chirurgien au 68ᵉ régiment, corps d'élite composé d'hommes très robustes. A notre arrivée à Madras, nous eûmes à rendre les derniers honneurs à un officier général. Les soldats, couverts de leurs habits rouges boutonnés, et chargés des effets militaires, durent malheureusement se mettre en marche à la première heure de l'après-midi. A ce moment, régnaient dans toute la contrée des vents brûlants, de sorte que l'atmosphère était aride et suffocante, même dans les maisons, lorsque le soleil avait toute sa puissance. Aussi, après un trajet de deux ou trois milles, quelques hommes tombèrent sans connaissance. Huit ou neuf d'entre eux furent apportés à l'hôpital le même soir; un plus grand nombre encore y arrivèrent le lendemain matin. Trois de ces malades moururent l'un sur-le-champ, les deux autres au bout de quelques heures. Les symptômes avaient été les mêmes dans les trois cas. C'était d'abord une soif excessive et un sentiment de faiblesse; puis il survenait de la dyspnée, de la sterteur, du coma; la face était livide. L'un de ces malades avait eu les pupilles contractées. Les soldats qui avaient éprouvé une attaque moins considérable, ou qui avaient eu une force de résistance plus puissante, guérirent, et chez eux la maladie eut les allures d'une fièvre éphémère, ou d'une fièvre un peu plus prolongée. Nous trouvâmes, du reste, à l'autopsie des malades qui avaient succombé, des lésions aussi semblables que l'avaient été pendant la vie les manifestations symptomatiques. Le cerveau était sain, sans aucune trace d'hypérémie ou de stase sanguine. Chez l'un d'eux, il y avait à la base un très petit épanchement de sérosité; *mais chez tous trois les poumons étaient tellement congestionnés, qu'ils avaient une coloration noire dans toute leur étendue.* Ils étaient tellement densifiés, qu'il avait dû en résulter une imperméabilité complète. Le cœur droit, et les gros vaisseaux qui y aboutissent, étaient distendus par du sang. »

Depuis notre dernière conférence, il est entré dans nos salles quelques malades atteints de typhus, qui nous ont présenté plusieurs particularités intéressantes que je dois vous signaler. Le 4 janvier, nous est arrivé un homme nommé Toole, dont l'histoire est fort singulière. C'était un ouvrier robuste, âgé d'une trentaine d'années, qui avait été pris de fièvre dix ou onze jours avant son admission. Nous n'avons rien su de ses antécédents; mais lorsque nous l'avons vu pour la première fois, il paraissait très gravement malade; la prostration était considérable, de sorte que nous avons jugé nécessaire de favoriser la réaction par des frictions et des fomentations chaudes à la surface du corps, et par l'administration, à l'intérieur, du carbonate d'ammoniaque et du vin. La nuit suivante, la réaction était établie. Le lendemain, le malade devint inquiet et agité, et vers la nuit il fut pris de délire. L'infirmier négligea de prévenir notre pharmacien, M. Parr ou l'élève résidant, de sorte qu'on ne fit aucun traitement jusqu'au lendemain matin. Or, c'est pour moi un sujet de regrets très vifs. Le plus grand

service que je puisse rendre à ceux qui débutent dans la pratique médicale, c'est de les convaincre une fois pour toutes de l'impérieuse
nécessité de surveiller sans relâche les malades atteints du typhus fever.
Dans un cas grave, une seule visite par jour n'est pas suffisante ; il est
indispensable d'en faire deux et quelquefois trois ; et si le malade est
sous le coup d'un danger imminent, il sera souvent nécessaire de
laisser auprès de lui uu élève instruit, qui puisse faire face à toutes les
éventualités, qui puisse arrêter ou combattre toutes les modifications
défavorables. Il peut se faire que plusieurs jours s'écoulent sans amener
dans la marche de la maladie aucun changement qui attire notre attention, ou nécessite l'emploi de nouveaux moyens thérapeutiques ; puis,
voilà qu'en six heures, une perturbation apparaît, dont le médecin doit
être immédiatement instruit.

Revenons à notre malade. Il resta sans traitement pendant plusieurs
heures, après l'apparition du délire. Ce n'est qu'au bout de six heures,
en effet, que nous lui avons fait raser la tête et appliquer des sangsues ;
nous lui avons prescrit en même temps un quart de grain (0,015 mil-
ligram.) d'émétique toutes les deux heures. Le jour suivant, même état ;
le tartre stibié n'avait pas réussi à atténuer les symptômes cérébraux, et
le délire était plutôt augmenté. Nous apprenons alors que cet homme
n'avait pas dormi depuis trois nuits ; le pouls était faible et rapide, les
yeux étaient injectés ; l'agitation et le délire étaient tels, qu'une personne était obligée de rester constamment auprès du malade, pour
l'empêcher de sortir de son lit. En présence de tels phénomènes, nous
avons fait ajouter cinq gouttes noires à chaque dose de la solution stibiée, dont il prit une once toutes les trois heures : ce qui équivaut environ à un quart de grain d'émétique. Il prit quatre doses durant la nuit ;
et le matin, non-seulement le délire et l'insomnie persistaient encore,
mais le malade était tombé dans un état de stupeur et d'insensibilité
complètes. Il ne répondait à aucune question ; il ne sortait pas sa langue
de la bouche lorsqu'on le lui demandait ; il avait des soubresauts de
tendons, et se parlait à lui-même à voix basse, avec une volubilité et une
rapidité surprenantes. Bref, je ne pouvais conserver aucune espérance,
d'autant plus que les pupilles étaient contractées, ce qui est un signe
d'un très fâcheux augure dans le typhus fever. Ayant échoué avec le
tartre stibié seul, ayant échoué de même avec le tartre stibié uni à
l'opium, je devais recourir à d'autres moyens pour combattre l'irritation
cérébrale, et je songeai alors à la térébenthine. J'étais disposé à préférer ce remède à tout autre, parce que le malade avait le ventre un peu

tendu, et présentait quelques symptômes indiquant une congestion de la muqueuse intestinale. Je prescrivis donc dans une potion avec un peu d'huile et de mucilage, deux drachmes (8 grammes) d'huile essentielle de térébenthine, à prendre toutes les deux heures.

J'étais guidé par la connaissance de l'influence remarquable qu'exerce la térébenthine sur différentes formes d'irritation nerveuse. Je pourrais vous citer ici bien des exemples de névroses hypersthéniques, dans lesquelles ce médicament a donné de très heureux résultats. Nous l'avons trouvé très efficace dans le traitement de la chorée, de l'épilepsie et des convulsions des enfants ; nous en avons souvent éprouvé la puissance contre les affections spasmodiques de l'estomac et des intestins, et nous avons pu en constater les heureux et prompts effets dans l'hystérie, la tympanite et les soubresauts du typhus. Vous n'êtes pas sans avoir souvenance d'un malade qui était dernièrement dans notre service des fiévreux, et qui présentait, entre autres symptômes, des soubresauts généralisés et incessants ; et vous avez tous observé combien il se trouva soulagé, grâce à de petites doses de térébenthine. Tout cela me portait à croire que cet agent pouvait être employé avec avantage dans les dernières périodes du typhus, alors que l'excitation vasculaire a presque entièrement cédé, et que l'irritation des centres nerveux et une congestion plus ou moins marquée de la muqueuse gastro-intestinale constituent les phénomènes les plus caractéristiques. Je dois avouer toutefois que dans le cas actuel je ne voyais dans cette médication qu'une ressource extrême, et que j'étais loin de prévoir les résultats surprenants dont elle fut inopinément suivie. Après la seconde ou la troisième dose, le malade eut deux ou trois selles copieuses, et il tomba aussitôt après dans un sommeil profond et tranquille, dont il se réveilla reposé et raisonnable. Il est maintenant beaucoup mieux à tous les points de vue, et je ne doute pas que sa convalescence ne se fasse heureusement.

Ce même malade a présenté un symptôme que je vous engage à noter, bien qu'il ne semble avoir d'importance qu'au point de vue de l'histoire pathologique du typhus fever : je veux parler des bulles qui ont apparu aux jambes, à la partie interne des malléoles, et à la plante des pieds. Cette affection semble appartenir à cette classe d'éruptions que l'on observe parfois dans le cours des fièvres idiopathiques, surtout lorsque celles-ci reconnaissent pour cause l'introduction d'un poison animal dans l'économie. Ainsi, nous rencontrons quelquefois des pustules ; ailleurs ce sont des vésicules miliaires. Dans d'autres cas, nous avons des bulles, et souvent aussi l'érysipèle.

Chez un autre malade, Henry Harpurfert, qui était atteint de ty]
tacheté ou exanthématique, nous avons pu vérifier de la façon la
nette l'efficacité d'une combinaison de tartre stibié et d'opium,]
atténuer l'irritation cérébrale, et faire tourner à bien des cas aussi
gereux qu'alarmants. Ceux qui ont suivi la maladie d'Harpurfert
viendront aisément qu'elle n'autorisait aucun espoir. Le délire
violent et nécessitait la camisole de force. La fureur était peinte su
traits; les yeux étaient injectés de sang, l'agitation et le marmotter
étaient incessants; l'insomnie était totale. Le malade avait le p
faible, fréquent et filiforme, la langue et les lèvres sales, fendillé
noires, la respiration était rapide et irrégulière; les symptômes c
braux, enfin, avaient une telle intensité, qu'on ne pouvait rien atte
des secours de l'art. Il y avait en outre des soubresauts continu
généralisés, et des mouvements irréguliers et incessants des extrém
Eh bien! ce malheureux a été tiré de cet état si voisin de la mort
l'administration simultanée de l'émétique et de l'opium. Ceux qui
vu cet homme il y a deux jours, et qui peuvent juger de l'améliora
remarquable qu'il présente aujourd'hui, conviendront avec moi qu
résultat aussi favorable dépasse toute espérance. Ici nous avons u
tartre stibié et l'opium au musc et au camphre. Lorsqu'en effet
soubresauts très marqués viennent s'ajouter aux phénomènes ordina
de l'excitation cérébrale, j'ai l'habitude de combiner ces médicam
de la manière suivante :

℞ Mucilaginis gommi arabici...... f. ℥ ss.
　　Sirupi papaveris albi .... f. ℥ i.
　　Antimonii tartarizati.......... gr. ij.
　　Camphoræ.............. ..... gr. xv.
　　Moschi.................. .... ℈ ij.
　　Aquæ .. .. f. ℥ iv ss.

Misce (1).

Le camphre doit être préalablement trituré avec quelques go
d'alcool, et le tout doit être agité de manière à former une émulsion
doit en faire prendre une cuillerée à bouche toutes les deux heu

(1)　℞ Mucilage de gomme arabique.... 16,00 grammes.
　　Sirop de pavot blanc 32,00
　　Tartre stibié.................. 0,12
　　Camphre 0,90
　　Musc 2,60

jusqu'à ce qu'il survienne des selles abondantes, composées de matières jaunâtres et liquides. Ces évacuations sont toujours accompagnées d'une amélioration notable des phénomènes cérébraux et nerveux, et elles indiquent le moment où il convient de cesser l'usage du tartre émétique. Dans le cas présent, ce médicament fut administré sous la forme d'une potion contenant un demi-grain d'émétique, dix grains de musc, cinq grains de camphre, et environ dix gouttes de laudanum. Après avoir pris trois de ces potions, le malade tomba dans un sommeil tranquille qui se prolongea pendant quelques heures. A son réveil, il n'avait plus de délire, et depuis lors le mieux a été croissant. Le temps me manque pour m'arrêter aujourd'hui sur tous les détails de ce fait. Je voulais seulement vous le signaler comme l'un des cas dans lesquels nous avons réussi à faire disparaître les symptômes d'excitation cérébrale, alors cependant que l'état du malade ne permettait plus d'espérer une terminaison favorable.

QUINZIÈME LEÇON.

ESCHARES DANS LE TYPHUS FEVER. — CONTAGION. — SYMPTOMES DE CONGESTION OU D'INFLAMMATION CÉRÉBRALE.

———

Traitement des eschares. — Moyens de les prévenir.

Contagion de l'épidémie de 1834. — Impuissance du mercure comme agent prophylactique. — Observation.

Symptômes de congestion ou d'inflammation du cerveau dans le cours du typhus fever. — Frissons. — Douleurs dans les oreilles.

ajoute encore à la faiblesse générale. De là un état *pseudo-fébrile* caractérisé par la rapidité du pouls, l'agitation et l'insomnie ; état très voisin
de celui qui appartient à l'irritation scrofuleuse. Mais le médecin doit
se garder de se laisser tromper ici par l'apparente excitation de l'organisme ; il doit avant tout recourir aux moyens capables de relever les
forces du malade. Vous n'arriverez à rien par la médication antiphlogistique ; ce qu'il faut, ce sont des toniques, des narcotiques, un régime
substantiel, mais non stimulant. Si vous n'accordez des aliments qu'avec
parcimonie, si vous soumettez le malade à une médication débilitante
dans le but d'éteindre sa fièvre, vous ne lui ferez que du mal, vous aug-
menterez sa faiblesse, et vous exaspérerez le mouvement fébrile. Prescrivez un régime analeptique, du vin, du sulfate de quinine, et recou-
vrez les ulcérations de préparations excitantes. Celle qui nous réussit
le mieux est composée de deux onces (64 grammes) d'huile de ricin et
d'une once de baume du Pérou ; on l'étend sur des gâteaux de charpie,
sur lesquels on applique deux ou trois fois par jour des cataplasmes
de farine de lin. En outre, nous faisons laver matin et soir les ulcérations avec du chlorure de soude, dans la proportion de vingt ou trente
gouttes de la solution saturée (1) pour une once (32 grammes) d'eau.
Nous conseillons aussi au malade de se coucher de temps en temps sur
le ventre, et nous recommandons à l'infirmier les soins de propreté
les plus minutieux. Le lit hydrostatique du docteur Arnott est d'une
grande utilité dans le traitement de ces affections.

En résumé, nous prescrivons une nourriture substantielle, mais non
échauffante ; nous donnons du vin en quantité variable, selon l'impressionnabilité de l'économie et les goûts du malade ; nous administrons
de petites doses de sulfate de quinine, et un narcotique le soir, pour

---

(1) Voici la formule que donne la Pharmacopée de Londres :

Solution de chlorure de soude.

♃ Carbonate de soude	. . . .	1 livre	==	372 grammes.
Eau distillée.	48 onces fluides	==	1152
Chlorure de sodium.	. . . .	4 onces	=	128
Bioxyde de manganèse	. . . .	3 onces	=	96
Acide sulfurique.	. . . .	3 onces	=	128

Dissolvez le carbonate de soude dans deux pintes d'eau (950 grammes) ; mettez dans
une cornue le chlorure de sodium et le bioxyde de manganèse, réduisez en poudre, et
versez dessus l'acide sulfurique, préalablement mêlé avec trois onces fluides (72 grammes) d'eau et refroidi ; chauffez et faites passer le chlore d'abord à travers cinq onces
fluides (120 grammes) d'eau, puis à travers la dissolution précédente de soude.

(Note du Trad.)

calmer l'excitation et procurer un peu de sommeil. Tel est notre traitement général dans les cas de typhus avec eschares ; le traitement local repose sur l'emploi des applications stimulantes et détersives, et des cataplasmes, sur l'observation rigoureuse des soins de propreté et sur le changement de position du malade.

Vous me permettrez sans doute de m'arrêter encore quelques instants sur ce sujet, car ces eschares constituent une complication fâcheuse dans un grand nombre de maladies à longues périodes, et les praticiens, jeunes et vieux, commettent plus d'une erreur dans le traitement de ces lésions. Si la prolongation de la maladie prédispose à cet accident, quelles mesures prendrez-vous pour le prévenir? Vous devez avant tout accorder une attention toute spéciale à l'état du lit. Le meilleur traitement préventif c'est, selon moi, de tenir le malade parfaitement propre, de le changer souvent de linge, et surtout de ne jamais le laisser couché dans l'humidité. Le médecin ne doit pas confier aux infirmiers le soin de veiller à ces détails; il doit tout voir par lui-même. On vous conseille de faire changer souvent la position du malade, et d'avoir des matelas de diverses espèces, pour éviter les effets de la compression. Toutes ces règles sont bonnes. On vous dit également de faire des lotions avec de l'alcool camphré sur les parties qui commencent à se décolorer. Cela aussi peut être utile. Mais mettez en œuvre toutes ces ressources, et en dépit de vos efforts, lorsque le typhus aura duré quelque temps, lorsque la période de prostration sera arrivée, vous verrez se former des eschares, non pas par suite d'une pression mécanique, mais à cause d'une disposition générale. Souvenez-vous de cet homme qui avait une ulcération à la plante du pied et une autre au talon, bien que ces parties ne soient soumises à aucune compression.

Lorsque apparaît la première rougeur, indice du travail ulcératif, on a recours d'ordinaire à des moyens thérapeutiques très variés. Les uns conseillent l'application de gâteaux de charpie imbibés d'alcool camphré, et les maintiennent aussi bien que possible, soit par des bandages, soit par des emplâtres adhésifs. D'autres se servent de charpie sèche ou de poudre à poudrer, quelques-uns même recouvrent tout simplement la région malade d'un emplâtre agglutinatif. Mais ce dernier moyen, sachez-le bien, aggrave souvent le mal; la substance emplastique produit des démangeaisons ou des éruptions sur les téguments circonvoisins, et le malade se gratte avec une telle force qu'il dérange tout le pansement. Vous ne devez pas oublier, messieurs, que les individus atteints de typhus sont toujours agités et qu'ils délirent fréquemment; aussi ils changent de position et se remuent souvent dans leur lit, de sorte qu'il est impossible de fixer solidement ces emplâtres. En vain vous les appliquerez avec le plus grand soin; si vous revenez quelques heures plus tard, vous les trouverez, sinon enlevés, tout au moins plissés et ridés; ils deviennent alors, par suite de la pression inégale qu'ils exercent, une nouvelle source d'irritation. Que faut-il donc faire? Quels moyens puis-je vous conseiller, afin que vous évitiez d'aussi fâcheux accidents? Vous ne sauriez avoir ici trop de vigilance; ce n'est que par une sollicitude attentive, par l'observance exacte des soins de propreté; ce n'est qu'en maintenant le malade dans un lit toujours sec et parfaitement confortable, que vous pourrez prévenir la formation des eschares dans les fièvres putrides prolongées.

Dans ma clientèle particulière, j'ai toujours soin de faire placer un second lit dans la chambre du malade. A partir du onzième ou du douzième jour, je le fais changer de lit toutes les vingt-quatre heures; et plus tard, lorsque surtout il mouille ses draps, je fais faire le changement toutes les douze heures. A ce moment, on emporte de la chambre les linges et les couvertures sales, et, s'il le faut, on renouvelle aussi les matelas. Beaucoup de personnes prétendent qu'on peut arriver au même but avec un seul lit, pourvu qu'on ait soin de bien changer le malade de place, et de le maintenir dans une sécheresse absolue, en renouvelant autant qu'il le faut les draps et les alèzes qu'il a sous lui. Ce sont là des précautions qu'il faut prendre en tout état de cause; mais, sans le changement de lit, nos efforts resteront le plus souvent stériles. Durant le cours des fièvres à longues périodes, les parents et les gardes-malades, exténués de fatigue, tendent à se relâcher dans leur surveillance, précisément à l'époque où elle est plus nécessaire que jamais; c'est alors au médecin à redoubler de vigilance Il ne doit pas s'en rapporter à ce qu'on lui dit, il doit examiner et vérifier toutes choses par lui-même.

Il est à peine besoin d'ajouter que le lit frais doit être convenablement chauffé, et que si le malade est faible, on doit prendre les plus grandes précautions pour en opérer le transport, qui doit être fait dans la position horizontale. Si vous ne négligez aucun de ces détails, vous serez surpris des résultats. On conçoit facilement, du reste, que rien ne peut être plus agréable que de passer d'un lit défait, sale et humide, dans un lit propre, sec et confortable. Combien de fois n'ai-je pas vu ce changement être suivi d'un sommeil bienfaisant! Pour être de bons praticiens, messieurs, il ne vous suffit pas d'être des hommes de science; vous devez connaître et remplir les devoirs les plus minutieux des gardes-malades.

Si, malgré tous ces soins, les ulcérations surviennent, ou si vous êtes appelés alors qu'elles existent déjà, voici ce que vous constatez: la peau est rouge et chaude ; elle est irritée et légèrement soulevée au centre ; souvent même il y a une abrasion superficielle qui laisse à nu une surface douloureuse et ulcérée. Que devez-vous faire alors ? Lavez les parties malades trois ou quatre fois par jour avec une solution concentrée de nitrate d'argent, soit dix à quinze grains (60 à 90 centigrammes) pour une once d'eau. Dans l'intervalle de ces lotions, maintenez une sécheresse parfaite, et les accidents s'amenderont avec une promptitude surprenante. J'ai vu employer cette méthode de traitement pour la première fois par M. Kirby: c'était dans un cas de typhus où il me paraissait impossible de prévenir la formation d'eschares considérables, et probablement mortelles. Vous ne pouvez vous faire une idée de la rapidité avec laquelle le gonflement, la chaleur, la rougeur, cédèrent à l'emploi de ce puissant modificateur. Ce moyen était nouveau pour moi ; mais si nous réfléchissons à son utilité dans l'érysipèle, nous ne nous étonnerons que d'une chose, c'est qu'il n'ait pas été plus tôt employé contre les eschares commençantes.

Depuis le début de l'épidémie que nous observons en ce moment (1), nous avons vu dans nos salles tant d'exemples de communication directe de la maladie, que nous avons été amené à la regarder comme contagieuse. Par suite du grand nombre des malades qui demandent à entrer à l'hôpital, nous sommes quelquefois obligé de placer dans notre service de fiévreux des individus atteints d'inflammations locales avec fièvre symptomatique ; plusieurs de ceux-là ont été saisis, au moment de leur guérison, par la maladie régnante. Vous vous rappelez sans doute cet homme que nous avons fait entrer la semaine dernière dans la salle consacrée au typhus; il avait une violente pneumonie : le poumon droit était hépatisé dans toute son étendue, et la cavité pleurale était presque totalement remplie. Le cas était extrêmement grave, et l'état du malade ne nous laissait aucun espoir; cependant, grâce à des émissions sanguines convenables, secondées par les mercuriaux et les vésicatoires, la convalescence eut lieu, et tous les symptômes pulmonaires disparurent rapidement. L'influence mercurielle existait encore, la fièvre était nulle, la dyspnée était apaisée, la toux et presque tous les autres phé-

(1) Cette observation s'applique à l'épidémie de 1834.   (L'AUTEUR)

nomènes morbides avaient cédé, lorsque cet homme fut subitement
atteint d'un typhus, identique pour la forme avec celui qui régnait dans
nos salles. J'ai déjà vu six ou sept exemples de ce mode de contagion.
J'ai cru nécessaire de vous présenter ces remarques, parce que vous
trouverez la proposition inverse soutenue dans des ouvrages de médecine, et par des hommes d'une autorité considérable ; vous verrez que,
d'après eux, le typhus fever ne se communique pas dans les hôpitaux
d'un malade à un autre, et que, lorsqu'il atteint à la fois plusieurs individus dans le même établissement, le développement en est amené
avant tout par le défaut de propreté et l'insuffisance de la ventilation.
Or, nous pouvons affirmer que la maladie survient en dehors de ces
conditions, car nous l'avons vue se développer dans nos salles, que je
garantis aussi propres, aussi bien aérées qu'une salle quelconque du
Royaume-Uni.

Du reste, le fait que je viens de vous rappeler nous donne encore un
autre enseignement. On a dit que le mercure exerce sur l'économie une
influence prophylactique, et quelques personnes qui ont pratiqué la
médecine avec succès, des chirurgiens militaires d'une grande valeur,
ont affirmé que non-seulement le mercure guérit le typhus fever, mais
qu'il met à l'abri de ses atteintes. Je crains qu'à ces deux points de vue
ce médicament n'ait plus de crédit que de mérite. J'ai vu des individus
en pleine saturation mercurielle prendre le choléra et en mourir, et ici
nous voyons un homme dont la bouche est encore ulcérée, dont la
salivation persiste, être pris de typhus au moment où il vient de guérir d'une autre maladie. Cela suffit, ce me semble, pour vous édifier
sur les vertus prophylactiques du mercure dans le typhus contagieux.
Cet agent ne peut ni guérir, ni prévenir cette maladie ; loin de là, certaines fièvres empêchent l'économie d'être influencée par lui. Ainsi,
dans un cas de fièvre hectique entretenue par une suppuration du foie,
il nous a été impossible d'amener l'intolérance mercurielle.

Une des malades de notre salle de femmes mérite de nous arrêter
quelques instants. Cette jeune femme, qui jouissait auparavant d'une
bonne santé, eut les premiers symptômes du typhus après s'être exposée
au froid ; elle fut prise de frissons, auxquels succédèrent de la céphalalgie, de la chaleur à la peau, de la soif, des nausées et de l'accélération
du pouls. Je n'ai pas besoin de vous exposer dans tous leurs détails les
phénomènes qu'elle a présentés pendant la semaine dernière ; je veux
seulement vous signaler la particularité qui a attiré mon attention
samedi matin. A ce moment la fièvre avait augmenté, le mal de tête et

ιgitation étaient considérables, la langue était sale, la soif vive, il y
ait des signes d'irritation gastro-intestinale. Jusqu'ici rien d'inusité;
ais pendant mon examen, je fus vivement frappé de l'existence de
tits frissons passagers; il y en eut trois ou quatre dans l'espace de
ιelques minutes. Je questionnai la malade à ce sujet, et j'appris que
s frissons existaient plus ou moins fréquents depuis trois jours. Eh
ən! lorsque vous rencontrerez ce symptôme, tenez-vous sur vos
rdes; soyez attentifs et vigilants, soumettez le malade à un examen
ιprofondi. C'est ainsi, en effet, que débute souvent l'une des plus fu-
ιstes complications du typhus, savoir : une insidieuse et fatale affec-
ιn du cerveau. En étudiant de plus près cette jeune femme, il nous
t facile de constater qu'elle n'avait pas seulement de la céphalalgie,
ais qu'elle souffrait en outre d'une vive douleur à l'oreille gauche,
ιnt l'orifice externe était chaud et sensible au toucher. Ce n'est pas
ut : l'infirmière nous apprit que la veille au matin la malade avait été
ιudainement prise de vomissements quelques instants après notre
ιpart. Il y avait là un ensemble de symptômes menaçants, bien faits
ιur éveiller l'attention de l'observateur, même le plus superficiel. Une
ιalade qui s'est exposée à l'action du froid, présente les phénomènes
ιtiaux du typhus, elle a de la céphalalgie et de l'agitation ; puis elle
cuse au niveau de l'oreille une douleur violente qui retentit à l'inté-
ιur du crâne; enfin elle est subitement prise de vomissements. En
ιsence de phénomènes aussi nets, il n'est pas difficile de formuler un
ιagnostic, et l'on peut à peine contester qu'il s'agisse du début d'une
ιéningite. Dans ces cas-là, il est très malaisé de déterminer si l'inflam-
ation des membranes encéphaliques précède l'otite externe, ou si la
ιlegmasie, débutant par l'oreille, se propage aux enveloppes du cer-
ιau; je suis porté à adopter cette dernière interprétation, que justifie
ι le développement de la fièvre et de la douleur, sous l'influence du
ιoid. Quoi qu'il en soit, notre jeune malade était sous le coup d'une
ιéningite commençante que nous révélaient les frissons, la céphalalgie,
douleur d'oreille et les vomissements.

Je dois vous dire, messieurs, que dans ces circonstances les douleurs
ιternes ne sont pas seulement pour moi l'indice de l'affection in-
ιrne; j'y vois en réalité un signe favorable. J'ai remarqué que toutes
ι fois qu'elles existent, le médecin est averti plus promptement et plus

fère de beaucoup qu'elle soit accompagnée de douleurs extérieures ; je suis beaucoup moins incertain du résultat, que lorsque ce symptôme est peu marqué ou complétement absent. Cette observation est fondée sur l'expérience.

Vous avez pu remarquer que chez la jeune femme dont je viens de vous parler, j'ai fait appliquer sans relâche des sangsues dans le voisinage de l'oreille malade, jusqu'à cessation de la douleur. C'est une pratique que j'ai depuis longtemps adoptée dans le traitement des inflammations locales, et, dans la majorité des cas, j'ai eu lieu de m'en applaudir. Quelques médecins aiment mieux appliquer à la fois un grand nombre de sangsues, mais mon expérience parle éloquemment en faveur du procédé qui consiste à n'en poser qu'un petit nombre, et à répéter cette application à de courts intervalles, jusqu'à ce que la violence de la phlegmasie locale soit apaisée. Si l'on procède ainsi, il suffira de prescrire à la fois six ou huit sangsues, dans la plupart des cas d'inflammation pulmonaire, cérébrale ou abdominale. Cependant, si l'affection débute très violemment, il sera bon de mettre tout d'abord d'un seul coup quinze ou vingt sangsues ; à chaque application nouvelle on en emploiera un nombre moindre qu'à la précédente. Je suis arrivé de cette façon à obtenir un écoulement de sang constant, au niveau d'un organe enflammé, pendant vingt-quatre et même trente-six heures. J'essayai en outre de mettre notre malade sous l'influence du mercure, et dans ce but je lui fis prendre un scrupule (1er,30) de calomel en vingt-quatre heures. Ce traitement eut un effet favorable, et dès le lendemain l'amélioration était survenue.

Là ne se borne pas encore l'intérêt de ce fait. Au moment de son admission, cette jeune femme se plaignait d'une douleur à l'épigastre, que nous avons combattue au moyen de sangsues, et elle n'eut plus aucun symptôme d'irritation gastrique, jusqu'au moment où, samedi dernier, elle fut soudainement prise de vomissements. Or, *toutes les fois que dans le cours d'une fièvre l'estomac devient irritable, sans cause appréciable, toutes les fois que les vomissements apparaissent sans douleur à l'épigastre*, vous devez craindre, soit la congestion, soit l'inflammation du cerveau ou de ses enveloppes. Lorsque vous êtes appelés auprès d'un malade atteint de scarlatine, qui présente des vomissements fréquents, et peut-être de la diarrhée, sans soif ni sensibilité à la région de l'estomac, quelle doit être votre conduite? Tournerez-vous votre attention vers le canal digestif, pour essayer de combattre ces accidents? Non, certes. Le vomissement dépend ici d'une congestion céphalique

ive, et vous pourrez, dans ces cas-là, voir survenir le coma, les con-
lsions et la mort, par suite d'une affection du cerveau. Vous savez tous
e dans les plaies de tête suivies de congestion cérébrale, le vomisse-
nt constitue l'un des symptômes les plus saillants. Il en est exacte-
nt de même dans les maladies fébriles, lorsqu'il se fait une détermina-
n vers la tête. Vous ne devez pas conclure qu'une fièvre est gastrique,
rce qu'elle débute par des nausées et des vomissements : c'est une
ive erreur qui est souvent fatale, et pourtant je suis forcé de conve-
qu'elle est commise par bien des praticiens, et que je m'en suis moi-
me rendu coupable. Dans de telles circonstances, ne perdez pas votre
nps à combattre l'irritation gastrique par des boissons froides et des
igsues à l'épigastre ; ne vous préoccupez pas d'arrêter la diarrhée au
yen de la chaux et de l'opium ; dirigez immédiatement tous vos efforts
itre la véritable source du mal, et mettez en œuvre des moyens
iides et énergiques, pour diminuer la congestion de l'encéphale. Lors-
'une maladie fébrile débute par des vomissements réitérés, sans phé-
mènes évidents d'inflammation gastrique, qu'il s'agisse d'une fièvre
nmune, d'une scarlatine, d'une rougeole ou d'une variole, je com-
nce par faire appliquer des sangsues à la tête, convaincu que de
te manière je serai plus à même de prévenir une congestion céré-
ile dangereuse. Je désire vivement que cette règle demeure gravée
ns votre esprit, parce que je suis moi-même pénétré de son impor-
ice, et que vous en retirerez de grands avantages, si vous ne la perdez
s de vue dans le cours de votre pratique.

Il est un autre sujet dont je désire vous entretenir aujourd'hui, c'est
siége précis des tumeurs que l'on voit apparaître dans la dernière
riode du typhus, et que l'on rapporte généralement à l'inflammation
s glandes parotides ou sous-maxillaires. Il n'est pas un écrivain parmi
ix qui se sont occupés du typhus fever, qui n'ait signalé, dans le dé-
urs de la maladie, la présence de tumeurs qui suppurent assez sou-
it ; tous les regardent comme produites par l'inflammation du sys-
ne glandulaire, et plus particulièrement des glandes que je vous ai
liquées. Nous avons récemment observé quatre exemples de ces tu-
iurs ; dans deux cas la terminaison a été funeste. Nous avons donc
étudier la nature et le siége exacts de cette lésion, et contrôler ainsi
pinion généralement adoptée.
D'après les auteurs les plus autorisés, les glandes parotides et sub-
ixillaires sont exposées, au déclin du typhus, à devenir sensibles,

douloureuses et très volumineuses; tantôt la tumeur ainsi formée est un signe fatal, tantôt elle devient le siége d'une suppuration salutaire, ou même critique. Dans le premier cas, dit-on, ces tumeurs atteignent en très peu de temps un volume considérable, et disparaissent avec la même rapidité.

Chez notre premier malade, le développement rapide a été très remarquable, car nous avons vu se former, dans l'espace de quelques heures, deux tumeurs semblables, par leur situation et l'ensemble de leurs caractères, à des oreillons très volumineux. Elles étaient si sensibles que le patient criait dès qu'on y touchait, même très délicatement; il n'y avait cependant aucune rougeur à la peau. Sans amener aucune amélioration dans les symptômes cérébraux, ces tumeurs constituèrent le phénomène le plus saillant de la maladie; elles s'affaissèrent quelque peu avant la mort, qui eut lieu le jour suivant. La curiosité des élèves était grandement excitée au sujet de la nature de cette affection; plusieurs d'entre eux y voyaient un gonflement inflammatoire des deux parotides, tant ces tumeurs ressemblaient aux oreillons par leur siége et leur volume (1). Il est vrai que la dureté n'en était pas aussi grande, mais ce seul signe ne pouvait suffire pour justifier une distinction. A l'autopsie nous trouvâmes les parotides surmontées par les tumeurs; les glandes n'étaient pas augmentées de volume, et ne présentaient aucune altération de structure; seulement le tissu cellulaire interstitiel était baigné d'une sérosité rougeâtre, résultat évident d'une fluxion inflammatoire violente, d'un caractère spécial et d'une courte durée. Quant aux tumeurs elles-mêmes, elles étaient dues à une infiltration séreuse toute pareille; celle-ci était très abondante dans le tissu cellulaire sous-cutané, elle l'était un peu moins dans le tissu aréolaire des gaines musculaires, mais l'effusion était considérable dans les espaces qui séparent les différentes couches de muscles.

(1) Il y a dans tout ce passage une certaine obscurité. Graves, employant une terminologie vicieuse encore usitée à l'époque où il écrivait, se sert des mots *parotides* et *oreillons* comme parfaitement synonymes, ce qui n'est point exact. Il importe donc de ne pas s'en laisser imposer par les termes, et d'aller au fond des choses. Or le professeur de Dublin veut simplement combattre ici l'opinion qui attribue les tumeurs rétro-auriculaires et cervicales des fièvres graves, à l'inflammation des glandes parotides ou sous-maxillaires, tumeurs qu'il attribue pour son compte à la fluxion ou à l'inflammation du tissu cellulaire de toute la région; en d'autres termes, et pour rendre aux mots leur véritable sens, il se refuse à voir dans ces tumeurs des *parotidites*, et il les rapporte, ainsi que la *cynanche parotidea*, à la phlegmasie du tissu cellulaire, c'est-à-dire aux *oreillons* proprement dits.   (Note du TRAD.)

On objectera peut-être que ces engorgements étaient d'une autre
ature que les tumeurs suppurées qu'on observe dans le typhus ; mais
dentité est prouvée par le cas d'un jeune homme nommé Connor, qui
ésenta, six jours avant sa mort, des tumeurs entièrement semblables.
La durée plus longue du processus inflammatoire avait produit une
tération de structure quelque peu différente, mais qui n'était évidem-
ent qu'un degré plus avancé de la lésion que je viens de vous décrire ;
s'agissait clairement ici de tumeurs suppurées. Il est à remarquer
e chez Connor, le gonflement du côté droit occupait, au quatrième
ur de son apparition, la même situation qu'un oreillon, et présentait
ut à fait la même dureté ; tandis qu'à gauche, la tumeur, née deux
urs plus tard, était située plus bas, et était beaucoup moins dure.
utes deux s'affaissèrent notablement quelques heures avant la mort.
tissu cellulaire n'était pas seulement infiltré de sérosité, comme dans
cas précédent, mais cette sérosité était partout mêlée à du pus, et le
su lui-même, devenu dense et friable, était rougeâtre, ou plutôt d'une
uleur de chair. Les glandes parotides et sous-maxillaires étaient inté-
ssées, et concouraient pour une part à la formation de ces tumeurs ;
ais loin d'en constituer la totalité, elles n'en représentaient même pas
partie la plus considérable.

Quelques jours après, un gonflement semblable survint chez un gar-
n, du nom de Byrne, qui occupait le lit voisin de celui de Connor ;
is ici un seul des côtés de la face fut pris, et le maximum de la tu-
faction répondait à la parotide ; à partir de ce point, la tumeur allait
diminuant de volume, mais elle s'étendait assez loin en bas et en
ière. Elle se mit à suppurer, et un abcès se forma ; mais il était beau-
up plus superficiel que la masse principale de la tumeur, et ne parais-
t pas avoir de rapport avec elle ; car, lorsqu'il eut été vidé, la dureté
le gonflement de la région parotidienne ne parurent pas sensiblement
ninués. Cependant la suppuration ayant continué, la tuméfaction céda
u à peu, et finit par disparaître.

Au même moment, une femme de notre service des fiévreux eut un
ident semblable, mais il était facile de constater ici que la tumeur
répondait ni à la parotide, ni à la glande sous-maxillaire ; elle était
itée au tissu cellulaire sous-cutané, qui est immédiatement au-des-
is de l'oreille ; la suppuration fut d'ailleurs prévenue par une appli-
ion de sangsues.

Ces faits, messieurs, sont assez concluants, je pense, et démontrent
ces tumeurs qui, dans le typhus, présagent quelquefois la mort, et

qui annoncent dans d'autres cas le retour à la santé, ne proviennent point exclusivement, comme on l'a supposé jusqu'ici, de l'inflammation de la parotide ou de la glande sous-maxillaire ; loin de là , la phlegmasie et ses produits occupent le tissu cellulaire de toutes les parties environnantes, de sorte que le gonflement est indépendant, au moins dans la plus grande proportion, de toute lésion des glandes. Il serait téméraire sans doute d'étendre ces conclusions à l'histoire des oreillons, *cynanche parotidea;* cependant je me permettrai de faire remarquer que nous sommes loin de connaître avec certitude le siége des tumeurs qui portent ce nom. Il est si rare que la mort survienne dans ce cas, que je ne puis me rappeler aucun fait où l'on ait pratiqué l'examen nécroscopique. L'analogie doit donc être ici notre seul guide : or, si nous tenons compte de la ressemblance que présentent les tumeurs du typhus fever et les oreillons, ressemblance qui se traduit, non-seulement par les caractères extérieurs et la situation, mais encore par la rapidité du développement, et, suivant les auteurs, par la rapidité non moins grande de la délitescence ; si nous nous rappelons que nos tumeurs, comme les oreillons, présentent une tendance marquée à sévir épidémiquement, nous ne pourrons nous empêcher de reconnaître qu'il y a là de nombreux points de contact, sans compter que dans les deux cas, la disparition subite de la tumeur est toujours une source de danger. On dira peut-être que l'inflammation sympathique des mamelles ou des testicules, qui succède si fréquemment à la rétrocession des tumeurs dans la *cynanche parotidea,* vient déposer contre cette analogie, et révéler la nature glandulaire des oreillons. Cependant nous ne connaissons aucune glande qui, sous l'influence de l'inflammation, puisse acquérir un volume aussi considérable que celui que présente la parotide dans les oreillons (si toutefois cette affection porte sur la glande seule); en fait, l'inflammation des autres glandes n'amène jamais une tuméfaction comparable à celle des ourles ; le gonflement y est limité, plus circonscrit, et n'est point sujet aux rétrocessions subites de la *cynanche parotidea.* En outre, il est pour le moins singulier que le liquide salivaire ne soit point notablement altéré dans cette dernière affection ; et pourtant, si elle consiste réellement en une inflammation des parotides, nous devrions observer une suppression de la sécrétion, tout au moins une altération de sa quantité ou de sa qualité. Telles sont, messieurs, les idées que je désirais vous exposer sur la nature de ces lésions; je n'ai d'autre but, en vous les soumettant ici, que de vous encourager à de nouvelles recherches sur ce point d'anatomie pathologique.

SEIZIÈME LEÇON.

LE TARTRE STIBIÉ ET L'OPIUM DANS LES ACCID CÉRÉBRAUX DU TYPHUS FEVER.

Typhus exanthématique avec symptômes cérébraux.

Emploi de l'émétique dans le typhus fever. — Priorité de l'auteur.

Emploi de l'émétique uni à l'opium. — Observations.

Analogie des accidents cérébraux du typhus fever et du *delirium tremens*.

n'en est pas une, pas une seule, qui mérite la qualification de remède spécifique, constant et infaillible. Trop souvent, hélas! nous avons échoué avec le tartre stibié, seul ou uni à l'opium et à d'autres médicaments; trop souvent, des malades frappés par le typhus ont succombé à l'affection cérébrale, quoique nous eussions institué la médication avec toute l'activité nécessaire. Cependant je dois vous faire observer que bon nombre de ces insuccès ont porté sur des individus qui ne sont venus à nous qu'à une époque avancée de leur maladie, alors que les symptômes cérébraux avaient été ou entièrement méconnus, ou soumis à une thérapeutique peu convenable. Vous ne devez pas oublier que les cas de ce genre sont excessivement difficiles à traiter, et qu'ils entraînent la mort bien plus rapidement que ceux qu'on observe dans les conditions ordinaires de la clientèle privée.

Le typhus exanthématique qui présente quelque complication du côté du cerveau, et qui n'est pas bien traité, se termine assez souvent au bout de dix, onze ou douze jours; quelquefois la vie se soutient jusqu'au treizième ou au quatorzième jour, mais le plus souvent la mort survient du onzième au douzième. Chez les malades qui ont été négligés d'abord, les phénomènes cérébraux présentent vers le septième, le huitième ou le neuvième jour, une épouvantable sévérité; dans ces circonstances, vous pouvez être certains d'avance que le traitement le plus sage sera impuissant à sauver le patient de la mort qui le menace. Si donc nous pouvons trouver un médicament qui, dans quelques-uns de ces cas désespérés, réussisse à guérir, nous devons nous déclarer satisfaits. Un fait de ce genre s'est passé dans nos salles depuis notre dernière conférence; il a attiré l'attention de tous les assistants, autant par la violence des accidents et le danger prochain du malade, que par la rapidité avec laquelle notre traitement a modifié ces symptômes funestes. Quiconque a vu cet homme hier hésiterait à le reconnaître aujourd'hui.

Cet individu, nommé Fogarty, nous était arrivé vers le septième ou le huitième jour de sa maladie; c'est du moins ce que nous racontaient ses amis. En général, nous ne devons pas accepter aveuglément ces renseignements; car dans ce pays, les personnes de la classe inférieure ne font jamais entrer en ligne de compte le temps pendant lequel le malade a lutté contre l'influence morbide avant de se mettre au lit : or, chez les individus habitués aux souffrances et aux privations, cette période peut être de trois, quatre et même six jours. Quoi qu'il en soit, cet homme, âgé de vingt-cinq ans, d'une constitution robuste, entra dans notre service le 20 décembre; il était malade depuis huit ou neuf jours. Avant son admission il avait été purgé, avait eu la tête rasée, et on lui avait appliqué six sangsues derrière les oreilles ou aux tempes, je ne me rappelle plus au juste; toutes ces mesures, insuffisantes peut-être, étaient du moins parfaitement indiquées, et il est probable qu'elles avaient dû amener des résultats avantageux. Lorsque nous vîmes ce malade le lendemain de son entrée, nous le trouvâmes en proie à une vive excitation cérébrale, qui se manifestait par des divagations, un bavardage et un délire continuels, et des tentatives fréquentes pour sortir du lit. Il avait des hallucinations de la vue et de l'ouïe; des spectres affreux, des sons effroyables, le mettaient dans un état violent d'agitation; les yeux étaient rouges et tout grand ouverts; le sommeil était impossible (1). Il y avait donc un ensemble de phénomènes véritablement alarmants : insomnie complète, spectres oculaires, illusions de l'ouïe, férocité du regard, divagations intellectuelles. Ajoutez à cela une perturbation profonde du système nerveux tout entier : le malade était agité de la tête aux pieds par des tremblements continuels; il avait des soubresauts très violents dans les tendons; la respiration était entrecoupée, suspirieuse, irrégulière; il y avait à un moment quarante inspirations par minute, bientôt après il n'y en avait plus que vingt-cinq; l'inspiration et l'expiration étaient extrêmement inégales, elles étaient parfois accompagnées de plaintes et de soupirs. Déjà, dans une précédente leçon je vous ai signalé cette forme de respiration que j'ai appelée *cérébrale*, parce que je l'ai observée pour la première fois chez des personnes apoplectiques, soit avant, soit durant l'attaque; on la rencontre fréquemment aussi dans les typhus graves, et c'est un symptôme d'une importance considérable. Notre malade était constamment couché sur le dos; le pouls, à 120, était mou et très faible, de sorte qu'une pression même très légère effaçait le cylindre artériel; les pupilles étaient un peu dilatées; la langue, desséchée et noire au centre, était rouge à la pointe et sur les bords; la peau était couverte de macules, le ventre était mou et pâteux.

Tous ceux qui ont vu ce malade le reconnaîtront facilement à cette

_____

(1) J'ai dit plus haut que des symptômes identiques peuvent résulter d'une augmentation ou d'une diminution dans la pression que supporte le cerveau. Chez Fogarty, les spectres oculaires dépendaient évidemment d'une congestion sanguine encéphalique; mais j'ai vu chez une dame, veuve d'un médecin distingué, les illusions de la vue constituer le symptôme saillant d'un état morbide qui reconnaissait pour cause un

description, et conviendront que, bien loin d'être trop accentuée, elle est encore au-dessous de là réalité ; il était évident pour chacun que, si nous ne réussissions pas du premier coup à arrêter la marche des accidents, la mort allait rapidement terminer la scène. Remarquez bien, messieurs, la situation dans laquelle nous nous trouvions. Au début de ce typhus une médication convenable, mais insuffisante, avait été mise en œuvre, et pendant ce temps la maladie avait marché : il s'agissait ici d'une de ses formes les plus funestes, avec transport considérable au cerveau, insomnie, délire non interrompu, perturbation complète des fonctions nerveuses ; tous ces accidents, après s'être développés graduellement, atteignaient leur maximum au moment où la faiblesse, la prostration du malade nous empêchaient de recourir à un traitement déplétif énergique. L'application de quelques sangsues eût été extrèmement hasardée ; l'efficacité des vésicatoires était complétement illusoire, car avant que l'ampoule eût été produite, le malade devait être mort.

Toutes ces considérations nous amenèrent à conclure que le seul remède auquel nous puissions nous adresser avec quelque chance de succès, était le tartre stibié. En conséquence nous prescrivimes une potion composée de deux drachmes (8 grammes) d'eau de menthe, deux drachmes d'eau commune, plus un quart de grain (0gr,015) d'émétique ; cette potion devait être répétée toutes les heures, jusqu'à production d'effet constitutionnel appréciable. Ne perdez pas de vue que le malade était littéralement entre la vie et la mort, et que notre intervention devait être à la fois énergique et mesurée, rapide et prudente. Un élève promit de surveiller pendant toute la journée les effets de la médication, et je résolus de revenir moi-même dans l'après-midi pour juger de la situation.

Dans l'espace de quatre heures on donna quatre doses de tartre stibié. La première et la seconde furent vomies, mais non pas immédiatement. Le malade les conserva pendant assez longtemps, et les rejeta ensuite. Après la quatrième dose, le médicament fit sentir son action sur les intestins ; il fut momentanément suspendu, et l'on administra une petite quantité de porter. Lorsque je revins à huit heures du soir, le malade avait été copieusement purgé, et avait rendu en abondance par les selles un liquide bilieux jaunâtre. Il avait eu alors à peu près une heure de sommeil ; la respiration était plus régulière et plus naturelle, le délire avait considérablement diminué, les soubresauts et les tremblements avaient presque disparu, la tranquillité était complète. Je fis alors administrer un verre à vin plein de porter, avec deux gouttes

noires; on devait y revenir toutes les deux heures, jusqu'à concurrence
de trois ou quatre doses. Les symptômes cérébraux étaient visiblement
atténués. Je constatais une tendance marquée au repos et au sommeil,
et je désirais me conformer aux opérations de la nature, et les seconder
autant que cela était en mon pouvoir. Aujourd'hui, cet homme est dans
des conditions très favorables ; il est couvert de sueurs chaudes et profuses ; il a bien dormi ; le ventre est souple et normal, la respiration
tranquille et régulière ; le pouls a diminué de fréquence ; la connaissance est revenue avec le calme et la raison, et je ne pense pas être
téméraire en annonçant une guérison certaine et rapide (1).

C'est toujours une obligation pénible que d'être mis en demeure de
démontrer la priorité de ses propres travaux ; malheureusement, cette
tâche m'est imposée par quelques personnes qui cherchent à attaquer
en même temps et l'originalité et l'utilité de la méthode, d'après laquelle
j'administre l'émétique et l'opium dans le typhus fever. Leurs arguments
ne méritent pas de réponse, et peuvent être passés sous silence, sans
qu'il en résulte aucun préjudice ni pour vous ni pour moi; car certainement vous gagneriez peu à écouter les objections de mes détracteurs,
et la réfutation que j'en pourrais faire n'augmenterait guère mon autorité; qu'il me suffise de vous dire que les ordonnances exécutees par
les pharmaciens de Dublin établissent complétement mes droits; vous
en chercheriez vainement une seule qui soit antérieure à la publication
de mes mémoires sur l'*usage du tartre stibié et de l'opium dans les périodes avancées du typhus;* vous n'en trouverez pas une dans laquelle
ces médicaments soient prescrits selon les règles que j'ai recommandées
et mises en pratique. Depuis lors, au contraire, ces prescriptions sont
devenues tous les jours plus nombreuses, et je suis fier de pouvoir
témoigner ici de la généreuse reconnaissance de mes confrères. Le plus
grand nombre d'entre eux, non contents d'avoir suivi mes errements
thérapeutiques et d'en avoir reconnu l'utilité, se sont empressés de me
faire savoir qu'ils n'avaient jamais vu employer ce traitement avant la
publication de mes travaux. Mais en voilà assez sur ce point. Ne perdons
point en vains panégyriques un temps que nous pouvons employer
d'une façon beaucoup plus utile. Revenons donc aux faits.

J'ai reçu de MM. Burke et Beauchamp le récit d'un fait très intéressant, dont la place est marquée parmi ceux qui nous occupent aujour-
d'hui. Ce fait a d'autant plus de valeur qu'il a été dès le commencement

(1) Le malade n'a point tardé en effet à guérir complétement.   (L'AUTEUR.)

observé par M. Burke. Voici, du reste, la relation textuelle que m'en donne sa lettre :

« Le 25 novembre, je fus appelé auprès de madame M.... C'est une femme mariée qui n'a pas d'enfants ; elle est d'une constitution faible, d'un tempérament nerveux ; mais elle jouit habituellement d'une bonne santé. Elle se plaignait d'avoir eu des frissons le jour précédent, et d'éprouver actuellement de la chaleur et de la soif ; elle avait des douleurs dans la tête et dans le dos, et ressentait une grande faiblesse. En l'examinant, je vis que la poitrine et le ventre étaient couverts de pétéchies ; les yeux étaient injectés, la face rouge, le front chaud. La langue était revêtue d'une exsudation crémeuse ; les sécrétions et les excrétions étaient suspendues ; aucune affection appréciable dans l'abdomen ou dans la poitrine. Je prescrivis un purgatif léger et le repos absolu.

» Le 26 novembre. — La nuit a été mauvaise ; il y a eu de fréquents tressaillements, un peu de délire ; céphalalgie. La malade se plaint de la lumière et du bruit. Pouls comme la veille, face plus injectée, ventre libre. J'ordonne des lotions froides sur la tête, et une potion diaphorétique contenant de l'acétate d'ammoniaque et du nitre.

» Le 27. — Le mal de tête est augmenté par le bruit qui se fait dans la maison. J'engage la malade à la quitter, et je ne puis instituer un traitement actif.

» Le 30. — Madame M... occupe une chambre gaie et tranquille. Je fais raser la tête, et j'ordonne d'appliquer huit sangsues derrière les oreilles et un vésicatoire à la nuque ; lavements pour prévenir la constipation.

» Jusqu'au 5 décembre, qui était le dixième jour, la malade fut assez bien, quoique délirant un peu la nuit ; la langue était sèche et rouge ; le pouls très faible, à 110 ; les yeux étaient fortement injectés, la face tantôt rouge, tantôt pâle, le front très chaud. A ce moment, le docteur Beauchamp vit madame M..., et se basant sur la faiblesse de sa constitution et le frémissement particulier du pouls, il crut devoir lui faire prendre du bouillon de poulet très léger et un peu de vin chaud. Ce dernier fut bientôt laissé de côté à cause de l'excitation qu'il produisait

» Au quatorzième jour le délire était plus marqué, et la malade, qui avait été très calme jusqu'alors, commença à être un peu agitée. Cependant, lorsqu'on lui parlait, on obtenait des réponses parfaitement raisonnables. Lotions froides, lavements, potions salines.

» Le lendemain, quinzième jour, je me rencontrai avec le docteur Beauchamp, vers dix heures du matin. Avant notre entrée dans la chambre de madame M..., la garde nous fit un tableau effrayant de la nuit précédente. La malade avait été complétement indocile ; elle avait crié sans relâche, croyant voir des apparitions terribles, enfin elle avait eu des convulsions. En arrivant auprès d'elle, nous la trouvâmes les mains étendues et rigides ; la figure portait l'empreinte de l'égarement et de la terreur, les yeux étaient rouges et saillants, les pupilles resserrées ; le pouls ne pouvait être compté, à peine pouvait-il être senti ; les pieds étaient froids et roides. Il était impossible d'obtenir une seule réponse. La malade tenait ses yeux invariablement fixés sur le pied du lit. C'était un spectacle véritablement effrayant. M. Beauchamp fit la remarque que cet état paraissait tenir à la fois et du délire et de l'hystérie.

» Cette question se dressa devant nous : Que faire? Nous n'osions appliquer des sangsues ; l'utilité des vésicatoires était problématique, peut-être même n'auraient-ils pas eu le temps d'agir. Les lotions froides n'étaient plus indiquées, car la tête était fraîche. Pouvions-nous recourir avec sécurité aux médicaments névrosthéniques? Cette stimulation eût avancé le moment de la mort. Cependant l'indication était évidente, il fallait dégager le cerveau. Par quel moyen? Voilà ce qu'il s'agissait de décider. Pendant que nous étions ainsi embarrassés, le traitement que vous employez dans des cas semblables nous revint heureusement en mémoire. Nous prescrivîmes immédiatement une potion contenant trois grains d'émétique (18 centigrammes), une demi-drachme (2 grammes) de laudanum, et six onces d'eau, à prendre par cuillerées toutes les demi-heures ; les effets de la médication furent attentivement surveillés. Nous revînmes le même jour à une heure de l'après-midi, et nous constatâmes avec joie une notable amélioration. La malade avait pris trois cuillerées de la potion, et avait vomi deux fois. La physionomie n'était plus la même ; elle avait perdu son expression farouche et sauvage ; la langue était humide, la transpiration cutanée tendait à se rétablir sur toute la surface du corps ; le pouls était mou et donnait 100 pulsations. L'intelligence, depuis si longtemps absente, était revenue. Madame M... répondait à nos questions et nous disait qu'elle était guérie. La potion fut continuée, à la dose d'une cuillerée par heure. Après deux heures, la malade était tout à fait tranquille ; elle tomba alors dans un profond sommeil, eut des sueurs copieuses, et le lendemain, à dix heures, à notre grand étonnement, elle était très bien ; elle nous parlait avec gaieté de cette guérison merveilleuse ; elle se sentait parfaitement disposée : le pouls était souple, à 80 ; la peau naturelle, la langue humide et nette. Le docteur Beauchamp ne jugea pas nécessaire de continuer ses visites. Quant à moi, il ne me restait plus qu'à conduire la malade par un régime convenable, de la convalescence à la santé. Elle est aujourd'hui entièrement rétablie.

» Je suis heureux d'avoir eu dans cette occasion la précieuse assistance du docteur Beauchamp, et sa présence, au moment où la maladie fut si féconde en péripéties inattendues, ajoute beaucoup à la valeur de cette observation. Du reste, lorsque nous avions perdu toute espérance, il me déclarait ne connaître aucun moyen qui présentât ici quelque chance de succès ; aussi pouvons-nous hardiment conclure que sans le secours de votre médication, notre malade eût succombé. »

Voilà certes, messieurs, un fait extrêmement remarquable. Il serait difficile de trouver un meilleur exemple pour démontrer les avantages du tartre stibié et de l'opium, dans le traitement des accidents cérébraux du typhus. Ici le danger était imminent ; cette dame était nerveuse, d'une constitution faible, et au moment où la maladie sévissait sur elle dans toute sa violence, elle eut une attaque de convulsions C'est là un symptôme très redoutable, surtout lorsqu'il vient se joindre à d'autres phénomènes qui indiquent une perturbation profonde du cerveau. Nous avons eu, il y a quelque temps, un malade qui fut atteint de deux accès de convulsions dans le cours d'un typhus, et je vous ai dit alors, vous ne l'avez sans doute pas oublié, que cet accident annonçait un danger peu ordinaire. A peu près à la même époque, un médecin disait, en discutant mes observations, que les convulsions du typhus fever ne sont pas aussi graves que je le prétends ; mais je puis lui opposer l'autorité d'Hippocrate, qui a signalé la rareté de la guérison dans les cas de ce genre.

Je vais maintenant vous rapporter dans tous ses détails un fait intéressant qui m'a été communiqué par M. Swift :

« J. Kinsela, laboureur, âgé de vingt-trois ans, d'une constitution solide et robuste, fut pris de fièvre le 14 ou le 15 janvier. Il se plaignit durant la semaine suivante d'une céphalalgie intense, de soif, de faiblesse ; mais il ne fut soumis a aucun traitement. Le samedi 21, il était très malade et extrêmement agité. Le dimanche matin, tandis que son pasteur et plusieurs de ses amis étaient auprès de lui, il sortit tout à coup de son lit, dans un état de délire furieux ; puis ayant saisi un couteau, il quitta la chambre et se précipita en chemise dans la rue, où il fut saisi par un policeman et quelques voisins. Il fut replacé dans son lit, non sans avoir blessé quelques-uns de ceux qui avaient cherché à le saisir. Il tomba alors dans un coma profond ; et lorsque je le vis le

mardi, il présentait les symptômes suivants : décubitus dorsal, yeux
presque fermés ; lèvres rouges, sèches et fendillées ; avant-bras fléchis,
agités par des mouvements involontaires; tressaillements convulsifs
des sourcils et des angles de la bouche; respiration irrégulière, pénible
et parfois stertoreuse (identique, en un mot, avec celle que vous avez
justement appelée *cérébrale*); pouls déprimé, inégal, faible, à 110 environ ; chaleur excessive du cuir chevelu et de la face; température du
corps normale; pieds très froids. Il n'y avait, du reste, aucune affection
pulmonaire. Le ventre était souple et naturel, du moins en apparence,
mais le malade donnait des signes de douleur, lorsque j'exerçais une
pression un peu forte au niveau de l'estomac et de l'intestin grêle. Il se
levait dans son lit, s'agitait violemment, parlait sans cesse, mais il ne
répondait pas lorsqu'on l'interrogeait, et l'on ne pouvait parvenir à lui
faire ouvrir les yeux ou montrer la langue. Celle-ci, autant du moins
qu'il m'a été possible de la voir, était rouge, sèche, fendue et revêtue
d'un enduit épais. En élevant moi-même les paupières, je vis que
les yeux étaient fortement injectés, et que l'ouverture pupillaire était
resserrée au point de n'avoir plus que les dimensions d'une tête
d'épingle.

» Je fis laver la figure, les mains et la tête du malade avec un mélange d'eau et de vinaigre chauds; je fis mettre à ses pieds des bou-
teilles remplies d'eau chaude, et à deux heures après-midi je commençai
à lui donner le tartre stibié, à la dose d'un quart de grain (0^{gr},015)
toutes les heures. J'avais joint à ce médicament une petite quantité
d'opium.

» Lorsque je revins, vers neuf heures du soir environ, il y avait déjà
une amélioration considérable dans l'état de cet homme. Il pouvait
être facilement éveillé, il répondait distinctement aux questions, montrait sa langue lorsqu'on le lui demandait, et paraissait complétement
revenu à la raison. Il avait pris à peu près deux grains d'émétique, et
le médicament semblait avoir agi exclusivement sur le système circulatoire. Le pouls était devenu égal et régulier; la température du corps
était uniforme, la peau présentait une légère moiteur ; mais il n'y avait
eu ni vomissements, ni selles. Je substituai alors au tartre stibié une
potion contenant du nitrate de potasse et de la teinture de jusquiame;
les fomentations chaudes d'eau et de vinaigre furent continuées; et je
fis donner un lavement purgatif avec de la térébenthine, ce qui amena
de copieuses évacuations et une abondante diurèse. Le samedi 28, le

nette et douce, le pouls diminua de fréquence. Le mardi suivant, il n'y avait plus que 76 pulsations par minute ; la langue était nettoyée, les yeux étaient clairs, les pupilles normales, l'appétit était revenu, de sorte que je jugeai inutile de continuer plus longtemps mes visites. Cet homme est aujourd'hui en pleine convalescence.

» Il est à noter que la tête du malade ne fut pas rasée, et qu'on n'appliqua ni vésicatoires ni sangsues. Une partie des cheveux fut coupée avec des ciseaux, voilà tout. J'attribue tout l'honneur de la guérison au tartre stibié et à l'opium ; car, grâce à cette médication, le patient fut tiré en quelques heures d'un état de stupeur et de coma qui, dans toute autre condition, eût rapidement entraîné la mort. Cet agent précieux acquiert plus de droits encore à notre reconnaissance, s'il est vrai (comme cela paraît résulter du fait de Kinsela) qu'il peut être substitué à tous les remèdes dispendieux qu'on emploie d'ordinaire en pareil cas ; car dans les dispensaires, et dans une population aussi pauvre que l'est celle de ce pays, il est souvent difficile, parfois même impossible d'administrer de tels médicaments. »

Chacun sait que le *delirium tremens* exige différents modes de traitement, selon la constitution, la force, l'âge et les habitudes du malade. Chez les sujets jeunes et robustes, surtout lorsqu'il résulte directement d'excès alcooliques, il revêt souvent une forme semblable à celle du délire, qui provient de la congestion ou de l'inflammation du cerveau ou des méninges ; il faut alors l'attaquer par une médication antiphlogistique vigoureuse : phlébotomie, sangsues, application du froid sur la tête, purgatifs très énergiques. Dans bien des cas, vous réussirez ainsi à arrêter rapidement la marche des accidents ; mais souvent aussi le *delirium tremens* demande une thérapeutique entièrement opposée ; lorsqu'il s'agit en effet de sujets âgés ou affaiblis, de buveurs de profession qui ont déjà eu plusieurs attaques antérieures, nous sommes obligés de donner, dès le début, l'opium à hautes doses, avec du porter, du punch ou quelque autre boisson cordiale. Entre ces deux formes extrêmes, il existe bien des variétés intermédiaires, et chacune d'elles nécessite quelque modification dans le traitement.

Certains cas, par exemple, veulent être attaqués vivement dès le début par les antiphlogistiques, auxquels il sera bon de faire succéder aussitôt les opiacés ; dans d'autres, au contraire, il est impossible, à quelque moment que ce soit, de donner l'opium seul, tant sont marqués les phénomènes de contagion cérébrale, et cependant les narcotiques sont l'agent essentiel de la guérison.

De quelle façon faut-il donc ici les employer? Disposons-nous de quelque moyen qui puisse en modifier et en atténuer les fâcheux effets sur la congestion encéphalique? Oui, ceres, le tartre stibié remplira cette importante médication, et la valeur d'un mélange d'émétique et d'opium dans le *delirium tremens* est connue de tous les praticiens expérimentés. Administrez hardiment le tartre émétique; c'est souvent votre seule ancre de salut dans le délire alcoolique, lorsqu'il y a des phénomènes évidents de congestion vers la tête. Employé seul à doses réfractées, il contribue puissamment à ramener la tranquillité et le sommeil; mais il est des cas plus complexes où nous ne pouvons espérer la guérison, sans ajouter à la solution stibiée une quantité plus ou moins considérable d'opium : c'est précisément ce qui a lieu dans le délire et l'insomnie des fièvres continues.

Lorsque les symptômes d'excitation cérébrale apparaissent au début de la maladie, il n'est pas de médecin qui ne trouve là l'indication du traitement antiphlogistique : les saignées générales, les sangsues, les purgatifs, les applications froides sur la tête, et enfin l'émétique à doses réfractées réussissent admirablement à diminuer la réaction vasculaire, et à apaiser les phénomènes qui dépendent de la congestion du cerveau. La lancette et le tartre stibié constituent à ce moment nos plus puissants narcotiques, nos agents les plus efficaces pour ramener le calme et le sommeil. Mais lorsque la fièvre a marché, lorsque nous sommes à une période plus avancée, lorsque les taches ont paru sur la peau, lorsque nous voyons survenir les symptômes adynamiques qui révèlent le caractère typhoïde de la maladie, alors nous devons procéder avec beaucoup plus de réserve, lors même que notre malade, en proie à un délire violent, est totalement privé de sommeil. Les émissions sanguines générales ne sont plus possibles; on peut bien à la vérité appliquer quelques sangsues, mais il faut en surveiller les effets avec la plus grande attention, car le malade est hors d'état de supporter une évacuation abondante de quelque nature qu'elle soit ; dans ces circonstances le tartre stibié peut encore être administré sans crainte, et il remplira parfaitement l'indication.

Mais s'il nous faut combattre l'insomnie et le délire à une période encore plus avancée du typhus fever, nous nous trouverons souvent en face de la même combinaison de symptômes que dans certaines variétés de *delirium tremens*, à savoir, une grande faiblesse générale et des phénomènes de congestion cérébrale. Qui pourrait se refuser à reconnaître l'analogie qui existe entre ces cas de délire fébrile, et plusieurs formes de délire alcoolique? Ne voyons-nous pas dans l'un et dans l'autre les mêmes tremblements, les mêmes soubresauts des extrémités ? N'observons-nous pas le même tremulus de la langue, lorsque le malade cherche à la sortir de sa bouche ? N'est-ce pas la même agitation et la même insomnie ? N'est-ce pas la même divagation, la même incohérence de langage, avec la faculté de répondre raisonnablement aux questions ? N'est-ce pas le même genre de désordre intellectuel ? car, dans l'un et dans l'autre cas, les malades s'agitent comme s'ils exécutaient les travaux de leur profession ; ils parlent comme s'ils étaient au milieu de leurs compagnons ordinaires. En un mot, pourrait-il exister une ressemblance plus grande entre deux états morbides provenant de causes complétement différentes? Nous ne devons donc pas nous étonner en voyant le même traitement, à savoir, l'emploi simultané du tartre stibié et de l'opium, être également applicable dans les deux affections.

DIX-SEPTIÈME LEÇON.

LE TARTRE STIBIÉ ET L'OPIUM DANS LE TYPHUS FEVER.

(Suite.)

Mode d'action de l'émétique uni à l'opium. — L'efficacité de ce traitement n'est pas la même à toutes les périodes du typhus fever. — Les sueurs du début n'ont aucune signification favorable. — Observations.

Certaines manifestations morbides annulent les effets du traitement par le tartre stibié et l'opium.

Indications posologiques de l'émétique et du laudanum.

MESSIEURS,

Dans notre dernière conférence, je vous ai parlé de l'influence narcotique des préparations antimoniales, et j'ai tout particulièrement insisté sur les avantages qui résultent de la combinaison des antimoniaux avec les agents narcotiques proprement dits. Je vous ai dit que les bons effets de l'émétique dans le *delirium tremens* semblent être complétement indépendants de son action sur l'estomac, puisque nous avons observé ces effets chez des individus qui n'avaient eu ni nausées, ni vomissements. Je vous ai signalé également ces cas de délire alcoolique dans lesquels l'opium employé seul, sous toutes les formes possibles, n'avait pu amener le sommeil, tandis qu'un mélange d'émétique et de laudanum avait réussi à calmer le malade et à lui donner un repos bienfaisant et réparateur. Nous allons poursuivre aujourd'hui l'étude des indications du tartre stibié dans le typhus fever.

Dans une des formes de cette maladie il est une période très redoutable et très dangereuse, dans laquelle je me suis admirablement trouvé de l'emploi de ce médicament. Un individu est pris de typhus ; il en a tous les signes ordinaires, tels que la soif, l'agitation, la chaleur à la peau, la fréquence du pouls et la douleur de tête. Vous êtes appelés auprès de lui le troisième ou le quatrième jour, et vous trouvez encore présents tous les symptômes que je viens d'énumérer. La figure est rouge, la tête douloureuse ; le pouls, à 100 ou 110, n'est pas très fort. Vous apprenez en outre que le malade a eu dès le début des sueurs profuses, qui n'ont pas amené d'amélioration sensible : elles étaient tellement abondantes, qu'il était obligé de changer de linge plusieurs fois par jour ; et cependant le pouls n'a pas diminué de fréquence, la céphalalgie est aussi intense que par le passé, l'agitation et l'insomnie sont de plus en plus marquées. Ici se présente une question de pratique fort importante. Comment agirez-vous dans un cas pareil ? Votre malade n'a pas de douleur à l'épigastre : il ne présente aucun signe d'affection locale, ni dans la cavité thoracique, ni dans la cavité abdominale ; il a été purgé, on lui a donné des diaphorétiques, peut-être des mercuriaux ; on a pris pour le régime, la ventilation et la propreté toutes les mesures convenables : et cependant le patient est toujours dans le même état, le mouvement fébrile persiste dans toute sa force, la céphalalgie, la fréquence du pouls et l'insomnie n'ont point été modifiées.

Il est clair que dans ces circonstances vous ne pouvez plus rien espérer des sueurs ; elles ne peuvent plus amener d'amendement. Je fus mandé, il y a quelque temps, auprès d'un jeune homme atteint de typhus, dont l'état était de tout point identique avec celui que je viens de vous décrire. C'était le sixième jour : le pouls était à 110 ; l'agitation était violente, la céphalalgie sévère. J'appris que depuis le début de la maladie il y avait eu des sueurs abondantes. Tout en reconnaissant la nécessité d'un traitement plus actif que celui qui avait été mis en œuvre jusqu'alors, les médecins voyaient dans les sueurs une contre-indication formelle à toute mesure déplétive ; ils disaient que cette sécrétion cutanée considérable montrait l'inopportunité d'une médication énergique, et qu'elle serait rapidement suivie de la guérison. Quant à moi, j'étais convaincu que leur interprétation était complétement erronée, et je déclarai nettement qu'il ne fallait rien espérer de cette diaphorèse ; j'ajoutai que lorsqu'on les rencontre avec un mouvement fébrile persistant, avec un pouls rapide, de la céphalalgie et de l'agitation, les sueurs indiquent toujours l'emploi des antiphlogistiques, et plus spécialement la nécessité de la saignée. Je leur rappelai ce qui se passe chez les malades atteints d'arthrite qui sont inondés de sueurs sans en être soulagés, tandis qu'une large saignée du bras amène, comme chacun le sait, une amélioration évidente. Mon avis était donc de pratiquer immédiatement une saignée, quoique la maladie eût déjà cinq ou six jours de date, et que le pouls ne fût pas très fort. En conséquence on tira au malade seize onces de sang ; il se trouva quelque peu soulagé, et la faiblesse n'en fut point accrue. Restait la question du traitement

ments ni diarrhée ; le pouls n'était pas beaucoup au-dessus du chiffre normal.

Quelques médecins, amis du malade, lui avaient fait appliquer des sangsues à la région épigastrique ; mais on l'avait fait à titre de mesure préventive bien plutôt que pour combattre quelque affection actuelle. Vers le huitième ou le neuvième jour, le pouls commença à s'élever ; le malade se plaignit de la tête, il devint agité et perdit le sommeil. Au onzième jour, il souffrait encore plus de sa céphalalgie, il était en proie à une excitation nerveuse évidente : il n'avait pas goûté un instant de repos depuis quarante-huit heures. Cet état d'insomnie et d'agitation fut immédiatement suivi d'un délire des plus violents Cet homme, les yeux toujours ouverts, portait successivement ses regards d'un objet sur un autre avec une inconcevable rapidité: il avait des tressaillements continuels dans les membres et était en proie à une jactitation incessante. Son délire ne lui laissait pas un instant de répit : tantôt il criait et proférait des menaces, tantôt il parlait à voix basse et murmurait entre ses dents. Ses amis conçurent alors les plus vives alarmes, et mirent en œuvre tous les moyens dont l'art dispose : après avoir fait raser la tête du malade, ils la couvrirent d'autant de sangsues qu'ils en purent placer ; aux sangsues succédèrent des applications froides qu'ils renouvelaient avec la plus scrupuleuse attention ; enfin ils insistèrent sur l'emploi des purgatifs. A ce moment, c'est-à-dire au onzième jour de la maladie, on m'envoya quérir.

En arrivant auprès du malade, je vis qu'il faisait de violents efforts pour sortir de son lit. et je retrouvai sur sa figure l'expression qui caractérise les maniaques. Dans cette conjoncture, je conseillai d'administrer le tartre stibié à hautes doses. de la même manière que dans le cas précédent ; seulement, en raison de la violence du délire. je fis donner toutes les heures la dose qu'on donne d'habitude toutes les deux heures. Le patient prit ainsi dix à douze grains (60 à 72 centigrammes) d'émétique dans l'espace d'une nuit, et le lendemain il ne délirait presque plus. Sous l'influence de cette médication, il devint bientôt tout à fait calme. tomba dans un profond sommeil. et marcha rapidement dès lors vers la guérison.

Dans les deux cas précédents. j'étais guidé par des règles connues de tous les médecins. C'est en effet un précepte thérapeutique bien vulgaire que celui qui recommande l'émétique dans le typhus fever. lorsqu'il y a une congestion sanguine évidente vers l'encéphale. et par suite, de la douleur de tête. de l'insomnie et du délire. Mais dans les faits dont je vais vous rendre compte, j'ai administré le tartre stibié dans des conditions tout à fait nouvelles et fort importantes à connaître. Les principes qui m'ont conduit à cette pratique ont été établis depuis longtemps; mais la pratique elle-même est complètement nouvelle, et de plus (je le dis avec un juste orgueil, car elle a déjà arraché bien des malades à la mort) elle m'appartient en propre, elle est entièrement mienne.

Peu de temps après l'ouverture de notre session actuelle, un élève de cet hôpital, M. Cookson, qui se distinguait entre tous par son ardeur pour les études cliniques, fut pris de typhus fever en visitant nos salles, dans lesquelles étaient plusieurs malades atteints par l'épidémie régnante. C'était un de ces typhus insidieux qui ne présentent aucun symptôme prédominant à attaquer, aucune affection locale à combattre, aucun mouvement critique à favoriser. Pendant les sept ou huit premiers jours, sauf une céphalalgie qui fut beaucoup soulagée d'ailleurs par une application de sangsues, ce jeune homme parut aller très bien. La peau n'était pas très chaude, la soif n'était pas vive; il n'y avait ni nausées ni douleurs abdominales; le pouls ne battait que 85 fois par minute. Il y avait eu des sueurs suivies de quelque soulagement. Vers le huitième ou le neuvième jour, le pouls s'éleva, et le malade commença à présenter des phénomènes hystériformes. Or, toutes les fois que dans le cours d'une fièvre vous voyez apparaître des symptômes de ce genre, tenez-vous sur vos gardes, le danger est proche. En fait, je ne me rappelle pas avoir vu un seul cas ainsi caractérisé, qui n'ait pas abouti à des accidents nerveux d'une épouvantable sévérité. A ce moment je prescrivis les antispasmodiques; mais je n'en augurais rien de bon, car je savais bien que cet état n'était que le précurseur de phénomènes plus graves encore. J'ordonnai, en outre, comme moyen préventif, une application de sangsues sur la tête. La fièvre continua à marcher, la céphalalgie devint beaucoup plus vive : l'état nerveux et l'insomnie persistaient ; enfin, le malade tomba dans une prostration profonde. Au quatorzième jour, il avait la langue noire et rôtie, le ventre ballonné ; il n'avait plus conscience ni de la miction ni de la défécation ; il était depuis quatre jours en proie à un violent délire, et tentait à chaque instant de sortir de son lit. Depuis cinq jours et cinq nuits il n'avait pas eu un moment de sommeil.

Le docteur Stokes est venu alors, avec sa bienveillance habituelle, m'assister de ses lumières et de ses conseils, et nous avons mis successi-

gérer. Des vésicatoires ont été appliqués à la nuque, des lotions froides
ont été faites sur la tête. Nous avons combattu le ballonnement du
ventre, et comme l'absence du sommeil était le symptôme le plus saillant et le plus fâcheux à la fois, nous avons été amenés à essayer de
l'opium, mais avec les plus grandes précautions. En conséquence, nous
avons prescrit d'abord de la poudre de Dover unie à l'*hydrargyrum
cum creta*, dans le but de modifier les phénomènes abdominaux et de
ramener le sommeil. N'ayant pas obtenu de cette façon les résultats que
nous désirions, nous avons donné l'opium en lavement; nous connaissions, en effet, la puissante influence de ce moyen dans le délire des
blessés et des opérés. Même insuccès que la première fois, l'insomnie
était toujours absolue. Le soir, nous eûmes recours, comme dernière
ressource, à une large dose de gouttes noires, bien convaincus que si
cet agent échouait encore, il ne restait au malade aucune chance de
salut.

Le lendemain matin, de bonne heure, nous avions la douleur d'apprendre que notre médication était demeurée sans effet. L'agitation et
le délire avaient été plus intenses que jamais. Nous étions alors au quinzième jour, et en entrant dans la chambre du malade à huit heures du
matin, nous l'avons trouvé dans l'état suivant : Tout son corps était
agité par des tiraillements et des soubresauts de tendons; les yeux,
injectés, roulaient incessamment dans les orbites. Depuis plusieurs jours
le décubitus était dorsal; la langue était sèche et noire, le ventre ballonné; le pouls, à 140, était fréquent et filiforme. Le délire se traduisait
par des phrases concises prononcées rapidement à voix basse. Il y avait
alors huit jours et huit nuits que le malade n'avait dormi. Ici se présentait une question pratique de la plus haute importance. Comment
calmer cet état nerveux? Comment ramener le sommeil absent? Les
vésicatoires à la nuque, les applications froides, les purgatifs, tout
avait également échoué. L'opium, administré sous diverses formes, ne
nous avait donné aucun résultat, et cependant il était clair que si
nous ne parvenions promptement à faire dormir le malade, il était
perdu.

Dans cette occurrence, j'eus l'idée d'administrer l'opium suivant un
procédé auquel je n'avais jamais songé jusque-là. Représentez-vous
bien l'ensemble de phénomènes auquel nous avions affaire : pouls faible
et fréquent; langue noire, sèche et frémissante; tympanite considérable,
prostration extrême, soubresauts des tendons, agitation nerveuse excessive, mussitation continuelle, délire doux, insomnie complète. Je dis

au docteur Stokes que je désirais essayer d'un mélange de tartre stibié et d'opium. J'ajoutai que j'avais employé ce moyen avec beaucoup de succès dans plusieurs cas de *delirium tremens*, et que je croyais utile d'y avoir recours dans les circonstances actuelles. M. Stokes me répondit qu'il ne connaissait rien qui justifiât cette médication dans un cas pareil ; qu'il n'avait sous ce rapport aucune expérience qui pût le guider, mais qu'il s'en rapportait pleinement à moi. Nous prescrivîmes donc la potion suivante que j'ai l'habitude d'employer dans le traitement du *delirium tremens :* tartre stibié, quatre grains (24 centigrammes) ; teinture d'opium, une drachme (4 grammes) ; mixture camphrée (1), huit onces (256 grammes). On en donna une cuillerée à bouche toutes les deux heures. Le succès fut véritablement magique. Après la seconde dose il y eut un vomissement bilieux très abondant, sans suites fâcheuses. Lorsqu'il eut pris trois ou quatre cuillerées de sa potion, le malade s'endormit ; il se réveilla calme et dispos. A dater de ce moment, il alla de mieux en mieux et ne tarda pas à guérir.

Je dois maintenant vous dire quelques mots de la maladie de M. Stephenson, élève de M. Parr dans cet hôpital. Ce jeune homme, comme plusieurs d'entre vous s'en souviennent sans doute, fut pris de typhus fever vers le milieu de janvier. Le mardi soir il se plaignit de fatigue et de malaise ; le jour suivant il constata qu'il avait de la fièvre, mais sans aucun symptôme prédominant. Vers le soir il prit un mélange de calomel et de poudre antimoniale (2), sans effet appréciable ;

(1) On emploie très-fréquemment en Angleterre, comme *vehicule*, une mixture camphrée dont voici la formule :

℞ Camphre.......... 1 demi-gros = 2 grammes.
Esprit rectifié....... 10 minimes = 4
Eau.............. une pinte = 475

Broyez le camphre d'abord avec l'esprit, puis avec l'eau ajoutée peu à peu, et passez à travers un linge.

La teinture d'opium de la pharmacopée anglaise est ainsi composée :

℞ Opium dur en poudre....... 3 onces == 96 grammes.
Esprit rectifié........ ... 2 pintes == 950 grammes.

Faites macérer pendant quatorze jours et filtrez. (*Pharmacopée de Londres.*)
(Note du TRAD.)

(2) *Poudre d'antimoine composée.*

℞ Sesquisulfure d'antimoine pulvérisé . 1 livre = 372 grammes.
Corne de cerf râpée........ ...... 2 livres = 744

le lendemain il avait des frissons, un violent mal de tête et des douleurs dans le dos; il était tourmenté par la soif et l'insomnie, et se sentait très affaibli. On lui prescrivit une potion camphrée, additionnée de tartre stibié et de nitrate de potasse, ce qui amena quelques selles liquides et une légère diaphorèse; mais en raison de l'action du tartre stibié sur l'estomac, en raison de la soif et de la sensibilité épigastrique dont se plaignait le malade, on suspendit l'usage de cette potion, et l'on administra des boissons gazeuses. Deux jours après, comme la douleur persistait au niveau de l'épigastre, on fit appliquer au creux de l'estomac douze sangsues, puis un vésicatoire qui amena quelque soulagement; le ventre fut maintenu libre au moyen de lavements.

Le malade fut remis alors à l'usage de l'émétique et du nitre, avec addition de cinq gouttes de laudanum à chaque dose; mais l'aggravation des symptômes gastriques força d'interrompre la médication. Une agitation très vive survint à ce moment, et le délire prit un caractère plus violent. La tête fut rasée, on appliqua des sangsues derrière les oreilles et des vésicatoires aux tempes; on couvrit en outre le ventre d'un large vésicatoire qui atténua beaucoup les accidents abdominaux, mais les phénomènes cérébraux et nerveux devenaient de plus en plus inquiétants. Le délire s'accrut encore, il s'y joignit des soubresauts de tendons; le malade épluchait ses couvertures; il ne dormait plus, et il fallait le maintenir par la force dans son lit.

Voici quels étaient, au dix-septième jour, les symptômes principaux: langue brune et sèche, soif peu vive; pas de douleur dans le ventre; yeux rouges, regards indécis; insomnie depuis cinq nuits, mussitation continuelle; délire qui présentait les caractères du *delirium tremens, subsultus tendinum*, jactitation extrême; selles et urines involontaires. Je conseillai de donner immédiatement le mélange d'émétique et de laudanum, et d'en surveiller attentivement l'action. Après deux cuillerées le calme survint, amenant avec lui un amendement notable de tous les accidents; et avant qu'on eût donné la troisième dose, le malade tomba dans un profond sommeil : au réveil, la raison et la tranquillité étaient revenues. La potion, continuée toutes les quatre heures, produisit une amé-

---

toujours jusqu'à ce qu'il ne se dégage plus de vapeurs. Pulvérisez le résidu et mettez-le dans un creuset ; allumez le feu, et augmentez-le par degrés, de manière que le creuset soit rouge pendant deux heures. Réduisez le résidu en poudre très-fine. (*Pharmacopée de Londres.*)   (Note du TRAD.)

lioration de plus en plus sensible ; il y eut une nouvelle période de sommeil assez longue qui assura la guérison. Le lendemain du jour où j'avais ordonné la potion émétisée, M. Stephenson prit un peu de porter, et le jour suivant, du vin de Bordeaux et du bouillon de poulet. Au bout d'une semaine il put s'asseoir dans son lit, et sept jours plus tard il était en état de quitter l'hôpital et d'aller à la campagne respirer un air plus pur.

Je puis vous citer une autre observation qui a également pour sujet un élève de cet hôpital : je veux parler de M. Knott. Ce jeune homme, très laborieux, très zélé pour les études cliniques, et qui m'était d'un grand secours pour les autopsies, fut atteint de typhus vers la fin de janvier. La maladie marcha pendant quelque temps sans présenter d'autre particularité qu'une agitation considérable et un état nerveux très marqué. Puis le malade perdit le sommeil ; il fut pris d'une céphalalgie violente, d'une soif vive ; il eut le délire et devint excessivement irritable. L'opium, administré à plusieurs reprises sous différentes formes, soit seul, soit uni au musc et au camphre, ne put réussir à ramener le sommeil, et l'état de M. Knott s'aggravait de jour en jour. Au treizième jour, il était dans une situation véritablement dangereuse ; l'agitation avait acquis une violence fort alarmante, tout sommeil était impossible. Il paraissait évident à ce moment-là que si l'on ne tentait rien pour abattre l'excitation et procurer du repos au patient, il ne restait aucune chance de salut. Je proposai alors au docteur M'Adam, qui le voyait avec moi, de donner le tartre stibié et l'opium. Après trois cuillerées de la potion, il y eut une selle bilieuse très abondante, et immédiatement après, un sommeil bienfaisant s'empara du malade ; il eut en dormant des sueurs profuses, et lorsqu'il s'éveilla au bout de douze heures environ, tous les symptômes funestes avaient disparu. L'irritabilité nerveuse était vaincue ; la soif et la douleur de tête avaient cédé ; la langue était humide et nette, la raison complétement rétablie. Dès lors tout alla pour le mieux, et ce jeune homme recouvra rapidement ses forces et la santé.

Tout récemment encore j'ai employé l'émétique et l'opium dans plusieurs cas de typhus fever, et toujours avec le même succès. Un homme, du nom de Christopher Nowlan, entrait le 3 février à l'hôpital de Sir Patrick Dun. Il était malade depuis dix jours ; il avait du délire, des soubresauts de tendons ; il ne pouvait ou ne voulait répondre à nos questions. Sa femme nous racontait qu'il avait eu de la diarrhée pendant les trois jours précédents, qu'il était parfois assoupi, mais qu'il ne dormait pas. Il paraissait considérablement affaibli, et gardait le décubitus dorsal. On appliqua successivement plusieurs vésicatoires volants sur la poitrine et sur le ventre, et l'on prescrivit du vin et du bouillon de poulet. Il prit en outre, toutes les trois heures, la mixture suivante :

> ℞ Mixturæ camphoræ............. f. ℥ j.
> Spiritus ætheris oleosi .... f. ℥ s.
> Spiritus ammoniæ aromatici...... f. ℥ ss.
> Moschi .... gr. viij.

Misce (1).

Sous l'influence de cette médication, le malade sortit un peu de son état de prostration ; mais comme l'insomnie et le délire persistaient, je prescrivis la potion stibio-opiacée. Elle eut pour premier résultat deux ou trois selles abondantes, puis après la quatrième dose survint un profond sommeil. Au réveil, Nowlan était beaucoup mieux ; il entra bientôt après en convalescence.

Cette thérapeutique fut suivie d'effets non moins remarquables chez un malade nommé Michel Merray, qui présentait la même excitation nerveuse, la même insomnie. Cet homme était malade du typhus depuis dix jours, lorsqu'il entra à l'hôpital de Sir Patrick Dun ; il paraissait

---

(1)   ℞ Mixture camphrée................. 24 grammes.
> Esprit d'éther huileux............... 2
> Esprit d'ammoniaque aromatique...... 2
> Musc......................... 0,48

Mêlez.

J'ajoute ici les formules de l'esprit d'éther huileux et de l'esprit d'ammoniaque aromatique, produits inusités en France.

Esprit d'éther huileux.

> ℞ Éther sulfurique....   8 onces fluides = 192 grammes.
> Esprit rectifié... .   16 onces fluides = 384
> Huile éthérée......   3 onces fluides = 72

Mêlez.

Esprit d'ammoniaque aromatique.

> ℞ Hydrochlorate d'ammoniaque....... 5 onces = 160 grammes.
> Carbonate d'ammoniaque.......... 8 onces = 256
> Cannelle en poudre....... ···⎫
> Girofle en poudre... . .....⎭ ãã 2 gros =   8
> Écorce de citron......... ··· ... 4 onces = 128
> Esprit rectifié..............⎫
> Eau...... ....⎭ ãã 4 pintes = 1900

Mêlez et distillez six pintes (2850 gram.). (*Pharm. de Londres.*) (Note du TRAD.)

faibli, que je lui fis donner de l'arrow-root, avec de la bière,
nuit qui suivit son arrivée, il eut un peu de délire, et ne
l'œil jusqu'au matin. Le jour suivant, l'état était le même,
abilité était encore plus grande. Au 14 février, il y avait cinq
cet homme était à l'hôpital, et il n'avait pas encore dormi un
ıt. J'ordonnai la potion stibio-opiacée; trois cuillerées amenè-
mmeil. Le malade n'eut pas d'autres symptômes inquiétants,
it parfaitement.

ın autre cas très grave de typhus exanthématique, la même pra-
e donna encore les mêmes résultats. La malade, Marie Far-
vait été atteinte après un refroidissement. Lorsqu'elle nous
le 25 février, elle était souffrante depuis huit jours. Elle ne
: pas dormir, elle avait mal à la tête; son pouls était irrégulier,
ıx étaient injectés. Elle soupirait et gémissait constamment, et
ṣait complétement déprimée. Je lui fis donner des lavements à
œtida ; elle eut en outre des vésicatoires, et prit à l'intérieur, du
ure de soude qui sembla agir assez heureusement; mais le som-
ne revenait pas, et l'excitation nerveuse persistait dans toute sa
nce. Dans ce cas, le tartre stibié n'amena pas immédiatement la
alescence, mais néanmoins il eut d'excellents effets ; après en avoir
quatre doses, la malade s'endormit et ne s'éveilla que le lendemain
ıı.

dois maintenant appeler votre attention sur quelques autres faits
j'ai observés, tant à l'hôpital que dans ma clientèle ; mais aupara-
je crois devoir vous faire remarquer que j'ai toujours soin de vous
les noms des médecins qui ont vu les malades avec moi : cette
aution me met à l'abri de tout soupçon d'exagération, soit dans la
ription des symptômes, soit dans l'interprétation des effets théra-
iques.

vous parlerai d'abord de la maladie de M. William Murphy, élève
ı intelligent que zélé de Meath Hospital ; ce fait est à tous égards
e d'intérêt. Le père de ce jeune homme, praticien distingué de Fer-
, où il était depuis des années médecin de l'hôpital des fiévreux,
ıa à Dublin le jour même où l'état de son fils semblait désespéré,
ıues instants après la consultation dans laquelle M. Stokes et moʾ
ıs convenus de donner l'émétique et l'opium. Le docteur Murphʾ
ı a assuré plus tard qu'il n'avait jamais éprouvé d'aussi grand

observation sur ce point : il s'est grandement félicité depuis de cette sage réserve, car s'il avait élevé quelque objection, le cas était si grave, que nous n'aurions peut-être pas osé mettre notre traitement en pratique.

William Murphy, âgé de vingt ans, étudiait le typhus dans cet hôpital, lorsqu'il fut lui-même violemment atteint le 6 janvier dernier. Il prit une dose de calomel et de poudre de James, et se mit au lit. Le lendemain matin il était plus souffrant, et quoiqu'il eût pris une purgation qui avait amené des selles abondantes, il avait très mal à la tête, et le mouvement fébrile était intense; il eut alors des sueurs profuses qui ne produisirent aucun soulagement, et cependant elles persistèrent pendant plusieurs jours presque sans interruption. La soif était très vive; le malade était agité, abattu, faible; il y avait un état nerveux très marqué. La poudre antimoniale et le calomel furent continués pendant le second jour; le troisième, on donna un nouveau purgatif et l'on fit appliquer douze sangsues aux régions temporales, mais la douleur de tête n'en fut que médiocrement modifiée.

En somme, il allait plus mal, car il était tombé dans une prostration extrême. Au quatrième jour, la langue était sale et sèche; l'estomac, irritable, rejetait parfois les médicaments; il y avait aussi quelques vomissements bilieux; le pouls était fréquent et rapide, la maladie s'annonçait sévère et dangereuse. Je vis ce jeune homme le cinquième jour; le céphalalgie avait augmenté, tous les phénomènes s'étaient aggravés. Je fis continuer la poudre de James, et je prescrivis des boissons effervescentes. Le lendemain, la situation était plus mauvaise encore, j'apprenais qu'il y avait eu du délire pendant une bonne partie de la nuit; le ventre était libre, et pour la première fois les sueurs avaient cessé; la peau était chaude et sèche. Je donnai de petites doses de poudre de Dover, unie à de la chaux.

Au septième jour, la physionomie du malade exprimait la plus vive anxiété, et comme si ce n'était pas assez de l'aggravation de tous les symptômes précédents, une éruption morbilliforme confluente recouvrait tout le corps : cette circonstance me décida à faire donner, toutes les quatre heures, douze gouttes de solution de chlorure de soude dans une once de mixture camphrée. Je prescrivis en outre une légère alimentation, de l'arrow-root et du bouillon de poulet, et matin et soir un peu de pain rassis trempé dans du thé. Au huitième jour, il n'y avait aucune amélioration, le délire était continuel pendant la nuit; il

sence de toutes ces difficultés, nous résolûmes d'essayer du tartre stibié, et nous formulâmes la potion suivante :

℞ Tartari emetici........................... gr. ij.
Moschi.............................. gr. xxx.
Mucilaginis.................. ⎫
Sirupi simplicis............... ⎬ ãã f. ℥j.
Aquæ.......................... ⎭ f. ℥x.

Misce. Sumat ℥ ß, omni hora (1).

Après les six premières doses, le malade parut se trouver un peu mieux ; les phénomènes de transport au cerveau étaient moins marqués. Nous fîmes ajouter en conséquence quinze minimes (6 gram.) de gouttes noires aux neuf onces de potion qui restaient, et nous prescrivîmes pour la nuit de petites quantités de porter et de bouillon de poulet. Au onzième jour, nous avions la joie de constater une amélioration marquée : le pouls avait beaucoup diminué de fréquence, il était plus mou et plus plein ; une sueur chaude était apparue ; le malade n'avait que peu déliré, il avait eu un sommeil paisible. Nous fîmes continuer les aliments, et la potion dont on éloigna les doses. Il n'est pas besoin d'autres détails, car M. Murphy eut une convalescence rapide et guérit parfaitement. Or, messieurs, je le dis hautement, ce cas se serait assurément terminé par la mort, sans l'heureuse application de la nouvelle méthode de traitement. Je proclame ce résultat avec orgueil, car MM. Glyssan, Boyton, Clarke et Murphy, observateurs attentifs et compétents, m'ont assuré que dès les premières cuillerées de la potion stibio-opiacée, les bons effets de la médication purent être constatés, et qu'ils furent ensuite de plus en plus prononcés après chaque dose.

John Doyle entra à l'hôpital de Meath le 21 mai 1835 : c'était un jeune homme robuste, malade depuis trois ou quatre jours. Au début, la réaction avait été considérable ; la face était rouge, les yeux étaient hagards, la céphalalgie très forte. A partir du quatrième jour ce malade eut du délire pendant la nuit ; le pouls, à 105, était plein et bondissant.

(1)   ℞ Tartre stibié 0ᵍʳ,12
Musc 1ᵍʳ,80
Mucilage... .. .. ⎫
Sirop simple .... ⎬ ãã 24 grammes.
Eau 240

Mêlez On prendra une demi-once (16 grammes) de cette potion toutes les heures.

Je prescrivis une large saignée, mais une syncope survint lorsqu'on eut tiré quatre onces de sang. Des sangsues furent alors mises à l'épigastre. Au sixième jour, soif vive, insomnie; peau moite, ventre souple, pouls à 120, mal de tête violent, éruption confluente de macules. La tête fut rasée; on mit six sangsues derrière les oreilles, et l'on répéta trois fois cette application. Au septième jour, je donnai la solution de chlorure de soude, parce que l'excitation vasculaire avait un peu diminué, et que l'éruption constituait ici un phénomène prédominant et caractéristique. Au huitième jour, état stationnaire, la peau n'est pas très chaude. Au neuvième, injection des yeux et de la face, soif intense, absence de sommeil; ventre libre et souple, un peu de sensibilité épigastrique; langue chargée, mais humide. Lotions froides sur la tête.

Dixième jour. — Il y a eu pendant la nuit un délire violent qui a nécessité la camisole de force; les yeux sont rouges, le ventre est mou, la peau est brûlante. Pouls à 120, quarante respirations; soubresauts considérables. Six sangsues derrière les oreilles. Cette application sera répétée trois fois.

$\quad$ ℞ Tartari emetici..... .... gr. iv.
$\quad$ Aquæ........... .... f. ℥ xvj.
Misce. Sumat semi-unciam omni hora (1).

Onzième jour. — Il y a eu un peu de sommeil. Le délire est moins violent; une selle copieuse; peau moins chaude, éruption confluente.

$\quad$ ℞ Misturæ camphoræ................ f. ℥ viij.
$\quad$ Tartari emetici . ... gr. iv.
$\quad$ Tincturæ opii........ ... . f. ℨ j.
Misce. Sumat ℥ ß secunda quaque hora (2).

(1) $\quad$ ℞ Tartre stibié.. . ... 0ᵍʳ,24
$\quad$ Eau .... 384 grammes.
Mêlez. A prendre une demi-once (16 grammes) toutes les heures.
(2) $\quad$ ℞ Mixture camphrée ... ... 192 grammes.
$\quad$ Tartre stibié............... . 0ᵍʳ,24
$\quad$ Teinture d'opium..... 2
Mêlez. On prendra toutes les deux heures une demi-once de cette potion.
Voici la formule qu'assigne la Pharmacopée de Londres à la teinture d'opium :

$\quad$ ℞ Opium dur en poudre..... 3 onces = 96 grammes
$\quad$ Esprit rectifié........... 2 pintes = 950
Faites macérer pendant quatorze jours, et filtrez. $\qquad$ (Note du Trad.)

Douzième jour. — Sept heures de sommeil ; état plus satisfaisant, mais les selles sont toujours involontaires. Pouls à 120 ; conjonctives injectées, peau chaude, langue nette ; ventre souple, intestins libres ; taches nombreuses. Même prescription ; mais la teinture d'opium est portée à ℈ ij ℈ (5 grammes) pour huit onces (192 grammes) de véhicule.

Treizième jour. — La potion a été continuée pendant quelques heures, puis le malade a été pris de sommeil. Il a dormi si longtemps et si tranquillement, qu'on n'a pas jugé nécessaire de revenir au médicament. Pouls à 100 ; soubresauts beaucoup moins marqués ; absence de délire ; la connaissance est revenue, les réponses sont raisonnables. Légère alimentation.

Quatorzième et quinzième jour. — L'amélioration continue, mais il y a encore beaucoup de fièvre, et plusieurs taches ont persisté. Vers le vingt et unième jour, la fièvre a disparu, mais le malade n'a pris aucun médicament depuis la nuit du douzième jour.

Cette observation vous fait connaître le traitement convenable aux trois périodes différentes du typhus : — I. Saignées générales, sangsues, lotions fraîches. — II. Émétique à hautes doses, sangsues. — III. Opium uni au tartre stibié.

Le fait suivant, qui m'a été communiqué par M. Knott, a vivement intéressé les médecins de la localité :

« Le 20 juillet dernier, je fus appelé auprès d'un riche fermier, nommé J. K..., demeurant près de Boyle, dans le comté de Roscommon. Il était âgé de trente ans et était malade depuis vingt et un jours. Le typhus avait débuté par du frisson, de la céphalalgie, de la douleur lombaire, mais le mal de tête avait été d'une violence inusitée. Dès le commencement le malade avait été pris d'un délire continuel. Il dormait à peine et faisait de fréquents efforts pour vomir ; la constipation était opiniâtre. En raison de ces symptômes, cet homme fut purgé avec la médecine noire. On lui fit plusieurs saignées abondantes ; mais ce traitement ne fut suivi d'aucun soulagement durable. Au vingt et unième jour, je le trouvai dans l'état suivant. L'expression de la physionomie était anxieuse et farouche ; les yeux étaient éraillés et hagards, les dents couvertes de fuliginosités ; la langue était noire et sillonnée de crevasses ; le délire était violent, le malade essayait de sortir de son lit ; il avait des soubresauts de tendons. L'excitation était considérable, la peau brûlante et aride. Toutes les sécrétions étaient diminuées ; l'urine était haute en couleur. Du reste, il n'y avait ni éruption ni sensibilité épigastrique ; le ventre était légèrement tendu et tympanique, mais la pression ne semblait pas causer de douleur ; il n'y avait pas eu d'évacuations alvines depuis trois jours. La nuit précédente cet homme avait pris quarante gouttes de teinture d'opium, et on lui avait donné un lavement ; il eut une selle, mais il ne dormit pas un seul instant, et l'excitation devint, s'il est possible, plus grande qu'auparavant.

Dans ces circonstances, je jugeai convenable d'administrer l'émétique et l'opium d'après les principes que j'avais vu mettre en pratique par le docteur Graves, lorsque j'étais son interne à Meath Hospital. Je prescrivis donc une potion contenant pour huit onces (192 grammes) de véhicule camphré, quatre grains (24 centigr.) de tartre stibié, et une drachme (4 grammes) de laudanum. Le malade devait prendre une once (32 grammes) de ce liquide toutes les deux heures. Après la troisième dose, il eut une selle séreuse très abondante ; après la quatrième, il s'endormit paisiblement : ce sommeil dura environ douze heures. A son réveil, il était couvert d'une sueur profuse et se sentait très reposé. Il put alors reconnaître ses amis. Les soubresauts et l'excitation générale étaient considérablement amoindris, mais n'avaient pas totalement disparu. Le pouls, qui était petit, filiforme et à 120, était tombé à 78. La potion fut continuée encore la nuit suivante, et donna les plus heureux résultats. A partir de ce moment, cet homme marcha à grands pas vers une guérison inespérée, et au bout de trois semaines il pouvait reprendre ses occupations. »

Je dois l'observation suivante à l'un des élèves de cet hôpital :

Ellen Dowden, âgée de dix-huit ans, entra à l'hôpital de Meath le 18 juin. Elle nous dit être malade depuis douze jours. Le typhus avait débuté par ses symptômes ordinaires : céphalalgie, frisson, perte de l'appétit et du sommeil. Cette jeune fille avait été purgée énergiquement chez elle, mais elle n'en avait éprouvé aucun soulagement. Le jour de son entrée elle était très rouge. Elle avait la peau sèche et brûlante, et le corps tout couvert de macules ; elle était morne et stupide ; elle faisait des réponses incohérentes ; ses yeux étaient légèrement injectés ; elle demandait continuellement à boire. La langue était sèche, noire et rude ; la compression de l'épigastre paraissait être très douloureuse ; le ventre était tendu et tympanique ; la constipation était complète ; il n'y avait ni toux, ni céphalalgie. Le pouls, à 108, était filiforme. Huit sangsues à l'épigastre, lotions froides sur la tête rasée.

℞ Hydrargyri cum creta........... gr. x.
Pulveris ipecacuanhæ compositi.... gr. ij.
Misce. Fiant pulveres quatuor, in die sumendi (1).

Neuvième jour. — La malade va beaucoup plus mal; elle n'a dormi qu'une heure, le décubitus est toujours dorsal ; elle semble ne pas avoir conscience de ce qui se passe autour d'elle. Elle a déliré plusieurs fois durant la nuit ; les dents et la bouche sont fuligineuses; la langue est très sèche, noire et inégale; le pouls est tombé à 80, il est très petit, mais cependant il est un peu moins filiforme que le jour précédent. La douleur épigastrique est beaucoup moindre, les taches sont moins nombreuses, la céphlalgie n'existe plus. Une pinte de bière et de l'arrow-root. De plus :

℞ Solutionis chloridi sodæ.......... min. xv.
Misturæ camphoræ.. .... f. ℥ j.
Guttæ nigræ................. min. j.
Misce. Fiat haustus quater in die sumendus (2).

Dixième jour. — Délire pendant toute la nuit, soubresauts violents et généralisés ; pouls vif, à 120, légèrement dicrote; insomnie complète. La face est beaucoup plus rouge qu'hier, les yeux sont injectés; les selles sont involontaires. L'éruption est moins confluente; il n'y a pas de céphalalgie, le ventre est libre. La malade est couchée sur le dos, elle a les jambes fléchies et les pieds ramenés en haut; pas de symptômes thoraciques, respiration normale. On fait mettre sur la tête des vessies remplies de glace, et l'on prescrit en même temps la potion suivante :

℞ Misturæ camphoræ. . . .. f. ℥ viij.
Tartari emetici .. .. gr. j.
Misce. Sumat f. ℥ ß , omni semi-hora (3).

(1)   ℞ Mercure avec la craie .... 60 centigrammes.
Poudre d'ipécacuanha composée ... 12
Mêlez. Faites quatre paquets, à prendre dans le courant de la journée.
Quant à la poudre d'ipécacuanha composée, en voici la formule :

℞ Ipécacuanha en poudre . . .... 1 gros = 4 grammes.
Opium dur en poudre ... . 1 gros = 4
Sulfate de potasse en poudre .... 1 once = 32
Mêlez.

(2)   ℞ Solution de chlorure de soude . . . . 6 grammes.
Mixture camphrée 24
Gouttes noires............ 0,10
Mêlez. Faites une potion qu'on répétera quatre fois dans la journée.

(3)   ℞ Mixture camphrée .. . . 192 grammes.
Tartre émétique. 0,09
Mêlez. A prendre une demi-once fluide (12 grammes) toutes les demi-heures.

Onzième jour. — Hier soir, la malade a été très agitée; elle voulait sortir de son lit; elle poussait des cris violents et se plaignait d'être mal traitée. A ce moment-là elle n'avait pas encore dormi; elle avait eu des selles abondantes, mais elle continuait à aller sous elle; elle essayait de se débarrasser de la glace qu'elle avait sur la tête, il fallut recourir à la force pour la maintenir dans son lit; les soubresauts étaient extrêmement violents, la face était fortement injectée, les yeux étaient très rouges. On prescrit alors :

> ℞ Misturæ camphoræ .... f. ℥ viij.
> Tartari emetici................. gr. iv.
> Tincturæ opii..... ... . f. 3 j.

Misce. Sumat f. ℥ ß , secundis horis.

A peine la malade en avait-elle pris deux cuillerées, qu'elle s'endormit; elle dormait encore le lendemain matin à l'heure de la visite.

Elle est beaucoup mieux sous tous les rapports; elle nous fait des réponses raisonnables; la figure est moins rouge, les yeux sont moins injectés, il n'y a pas de mal de tête; le pouls, à 120, n'est pas aussi vif; la peau est encore très chaude, mais la langue est humide et propre. On ordonna de suspendre l'usage de la potion, si l'amélioration persistait; on fit donner un lavement émollient. La malade ne tarda pas à entrer en convalescence.

J'emprunte pour le fait suivant la relation du docteur Dwyer qui était le médecin traitant :

« Je vous envoie, ainsi que vous me l'avez demandé, un résumé de l'observation de Stephens. Ce jeune homme, très sobre dans sa manière de vivre, fut pris d'un typhus tacheté, qui débuta par un état de langueur bientôt suivi de frissons. Je vis le malade au quatrième jour : il accusait une sensation désagréable de chaleur à la peau, un malaise général dans tout le corps, mais principalement à la région épigastrique; des taches d'un rouge vif étaient éparses çà et là sur la poitrine, sur les bras et sur les mains; il y avait des douleurs dans la tête et dans les lombes; la lumière était mal supportée; le pouls battait 108 fois, la langue était humide. J'ordonnai une potion huileuse, suivie de petites doses d'*hydrargyrum cum creta* et de poudre de Dover. Au sixième jour, le malade était agité et privé de sommeil, il avait les yeux rouges et le pouls à 120; je prescrivis en conséquence une potion de huit onces (256 grammes), contenant quatre grains (24 centigrammes) d'émétique et une drachme (3 grammes) de teinture d'opium; on devait en

Le jour suivant, on me dit que le malade s'est endormi après la troisième dose, que la quatrième a été administrée trois heures après, et qu'en somme il a reposé une bonne partie de la nuit. Je le trouve encore assoupi ; le pouls est toujours à 120 ; la peau est chaude et sèche ; il y a eu quatre selles. *Continuer la potion en en surveillant les effets.* Au huitième jour, bien qu'on n'eût donné depuis la veille que deux doses de la mixture, il y eut une superpurgation, l'épigastre devint doulou-reux, le pouls monta à 132. La potion stibio-opiacée fut laissée de côté ; j'ordonnai un julep avec de la craie, une petite quantité de vin de Porto, et un vésicatoire sur le ventre ; on oublia le vésicatoire, mais, néan-moins, la diarrhée fut arrêtée. Le soir du neuvième jour, comme le malade se plaignait vivement de ne pas dormir, et qu'il n'avait pas de céphalalgie, je lui fis donner à deux heures d'intervalle deux doses de la potion stibio-opiacée.

» A ce moment un accident m'obligea à cesser mes visites auprès de Stephens, mais je le confiai au docteur Grant, qui voulut bien prendre des notes sur son état, et avec lequel j'avais des conférences journa-lières.

Au dixième jour, notre malade eut une exaspération fébrile, causée probablement par l'irritation intestinale ; il se plaignait d'un violent mal de tête ; les yeux étaient rouges, la peau aride et brûlante, la langue brune et fendillée ; 133 pulsations, 49 inspirations ; frémissements des artères temporales. Lorsqu'on ne lui parle pas, Stephens se lamente et délire ; mais il répond raisonnablement lorsqu'on l'interroge ; l'abdo-men est rénitent et tendu ; il y a de la sensibilité dans la région du côlon, et un peu de ténesme ; l'insomnie est complète. On ordonna quatre grains (24 centigrammes) de calomel et trois grains d'extrait de jus-quiame ; puis une potion huileuse et un vésicatoire sur le ventre ; on fit des applications froides sur la tête et des fomentations chaudes aux pieds. La purgation agit très bien, elle produisit plusieurs selles de couleur très foncée, et à la suite les symptômes furent quelque peu amendés ; mais l'insomnie persistait toujours.

» Douzième jour. — Le malade a beaucoup déliré pendant la nuit, il a été fort agité ; ce matin il se plaint d'une céphalalgie lancinante ; il fait encore des réponses raisonnables, mais il retombe dans le délire dès qu'on le laisse à lui-même ; le pouls est à 120, le ventre est souple. On revient à l'usage du tartre stibié et de l'opium ; on prescrit pour les trois premières doses une cuillerée à bouche de la potion toutes les

saillants ; la peau est aride et brûlante. Ce garçon se plaint, en outre, d'une légère douleur à l'épigastre ; le pouls, plein et bondissant, bat 120 fois par minute. Toute la surface du corps est couverte de macules ; les intestins fonctionnent régulièrement ; la langue est brune, fendillée et sèche. — Prescription :

℞ Aquæ.. . . . . f. ℥ j.
    Liquoris chloridi sodæ. . . . . min. x.
Misce. Fiat haustus quartis horis sumendus.
Applicentur hirudines xij post aurem et repetatur applicatio, si opus sit (1).

Septième jour. — Les sangsues ont produit un écoulement de sang abondant ; la tête est moins douloureuse ; il y a eu du délire pendant une bonne partie de la nuit ; le pouls est tombé à 100, mais il est encore très plein ; il y a un peu de toux et une bronchite légère. —*On répétera la potion ; quatre sangsues devant le larynx.*

Huitième jour. — Il y a eu fort peu de sommeil ; le malade ne se sent pas mieux, il est très irritable ; il a beaucoup déliré et a été très agité pendant la nuit. La toux est moins fréquente ; la langue est noire et sèche ; constipation. Pouls à 100, respiration un peu précipitée. — *Même potion ; un lavement émollient pour le soir.*

Neuvième jour. — Douleur épigastrique beaucoup plus vive ; délire continuel pendant la nuit, légers soubresauts de tendons ; rougeur intense des yeux, regards fixes et farouches ; pouls très plein, à 114, langue brune et sèche, dents fuligineuses. — *Même potion ; huit sangsues à l'épigastre.*

Dixième jour. — Il paraît y avoir un peu de mieux ; les sangsues ont notablement diminué la douleur épigastrique, mais la prostration est grande ; le malade demande à manger ; le pouls, à 100, est encore plein ; insomnie complète. — *Même potion, arrow-root.*

Onzième jour. — La fièvre est plus intense, délire violent pendant la nuit ; abattement considérable, absence de sommeil, soubresauts très marqués ; soif vive. Pouls à 130 ; la tête est lourde, mais non douloureuse ; la peau est brûlante et sèche ; l'éruption persiste. — *Même prescription.*

Douzième jour. — Tous les symptômes sont aggravés : la face est

(1)   ℞ Eau. 24 grammes.
        Solution de chlorure de soude. 0,40
Mêlez,   (Note du TRAD.)

rouge et bouffie, les yeux sont injectés et hagards, les dents fuligineuses ; les lèvres sont desséchées et fendues, la langue est noire et très sèche ; les soubresauts sont généralisés et très violents. Le malade ne dort ni jour ni nuit, il est excessivement irritable. Le pouls, à 130, est saccadé ; les pupilles sont contractées ; le décubitus est dorsal, les jambes sont ramenées en haut, les extrémités sont un peu froides. — *On fera des applications chaudes sur les pieds, et l'on donnera la potion suivante :*

> ♃ Tartari emetici...................... gr. j.
> Misturæ camphoræ. .... f. ℨ viij.
> Tincturæ opii.......... .... f. ℈ ij.

Misce. Sumat cochleare unum amplum secunda quaque hora (1).

Treizième jour. — L'infirmier rapporte qu'après la troisième cuille- rée, le malade a eu neuf à dix heures de sommeil tranquille : c'était la première fois qu'il dormait depuis la semaine précédente. Il a eu des selles abondantes après la seconde dose ; les matières étaient claires et bilieuses. Le délire a cessé, la suffusion des conjonctives a entièrement disparu ; la langue est humide et nettoyée. L'assoupissement est conti- nuel ; les soubresauts n'existent plus, les réponses sont raisonnables ; le pouls est mou, il est tombé à 98. — *Continuer la potion*

la céphalalgie. — *Sangsues à la tête et aux narines;* ces dernières à cause d'une disposition évidente à l'épistaxis.

Huitième jour. — Sir Henry Marsh voit le malade avec nous.

Neuvième et dixième jour. — On ajoute à la tisane pour la nuit quatre grains (0ᵍʳ,24) de poudre de Dover, mais l'insomnie persiste.

Onzième jour. — Aucun repos ni le jour ni la nuit. On prescrit pour le soir :

$$\cancel{R}\ \text{Tartari emetici... ....}\quad \text{gr. ij.}$$
$$\text{Laudani....... ....}\quad \text{f. ℈ j.}$$
$$\text{Misturæ camphoræ..... ....}\quad \text{f. ℥ iv.}$$

Misce. Sumat cochleare unum amplum secunda quaque hora (1).

Douzième jour. — Après la seconde dose le malade s'est endormi et a eu quelques heures de sommeil; il a la peau moite, il est complètement délivré aujourd'hui de la mussitation et du délire qui avaient apparu le dixième jour, et avaient notablement augmenté au onzième. Ces jours-là, lorsqu'on le laissait à lui-même, il restait couché sur le dos, parlant constamment, mais sans violence et à voix basse; il avait les yeux toujours ouverts; lorsque nous lui adressions la parole, il répondait raisonnablement, mais dès que nous quittions sa chambre, il se remettait à divaguer. Cet ensemble de symptômes inquiétants ayant disparu, nous ne fîmes pas continuer la potion, et nous nous bornâmes à prescrire quelques palliatifs et une alimentation légère. Le soir, on jugea convenable d'appliquer un vésicatoire à la nuque.

Treizième jour. — Les taches sont très abondantes. M. S.... a été tranquille pendant la nuit, mais il n'a pas dormi du tout; il est fatigué et énervé; les autres symptômes sont modérés; pouls à 104; langue humide, abdomen un peu tendu et légèrement tympanique. Lavements de térébenthine, boissons diurétiques; bouillon de poulet, vin de Bordeaux coupé d'eau. A cinq heures de l'après-midi, je revois le malade : il n'avait pas de céphalalgie, mais l'insomnie était la même; il y avait eu quelques selles, le ventre était encore un peu tympanique. Craignant que l'absence de sommeil n'augmentât l'épuisement, je prescrivis une potion composée d'une once (32 grammes) de mucilage de gomme

---

(1) $\cancel{R}$ Tartre émétique................ .... 0ᵍʳ,06

           Laudanum..................... .. 1ᵍʳ,30

           Mixture camphrée.. . ... 96 grammes.

Mêlez. A prendre une grande cuillerée toutes les deux heures. (Note du Trad.)

arabique, sept onces (224 grammes) de mixture camphrée, trois ç
(0ᵍʳ,18) d'émétique, et une drachme (3 grammes) de laudanum
devait en donner une demi-once toutes les deux heures, jusqu
que le sommeil survint.

A dix heures du soir, sir Henry Marsh et M. Barker vinrent voir M
il avait dormi pendant une heure ; il se sentait lourd, mais n'avai
mal à la tête, il avait pris deux fois de la potion ; il resta éveillé ju
onze heures. Une troisième dose le fit alors dormir jusqu'à trois h
du matin ; à quatre heures il en prit une quatrième, après quoi il
mit jusqu'à huit heures. Lorsqu'il se réveilla, il était reposé et se
vait beaucoup mieux. Comme il n'y avait pas eu de selles, le v
était encore un peu tympanique, et cela nous engagea à pre
deux drachmes d'huile de ricin sous forme d'émulsion aromat
Le soir, nous fîmes prendre au malade quatre gouttes noires ; r
moins la nuit fut sans sommeil. Le matin du quinzième jour,
trouvâmes M. S.... fatigué de n'avoir pas dormi, mais il n'avait p
mal de tête, et la fièvre était beaucoup moins forte ; le pouls était

disparaître, au seizième jour, presque tous les phénomènes morbides ; à peine restait-il quelques vestiges des soubresauts de tendons. Toutes les précautions avaient été prises pour que le malade ne fût pas troublé, nous avions apporté à son régime l'attention la plus scrupuleuse ; je dois dire qu'il témoignait beaucoup de répugnance pour manger, et que nous avions beaucoup de peine à lui faire prendre une quantité suffisante d'aliments farineux légers. Pendant la nuit du seizième jour, il dormit assez bien ; le lendemain il n'y avait pas de changement dans son état, mais la nuit s'était passée sans sommeil.

Au dix-huitième jour, la fièvre était complétement tombée ; le pouls était à 70, la langue était humide ; une purgation avait procuré quelques selles. Ce jour-là, M. S.... s'entretint trop longtemps avec ses amis, parlant de son prochain départ pour la campagne, de ses projets, etc.; cependant il dormit quelques heures vers le soir, mais d'un sommeil agité et troublé par des songes. Au réveil il divaguait; on lui fit prendre huit gouttes noires, mais il ne put s'endormir de nouveau; loin de là, il sortit plusieurs fois de son lit et se mit à parler avec incohérence.

Le lendemain matin, dix-neuvième jour, à dix heures, le délire avait disparu, et l'attribuant à une excitation momentanée, je me flattais qu'il ne reviendrait plus : cette opinion était d'autant plus probable, que la céphalalgie n'avait pas reparu, et qu'il n'existait aucun signe d'excitation vasculaire générale ou locale. Je devais bientôt être détrompé : dans les premières heures de l'après-midi, le malade se mit à divaguer et fut repris de délire ; il se plaignait de mal de tête, bientôt il ne put supporter la lumière, et, lorsque je le vis à sept heures du soir, il ne lui restait pas une lueur de raison : il se croyait en voyage, et ne paraissait pas avoir conscience de ce qu'on lui disait. Le pouls était tombé au-dessous de 60 ; il était mou, irrégulier, avec de fréquentes intermittences ; la température de la peau n'était pas élevée, les pieds étaient froids ainsi que l'extrémité du nez; les traits étaient contractés. Pendant la journée, il avait un peu mangé à deux reprises différentes, mais il y avait mis une voracité extraordinaire ; ses yeux étaient rouges ; en un mot son état justifiait les plus vives alarmes.

Que faire en cette occurrence ? Faire de nouveau raser la tête, mettre de nouveaux vésicatoires au sinciput et aux tempes ? Certes, c'étaient là des mesures très judicieuses, et j'y étais très disposé ; mais les indications du traitement interne étaient beaucoup moins claires. Nous étions arrivés au dix-neuvième jour ; le malade avait eu à traverser

ne fois reconnue, et il avait dû supporter une médication mercurielle. Fallait-il suivre la tête de sangsues? devions-nous suspendre la
médication tout à coup, ou bien devions-nous immédiatement mener
à la saturation mercurielle? Tel eut été bien certainement, il y a
quelques années, le traitement mis en usage, et je ne doute pas que
cette thérapeutique n'eût singulièrement précipité la marche
fatale.

Les écrits de Rosch, qui nous a fait connaître le diagnostic et les
moyens de guérir des affections habituellement confondues avec l'encéphalite inflammatoire, l'incontestable vérité de ses assertions que nous
avons pu vérifier plusieurs fois dans notre propre pratique, nous engagèrent, le jeudi March, M. Baucer et moi, à revenir à la vénésec-
tion nous eûmes recours, mes prends à l'intérieur, toutes les trois heures,
une potion composée d'une once et 4 grammes de véhicule camphré,
sous peu de centigrammes de carbonate d'ammoniaque, et une
goutte de la pompe d'Hoffmann. Nous prescrivîmes, en outre, des fomentations chaudes sur les parois, et nous donnâmes pour boisson un petit lait.

Peu de temps après notre visite, M. S... s'endormit; ce sommeil
fut paisible et se prolongea sans interruption. Au réveil, la raison était
revenue. Le lendemain matin vingt-neuvième jour, à huit heures, nous
constatâmes une amélioration notable. le seul vestige persistant de
cette encéphalite que nous avons donné de si graves les douleurs, était un
peu d'entraînement dans les yeux; son état n'était d'ailleurs devenu plus naturel et plus doux. Il n'y avait point eu de vomissement; je mentionne
ce fait, parce que nous des médecins avaient été tentés de prescrire
quelque purgatif; mais d'après la dépression et la mollesse du ventre,
notre médecin ce nous semblait pas indiqué, et de plus, notre
honoré d'y ne suggéra pas; au contraire nous défendait de le proposer. Nous
ordonnâmes le régime farineux, et la répétition de la potion a de plus
petites doses. Le vendredi, vingt et unième jour, le pouls ne présentait
plus aucune trace d'irrégularité ni d'intermission, les perturbations
du système nerveux avaient entièrement disparu; de ce moment la
convalescence commença.

Il est, ce me semble, une particularité bien surprenante dans les
faits dont je viens de vous rendre compte : c'est la petite quantité de
laudanum qui dans la plupart d'entre eux, a suffi pour amener le sommeil. Cette circonstance ne peut être expliquée que par la présence du
tartre stibié qui, donné à doses convenables, exerce manifestement une

 action sedative sur le système nerveux (1). Il est bon de noter également que le mélange des deux agents donne très rarement lieu aux symptômes pénibles qui suivent l'administration de l'opium ou de ses composés, à une période avancée du typhus fever. L'addition d'une once de mucilage et d'une once de sirop simple semble faciliter la tolérance de l'estomac.

Dans le décours de la maladie et même vers sa fin, il arrive assez souvent qu'il se fait vers la tête une détermination sanguine, soudaine ou graduelle, qui exige à nouveau un traitement antiphlogistique plus ou moins modifié, aidé par des vésicatoires. Je crois qu'on pourra souvent prévenir cette complication, en s'efforçant, en temps opportun, de ramener le sommeil : un malade atteint de typhus fever et qui a passé plusieurs nuits sans dormir, est sous l'imminence d'une inflammation ou d'une congestion du cerveau ; la céphalalgie, le délire et la rougeur des conjonctives en sont de sûrs indices. C'est alors que vous retirerez de grands avantages du mode de traitement que je vous conseille, à la condition toutefois de l'employer à temps ; si vous en différez l'usage jusqu'à ce que la phlegmasie cérébrale soit bien et dûment constituée, l'opium, ne l'oubliez pas, fera plus de mal que de bien.

Cette condition particulière du système nerveux à laquelle s'adresse la médication stibio-opiacée peut exister concurremment avec d'autres états fonctionnels ou organiques, qui annihilent les effets du traitement. Par exemple, lorsque le ventre est tendu et ballonné, le remède échoue ordinairement ; mais je crois pouvoir affirmer que dans les fièvres convenablement traitées dès le début, la tympanite ne devient jamais considérable, dans les cas où elle se manifeste ; si le médecin accorde à ce symptôme, au moment de son apparition, toute l'attention nécessaire, il pourra le plus souvent en arrêter les progrès. J'ai observé moi-même plusieurs cas dans lesquels le tartre stibié et l'opium ont été inefficaces, alors que j'en attendais les plus heureux effets : il n'est pas d'agent

(1) Je crois qu'il faut tenir compte, en outre, de la prostration du malade. Les effets de l'opium sur l'économie sont d'autant plus prompts, d'autant plus énergiques, que l'activité de l'innervation est plus affaiblie. Si dans le typhus fever, dans la fièvre typhoïde, comme dans toutes les maladies à tendance adynamique, il ne faut qu'une très faible quantité d'opium pour produire le sommeil, on sait que dans d'autres affections caractérisées par la surexcitation ou l'ataxie des fonctions du système nerveux, dans la chorée par exemple, des doses vraiment énormes de préparations opiacées sont admirablement tolérées.   (Note du TRAD.)

fièvre épuisante, et il avait dû supporter une médication très éner-
ue. Fallait-il couvrir la tête de sangsues ? devions-nous tenter l'ap-
:ation du froid ? ou bien devions-nous immédiatement recourir
la saturation mercurielle ? Tel eût été bien certainement, il y a
ielques années, le traitement mis en usage, et je ne doute pas que
:tte thérapeutique n'eût singulièrement précipité la terminaison
itale.

Les écrits de Gooch, qui nous a fait connaître le diagnostic et le traitement de certaines affections habituellement confondues avec l'hydrocéphalie inflammatoire, l'incontestable vérité de ses assertions que nous
avions pu vérifier plusieurs fois dans notre propre pratique, nous déterminèrent, sir Henry Marsh, M. Barker et moi, à revenir à la vésication ;
en même temps nous fîmes prendre à l'intérieur, toutes les trois heures,
une mixture composée d'une once (24 grammes) de véhicule camphré,
deux grains (12 centigrammes) de carbonate d'ammoniaque, et vingt
gouttes de liqueur d'Hoffmann. Nous prescrivîmes, en outre, des fomentations chaudes sur les pieds, et nous donnâmes pour boisson du petit-
lait chaud.

Peu de temps après notre visite, M. S... s'endormit ; ce sommeil
dura près de sept heures sans interruption ; au réveil, la raison était
revenue. Le lendemain matin, vingtième jour, à huit heures, nous
constatâmes une amélioration notable ; le seul vestige persistant de
cette rechute qui nous avait donné de si chaudes alarmes, était un
peu d'intermittence dans le pouls, qui était d'ailleurs devenu plus naturel et plus plein. Il n'y avait pas eu d'évacuations alvines : je mentionne
ce détail, parce que bien des médecins auraient été tentés de prescrire
quelque purgatif ; mais, d'après la dépression et la mollesse du ventre,
cette médication ne nous semblait pas indiquée, et, de plus, notre
façon d'interpréter le fait actuel nous défendait de la proposer. Nous
ordonnâmes un régime farineux, et la répétition de la potion à de plus
longs intervalles. Le soir du vingt et unième jour, le pouls ne présentait
plus aucune trace d'irrégularité ni d'intermission, les perturbations
du système nerveux avaient entièrement disparu ; de ce moment la
convalescence commença.

Il est, ce me semble, une particularité bien surprenante dans les
faits dont je viens de vous rendre compte : c'est la petite quantité de
laudanum qui, dans la plupart d'entre eux, a suffi pour amener le sommeil. Cette circonstance ne peut être expliquée que par la présence du
tartre stibié qui, donné à doses convenables, exerce manifestement un

action sédative sur le système nerveux (1). Il est bon de noter également que le mélange des deux agents donne très rarement lieu aux symptômes pénibles qui suivent l'administration de l'opium ou de ses composés, à une période avancée du typhus fever. L'addition d'une once de mucilage et d'une once de sirop simple semble faciliter la tolérance de l'estomac.

Dans le décours de la maladie et même vers sa fin, il arrive assez souvent qu'il se fait vers la tête une détermination sanguine, soudaine ou graduelle, qui exige à nouveau un traitement antiphlogistique plus ou moins modifié, aidé par des vésicatoires. Je crois qu'on pourra souvent prévenir cette complication, en s'efforçant, en temps opportun, de ramener le sommeil : un malade atteint de typhus fever et qui a passé plusieurs nuits sans dormir, est sous l'imminence d'une inflammation ou d'une congestion du cerveau ; la céphalalgie, le délire et la rougeur des conjonctives en sont de sûrs indices. C'est alors que vous retirerez de grands avantages du mode de traitement que je vous conseille, à la condition toutefois de l'employer à temps ; si vous en différez l'usage jusqu'à ce que la phlegmasie cérébrale soit bien et dûment constituée, l'opium, ne l'oubliez pas, fera plus de mal que de bien.

Cette condition particulière du système nerveux à laquelle s'adresse la médication stibio-opiacée peut exister concurremment avec d'autres états fonctionnels ou organiques, qui annihilent les effets du traitement. Par exemple, lorsque le ventre est tendu et ballonné, le remède échoue ordinairement ; mais je crois pouvoir affirmer que dans les fièvres convenablement traitées dès le début, la tympanite ne devient jamais considérable, dans les cas où elle se manifeste ; si le médecin accorde à ce symptôme, au moment de son apparition, toute l'attention nécessaire, il pourra le plus souvent en arrêter les progrès. J'ai observé moi-même plusieurs cas dans lesquels le tartre stibié et l'opium ont été inefficaces, alors que j'en attendais les plus heureux effets : il n'est pas d'agent

DIX-HUITIÈME LEÇON.

LE TYPHUS EXANTHÉMATIQUE. — LE TARTRE STIBIÉ A HAUTES DOSES DANS LES DERNIÈRES PÉRIODES DU TYPHUS.

Le typhus exanthématique de 1834-1835. — Sensibilité de toute la surface du corps dans le typhus fever — Excitation nerveuse primitive et congestion cérébrale secondaire. — Le tartre stibié à hautes doses dans le typhus malin. — Faits à l'appui. — Opinion du docteur Marryatt (de Bristol). — Nécessité de régler les doses des médicaments d'après les effets qu'ils produisent. — Appréciation de la méthode de l'auteur, par MM. Kilgour et Hudson.

MESSIEURS,

Notre dernière conférence a été consacrée à l'étude d'une médication fort importante, à savoir, l'emploi du tartre stibié et de l'opium dans les stades avancés du typhus tacheté ou exanthématique. Je crois utile de vous présenter aujourd'hui quelques observations sur le génie et la marche de la maladie dans l'épidémie actuelle (1). Généralement peu violent, le mode de début n'est aucunement en rapport avec les dangers ultérieurs, et bien souvent le malade ne paraît souffrir que d'un refroidissement fébrile ; les frissons violents sont rares, il n'y a que des horripilations, qui reviennent à de courts intervalles. Le premier jour, le pouls s'élève rarement au delà de 90, et dans près de la moitié des cas on le voit tomber au bout de peu de jours a 80, à 70 et même au-dessous. J'ai observé cette lenteur du pouls chez plusieurs élèves en médecine, et je l'ai toujours vue coïncider avec une forme morbide aussi longue que dangereuse. MM. Sangster, Graves, Harris et O'Flaherty ont présenté ce phénomène : plusieurs jours avant l'époque du plus grand danger, ils n'avaient pas plus de 70 pulsations par minute. On a pu déjà, dans d'autres épidémies, rencontrer des cas de ce genre, mais ils n'ont jamais été aussi nombreux qu'aujourd'hui. En même temps que le pouls se ralentit, on peut constater que la peau n'est guère plus chaude qu'à l'état normal; parfois cependant il existe un peu de chaleur mordicante (*calor mordax*).

Les malades qui avaient le pouls lent accusaient peu de souffrances, du moins au début; la céphalalgie, la courbature, la soif et l'agitation étaient notablement atténuées par les sueurs, qui se montraient alors. La présence et les bons effets de ces sueurs étaient bien faits pour tromper le médecin, et lui faire croire que la maladie était jugée; mais un examen plus attentif montrait bientôt qu'il n'en était pas ainsi. La langue, en effet, était toujours très chargée, elle était blanche au centre et rouge à la pointe, et la diminution apparente de la fièvre coïncidait avec un abattement considérable des forces. Un peu plus tard survenait une légère éruption, semblable à une rougeole mal caractérisée ou déjà effacée; chez quelques malades elle naissait avant le quatrième jour, mais dans la plupart des cas elle n'apparaissait que le septième. Cet exanthème augmentait rapidement et envahissait bientôt toutes les parties du tronc et les membres. Dans beaucoup de cas il constituait une efflorescence très marquée, d'une couleur rouge sombre; dans d'autres il était moins évident, il semblait pour ainsi dire effacé, et paraissait profond, comme s'il eût été voilé par la peau; néanmoins un œil expérimenté pouvait encore en constater l'existence. Sur vingt cas, cette éruption n'a pas fait une seule fois défaut, du moins complétement : c'est ce qui m'a porté à donner à cette forme de la maladie le nom de typhus exanthématique (*maculated fever*).

Les choses restaient en cet état jusqu'au neuvième, dixième ou onzième jour. Le malade dormait assez bien la nuit; il avait un pouls peu fréquent ou même lent, une soif peu vive, peu ou point de nausées; il n'accusait aucune douleur, ni à la région épigastrique, ni dans le ventre; en somme il n'avait pas un seul symptôme alarmant. Mais à ce moment la maladie entrait dans une nouvelle phase, et commençait à présenter des caractères plus inquiétants. La faiblesse augmentait d'une manière évidente; l'esprit était parfois incohérent, surtout au moment du réveil; il y avait un peu de délire pendant la nuit, de l'agitation; enfin au bout de peu de jours, le malade essayait de tromper la surveillance de sa garde et de sortir de son lit. Dans beaucoup de cas, le pouls s'élevait tout à coup, et conservait ensuite la même fréquence tout le temps que durait le danger. C'est ainsi qu'au dixième jour le pouls de M. Sym monta subitement de 85 à 120, puis il resta à ce chiffre jusqu'au douzième jour, époque où l'amélioration commença à se faire sentir. Cette accélération soudaine du pouls fut également observée au neuvième jour chez M. M'Namara, qui mourut le quatorzième. Chez d'autres, au contraire, ainsi que je vous l'ai déjà dit, le pouls conservait pendant toute la durée de la maladie la même lenteur.

En vérité, messieurs, le médecin assistait alors à un spectacle bien étrange. Le malade ne souffrait ni de la tête, ni de l'épigastre; il avait la peau normale, le pouls parfaitement naturel, la respiration calme, les yeux nets, le ventre souple et déprimé, et pourtant il était sous le coup d'un danger imminent : il rendait involontairement sous lui l'urine et les matières fécales ; il divaguait; il était en proie à un délire qui se traduisait tantôt par de grands éclats, tantôt par un marmottement à voix basse; les soubresauts, croissant de jour en jour, finissaient par avoir une violence extrême; l'adynamie était profonde, des taches de couleur sombre recouvraient tout le corps, l'insomnie était absolue. Que deviennent, en présence d'un tel concours de phénomènes, les élucubrations des théoriciens? Lorsque la maladie avait atteint sa période la plus sévère, mais rarement auparavant, les intestins commençaient d'ordinaire à être distendus, et le ventre devenait graduellement tympanique; ce signe était très funeste, car il était souvent le précurseur du hoquet.

Si les efforts de la nature ou de l'art étaient impuissants, la congestion de la muqueuse intestinale, révélée par les symptômes précédents, était indubitablement suivie des phénomènes de l hyperémie cérébrale : agitation, suffusion sanguine des conjonctives, contraction des pupilles, ce dernier signe était le plus fatal de tous. Dans deux ou trois cas, ces accidents cérébraux amenèrent au treizième jour des convulsions répétées, et cependant les malades guerirent : c'est ce qui eut lieu chez M. Cookson. Il en fut de même chez une jeune femme qui était à l'hôpital de Sir Patrick Dun : elle fut prise, au quinzième jour, de convulsions qui etaient plus marquées du côté droit que du côté gauche, il y eut du strabisme à droite et de l'insensibilité de la pupille du même côté; il survint ce jour même une paralysie du côté gauche qui disparut le lendemain. Chez cette femme, la guérison, entravée par de nombreuses difficultés, fut cependant complète.

La fille d'un prêtre, demeurant à la Liberté, eut au septième jour de nombreuses attaques convulsives; les convulsions, plus marquées également du côté droit que du côté gauche, furent suivies d'une stupeur voisine du coma : cet état persista pendant plusieurs heures. Tous ces malades étaient couverts de taches

elle nous présente une autre in

lique ne peut être traitée avec succès que par l'administration judicieuse et rapide du tartre stibié uni au laudanum. *C'est la découverte des heureux effets de cette médication dans les stades avancés du typhus exanthématique, que je revendique comme mienne;* il est impossible, en effet, de trouver la moindre trace de cette méthode thérapeutique dans les écrits des auteurs qui se sont occupés de ce sujet. Il est incontestable que bien des malades déjà ont dû la vie à ce traitement, et cela dans des circonstances en apparence désespérées. Ne soyez donc point étonnés, messieurs, de ce que je me félicite hautement d'avoir proposé le premier cette méthode; non-seulement elle a notablement abaissé le chiffre de notre mortalité nosocomiale (1), mais, grâce à elle, j'ai pu arracher à la mort plusieurs de mes amis et de mes élèves; sans elle, notre école de Meath Hospital eût été plus que décimée, tandis que nous n'avons à déplorer jusqu'ici que la perte d'un seul étudiant.

Un mot encore sur les conditions dans lesquelles ce traitement est applicable. Ces conditions sont précisément celles que l'on avait cru précédemment devoir combattre par l'application des sangsues, des lotions froides et des vésicatoires sur la tête. Alors, en effet, disait-on avec raison, il ne s'agit pas seulement de lutter contre la débilité qui va croissant, il ne s'agit pas seulement d'abattre l'excitation nerveuse générale, il faut aussi compter avec la congestion cérébrale, et même c'est ce dernier accident qui est le plus formidable de tous; en conséquence, ajoutait-on, laissez-nous l'attaquer hardiment, laissez-nous mettre des sangsues, laissez-nous purger, etc. Il serait superflu, je pense, de vous citer ici des exemples pour vous convaincre des dangers de cette pratique déplorable; je me bornerai donc à vous dire que vous seriez tout aussi autorisés à traiter le *delirium tremens* par les sangsues, les purgatifs et les vésicatoires. N'oubliez pas que je ne parle ici que des périodes avancées du typhus Si, en effet, la congestion cérébrale a lieu au début ou au milieu de la maladie, il n'y a pas lieu d'employer l'opium, il faut recourir alors au traitement ordinaire de

_____

(1) Soixante-treize malades atteints de typhus, à savoir, quarante et un hommes et trente-deux femmes, furent traités dans l'hôpital de Sir Patrick Dun pendant les mois de février, mars et avril. Dans ce nombre il y eut plus de cinquante cas de typhus tacheté, et cependant nous n'avons perdu que trois malades (deux femmes et un homme). Ce dernier était dans une situation désespérée lorsqu'il nous arriva, et l'une des deux femmes fut prise de varioloïde immédiatement après la crise d'un typhus exanthématique de longue durée. (L'AUTEUR.)

l'hypérémie active du cerveau : purgatifs, sangsues, lotions froides, glace sur la tête, etc.

Dans cette esquisse rapide de l'épidémie actuelle j'ai laissé dans l'ombre bien des traits importants : ce n'est donc là, sous bien des rapports, qu'une grossière ébauche; mais je me suis attaché à vous représenter dans tous leurs détails certains caractères qui vous permettront d'apprécier les principes par lesquels j'ai été amené à cette nouvelle méthode thérapeutique. Je ne puis mieux compléter ce tableau qu'en vous rapportant encore quelques faits, et d'abord permettez-moi de vous parler de la maladie de M. Thomas O'Flaherty.

Ce jeune homme fut pris d'un typhus exanthématique de forme insidieuse, qui ne présenta au début aucun caractère inquiétant. Le pouls ne s'éleva jamais au-dessus de 100, et avant le dix-septième jour il était tombé à 70 ; *il se maintint à ce chiffre durant la période du plus grand danger.* Le malade était sous le coup d'une appréhension extrême, il croyait à une terminaison funeste, et dès le début il avait perdu le sommeil : ce sont là les seules circonstances qui, dans les premiers jours, eussent excité mes alarmes. Au dixième jour, il y avait un peu de tympanite, mais une médication appropriée en triompha en deux jours. Quarante-huit heures plus tard, l'agitation était très vive, et quoiqu'il nous fît des réponses raisonnables, quoiqu'il n'accusât aucune douleur de tête, quoiqu'il n'eût ni rougeur de la face, ni chaleur du cuir chevelu, le malade divaguait lorsqu'il était abandonné à lui-même, et vers la fin de la journée il tenta a plusieurs reprises de sortir de son lit. Il y réussit une fois, et se mit à se promener sur l'escalier qui conduit de sa chambre au parloir. La langue était brune et sèche. Lorsque j'appris ces détails, j'ordonnai la potion stibio-opiacée contenant quatre grains (0ᵍʳ,24) d'émétique et une drachme (3 grammes) de laudanum par huit onces (192 grammes) de vehicule camphré, à prendre deux drachmes toutes les deux heures. Les effets du remède ne furent pas très rapides, mais ils furent manifestement heureux ; car le jeune homme devenait graduellement plus calme, il délirait moins, n'essayait plus de quitter son lit, et il eut quelques instants de sommeil pendant la nuit. La potion avait amené des sueurs profuses ; comme il y avait de la constipation, on laissa de côté la mixture stibiée, et l'on donna des purgatifs.

Au quinzième jour, les intestins ayant été suffisamment stimulés, je prescrivis pour la nuit vingt gouttes de la solution opiacée de Battley ; il y eut pendant la nuit un sommeil paisible : c'était la première fois depuis le début de la maladie. Au seizième jour, les sueurs continuaient, le ventre n'était plus tendu, la raison était revenue, mais notre malade avait des soubresauts assez marqués. Il prit une autre dose de la solution de Battley, mais sans résultat ; je dois ajouter que depuis quelques jours je lui donnais du bouillon de poulet, de la bière, etc. Au dix-septième jour, les sueurs avaient cessé, la peau était aride et brûlante ; agitation excessive, subdelirium et marmottement continuels, soubresauts de tendons, tremblements, évacuations involontaires, carphologie. Je prescris : *porter en petite quantité, bouillon de poulet, lavement fétide, et pour la nuit vingt gouttes de la liqueur de Battley.*

Le lendemain on me dit que le lavement n'a pas procuré de selles, et que la nuit s'est passée sans sommeil. Le malade répondait avec incohérence : il croyait que son lit était couvert de lancettes, et il en mettait précieusement de côté quelques-unes, qu'il se réservait de me donner ; le ventre n'était pas tendu, mais la constipation était opiniâtre ; pouls à 100. Nous ne nous occupâmes ce jour-là et le lendemain que de déterminer des évacuations alvines, afin de pouvoir revenir à l'opium, mais pendant ce temps tous les accidents s'aggravèrent, et lorsque je revins le soir du dix-neuvième jour, l'état de ce malheureux jeune homme était aussi alarmant que possible. Depuis plusieurs jours il n'avait pas eu un instant de repos, son corps était universellement agité par des tressaillements et des soubresauts, l'incohérence des facultés intellectuelles était complète, le délire était extrême : c'était, en un mot, un spectacle douloureux et alarmant.

Il s'agissait d'instituer un traitement. Je me souvenais à merveille du temps où l'on avait recours, en face d'un cas pareil, aux purgatifs réitérés, aux applications de sangsues sur les régions temporales et aux vésicatoires à la nuque. Je me souvenais d'avoir vu bien des malades traités de cette façon par les praticiens les plus distingués, mais je me rappelais également les tristes résultats de cette thérapeutique. Dans les conditions auxquelles j'avais affaire, alors que les signes d'une hypérémie cérébrale étaient aussi évidents que possible, chacun eût rejeté bien loin et qualifié d'absurde l'idée d'administrer de l'opium ; cependant mon expérience antérieure me décida à cette médication, et, vu l'imminence du danger, j'en usai hardiment. A la potion ordinaire de huit onces renfermant quatre grains d'émetique je fis ajouter une drachme et demie (4^{gr},50) de laudanum. Le malade prit toutes les deux heures une once de cette mixture à partir de huit heures du soir ; on s'arrêta après la cinquième dose. Il y eut des sueurs abondantes, la peau devint plus fraîche, le délire était moins violent, mais il n'y eut pas de sommeil; à quatre heures du matin, le pouls était à 70, la respiration était tranquille. Je fis donner alors vingt gouttes de la solution de Battley, et, une heure et demie plus tard, j'en prescrivis encore vingt-cinq. Le malade avait donc pris, dans un espace de temps assez court, à peu près une drachme de laudanum (3 grammes), quarante-cinq gouttes de la liqueur de Battley, plus environ trois grains (18 centigrammes) de tartre stibié. Il était calme, mais il n'avait pas fermé les yeux; il avait encore parfois de la mussitation et quelques soubresauts; ses pupilles se resserraient de plus en plus; ses yeux, devenus ternes, avaient perdu presque toute expression, et lorsque je revins à huit heures du matin, il était complétement narcotisé, mais il n'avait pas dormi. Je crus d'abord que tout était perdu; pourtant, comme la respiration était naturelle et le pouls régulier, je me laissai aller à concevoir encore quelque espérance. A ce moment, les yeux s'éteignirent, les paupières s'abaissèrent petit à petit, la respiration devint lente et pro · fonde, et à huit heures et demie le malade dormait d'un sommeil tranquille qui dura neuf heures consécutives. Au réveil, la raison lui était revenue, il ne souffrait plus de la tête; et, après avoir bu un peu de tisane, il s'endormit de nouveau. Le lendemain matin, tous les symptômes du typhus avaient disparu jusqu'au dernier.

Les faits dont je vais maintenant vous entretenir prouvent que le tartre stibié peut être administré avec avantage à une époque de la maladie où on l'avait cru jusqu'ici inapplicable, et à des doses si considérables, qu'elles sont encore pour moi un sujet d'étonnement. Lorsque je commençais à me servir de l'émétique et de l'opium, je ne maniais pas le premier de ces agents avec la hardiesse que vous me voyez aujourd'hui; ce n'est que peu à peu, et en me fondant sur mon expérience, que j'en suis venu à adopter un procédé thérapeutique qui heurtait de front les idées généralement admises; c'est graduellement aussi, et après m'être assuré de son innocuité, que j'ai généralisé ma manière de voir au sujet de l'influence toute puissante du tartre stibié. Je dois ajouter, et c'est pour moi un tribut de reconnaissance, que j'ai été encouragé et aidé dans ces recherches par les travaux de Marryatt (de Bristol). Ces travaux ont été publiés pour la première fois en 1788, mais ils restèrent ignorés des médecins irlandais, je puis même dire des médecins anglais, jusqu'au moment où ils furent signalés dans le premier volume du *British and foreign medical Review* (p. 416). La con-

naissance de cette œuvre, dont je n'avais jamais ouï parler, la conviction qu'elle m'inspira au sujet de l'efficacité du tartre stibié employé à
hautes doses dans les périodes avancées du typhus malin, m'engagèrent
à accorder désormais plus de valeur à cet agent administré seul, sans
opium, et me déterminèrent à en user dorénavant avec plus de vigueur :
l'événement, vous le savez, a pleinement justifié ma résolution.

Il est peut-être des hommes qui prendront acte de ces paroles pour
me dénier toute initiative à ce sujet. Mais tous ceux qui ont suivi mon
service à l'hôpital, tous ceux qui ont pris la peine de lire mes leçons et
les divers mémoires que j'ai publiés sur cette question, reconnaîtront
aisément que je n'ai eu dans cette voie nouvelle d'autre guide que
l'analogie; mes premières recherches m'ont été inspirées par l'observation des effets de l'émétique et de l'opium dans le *delirium tremens*,
affection non décrite au temps de Marryatt. Quiconque a la moindre
notion de la méthode suivant laquelle on traite le typhus à Dublin, à
Londres et à Édimbourg, conviendra que personne, depuis le commencement de ce siècle, n'a employé le tartre stibié dans le typhus, à la
période pour laquelle je le recommande. Vous ne trouverez pas un
seul mot qui se rapporte à cette pratique dans l'œuvre remarquable de
Barker et de Cheyne, et cependant cette œuvre est riche en préceptes
thérapeutiques. Vainement vous fouillerez les travaux d'Armstrong,
de Smith, de Tweedie; vainement vous parcourrez les ouvrages de
Good, de Thomas, de Mackintosh ou l'*Encyclopédie de médecine pratique*, vos recherches resteront tout aussi stériles. Compulsez encore,
si cela ne vous suffit pas, le *Journal d'Édimbourg* et la *Revue médico-
chirurgicale* de Johnson, vous ne trouverez rien, absolument rien qui
puisse m'enlever la priorité, et cependant le traitement du typhus fever
est, dans tous ces travaux, l'objet de discussions approfondies.

Mais en voilà assez sur ce point; c'est perdre son temps que de
répondre à des hommes assez ignorants pour confondre la méthode
thérapeutique que je conseille, avec l'antique et vulgaire habitude qui
consiste à administrer le tartre stibié au commencement de toutes les
maladies fébriles, soit comme émétique, soit comme diaphorétique. Je
ne regrette qu'une chose, c'est de ne pas avoir appliqué cette méthode
plus tôt; car depuis que je l'ai adoptée, ma pratique a été beaucoup
plus heureuse, soit à l'hôpital, soit au dehors. Peu de temps avant que
M. Cookson tombât malade, j'ai eu la douleur de perdre des amis, des
parents, des clients, que j'eusse probablement sauvés en les traitant
par l'émétique; j'ai même vu mourir un de mes malades dans la semaine

qui précéda mon premier essai chez M. Cookson. Je vous signale ce fait, parce que c'est la preuve la plus convaincante que je n'avais jamais songé jusque-là à ce genre de traitement ; car si je l'avais connu, j'aurais été bien coupable de laisser périr mes malades, sans essayer de les sauver. Mais il est temps d'en venir aux faits eux-mêmes.

Nous avons eu tout dernièrement, à l'hôpital de Meath, un cas de typhus dont les progrès furent anxieusement suivis par les médecins et par les élèves ; chacun tomba d'accord que le malade eût succombé s'il avait été soumis au traitement ordinaire. Cet homme avait été confié à mes soins par M. Harnett, qui prit la peine de le voir deux fois par jour et par nuit, et qui nota avec soin la marche de la maladie.

Joseph Taylor, jeune homme robuste, âgé de vingt et un ans, entre à l'hôpital le 7 mai 1836. Il est sobre dans sa manière de vivre ; il raconte qu'il est malade depuis sept jours, et qu'il a éprouvé au début les frissons, de la céphalalgie, des douleurs lombaires, etc. Au moment de son entrée, il se plaignait de maux de tête, de tintements d'oreilles ; la face était colorée, les yeux étaient légèrement injectés, les sourcils froncés ; la peau, chaude et sèche, présentait une éruption discrète : le ventre était souple, il y avait de la constipation —*Habeat haustum rhei.*

Neuvième jour.—Le malade a bien dormi, cependant il a eu un peu de délire ; les bourdonnements d'oreilles continuent, la céphalalgie est plus forte, l'éruption plus abondante ; un peu de toux, quelques râles bronchiques dans les deux poumons ; ventre normal sous tous les rapports, selles régulières ; pouls à 100, vif et nettement dicrote ; langue brune, sèche, rude et chargée ; légère épistaxis il y a trois jours.

    ℞ Pilulæ hydrargyri... ... ... gr. iij.
       Pulveris ipecacuanhæ. .... gr. ß.
Misce. Fiat pilula quartis horis sumenda (1).

Applicentur hirudines duæ naribus, et repetatur applicatio hirudinum vespere, si opus sit.

Dixième jour. — Sommeil assez bon, écoulement de sang abondant

(1)   ℞ Pilules d'hydrargyre........... ... 0,18
           Poudre d'ipécacuanha 0,03
Mêlez. Pour une pilule qu'on répétera toutes les quatre heures.
La Pharmacopée de Londres donne aux pilules d'hydrargyre la composition suivante :
℞ Mercure.................... ... 2 gros = 8 grammes.
   Confection de roses rouges.. . ..... 3 gros = 12
   Réglisse en poudre .... 1 gros = 4
Broyez le mercure avec la confection jusqu'à extinction, puis ajoutez la réglisse, et

par les narines; douleur de tête moindre; visage rouge et brûlant, température du reste du corps au-dessous du chiffre normal; pieds très froids. Pouls à 112, dicrote et filiforme. La langue, très brune, est sèche et chargée; le malade éprouve de grandes difficultés pour la sortir de sa bouche.

Lotions chaudes sur les pieds, un vésicatoire à la région précordiale, deux aux jambes dans la journée.

℞ Misturæ camphoræ................ f. ℥ j.
Liquoris Hoffmanni .... f. ℥ j.

Misce. Fiat haustus quartis horis sumendus (1).

Onzième jour — Agitation très violente depuis la veille au soir; le malade a essayé plusieurs fois de sortir de son lit, mais lorsque l'infirmier lui parlait, il restait tranquille pour quelque temps. Il a déliré et grincé des dents toute la nuit; insomnie complète. Peu de temps avant la visite du matin, il a eu une attaque épileptiforme qui a duré dix minutes environ; il s'est beaucoup débattu et il a écumé. A notre arrivée, à neuf heures du matin, la figure est rouge, anxieuse, elle porte l'empreinte de la férocité; les yeux sont injectés et hagards, les pupilles normales; obscurcissement de la vue, sourcils contractés, respiration précipitée. Le malade change constamment de place dans son lit, il arrache le pansement de ses vésicatoires; il a la peau brûlante et aride, le ventre souple; il n'y a pas de tympanite, les intestins sont libres; il a la langue sèche et sale, il la sort à tout propos de sa bouche et la mord; il grince des dents. Le pouls est dicrote, très fréquent, petit et un peu dur.

℞ Antimonii tartarizati. .... gr. vj.
Aquæ..... . ... f. ℥ x.
Mucilaginis........ ....⎫
Sirupi papaveris albi ....⎭ ãã f. ℥ j.

Misce. Fiat mistura, sumat f. ℥ ß, omni semihora (2).

Trois heures de l'après-midi. — La moitié de la potion a été prise;

(1) ℞ Mixture camphrée... .... 24 grammes.
Liqueur d'Hoffmann 24
Mêlez.
(2) ℞ Tartre stibié. .... 36 centigrammes.
Eau...................... 240 grammes.
Mucilage.... ....⎫
Sirop de pavot blanc .... ⎭ ãã 24

Mêlez. Pour une potion dont on prendra une demi-once fluide (12 grammes) toutes les demi-heures. (Note du TRAD.)

la seconde dose a amené des nausées qui ne se sont pas reproduites.
Agitation toujours très grande ; le malade s'imagine qu'il a un os dans
la bouche, et il le mord sans relâche ; il a des sueurs abondantes depuis
qu'il a commencé à prendre sa potion.

M. Harnett ordonne une once de la mixture toutes les demi-heures.

Six heures du soir. — Il y a un peu de calme ; la potion a été prise
en entier, il n'y a pas eu de nausées. Le patient a encore mordu sa
langue et ses lèvres ; il continue à transpirer ; il a uriné abondamment
dans son lit. Pouls plein et mou.

> ℞ Antimonii tartarizati............... gr. iij.
> Aquæ.... .... f. ℥ v ß.
> Sirupi simplicis............. . ... f. ℥ ß.
>
> Misce. Fiat mistura cujus sumat f. ℥ ß omni semihora (1).

Onze heures du soir. — La potion a été prise tout entière et n'a pas
donné de nausées ; la figure est moins rouge, le délire persiste. Pouls
à 100, plein et mou.

> ℞ Antimonii tartarizati.... .... gr. iv.
> Mixturæ camphoræ......... ..... f. ℥ viij.
> Tincturæ opii................... f. ℨ j.
>
> Misce. Fiat mistura cujus capiat f. ℨ ß omni semihora (2).

Douzième jour. — Le délire et l'insomnie ont duré toute la nuit. Il y
a un peu de calme ce matin ; la face est moins rouge ; les yeux sont
encore agités et farouches, mais ils sont moins injectés ; les sourcils sont
contractés, les pupilles sont normales ; les réponses sont raisonnables.
Le pouls, régulier, à 80, a perdu le caractère dicrote. Constipation.
— *Habeat enema emolliens, et repetatur mistura.*
Une pinte de porter et du bouillon de poulet.

> (1)   ℞ Tartre stibié.......... .... 18 centigrammes.
> Eau .... · .... 132 grammes.
> Sirop simple 12
>
> Mêlez. Pour une potion dont on prendra une demi-once (12 grammes) toutes les
> demi-heures.
>
> (2)   ℞ Tartre stibié..... ... . 24 centigrammes.
> Mixture camphrée......... ..... 192 grammes.
> Teinture d'opium.... 3
>
> Mêlez. Pour une potion dont on prendra une demi-once toutes les demi-heures.

Trois heures après midi. — Après que la potion stibio-opiacée eut été prise en entier, on en revint à la potion stibiée simple; lorsqu'il eut pris deux doses de cette dernière, le malade s'endormit, et il dort encore en ce moment.

Huit heures du soir. — Il a continué à dormir; il s'éveille bien de temps en temps, mais il retombe aussitôt dans un sommeil profond. — *Omittatur tinctura opii.*

Treizième jour. — Il a dormi sans interruption durant toute la nuit; il est calme et tranquille, il cause raisonnablement; l'éruption a disparu; le pouls, à 84, est mou et régulier. — *Plus de médicament. Un verre de porter; alimentation légère.*

Ce malade avait pris plus de vingt grains (1ᵍʳ,20) d'émétique dans l'espace de trente heures, et il n'a eu qu'*une seule fois* des nausées.

Plusieurs points veulent ici être examinés. Et d'abord vous ne devez pas perdre de vue que ce malade était atteint d'une fièvre tachetée légitime, d'un typhus franc de la même forme que celui qui règne depuis plusieurs années dans la Grande-Bretagne et à Paris (1). Vous savez, messieurs, que dans cette ville on regarde comme le signe pathognomonique du typhus cette éruption spéciale dont les îlots, en forme de croissant, rappellent un peu ceux de la rougeole. Ce fait est important à noter, surtout eu égard à la grande quantité d'émétique qui a été administrée. Remarquez, en outre, que les symptômes de collapsus qui nous ont si fort alarmés, et qui exigeaient l'emploi immédiat des vésicatoires et des stimulants, ont paru au dixième jour de la maladie. C'est aussitôt après cet état de collapsus que nous vîmes survenir les phénomènes d'excitation cérébrale; mais, d'après la prostration qui les avait précédés, j'étais convaincu que tous les moyens déplétifs directs devaient être laissés de côté, sous peine de voir le malade tomber rapi-

___

(1) L'auteur a sans doute en vue le typhus qui a sévi à différentes reprises sur certains points de la France, à partir de 1814. Les plus importantes de ces épidémies ont été celle de la Salpêtrière en 1814 (Lapille et Pellerin); celle de Toulon en 1829 et en 1830 (Keraudren, Pellicot, Fleury); celle de Reims en 1839 et 1840 (Landouzy).

Lapille, *loc. cit.* — Pellerin, *Thèse inaug.* Paris, 1814. — Kéraudren, *Archives générales de médecine*, 1829. — Pellicot, *eodem loco*, 1830. — Fleury, *Mémoires de l'Académie de médecine*, III. — Landouzy, *Archives générales de médecine*, 1842.

J'ai négligé de signaler, en raison de leur date un peu plus reculée, les épidémies qui ont ravagé les frontières françaises à l'époque des guerres d'Espagne et de la

dement dans un affaissement mortel : c'est pour cela que je ne fis pas répéter les sangsues.

Le délire fut ici extrêmement violent; il nécessita la camisole, et un infirmier dut rester continuellement auprès du patient: les contorsions de la face, la férocité de la physionomie, les morsures de la langue et des lèvres révélaient avec une terrible évidence un état d'excitation, qui ne pouvait être combattu que par l'administration rapide et énergique de modificateurs puissants. La vésication de la région précordiale semblait ajouter encore à cette irritation, puisque le malade arrachait constamment son pansement; aussi je ne crus pas devoir faire appliquer un vésicatoire sur la tête; j'étais d'autant plus persuadé qu'il aggraverait la situation, que chez bon nombre d'individus cela suffit pour amener une sorte de *delirium traumaticum*. La fréquence et la vivacité du pouls, en même temps que la congestion évidente qui se faisait au cerveau, parlaient en faveur de l'emploi du tartre stibié, et rien dans l'état du tube digestif n'en contre-indiquait l'administration, même à doses répétées. Le résultat dépassa nos espérances; le délire disparut peu à peu, et le pouls, diminuant de fréquence, devint plein et mou, de bref et petit qu'il était d'abord. Une voie était ainsi préparée à l'opium, que je ne prescrivis que lorsque le malade eut pris douze grains d'émétique. Puis l'opium fut supprimé, et l'émétique acheva la guérison : il est permis de se demander si à lui seul il n'aurait pas réussi à ramener le sommeil.

Ces remarques ont pour but de rectifier une erreur au sujet de l'emploi du tartre stibié et de l'opium dans le délire de la fièvre; cette erreur, je le crains, s'est déjà propagée au loin, et je ne veux laisser échapper aucune occasion de la combattre : or, sachez-le bien, messieurs, le médecin ne doit prescrire l'opium que lorsqu'il a diminué ou fait disparaître les phénomènes de congestion encéphalique, soit au moyen d'évacuations suffisantes, soit au moyen de l'émétique. Aucun médecin ne peut être rendu responsable de l'abus que ses confrères peuvent faire des remèdes qu'il conseille; il m'est pénible pourtant d'avoir été mal compris, et depuis la publication de mes observations, j'en ai eu de lamentables preuves. Tout récemment encore j'étais mandé aux environs de Dublin pour voir un gentleman que son médecin avait traité, à ce qu'il disait, d'après ma méthode; hélas ! il convenait lui-même que son malade était tué par l'opium qui lui avait été imprudemment administré pendant son délire, malgré des signes évidents d'hy-

D'autres ont dit qu'après tout, la maladie de Taylor n'était pas si dangereuse, et que la guérison n'avait rien de remarquable. Pour toute réfutation d'une opinion aussi peu fondée, je me borne à renvoyer à l'observation même du fait ; cette histoire écrite est encore bien loin de la réalité, et ne donne point une idée exacte de l'état déplorable dans lequel était plongé ce malheureux, lorsque mon traitement fut mis en pratique : telle qu'elle est cependant, cette description convaincra tous ceux qui connaissent les symptômes et la marche du typhus, que le cas était désespéré. Eh quoi ! est-il vraiment possible qu'un médecin se soit rencontré qui, après avoir observé cinquante cas de typhus grave, ait été assez téméraire pour soutenir que le malade, en raison de sa jeunesse et de sa bonne santé antérieure, ne devait pas être regardé comme étant en danger? Avant d'émettre une telle assertion, a-t-il pris la peine de réfléchir? a-t-il songé que nous avons eu ici, au dixième jour d'une fièvre tachetée, un état de collapsus qu'il a fallu combattre par les vésicatoires et les stimulants? a-t-il remarqué que cette prostration fut suivie au onzième jour d'un délire violent, qu'il devint alors nécessaire de maintenir de force le malade dans son lit, et que bientôt après survinrent d'effroyables convulsions, qui durèrent plus de dix minutes, et qui avaient tous les caractères d'une attaque d'épilepsie?

Ce dernier symptôme est plus que suffisant à lui seul pour révéler un danger extrême. J'en appelle ici à ma propre expérience, à celle de tous les praticiens ; j'en appelle aux travaux de tous ceux qui ont écrit sur le typhus (1). Il y a dans Hippocrate quatre aphorismes qui signalent la gravité des convulsions dans les fièvres. Dans son livre du *Pronostic* le médecin grec fait connaître différentes causes qui, chez les enfants au-dessous de sept ans, peuvent amener des convulsions dans les fièvres, sans qu'il en résulte un danger imminent pour le malade ; mais il ajoute que chez les adultes, les convulsions ne peuvent survenir dans ces circonstances sans que τι τῶν σημείων προσγένηται τῶν ἰσχυροτάτων τε καὶ κακίστων. Il n'est pas possible d'exprimer en termes plus saisissants le danger de ce phénomène.

(1) Toute réserve faite des fièvres éruptives et du jeune âge, les sémiologistes sont unanimes pour reconnaître la gravité des convulsions dans les fièvres, surtout lorsqu'elles se joignent à d'autres symptômes nerveux, en particulier au délire, sans en diminuer ni l'intensité ni la durée.

Comparez : Sarcone, *Istoria ragionata dei mali osservati in Napoli, nel corso dell' anno 1764.* Napoli, 1764. — Double, *loc. cit.* — Landré-Beauvais, *Sémiotique* 3° édition. Paris, 1818. (Note du TRAD.)

Ceux qui ne craignent pas d'affirmer qu'une bonne santé antérieure ou une constitution robuste atténuent la sévérité des atteintes du typhus, font preuve d'ignorance, et voilà tout. Je n'ai jamais connu d'hommes plus forts et plus vigoureux que les docteurs Clarke junior et Duigenan ; tous deux étaient morts avant la fin du troisième jour.

Il est une autre objection que je ne saurais passer sous silence. Mes observations, a-t-on dit, prouvent tout simplement que la nature est capable de supporter bien des choses ; ce qui revient à dire que j'ai été très coupable de donner un mauvais exemple à mes confrères, et de les encourager à administrer des médicaments puissants, tels que l'émétique à hautes doses. Mais, avec tout le respect que je dois à mes adversaires, je prendrai la liberté de leur faire observer que dans les maladies aiguës qui menacent prochainement la vie, nous gagnons bien peu à attendre les secours de la nature. Ce qu'il faut alors, ce sont des agents puissants. N'oubliez pas, messieurs, que s'ils sont employés judicieusement, *ils n'ont pas d'autre effet que de combattre la maladie:* cette vérité ressort de tous les faits que je vous ai rapportés ; aucun de nos malades n'a souffert de son traitement. Le médecin qui prescrit un quart ou un demi-grain d'émétique, et qui fait répéter ce médicament jusqu'à ce que les phénomènes soient amendés, qui éloigne et diminue les doses à mesure qu'il voit disparaître les symptômes qu'il s'était proposé de combattre, ne peut être accusé, en bonne justice, de prodiguer cet agent d'une main trop libérale. Le donner à des doses insuffisantes pour influencer l'état morbide, serait aussi par trop plaisant. Ce qui doit servir de règle en posologie, ce n'est ni le poids, ni la mesure, ce sont les effets du remède ; si vous administrez à plusieurs reprises des doses modérées d'émétique, et que vous surveilliez attentivement l'action de chacune, votre devoir est rempli, la prudence la plus rigoureuse ne peut rien exiger de plus. Ces remarques sont également applicables à l'administration de l'opium.

Je veux maintenant vous entretenir d'un fait que je suis heureux de pouvoir vous exposer ici, parce qu'il a été suivi par sir P. Crampton, qui fut grandement surpris en constatant l'efficacité d'un traitement qu'il n'avait jamais vu appliquer jusque-là ; cet heureux résultat fut d'autant plus remarquable à ses yeux, qu'il regardait la situation du malade comme excessivement dangereuse. Ce fut aussi la première occasion qu'eut le docteur Campbell d'étudier cette méthode thérapeutique ; depuis lors, il a déclaré devant ses élèves qu'au moment où je l'avais conseillée, il désespérait complétement de la vie de notre malade.

M. C...., chirurgien, demeurant dans Fitzwilliam-square, autrefois élève du chirurgien général, est un jeune homme d'une constitution véritablement athlétique. Le 9 mai 1836, il eut le frisson initial du typhus; il fut soigné d'abord par M. Campbell, et lorsque je le vis moi-même le sixième jour de sa maladie, il avait une éruption abondante de taches morbilliformes. Au septième jour, nous n'avions encore vu apparaître aucun symptôme particulier; la céphalalgie, violente au début, avait cédé à l'application de quelques sangsues. Le matin du huitième jour, nous nous apercevions que le malade respirait parfois irrégulièrement, et qu'il faisait de fréquents soupirs : c'était cette forme de respiration qui indique souvent le trouble du système nerveux, et que j'ai maintes fois observée comme un signe précurseur de l'excitation encéphalique; aussi ai-je l'habitude, comme vous le savez, de la désigner sous le nom de respiration cérébrale.

Dans l'après-midi de ce huitième jour, nous eûmes le bonheur d'être assistés par sir P. Crampton. Il regardait le cas comme très grave; le pouls, au delà de 140, était extrêmement misérable; le malade, couché sur le dos, était couvert de taches. Dans l'espace de quelques heures, le ventre s'était tuméfié : signe très fâcheux en vérité, puisque le matin encore il était souple et déprimé, et que rien ne pouvait nous rendre compte du développement rapide et soudain de cette tympanite; il fallait donc y voir, ce qui n'est que trop souvent vrai, l'avant-coureur d'une dissolution prochaine. La langue était désséchée, la soif était vive. Nous décidâmes, dans notre consultation, d'administrer le chlorure de soude; puis sir Crampton fit connaître aux amis du malade toutes les craintes que lui inspirait son état. Il sortit alors de la maison. M. Campbell et moi nous nous préparions à le suivre, lorsque survinrent subitement des accidents nouveaux : le patient se précipita hors de son lit, et peu s'en fallut qu'il ne parvînt à sauter à travers une lucarne. Il était en proie à un délire des plus violents; mais cet état ne dura que quelques minutes, après quoi le délire devint beaucoup plus doux. Le malade cependant refusait obstinément de retourner a son lit, et nous fûmes obligés de le laisser marcher quelque temps en chemise : il était soutenu par deux aides, vu sa grande faiblesse. Ses yeux devinrent à ce moment saillants et farouches; il se mit à menacer d'une voix effrayante tous ceux qui l'entouraient; il était sur la limite de la folie furieuse. Rien ne put le décider à se remettre au lit, il ne voulut même pas consentir à recouvrir ses membres nus et glacés; assis sur une chaise, li était effrayant à voir; en même temps, le pouls, d'une faiblesse excessive, était presque innombrable.

Que faire alors? L'état de la circulation nous défendait d'attaquer l'excitation cérébrale par l'artériotomie, ou même par les saignées locales, car les derniers mots que sir Crampton avait dits en nous quittant étaient ceux-ci : « Il suffirait de quelques sangsues pour tuer le malade. » D'autre part, les vésicatoires seraient trop lents dans leur action, ils pourraient même aggraver les choses; et l'on ne pouvait songer aux affusions froides. En somme, le cas défiait toutes les ressources de l'art. Quant à l'émétique, j'étais d'abord peu disposé à le prescrire sous ma seule responsabilité dans des circonstances aussi désespérées, et alors que sir Crampton n'était plus avec nous. En fait, nous ne pensions pas, M. Campbell et moi, que M. C... pût survivre plus de douze heures. Cependant, comme je ne voyais en définitive aucun autre moyen de salut, et que j'étais déterminé à tenter à tout prix un suprême et dernier effort, je ne me crus pas le droit d'hésiter plus longtemps, et j'ordonnai une potion contenant une once (24 grammes) de sirop de pavot blanc, une once de mucilage, six onces (144 grammes) d'eau, et huit grains (48 centigrammes) de tartre stibié. Le malade devait prendre toutes les demi-heures une demi-once de cette mixture, et en continuer l'usage jusqu'à ce que l'excitation cérébrale fût manifestement modifiée.

La potion fut administrée par feu Ferguson de Kildare-street, qui m'avoua plus tard avoir été fort étonné d'un semblable traitement; du reste, il croyait à ce moment-là qu'aucune médication ne pouvait sauver M. C.... Les six premières doses produisirent quelques nausées, mais le vomissement n'eut lieu qu'à la septième cuillerée; la huitième fut suivie d'un vomissement abondant de liquides muqueux et bilieux. Après ce second vomissement, le malade consentit à rentrer dans son lit : il était évidemment plus tranquille; mais comme il était resté exposé à l'air sans vêtements pendant plusieurs heures, on eut beaucoup de peine à le réchauffer, et à redonner à ses membres leur température normale.

A dix heures du soir, constatant l'heureux effet du médicament, nous ordonnons de le continuer, mais seulement toutes les deux heures.

18 mai, neuvième jour de la maladie, huit heures du matin. — On a donné depuis la veille cinq autres cuillerées de la potion; pas de phénomènes gastriques depuis la huitième. Le malade, qui ne dormait

plus depuis plusieurs jours, a eu au commencement de la nuit quelques heures d'un sommeil paisible; mais il paraît plus excité ce matin, il menace encore parfois ceux qui l'entourent, et reste sourd aux paroles qu'on lui adresse. La potion sera continuée, mais on la donnera à une heure et demie d'intervalle.

Une heure après midi. — Depuis la veille au soir à six heures, M. C... a pris huit grains (48 centigrammes) d'émétique. J'ordonnai alors de lui faire prendre toutes les quatre heures une demi-once (16 grammes) d'une solution contenant, pour six onces d'eau pure, huit grains de tartre stibié. Le malade dormit une bonne partie du jour, et le médicament agit sur les intestins; il y eut d'abondantes selles liquides, composées de matières bilieuses jaunâtres. Vous verrez souvent l'émétique produire cet effet dans les périodes avancées du typhus, et c'est toujours un bon signe. Quoique M. C... fût bien plus calme qu'auparavant, on jugea prudent de faire rester dans sa chambre deux hommes robustes et résolus, prêts à assister la garde-malade en cas de besoin. Du reste, il eut encore un peu de délire; il ne voulait pas que certaines personnes, et j'étais de ce nombre, approchassent de son lit; il avait conçu pour nous une grande aversion.

Sept heures du soir. — Le mouvement fébrile est plus fort, l'excitation cérébrale est plus considérable; nous revenons au tartre stibié, mais on le donnera toutes les demi-heures jusqu'à ce que l'agitation ait cédé; après quoi on ne l'administrera que toutes les deux heures.

19 mai, dixième jour de la maladie, dix heures du matin. — M. C... a pris durant la nuit six cuillerées de sa potion. Trompant la vigilance de ses gardiens, il est sorti de son lit à l'aube du jour, mais il s'est borné à se promener tranquillement dans la maison, et lorsqu'on l'a appelé, il s'est remis immédiatement au lit. Après cela, il a bien dormi. Heureux de ce résultat, nous jugeâmes inutile de continuer l'usage de l'émétique; il en avait été donné douze grains en tout (72 centigrammes) Sous l'influence de cet agent, la fréquence du pouls diminua notablement; et ce qu'il y a de plus remarquable, c'est que pendant les deux jours que dura cette médication, le pouls ne fut pas seulement plus lent, il devint beaucoup plus mou et plus plein; la peau devenait en même temps humide et souple, le ventre était déprimé et mou, l'éruption avait sensiblement diminué. Cependant la fièvre durait toujours, il y avait encore de l'incohérence dans le langage, mais au moins le malade n'essayait plus de quitter son lit.

Au quatorzième jour la fièvre commença à diminuer; le pouls tomba, et la respiration, qui pendant les plus mauvais jours était à cinquante par minute, descendit à vingt-cinq. Cette amélioration ne se ralentit plus, et au dix-septième jour tout mouvement fébrile avait disparu ; le pouls était à 60.

Du dixième jour au début de la convalescence, le traitement consista simplement en un léger laxatif donné tous les deux jours ; une fois que le tartre stibié eut abattu l'excitation cérébrale, M. C... dormit presque continuellement jusqu'au moment où la fièvre tomba.

M. M..., âgé de quarante ans, est un homme d'une forte corpulence ; il a des habitudes très sédentaires ; atteint dernièrement d'un typhus grave, il a été énergiquement et très sagement soigné par le docteur Ireland. L'éruption morbilliforme s'était montrée au cinquième jour. Deux fortes saignées du bras avaient été faites, des sangsues avaient été appliquées à plusieurs reprises sur la région frontale, dans le but de diminuer la céphalalgie ; plusieurs purgatifs avaient été administrés. Au moment où l'éruption parut, l'agitation et la faiblesse du malade augmentèrent notablement, et il perdit le sommeil ; en peu de temps son état devint très alarmant, et au neuvième jour je fus appelé en consultation avec le docteur Ireland.

M. M... avait déliré pendant toute la nuit précédente, il était baigné de sueurs qui ajoutaient encore à sa faiblesse ; le pouls battait plus de 130 fois à la minute, la respiration était très fréquente ; la physionomie du malade révélait l'excitation à laquelle il était en proie : celle-ci, du reste, se traduisait par de l'agitation plutôt que par de la violence. La langue était sèche, le corps était couvert d'une éruption confluente de macules. Ici donc, malgré les moyens énergiques de déplétion générale et locale qu'on avait employés au début, nous avions affaire à des phénomènes non douteux d'excitation cérébrale, et cela à une période de la maladie où le mauvais état des forces vient ajouter aux difficultés de la situation, en apportant un obstacle considérable à l'emploi des évacuants directs. De plus, l'excessive corpulence du malade, le développement exagéré de son ventre, étaient des conditions on ne peut plus fâcheuses : chacun sait, en effet, que les gens replets échappent rarement à un typhus de mauvais caractère. Dans cette conjoncture je fis donner l'émétique à la dose de trois grains (0^{gr},18) par jour ; on en continua l'usage pendant quarante-huit heures, c'est-à-dire jusqu'au moment où l'agitation du système nerveux fit place à une tranquillité rassurante. Dans ce cas, le tartre stibié n'eut pas seulement pour effet d'abattre le délire et de ramener le sommeil, mais il produisit plusieurs selles très abondantes, et abaissa notablement la fréquence du pouls et de la respiration. Il est bon de noter également que les sueurs profuses diminuaient à mesure que le malade était influencé par les médicaments ; au bout de quelques heures, elles avaient entièrement cessé.

Il est évident pour moi que M. M... dut la vie à ce traitement. Quoiqu'il ait eu la fièvre encore pendant quelques jours, il ne courut plus aucun danger ; toutefois il fut pris au treizième jour d'un hoquet violent qui le tourmentait sans cesse : entre autres moyens employés pour combattre ce symptôme, c'est le vin de Bordeaux frappé qui me parut le plus efficace. La maladie de M. M. . était terminée au dix-neuvième jour.

Le docteur Ireland, dont l'expérience en pareille matière est très étendue, me témoigna toute la joie qu'il avait ressentie en constatant, dans un cas presque désespéré, les heureux résultats d'une médication qui était entièrement nouvelle pour lui.

Le fait suivant présente une démonstration tellement frappante de l'efficacité de mon traitement, que je crois devoir vous le rapporter aussi. La marche de la maladie fut suivie par plusieurs médecins, qui déclarèrent tous, et je partageais moi-même cette opinion, que rien ne pouvait sauver le patient. La guérison fut pour nous tous, sans aucune exagération, un sujet d'étonnement profond ; de plus, cette guérison inespérée résultait si évidemment de l'influence thérapeutique, que plusieurs praticiens, peu convaincus encore de l'utilité de l'émétique dans les stades avancés du typhus exanthématique, ne purent se refuser plus longtemps à la reconnaître, et n'hésitèrent pas à avouer que, dans leur intime conviction, aucune autre méthode n'eût pu amener une terminaison favorable. Le malade fut surveillé avec beaucoup de soin par M. Rooney, un de mes élèves les plus zélés ; il le visitait plusieurs fois pendant le jour et durant la nuit, et me rendait compte de l'effet des médicaments.

Edward Meylagh, paysan vigoureux et bien musclé, âgé de vingt-cinq ans, ressentait, le 23 mai 1836, les premières atteintes du typhus. Il entrait a l'hôpital de Meath le 1er juin, après l'heure de la visite. Il avait été énergiquement purgé à plusieurs reprises au moyen de pilules et de potions laxatives. Je le vis le 2 juin, à neuf heures du matin ; il

farouche prend parfois une expression remarquable de défiance et de férocité ; ses yeux sont brillants et un peu injectés ; la peau est sèche et chaude, mais les extrémités sont froides et livides. Le pouls, à 132, est petit et comprimé, il y a 42 respirations irrégulières par minute. Le ventre n'est ni tendu, ni sensible ; l'émission des urines et des matières fécales est involontaire ; la langue est sèche et brune au centre, humide et rouge sur les bords. Toute la surface du corps est couverte de taches. Je m'occupai immédiatement de faire réchauffer les membres de cet homme, et je prescrivis une potion composée de 8 onces d'eau, quatre grains d'émétique et 2 scrupules de laudanum, dont on devait lui faire prendre une demi-once toutes les heures (1).

Une heure après-midi. — Depuis midi le malade grince des dents, fronce les sourcils, tord ses lèvres et crache contre tous ceux qui approchent de son lit. Les mouvements rapides des paupières et le strabisme rendent encore plus féroce l'expression de sa physionomie. Il est devenu si agité, que la camisole de force n'a pu suffire à le maintenir, et qu'on a dû attacher ses jambes au pied de son lit. Les carotides battent avec violence ; dans son délire cet homme crie et rit alternativement ; pouls à 132, petit et filiforme. Comme la potion n'a produit aucun effet appréciable, on en double les doses.

Six heures du soir. — L'apparence est meilleure, la physionomie est moins sombre ; le langage est toujours incohérent, mais le délire est gai ; sueurs abondantes et chaudes ; pouls à 120, mou et dépressible, 36 respirations régulières. — Même prescription.

Neuf heures du soir. — Sommeil tranquille depuis six heures et demie ; les sueurs continuent. Le malade a rendu une grande quantité d'urine, il a maintenant les extrémités chaudes et humides, les pulsations des carotides sont moins fortes. Il a pris depuis le matin quatre grains et demi (0^{gr},27) de tartre stibié et vingt-trois gouttes de laudanum. On continua la mixture, non plus à intervalles fixes, mais en se guidant d'après les symptômes ; il n'y a eu ni nausées, ni selles.

Trois heures. — Sommeil assez bon pendant la nuit ; on a donné trois doses de potion. Vers cinq heures du matin le malade a commencé à s'agiter un peu, mais on lui a immédiatement fait prendre une dose

(1) ℞ Tartre stibié . . . . 0^{gr},24
          Laudanum . . . . 2^{gr},60
          Eau . . . .   192 grammes.

Mêlez. Pour une potion dont on prendra une demi-once (12 grammes) toutes les

double, après quoi il a dormi tranquillement jusqu'à neuf heures, c'est-à-dire jusqu'au moment de notre visite. Il a la langue rouge, sèche, rôtie, fendue à la pointe; il se plaint d'une soif vive et boit de l'eau froide en abondance; il a la peau chaude et humide, le pouls dicrote, à 96, 30 respirations régulières, et il serait disposé à dormir. Ses idées sont un peu confuses, cependant il répond avec justesse; il y a de la constipation, le ventre est tendu et légèrement tympanique. Cet homme a pris depuis la veille au soir deux grains et demi (0ᵍʳ,15) de tartre stibié et dix gouttes de laudanum. Je crus inutile d'insister plus longtemps sur ces médicaments, et je m'occupai de l'état des intestins : quelques lavements émollients en firent bonne et prompte justice; il y eut des évacuations alvines abondantes, et le ventre se détendit aussitôt. Le malade dormit paisiblement jusqu'au soir; à six heures, le pouls, mou et naturel, était à 90, la respiration à 30; la peau était chaude et moite, les taches avaient presque entièrement disparu.

7 juin. — Sommeil naturel. Le pouls, à 65, est mou, d'une bonne force; il a perdu le caractère dicrote. Les facultés intellectuelles reviennent rapidement; l'émission des urines et des matières fécales est rentrée sous le contrôle de la volonté; le ventre est souple et plat, la langue est nette et presque humide. En somme, la convalescence est établie.

Encore un exemple, ce sera le dernier. Un jeune homme de vingt ans avait été pris d'une rougeole irrégulière. L'éruption n'était pas bien sortie, et quoiqu'il eût été traité tout d'abord par le docteur O'Brien, qui est bien connu par ses excellents travaux sur les fièvres, il avait été de mal en pis, et M. O'Brien le regardait comme perdu, lorsqu'il me l'adressa le sixième jour. N'oubliez pas, messieurs, que M. O'Brien était, depuis trente années, médecin de l'hôpital des fiévreux de Carle-street.

Voici, du reste, quels étaient les symptômes qui lui avaient fait porter un pronostic aussi sévère. Pouls misérable et excessivement rapide; délire violent, insomnie complète; prostration considérable des forces, rendue évidente par le refroidissement de la peau, etc. Comme le sujet était jeune et la maladie récente, nous essayâmes d'une légère saignée du bras : une syncope survint avant qu'on eût pu tirer quelques onces de sang; nous fîmes mettre des sangsues sur la région frontale, mais elles ne produisirent aucun effet appréciable. Le lendemain, le malade était beaucoup plus mal; je proposai alors de lui donner à intervalles rapprochés de petites doses de tartre stibié. Il en prit deux grains (12 centigrammes) dans l'espace de dix heures; il eut à chaque dose des nausées ou des vomissements; il devint plus calme, et finalement il s'endormit. Au bout de vingt-quatre heures le danger était passé.

Le docteur O'Brien me témoigna sa reconnaissance dans les termes les plus vifs, et ne me laissa pas ignorer combien il avait été surpris de l'efficacité d'un traitement qu'il n'avait jamais vu mettre en pratique dans des circonstances semblables.

J'ai été mandé la semaine dernière, par M. M'Nalty de Britain-street, auprès d'un malade atteint de typhus exanthématique; le résultat du traitement n'a pas été moins heureux. Il en a été de même d'un autre cas très dangereux que j'ai traité conjointement avec M. Mulock.

Et maintenant, messieurs, je vous ai fait connaître en détail les résultats de mon expérience; j'ai la conscience de ne m'être pas un seul instant écarté de la vérité dans les descriptions que je vous ai présentées. Je n'ai rien avancé qui n'eût été également observé par des confrères dont la sagesse et le jugement sont bien connus du monde médical. Si mon traitement n'est pas utile, il m'a singulièrement trompé, puisqu'il a guéri mes malades. S'il n'est pas nouveau, il est pour le moins étrange que les médecins de Dublin, que le corps médical tout entier, l'aient ignoré comme moi.

Je n'ai pas besoin de vous dire que les proportions des deux puissants agents qui entrent dans la mixture doivent varier selon les indications de la maladie et selon l'âge du malade. Chez les jeunes sujets, l'opium doit être administré à plus faibles doses.

Depuis l'époque où j'ai proposé pour la première fois ce mode de traitement, il n'a pas cessé de me donner les résultats les plus satisfaisants, et je suis autorisé à croire que ceux qui y ont eu recours, soit dans ce pays-ci, soit de l'autre côté du canal (1), n'ont pas eu lieu de douter de son efficacité.

Dans un mémoire sur le typhus fever, le docteur Kilgour nous apprend que les expériences du docteur Dyce, à l'infirmerie d'Aberdeen, plaident éloquemment en faveur de cette médication. « Il y a quelques mois, dit-il, nous voyions surtout dominer les symptômes pulmonaires, puis sont venus les phénomènes d'irritation gastro-intestinale; enfin nous avons observé, mais à un moindre degré de fréquence, les accidents cérébraux que nous rencontrons encore aujourd'hui. Les complications pulmonaires ont été de beaucoup les plus funestes, on ne le sait que trop; quant aux complications du côté du cerveau, quoiqu'elles

(1) Le canal Saint-Georges.

LE TARTRE STIBIÉ A HAUTES DOSES DANS LE TYPHUS MALIN. 317

fussent très alarmantes et qu'elles exigeassent toujours l'emploi de la
camisole, elles étaient plus facilement modifiées par le traitement, lorsque du moins on avait pu les prévoir ou les combattre dès le début. Le
médicament que je recommande *exclusivement* dans les cas de ce genre
n'est pas compris dans votre liste : c'est le tartre stibié. *Administré
d'après la méthode du docteur Graves, il m'a donné les plus heureux résultats, et je mets en lui toute ma confiance.* » (*Edinburgh medical and
surgical Journal*, vol. LVI, p. 389.)

Dans le onzième volume du *Dublin medical Journal* vous trouverez
un travail intéressant du docteur Hudson (de Navan) sur « quelques
méthodes de traitement dans le typhus fever. » En parlant du tartre
stibié et de l'opium, l'auteur s'exprime ainsi : « Cette médication est
celle qui convient le mieux dans cette forme de *delirium tremens* dans
laquelle le malade, en proie à une vive agitation, cherche sans cesse à
sortir de son lit et à se promener dans sa chambre ; dans ces cas où tous
les muscles sont frémissants, où l'insomnie a rougi les yeux, où la langue
est sèche; où il existe, en un mot, une apparence d'excitation qui peut
en imposer au médecin, et l'engager à prescrire, bien à tort sans doute,
des sangsues aux tempes ou même l'artériotomie. Je pourrais, pour
démontrer l'efficacité de l'émétique et de l'opium, extraire de mon
livre de notes bien des observations probantes, mais ce serait étendre
outre mesure un travail déjà trop long. Je me bornerai donc à faire
observer que lorsqu'on emploie ce mode de traitement, il ne faut pas
perdre de vue les deux préceptes suivants : 1° Ne jamais le continuer
après qu'il a amené le sommeil ; 2° prescrire, une fois qu'on l'a cessé,
une certaine quantité de vin, des cordiaux et une alimentation convenable, réglée sur l'âge de la maladie et la faiblesse du sujet : je crois,
en effet, qu'on courrait grand risque de voir le malade succomber dans
la prostration, si l'on n'avait pas soin de le soutenir, dès qu'on a réussi
à lui rendre le sommeil. »

Je ne terminerai pas, messieurs, sans vous faire observer que je suis
loin de recommander l'émétique comme le spécifique du typhus ; je
l'emploie uniquement contre les accidents que je vous ai décrits. Le
médecin doit avoir à son service un nombre presque infini de traitements, afin de pouvoir faire face aux indications de chaque cas particulier; celui-là seul réussira qui, prenant la peine de suivre de très près
la marche de la maladie, pourra instituer au moment le plus opportun la médication la plus convenable. Les saignées, les sangsues, les
purgatifs, les mercuriaux, les absorbants, les acides, les stimulants, les

toniques, les vésicatoires, le chlorure de soude et bien d'autres agents
encore, peuvent, chacun à leur tour, trouver leur application dans les
différentes périodes ou dans les différentes formes du typhus. En résumé, le traitement du typhus sera toujours difficile, il sera *toujours
complexe*, mais il peut être heureux.

DIX-NEUVIÈME LEÇON.

L'EMPLOI DU VIN DANS LE TYPHUS FEVER. — LES SUITES DE LA MALADIE.

Doctrine de Stokes. — Opinion de l'auteur : l'affaiblissement de l'action du cœur dans les fièvres dépend de la prostration générale, et non pas du ramollissement de l'organe. — Indications du vin et de l'opium dans le typhus fever.

Suites de la maladie. — Délire tardif sans symptômes prémonitoires. — Emploi du tartre stibié uni au musc et à l'opium. — Développement d'affections secondaires. — Gonflement des jambes simulant la phlegmatia dolens et la phlébite. — Hémorrhagies intestinales.

MESSIEURS,

Je ne puis abandonner l'étude du traitement du typhus, sans appeler votre attention, d'une manière spéciale, sur les *phénomènes cardiaques en tant que critérium de l'administration du vin*. Dans le quinzième volume du *Dublin medical Journal*, vous trouverez sur cette question un mémoire remarquable de mon savant collègue, le docteur Stokes. A la suite de nombreuses observations, il est arrivé à cette conclusion, que certains phénomènes, dont je vais vous parler en détail, indiquent un *état de ramollissement* du cœur, et que leur présence réclame l'usage immédiat du vin et des stimulants. M. Stokes pense que dans le typhus, le pouls est un guide trompeur, et qu'il faut toujours prendre soin d'étudier directement l'impulsion et les bruits du cœur, si l'on veut manier la médication stimulante avec connaissance de cause; puis, il fait connaître les signes spéciaux qui permettent d'apprécier l'affaiblissement de l'organe central de la circulation. Je vais, au reste, vous exposer textuellement sa doctrine.

« Nous pouvons classer ainsi les phénomènes cardiaques que nous avons observés dans notre typhus fever :

» 1° Impulsion et bruits normaux ; l'action du cœur concorde avec le pouls.

» 2° Impulsion vigoureuse, bruits distincts, d'une force proportionnelle à l'impulsion, et absence du pouls depuis plusieurs jours.

» 3° Diminution des deux bruits ; absence ou diminution notable de l'impulsion (caractère fœtal).

» 4° Diminution du premier bruit ; absence ou diminution notable de l'impulsion.

» 5° Extinction complète du premier bruit, le second restant net.

» 6° Exagération du premier bruit, le second étant extrêmement faible.

» Les phénomènes qui ont été le plus fréquemment observés sont les suivants :

» 1° Faiblesse de l'impulsion.

» 2° Diminution du premier bruit, surtout dans les cavités gauches.

» En étudiant l'impulsion du cœur, nous sommes arrivé à quelques résultats inattendus. Dans beaucoup de cas où l'action du cœur fut étudiée avec soin durant tout le cours de la maladie, la diminution et le retour du premier bruit coïncidèrent parfaitement avec l'affaiblissement et le retour de l'impulsion. Jusqu'ici rien de mieux ; *mais dans quelques circonstances, à certaines périodes de la maladie, cet accord entre l'impulsion et le bruit n'existait plus.* Chez un malade, le bruit devint appréciable avant que l'impulsion eût repris son caractère normal. Chez un autre, l'impulsion fut distincte au onzième jour, et le second bruit était grandement exagéré. Dans un troisième cas, au huitième jour de la maladie, les bruits n'étaient point en rapport avec l'impulsion ; et au dixième jour, celle-ci persistait encore, mais le premier bruit avait disparu. Le lendemain, plus d'impulsions appréciables, et le premier bruit était faiblement perceptible. Dans un quatrième cas, au douzième jour, l'impulsion était plus faible que la veille, tandis que le premier bruit avait beaucoup plus de force. »

M. Stokes ajoute : « Dans l'état actuel de nos connaissances, il est difficile, pour ne pas dire impossible, de donner aucune explication satisfaisante de ces anomalies ; mais il est certain que sous l'influence de l'état typhoïde, le cœur a quelquefois une force suffisante pour produire une impulsion avec un bruit faible ou nul, tandis que dans d'autres cas le bruit est produit, quoique l'impulsion manque absolument.

Devons-nous invoquer, pour expliquer ces faits, une condition particulière de l'innervation cardiaque, ou bien une altération matérielle des fibres musculaires ou de leur tissu conjonctif ? Voilà ce qui reste à déterminer. » Et plus loin : « Pour moi, je ne doute pas que l'absence d'impulsion, la faiblesse ou la cessation du premier bruit ne soit due à un *ramollissement* du cœur. Voici mes preuves à l'appui de cette manière de voir.

» I. Le ramollissement du cœur existe dans le typhus fever, en tant qu'affection locale, sans que les muscles qui président aux mouvements volontaires participent à cet état.

» II. Dans la dernière épidémie, nous avons constaté ce ramollissement du cœur chez des sujets qui avaient présenté pendant leur vie les phénomènes que j'ai décrits.

» III. Les signes physiques montrent que l'affaiblissement fonctionnel est plus prononcé dans le ventricule gauche, et c'est précisément cette partie de l'organe que nous trouvons le plus souvent ramollie.

» IV. Laennec a établi que la tendance au ramollissement du cœur est directement proportionnelle à la sévérité des phénomènes putrides. Cette relation est également vraie, quant aux signes physiques que je viens d'indiquer.

» Le sixième jour est l'époque ordinaire de l'apparition de ces phénomènes, et ils cessent vers le quatorzième jour de la maladie. »

Pour M. Stokes, il est infiniment probable que ce ramollissement du cœur dépend de l'infiltration de son tissu musculaire par une sécrétion particulière. Cette sécrétion est identique, ou du moins très analogue à celle qui, au rapport du docteur Staberoh, a lieu à la surface de la muqueuse intestinale, dans les cas d'ulcération des follicules.

« Cette infiltration paraît apporter un obstacle considérable au fonctionnement du cœur ; mais la promptitude du retour à l'état normal démontre, d'un autre côté, que cette lésion n'altère pas les éléments anatomiques de l'organe.

» Enfin, dit M. Stokes, je désire appeler l'attention de mes lecteurs sur ce fait, que, dans la grande majorité des cas, l'usage du vin a été suivi des plus heureux résultats. Quant à la preuve de cette assertion, elle est dans les faits, et j'en appelle avec confiance à l'observation. *Je suis convaincu que la diminution de l'impulsion, la faiblesse ou l'absence du premier bruit du cœur, nous fournissent directement une indication nouvelle et importante pour l'emploi du vin dans le typhus fever.* »

Voici maintenant, messieurs, les conclusions auxquelles l'auteur est arrivé :

1° L'état du cœur dans le typhus doit être apprécié au moyen de la main et du stéthoscope, parce que le pouls est un guide infidèle.

2° Dans certains cas de typhus, on constate une diminution ou une absence complète de l'impulsion.

3° Dans ces cas-là nous pouvons observer l'affaiblissement ou même l'extinction totale du premier bruit.

4° Ces deux caractères peuvent exister avec un pouls distinct.

5° Bien que dans la plupart des cas l'affaiblissement porte à la fois sur l'impulsion et sur le premier bruit, cependant il peut se faire que l'impulsion persiste en l'absence du bruit, de même que celui-ci peut être entendu, alors qu'il n'y a plus d'impulsion appréciable.

6° Tous ces phénomènes sont plus prononcés dans le cœur gauche.

7° Lorsque l'impulsion, ou le premier bruit a été affaibli ou éteint, les conditions normales reparaissent d'abord dans les cavités droites.

8° Dans quelques cas les deux bruits sont également diminués

9° Chez un petit nombre de malades le premier bruit est exagéré.

10° Ces signes révèlent un état de faiblesse du cœur.

11° Ils peuvent survenir à une période très peu avancée de la maladie, et alors ils nous permettent de prévenir les symptômes de débilité générale.

12° L'existence de ces phénomènes dans un cas de typhus tacheté adynamique peut être considérée comme l'indice d'un ramollissement du cœur.

13° Ce ramollissement paraît être l'une des lésions locales du typhus.

14° La diminution ou l'absence de l'impulsion, l'affaiblissement proportionnel des deux bruits, ou l'exagération du second, nous donnent des indications directes et presque certaines pour l'usage du vin dans

nentérie (1). Loin de là, je crois que dans le typhus fever le cœur est
soumis à l'influence de la même cause qui affaiblit les muscles du mouvement volontaire, ceux de la vessie. et le sphincter de l'anus ; cette
cause c'est l'abattement général de la force nerveuse. Que M. Stokes
ait constaté le ramollissement du cœur chez des sujets morts du typhus.
je n'en doute pas un seul instant. mais j'attribue cette altération à la
putréfaction : chacun sait qu'elle marche avec une grande rapidité
lorsque la mort a été causée par une maladie maligne. Il serait en
vérité bien difficile de concevoir comment le cœur pouvait encore se
contracter dans un cas où il présentait une lésion telle que celle-ci :
« Les parois des cavités droites étaient plus molles qu'à l'état normal,
de sorte que le doigt pouvait les traverser sans éprouver une grande
résistance ; dans le cœur gauche le ramollissement était plus remarquable encore, puisque le poids seul du doigt était suffisant pour en
traverser les couches musculaires : le tissu se déchirait très aisément,
et la surface ainsi mise à nu ne présentait plus l'apparence humide de
l'état normal, elle était pour ainsi dire complètement sèche. Le septum
était également ramolli ; les cavités droites renfermaient une petite
quantité d'un sang noir et liquide. »

Ce qu'on ne saurait nier toutefois, c'est que dans bon nombre de cas
de typhus le cœur devient faible. et que cette faiblesse est révélée par
une diminution de l'impulsion. ou par un affaiblissement des bruits, ou
par une modification de leur éclat et de leur durée relative Et quoique
je n'aie jamais rencontré ces phénomènes sans observer en même temps
la faiblesse du système musculaire tout entier, et d'autres signes évidents de prostration. je n'en reconnais pas moins avec le docteur Stokes
que *la diminution de l'impulsion. la faiblesse ou l'absence du premier
bruit du cœur, nous fournissent directement une indication nouvelle et
importante pour l'emploi du vin dans le typhus fever :* j'ajoute même
que cette indication peut être d'un très grand secours, surtout pour le
médecin qui debute dans la carrière.

Mais il faut reconnaitre aussi avec le docteur Bell. le savant auteur
de l'édition américaine des *Leçons* de M. Stokes. que « si les indications
fournies par l'état du cœur pour l'emploi des stimulants sont d'une
haute importance, elles demandent. pour être utilisées, une certaine
expérience préalable : en conséquence, le praticien qui a besoin de

savoir s'il est opportun de continuer à faire prendre du vin à un malade atteint de typhus, fera bien de ne pas perdre de vue les préceptes suivants, qui ont été formulés par le docteur Armstrong :

« 1° Si la langue devient plus sèche, plus rôtie, le vin fait du mal ; si elle devient humide, il est utile.

» 2° Si le pouls devient plus fréquent, le vin fait du mal ; si la fréquence diminue, il est utile.

» 3° Si la peau devient chaude et aride, le vin fait du mal ; si elle présente une moiteur agréable, il est utile.

» 4° Si la respiration devient plus précipitée, le vin fait du mal ; si elle devient à la fois plus profonde et plus lente, il est utile.

» 5° Si l'agitation devient de plus en plus vive, le vin fait du mal ; si elle s'apaise peu à peu, il est utile. »

Il y a longtemps déjà que je m'efforce de faire comprendre aux élèves toute l'importance d'une étude attentive de cette période du typhus, dans laquelle le vin et l'opium sont parfois nos meilleurs médicaments ; il y a longtemps que je les exhorte à se bien pénétrer des symptômes qui en indiquent l'emploi. Au début de la maladie, nous pouvons déterminer avec un certain degré de certitude quel est le meilleur traitement à instituer ; mais un peu plus tard, les phénomènes sont plus complexes, les indications plus confuses, et la ligne de conduite est moins nettement dessinée. C'est alors que nous sommes obligés de nous confier au tact médical, fruit des méditations passées et de l'expérience acquise ; c'est alors que nous devons nous guider d'après l'appréciation exacte de l'état général du malade, bien plus que d'après la présence ou l'absence de quelque symptôme particulier. Dans le but de vous convaincre de la vérité de ce principe, je me bornerai à vous montrer que certains signes qui sont généralement regardés comme une contre-indication à l'emploi du vin et de l'opium, ne doivent cependant pas empêcher le médecin de recourir à cette médication, lorsque d'autres circonstances paraissent la réclamer impérieusement.

I. — Je me suis souvent très bien trouvé de prescrire le vin et l'opium *à une période avancée* du typhus, quoique la langue fût sèche, de la couleur du vieil acajou, ou revêtue d'un enduit brun jaunâtre, quoique le malade ne pût la sortir qu'avec peine à cause des fuliginosités qui couvraient les dents et les gencives. Avec cet état de la langue, le vin et le porter en petite quantité semblent *en général* être plus convenables que l'opium ; dans quelques cas cependant, celui-ci est indispensable.

Mais, messieurs, prenez-y garde, je n'entends point dire ici que cet aspect de la langue indique constamment ou même fréquemment l'emploi de cette médication ; au contraire, et j'insiste sur ce fait pour éviter tout malentendu, il vous arrivera souvent de rencontrer cet état de la langue et de la bouche à un moment où les sangsues et le traitement antiphlogistique seront nécessaires. Comprenez donc bien la portée de mon assertion : à une période avancée du typhus, vous pourrez observer sur la langue tous les caractères que je vous ai indiqués, et cependant vous ne devrez pas hésiter à donner le vin et l'opium, et à les donner hardiment, si l'état général du malade vous paraît le demander.

II. — Ces remarques sont également applicables à *la suffusion des yeux*. Ils peuvent être fatigués, plus ou moins injectés ; ils peuvent présenter cette singulière expression de vigilance qui, unie à une rougeur vive de la conjonctive, constitue ce qu'on appelle les yeux de furet, et cependant le vin et l'opium sont les seuls moyens de sauver la vie du malade. N'oubliez jamais que l'insomnie fait rougir les yeux, et que dans le typhus exanthématique cette rougeur est bien souvent analogue à celle qu'on observe dans la rougeole et dans la scarlatine : dans ces maladies elle n'est rien autre chose qu'une partie de l'érythème général, et ne contre-indique en aucune façon l'usage du vin et de l'opium, si d'autres conditions d'ailleurs en réclament l'emploi.

III. — La chaleur et la sécheresse de la peau ne sont point non plus une contre-indication formelle, surtout s'il existe en même temps une tendance au refroidissement des extrémités.

IV. — La fréquence ou l'absence du délire doit être prise en sérieuse considération lorsqu'il s'agit de prescrire du vin ou de l'opium. Je crois que ces médicaments ne doivent jamais être administrés lorsque le délire est *violent et continu*. Mais le malade peut délirer fréquemment, surtout la nuit ; il peut marmotter et se parler à lui-même ; il peut montrer du doigt des fantômes imaginaires ; il peut se croire environné de personnes ou d'objets qui n'ont aucune existence réelle ; il peut être agité et irritable ; il peut essayer à chaque instant de sortir de son lit pour se promener dans sa chambre ou s'asseoir auprès du feu, et malgré tout cela, il se peut faire que son état exige impérieusement l'emploi du vin et de l'opium. Si, en effet, nous étudions le malade de plus près, nous voyons que ses illusions ne sont pas tellement puissantes, que la raison ne puisse parfois les dissiper ; lorsque nous lui parlons à haute voix et avec solennité, les réponses sont bien quelque-

fois incohérentes, mais souvent elles sont d'une précision et d'une justesse remarquables, et quelques minutes s'écoulent avant que le délire
reparaisse. Cet état de l'intelligence est le plus souvent accompagné
d'une absence complète de sommeil, et beaucoup de ces malades sont
en proie à une profonde anxiété. Ainsi que l'a fait remarquer avec juste
raison le docteur Latham (*Medical Gazette*), ramener le sommeil est
ici une indication capitale, et elle ne peut être remplie qu'au moyen
du vin et des narcotiques. Chez quelques sujets l'aberration d'esprit est
à peine appréciable; ils ont tous les symptômes d'une violente excitation cérébrale, mais sans divagations et sans délire ; néanmoins ils
présentent des tressaillements et des soubresauts. Lorsqu'il essayent de
mouvoir leur langue, soit pour la tirer hors de la bouche, soit pour parler, elle est toute tremblante : aussi l'articulation des sons est entrecoupée et peu distincte; en même temps, par la nature de ses réponses,
le malade ressemble exactement à un individu affecté de *delirium tremens* (1). Ce groupe de phénomènes coïncide également avec une
insomnie absolue ; le vin et l'opium en constituent le meilleur traitement.

V.—Quelques médecins attachent une grande importance aux signes
fournis par la face, et croient pouvoir se laisser guider par eux. Chacun
sait, en effet, que la chaleur de la tête et de la face, la rougeur des joues,
les battements violents des carotides, contre-indiquent l'usage du vin
et de l'opium, mais dans les périodes avancées de la maladie, la figure
peut être bouffie comme les yeux, elle peut parfois être rouge et chaude,
et même alors il se peut que nous n'ayons d'autre ressource que le vin
et l'opium.

VI. — A toutes les périodes, la céphalalgie, lorsqu'elle est violente,
fournit une indication décisive. Le sommeil est impossible tant que la
douleur n'est pas amendée; nous devons en conséquence la combattre
par un traitement très actif, c'est-à-dire par les applications topiques,
les évacuations sanguines et les purgatifs. Quelquefois, cependant, ces
moyens échouent, et le médecin désorienté ne sait plus s'il doit insister
sur leur emploi. Dans les cas de ce genre, vous pouvez hardiment prescrire une certaine quantité d'opium; vous réussirez bien des fois ainsi
à ramener le sommeil, et vous aurez la satisfaction de voir votre malade se réveiller sans céphalalgie: toutefois, avant d'user du narcotique,

(1) C'est à l'occasion de ces formes particulières du typhus que j'ai découvert les
grands avantages du tartre stibié et de l'opium —Voyez la précédente leçon.

vous devez essayer d'un vésicatoire à la nuque. Plus tard, lorsque la maladie est plus avancée, il se peut qu'il y ait encore de la douleur ou plutôt de la pesanteur de tête; mais ce symptôme n'a aucun rapport avec la céphalalgie aiguë et pulsative dont je viens de vous parler, et il ne doit point être regardé comme un obstacle à l'emploi du vin et de l'opium.

VII.—L'état du pouls veut être pris en sérieuse considération. La fréquence n'est pas un caractère de premier ordre : j'ai vu le vin et l'opium rendre des services évidents dans les cas les plus divers, depuis ceux où il n'y avait que 70 pulsations par minute jusqu'à ceux où le pouls était à 130, et même au delà. Personne assurément ne doit songer aux stimulants, lorsque le pouls est fort, et surtout lorsqu'il est à la fois fort et dur; mais il en est tout autrement, lorsque, tout en ayant une certaine dureté, il est petit, frémissant, et plus dépressible que sa dureté ne le faisait supposer.

Telles sont les principales observations que j'ai faites sur les phénomènes et les symptômes particuliers, que l'on croit devoir prendre pour guides dans cette importante question. S'ils sont bien pénétrés de la valeur de ces remarques, les élèves seront en garde contre les erreurs, dans lesquelles ne manquerait pas de les entraîner une pratique dogmatiquement déduite de l'observation d'un symptôme unique; ils sauront aussi qu'ils doivent avant tout tenir compte de la marche antérieure de la maladie, et de l'état général du malade. Il est sans doute inutile d'ajouter que si le médecin a le moindre doute sur l'opportunité du vin et de l'opium, il n'est autorisé à tenter l'emploi de ces médicaments qu'à la condition d'en surveiller lui-même les effets.

Permettez-moi maintenant, messieurs, d'étudier avec vous quelques-unes des suites (*sequelæ*) du typhus fever. Je signalerai tout d'abord à votre attention le délire subit et violent qui succède au typhus exanthématique. Je ne sais si aucun auteur a étudié cette question avec tous les détails qu'elle comporte; mais ce qui est certain, c'est qu'un délire d'un caractère violent et dangereux saisit parfois des malades qui paraissaient avoir traversé avec bonheur les différentes périodes du typhus tacheté.

Il y a longtemps déjà, j'ai publié l'histoire d'un élève du collége de la Trinité, qui fut ainsi atteint au dix-huitième jour, alors qu'il semblait avoir vaillamment subi sa crise, alors que le pouls était tombé à 60, et que tous les phénomènes morbides avaient disparu : depuis lors j'ai

rencontré un si grand nombre de cas analogues, que je crois devoir
vous faire part de ce qu'une expérience ultérieure m'a appris, touchant
l'histoire et le traitement de cette singulière espèce de délire. D'après
la nature des agents thérapeutiques qui réussissent le mieux contre
cette affection, il est évident qu'elle n'a que peu ou point de rapport avec
ce délire qui, au début du typhus, résulte si souvent de la congestion ou
de l'inflammation du cerveau ; mais elle se rapproche bien davantage du
delirium tremens, du *delirium traumaticum* et de la *manie puerpérale aiguë.*
Chacune de ces diverses formes d'aberration mentale se développe sous
l'influence d'une cause appréciable, qui exerce une action funeste sur le
système nerveux : eh bien ! pour la variété de délire dont je m'occupe
en ce moment, on peut penser que le typhus antérieur possède le même
mode d'action. Rien n'autorise en effet à dénier à cette maladie la puissance pathogénique qu'on accorde à l'acte de la parturition, aux plaies,
aux fractures et à l'abus prolongé des liqueurs alcooliques ; car aucun
typhus grave n'accomplit son évolution, sans toucher profondément le
système nerveux. Les faits que je vais vous rapporter doivent rendre le praticien extrêmement réservé dans son pronostic ; ils doivent en outre lui
montrer combien il est dangereux de se prononcer à la légère sur la
guérison d'un malade atteint de typhus, puisque même après une crise,
qui a lieu en temps opportun, qui, selon toute apparence, est favorable
et complète, le délire peut survenir subitement et ramener avec lui un
péril imminent. Que pensera-t-on alors du médecin, s'il a déjà pris
congé de son malade en annonçant que ses visites ne sont désormais
plus nécessaires ?

Il y a quatre ans je donnais des soins avec feu M. King à un malade qui demeurait dans Grafton-street. Il avait un typhus de forme
commune, aucun accident n'avait nécessité un traitement énergique,
il y avait eu des taches, à la vérité, mais le malade était jeune, et il
avait aisément traversé les diverses phases de sa maladie. Au seizième
jour le pouls était tombé à 60, tout danger semblait définitivement
passé : la peau était moite, les yeux étaient nets ; il n'y avait ni soif, ni
douleur dans la tête, rien enfin qui pût faire soupçonner une détermination cérébrale. Le dix-septième jour au matin tout annonçait une
guérison rapide. Je dois vous faire observer cependant qu'ici, comme
dans les autres faits analogues que j'ai observés, il y avait une légère
excitation nerveuse qui se traduisait par une tendance à l'insomnie, ce

put reposer ; il commença à s'agiter, à divaguer, et le lendemain matin M. King constatait avec effroi qu'il était en proie à un violent délire. Le pouls était toujours lent, ne dépassant pas 60, mais la peau était froide, la prostration évidente ; il n'y avait pas eu un seul instant de sommeil durant la nuit. Le traitement fut institué et suivi avec le plus grand soin, mais il fut très difficile ; ce ne fut que grâce à des fomentations sur les membres, à une alimentation convenable, à l'emploi réitéré du vin et des gouttes noires, que nous parvînmes à sauver la vie du malade.

Un élève de Meath Hospital nous présenta un fait semblable, bien digne du plus vif intérêt. Ce jeune homme fut atteint par l'épidémie, et comme beaucoup d'autres, il eut des taches au cinquième jour. Cependant sa maladie ne fut marquée par aucune affection prédominante, par aucun phénomène anormal ; elle n'offrit aucun symptôme qui fût assez sévère pour obliger à une médication très active. Au début il y eut quelques signes d'excitation nerveuse, mais cet état ne pouvait étonner chez un malade qui poursuivait depuis longtemps et avec vigueur des études sérieuses.

Ce jeune homme eut de très bonne heure quelques tressaillements et des soubresauts de tendons ; mais les autres symptômes étaient peu prononcés, et grâce à un traitement attentif et aux soins bienveillants de ses camarades tout alla pour le mieux, et au seizième jour le danger semblait conjuré. Le lendemain, à ma visite du matin, je trouvai notre malade dans d'excellentes conditions : le pouls était à 60, la langue humide ; la température de la peau était normale, l'œil était net ; il n'y avait en un mot aucun phénomène morbide, si ce n'est un léger état nerveux. Pour combattre cette disposition, nous décidâmes, feu le docteur M'Dowel et moi, de faire donner chaque soir un lavement contenant vingt-cinq gouttes de teinture d'opium ; malheureusement on l'oublia une ou deux fois. La maladie entra néanmoins en résolu-tion, mais ce fut pendant une période d'insomnie et d'agitation. Je revoyais le malade le dix-huitième jour au matin ; il avait un peu d'in-quiétude, quelque brusquerie dans les manières, et les frémissements musculaires étaient un peu plus prononcés. J'écrivis à M. M'Dowel, et je le suppliai de veiller à ce qu'on donnât chaque nuit le lavement opiacé. Mais avant la fin du jour les choses avaient changé de face :

d'influence sur lui pour lui faire prendre les médicaments, ce que nul n'avait pu obtenir. Les opiacés furent essayés d'abord ; mais comme ils échouèrent, nous en vinmes au tartre stibié à hautes doses et à l'extrait de belladone : dans l'espace de vingt-quatre heures, ce jeune homme prit cinq ou six grains (30 à 36 centigrammes) de cet extrait. Le tartre émétique fut alors suspendu et remplacé par les gouttes noires; cette fois-ci le succès fut complet. Après un nouvel accès de délire violent qui dura trente-huit ou quarante heures, le malade tomba dans un profond sommeil; au réveil, il se sentait dispos, et jouissait de toute sa raison. Nous jugeâmes utile cependant de continuer les narcotiques pendant quelques nuits, jusqu'à ce que la convalescence fût assez bien établie pour éloigner toute crainte de rechute.

Dans ces deux cas, messieurs, des symptômes cérébraux soudainement développés et du plus alarmant caractère, viennent saisir le malade pendant le décours du typhus, au moment même où l'on songeait à la convalescence. La fièvre s'apaise, mais il reste de l'excitation nerveuse et de l'insomnie, circonstances que l'on regarde depuis longtemps comme les signes d'une crise imparfaite. Remarquez, en outre, la chose en vaut la peine, que si le médecin ne connaît pas parfaitement cette affection, s'il n'est pas complétement édifié sur sa nature, il est exposé à l'erreur la plus grave : il peut être tenté de regarder cette excitation comme un signe d'inflammation, et de déployer contre elle tout l'appareil du traitement antiphlogistique Et en fait, dans le premier cas que je vous ai rapporté, les accidents étaient si violents, que je proposai des sangsues; mais M. M'Dowel ne crut pas devoir les faire appliquer, et peut-être a-t-il sagement agi.

Je ne veux point dire cependant que la médication antiphlogistique n'est jamais indiquée dans le délire tardif du typhus exanthématique, ou dans le délire consécutif qui apparaît après que le pouls est revenu à sa moyenne normale, après que la soif a disparu, et que la peau a repris sa fraîcheur. Une affirmation absolue pourrait entraîner, dans quelques circonstances, à une thérapeutique peu judicieuse ou même dangereuse; car vous pouvez rencontrer des cas qui exigent impérieusement l'emploi des antiphlogistiques locaux. Mon but, en ce moment, est de vous montrer que le traitement usité dans les accidents de ce genre, ne peut pas être érigé en méthode générale, et qu'il faut admettre des exceptions, de nombreuses exceptions. Dans cette variété de délire qui nous occupe, il faut faire constamment des fomentations sur les pieds et sur les jambes ; il faut pratiquer sur la tête des lotions chaudes d'eau et de vinaigre, tenir le ventre libre au moyen d'injections anales, et donner l'opium soit par la bouche, soit *en lavement*. S'il y a de la chaleur au cuir chevelu, si les artères temporales sont turgides, on peut employer les sangsues ; dans toute autre circonstance elles sont nuisibles. S'il y a du collapsus, le vin peut être utile ; *les vésicatoires à la nuque paraissent augmenter le délire*. Dans le cas où les sangsues sont indiquées, leur efficacité est grandement augmentée par l'administration de l'émétique uni à l'opium, pourvu toutefois qu'il n'y ait pas de diarrhée, ni aucun autre signe d'irritation gastro-intestinale.

Le fait suivant est encore plus remarquable que les précédents, en ce sens que le délire survint soudainement, sans aucun symptôme prémonitoire, et plusieurs jours après que la fièvre avait complétement cessé ; de plus, il n'y avait pas eu d'insomnie antérieure qui pût faire prévoir cette fâcheuse complication.

M.... était soigné par le docteur Brereton d'un typhus normal qui avait débuté le 27 janvier 1835. C'était un jeune homme sobre, actif, et d'une excellente constitution. Peu de temps après l'invasion de la maladie, il eut quelques symptômes bronchiques, puis l'éruption parut à l'époque ordinaire. Tout marcha très bien ; au quatorzième jour, il y avait déjà un mieux notable, et je crus pouvoir cesser mes visites : il y avait alors sept jours que j'avais été appelé auprès du malade. Comme il était d'une constitution vigoureuse, ses amis n'étaient pas disposés à permettre aucune erreur de régime, et je ne prévoyais aucune rechute, parce qu'il n'y avait pas eu d'affection sérieuse vers le cerveau, ni vers la poitrine, ni vers les intestins. Lorsque je quittai M...., il avait toute sa raison ; il était gai et dispos, sans douleur de tête, sans rougeur de la face ; le pouls battait environ 60 fois par minute ; la peau était fraîche, la langue nette ; la soif avait disparu, l'appétit commençait à se faire sentir. Tout cela, vous en conviendrez, était fort rassurant, et rien ne pouvait faire soupçonner un danger prochain. Et pourtant le lendemain, dix-huitième jour de la maladie, j'étais mandé en toute hâte : M.... avait subitement été pris d'un délire violent qui avait duré toute la nuit ; cet accident était d'autant plus surprenant, qu'il n'existait aucun autre signe de réversion. Le malade ne fut sauvé qu'à grand'peine, car le délire persista pendant plusieurs jours ; il céda enfin à des doses considérables de tartre stibié, uni au musc et à l'opium.

Il est dans l'histoire du typhus fever un fait que ne doivent jamais perdre de vue ceux qui s'occupent de le traiter : c'est la production d'accidents imprévus, ou l'invasion inopinée d'une maladie nouvelle. Il faut être prévenu de la possibilité de ces complications, il faut savoir qu'elles amènent une perturbation profonde dans l'état du malade, et qu'elles sont une cause de périls alarmants. Vainement le typhus paraît être dans son déclin, vainement une crise favorable a eu lieu, vous n'êtes point autorisés pour cela à bannir toute inquiétude, et à vous relâcher de votre vigilance, car la crise peut se faire, car la convalescence peut s'établir, et le malade n'est point encore à l'abri du danger : il peut avoir une rechute; il peut être abattu de nouveau par une maladie non moins dangereuse que la première; il peut enfin mourir subitement dans l'espace de quelques minutes. Les fonctions du cerveau et du cœur peuvent être soudainement enrayées, et la mort survient inopinément : il arrive souvent, par exemple, qu'un convalescent tombe en syncope pour être resté trop longtemps debout, et si l'on ne vient promptement à son secours, la vie ne tarde pas à s'éteindre.

L'état de faiblesse qui succède aux maladies aiguës et épuisantes, surtout lorsque le sujet est disposé aux syncopes, doit être surveillé avec le plus grand soin. Pendant l'épidémie de 1826, il y eut cinq ou six décès dans des circonstances analogues; des convalescents furent frappés de mort pour s'être levés imprudemment, ou pour s'être promenés trop longtemps dans leur chambre, ou pour avoir essayé d'atteindre seuls leur vase de nuit (1). Bien d'autres causes encore sont capables d'amener, dans l'état des convalescents du typhus, un changement aussi rapide que dangereux. Au nombre des plus puissantes sont les écarts de régime; ils peuvent causer une rechute grave, accompagnée de phénomènes d'inflammation gastro-intestinale, et la mort survient quelquefois en quarante-huit heures.

J'ai maintenant à vous parler d'une affection très importante qui attaque les convalescents du typhus, et qui marche avec une intensité et une rapidité remarquables. Je ne sache pas qu'elle ait été signalée par les auteurs; ce qui s'en rapproche le plus, c'est la description que nous a faite un médecin de Glasgow de l'enflure des jambes qui survient après le typhus. Déjà M. Stokes et moi avons fait connaître le gonflement des jambes, que nous avons observé dans l'épidémie de 1826; mais je n'ai rencontré que plus récemment la fatale complication dont je vais vous entretenir.

Au commencement de la session actuelle, une belle jeune femme, âgée de vingt-quatre ans, jusque-là bien portante et robuste, entrait

(1) Voyez la note relative à l'*anémie cérébrale*, p. 217.

dans notre service de fiévreux. C'était le 26 septembre ; elle était malade depuis huit jours, et présentait surtout des symptômes gastriques et cérébraux. Des sangsues furent appliquées à l'épigastre et à la tête ; je prescrivis des boissons froides et des pilules bleues, avec la poudre de James. Sous l'influence de ce traitement et d'autres remèdes appropriés, la maladie s'amenda. Le 1er octobre, les phénomènes cérébraux et gastriques avaient disparu, il ne restait qu'un léger mouvement fébrile.

Le lendemain, cette femme était prise de frissons et d'horripilations, d'une douleur vive dans le sein gauche, d'engourdissement et de paralysie du bras du même côté. Des sangsues produisirent quelque soulagement ; mais la nuit fut sans sommeil. Le jour suivant, nous voyions une plaque rouge oblongue partie du mamelon, se diriger vers la clavicule ; la douleur était vive, le moindre attouchement intolérable. Nouvelle application de sangsues sur la poitrine, fomentations continuelles. Le 4 octobre, l'érysipèle était complétement développé, mais la douleur était plus cruelle encore. Cette malheureuse femme poussait des cris dès qu'on la touchait, et ne pouvait supporter le poids de ses vêtements ou de sa couverture. A l'examen du thorax, nous ne constations ni tumeur ni dureté, la chaleur et la tension n'étaient même pas très marquées ; à l'exception d'une légère rougeur érysipélateuse et d'une douleur qui ne le cédait en rien à celle du tic douloureux, il n'existait aucun signe de lésion locale. Le bras gauche était toujours engourdi et impuissant.

Mais le mouvement fébrile s'était exaspéré, la langue était sale, le pouls fréquent, le sommeil était perdu. La malade accusait en même temps une douleur sourde dans le mollet droit ; cette douleur augmentait par la pression et par les mouvements ; il n'y avait cependant ni chaleur, ni gonflement, ni induration appréciables. Le 5, on nous dit que cette femme n'a pas dormi de la nuit, bien qu'elle ait pris la veille de l'extrait aqueux d'opium a hautes doses ; la rougeur érysipélateuse atteint presque la clavicule ; les parties affectées sont le siège d'un gonflement considérable. Le 6 octobre, il y a eu un peu de sommeil ; l'érysipèle a encore marché ; il présente çà et là quelques vésicules. La malade se plaint de nouveau de crampes dans la jambe droite ; une pression profonde y développe en effet une vive douleur, mais il n'y a aucun symptôme extérieur. L'affaiblissement va croissant, il y a un peu de diarrhée ; je prescris, pour combattre ces accidents, des lavements de sulfate de quinine et de laudanum. Dans la nuit suivante cette femme était prise d'une douleur violente dans la jambe, la sensibilité au toucher était extrêmement vive; mais, comme auparavant, il n'y avait ni chaleur, ni rougeur, ni tumeur. L'érysipèle de la poitrine avait pâli et ne s'étendait plus. Les lavements furent continués; on fit des frictions sur les parties douloureuses avec l'onguent mercuriel et l'extrait de belladone; on mit la malade à l'usage du vin.

Elle passa une nuit très mauvaise à cause de la douleur qu'elle ressentait dans la jambe; elle se plaignait aussi d'avoir à de courts intervalles des frissons suivis de sueurs. Elle nous dit alors qu'elle avait éprouvé depuis deux ou trois jours des tremblements fréquents dans le membre affecté; l'un de ces accès de tremblement eut lieu dans la nuit du 8 octobre, et après avoir duré trois ou quatre heures, il fut suivi d'une transpiration générale fort abondante. Tous ces phénomènes étaient plus prononcés encore le jour suivant; il en était de même du mouvement fébrile, de la soif et de la faiblesse; la douleur persistait dans la jambe avec une inaltérable violence. Du reste, notez le fait, il n'y avait même alors ni rougeur érysipélateuse, ni pâleur du membre, à peine pouvait-on constater un léger gonflement.

Le 9 au matin, nous apprenions que la malade, en proie à une vive agitation, n'avait cessé de crier pendant toute la nuit; elle avait vomi trois ou quatre fois, s'était plainte d'une grande douleur dans l'abdomen, et avait été prise d'un frisson violent qui avait duré depuis une heure jusqu'à six heures du matin; il y avait eu à la suite une sueur profuse. La jambe droite était aussi douloureuse que par le passé, elle était quelque peu enflée; les veines en étaient plus visibles qu'à l'état normal, mais les téguments n'étaient point décolorés. Les mouvements étaient devenus douloureux dans les deux bras, la jambe gauche était sensible à la pression. Sous le coup de ces phénomènes bizarres, la malade s'éteignit rapidement, et mourut à trois heures de l'après-midi.

A l'autopsie, nous avons trouvé du pus sous les téguments du sein gauche, mais la glande elle-même était saine. Il n'y avait aucune trace de péritonite, aucune altération des viscères abdominaux. La jambe droite était infiltrée; les veines en étaient perméables et élastiques, mais leur tunique interne présentait une teinte rosée (1).

(1) Les détails nécroscopiques sont évidemment insuffisants. La jambe droite était infiltrée, de quoi? demanderai-je à mon tour. Les veines étaient perméables et élastiques : jusqu'à quelle hauteur ont-elles été examinées? ne pouvait-il pas y avoir une oblitération de l'iliaque? En somme, je ne puis voir dans cette observation autre chose

Nous avons eu affaire ici, messieurs, à un cortége symptomatique formidable : ces phénomènes se sont développés sans cause appréciable ; ils ont présenté dans leur évolution fatale une terrifiante rapidité, ils ont défié tous les moyens qui ont été dirigés contre eux. D'après tous nos renseignements, cette jeune femme était d'une constitution saine et robuste, elle avait été très bien traitée de son typhus, et paraissait désormais à l'abri de tout accident fâcheux, de toute complication capable de troubler sa convalescence; et cependant c'est précisément alors qu'elle est prise d'une fièvre d'un type nouveau, avec lésions locales du sein et des extrémités. Cette fièvre présente dans ses manifestations les plus étranges anomalies, elle suit une marche aussi prompte que funeste. C'est d'abord un érysipèle de la mamelle gauche avec douleur et impuissance du bras correspondant; bientôt c'est une douleur exquise dans la jambe droite; peu après, la jambe gauche et le bras droit sont pris à leur tour ; bref, les quatre membres sont plus ou moins profondément atteints.

Et maintenant, messieurs, quel nom donnerons-nous à cette affection? Était-ce une phlébite, un érysipèle ou une *phlegmatia dolens?* La lésion du sein avait bien quelque analogie avec un érysipèle, mais elle en différait par la cruauté de la douleur, et déjà je vous ai fait remarquer que les jambes et les bras ne présentaient ni rougeur, ni décoloration. D'autre part, les résultats de l'autopsie ne nous autorisent point, ce me semble, à admettre l'existence d'une phlébite franche; il n'y avait pas de pus dans les veines, et cependant l'affection avait été tellement aigue, que nous pouvions nous attendre à en rencontrer; de plus, il n'y avait ni épaississement, ni induration des vaisseaux : les parois avaient conservé toute leur élasticité, et, sauf une teinte rosée, elles étaient parfaitement saines. Si nous tenons compte des antécédents de cette femme, je crois que nous ne pouvons point reconnaître une phlébite légitime à des caractères aussi peu accusés ; nous ne pouvons pas davantage rapporter à l'inflammation des veines l'ensemble des symptômes qui ont fait périr la malade.

L'état morbide que je cherche à caractériser ici ressemblait en plusieurs points à la *phlegmatia dolens;* mais les phénomènes qui se pas-

---

qu'un érysipèle phlegmoneux de la région mammaire gauche, et un œdème douloureux de la jambe droite, dû, selon toute probabilité, à un arrêt de la circulation veineuse. En tous cas, les renseignements précédents ne permettent pas de juger la question, et n'autorisent point l'auteur à nier l'existence d'une affection du système veineux.

sèrent dans la mamelle, la diffusion plus générale des accidents, et l'absence de la décoloration spéciale qui appartient à cette dernière maladie, établissent entre ces deux affections une séparation bien tranchée. Je croirais volontiers que nous avons eu affaire chez cette femme à une intoxication par poison morbide. Cet empoisonnement s'est manifesté d'abord par une inflammation lente et comme cachectique de la peau et du tissu cellulaire sous-cutané; puis la phlegmasie a gagné peu à peu les parties profondes, suivant l'ordre de leur impressionnabilité. Il y eut dès le début une sensibilité exagérée des nerfs musculaires et cutanés, et précisément les cordons nerveux parurent avoir été primitivement affectés. L'impuissance des membres fut encore un phénomène très remarquable. Dans tous les cas où il existe une lésion grave et douloureuse des nerfs, on constate en même temps la perte plus ou moins complète des mouvements; mais d'après ce que j'ai observé, il existe une notable différence entre les troubles moteurs qui proviennent d'une affection douloureuse des gros troncs nerveux, et ceux qui reconnaissent pour cause une lésion des fibrilles terminales des nerfs; dans ce dernier cas, la paralysie est toujours plus marquée, et la *phlegmatia dolens* vient nous en donner la preuve. Ici, en effet, ce sont principalement les extrémités nerveuses qui sont en cause, et la perte des mouvements est toujours plus complète que lorsqu'un gros tronc nerveux est affecté, comme dans la sciatique. Malgré la douleur excessive que détermine cette névralgie, nous ne voyons pas les mouvements du membre être aussi entièrement abolis que lorsque les filets nerveux terminaux sont lésés.

En résumé, l'affection que je viens de vous décrire est caractérisée par le développement d'une inflammation sourde, maligne et anomale dans les différentes parties du corps, mais surtout dans les membres, cette inflammation débute probablement dans le tissu cellulaire souscutané, mais elle s'étend ultérieurement aux parties voisines, et se rapproche, par le plus grand nombre de ses caractères, des phlegmasies qui résultent de la présence d'un poison animal dans l'organisme. Cet état morbide présente en outre comme trait distinctif une douleur

développement d'une lésion nouvelle, et qui révélaient la nature maligne et indomptable de l'affection.

Un mot maintenant sur les rapports de cette maladie avec la phlébite. Plusieurs pathologistes enseignent que la *phlegmatia dolens* et le gonflement des jambes, qui surviennent après le typhus, ne sont que des modifications de la phlébite. Je ne saurais, pour mon compte, accepter cette manière de voir, et je ne suis point disposé à admettre que les symptômes observés dans le fait précédent puissent être attribués à une simple inflammation des veines. Je ne nie point que les veines ne puissent être atteintes ; mais la phlébite n'est pas le premier anneau de la chaîne morbide, elle n'est elle-même que l'un des effets de cette cause inconnue qui détermine l'inflammation des autres tissus. Je dois vous faire observer que l'affection que j'ai décrite présente, comme beaucoup d'autres, un grand nombre de degrés. Ainsi, j'ai observé quelques cas dans lesquels il y avait pour tout symptôme une douleur vive dans les extrémités, le plus souvent dans les mollets ; cette douleur était calmée par des fomentations chaudes et de légers laxatifs. D'autres fois il existait en outre du gonflement dans les jambes, qui étaient très douloureuses, mais tout cédait à quelques applications de sangsues, et à l'emploi de quelques autres moyens appropriés. Ces faits et d'autres encore, que je pourrais vous citer, nous autorisent, ce me semble, à croire que cette affection n'a pas toujours un caractère malin et rapidement mortel, mais qu'elle revêt parfois une forme moins sévère, que nous pouvons heureusement combattre au moyen d'un traitement très simple. Quoi qu'il en soit, messieurs, vous devez vous tenir sur vos gardes, lorsqu'un convalescent de typhus est pris de douleurs, surtout si ces douleurs siégent dans les extrémités inférieures ; vous ne devez pas oublier que ce symptôme est peut-être le signe précurseur d'une complication alarmante et sérieuse.

Une jeune femme, âgée de vingt-trois ans, nommée Dillon, nous a offert un autre exemple de cette affection. Cette malade, d'une bonne constitution d'ailleurs, était entrée dans notre service le 2 septembre ; elle était alors souffrante depuis sept ou huit jours. Lorsqu'elle nous arriva, elle présentait les symptômes ordinaires du typhus, avec bronchite intense, dyspnée, constipation et perte du sommeil. Sous l'influence des ventouses, des vésicatoires, du calomel et d'autres moyens convenables, la fièvre et les phénomènes pulmonaires s'amendèrent, et le 12, la convalescence commençait. Le 18 septembre, la malade allait au mieux, lorsque, vers le soir, elle fut prise de frissons ; elle accusait en même temps une douleur vive dans la jambe droite. Cette douleur persista le lendemain, disparut la nuit d'après, et revint le 20 au matin, avec plus de violence encore. On fit sans grand résultat une application de sangsues, et le 21, le mouvement fébrile était considérable, le pouls accéléré ; la langue était sale ; il y avait de la diarrhée. La nuit avait été très mauvaise ; la jambe était extrêmement douloureuse, et présentait un peu de gonflement. Une nouvelle application de douze sangsues n'amena aucun soulagement, et le 22, l'épaule gauche était prise, au point que la plus légère pression y était intolérable. Le lendemain, les douleurs avaient un peu diminué, mais le pouls était saccadé et inégal, la langue était desséchée, la physionomie anxieuse ; la malade avait une douleur vive dans la région lombaire. Elle ne put dormir de la nuit, et le jour suivant elle se plaignait de souffrir cruellement de la jambe gauche. Ce phénomène fut le signal d'une exaspération dans les phénomènes fébriles, le pouls devint rapide et très faible ; cette malheureuse femme gémissait continuellement, et elle succomba le 24 septembre.

A l'autopsie, le péritoine, surtout dans son feuillet pariétal, était notablement injecté ; la vascularisation était plus prononcée au niveau de la région hypogastrique. Il n'y avait aucun épanchement de lymphe plastique ni de sérum, mais on trouva à peu près une demi-once de liquide purulent dans la cavité pelvienne. Les viscères étaient sains. La surface interne des principaux troncs veineux était teinte en rouge ; il y avait un peu de sang coagulé dans leurs cavités. Une incision, pratiquée sur la jambe droite selon le trajet de la saphène interne, nous a montré le tissu cellulaire sous-cutané infiltré d'un liquide séro-sanguinolent ; les parois des veines paraissaient normales, elles étaient perméables et renfermaient du sang fluide sans mélange de lymphe ou de pus. Les vaisseaux lymphatiques n'étaient ni distendus ni dilatés (1).

(1) Ici encore on désirerait un peu plus de précision dans les détails anatomiques. Graves nous dit qu'il y avait un peu de sang coagulé dans les cavités des principaux troncs veineux. Il eût été fort important de signaler l'état des caillots et surtout d'indiquer les veines qu'ils occupaient. En l'absence de ces renseignements indispensables, j'ai peine, je l'avoue, à m'associer à l'interprétation de l'auteur, et je suis beaucoup plus porté à admettre ici une thrombose de la veine fémorale, ou de la saphène, ou de l'iliaque. Tout au moins cette affection secondaire n'est-elle point rare dans la convalescence de notre fièvre typhoïde, alors que le mouvement de désassimilation jette dans le sang une quantité anormale de fibrine.

Je ne veux point dire toutefois que l'affection décrite par Graves doive nécessairement reconnaître pour cause une oblitération veineuse, et que la formation de caillots dans les veines soit la condition unique des hydropisies secondaires qu'on observe dans les maladies typhiques. On sait en effet que ces hydropisies reconnaissent trois processus

Voilà un fait qui présente avec le premier la plus intime analogie; il n'en diffère que par la phlegmasie péritonéale, et la synovite de l'articulation scapulo-humérale. Du reste, même origine, mêmes douleurs névralgiques, même forme de fièvre, même généralisation de l'inflammation locale, même terminaison funeste. Quant à l'inflammation de la synoviale articulaire et de la séreuse abdominale, ce n'est point un fait rare. Les synoviales sont fréquemment atteintes après le typhus, et entre plusieurs exemples que j'ai observés, je vous rappellerai le fait d'un homme qui était dans notre service, et qui fut pris pendant sa convalescence d'un gonflement de la jambe, puis d'une synovite de l'articulation du genou, qui fut si violente et si rebelle, que le malade ne guérit que très difficilement, et avec une ankylose de la jointure. L'affection qui vient de nous occuper est donc d'une haute importance, et mérite la plus sérieuse attention. Malheureusement, il est souvent impossible de lutter contre elle, et elle déjoue tous nos efforts. Le traitement le plus convenable consiste en applications de sangsues, en fomentations, en frictions avec l'onguent mercuriel belladoné; joignez à cela l'usage interne du quinquina et de l'opium, parfois quelques doses de

différents. — I. Thrombose des gros troncs veineux. L'œdème est ordinairement partiel. Virchow a cité un fait dans lequel l'infiltration était limitée à un seul côté du visage; il y avait une oblitération de la jugulaire interne. — II. Albuminurie. Anasarque plus ou moins généralisée dont la marche progressive ou rétrograde est liée à la persistance ou à la diminution du flux albumineux. — III. Affaiblissement, mauvaises conditions hygiéniques des malades. Ici se rapportent les hydropisies partielles ou générales décrites par Magnus Huss, Griesinger et Leudet; ces hydropisies, qui, dans leur forme généralisée, paraissent être beaucoup plus fréquentes en Allemagne qu'en France, ne sont accompagnées ni de lésions vasculaires, ni d'albuminurie. M. Leudet, qui a eu l'occasion de les observer à Rouen, les attribue à la faiblesse de la constitution des malades, et au caractère adynamique que revêt la fièvre typhoïde dans cette ville. — Je crois qu'on pourrait à juste titre rapprocher cette anasarque de celle qui survient sans albuminurie dans le décours de la scarlatine, et les rapporter toutes deux à la dilatation paralytique des capillaires cutanés. La dépression de l'activité nerveuse qui caractérise la forme adynamique de la pyrexie typhoïde me paraît être un puissant argument en faveur de cette manière de voir — Peut-être les faits rapportés par le médecin de Dublin appartiennent-ils à cette dernière catégorie.

Magnus Huss, *Statistique et traitement du typhus et de la fièvre typhoïde; observations recueillies a l'hôpital Séraphine, a Stockholm*. Paris, 1855.

Griesinger, *Virchow's Handbuch der Pathologie und der Therapie*, II.

Leudet, *Recherches anatomiques et cliniques sur les hydropisies consécutives à la fièvre typhoïde (Arch. gen. de med*, 1858).

Buhl, *Ueber den Wassergehalt im Gehirn bei Typhus (Zeitschrift fur ration. Med*, Folge 3, Band IV, 1858). (Note du TRAD.)

calomel, et vous aurez l'ensemble des moyens auxquels vous pouvez recourir avec quelque confiance.

Avant de terminer cette leçon, je désire vous entretenir brièvement de la maladie de Sarah O'Neil. Cette jeune femme, prise le 10 février d'un typhus à forme commune, entrait le 17 dans notre service. Ce jour-là, elle nous dit qu'elle ne dormait plus, et qu'elle éprouvait une douleur vive au front et aux tempes ; du reste, elle n'avait ni délire, ni tintement d'oreilles, ni photophobie, aucun symptôme enfin d'in-flammation cérébrale. Elle était accouchée quinze jours auparavant, et souffrait beaucoup des seins. Le ventre était souple et plat ; il n'était ni douloureux ni sensible à la pression ; il n'y avait pas de constipation. La langue était saburrale, le pouls battait 130, les lochies avaient cessé de couler depuis deux jours. Les choses allèrent assez bien pendant quatre ou cinq jours, puis le ventre devint tympanique et douloureux à la pression. Les battements du cœur étaient plus violents, le pouls était monté à 140 ; en même temps les selles devenaient sanglantes. Le 24 février, c'est-à-dire quatorze jours après le début de la maladie, le pouls étant à 150, cette femme rendit avec les matières fécales une grande quantité de sang, et la tympanite disparut.

Lorsque le typhus est compliqué de tympanite et d'autres phénomènes de congestion vers l'intestin, l'hémorrhagie intestinale, surtout si elle a lieu l'un des jours critiques, ne doit pas être combattue ; car c'est un procédé que la nature emploie fréquemment pour faire disparaître l'hy-pérémie et l'irritation du tube digestif, de même qu'elle lutte, au moyen d'une épistaxis, contre la congestion encéphalique (1). Chez une dame de Drumcondra, que je voyais il y a quelque temps avec M. Palmer, il y eut une hémorrhagie intestinale qui fut suivie des plus heureux effets : le ventre devint souple, la tympanite disparut, et tous les symp-tômes fébriles furent promptement amendés. A ce moment de la ma-ladie, et dans les conditions que j'ai indiquées, l'apparition du sang dans les selles est un signe favorable ; conséquemment, il n'est permis d'arrêter ce flux sanguin que lorsque, par sa continuité ou son abon-dance, il menace d'abattre les forces du malade.

Chez la femme dont je vous ai parlé, cet écoulement sanguin demande à être surveillé avec soin. La malade est dans des conditions particulières qui favorisent les pertes de sang abondantes ; il n'y a pas longtemps qu'elle est accouchée, et ses lochies se sont supprimées. Depuis deux ou trois jours elle n'a que très peu de fièvre, mais le cœur continue à battre avec violence, et le pouls tend à s'élever encore. En outre, la respiration est très accélérée, et en présence de ces signes vous devez toujours appréhender quelque danger. Pour ces motifs, je me suis décidé à modérer l'hémorrhagie au moyen de l'acétate de plomb et de l'opium, et j'ai prescrit une potion dans laquelle il entre, avec de l'acétate de plomb, huit minimes (3^{gr},20) de teinture d'opium, quinze minimes (6 grammes) de vinaigre de vin, pour six onces (144 grammes) d'eau. Cette potion sera donnée à intervalles plus ou moins rapprochés, selon l'effet produit. J'ai fait mettre en outre un large vésicatoire, qui couvre l'épigastre et le sternum ; enfin, cette femme prendra du bouillon de poulet et du vin de Porto. Lorsque vous verrez un individu déjà affaibl[i] par le typhus, être pris d'hémorrhagie, vous ferez bien de le soutenir avec un peu de vin et un régime légèrement substantiel ; il y a toujours du danger à ne pas veiller à l'état des forces, et à se laisser devancer par la prostration du malade. Dans les cas de ce genre, l'acétate de plomb, à doses modérées, l'opium et le vin, sont les seuls moyens auxquels nous puissions nous adresser avec quelque chance de succès. .

VINGTIÈME LEÇON.

LA FIÈVRE NERVEUSE. — RÉSERVE DU PRONOSTIC. —
PRESCRIPTIONS DANS LE TYPHUS FEVER. —
CONCLUSIONS.

La fièvre nerveuse. — Jours critiques dans les fièvres. — Le pronostic doit être tou-
jours réservé. — Observation.
Des prescriptions dans le typhus fever. — Nécessité des simples palliatifs. — For-
mules.
Inflammation des glandes mammaires. — Causes et traitement de cette affection. —
Importance de la thérapeutique dans le typhus fever. — Conclusions.

MESSIEURS,

Permettez-moi de revenir sur un malade dont je vous ai parlé déjà et
qui a succombé, comme je le craignais. Un homme, du nom de Lynam, couché dans notre grande salle des fiévreux, était malade depuis
longtemps ; je fis écrire sur sa pancarte « Fièvre nerveuse », et je fis
remarquer aux personnes qui m'entouraient que c'était là un exemple
de fièvre nerveuse pure, sans aucun phénomène d'affection locale déterminée. Vous vous rappelez, sans doute, les principaux symptômes
que présentait ce malade : chaleur à la peau, pouls fréquent, faible et
dépressible ; soif, insomnie, subdelirium et mussitation ; du reste, aucun
signe appréciable de lésion viscérale ou de putridité. Ce n'était ni une
fièvre congestive, ni une fièvre putride ; ce n'était pas davantage une
fièvre gastro-entérique ou une fièvre pétéchiale ; on ne pouvait y voir
non plus une fièvre cérébrale. Ce n'était qu'en procédant par exclusion,
en éliminant successivement chacune de ces espèces morbides, en
tenant grand compte des caractères négatifs de la maladie actuelle, que
vous pouviez arriver à concevoir une idée nette de cette pyrexie. C'était
donc, comme je vous l'ai dit, une fièvre nerveuse, modifiée par les habitudes intempérantes du sujet. Lorsqu'un homme accoutumé aux
excès alcooliques est pris de fièvre à la suite d'un refroidissement,

d'une grande fatigue, ou après s'être exposé à la contagion, vous constaterez le plus ordinairement que la maladie revêt un caractère complexe ou mixte ; aux phénomènes ordinaires de la fièvre se joignent ceux du *delirium tremens*. C'est précisément ce qui avait lieu chez notre homme ; il avait du tremblement, une insomnie persistante, et il délirait en marmottant.

En instituant le traitement, je me proposai avant tout de calmer le système nerveux, et je veillai sans cesse à l'état des principaux viscères. Une semaine plus tard, c'est-à-dire cinq semaines après le début de la fièvre (cet homme était malade depuis un mois lorsqu'il nous était arrivé), survint un érysipèle de la face et de la tête. Débutant par la face, l'exanthème fit de rapides progrès, et envahit bientôt la totalité du cuir chevelu et la nuque ; il y eut en même temps une aggravation considérable de tous les symptômes. Je vous dis alors que je n'avais aucune inquiétude au sujet d'une métastase érysipélateuse, et qu'il n'y avait pas lieu de craindre le développement d'une inflammation du cerveau avec toutes ses déplorables conséquences ; j'ajoutai que cependant cette phlegmasie cutanée n'annonçait rien de bon, et qu'on ne pouvait en attendre aucun soulagement pour les organes internes, puisque, à partir du moment où l'érysipèle s'était montré, tous les phénomènes morbides avaient empiré. Je vous faisais remarquer en même temps l'impossibilité d'un traitement antiphlogistique chez un homme épuisé, qui souffrait depuis longtemps d'une maladie complexe, tenant à la fois du *delirium tremens* et de la fièvre lente ; je vous exprimais mes craintes, et je vous disais que les moyens qui agissent d'ordinaire avec le plus d'efficacité dans les cas analogues, à savoir le sulfate de quinine et l'opium, pourraient bien être impuissants à arrêter les progrès du mal. L'événement n'a que trop confirmé mes appréhensions : cet homme est mort hier, épuisé par ses longues souffrances. Dix-huit heures après sa mort nous avons examiné avec le plus grand soin les viscères des trois grandes cavités : aucun organe ne nous a présenté le moindre signe d'inflammation ; bien plus, il nous a été impossible de trouver la plus légère trace de congestion locale. Les viscères étaient dans un état d'intégrité parfaite ; notre malade avait succombé à une fièvre nerveuse pure.

Quelques médecins regardent comme entièrement imaginaire la fièvre indépendante d'affections locales ; ceux qui en rapportent des exemples passent à leurs yeux pour des ignorants, ou pour des paresseux qui n'ont pas fait toutes les investigations cadavériques nécessaires. Je ne puis entrer aujourd'hui dans tous les détails de cette question, mais il n'est pas chez moi de conviction plus arrêtée que celle-ci : Il existe une fièvre sans lésion locale appréciable; cette fièvre peut sévir également ment sur tous les organes, sur tous les tissus du corps, et cependant, à ce moment même, je défie le symptomatologiste le plus exercé de découvrir un seul point qui soit le siége d'une inflammation locale bien nettement accusée. J'ai vu dans ma pratique nosocomiale bien des cas à l'appui de cette opinion; je me rappelle entre autres un fait qui s'est passé dans cet hôpital, et qui fut aussi remarquable par la durée extraordinaire de la maladie que par l'absence complète de toute lésion viscérale.

Un homme atteint d'une fièvre nerveuse entra dans notre service ; il avait une soif vive, la peau chaude, le pouls entre 110 et 120 ; il ne dormait pas, et délirait par instants; les semaines succédèrent aux semaines, les mois succédèrent aux mois, et ces symptômes persistèrent identiques, sans aucun signe d'inflammation locale. La médication fut purement expectante; nous n'avions aucune affection à combattre ni du côté du cerveau, ni dans le ventre, ni dans la poitrine, nous ne pouvions saisir en aucun point une détermination morbide plus spécialement accusée; aucune lésion menaçante ne nous contraignait à mettre en œuvre un traitement prompt et énergique. Enfin au bout de trois mois, cet homme continuait à présenter les mêmes symptômes : soif, chaleur à la peau, insomnie, douleur de tête, et un peu de délire, lorsque la maladie fut jugée par une crise évidente qui se fit par les sueurs. Le malade s'endormit et commença alors à transpirer ; lorsqu'il se réveilla, le pouls était presque revenu à sa fréquence normale : la guérison fut complète. Je dois dire que je n'ai jamais vu de fièvre durer aussi longtemps que celle-là, et que je n'ai jamais observé de crise parfaite passé le quarante-deuxième jour. Il y a quelque temps je donnais des soins au frère de l'un d'entre vous, qui avait été pris d'une fièvre grave à marche lente ; quoiqu'il n'y eût eu aucune rémission dans le cours de sa maladie, et que le danger fût imminent, il eut au quarante-deuxième jour une crise parfaite avec sueurs profuses : sa santé est excellente aujourd'hui.

Je reviens au cas de Lynam, qui mérite bien de fixer votre attention. Chez cet homme, la fièvre parcourut toutes ses périodes sans présenter aucun signe d'inflammation viscérale, et les résultats négatifs de l'autopsie, qui fut faite avec le plus grand soin, apportent au médecin un enseignement utile. Ce fait n'est pas moins intéressant à un autre point de vue ; il montre à quel point les habitudes hygiéniques peuvent

modifier les caractères de la maladie ; vous avez vu la fièvre compliquée
ici de *delirium tremens*, et cela était facile à prévoir chez un homme
qui vivait dans une grande intempérance. Notez enfin la terminaison
de l'érysipèle sans lésion intra-crânienne. Dans les cas de ce genre,
vous savez que l'érysipèle est fréquemment suivi de l'inflammation du
cerveau ou de ses enveloppes, et d'une exsudation purulente à la surface de l'un ou des deux hémisphères ; mais ici la maladie ne s'est
point étendue, aucun accident n'est venu nous obliger à modifier notre
traitement, ou à diriger contre les symptômes encéphaliques une thérapeutique spéciale.

Il y a actuellement dans notre service des fiévreux un homme du
nom de Véro, que je vous engage à suivre avec beaucoup d'attention.
Lorsqu'il nous a demandé, il y a un peu de temps déjà, à entrer à
l'hôpital, il souffrait d'une bronchite générale et violente, avec fièvre
inflammatoire très intense : nous l'avons reçu à ce moment-là parce
qu'il était très dangereusement atteint ; mais vu l'encombrement des
salles, nous avons été contraint de le faire coucher parmi les fiévreux.
Il est inutile que je vous expose en détail le traitement auquel nous
avons soumis cet homme, car vous avez tous pu l'observer. Grâce à
une thérapeutique très énergique, nous avons été assez heureux pour
arrêter les progrès de sa maladie ; mais la convalescence a été difficile,
parce que, sous l'influence d'une petite quantité de mercure, il s'est
développé des accidents hydrargyriques. Des ulcérations survinrent
dans la bouche, l'haleine devint fétide, les gencives étaient spongieuses,
la face interne des lèvres était couverte de productions plastiques ; il y
avait en un mot tous les signes de l'irritation que détermine le mercure.
Cependant les bons soins de M. Grady triomphèrent rapidement de cette
complication, et le malade marchait à grands pas vers la guérison, lorsque malheureusement pour lui on lui persuada de quitter l'hôpital pour
aller voter aux élections de Dublin. Il dut nécessairement se fatiguer
beaucoup, et fut exposé au froid en sortant du bâtiment électoral, où il
faisait très chaud.

Remarquez maintenant, messieurs, les conséquences de cette imprudence. A peine convalescent d'une fièvre inflammatoire qui avait menacé sa vie, épuisé à la fois par la maladie et par les saignées, cet homme
faible et amaigri, dont la bouche porte encore l'empreinte d'une salivation mercurielle abondante, ne craint pas de subir l'influence d'une
excitation intellectuelle, et s'expose avec témérité à une grande fatigue
physique et au froid. Quel a été le résultat d'une pareille conduite ? Hélas !

le typhus a saisi sa victime de sa main puissante, et après une absence de dix jours, Véro nous est revenu avec des frissons, et tous les symptômes initiaux de la maladie. Nous le voyions le lendemain matin, c'est-à-dire vingt-quatre heures à peine après l'invasion, et nous le trouvions étrangement affecté. Il présentait un ensemble de phénomènes graves bien propres à induire en erreur : si l'on eût demandé à différents médecins, même aux plus expérimentés, de deviner l'âge de la maladie, tous se fussent certainement accordés à dire qu'elle datait au moins de onze jours. Il est très rare, en effet, de voir le typhus présenter au début les symptômes que nous constations chez Véro dès le premier jour, à savoir, la prostration des forces, la sécheresse de la langue, le pouls à 108, de l'excitation nerveuse, de l'agitation et des *soubresauts de tendons.* Ces soubresauts surtout étaient très remarquables ; du reste ils augmentèrent tellement, qu'au second jour M. Grady avait de la peine à compter le pouls au poignet. Eh bien ! malgré ces anomalies du système musculaire, malgré ces perturbations nerveuses, il n'y avait pas la moindre tendance au délire ; le malade dormait profondément et n'avait pas la plus légère douleur de tête.

J'eus soin d'appeler votre attention sur ce fait, et je m'efforçai de vous faire comprendre avec quelle puissance il battait en brèche la doctrine de ceux qui attribuent tous les troubles nerveux, et entre autres les soubresauts, à la congestion ou à l'inflammation du cerveau. En même temps que ces soubresauts acquéraient une violence que nous leur voyons bien rarement, Véro dormait bien ; il avait les yeux nets, sans aucune apparence d'injection ; il n'accusait pas de céphalalgie, pas de chaleur à la tête, ses artères temporales ne présentaient pas de frémissements. Il nous était également impossible de découvrir, soit dans la poitrine, soit dans le ventre, le plus léger signe d'inflammation ou même de congestion. La respiration était bien un peu fréquente, mais elle ne l'était qu'en proportion de l'accélération du pouls ; du reste il n'y avait pas de toux, et le malade ne se plaignait d'aucune sensation douloureuse dans le thorax. Le ventre était plat, souple et insensible ; nous n'observions ni coliques, ni flatulence ; il n'y avait ni nausées, ni diarrhée, et cependant il était clair que cet homme était dangereusement atteint. Sans cesse agité par des soubresauts, il n'avait pas un instant de tranquillité lorsqu'il était éveillé ; sa peau était brûlante, sa langue sèche ; il était tombé rapidement dans un état de prostration excessive : en un mot, il était sous le coup d'une *fièvre nerveuse* des plus violentes. C'est là une forme rare de la maladie, et beaucoup d'auteurs modernes

douter, car j'en ai vu déjà plusieurs exemples (1).

Dans l'épidémie actuelle (2) nous voyons rarement le typhus être jugé par une crise bien marquée; mais dans l'épidémie meurtrière de 1826, dont je vous ai parlé dans une de nos leçons précédentes, la crise était appréciable dans le plus grand nombre des cas; elle était toujours précédée de frissons et d'une période de chaleur pendant laquelle tous les symptômes s'aggravaient. Bientôt après survenaient des sueurs générales, chaudes et profuses, qui amenaient une guérison parfaite : ces sueurs étaient quelquefois si abondantes, qu'on pouvait les voir s'échapper sous forme de vapeurs à travers les couvertures, sous lesquelles le malade était blotti. Au commencement de l'épidémie le frisson de la crise avait souvent lieu le cinquième jour, et plus souvent encore le septième; mais plus tard ces fièvres écourtées, qui, pour le dire en passant, laissaient le malade exposé à des récidives, disparurent entièrement, et lorsque l'épidémie eut atteint son maximum d'intensité, la crise eut rarement lieu au onzième jour, elle se faisait généralement attendre jusqu'au quatorzième, et même jusqu'au dix-septième.

Vous voyez, messieurs, combien serait grande la faute de l'observa-

(1) Il importe de rappeler, pour éviter toute confusion, que les anciens auteurs, et en particulier ceux du XVIIIᵉ siècle, ont pris la dénomination *fièvre nerveuse* dans deux acceptions très différentes. Tantôt c'était pour eux une expression *générique*, et la *fièvre continue nerveuse* représentait un genre dont la peste, la suette, le typhus, la fièvre jaune, etc., constituaient les espèces ; tantôt c'était une expression *spécifique*, et la *fièvre lente nerveuse* était une des espèces du genre *fièvre continue nerveuse*. Il est bien évident que Graves entend parler ici de l'espèce fièvre lente nerveuse Au commencement de ce siècle, on a tenté de renverser pour ainsi dire l'ordre des termes ; on a voulu prendre le mot *typhus* comme désignation générique, et toutes les autres fièvres que j'ai indiquées seraient devenues des espèces de ce genre. Hildenbrand, fidèle à la tradition de l'antiquité, a formellement protesté contre cette révolution nosologique : « On n'a pas craint, dit-il, de violer ici les règles de la logique ; au lieu de maintenir le typhus comme espèce dans le genre des fièvres nerveuses, on a voulu faire rentrer toutes ces fièvres sous la dénomination générique de typhus » (anstatt den Typhus als Species zu den Nervenfiebern als Genus zu reduciren, umgekehrt alle Nervenfieber unter dem generischen Namen Typhus vorkamen). (*Loc. cit.*, p. 7.) — Je ne puis m'empêcher de faire remarquer combien les anciens avaient été heureusement inspirés en réunissant dans un même genre ces grandes pyrexies, qui ont en effet pour caractère commun de frapper tout d'abord le système nerveux.

Comparez : Frank (Jean-Pierre), *Traité de médecine pratique*, traduit par Goudareau, 1, p. 58. Paris, 1842. — Huxham, *Essai sur les fièvres*, édit. de l'*Encyclop. des sc. méd.* Paris, 1835. — Hildenbrand, *loc. cit.* — Frank (Joseph), *loc. cit.*   (Note du TRAD.)

(2) 1834-1835.

teur qui prétendrait juger, par l'épidémie actuelle, de la **vérité de la**
doctrine antique sur les jours critiques dans les fièvres ; en généralisant
trop promptement et à la légère, il arriverait à cette conclusion fausse
que la doctrine des jours critiques est dénuée de tout fondement.

Mais revenons à notre malade. Il n'est pas difficile de concevoir pourquoi le typhus revêtit chez lui la forme d'une fièvre nerveuse. Cet homme
avait été affaibli par une fièvre inflammatoire grave et par un traitement antiphlogistique très actif, et en outre son système nerveux avait
été profondément éprouvé par une salivation mercurielle inopinément
développée à la suite d'une faible dose de calomel. Vous savez que certains sels métalliques, en particulier le plomb et le mercure, produisent
des troubles nerveux très variés, tels que de l'irrégularité dans les fonctions musculaires, des convulsions choréiformes, et de la paralysie agitante. C'est pour cela que je regarde l'influence mercurielle comme la
principale cause de la forme nerveuse du typhus de Véro. En dépit de
tous nos efforts, ce malheureux succomba le dixième jour.

Dans le typhus fever, tant que le malade conserve un souffle de vie,
vous ne devez jamais désespérer de sa guérison, quelque sévères que
soient d'ailleurs les manifestations morbides. Déjà, dans nos leçons
précédentes, je vous ai rapporté plusieurs cas qui justifient par avance
cette assertion, mais je ne puis omettre de vous citer ici un autre fait,
vraiment extraordinaire, qui m'a été communiqué par le docteur Hudson (de Navan), lorsque j'eus l'honneur d'être consulté par lui sur le
traitement à instituer pendant la convalescence. Voici l'observation de
M. Hudson :

« Miss B... paraît être tombée malade le 9 ou le 10 juin 1844, mais
je ne l'ai vue que le 20. Elle présentait alors quelques symptômes très
sérieux : faiblesse excessive, soubresauts nombreux, sueurs continuelles,
diarrhée et météorisme, céphalalgie violente et sans rémissions. Je fis
appliquer un petit nombre de sangsues derrière les oreilles, et pendant
quelques jours j'essayai d'arrêter la diarrhée au moyen de petites doses
d'hydrargyrum cum creta et de poudre de Dover. Bien loin d'y réussir,
je vis augmenter le nombre des selles ; je fis mettre alors un vésicatoire
au niveau du cæcum, et je donnai l'acétate de plomb jusqu'à ce que le
flux de ventre eût cessé. A ce moment (cinq ou six jours après ma première visite), le cerveau paraissait très gravement pris. La malade,
couchée sur le dos, se parlait à voix basse, elle avait des évacuations
involontaires, et la diarrhée reparut plus forte que jamais. Je fis mettre
un vésicatoire à la nuque, je donnai à intervalles assez rapprochés de

petites quantités de vin de Porto, de la décoction de quinquina avec une confection aromatique, et de temps en temps une petite dose de musc et de camphre. Je cessai de faire prendre l'acétate de plomb par la bouche, mais je prescrivis un lavement contenant quatre grains (0gr,24) de sel plombique, et quatre gouttes de laudanum, avec ordre de le répéter à chaque selle. Cette médication triompha définitivement des accidents, et quoique cette pauvre jeune fille fût arrivée aux dernières limites de la prostration, je conservais l'espoir qu'elle pourrait lutter victorieusement, lorsque dans la nuit du 30 juin un épouvantable changement survint : la peau se refroidit; bientôt après, elle devint brûlante et se couvrit de sueurs visqueuses d'une abondance excessive; la respiration était en même temps laborieuse et bruyante, le pouls irrégulier, parfois imperceptible. On m'envoya chercher le matin de très bonne heure.

« A mon arrivée, je trouvai la respiration précipitée, difficile et *stertoreuse;* les yeux étaient fixes et vitreux, les pupilles resserrées, au point d'avoir une ouverture punctiforme : la face était gonflée et livide, des râles sonores existaient dans toute l'étendue de la poitrine. L'abdomen était tendu, la tympanite était considérable. Il me fut impossible de rappeler la malade à elle; elle avait des tiraillements convulsifs dans les lèvres, un peu d'écume à la bouche. Bref, elle était mourante; et comme l'expression ultime de la maladie paraissait être une congestion pulmonaire subite, je proposai de tenter la saignée comme moyen désespéré, ne fût-ce que pour gagner un peu de temps, et pouvoir prendre d'autres mesures. J'ouvris en conséquence une des veines du bras, et je tirai quatre onces de sang; en même temps je fis appliquer des sinapismes le long de la colonne vertébrale et aux pieds; je fis couvrir le ventre de flanelles chaudes arrosées de térébenthine, et je fis prendre quelques gouttes de cette essence dans du punch à l'eau-de-vie. La saignée fit disparaître sans retour la turgescence et la lividité de la face, mais sauf un peu plus de facilité dans l'acte respiratoire, je ne vis survenir aucune amélioration durant les trois heures que je passai auprès de la jeune fille, et je la quittai, bien convaincu qu'elle n'avait plus que quelques heures à vivre. *Elle était toujours sans connaissance, elle n'entendait plus, elle ne voyait plus, la fonction de déglutition persistait seule.* Je voulus au moins profiter de cette circonstance, et je fis donner toutes les demi-heures un mélange d'eau-de-vie et d'eau.

» Pendant la nuit suivante, la malade sembla s'affaiblir de plus en plus, et vers le matin elle avait le pouls irrégulier et frémissant; mais comme en définitive elle vivait encore, comme elle paraissait même regarder autour d'elle, et reconnaître ceux qui l'entouraient, sa mère envoya auprès de moi pour me faire connaître son état, et me demander ce qu'il y avait à faire. La respiration étant toujours difficile et bruyante, je fis mettre des vésicatoires volants sur le trajet des pneumogastriques, comme vous l'avez conseillé pour certains cas : ce moyen m'avait souvent donné les meilleurs résultats, et il en fut de même ici ; car ayant passé la nuit auprès de la malade, je vis survenir une amélioration graduelle à mesure que les vésicatoires produisaient leur effet, et bien que je fusse encore très inquiet, il m'était facile de voir que les phénomènes s'amendaient notablement. Le pouls était régulier et plein, il était à peine au-dessus de 100 ; la respiration était moins précipitée, et quoiqu'elle fût loin d'être facile, elle était cependant moins laborieuse ; le météorisme avait entièrement disparu, et au matin il y eut une selle de bonne consistance. L'urine qui fut rendue pendant la journée du 1er août était la plus extraordinaire que j'eusse jamais vue ; elle ressemblait exactement à du porter chargé d'un dépôt crayeux abondant. Les sueurs fétides cessèrent, et la peau reprit de la chaleur et de la souplesse. Je cessai alors l'emploi des stimulants, et je me bornai à faire donner à de longs intervalles un peu de punch à l'eau-de-vie, et de petites doses de polygala senega et de carbonate d'ammoniaque. »

Depuis ce moment (c'est ici que se termine la relation de M. Hudson) l'état de cette jeune fille a continué à s'améliorer progressivement, et elle a fini par guérir complétement. Aucun fait ne pourrait vous démontrer plus éloquemment que vous devez être très réservés dans le pronostic du typhus fever ; aucun ne pourrait vous prouver avec plus d'évidence que vous n'êtes jamais autorisés à abandonner un malade, parce que vous désespérez de sa guérison.

Avant d'en finir avec l'étude du typhus (1), je désire vous parler de

(1) Il est fort regrettable que Graves n'ait point abordé l'étude comparative du typhus et de la fièvre typhoïde : quoique la lecture attentive des meilleurs auteurs m'ait complétement convaincu de la *non-identité* de ces deux pyrexies, il ne m'appartient pas, on le conçoit, de combler cette lacune. J'indiquerai seulement en quelques mots les caractères du typhus qui me paraissent le séparer nettement de la fièvre dothiénentérique : Développement des épidémies sous l'influence de l'encombrement et des mauvaises conditions hygiéniques. — Propriétés contagieuses extrêmement marquées. — Invasion rapide. — Apparition dès le second ou le troisième jour des phénomènes cérébraux, entre autres de la stupeur avec délire. En tout état de cause, les accidents nerveux sont beaucoup plus prononcés et beaucoup plus constants que dans la fièvre typhoïde. — Éruption morbilliforme ou pétéchiale, survenant dès le quatrième jour et se généralisant

quelques médicaments que vous me voyez journellement employer. Dans le traitement de la fièvre, il est souvent très important de gagner du temps. Toutes les fois que la maladie est longue, il peut se faire que pendant un certain temps il n'existe aucune indication particulière, et que par conséquent il n'y ait pas lieu de recourir à une thérapeutique active; et pourtant, telle est l'ignorance des personnes étrangères à la médecine, telle est l'anxiété des amis du malade, qu'ils ne peuvent pas admettre qu'un médecin attentif laisse passer douze heures sans rien faire. Le seul fait de la continuité de la fièvre est à leurs yeux une preuve suffisante de la nécessité de tenter quelque nouvel effort pour en délivrer le patient. Et en fait, ce sentiment est très excusable. Que l'un de vous tombe malade, et je ne crains pas d'avancer qu'il pourra à peine laisser passer un petit nombre d'heures sans prendre quelque médicament, auquel il ne manquera pas d'attribuer une utilité prochaine ou éloignée. Il nous serait donc impossible de traiter le typhus d'une façon satisfaisante, si nous n'avions pas la ressource de faire intervenir certains remèdes, que j'appellerais volontiers les agents de l'expectation ; ils ont pour but d'occuper les intervalles qui séparent les différentes époques du traitement réellement actif. N'allez pas croire qu'en agissant de la sorte vous quittiez la voie de l'honneur, ou que ce soit là une ruse indigne de notre profession ; loin de là, cette conduite est parfaitement honorable, car elle est parfaitement juste. Ainsi donc

rapidement. — Marche plus prompte et durée moins longue. — Crises ordinairement très nettes par les sueurs, la diarrhée ou les furoncles. — Inconstance des lésions anatomiques ; elles manquent le plus souvent dans l'intestin, tandis qu'elles sont fréquentes dans les organes encéphaliques.

Une autre question veut encore être examinée. Le typhus fever d'Irlande et d'Écosse est-il le même que le typhus épidémique des camps? est-il identique avec la maladie décrite par Hildenbrand et Omodei? Quiconque aura lu attentivement les leçons du professeur de Dublin ne peut, ce me semble, conserver le moindre doute sur cette identité. On objectera peut-être que les pétéchies sont très communes dans le typhus castral épidémique, et que Graves a insisté sur la rareté de cette manifestation dans le typhus fever. Mais cet argument n'est que spécieux ; car les auteurs les plus compétents assignent deux formes à l'éruption typhique : l'une est constituée par des taches d'un rouge brillant, analogues à celles de la rougeole, et séparées les unes des autres par des îlots de peau saine ; l'autre présente de véritables pétéchies. Il y a donc lieu, au point de vue des déterminations cutanées, d'admettre deux formes de typhus épidémique : le typhus *exanthématique* et le typhus *petechial*. En Irlande, la première variété est plus commune que la seconde, voilà tout : il n'y a rien là qui puisse faire douter un instant de l'identité parfaite du *typhus fever* et du typhus de Hildenbrand.

En conséquence, et toute réserve faite de l'*état typhoïde* dont la signification est tout autre, on peut envisager les maladies typhiques comme formant un genre qui com-

là même où vous savez 'qu'aucun médicament n'est nécessaire, vous
devez prescrire quelque chose, sous peine de perdre la confiance du
malade et celle de ses amis.

D'autre part, voyez à quoi vous vous exposez. Vous avez déclaré que
tout remède est superflu : votre malade, par suite, est resté vingt-quatre
ou quarante-huit heures sans prendre aucun médicament, puis son état
s'aggrave tout à coup. Les assistants ne manqueront pas de dire que
vous ne savez ce que vous faites, que vous n'avez pris aucune mesure
pour prévenir ce changement funeste, et qu'en somme vous avez laissé
perdre complétement un ou deux jours. Les faits de ce genre sont nombreux, et malheureusement ils jettent de la déconsidération sur les
médecins, et les exposent au blâme de chacun. Ce sont là, direz-vous
peut-être, de simples préjugés, et tout homme qui a un caractère ferme
doit à sa dignité de ne pas compter avec eux. Préjugés, soit ; mais

prend deux espèces : le typhus épidémique avec ses deux variétés, exanthématique et
pétéchiale, — la fièvre typhoïde avec ses formes nombreuses.

Comparez, au sujet de l'identité du typhus et de la fièvre typhoïde :

Rochoux, *Le typhus nosocomial et la dothiénentérie sont-ils la même maladie?*
(*Arch. gén. de méd.*, 1840).

Forget, *Traité de l'entérite folliculeuse.* Paris, 1841.

Schattuck (de Boston), cité par Valleix dans *Guide du méd. prat.*, art. TYPHUS FEVER.

Gerhard, *Clinical Lectures.* Philadelphia, 1848.

Jenner, *On the identity or no identity of the specific causes of typhoid and relapsing
fever.* London, 1850.

W. Stokes, *Clinical Lectures on fever* (*Med. Times and Gaz.*, 1854-1855).

Magnus Huss, *loc. cit.*

Discussion sur le typhus observé dans les armées pendant la guerre d'Orient
(*Publications de la Société imp. de méd. de Constantinople*, Constant., 1856).

Lasègue, *Étude nosologique sur le typhus et la fièvre typhoïde* (*Arch. gén. de méd.*,
1857).

Jacquot, *Du typhus de l'armée d'Orient.* Paris, 1858.

Thibaut, *Considérations sur le typhus qui a régné sur quelques bâtiments de la mer
Noire en* 1856 (*Union méd.*, 1858).

Wunderlich, *Exanthematischer Typhus* (*Archiv für physiol. Heilkunde*, 1858).

Murchison, *Contributions to the etiology of continued fever* (*Med. Times*, 1858).

Skoda, *Typhus* (*Clinique européenne*, 1859).

Noël (L.), *Du typhus et de la fièvre typhoïde* (*Thèse de Paris*, 1859).

Knapp, *On Disease as manifested epidemically and epizootically in the United States
during the summer and autumn of* 1860 (*Med. and. Surg. Reporter*, Philad., 1860).

Bell (Joseph), *On the identity of typhus and typhoid fevers* (*Glasgow med. Journal*, 1860).

·Sander, *Mittheilungen aus der Spitalpraxis, Typhus* (*Deutsche Klinik*, 1861).

puisque les préjugés sont inhérents à la nature humaine, puisqu'ils en constituent, pour ainsi dire, une partie intégrante, mieux vaut s'y soumettre, lorsque du moins cette condescendance n'exige le sacrifice d'aucun principe.

Dans les maladies aiguës à longues périodes, et surtout dans la pratique privée, il est des époques où il convient de recourir à la médication purement expectante, où il faut en un mot temporiser; de là l'intervention d'un certain nombre de remèdes connus sous le nom de palliatifs, et qui sont d'un usage général dans les fièvres et dans les autres classes de maladies. Ce sont des médicaments qui ont le plus souvent pour effet d'apaiser la soif, d'agir comme délayants, d'exciter modérément les sécrétions de la peau, des reins et du canal intestinal, et qui en tout cas possèdent une qualité négative, celle de ne pas faire de mal. On les prescrit d'habitude avec une grande quan- tité de liquide, et on les administre en tisane ou en potion. Le palliatif le plus ordinairement employé par les médecins de Dublin, est celui qui a été proposé par le docteur Cheyne. Pour le préparer, on fait dissoudre une drachme (4 grammes) de carbonate d'ammoniaque dans trois onces et demie d'eau (112 grammes), et l'on ajoute du suc de citron en quantité suffisante pour saturer l'alcali; cette mixture est sucrée avec du sirop d'écorce d'orange, et l'on en donne deux cuillerées à bouche toutes les trois ou quatre heures. Il se forme ici une solution de citrate d'ammoniaque; ce sel a la propriété d'apaiser la fièvre et d'exciter une légère diaphorèse.

Il est certain que ce breuvage remplit le but, car il permet de gagner du temps et ne possède aucune propriété nuisible; mais il a cependant un inconvénient réel, car il est loin d'être agréable : vous pourrez vous en assurer en prenant la peine de le goûter. Or, lorsqu'un médicament ne s'adresse pas à une indication importante, il faut au moins qu'il ne déplaise pas au malade. Sentant la nécessité de modifier cette formule, j'en ai proposé une autre que j'ai eu le plaisir de voir généralement adoptée; j'ai substitué le carbonate de soude au carbonate d'ammoniaque, et je prescris d'ordinaire : carbonate de soude, une drachme (4 grammes); eau, quatre onces (128 grammes); jus de citron, quantité suffisante pour saturer l'alcali; sirop d'écorce d'orange, une demi-once (16 grammes); teinture d'écorce d'orange, deux drachmes (8 grammes). Pour saturer cette dose de carbonate de soude il ne faut guère plus d'une once et demie (48 grammes) de jus de citron, tandis qu'il en faut de deux onces et demie à trois onces pour neutraliser la même quantité de carbonate d'ammoniaque. Si vous désirez une solution plus faible, et je crois que cela est préférable, vous pouvez faire dissoudre une drachme (4 grammes) de carbonate de soude dans cinq onces d'eau au lieu de quatre. Rien n'est plus agréable au goût que cette potion. Le citrate de soude ainsi formé n'a pas, il est vrai, une bien grande influence sur l'économie, cependant il partage les propriétés des sels neutres, il active légèrement les fonctions des reins, facilite les évacuations intestinales, et forme un breuvage rafraîchissant et agréable. Le sirop d'écorce d'orange donne à la potion un très bon goût, qui est encore rehaussé par l'amertume aromatique de la teinture. Depuis que j'ai commencé à me servir de cette mixture, elle m'a toujours paru remplir toutes les conditions voulues, et je vous la recommande avec la plus entière confiance.

Nous avons reçu samedi dans nos salles une femme, nommée Anne Scarlet, dont je crois devoir vous dire quelques mots. Elle nous racontait qu'elle était malade depuis huit jours, et qu'après un refroidissement elle avait été prise de frissons et de phénomènes fébriles. Au moment où elle nous arriva, elle n'avait plus de fièvre, mais elle présentait d'autres symptômes intéressants. Le pouls était régulier, à 72, la peau fraîche, les fonctions de l'intestin étaient naturelles ; mais la malade se plaignait de ressentir dans le côté gauche de la poitrine une douleur vive qui s'exaspérait par instants, et empêchait les profondes inspirations. Cette douleur était si violente, la respiration paraissait tellement gênée, que vous eussiez tout d'abord songé à une pleurésie ou à une péricardite. Cependant la percussion de la poitrine nous montrait que la sonorité était normale, et nous constations au moyen du stéthoscope qu'il n'y avait point de râles, et que la respiration s'entendait distinctement dans toute l'étendue des poumons. Cet examen nous démontrait que cette douleur n'était liée ni à une pleurésie, ni à une pneumonie, ni à une péricardite. Qu'était-elle donc? Une pleurodynie d'une forme particulière, dépendant ici de la rétention du lait et de l'engorgement de la mamelle gauche ; et c'est sur ce point que j'appelle votre attention. Lorsque cette malade avait été prise de refroidissement, il n'y avait que quelques jours qu'elle était accouchée : la fièvre dont elle fut atteinte l'obligea à cesser la lactation, et l'excrétion du lait fut ainsi soudainement et anormalement arrêtée. Or, dans ces cas-là, si l'on ne se préoccupe pas immédiatement de parer au mal, il survient une vive irritation locale, bientôt suivie de l'inflammation de l'un ou des deux seins ; et lorsque cette phlegmasie n'est pas énergiquement attaquée, elle aboutit sûrement à la formation d'abcès mammaires.

Il importe aussi que vous soyez avertis de ce fait, que l'inflammation du sein par rétention du lait s'accompagne très souvent de pleurodynie dans un ou plusieurs points du thorax. Vous savez que, lorsque la sécrétion lactée s'établit trois ou quatre jours après l'accouchement, on observe fréquemment des douleurs pleurodyniques fugaces ; eh bien ! l'inflammation du sein par arrêt de l'excrétion donne très ordinairement lieu à des douleurs fixes, dont le caractère rappelle les douleurs pleurétiques. Le traitement fut très simple. Il fallait d'abord tenter de diminuer l'afflux des liquides vers les glandes mammaires, et, dans ce but, administrer un purgatif hydragogue qui pût agir énergiquement sur les intestins. Je fis donc prendre à la malade une infusion de séné additionnée de teinture de séné, de sulfate de magnésie et d'un électuaire de scammonée ; il y eut six ou sept garderobes abondantes, et cette dérivation puissante arrêta manifestement le mouvement congestif qui avait lieu vers les seins. Il fallait ensuite dégorger directement la glande, et la débarrasser du lait qu'elle contenait ; c'est à quoi nous arrivâmes au moyen de la seringue employée en pareil cas. Du reste, ce n'est pas là le seul procédé qui soit à notre disposition ; vous pouvez encore extraire le lait au moyen d'une ventouse, et si l'acuité de la douleur vous force à renoncer à ces deux moyens, ce que vous avez de mieux à faire, c'est de prescrire des fomentations non interrompues. Vous produirez ainsi un suintement continuel du sein, et si les fomentations sont faites avec une décoction de têtes de pavot, la douleur et l'inflammation ne tardent pas à être considérablement atténuées. Chez la femme dont je vous ai parlé, je fis en outre appliquer des sangsues, non pas dans le but de combattre la pleurodynie, mais pour en attaquer la cause, à savoir, la phlegmasie mammaire. Vous avez vu que sous l'influence de ce traitement, tous les symptômes douloureux ont cédé, et que la dyspnée a bientôt également disparu. Envisagés en eux-mêmes, ces accidents présentent peu de gravité, mais ils sont assez fréquents, et demandent à être traités avec tact et prudence (1).

Vous avez sans doute remarqué, messieurs, que pour la totalité des

(1) Dans un travail récent, M. le docteur Gardner, professeur d'obstétrique à l'École de médecine de New-York, a étudié les principaux agents qui influencent la sécrétion lactée. Sous le nom d'*antigalactiques* il désigne les substances qui ont la propriété de

cas de typhus auxquels j'ai eu affaire, je n'ai pas ordonné douze grains
(72 centigrammes) de calomel, que j'ai très rarement eu recours à la
médication purgative, que j'ai été très réservé à l'endroit des sangsues
et des ventouses, et qu'enfin je n'ai pas prescrit une seule saignée. Cette
conduite surprendra fort, j'en suis sûr, les diverses sectes de pathologistes et de théoriciens, que j'ai vues se succéder depuis quelques années
comme les flots pressés de la mer ; toutes ces doctrines, grâce au ciel,
ont également échoué contre le terrain solide et inébranlable de la vérité. Je me rappelle encore comment elles sont nées, comment elles ont
essayé de bouleverser la pratique médicale ; je me rappelle encore le
règne éphémère de chacune d'elles ; mais je me souviens aussi que,
partageant le sort de toutes les vaines et stériles spéculations, elles sont
tombées les unes après les autres dans le plus complet oubli, et qu'elles
ont à jamais disparu dans les ténèbres.

Je n'ai point oublié le temps où l'on commençait invariablement le
traitement du typhus par dix grains de calomel, suivis de quinze grains
(80 centigrammes) de jalap, ou d'un apozème contenant, avec une infusion de séné, des sels d'Epsom et un électuaire de scammonée ; je me
souviens aussi de l'époque où il était de mode de saigner, à leur entrée
à l'hôpital, tous les malades atteints de fièvre, quelle que fût d'ailleurs
la période de la maladie, quel que fût l'état général du patient : c'est
à ce même moment qu'on traitait par le vin et les stimulants la faiblesse
et la prostration qu'entraînent les inflammations locales, et surtout
celles des organes digestifs.

Chaque épidémie a un génie spécial et distinct ; donc chaque épidémie, ne l'oubliez pas, exige un traitement spécial et distinct. De là,
messieurs, pour celui qui étudie le typhus fever, la nécessité d'être
dégagé de toute opinion préconçue, d'être débarrassé des entraves du
dogmatisme. Celui qui se conforme à ces principes ; celui qui étudie

---

modérer ou de suspendre la production du lait, et il signale parmi les plus efficaces, la
belladone, le tabac et l'essence de menthe poivrée. Il emploie la belladone sous forme
d'extrait aqueux, le tabac sous forme d'onguent ; quant à la menthe poivrée, il recommande l'usage externe du liniment suivant :

℞ Huile de menthe poivrée......	6 grammes.
Huile de ricin	112
Huile de bergamotte ou de jasmin	6
Camphre....................	2,60

Mêlez.

(Gardner, *On Lactatic*, in *American med. Times*, 1861, n° 2.)   (Note du TRAD.)

la maladie telle qu'elle est dans la nature, et non pas telle qu'elle est décrite dans les livres; celui qui prend pour règles de sa pratique non pas les doctrines des écoles, mais les résultats de recherches sérieuses et attentives; celui-là, soyez-en sûrs, pourra entreprendre avec succès le traitement du typhus fever.

Pour moi, je crois qu'il n'est pas de maladie dont l'issue soit plus immédiatement dépendante de la thérapeutique, et j'ai peine à concevoir comment une opinion opposée a pu se répandre à Dublin. Il faut sans doute attribuer une part dans ce résultat à la négligence, ou à l'incapacité de ceux auxquels était commis le devoir d'enseigner la vérité. Toutefois cette erreur a pour cause première l'activité et le zèle démesurés que déploient certains hommes, non-seulement pour vanter leur spécialité professionnelle, mais en outre pour décrier, j'ai presque dit pour diffamer ce qu'ils se plaisent à appeler *la médecine pure*. Ce sont ces mêmes hommes qui, après avoir déclaré bien haut l'inutilité du traitement dans le typhus fever, s'empressent de le combattre par tous les moyens possibles, lorsqu'ils se trouvent face à face avec lui dans leur clientèle particulière; ils continuent, il est vrai, à professer ouvertement un septicisme absolu, mais, avec une inconséquence caractéristique, ils accablent leurs malades de pilules et de potions. Il faut bien, j'aime à le croire pour eux, qu'ils soient pénétrés de la valeur de leurs soins, puisqu'ils acceptent constamment et sans scrupule la rémunération que leur offrent les amis reconnaissants du malade : pauvres dupes que ceux-ci en vérité, car ils sont bien loin de s'imaginer que ces mains qui, par un mouvement automatique, saisissent si prestement leurs honoraires, appartiennent à des hommes qui proclament à grands cris l'impuissance de la médecine dans le typhus fever. Certes la postérité aura peine à admettre de tels faits; elle se refusera à croire qu'une aussi étrange opinion ait pu trouver quelque crédit à une époque, et dans une cité que nous qualifions avec orgueil d'éclairées. Pourra-t-on me croire, lorsque j'affirmerai qu'au moment de la découverte de l'auscultation, il régnait ici un tel esprit d'intolerance médicale, que quiconque, a Dublin, cherchait à vérifier par lui-même les assertions de l'immortel Laennec, quiconque mettait à profit les nouveaux procédés de cet illustre médecin, était sûr d'être exposé, au bout de peu de temps, au ridicule et à la haine. Et quels étaient ces hommes si intolérants ? Ceux-là même qui avaient mission de favoriser l'avancement de la science, et qui, rompant avec tous leurs devoirs, cherchaient à en entraver la marche pro-

gressive. Heureusement pour la gloire de notre pays, leurs efforts sc
restés stériles, et la cause de la vérité a triomphé. Heureusement po
les élèves et pour leurs futurs malades, les maîtres qui sont le pl
suivis aujourd'hui, sont ceux qui s'appliquent avec le plus de soii
faire connaître, et à faire constater les phénomènes révélés par l'ausci
tation médiate.

VINGT ET UNIÈME LEÇON.

LA FIÈVRE JAUNE DES ILES BRITANNIQUES.

Rapport de Louis sur l'épidémie de Gibraltar. — Étude comparative de l'épidémie irlandaise de 1826. — Compte rendu de l'auteur et de Stokes. — Observations. — Altérations anatomiques de l'estomac dans la fièvre jaune.
Nature de la maladie. — C'est une variété de fièvre continue. — Exposé sommaire des symptômes observés pendant l'épidémie de Dublin. — La fièvre jaune de Dublin a différé de celle qu'a décrite Louis. — Épidémie d'Écosse en 1843 et 1844. — Cas isolés observés par l'auteur depuis cette époque (1).

MESSIEURS,

Durant le règne de l'épidémie de 1826, nous avons eu dans Meath Hospital quelques malades qui nous ont présenté tous les caractères de la fièvre jaune. C'est là un fait excessivement remarquable, car cette maladie a été bien rarement observée dans ce pays ; elle semble, en effet, ne jamais dépasser dans sa marche envahissante la latitude de

(1) Cette leçon étonnera peut-être. A une première lecture, je n'ai pu me défendre moi-même de quelque surprise, je dirai même de quelque défiance : je me demandais si l'on avait jamais observé la fièvre jaune au dela d'une certaine latitude ; les assertions formellement négatives des auteurs me revenaient en mémoire ; je songeais involontairement à la *fatal jaundice* de Budd ; je me prenais enfin à douter de la justesse du titre inscrit en tête de ce chapitre. Il fallait donc y regarder de plus près, c'est ce que j'ai fait : une étude plus approfondie de cette leçon, la lecture attentive des documents dont la science a été enrichie depuis l'épidémie de Gibraltar, m'ont convaincu que l'exactitude et la perspicacité habituelles du professeur de Dublin ne lui ont point fait défaut ici, et qu'il s'agit en réalité d'une véritable fièvre jaune. Quiconque étudiera avec attention et sans idée preconçue les observations relatées par Graves, arrivera, j'en suis persuadé, à la même conclusion. Neanmoins il ne sera peut-être pas inutile de revenir sur quelques points.

On regarde à juste titre la fièvre jaune comme une maladie propre aux climats chauds, et l'on n'admet pas qu'elle puisse se développer au delà d'une certaine lati-

Cadix, de Gibraltar et de quelques autres villes de l'Andalousie. La dernière épidémie de Gibraltar a été décrite par M. Louis, qui, avec MM. Trousseau et Cherrin, avait été envoyé par le gouvernement français pour étudier la maladie régnante. Voyons d'abord l'exposé qu'il nous a laissé des symptômes et des lésions cadavériques, puis nous comparerons ces résultats avec ceux que nous avons constatés dans la fièvre jaune de 1826, M. Stokes et moi. Nous avons à cette époque publié le compte rendu de nos observations pour nos élèves de l'hôpital.

« L'affection n'épargnait ni le sexe, ni l'âge : les hommes, les femmes,

tude. Mais cette assertion ne doit pas être acceptée comme absolument et constamment vraie ; il est certain que depuis le commencement de ce siècle *le typhus amaril tend à sortir de son domaine primitif.* Dans les dernières années du xviii⁰ siècle on croyait la fièvre jaune confinée entre le 25ᵉ degré de latitude méridionale et le 35ᵉ degré de latitude nord ; mais dès 1817, la Faculté de médecine de Paris, dans son rapport au ministre de l'intérieur, fixait au 48ᵉ degré nord la latitude au delà de laquelle cette maladie ne peut plus atteindre. Kéraudren nous apprend un peu plus tard que la fièvre jaune s'est développée à bord de la *Gloriole* par 46⁰ de latitude septentrionale, et que la flûte *le Tarn* a été décimée sur la rade même de Saint-Pierre-Miquelon par 47⁰ 30′. Enfin, dans un travail tout récent le docteur Dutroulau, dont personne ne niera la compétence, s'exprime ainsi à propos de la localisation géographique de la maladie : « Les foyers endémiques de la fièvre jaune sont restés concentrés jusqu'ici sur les rivages du golfe du Mexique et des grandes Antilles. Ses invasions épidémiques s'éloignent tous les jours de plus en plus de ses foyers primitifs, et *je ne vois pas qu'il soit possible de leur tracer une limite.* »

En conséquence, la position septentrionale de Dublin, ville située entre le 53ᵉ et le 54ᵉ de latitude, ne peut pas être un argument sérieux contre les observations de notre auteur. On ne serait guère plus fondé à lui opposer les lignes isothermes, et les conditions de température : en effet, au rapport de Kéraudren, le jour où la fièvre jaune se déclara sur la *Gloriole* (7 août 1821), le thermomètre était descendu de 15 à 10 degrés. Les auteurs de l'*Histoire médicale de la fièvre jaune observée en Espagne* (Bailly, François et Pariset) ont fait remarquer que la ville de Barcelone a été ravagée par la maladie en 1821, quoique la température de cette année-là fût inférieure à celle de l'année précédente. — Hillary, qui observait dans les Barbades, nous dit en termes formels : « D'après les observations attentives que j'ai faites depuis plusieurs années sur les variations de la température et l'influence des saisons, il ne me paraît pas que cette fièvre soit en aucune façon causée ou modifiée par elles ; car je l'ai vue dans tous les temps, dans toutes les saisons de l'année, pendant les plus grands froids aussi bien que durant les plus fortes chaleurs. » Il ressort, ce me semble, de cette discussion, qu'on ne peut point rejeter l'idée du développement de la fièvre jaune à Dublin, en se fondant sur la situation et sur la température de cette ville.

D'un autre côté, sauf quelques différences de détails, les faits rapportés par Graves rappellent complètement les observations qu'a recueillies M. Louis à Gibraltar ; ils offrent une analogie frappante avec les descriptions que nous ont données de la der-

les enfants, les vieillards et les âges intermédiaires en étaient également atteints. Ceux-là seuls y étaient soustraits, qui l'avaient éprouvée auparavant dans une première épidémie.

» Elle débutait à différentes heures du jour, quelquefois la nuit, à jeun ou peu après le repas, ordinairement par une céphalalgie intense accompagnée de frissons, de tremblements, de douleurs dans les membres, et bientôt après de douleurs de dos. Une chaleur, rarement incommode, succédait aux frissons et était quelquefois suivie de sueurs. En même temps on voyait la figure rouge et animée, comme boursouflée dans un certain nombre de cas; les yeux étaient rouges et brillants,

nière épidémie de Lisbonne, Pinto, Alvarenga et Coutinho ; enfin ils se rapportent très exactement à la *deuxième forme* de fièvre jaune signalée par M. Dutroulau On retrouvera même notée dans plusieurs des observations du médecin irlandais cette injection de la face qui précède de plusieurs jours l'apparition de l'ictère, et qui est tellement caractéristique, qu'on l'a appelée souvent le *masque* de la maladie.

Si l'on objectait enfin que cette fièvre jaune de Dublin n'a pas présenté exactement la même marche, la même évolution que dans les contrées tropicales, je rappellerais qu'il s'agit ici d'une maladie *dépaysée*, et qu'il n'y a pas lieu d'être surpris si la phase pathologique est irrégulière ou suspendue, dans ces conditions anomales.

W. Hillary, *Observations on the changes of the air and the concomitant epidemic diseases in the islands Barbadoes*, etc. London, 1759.

Kéraudren, *De la fièvre jaune observee aux Antilles et sur les vaisseaux du roi*, etc. Paris, 1823.

Bailly, François et Pariset, *Hist. méd. de la fièvre jaune observée en Espagne, et particulièrement en Catalogne, dans l'année 1821.* Paris, 1823.

Louis, *Recherches sur la fièvre jaune de Gibraltar de 1828* (*Mém. de la Soc. méd. d'observation*, t. II).

Pinto Sequera, *Rapport officiel sur les hôpitaux provisoires de fièvre jaune etablis a Lisbonne en 1857.* Lisboa, 1858.

Alvarenga, *De la fièvre jaune épidémique dans la paroisse de la Pena à Lisbonne, en 1857* (*Sobre la fiebre amarilla*, etc.). Lisboa, 1859.

Coutinho, *De l'épidémie de fièvre jaune qui règne a Lisbonne depuis le commencement de septembre* (*Gazeta medica de Lisboa*, 1857).

Dutroulau, *Traité des maladies des Européens dans les pays chauds.* Paris, 1861.

Comparez :

Sir Gilbert Blane, *Observations on the diseases incident to seamen.* London, 1785.

Palloni Gaetano, *Osservazioni mediche sulla malattia febbrile dominante in Livorno.* Livorno. 1804

Mellado, *Historia de la epidemia padecida en Cadiz el ano 1810.* Madrid, 1819.

Moreau de Jonnès, *Monographie hist. et med. de la fièvre jaune des Antilles*, etc. Paris, 1820.

W. Hufeland, *Das gelbe Fieber* (*In dessen Journal*, XX).

Gibbs, *A Report on epidemics and endemics* (*The North-American med.-chir. Review*, janvier 1861). (Note du Trad.)

larmoyaient et donnaient aussi chez beaucoup d'individus une sensation de cuisson; la soif était vive, l'anorexie complète. Bien rarement, à cette époque, les malades éprouvaient des douleurs à l'épigastre.

» Ces premiers symptômes, la céphalalgie, la douleur dans les membres, l'anorexie, la soif, la chaleur, la rougeur et la douleur des yeux persistaient : la céphalalgie, pendant la moitié de la maladie environ ; les douleurs dans les membres, un peu davantage ordinairement ; la chaleur, qui était fort peu élevée dans nombre de cas, à peu près pendant le même espace de temps.

» Les douleurs à l'épigastre, qui étaient si rares au début, comme il vient d'être dit, se développaient ordinairement quinze, vingt heures plus tard, et au delà étaient le plus communément peu considérables, de manière qu'un bien petit nombre d'individus se plaignaient d'une vive cardialgie. Avec les douleurs de la région de l'estomac venaient les nausées et les vomissements, provoqués par des boissons et des purgatifs chez beaucoup de sujets, spontanés chez d'autres. Les selles étaient rares, à moins qu'on ne donnât des laxatifs. Le ventre restait parfaitement conformé, souple, indolent, si ce n'est dans la région épigastrique. Le sommeil était nul ; quelques sujets avaient de l'agitation, beaucoup d'agitation pendant la nuit ; d'autres, en plus petit nombre, éprouvaient dès le deuxième ou le troisième jour de l'affection une véritable anxiété, ne savaient quelle position tenir, et quelques-uns eurent du délire. Mais ce symptôme n'avait ordinairement lieu que le dernier jour de la vie, et il doit être considéré, par cette raison, moins comme un des phénomènes de la fièvre jaune que comme un symptôme d'agonie. D'ailleurs point de prostration ni de stupeur, à quelques exceptions près; pouls très médiocrement accéléré et plein, régulier, généralement en rapport avec le degré de la chaleur, qui était presque toujours faible, comme je l'ai déjà dit. La peau qui recouvre la poitrine était injectée dans quelques cas.

» Cette rougeur et celle des yeux diminuaient vers le milieu du cours de la maladie, et, un peu au delà de cette époque, de nouveaux symptômes apparaissaient. A l'injection des téguments de la poitrine succédait une légère teinte jaune de cette partie ; les yeux offraient la même nuance, et quand cette coloration se manifestait trente-six à quarante-huit heures avant la mort, elle devenait rapidement assez vive, de ma-

corps. Vers la même époque, ou un peu au delà du début de la jaunisse, la matière des vomissements et des évacuations alvines, qui
n'avait rien présenté de remarquable jusqu'alors, prenait un caractère
particulier, qu'elle n'offre pas dans le cours des maladies aiguës de
notre climat : les selles devenaient noirâtres ou noires, et la matière des
vomissements passait du jaune au brun ou au noir; de manière qu'au
début de ce changement de couleur, elle était formée d'une matière
liquide plus ou moins grisâtre, unie à une plus ou moins grande quantité de mucus, dans laquelle se trouvaient délayées des parcelles noirâtres comme de la suie.

» Dans cette seconde période de la maladie, le malaise et l'anxiété
persistaient pendant un espace de temps variable et à divers degrés;
les forces diminuaient, la chaleur baissait considérablement, en sorte
que les membres étaient froids bien avant l'agonie, et il y eut suppression d'urine dans un certain nombre de cas. Quelquefois aussi on observait une sorte de rémission, une amélioration apparente dans tous les
symptômes, et la mort arrivait au moment où l'on s'y serait le moins
attendu, si l'expérience n'avait appris à se défier de ces rémissions
trompeuses.

» Chez quelques sujets la violence de la céphalalgie, celle des douleurs
des membres, le mouvement fébrile assez prononcé, le nombre des
vomissements, le malaise, l'anxiété, la vive rougeur des yeux, donnaient
à la maladie une physionomie vraiment grave, si l'on peut s'exprimer
ainsi; tandis que chez d'autres le peu d'intensité de la fièvre et des douleurs, quel qu'en fût le siége, l'absence d'agitation et de délire, la diminution peu considérable des forces, imprimaient à l'affection un caractère de bénignité fait pour tromper à la fois les malades, les assistants
et le médecin. C'est dans cette nuance de la maladie qu'on a vu des
personnes ne pas s'aliter, mourir sur pied, comme le disaient leurs
parents. Ainsi, le docteur Mathias, qui succomba au quatrième ou cinquième jour de l'affection, n'éprouva, comme symptômes un peu graves,
que d'assez vives douleurs aux mollets et la suppression d'urine, sans
nausées ni vomissements. Il conserva pendant tout le cours de sa maladie l'intégrité de son intelligence, et voyant la suppression d'urine
persister, il dicta trois ou quatre lettres à un ami, le pria d'écrire rapidement la dernière pour pouvoir encore la signer, s'entretint ensuite
d'une manière affectueuse avec cet ami ; mais bientôt, ne pouvant plus
lui parler, il le remercia encore une fois par signes, et mourut un quart
d'heure après.

» Cet état, en quelque sorte latent, de la fièvre jaune n'en forme pas un caractère distinctif, ou qui la sépare des affections aiguës, graves, de nos climats, lesquelles offrent aussi assez fréquemment un caractère obscur et une sorte de bénignité dans les symptômes ; mais il est plus remarquable ici en raison de la rapidité de la marche de la maladie ordinairement mortelle du quatrième au sixième jour, et cette forme latente rappelle involontairement certains faits d'empoisonnements par l'arsenic, relatifs à des individus qui ont conservé, depuis l'ingestion du poison jusqu'à la mort, toute leur présence d'esprit et un calme presque parfait.

» J'ajoute que la gravité des symptômes ne répondait pas toujours à celle des lésions. Parmi celles-ci, d'ailleurs, une seule était constante, l'altération spécifique du foie ; l'état inflammatoire de la membrane muqueuse de l'estomac venait ensuite, et rendait quelquefois un compte assez satisfaisant de plusieurs des symptômes observés. »

Voici les résultats nécroscopiques observés par M. Louis dans l'épidémie de Gibraltar (1) :

« L'estomac avait un volume supérieur à celui qui lui est naturel chez sept sujets, inférieur au contraire chez trois autres. Il contenait un liquide rouge clair, ou foncé ou noirâtre, ou tout à fait noir, en quantité variable, dans les trois quarts des cas.

» Sa membrane muqueuse était rouge dans une étendue plus ou moins considérable chez six individus ; rose ou orange chez huit ; grisâtre, jaunâtre ou blanchâtre chez les autres. Elle était épaissie dans une plus ou moins grande surface, dans la moitié des cas ; ramollie, mais non à un degré extrême, dans le même nombre ; à la fois épaissie, ramollie et rouge chez la troisième partie des sujets ; mamelonnée chez les deux tiers, ulcérée dans deux cas ; elle était saine dans cinq. La membrane muqueuse du duodénum était rouge chez un peu plus de la moitié des individus, ramollie chez un nombre égal, épaissie dans un cas.

» L'intestin grêle contenait une quantité plus ou moins considérable de matière rougeâtre, brunâtre ou noirâtre, ou tout à fait noire, chez les deux tiers des sujets. La membrane muqueuse était légèrement injectée ou rouge par intervalles dans un peu moins de la moitié des cas ; sa consistance, plus ou moins diminuée dans toute sa longueur ou dans une partie seulement de son étendue, chez un nombre de sujets un peu plus grand. Elle était partiellement épaissie dans un cas, n'offrait d'altération dans aucun, et les plaques elliptiques de Peyer étaient saines.

» Le gros intestin avait un volume un peu plus considérable que d'ordinaire chez deux sujets; chez quinze, il contenait une matière couleur lie de vin, ou noirâtre, ou brunâtre, chocolat ou tout à fait noire. La membrane muqueuse était d'un rouge pâle ou vif dans cinq cas; grisâtre, jaunâtre ou blanchâtre dans les autres; sa consistance était plus ou moins diminuée chez les trois quarts des individus, son épaisseur augmentée chez trois, et deux fois nous l'avons trouvée légèrement ulcérée.

» Les glandes mésentériques offraient quelques traces d'inflammation chez quatre sujets, les cervicales chez un seul, et chez un autre une des glandes qui environnent les conduits biliaires était rouge, ramollie et très volumineuse.

» Le foie avait un volume un peu supérieur à celui qui lui est naturel, dans deux cas, un peu plus de fermeté que de coutume dans trois, un peu moins au contraire dans trois autres Sa cohésion était augmentée dans six, diminuée dans sept, *sa couleur altérée dans tous:* de manière qu'il offrait tantôt une teinte beurre frais, paille, café au lait clair, tantôt une couleur jaune gomme-gutte ou moutarde, ou orange ou olive.

» La rate était ramollie dans huit cas, et à un médiocre degré, à une exception près; son volume était un peu augmenté chez cinq sujets.

» Les lésions qui viennent d'être rappelées étaient rarement graves, très souvent insuffisantes pour expliquer la mort; et quand on pouvait se rendre compte de celle-ci, ce n'était que par la réunion de plusieurs d'entre elles.

» Ces lésions se partagent naturellement en deux classes: les unes sont propres ou presque exclusivement propres aux sujets emportés par la fièvre jaune; les autres sont communes à ces sujets et à ceux qui succombent à d'autres maladies aigues. La matière rouge ou noire trouvée dans le canal intestinal, et l'altération si remarquable du foie, appartiennent à la première classe, toutes les autres à la seconde.

» La matière rouge ou noire de l'estomac ou de l'intestin n'ayant pas été trouvée dans tous les cas de fièvre jaune, on ne saurait la considérer que comme un des caractères anatomiques *secondaires* de cette affection. Mais il n'en est pas de même de *l'altération de la couleur du foie,* laquelle eut lieu, plus ou moins exactement semblable à elle-même, dans *tous* les cas, fut dans l'un d'eux, où il n'y avait pas de matière noire, la seule lésion appréciable, et *doit être considérée, par cela même, comme le caractère anatomique essentiel de la fièvre jaune.*

» Parmi les lésions de la seconde classe, la jaunisse et l'inflammation de la membrane muqueuse de l'estomac méritent surtout d'être remarquées, tant à raison de leur fréquence, qu'à cause de leur prompte apparition. Mais l'inflammation de la membrane muqueuse de l'estomac n'ayant pas eu lieu dans tous les cas, et les plaques de Peyer n'ayant pas cessé d'être dans leur état naturel, il en résulte, d'une part, que la fièvre jaune de Gibraltar n'est pas une gastrite; de l'autre, qu'elle n'est pas non plus une fièvre typhoïde. Et cette dernière conclusion est d'autant plus rigoureuse, que, si le cadavre des sujets emportés par la fièvre jaune n'offrait pas les lésions qui caractérisent anatomiquement l'affection typhoïde, il en présentait d'autres qu'on ne retrouve pas à la suite de cette maladie, et qui sont propres, ainsi que je l'ai dit tout à l'heure, à celle qui nous occupe spécialement.

» Quelle est donc la nature de la fièvre jaune de Gibraltar, et *où en placer le siége?* Si ce n'est ni une gastrite, ni une fièvre typhoïde, ce n'est pas non plus une hémorrhagie, comme on l'a avancé il y a quelque temps, puisqu'il n'y eut pas d'hémorrhagie dans tous les cas. Est-ce une maladie du foie? Sans doute, le foie était l'organe principalement et essentiellement affecté dans la fièvre jaune de Gibraltar, mais il n'est pas possible de ne voir dans cette affection qu'une maladie du foie : d'un côté, parce que l'altération qu'il présentait ne rend nullement compte, dans les cas où elle était la seule et dans l'état actuel de la science, du mouvement fébrile ; de l'autre, parce qu'elle ne suffit pas, à beaucoup près dans les mêmes circonstances, pour expliquer la mort. De manière que l'examen le plus rigoureux des faits relatifs à la fièvre jaune, considérée sous le rapport anatomique, atteste l'existence d'une cause très énergique, dont un seul effet constant est l'affection spécifique du foie, cause à laquelle il faut nécessairement recourir dans un grand nombre de cas, la troisième partie environ, pour se rendre compte de la mort des sujets.

» Mais comment agit cette cause? Sur quel système son action porte-t-elle? Probablement sur le système nerveux, par l'intermédiaire du sang, encore que celui-ci n'ait pas paru altéré d'une manière spé-

J'arrive maintenant à l'épidémie que j'ai observée à Dublin en 1826.
John Gall, âgé de trente-cinq ans, est entré à l'hôpital le 10 janvier. La
date précise du début de la maladie est inconnue ; elle remonte probablement à sept ou huit jours. La douleur épigastrique et la constipation
constituent les symptômes prédominants : peau chaude, langue brune
et sèche au centre, blanche et un peu humide sur les bords; faiblesse
considérable, stupeur sans délire, mémoire incertaine ; tantôt cet homme
nous dit qu'il est malade depuis deux jours, tantôt il parle de plusieurs jours ; il a le ventre dur et développé. — *Sangsues à l'épigastre et
purgatifs;* amélioration.

Le lendemain, *boissons gazeuses;* il y a de la toux.

Le jour suivant, *vésicatoire sur la poitrine.* — Pendant la nuit, le
malade est devenu jaune, il a eu des convulsions dans les muscles abdominaux, et il est mort à cinq heures du matin

Autopsie trente heures après la mort. — Corps bien conformé; développement considérable des muscles ; le dos est livide, la peau et les
conjonctives sont jaunes. Dure-mère jaune; pas de liquide entre elle et
l'arachnoïde; quantité considérable d'un liquide jaune ambré sous
l'arachnoïde et entre les circonvolutions. Le cerveau est d'une consistance remarquable: les ventricules latéraux contiennent un liquide
jaunâtre; il est surtout abondant dans les cornes antérieures, notamment à gauche. — *Abdomen :* Foie normal; pas d'obstruction des conduits ; il y a de la bile dans la vésicule; l'estomac est dans toute son
étendue d'un pourpre foncé; la muqueuse est épaissie, elle donne du
sang lorsqu'on la déchire : elle est certainement un peu ramollie ; la
couche villeuse a l'apparence du velours, sous l'eau les villosités paraissent blanchâtres et flottantes 1. Près du pylore existe une lésion très
curieuse : la muqueuse, qui est d'un rouge pourpre, comme dans les
autres parties du viscère, présente en plusieurs points des circonférences
blanches parfaitement régulières, qui ont à peu près une demi-ligne de
largeur ; les cercles ainsi formés ont environ un demi-pouce de dia-

_____

(1) On sait aujourd'hui que la muqueuse gastrique ne présente pas de villosités du
moins dans la plus grande partie de son étendue. Ces organes n'apparaissent que dans
la portion pylorique, autour des orifices des glandes à pepsine, on trouve là des pro-
longements villeux qui ont de 0 mm,05 à 0 mm,09 de hauteur. La tunique interne de
l'estomac ne mérite donc point les noms de tunique villeuse et papillo-villeuse, qui lui
avaient été donnés par les anciens anatomistes. Les petits corps que Ruysch et ses
successeurs avaient pris pour des villosités ne sont autre chose que le relief des
glandes de l'estomac.   Note du TRAD.)

mètre, la surface en est rouge comme le reste de la membrane muqueuse ; de plus, en plusieurs endroits, ces cercles se coupent mutuellement, de sorte que cette portion de l'estomac présente des lignes blanches tortueuses. En plaçant l'organe sous l'eau, nous avons vu que ces circonférences et ces lignes sont formées par les extrémités de certaines villosités, qui ne sont pas devenues rouges comme les autres. Le duodénum était également rouge, mais la rougeur allait ensuite en décroissant.

Il y a dans l'intestin grêle une invagination de six pouces de longueur. Il était facile d'extraire la portion invaginée du cylindre invaginateur ; il n'y avait pas la plus petite trace d'inflammation.

C'est là un bon exemple des caractères anatomiques de la fièvre épidémique de 1826. Nous avons perdu environ vingt malades, et chez tous, les phénomènes ont été à peu près identiques. Le ventre devenait dur et douloureux au niveau de l'épigastre et des hypochondres ; les muscles abdominaux donnaient la sensation de *nodosités*, et la plupart du temps aucun symptôme prémonitoire ne révélait l'imminence du danger. Bientôt après survenait *un ictère général d'une couleur jaune éclatante ;* en même temps il y avait un malaise considérable, la physionomie devenait anxieuse, le pouls était rapide et précipité, les extrémités se refroidissaient. La mort avait ordinairement lieu vingt-quatre heures après l'apparition de l'ictère ; elle était quelquefois, à ce qu'on nous a dit, précédée de convulsions générales, mais nous ne les avons pas observées nous-même ; dans la plupart des cas il y avait des spasmes limités à l'abdomen. Les infirmiers leur avaient donné le nom significatif de « *contorsions des boyaux* », et cette désignation concorde singulièrement bien avec les invaginations intestinales que nous trouvions chez presque tous les sujets.

Avant d'aborder l'étude pathogénique de cette singulière forme de fièvre, il ne sera pas inutile de vous en rapporter quelques exemples.

John Rochford, âgé de cinquante ans, couché dans le cabinet n° 4, avait été pris d'une fièvre bénigne ; au bout de quelques jours, sans crise régulière, il entrait en convalescence ; l'appétit revint, et cet homme était bien portant depuis six jours environ lorsqu'il retomba. Le ventre était un peu dur et sensible au toucher ; il y avait de la constipation, c'était même le seul symptôme dont le malade se plaignît ; un purgatif étant resté sans résultat, je prescrivis une potion huileuse : il y eut plusieurs selles, et à la visite du lendemain, cet homme paraissait être beaucoup mieux ; mais entre onze heures et midi, il fut pris de convulsions dans le ventre, sans en avoir dans les membres ; il devint subitement jaune et mourut le matin du jour suivant. L'extrémité du nez avait pris une couleur pourpre foncé. Les amis de Rochford ayant réclamé son corps, l'autopsie ne put être faite.

Nous avons eu déjà plusieurs cas de fièvre dans lesquels le nez devenait pourpre, et à l'exception d'un seul, ils se sont tous terminés par la mort. Lorsque cette rougeur du nez est combinée avec un ictère général, le malade présente véritablement un effroyable aspect; nous avons observé cinq ou six fois cette coïncidence. Quelquefois la rougeur est exactement limitée à la pointe du nez, mais dans d'autres cas elle s'étend à la partie supérieure des joues. Les points qui doivent rougir prennent d'abord une couleur pâle ; cette pâleur est graduellement remplacée par une teinte plombée livide, enfin la rougeur est complète dans l'espace de douze ou vingt-quatre heures. Il est à noter que ces parties rouges conservent leur température naturelle presque jusqu'au moment de la mort, tandis qu'ordinairement le nez se refroidit avant tous les autres organes. Chez une jeune fille couchée au n° 2, dont le nez et les joues devinrent rouges, le changement se fit plus lentement que d'habitude. Ces parties furent d'abord couvertes de larges taches d'une couleur de cire, légèrement élevées au-dessus de la surface de la peau ; ces taches ressemblaient tellement à de l'urticaire, qu'on les considéra comme une éruption d'une nature très analogue ; mais le lendemain ces taches blanches étaient devenues rouges, et le jour suivant cette couleur avait tourné au pourpre foncé. Pendant tout ce temps les points affectés conservèrent la même température que le reste du corps. Au bout de vingt-quatre heures la malade avait succombé.

Chez une femme, également couchée au n° 2, le bout du nez et l'extrémité de quelques-uns des orteils étaient devenus pourpres, mais ces points étaient en outre sensibles au toucher; la malade guérit. Des sangsues furent appliquées sur la pointe du nez, et l'on fit mettre sans interruption des cataplasmes sur les parties pâles ; une portion du nez fut éliminée sous forme d'eschare. Ce fait prouve que cette coloration pourpre dépend, dans quelques cas du moins, d'un état du système vasculaire qui est très voisin de l'inflammation. Je possède le portrait d'un malade chez lequel, à la suite d'un refroidissement, les extrémités des doigts avaient pris une couleur pourpre ; cet homme en souffrait beaucoup lorsqu'il était exposé pendant l'hiver à la température ordinaire de nos salles. L'immersion continuelle des doigts dans de l'eau tiède apaisa notablement la douleur, et la coloration devint un peu moins foncée. Au moment de son entrée à l'hôpital, ce malade souffrait déjà depuis quelques semaines; il fut soigné par M. M'Namara, mais ce ne fut qu'au bout d'un temps assez long que les applications tièdes amenèrent la guérison.

Patrick Mahon, homme robuste, âgé de quarante-cinq ans, tailleur de pierre, est atteint d'une fièvre de forme typhoïde. Langue sale, dents fuligineuses, ventre dur, épigastre et hypochondres sensibles à la pression; faiblesse considérable. *Vingt sangsues à l'épigastre, lavements purgatifs.*

Le lendemain matin, la peau et les conjonctives ont une légère teinte jaune. Le ventre est toujours dur; le pouls est faible et rapide; beaucoup d'abattement. *Pilules bleues, lavements purgatifs.*

Le jour suivant, la couleur jaune est plus prononcée; même dureté du ventre, même sensibilité de l'épigastre. *Vingt sangsues; on continue les autres prescriptions.* A quatre heures du soir, cet homme est pris de convulsions, et il meurt le lendemain. Les convulsions ont paru limitées à l'abdomen. L'autopsie n'a pas été faite.

John Gaven, âgé de vingt-deux ans. L'histoire de cet homme ne diffère en rien des précédentes.

Autopsie vingt heures après la mort. Constitution solide, système musculaire bien développé. Encéphale sain; aucune lésion dans la poitrine sauf la dilatation de quelques bronches. — Abdomen: *Cinq invaginations dans l'intestin grêle, sans trace d'inflammation récente;* les autres portions de l'intestin sont fortement contractées; la muqueuse de l'estomac est d'une couleur rouge foncé depuis l'orifice cardiaque jusqu'à deux pouces en deçà du pylore. Cette membrane est facilement détachée avec le dos d'un scalpel, et on peut l'enlever dans un état de demi-fluidité; elle présente quelques taches ecchymotiques. Excepté dans le duodénum et dans la dernière moitié du gros intestin, la muqueuse est d'un rouge sombre, elle est couverte d'arborisations vasculaires. Sur beaucoup de points elle est très ramollie et presque demi-liquide. *Le foie est parfaitement sain; pas d'obstruction dans les conduits biliaires.*

Comme le temps ne me permet pas de vous rapporter en détail un plus grand nombre d'autopsies, je vais résumer les principales lésions de cette fièvre étrange et meurtrière.

1. Nous n'avons jamais rencontré l'inflammation du foie ni l'obstruc-

III. Dans presque tous les cas, l'intestin grêle présentait une ou plusieurs invaginations.

IV. Il n'y a jamais eu au niveau de ces intussusceptions aucune inflammation de la séreuse, et il a toujours été facile de détruire l'invagination.

V. Chez *quelques sujets,* nous avons observé un épanchement de liquide jaune ou ambré dans l'espace sous-archnoïdien, à la base du cerveau, et quelquefois aussi dans les ventricules : dans ce dernier cas il était peu abondant.

VI. Nous n'avons vu, dans aucun cas, l'inflammation du cerveau ou de ses membranes.

VII. Presque toujours la rate avait augmenté de volume. Dans les maladies aiguës, lorsque la rate est ainsi engorgée et distendue, elle est toujours plus molle qu'à l'état normal. Une seule fois nous avons trouvé dans l'estomac une quantité considérable d'un liquide rouge sombre, avec une assez forte proportion d'une matière qui ressemblait à du marc de café : dans ce cas, la tunique muqueuse était dans une bonne partie de son étendue d'une couleur très foncée, et d'une consistance visqueuse; on ne pouvait donc conserver aucun doute sur l'origine de la matière et du liquide contenus dans le viscère; ils provenaient tous deux de la membrane muqueuse altérée et presque désorganisée.

Tels ont été les principaux résultats de l'examen cadavérique des individus qui avaient succombé a cette fièvre, compliquée de la coloration jaune de la peau. Les faits suivants vous permettront de vous faire une idée plus exacte de la marche et des symptômes de cette maladie; dans les cas que je vous ai rapportés jusqu'ici, la terminaison fatale a été si prompte que l'évolution morbide n'a pu se faire complétement.

Peter Kelly, âgé de vingt-huit ans, entre à l'hôpital le 29 décembre. Il a été pris depuis deux jours d'une toux violente sans expectoration. Le pouls est fort, a 110, la face injectée; langue blanche et humide ; douleur frontale, malaise général ; l'epigastre et l'hypochondre droit sont très sensibles; constipation, soif, ventre dur. Pas de râles appréciables dans la poitrine, murmure respiratoire naturel.

30 décembre. — *Venæ sectio ad* ℥ xv (480 grammes); *hirudines* xx *epigastrio. Pilulæ purgantes et mistura purgans.*

31 déc. — Toux très intense. *Vesicatorium pectori, mistura pecto-*

Habeat haustus effervescentes cum carbonate ammoniæ, et enema emolliens vespere.

16 janvier.—La chaleur thoracique et la toux sont apaisées, l'épigastre est moins douloureux depuis l'application des sangsues; comme l'écoulement sanguin dure encore, on l'arrête au moyen de la cautérisation. Langue humide, de la couleur de l'onguent mercuriel; pouls fort, à 60; facies plus satisfaisant; les matières alvines sont plus naturelles, l'ictère a presque disparu, sueurs abondantes. — *Repetantur pilulæ.*

17 janvier.— Plus de fièvre, plus de coloration jaune; plusieurs selles liquides. — *Omittantur medicamenta.*

18 janvier.— Convalescence.

L'état du pouls est à noter ici. Il ne s'est jamais élevé au-dessus de 60, alors que les autres symptômes ne laissaient aucun doute sur la nature fébrile et inflammatoire de la maladie.

30 décembre 1826. — Esther M'Quillan, âgée de trente-trois ans, éprouve depuis trois années des douleurs vives, à la suite d'une fièvre dont elle a été soignée à l'hôpital de Cork-street; elle y était encore il y a quatre mois, et elle en est sortie guérie. État actuel : courbature générale, céphalalgie violente, langue brune au centre; pouls petit et faible; le ventre est très sensible à la pression, il n'y a pas de constipation. La malade a été saignée la nuit dernière, parce qu'elle toussait et qu'elle étouffait beaucoup; elle se trouve soulagée, mais elle a encore des douleurs dans le dos; le sang est légèrement couenneux, le sérum ne s'est pas séparé.—*Applicentur hirudines* xx *epigastrio.*

31 décembre.— Langue saburrale, sèche et brune au centre; l'épigastre est beaucoup moins sensible; légère teinte jaunâtre. Les piqûres de sangsues ont bien saigné; pouls régulier, à 100. Soif vive; douleurs dans les articulations et dans le bas des reins, elles empêchent la malade de se mouvoir dans son lit, respiration libre, urine très peu colorée.

$\mathrecedilla$ Nitratis potassæ................ ℥ ij.
Decocti hordei.................. ℔. ij.
Acidi nitrici diluti .... ℥ j.
Misce. Consumatur in die (1).

1ᵉʳ janvier 1827. — La coloration jaune est plus foncée ; grande sensibilité de l'épigastre et de l'hypochondre droit; les douleurs de la fièvre persistent.

℞ Calomelanos .... gr. iij.
Opii..... .... gr. ½.

Ter in die (1).
Mixturæ camphoræ ℥ j. (32 gram.) ter in die.

2 janvier. — Pouls à 72, faible, parfois presque imperceptible, mais régulier; respiration facile; évacuations involontaires de matières jaunes, ventre très tendu; les muscles abdominaux sont contractés et durs, la langue est noire et rôtie; il y a du délire, mais la malade revient à elle lorsqu'on lui parle. Décubitus latéral.— *Repetantur pilulæ et mistura. Applicetur vesicatorium hypochondrio. Vini ℥ vj.*

3 janvier. — Toux fréquente, délire continuel; teinte jaune plus foncée; plusieurs selles involontaires, les matières sont jaunes ; la faiblesse a beaucoup augmenté, la soif persiste; langue noire et sèche, température normale. Pouls à 84; il y a quelques tressaillements. L'ampoule du vésicatoire est peu élevée, le spasme du pharynx empêche la déglutition. Quelques instants avant la visite, la malade a été prise de convulsions, avec contracture et rigidité des articulations ; cette attaque a duré à peu près une minute. Les pieds sont froids.— *Vini rubri ℥ vj. Applicentur sinapismi pedibus. Repetatur mistura camphoræ.*

4 janvier. — Lorsqu'on parle à la malade, l'intelligence lui revient, elle montre sa langue lorsqu'on le lui demande; elle délire tout le reste du temps. Elle paraît souffrir beaucoup lorsqu'on touche à ses articulations; elle a des tremblements et des frémissements fréquents; il y a un peu de gonflement aux malléoles, agitation incessante; les autres symptômes comme la veille.— *Applicentur vesicatoria suris. Vini ℥ vj.*

5 janvier. — La malade a gémi et déliré toute la nuit; elle a un peu dormi vers le matin. Il n'y a pas eu de vomissements, la toux est plus facile; les selles sont jaunes; la langue est aride. Les vésicatoires ont bien pris; les téguments sont un peu moins jaunes ; il n'y a pas de céphalalgie, les yeux sont ternes. Le pouls, à 84, est régulier, mais à

(1)   ℞ Calomel................... .. 0ᵍʳ,18
Opium.. .... 0ᵍʳ,04

On répétera cette prescription trois fois, dans le courant de la journée.

(Note du TRAD.)

peine appréciable; il y a de la flatulence; les extrémités ne sont pas froides. -- *Repetatur vinum.*

6 janvier.— La malade n'a pas déliré, elle a bien dormi; la physionomie est meilleure, la fièvre a beaucoup diminué.

7 janvier.— Langue nette; pouls à 80, plus fort que les jours précédents. Une large tache d'un rouge pourpre, sans élévation, occupe tout le côté externe du cou-de-pied; cette tache présente çà et là quelques vésicules, il y a sur l'autre pied quelques taches plus petites. L'appétit est bon, le sommeil est revenu. On recouvrira les taches de compresses imbibées d'alcool camphré. — *Habeat sulphatis quinæ granum ter in die.*

8 janvier.— Les bords de la grande tache sont soulevés en ampoule, la surface a une couleur plus rouge, mais violacée. Il y a eu trois selles pendant la nuit; la malade a un peu reposé. — *Repetantur pilulæ sulphatis quinæ et vinum.*

9 janvier.— L'œil droit est rouge, sans être douloureux; le pied va mieux.— *Applicentur hirudines ij conjunctivæ.*

19 janvier. — Convalescence; au bout d'une semaine, la malade sort guérie.

Chez cette femme, les symptômes ont été fort alarmants, à tel point même que le 2 et le 3 janvier nous n'osions plus espérer la guérison. A ce moment, en effet, les évacuations involontaires, l'extrême faiblesse du pouls, la sécheresse de la langue, la prostration, le délire, les tremblements, les spasmes qui survenaient sous l'influence de la déglutition, *la dureté et les nodosités des muscles abdominaux*, l'attaque de convulsions toniques générales, tout cela, joint à la coloration jaune de la peau, était bien fait pour enlever toute espérance. Le traitement fut d'abord antiphlogistique; le nitre fut prescrit en vue des douleurs rhumatoïdes, mais il fut abandonné dès le jour suivant et remplacé par le calomel et l'opium. Vous savez que le nitre est un mauvais médicament lorsque le malade est affaibli, ou lorsque l'estomac est débilité.

Dans plusieurs des cas de fièvre avec jaunisse qui se sont terminés par la mort, les phénomènes morbides ont été fort analogues à ceux que je viens de vous décrire; aussi le fait d'Esther M'Quillan peut être regardé comme un type parfait de cette forme spéciale de fièvre. *Chez elle, comme dans la plupart des cas mortels, les matières alvines avaient conservé leur coloration naturelle; du reste, dans bon nombre d'autopsies, la bile contenue dans la vésicule présentait toutes ses propriétés normales.*

La moitié environ des individus atteints avait du délire, une agitation considérable ; leur physionomie avait une expression d'anxiété toute particulière ; d'autres semblaient conserver intactes leurs facultés intellectuelles, mais ils étaient sous le coup d'une excitation nerveuse qui les rendait irritables, et ils se laissaient aller au désespoir. Ils ne pouvaient rester un seul instant en repos, ils agitaient leurs bras, et fixaient sur leur médecin des regards où se peignaient à la fois la souffrance et la désolation. Beaucoup de malades étaient tourmentés par des vomissements, tous se plaignaient d'une douleur vive à l'épigastre.

Je dois vous faire remarquer, messieurs, que pendant l'épidémie de 1826, nous avons ouvert plusieurs cadavres, dans lesquels, à ne juger que par les douleurs du ventre et de l'épigastre, nous aurions pu nous attendre à rencontrer une inflammation péritonéale ; et cependant nous n'avons jamais observé la moindre trace de péritonite. La *grande tache violacée* du cou-de-pied nous parut d'abord de même nature que la coloration pourpre du nez et des lèvres, dont je vous ai parlé plus haut ; cependant elle était plutôt érysipélateuse, et elle aboutit à une ampoule. Elle différait de l'érysipèle ordinaire parce qu'elle était d'une couleur pourpre sombre, parce qu'elle se terminait abruptement par une limite bien marquée, et parce qu'elle ne s'effaçait que très peu sous la pression. En somme, elle semblait tenir le milieu, pour ainsi dire, entre le purpura et l'érysipèle. Les avantages du vin et des stimulants au déclin de la maladie furent évidents.

15 janvier 1827.—Robert Farmer, âgé de dix-neuf ans. Il est malade depuis cinq jours ; il travaillait dans une brasserie, et il se trouva un jour exposé à des vapeurs chaudes ; il fut bientôt couvert de sueur, et il but une grande quantité de bière froide. Il éprouva aussitôt un violent frisson et de la congestion vers la tête ; le frisson dura environ une heure, après quoi le calme revint. Cependant la tête restait lourde, et l'appétit était perdu. Après avoir essayé de travailler encore deux ou trois jours, Farmer dut garder le lit ; depuis ce moment, il ressent une chaleur vive, mais dès qu'il prend une boisson froide, il a du frisson. Il est entré hier à l'hôpital, vierge de tout traitement.

État actuel : Douleur vive, ou plutôt sentiment de plénitude dans la tête ; vibrations des artères temporales ; pouls à 100. Pas de douleur dans la poitrine, pas de toux ; le ventre est très tendu, il n'est pas sensible à la pression. Peau chaude, sèche, avec une teinte jaune ; langue blanche et sèche, sauf sur les bords, où elle est légèrement humide. Un purgatif a produit deux selles fétides de couleur foncée; urine naturelle. — *Applicentur hirudines* xx *temporibus. Habeat enema emolliens vespere.*

℞ Liquoris acetatis ammoniæ.... ⎱
Aquæ fontanæ.............. ⎰ ãã ℥ iij.

Tartari emetici. .... gr. j.

Sirupi............ .... ℥ j.

Misce. Sumat ℥ B. omni horâ (1).

16 janvier.— Les sangsues ont été appliquées à six heures du soir, plusieurs morsures donnent encore du sang. Les yeux et la peau sont moins jaunes; la céphalalgie est moins pénible; le pouls est régulier, à 70; légère tendance à la transpiration. — *Repetantur medicamenta ut heri.*

17 janvier. — Céphalalgie moindre, pouls naturel, température normale, faiblesse considérable; langue nette et humide, facies meilleur; pas d'appétit; le ventre est libre. Convalescence.

26 janvier. — Cet homme a quitté l'hôpital avant-hier; hier soir, il a eu du frisson et de la douleur de tête. Langue blanche et chargée, pouls à 100; la peau n'est pas très chaude, le ventre est souple, il n'y a pas de constipation; la soif est vive; il n'y a pas pour le moment de céphalalgie. — *Habeat haustus effervescentes cum carbonate ammoniæ.*

27 janvier. — Trente-six respirations, pouls à 120; ventre souple et normal, douleur de tête violente; soif considérable; peau chaude, turgescence de la face, langue comme la veille. — *Applicentur hirudines* xx *temporibus.*

28 janvier. — La tête est moins douloureuse; les piqûres de sangsues ont donné du sang toute la nuit; sensibilité vive à l'épigastre,

(1)   ℞ Solution d'acétate d'ammoniaque.... ⎱
Eau de fontaine.... .... ⎰ ãã 96 gr.

Tartre stibié................... 0ᵍʳ,06

Sirop 32

Mêlez. On prendra toutes les heures une demi-once (16 gram.) de cette potion.

La Pharmacopée de Londres assigne la composition suivante à la solution d'acétate d'ammoniaque :

℞ Sesquicarbonate d'ammoniaque, quatre onces et demie, soit : 144 gram.

Vinaigre distillé, quatre pintes, soit : litre 1,880.

Ajoutez le sesquicarbonate d'ammoniaque au vinaigre, jusqu'à saturation.

pouls à 125 ; grande soif, pas de vomissements ; la peau est légèrement colorée en jaune, les yeux sont naturels.

> ℞ Pilulæ hydrargyri,.............. gr. ix.
> Extracti hyoscyami.............., gr. vj.
>
> Misce. Fiant pilulæ tres. Sumat unam quartis horis (1).

29 janvier. — La fièvre est moindre, le malade a été extrêmement faible la nuit dernière ; il a le ventre très tendu, gonflé et douloureux : cela provient sans doute de ce qu'il a bu une trop grande quantité de tisane. Trois lavements huileux font disparaître ce symptôme. La coloration jaune est très faible aujourd'hui. — *Habeat haustus effervescentes cum carbonate ammoniæ.*

31 janvier. — Peau chaude, pouls à 110, un peu faible ; tous les phénomènes morbides sont aggravés, la soif est vive, il y a du tremblement ; pas de toux ni de douleur de ventre ; il n'y a ni céphalalgie ni délire, mais le malade dort très peu ; 40 respirations ; pas de constipation, nausées fréquentes sans vomissements. — *Habeat haustum oleosum. Repetantur haustus effervescentes.*

1ᵉʳ février. — Face turgide, pas de douleur de tête ; épistaxis abondante pendant la nuit ; chaleur aride et brûlante à la peau, langue très rouge à la pointe et sur les bords, noirâtre au centre ; il y a eu des vomissements ; la soif est ardente, pas de douleur à l'épigastre. 36 respirations, pouls à 112. Le malade ne tousse pas, il se plaint de temps en temps d'éprouver dans l'estomac une sensation de distension. — *Habeat misturæ camphoræ cum magnesia ℥ j ter in die.*

2 février. — La fièvre est tombée, le pouls est à 72. La convalescence marche lentement, mais sans encombre, et le malade sort de l'hôpital parfaitement guéri.

Dans ce fait, la crise de la rechute fut plus marquée que celle de la première attaque ; elle eut lieu au neuvième jour. Un des traits caractéristiques de la maladie fut ici la distension de la région épigastrique, qui resta d'abord indolore, mais qui, au moment de la rechute, devint extrêmement sensible. Il est probable que cette distension provenait dans les deux cas de la même cause, à savoir, de l'inflammation de la

---

(1)   ℞ Masse pilulaire hydrargyrique........ .. 0ᵍʳ,54
Extrait de jusquiame................ 0ᵍʳ,36

Mêlez pour trois pilules. On en donnera une toutes les quatre heures.

muqueuse gastrique. Nous avons déjà vu que cette phlegmasie peut produire, et produit réellement une vive douleur; or, le fait actuel semble établir que ce symptôme peut manquer quelquefois. Nous nous sommes très bien trouvé de l'extrait et de la teinture de jusquiame pour abattre l'irritabilité et ramener le sommeil, dans la période avancée de la maladie. De plus, dans ces pyrexies avec ictère, nous avons été amené à combiner ce médicament avec les mercuriaux, à cause du grand nombre d'invaginations que nous rencontrions dans les autopsies; nous pensions que les agents capables d'atténuer l'inflammation de l'estomac et des intestins étaient ici les meilleurs antispasmodiques, puisqu'ils s'attaquaient à la cause même du spasme. Ce traitement a été plusieurs fois suivi de succès; mais dans la majorité des cas, la marche de la maladie a été si rapide, la mort survenant vingt-quatre heures après l'apparition de l'ictère, que nous avons vu, à notre grand regret, tous nos efforts demeurer stériles.

Dans notre second rapport, vous trouverez les détails nécroscopiques de plusieurs autopsies, qui ont eu lieu après février. Je dois vous prévenir toutefois que ce rapport ne renferme pas des exemples de toutes les variétés de fièvres qui ont été observées à l'hôpital pendant la période qu'il embrasse; nous n'y avons donné place qu'aux faits propres à présenter une idée exacte des caractères généraux et distinctifs de l'épidémie; nous avons, entre autres, laissé de côté les formes communes du typhus fever, bien que cette maladie fût assez fréquente. Ce travail est terminé par quelques remarques sur cette fièvre particulière, qui était compliquée d'ictère.

Des faits probablement identiques ont été antérieurement observés par Cheyne et par d'autres médecins, mais ils n'ont jamais été dans cette ville aussi nombreux et aussi graves que pendant l'épidémie de 1826 Ceux qui connaissent à fond les symptômes et les lésions que présente la fièvre jaune de l'Amérique, des Indes occidentales et de l'Espagne, saisiront immédiatement plusieurs points de ressemblance entre la fièvre jaune proprement dite et la maladie que je viens de décrire. Dans les deux cas, la coloration jaune des téguments dépend de la présence de la bile (1) dans le sang, et dans les deux cas aussi la

_____

(1) Il est essentiel de tenir compte d'un fait extrêmement important qui a été signalé par plusieurs auteurs, et auquel on n'a pas accordé toute l'attention qu'il mérite. La coloration jaune qui se montre à la fin de la première période de la fièvre jaune ne pa-

résorption de la bile paraît indépendante d'une inflammation de la
glande hépatique ou d'une obstruction des canaux biliaires.

raît point tenir à un véritable ictère, c'est-à-dire à la présence dans le sang des matières
colorantes de la bile : à ce moment-là, en effet, les selles ne sont point décolorées, les
yeux ne présentent pas la teinte caractéristique de l'ictéricie, la coloration de l'urine
n'est point modifiée par l'acide azotique, et même l'urine naturelle n'a pas cette couleur foncée qui permet d'y reconnaître, indépendamment de tout examen chimique, la
présence des principes colorants de la bile. En somme, sauf la coloration jaunâtre des
téguments, on n'observe aucun des phénomènes de l'ictère. Il y a plus de soixante ans
que Joseph Frank, frappé de ces différences, a déclaré que les cas de ce genre ne doivent
point être regardés comme de véritables ictères : « In non paucis ictericis, cutis flave-
» dinem minime a bile pendere mihi quidem persuasum est.... Porro, quum in ipsis fe-
» bribus nervosis continuis, haud raro sanguinis fluxus oriatur, nonne forsitan et flavido
» illa oculorum faciei, immo universæ machinæ, quæ in hisce febribus, præsertim vero
» in *febre illa flava Americanorum* occurrit, pariter a levi hæmorrhagia et non a bile,
» derivanda esset? » Plus tard, dans son *Traité de médecine pratique*, l'auteur a été
plus explicite encore : il attribue formellement la coloration jaune du mal de Siam à
l'effusion du sang dans le tissu cellulaire, et la compare aux colorations ecchymotiques.
A peu près à la même époque, sir Gilbert Blane arrivait aux mêmes conclusions : « Il
me paraît ressortir de ces faits, dit-il dans une note, que cette coloration est due aux
globules rouges, altérés ou dissous, qui s'introduisent dans les vaisseaux incolores, et
non point à la bile absorbée, et circulant avec le sang. » En 1803, Valentin signalait
le même fait ; dix-huit ans plus tard, Bahi, dans sa relation de l'épidémie de Barcelone, consacrait un article spécial au diagnostic différentiel de cette coloration jaune
et du véritable ictère, et il insistait tout particulièrement sur les caractères de l'urine ;
enfin, en 1823, Kéraudren écrivait : « L'ictère qui a fait donner à cette maladie le
nom de fièvre jaune, ne semble pas non plus résulter du reflux de la bile dans le sang,
ni du défaut de sécrétion, soit de cette humeur, soit de sa matière colorante..... On
peut ici comparer l'ictère à la couleur jaune que prend la peau, à l'endroit où elle a
été contuse. »
    Les choses en étaient là, et, malgré ces protestations imposantes, on continuait
à regarder comme ictérique la coloration des malades atteints de fièvre jaune ; il y
avait même quelques cas embarrassants, réfractaires à la doctrine de Frank et de Blane,
dans lesquels l'urine avait présenté les réactions caractéristiques, et cette distinction
qu'avaient si nettement indiquée les auteurs que j'ai cités était menacée de tomber
dans l'oubli, lorsque l'épidémie de la Martinique vint permettre à deux observateurs
éclairés de la remettre en lumière, et d'en étudier toutes les particularités. MM. Octave
Saint-Vel et Ballot ont confirmé par leurs recherches les résultats auxquels étaient
arrivés leurs devanciers, et ils ont très bien montré d'où était venue la confusion. Il
ressort de leurs travaux qu'on observe dans la fièvre de Siam deux espèces de coloration jaune, qu'on a réunies à tort jusqu'ici. L'une, qui n'a de commun avec l'ictère que
la couleur, apparaît dès la fin de la première période, ou au commencement de la seconde au plus tard ; elle succède à l'injection spéciale des téguments et de la face ; elle
est surtout prononcée sur le trajet des gros vaisseaux ; elle coïncide avec la période hémorrhagique, « et semble produite, dit M. Ballot, par une sorte de transsudation du

Je sais que Tommasini, dans son excellent livre qui a paru à Livourne

sérum hors des vaisseaux. » A ce moment les urines sont rouges, et ne sont point colorées par l'acide nitrique.— La seconde espèce de coloration jaune est un véritable ictère, mais elle est loin d'être constante ; elle ne se montre qu'à la fin de la deuxième période ou même pendant la convalescence : la peau présente alors la teinte ocreuse de l'ictéricie ; les urines sont brunes, et, convenablement traitées par l'acide azotique, elles prennent une coloration verte, après avoir passé par une série de teintes diverses. En 1857, M. Chapuis (cité par M. Dutroulau) a appelé l'attention sur une coloration jaune paille bien différente de l'ictère véritable, et qui tiendrait selon lui à la défibrination du sang.

En présence de tous ces documents, il me semble qu'on ne peut mettre en doute l'exactitude des observations des anciens auteurs, et je pense qu'il faut établir une séparation complète, au point de vue de la nature et de la signification pathologique, entre la coloration jaune des premières périodes du typhus amaril, et le véritable ictère, qu'on observe un peu plus tard. Ce n'est pas tout : il devient très intéressant de comparer, avec ces notions plus précises de symptomatologie, les résultats que nous ont fait connaître les travaux récents sur l'anatomie pathologique de la fièvre jaune. Bache et La Roche, qui ont observé l'épidémie de Philadelphie en 1853, ont démontré que l'altération du tissu hépatique, signalée dès 1821 par M. Louis, consiste en une véritable dégénérescence graisseuse. En 1857, pendant l'épidémie de Lisbonne, Figueira constatait la même lésion, et l'année suivante M. Guyon en a entretenu l'Académie des sciences. On peut donc admettre aujourd'hui cette proposition : *Lorsque le foie est altéré dans la fièvre jaune, il présente une dégénérescence graisseuse plus ou moins étendue.* Or, bien que cette lésion hépatique se produise quelquefois avec une étonnante rapidité (M. Alvarenga l'a vue dès la fin du troisième jour), il n'en est pas moins vrai que ce n'est pas là un phénomène initial de la maladie ; on conçoit dès lors que le véritable ictère apparaisse *tardivement*, et l'inconstance de la lésion nous permet également de comprendre l'absence complète des manifestations ictériques. La relation que j'établis ici entre ces deux ordres de faits me paraît d'autant plus certaine que chez les individus qui guérissent après avoir eu l'ictère, les vomissements noirs et les hémorrhagies multiples, le foie se reconstitue en peu de temps à l'état normal : M. Alvarenga a eu l'occasion de faire l'autopsie de convalescents qui avaient été emportés par une maladie intercurrente, et, au bout de vingt-deux jours, il a constaté que le tissu hépatique avait presque entièrement recouvré ses caractères normaux.— Quant à la coloration jaune non ictérique de la première période, faut-il l'attribuer à quelque trouble de l'innervation vasculaire, en s'appuyant sur ce fait que la fièvre jaune frappe d'abord le système nerveux? Faut-il la rapporter, comme le voulait sir Gilbert Blane, à quelque altération des globules rouges? C'est ce qu'on ne peut décider encore d'une manière absolue, je crois même qu'il serait oiseux de discuter cette question. Il en est de la fièvre jaune comme de toutes les autres pyrexies : elle touche à la fois l'organisme tout entier ; solides et liquides, tout est également et au même instant soumis à l'influence morbide : vouloir aller plus loin, c'est s'engager gratuitement sur le terrain de l'hypothèse.— Quoi qu'il en soit, et pour en revenir aux faits, la distinction des deux colorations jaunes, le rapport qu'affecte l'ictère avec la lésion hépatique, me paraissent être des données d'une haute importance, notamment en ce qui touche l'individualité,

en 1804 (1), soutient que le foie est souvent enflammé dans la fièvre
jaune ; il va plus loin, il *suppose* qu'il est enflammé dans tous les cas ;
se fondant sur ce fait que, lorsqu'on n'a pas trouvé de traces *très visibles*
ou *très nettes* d'inflammation, celle-ci peut néanmoins avoir existé dans
la profondeur de l'organe, sévissant alors principalement sur les vaisseaux et sur les orifices des canaux biliaires (p. 315). Cependant, comme
à notre connaissance on n'a jamais pu découvrir cette inflammation
lorsque le foie *paraissait* sain ; comme les meilleures descriptions de
l'anatomie pathologique de la fièvre jaune (2) signalent, pour la plupart
des cas, l'état normal de l'organe, nous devons, quant à présent du
moins, regarder l'ictère qui caractérise cette pyrexie comme indépendant d'une hépatite.

L'inflammation de la muqueuse de l'estomac allant quelquefois jusqu'à la désorganisation complète, telle est la lésion la plus fréquente
et la plus importante de la fièvre jaune ; le duodénum présente assez
souvent la même altération : or, à ces deux points de vue, les faits que

---

mal établie encore, de l'ictère malin. Cette considération justifiera, je l'espère, la
longueur de cette note.

J. Frank, *Ratio instituti clinici Ticinensis a mense januario usque ad finem junii
anni* 1795. Viennæ, 1797.

Gilbert Blane, *loc. cit.*

L. Valentin, *Traité de la fièvre jaune d'Amérique.* Paris, 1803.

Bahi, *Relacion medico-politica sobre la aparicion de la fiebre amarilla, à ultimos
de julio y principios de agosto de* 1821, etc. Mataro. Abadal, 1821. Cet ouvrage a été
traduit en français par Pierquin (de Montpellier), dans *Mémoires et observations sur la
fièvre jaune.*

Kéraudren, *loc. cit.*

Saint-Vel, *Comptes rend. de l'Acad. des sciences,* 1857.

Ballot, *Épidémie de fièvre jaune à Saint-Pierre (Martinique),* 1856-57 (*Gaz. hebd.,*
1858).

Dutroulau, *loc. cit.*

Bache, *Yellow fever* (*American Journal,* 1854).

La Roche, *Yellow fever considered in its historical, pathological, etiological and
therapeutical relations.* 2 vol. in-8°. Philadelphia, 1855.

Figueira, *Sur la dégénérescence graisseuse du foie dans la fièvre jaune (Gazeta
medica de Lisboa,* 1857, et *Gaz. hebd.,* 1858).

Guyon, *Comptes rendus de l'Acad. des sciences,* 1858.

Alvarenga, *loc. cit.*   (Note du TRAD.)

(1) *Sulla febbre di Livorno, e sulla febbre gialla,* etc.

(2) Voyez le compte rendu des autopsies qu'a faites Laurence à la Nouvelle-Orléans
pendant les années 1817, 1818 et 1819 (*Philadelphia Journal,* vol. I, nouvelle série).

je vous ai rapportés concordent avec la fièvre exotique. Dans cette
dernière la désorganisation est plus considérable, voila tout ; ce n'est
là qu'une différence de *degré* ; et même chez l'un de nos sujets, l'altération de la muqueuse était semblable à celle que l'on rapporte à la
fièvre jaune avec vomissements noirs, et l'estomac contenait une matière fort analogue, si ce n'est parfaitement identique avec celle du
vomito negro. Nous ne devons pas oublier d'ailleurs, en comparant ces
deux maladies, que dans beaucoup de cas de fièvre jaune, le vomissement noir fait défaut, et que l'inflammation ne dépasse pas alors celle
que nous avons observée ici. La sensibilité de l'épigastre, phénomène
si caractéristique, a existé chez tous nos malades, et si le temps me le
permettait, je pourrais signaler bien d'autres traits de ressemblance
entre ces deux formes morbides. Je sais que je m'expose peut-être au
ridicule en soutenant l'identité de la maladie que j'ai observée avec la
fièvre jaune, pyrexie propre aux climats chauds, qui commet d'épouvantables ravages partout où elle apparaît. Néanmoins je renvoie avec
confiance aux travaux de Tommasini, de Bancroft, de James Johnson,
de Bartlett et de Clymer : on y verra la preuve que, même sous les
latitudes les plus chaudes, les épidémies de fièvre jaune sont mêlées
de fièvres bilieuses d'une forme plus bénigne. Il est donc permis de
supposer avec un haut degre de probabilité, que, lorsque cette influence
épidémique s'étendra, par suite d'un concours particulier de circonstances, jusqu'aux latitudes temperées, les choses se passeront d'une
façon inverse : nous aurons une fièvre épidémique a forme bilieuse ou
gastrique, et un petit nombre de cas rappelant, par leur violence, la
fièvre jaune légitime.

D'après Tommasini et les meilleurs pathologistes modernes, il est
certain que la fièvre jaune ne peut plus être regardee aujourd'hui
comme une maladie spécifique ; c'est tout simplement une fièvre bilieuse ou gastrique elevée à son maximum d'intensité. Quelques-uns
l'ont considérée comme une variété de *rémittente*, mais presque tous les
auteurs récents s'accordent a y voir une fièvre *continue* (1). La gravité
de ces fièvres augmente en raison directe de la chaleur du climat. Aussi
ne devons-nous pas être surpris de voir regner parfois a Cadix et à
Gibraltar une fièvre jaune, qui est bien près d'égaler en violence celle
des contrées méridionales de l'Amérique du Nord et celle des Indes
occidentales. A Livourne, la ressemblance, quoique frappante encore,

_____

(1) Clymer. *On fevers* Philadelphia, 1846, p. 349.   (L'AITFLR.)

les mêmes lésions anatomiques ; il n'y a, je le répète, qu'une différence
de degré.

que presque toutes les fièvres peuvent se transformer les unes dans les autres : ainsi l'intermittente peut devenir continue et il est possible que le typhus fever puisse devenir une peste a manifestations atténuées. Quoi qu'il en soit, *chaque épidémie présente un degré d'intensité qui lui appartient en propre*. La fièvre qui règne actuellement à Dublin (c'est la plus remarquable que nous ayons eue ici) démontre péremptoirement que nos malades ne diffèrent que par le degré de celles des latitudes plus élevées. Nous avons eu un grand nombre de cas qui, par les symptômes et par les lésions anatomiques, se confondent entièrement avec la *fièvre jaune*. Je n'a pas jusqu'ici exprimé cette opinion, parce que je ne voulais le faire qu'après un examen approfondi et une étude suffisante de la question. Quelque frugals que soient les évènements, ils sont toujours une profonde impression *lorsqu'on leur accorde une attention convenable*. Chargé de vous faire progresser, si je le puis, dans la théorie et dans la pratique de la médecine, je ne crains pas de m'arrêter quelque peu en route, si ce temps d'arrêt me permet d'éveiller votre attention sur un sujet important.

I. — Dans les deux pyrexies, les malades deviennent jaunes par suite de la résorption de la bile. Mais dans les épidémies de fièvre jaune, il n'arrive jamais que tous les malades, ou même que le plus grand nombre d'entre eux soient atteints d'ictère.

II — Ici aussi les cas compliqués de jaunisse sont mortels.

III. — Dans les deux maladies, sensibilité de l'épigastre et vomissements.

IV. — Les individus les plus forts succombent.

V — Dans les deux cas l'ictère est indépendant d'une hépatite.

VI. — Il ne reconnaît pas davantage pour cause une obstruction *permanente* des voies biliaires.

VII — Dans les deux ordres de faits la lésion caractéristique est une inflammation de la muqueuse gastro-duodénale ; cette membrane est d'un rouge violacé, ramollie, semi-liquide.

VIII. — Dans la fièvre jaune proprement dite, le vomissement noir est composé d'un liquide sanguinolent : le sang, mêlé aux produits de la sécrétion viciée de l'estomac, prend l'apparence du marc de café. Nous avons rencontré cette même matière dans l'estomac de l'un de nos sujets.

IX. — Augmentation du volume de la rate.

Quelle est la cause de l'ictère dans la fièvre jaune ? L'absorption de

ici ni obstruction dans le foie lui-même, comme dans l'hépatite, ni oblitération des conduits, comme dans les cas de calculs biliaires.

Pour expliquer le fait, on a mis en avant le *vomissement ;* mais ce n'est pas là la cause véritable, car l'ictère apparaît dans certains cas où il n'existe pas de vomissements, et de plus nous ne voyons pas que des vomissements continuels et de longue durée, comme ceux du mal de mer, par exemple, amènent la jaunisse. Au contraire, on a souvent recours *au vomissement comme à un moyen curatif*, parce qu'il augmente le flux de la bile dans les conduits.

L'opinion de Broussais paraît au premier abord beaucoup plus juste : il attribue l'ictère à l'*irritation violente du duodénum*, propagée jusqu'au foie.

Cette interprétation, quoique plus rapprochée de la vérité, ne me semble po_rtant pas entièrement satisfaisante. Si l'*irritation* ou l'inflammation du duodénum s'étend jusqu'au foie, nous devons trouver cet organe enflammé; or, *cette inflammation manque constamment.*

Si je ne m'abuse, nos autopsies peuvent contribuer à éclaircir cette question : elles nous font connaître la véritable cause qui s'oppose au libre écoulement de la bile. Dans presque tous les cas mortels de fièvre avec ictère, nous avons trouvé *une ou plusieurs invaginations du petit intestin*, sans inflammation de la partie invaginée (membrane séreuse). Or l'existence de ces intussusceptions peut nous aider singulièrement à démêler le mécanisme de la jaunisse. Mais d'abord, quelle est l'origine du spasme? C'est l'inflammation de la muqueuse du duodénum, de l'intestin grêle et de l'estomac. Dans la dysenterie nous voyons le ténesme, le spasme du gros intestin, résulter de l'inflammation. Nous sommes donc fondés à admettre que l'état inflammatoire peut produire des contractions spasmodiques. L'application de ce fait à l'histoire de l'ictère est bien simple : nous avons tous entendu parler de cette jaunisse qui succède au spasme des conduits biliaires, et dont l'opium et les bains constituent le meilleur traitement.

Nous devons supposer ici que le duodénum est le siége d'un spasme, capable de se propager aux canaux excréteurs de la bile, ou de les oblitérer directement.

Toutes les fois que la contraction spasmodique a lieu, le canal cholédoque subit lui-même une certaine constriction, et comme la quantité de bile produite n'est pas diminuée, l'ictère survient.

Ayant ainsi établi l'analogie intime pour ne pas dire l'identité qui existe entre ces deux maladies, voyons le traitement qui leur convient.

Eh bien! l'expérience nous a démontré que la seule médication utile pour nos malades est précisément celle qu'ont adoptée contre la fièvre jaune les médecins les plus éclairés et les plus expérimentés, à savoir, les émissions sanguines générales et locales, le calomel à hautes doses, les pilules bleues, la jusquiame, etc.

A l'époque où j'écrivais ces remarques, je pensais avec beaucoup d'autres, que tous les conduits excréteurs possèdent une contractilité vitale, puisque nous observons plusieurs phénomènes qui ne peuvent s'expliquer que par cette propriété. Depuis lors on s'est occupé de résoudre directement cette question, et il est généralement admis aujourd'hui que ces canaux doivent à leur tunique musculaire la faculté de se contracter. Voici, du reste, ce que dit à ce sujet le plus éminent des physiologistes :

« Les conduits excréteurs des glandes sont formés d'une membrane muqueuse, en dehors de laquelle est une couche extrêmement mince de tissu musculaire. L'existence des fibres musculaires ne peut, il est vrai, être démontrée anatomiquement, mais les observations physiologiques ne permettent pas d'en douter. La plupart de ces canaux ont la propriété de se contracter lorsqu'ils sont irrités ; déjà Rudolphi connaissait la contractilité du conduit cholédoque chez les oiseaux. En faisant intervenir une irritation mécanique ou électrique chez un oiseau récemment tué, j'ai souvent produit une contraction très forte de ce canal, lequel, au bout de quelques instants, revenait à son état normal. De même j'ai souvent amené chez les oiseaux et chez les lapins de violentes contractions des uretères, au moyen d'un stimulus galvanique puissant. Tiedemann a vu de son côté le canal déférent d'un cheval se contracter sous l'influence d'un excitant. Il paraît donc établi que les conduits excréteurs sont le siége de mouvements vermiculaires périodiques ; la chose au moins est certaine pour le canal cholédoque des oiseaux : car chez un de ces animaux qui venait d'être tué, j'ai vu ce conduit se contracter à des intervalles réguliers de quelques minutes ; entre deux contractions il se dilatait ; j'observai, en outre, un fait très remarquable, c'est que les contractions se faisaient dans une direction ascendante, c'est-à-dire de l'intestin vers le foie. Ce phénomène peut nous faire concevoir le mécanisme par lequel, dans certaines circonstances, la bile, au lieu d'être chassée dans l'intestin, est repoussée dans le diverticulum du cholédoque, c'est-à-dire dans la vésicule; l'occlusion complète de l'embouchure du canal n'est peut-être pas étrangère à ce

» Il est probable que l'expulsion de la bile hors de la vésicule, pendant le travail de la digestion, résulte simplement de la pression des parties environnantes, et de l'action qu'exercent les muscles abdominaux alors que l'embouchure du conduit est largement ouverte. Je doute, en effet, que la vésicule soit contractile, tout au moins n'ai-je jamais réussi à en provoquer les contractions ni chez les mammifères, ni chez les oiseaux, même sous l'influence puissante d'une batterie galvanique; et sous ce rapport, ce réservoir diffère de la vessie urinaire, et des vésicules séminales, dont il se rapproche par l'ensemble de ses caractères.

» Je dois dire que le docteur G. H. Meyer, employant une batterie galvanique de cinquante couples, est parvenu à faire contracter la vésicule biliaire d'un bœuf, au point que sa capacité a été réduite d'un quart.

» Jusqu'à quel point la contractilité des canaux excréteurs contribue-t-elle à l'expulsion soudaine de la salive et des larmes? C'est là une question que je me borne à signaler, car elle exige encore de nouvelles recherches. Toutefois je dois faire remarquer, en terminant, que, depuis que le pouvoir contractile des conduits excréteurs a été prouvé expérimentalement, le spasme de ces organes, si souvent invoqué par les médecins, a cessé d'être une pure hypothèse (1). »

Étudions maintenant les analogies que présente la fièvre de Dublin (1826-1827) avec celle qui a été observée à Gibraltar par M. Louis.

Dans cette dernière épidémie, les symptômes les plus saillants étaient la turgescence de la face, la céphalalgie, le larmoiement et la sensibilité des yeux, les douleurs dans les membres, la soif, l'anorexie. *Il était rare que la douleur épigastrique existât dès le début ; elle survenait ordinairement quinze ou seize heures après l'invasion de la maladie, de plus elle n'était pas très forte ; très peu de malades accusaient une douleur vive ou aiguë.* L'abdomen conservait sa forme normale; il était souple et indolent, sauf au niveau de l'épigastre. La coloration jaune de la peau apparaissait *tardivement*, elle était *rarement très intense ;* c'était au même moment que *les vomissements et les déjections* présentaient leurs caractères distinctifs. Les selles étaient noires ou bleuâtres ; les matières vomies, d'abord jaunes, devenaient noires ou brunes.

Vous pouvez voir, messieurs, que les symptômes de notre fièvre de 1826 indiquent une affection plus violente des viscères abdominaux; tous les malades avaient de la douleur à l'épigastre, et chez quelques-uns

---

(1) Müller's *Physiology*, traduction de Baly, 2ᵉ édit., p. 520. (L'AUTEUR.)

elle était très vive; les vomissements noirs n'avaient pas lieu dans tous
les cas, mais même dans la fièvre jaune des contrées tropicales, cet
accident n'est pas constant. Du reste, c'est l'ictère qui constitue la plus
notable différence entre les deux épidémies: *tardif et rarement très intense* à Gibraltar, il survenait chez nous soudainement, immédiatement
après l'apparition de la douleur épigastrique, et il était toujours très
prononcé. Ce fait nous montre que la lésion, quelle qu'elle fût d'ailleurs, qui produisait la jaunisse dans la fièvre de Gibraltar, différait, soit par sa nature, soit par son degré, de celle à laquelle nous
avons eu affaire; et je crois pouvoir admettre sans hésitation que
l'ictère de Dublin était causé par un spasme dès canaux excréteurs du
foie et de la vésicule biliaire (1).

 t On sait depuis Broussais que la duodénite amène la jaunisse aussi
souvent, si ce n'est plus souvent, que l'hépatite; mais je ne pense pas
que l'explication qu'il donne soit acceptable ici. Il professe que lorsque
la muqueuse duodénale est irritée, il survient nécessairement une
affection consécutive du foie, parce que le duodénum présente avec
le foie les mèmes rapports que la bouche avec la glande parotide; or,
nous savons que l'irritation des conduits salivaires à leur embouchure
est immédiatement suivie d'une hypersécrétion. Nos autopsies ont montré
que le petit intestin n'est pas seulement enflammé, mais qu'il est le siége
de spasmes violents, qui produisent des invaginations plus ou moins
nombreuses; il est hors de doute que les conduits excréteurs du foie,
en raison de leur puissante contractilité, participent à ces spasmes, et
s'opposent à l'écoulement de la bile dans le duodénum, aussi complétement que s'ils étaient pris dans une ligature, ou oblitérés par un cal-

---

(1) Pour compléter ce qui a trait à la symptomatologie de la fièvre jaune, je dois dire
que depuis 1851 l'albuminurie a été signalée par presque tous les observateurs. C'est
M. Dumortier, à Surinam, qui paraît avoir le premier constaté l'existence de l'urine
coagulable dans le *vomito negro*; depuis, elle a été notée par MM. Bache et Laroche
(*loc. cit.*) à Philadelphie, par M. Coutinho (*loc. cit.*) à Lisbonne, par MM. Chapuis et
Ballot (*loc. cit.*) à la Martinique. Cette albuminurie dépend sans doute de l'altération
profonde du sang; elle apparaît d'ordinaire au début de la seconde période de la maladie. M. Ballot, d'après des recherches portant sur trois cents cas de fièvre jaune,
conclut que la présence de l'albumine dans l'urine est un des signes pronostiques les
plus importants : « L'abondance de l'albumine, dit-il, varie suivant la marche de la
maladie. Si l'issue doit être funeste, elle augmente jusqu'à la mort; si la terminaison
est heureuse, on voit l'albumine devenir de plus en plus rare. »
Je n'ai pu me procurer le travail de M. Dumortier; j'en ai emprunté l'indication au
traité de M. Dutroulau.

(Note du Trad.)

oul : cette manière de voir est pleinement confirmée par ce fait que l'ictère, dans la plupart des cas, *survenait soudainement, et qu'il était toujours précédé ou accompagné de contractions violentes et convulsives des muscles abdominaux et des intestins.*

Il est un autre point sur lequel je désire appeler votre attention.

La fièvre jaune que je vous ai décrite a paru durant le cours d'une épidémie de fièvre continue caractérisée par une gastro-duodénite grave et meurtrière. Cette circonstance ne tend-elle pas à confirmer cette opinion, émise par Tommasini et d'autres auteurs, que la fièvre jaune n'est autre chose qu'une forme plus sévère du typhus gastrique? L'altération du foie décrite par M. Louis n'a pas été rencontrée par les autres observateurs, et ne peut, en conséquence, être regardée comme la *lésion caractéristique* de la fièvre jaune. Nous voyons, en effet, que Rush, Lawrence, Jackson et Ashbel Smith, les savants historiens des épidémies américaines, ont rarement trouvé l'ictère lié à une modification du foie, tandis qu'ils ont constaté dans tous les cas l'inflammation de la muqueuse digestive ; et M. Rufz (1), qui a observé la dernière épidémie de la Martinique (1839-1841), nous apprend qu'il n'a rencontré que deux fois seulement la coloration jaune du foie signalée par M. Louis, et que cet organe, comme les autres viscères, était très soument engorgé. » Du reste, le docteur Nott pense que M. Louis a commis une autre erreur en avançant que le foie qu'il a décrit est spécial à la fièvre jaune; pour lui, il l'a rencontré fréquemment chez des individus qui n'avaient jamais eu cette fièvre, et qui avaient succombé à d'autres maladies.

Dans l'épidémie de la Martinique voici quelles ont été les principales lésions constatées après la mort : « L'estomac contenait une matière noire, généralement assez abondante, qui colorait la membrane muqueuse; mais lorsqu'on avait enlevé cette matière noire, et lavé la surface interne de l'organe, on voyait que la muqueuse présentait une belle teinte rose ; cette teinte était également répandue sur tous les points de la membrane, et n'était pas le résultat d'arborisations vasculaires séparées. Sur cette surface rose, on rencontrait çà et là quelques taches rondes bien distinctes ; elles étaient produites par de petits épanchements sanguins, et offraient tous les caractères des taches du *purpura hœmorrhagica*. La muqueuse gastrique n'était ni épaissie, ni ramollie ; mais il était évident qu'on la détachait plus facilement qu'à l'état normal. L'intestin grêle, notamment le jéjunum, renfermait une matière d'un blanc grisâtre ; du reste, la muqueuse présentait le même aspect que dans l'estomac, mais les taches hémorrhagiques étaient à la fois plus nombreuses et plus étendues. Dans quelques cas, les glandes de Brünner étaient développées au point d'avoir la grosseur de grains de millet; les glandes de Peyer n'ont jamais présenté la moindre altération. »

Pendant que régnait à Dublin la fièvre jaune de 1826-1827, un capitaine de vaisseau des Indes occidentales entra à l'hôpital, frappé par la maladie Il avait eu la fièvre jaune à la Jamaïque, et il nous dit positivement que sa maladie actuelle était de tous points semblable à celle qu'il avait eue dans les Indes; il nous fit en outre la remarque que les autres malades paraissaient présenter une espèce de fièvre identique avec celle qu'il avait vue là-bas (1).

La justesse de l'opinion que je soutiens sur l'identité de la fièvre jaune d'Irlande et de la fièvre jaune des climats chauds a été démontrée d'une façon éclatante par l'épidémie écossaise de 1843-1844, pendant laquelle il y eut de nombreux cas de fièvre jaune. Écoutez ce que dit M. Arrott, médecin de l'hôpital de Dundee : « Les symptômes observés pendant la vie, les lésions trouvées après la mort, concordent si bien avec les descriptions de la fièvre jaune des Indes occidentales, et avec les détails minutieux que nous a donnés Louis sur l'épidémie de Gibraltar en 1828, que je suis convaincu qu'il n'y a entre ces épidémies et celle de Dundee d'autre différence qu'une question de degré; quant à la nature, elle est la même. » Le docteur Cormack dans son *Essai sur la fièvre jaune*, fait remarquer que « dans toutes les périodes c'est l'affection de l'estomac qui fournit les symptômes les plus caractéristiques et les plus importants. A mesure que la maladie marche, apparaît une irritabilité gastrique qui devient bientôt incoercible. Tout ce qui est ingéré, liquides ou solides de toute nature, est immédiatement rejeté par le vomissement. Sans aucune cause excitante, le malade fait des efforts incessants pour vomir, et ces efforts aboutissent ordinairement vers le troisième jour, au vomissement noir, le plus désespérant de tous les symptômes. »

En juin 1846, pendant les fortes chaleurs qui nous accablèrent cette année-là, j'ai vu deux cas mortels de fièvre jaune. Un homme âgé de vingt-quatre ans, d'une constitution athlétique, s'était échauffé dans un violent exercice; il avait marché sans s'arrêter pendant toute la nuit. S'étant exposé à un courant d'air, il fut pris de frissons, ne dormit pas la nuit suivante, et le lendemain il avait une fièvre intense, des nausées, des vomissements, une soif vive, de la douleur de tête, etc.; au troisième jour il devint jaune, et mourut le cinquième. Il n'avait pas eu de vomissements noirs.

J'ai observé le second fait avec M. O'Reilly, de Sackville-street. Le capitaine d'un des packets de Liverpool avait pris froid en venant de Kingstown en chemin de fer; il était en sueur et ressentit un frisson. Le jour suivant, il avait une fièvre violente, avec prédominance des phéno-

le travail de la commission a porté sur neuf mille faits ; sur ce chiffre énorme il n'y a eu qu'un seul cas bien net de récidive, et douze cas douteux. Les renseignements ont été moins décisifs pour la seconde question ; cependant M. Louis pense qu'elle doit être aussi résolue par la négative.

Louis, *loc. cit.* — Comp. W. Pym, *Proofs of the Bulam fever attacking the human frame only once (Edinb. med. and surg. Journal*, XII). (Note du TRAD.)

mènes gastriques et cérébraux, au sixième jour, il eut de la tympanite, des vomissements noirs, et il succomba deux jours plus tard.

J'ai observé, dans l'été de 1847, un autre cas mortel chez une jeune fille de quatorze ans; à l'autopsie, la vacuité absolue de la vésicule biliaire fut la seule modification anatomique qui parut avoir quelque

VINGT-DEUXIÈME LEÇON.

SCARLATINE. — ÉPIDÉMIES DE 1801, 1802, 1803, 1804. —

tion publique, quatre-vingts enfants furent atteints, et il n'y eut pas un
seul cas de mort. Il en était bien autrement dans l'épidémie de 1801,
1802, 1803 et 1804 : la scarlatine était alors extrêmement funeste, quelquefois même elle tuait dès le second jour, ainsi que l'établissent les
notes que le docteur Percival a bien voulu me communiquer ; elle
décimait les classes moyennes et élevées de la société, et bien des parents se virent successivement enlever tous leurs enfants. La maladie
paraît avoir revêtu à cette époque une forme qui répond à la *scarlatina
maligna* des auteurs ; vous en trouverez la description dans un article
du docteur Tweedie, qui fait partie du *Cyclopædia of practical Medicine*. Bien que je vous renvoie à cette source, ce n'est pas à dire pour
cela que je donne à cet article une approbation entière et sans réserve ;
je dois avouer avec franchise qu'il ne réalise pas entièrement ce que
nous pouvions attendre d'un médecin aussi expérimenté que le docteur Tweedie.

Quoi qu'il en soit, la scarlatine après ce temps-là se montra si bénigne, qu'elle n'exigeait pour ainsi dire aucun traitement ; ou bien elle était
si franchement inflammatoire, qu'elle cédait en peu de jours à l'emploi
judicieux de la médication antiphlogistique. Or, voyant la longue durée
de cette période de bénignité, plusieurs médecins en sont venus à penser que la mortalité de la première épidémie devait être attribuée en
grande partie, sinon en totalité, à la thérapeutique vicieuse employée
à cette époque par les médecins de Dublin : vous savez, messieurs,
qu'il y avait parmi eux plus d'un disciple de Brown. Cette opinion ne
tarda pas à être universellement admise ; aussi ceux qui commencèrent
un peu plus tard leurs études médicales, furent-ils bien et dûment
instruits à croire que la diminution dans la mortalité de la scarlatine
reconnaissait pour cause l'emploi du régime rafraîchissant, et l'usage, en
temps opportun, de la saignée et des purgatifs, moyens de traitement
qui avaient été frappés d'interdit par les médecins de la génération
précédente. Voilà ce qu'on enseignait dans les écoles, et la scarlatine
était tous les jours mise en avant, et citée comme l'un des plus beaux
exemples de l'efficacité des doctrines nouvelles. Moi aussi, j'ai appris
ces choses ; moi aussi, j'ai cru à ces triomphes. Hélas ! quelles déceptions me réservait l'avenir ! On avait dit, on avait proclamé bien haut
que si les cas mortels de 1801 et de 1802 avaient été combattus dès
le début par des moyens déplétifs énergiques, on n'aurait jamais vu
survenir cette prostration qui entraînait si rapidement la mort des
malades : on pensait, en effet, et je l'ai pensé comme les autres, que

cette prostration était simplement la conséquence d'une réaction antérieure trop vive ; mais l'épidémie actuelle s'est chargé de réfuter victorieusement ces arguments ; elle nous contraint de reconnaître qu'en
dépit de ces progrès qui nous rendent si fiers, nous ne sommes pas plus
heureux en 1834 et en 1835 que ne l'ont été nos devanciers en 1801 et
en 1802.

Avant d'aborder l'étude de l'épidémie qui règne aujourd'hui parmi
nous, je désire consacrer quelques instants à l'examen des transformations et des mutations que subit la même maladie à différentes époques.
C'est une question dont se sont occupés quelques-uns des maîtres antiques, et à laquelle le plus grand médecin des temps modernes, l'illustre
Sydenham, a consacré des travaux considérables. Cette étude a été,
depuis, l'objet d'une regrettable négligence, et je crois de mon devoir
de la signaler de nouveau à votre attention : or, je ne saurais mieux
faire en cette circonstance que de vous communiquer les observations
de mon ami le docteur Autenrieth ; je les ai traduites littéralement de
l'allemand. Je sais bien que la tâche de traducteur, toujours difficile,
devient quelquefois fastidieuse ; mais si je peux vous faire part aujour-
d'hui de notions intéressantes, qui n'ont jamais été exposées devant vous,
et qui sont encore inconnues du monde médical anglais, je me garde-
rai bien de reculer devant ce travail ; du reste, les fragments que je vais
vous lire sont d'une extrême importance ; ils doivent être pour tous les
médecins le sujet de sérieuses méditations.

« Il existe une troisième cause capable de modifier les maladies. Cette
cause, qui est également sous la dépendance *du temps*, est d'une importance extrême, tant au point de vue théorique qu'au point de vue pratique ; malheureusement, on lui a rarement accordé toute l'attention
qu'elle mérite. La réalité de cette influence est démontrée par les effets
qu'elle produit, mais sa nature reste inconnue. J'ai en vue en ce moment la *constitutio morborum stationaria*, qui a d'abord été signalée par
Sydenham, et qui depuis est tombée dans l'oubli, ou a été confondue,
soit avec l'influence permanente des saisons, soit avec les perturbations
atmosphériques accidentelles dont il a été question plus haut. Il a été
constaté que toutes les maladies présentent une certaine *constitution*,
c'est-à-dire *une modalité d'expression* qui reste la même, sauf quelques
interruptions momentanées, pendant une série d'années successives,
jusqu'à ce qu'elle soit définitivement remplacée par une autre. Cette
observation est applicable à toutes les maladies, contagieuses et non
contagieuses, aiguës et chroniques ; pour ces dernières toutefois le fait

est plus rare, à moins qu'elles ne présentent un certain degré d'excitation générale. Pendant une certaine période, les maladies sont caractérisées par l'abattement rapide et soudain de la résistance et des
forces vitales, sans phénomènes d'excitation préalable; elles ont une
tendance remarquable à dégénérer en véritable typhus (1), et déterminent chez les individus qu'elles frappent un sentiment de prostration
extrême. A une autre époque, on voit tous les malades être affectés des
symptômes qui révèlent le trouble des organes digestifs: ils ont la langue
couverte d'un enduit épais, blanc ou jaunâtre; ils se plaignent d'un
mauvais goût dans la bouche; ils ont de la constipation ou de la diarrhée. Durant une troisième période, les maladies se font remarquer par
les phénomènes d'une réaction vasculaire considérable, par une disposition évidente aux déterminations locales, et par la formation fréquente
de produits morbides; elles présentent en un mot tous les signes de
l'inflammation.

» Nous ne savons pas si le passage d'une période à une autre a lieu
soudainement ou graduellement; cette dernière hypothèse paraît être la
plus probable, si l'on excepte toutefois les cas dans lesquels la transition
coïncide avec de violentes perturbations atmosphériques. Les érysipèles
qui, en Allemagne et en Angleterre, ont succédé à la constitution gastrique, et ont accompagné le début de la constitution inflammatoire,
semblent être un exemple de transition graduelle.

» Nous manquons encore d'observations qui nous permettent de déterminer si les constitutions médicales sont limitées à certaines contrées du globe, ou si elles font sentir leur influence sur toute l'étendue
du monde habité; nous ignorons également si elles se succèdent les
unes aux autres dans un ordre régulier et constant. Si jamais cette loi
de succession vient à être découverte, le médecin sera en état de prédire et le caractère et le traitement des maladies futures. Malheureusement ces questions exigent des travaux considérables; il faudrait, pour
arriver à les résoudre, soumettre à une étude approfondie l'histoire des
maladies à toutes les époques et dans tous les pays : c'est assez dire que
ce livre ne renferme pas la solution de ces problèmes.

» Les indications thérapeutiques générales changent avec la constitution régnante, et y sont entièrement subordonnées; aussi les agents
stimulants, les purgatifs, les saignées et la médication antiphlogistique

(1) J'ai cru devoir traduire littéralement l'expression *true typhus;* mais il est clair
qu'il faut entendre par là l'*état typhoïde.* (Note du Trad.)

pourront successivement constituer, selon les époques, le meilleur mode de traitement.

» Cette vérité, dont on n'a point tenu compte, a occasionné bien des révolutions dans les théories médicales ; elle explique le triomphe et la chute de bien des systèmes réputés infaillibles : du reste, ils renaîtront peut-être quelque jour, et seront accueillis comme nouveaux par d'autres générations. Les médecins anglais sont gonflés d'orgueil en contemplant les progrès surprenants qu'ils ont faits, ils parlent avec une pitié dédaigneuse de l'ignorance de leurs devanciers, et ils oublient ce vieil adage : « Chaque chose a son temps. » Aussi, lorsque la constitution médicale vient à changer, ils s'entêtent dans leur thérapeutique, au grand préjudice de leurs malades, ou bien ils adoptent aveuglément quelque système qui est nouveau pour eux, mais qui repose en réalité sur d'antiques et inébranlables principes. Du reste, en mettant au service de leurs opinions tant d'orgueil et tant d'exagération, ils réussissent à atteindre leur but ; ils en imposent au vulgaire, et les médecins instruits sont seuls en état de découvrir leurs sophismes.

» L'histoire médicale de la Grande-Bretagne donne à mes assertions une éclatante consécration : on y trouve à chaque instant la preuve de la singulière obstination avec laquelle les Anglais tiennent à leurs opinions ; défaut qui les a constamment empêchés de s'élever à des vues générales et d'arriver à des conclusions impartiales. Aujourd'hui même des dissentiments profonds (plus accusés dans les sociétés savantes que dans les livres) séparent l'ancienne génération de la nouvelle. Les représentants de la première en sont encore aux doctrines de Brown ; les jeunes médecins attribuent presque toutes les maladies à l'inflammation. Tous en appellent à l'expérience, et semblent oublier complétement que si leur pratique demeure irréprochable, la nature des maladies peut avoir subi quelque transformation. Une revue sommaire des constitutions qui ont régné pendant les vingt dernières années, soit en Angleterre, soit dans les autres pays, nous permettra peut-être d'éclaircir cette question. Vers la fin du siècle dernier, et pendant les trois ou quatre premières années de celui-ci, la proportion des fièvres nerveuses comparées aux autres maladies était : 1 sur 18 à Plymouth (Woolcomb) ; 1 sur 16 à Londres (Willan) ; 1 sur 10 à Newcastle (Clarke), et 1 sur 5 à Liverpool (Curry). Le fléau ne sévissait pas avec moins de cruauté sur le continent ; le typhus et les maladies qui lui sont connexes étendaient au loin leurs ravages, et les épidémies d'Erlangen, d'Iéna, de Kiel, de Ratisbonne et de Vienne ne seront pas de longtemps ou-

bliées (1). A la même époque, Cadix et Séville étaient décimées par la
fièvre jaune, et l'Europe tout entière était visitée par l'*influenza*. Une tendance à la prostration complète et soudaine des forces vitales, sans réaction vive antérieure, sans aucun phénomène gastrique ou inflammatoire,
telle était alors l'expression caractéristique des maladies aiguës; elles
étaient constamment précédées et accompagnées d'une débilité inexplicable. Le succès de la médication stimulante et tonique fut immense;
tous les médecins qui ont pratiqué à cette époque sont d'accord pour reconnaître que la saignée et les autres moyens déplétifs n'amenèrent que
des résultats fâcheux, quelquefois même mortels. Ce n'est pas tout :
une pneumonie typhoïde sévit épidémiquement dans plusieurs contrées
de la Germanie pendant les années 1800, 1801 et 1802 (2). Une seule
méthode thérapeutique donnait quelques chances de guérison : il fallait
exciter au plus tôt chez les malades une réaction inflammatoire, au
moyen du quinquina et de l'éther. Ces faits doivent convaincre tous
les esprits impartiaux que la constitution des maladies a subi depuis
cette époque de profondes transformations; ils nous expliquent en
même temps pourquoi les médecins d'alors, renonçant aux émissions
sanguines abondantes, se bornaient à employer les affusions froides,
les acides et le mercure.

» Avec la grippe de 1804 cessa le règne du typhus. Une nouvelle

(1) Il s'agit probablement ici de l'épidémie d'Erlangen de 1793 (Nennebaum), —
de l'épidémie d'Iéna de 1757 (Schmidt), — du typhus de Kiel en 1814 (Weber), —
de l'épidémie de Ratisbonne en 1795 (Schæffer), — de celle de Vienne en 1796
(J. Frank).

Nennebaum, *Diss. historia morbi contagiosi epidemici ann. 1793 et 1794.* Erlangen, 1796.

Schmidt, *Dissert. de febrium mali moris continuarum et intermittentium, circa
autumnum anni 1757 epidemice sævientium, origine, indole, causis, præservatione et
curatione.* Ienæ, 1759.

Weber, *Bemerkungen über die in Kiel und den umliegenden Gegenden im Anfange
des Jahres 1814 herrschenden Krankheiten, besonders den Typhus.* Kiel, 1814.

Schæffer, *Das in den Monaten November und December 1795 in und um Regensburg herrschende Nervenfieber.* Regensburg, 1795.

J. Frank, *Beschreibung des Nervenfiebers,* etc. Ulm, 1798.

J'ai emprunté à Joseph Frank l'indication de ces divers documents. (Note du TRAD.)

(2) Voyez sur la pneumonie typhoïde qui a régné vers cette époque : Cappel, *De
pneumonia typhode seu nervosa.* Gœttingen, 1798. — Hoffmann, *Sur la peripneu-
monie typhoïde.* Strasbourg, 1804. — Kreysig, *Programmata de peripneumonia im-
primis nervosa.* Viteb, 1800.

On trouvera dans l'ouvrage d'Ozanam la relation des épidémies antérieures au
XIXᵉ siècle.   (Note du TRAD.)

tation vasculaire. Toutefois les maladies de poitri
Londres pendant l'hiver de 1804-1805 gardèrent en
la constitution précédente; la prostration était gra
très réservé quant à la saignée; souvent même elle
contre-indiquée, et Bateman nous apprend qu'elle
certains cas. Mais bientôt on vit se dessiner plus n
tères de la modalité nouvelle: ils se généralisèrent
les médecins furent contraints d'abandonner leurs
Les troubles digestifs dominèrent pendant l'été et l
c'était le plus souvent une diarrhée qui aboutissait à

» Les rigueurs de l'hiver de 1805 arrêtèrent pour
constitution, mais elle reparut les années suivantes
encore plus accusés : céphalalgie, mauvais goût dar
sale et jaunàtre, alternatives de constipation et de
anorexie. L'efficacité des purgatifs était alors si évi
trines d'Hamilton devinrent bientôt aussi célèbres q
les théories de la stimulation. La fièvre nerveuse de M
la dysenterie de Londres en 1808, la scarlatine d'É
la rougeole qui régna dans la même ville en 1808,
en un mot, exigeaient l'emploi des purgatifs, et l
cathartique à la mode. Tous les auteurs de l'épo
avantages de la médication purgative. Cette cor
envahit aussi le continent, mais elle y fit des pro
qu'en Angleterre, parce que les habitants de ce pays

pour être vrai, que le typhus ne reprit pas la forme nerveuse légitime ;
les affections catarrhales et rhumatismales dont il était accompagné
présentaient le caractère bilieux, comme le prouvait l'efficacité des
vomitifs et du calomel. Ces faits semblent démontrer que la constitution gastrique était plus franchement et plus complétement développée
dans les lieux où la guerre n'avait pas étendu ses ravages. Mais il faut
reconnaître que même alors elle cédait le pas, comme indication thérapeutique, aux phénomènes rhumatismaux. Les fièvres intermittentes,
qui furent très communes à Tubingue vers la fin de 1806, débutaient
par des vomissements, de la douleur dans le ventre et des dérangements
dans les fonctions intestinales ; on observait fréquemment de la céphalalgie, un état saburral de la langue et des tumeurs des parotides ; en
somme, les symptômes gastriques n'étaient point rares. Peu à peu ces
manifestations gagnèrent du terrain, et la réputation de l'ipécacuanha
et des cathartiques s'accrut en proportion. A Ratisbonne, pendant l'automne de 1809, la constitution fut décidément gastrique, et la fièvre
nerveuse qui régna à Weimar en 1809 et en 1810 était accompagnée
de diarrhée, de nausées, de mauvais goût dans la bouche et de vertiges.
Dans cette épidémie, les purgatifs énergiques étaient dangereux ; mais
on se trouvait très bien de l'emploi de l'huile de ricin. Les bons résultats qu'on obtenait en même temps à Berlin, en traitant les fièvres par
les vomitifs et les laxatifs, démontrent que là aussi elles étaient compliquées de troubles gastriques.

» A peine cette constitution gastrique était-elle établie et généralisée,
que l'on vit apparaître une nouvelle modalité morbide, à savoir, la constitution inflammatoire. Depuis ce moment elle n'a pas cessé de régner ;
tantôt, combinée avec les phénomènes gastriques, elle donne naissance à
des maladies d'un caractère mixte, l'érysipèle par exemple ; tantôt, pure
de tout mélange, elle domine seule la scène pathologique. La saignée était
tombée dans le plus complet discrédit, mais elle reconquit encore une
fois le titre de remède universel, et en peu d'années ce mode de traitement
fut poussé si loin, surtout en Angleterre, que l'on parut prendre pour
règle générale de pratique cette fameuse maxime de Sangrado : « C'est
une erreur de penser que le sang soit nécessaire à la conservation de la
vie ; on ne peut trop saigner un malade. » Cette constitution inflammatoire se répandit aussi en Allemagne ; mais nulle part elle ne sévit avec
autant de violence que dans la Grande-Bretagne, où elle trouvait un
terrain favorable à son parfait développement : chez nous, les accidents
cédaient le plus souvent à l'emploi des acides, des applications froides

à Aberdeen et à Leeds; il y eut en outre dans ces deux dernières villes de nombreuses fièvres puerpérales, lesquelles, au rapport de Gordon et de Hey, ne se terminaient favorablement que si elles avaient été vigoureusement attaquées par les saignées et les purgatifs. Ce ne fut pourtant qu'en 1813 que les émissions sanguines devinrent d'un usage général en Angleterre, à la suite d'une publication du docteur Mills, qui y avait eu recours avec beaucoup de succès dès 1810. Depuis cette époque, la constitution inflammatoire avait atteint son maximum de développement, et chacun avait pu constater que des moyens déplétifs puissants pouvaient seuls conjurer les déplorables conséquences de la congestion céphalique dans la fièvre nerveuse.

» C'est dans cette même année 1813, que le docteur Thompson a donné son admirable ouvrage sur l'inflammation. En même temps, Blackall recommandait la saignée contre certaines variétés d'hydropisies, et Armstrong joignait aux émissions sanguines le calomel à hautes doses, pour combattre la fièvre puerpérale inflammatoire qui régnait dans Sunderland. La phlébotomie reprit alors en Angleterre plus de crédit que jamais; on n'abandonna pourtant pas les purgatifs, car ils étaient toujours indiqués par les troubles gastriques et intestinaux, qui accompagnaient la constitution inflammatoire. Ce traitement complexe rendit de très grands services dans la fièvre nerveuse qui sévit épidémiquement sur l'Irlande en 1813 et en 1814; tandis que le caractère inflam-matoire était nettement accusé par la dureté et la plénitude du pouls au début, par la congestion encéphalique qui augmentait la céphalalgie et le délire, la forme gastrique n'était pas moins clairement révélée par la sensibilité de l'épigastre, par la constipation ou par la diarrhée, ainsi que par l'enduit de la langue et les vomissements bilieux. Le docteur Grattan attachait une telle importance à ces phénomènes gastro-intestinaux, qu'il finit par s'en tenir à la médication purgative. Cette fièvre, qui avait été jusqu'alors limitée à l'Irlande, envahit toutes les îles Britanniques après la famine de 1816, et les ravagea sans rémission pendant quatre années.

» En Angleterre et en Écosse, les symptômes inflammatoires furent puissamment favorisés par les conditions topographiques du pays, et par les habitudes hygiéniques des habitants; aussi la saignée devint-elle l'objet d'un engouement sans exemple, malgré les représentations des médecins irlandais, qui en usaient avec beaucoup plus de réserve. On en vint bientôt à croire qu'il n'existait réellement pas une seule maladie dans laquelle on ne dût avoir recours à la lancette; et comme l'esprit

humain a une tendance naturelle à l'exagération, on professait partout
en Angleterre et en Écosse « qu'il n'y a qu'une seule espèce de fièvre,
savoir, la fièvre inflammatoire, et qu'en conséquence la phlébotomie est
le remède antifébrile par excellence. La preuve en est évidente aujour-
d'hui en Angleterre, et il en a sans doute été toujours de même, et dans
ce pays, et dans toutes les parties du monde. » J'ose me flatter, malgré
cela, que les observations que je viens de faire, que les faits authentiques que j'ai exposés, suffisent pour ruiner à jamais de telles assertions, et établissent la réalité des transformations que subissent les constitutions morbides, bien que le docteur Duncan m'ait dit un jour, que
« ces transformations n'existent que dans l'imagination des médecins. »

Il y a maintenant douze années, messieurs, que le docteur Autenrieth a publié ces remarques pleines d'intérêt, dans son exposé de l'état
de la médecine dans la Grande-Bretagne, et l'étude des maladies qui
ont régné depuis cette époque me semble démontrer que la *constitution
inflammatoire* dont il parle a disparu encore une fois, et a été remplacée
par la forme typhique ; tout au moins ne peut-on nier la différence
profonde qui existe entre la scarlatine actuelle et celle d'alors, entre la
fièvre que nous observons aujourd'hui et celle qui régnait au temps
où Autenrieth écrivait son compte rendu. C'est là une question d'une
haute importance, mais elle exige, pour être résolue, plus de temps et
plus de réflexions que je n'ai pu lui en accorder ; il faudrait, en outre,
beaucoup plus de faits que je n'ai pu en réunir. Je ne demande donc
point que vous accueilliez comme démontrée l'opinion que je viens
d'émettre ; seulement je crois qu'elle est bien fondée, et qu'elle mérite
d'être prise en considération et discutée ultérieurement.

Malheureusement, d'autres engagements m'obligent aujourd'hui à
différer l'étude de cette question, ainsi que le dépouillement des faits
qui se pressent en foule dans ma mémoire ; je me bornerai donc à une
seule observation : la grippe épidémique qui, en 1833, a visité l'Europe
entière, y compris les îles Britanniques, n'a pas seulement été remarquable par la violence des symptômes fébriles et l'intensité des congestions locales de la poitrine et du cœur, elle l'a été surtout par l'intolérance surprenante qu'elle a montrée pour la médication déplétive.
J'en appelle ici à tous les médecins, et je leur demande si toutes nos
idées préconçues sur les indications de la saignée, des sangsues et des

algie, la toux, la respiration difficile et bruyante, tout nous engageait à mettre en œuvre les moyens de déplétion les plus énergiques, et pourtant combien notre attente était trompée! Les symptômes n'étaient que faiblement atténués, et nous voyions survenir une épouvantable prostration. Chez plusieurs malades qui furent ainsi traités, la guérison fut incertaine, tardive, et plusieurs mois s'écoulèrent avant qu'ils reprissent leurs forces. En vérité, rien n'était plus étonnant que la lenteur avec laquelle certains individus recouvraient leur vigueur première après une attaque de grippe, alors même que la maladie n'avait duré que peu de jours, et qu'elle avait été sagement traitée sans saignées, sans médicaments débilitants. J'ai vu des malades tomber peu à peu dans un état cachectique, dont ils ne se sont jamais relevés; ils succombaient à la première maladie aiguë qui venait les atteindre. Cette épidémie de grippe a pleinement confirmé une opinion qui depuis longtemps était mienne : dans les maladies aiguës, la débilité et l'épuisement des forces vitales ne sont en aucune façon le produit proportionnel d'un état d'excitation antérieure. Les symptômes et la marche du choléra asiatique sont venus plus tard justifier encore cette manière de voir : ici, en effet, la débilité et le collapsus ouvrent et ferment la scène. Enfin si, après cela, cette doctrine avait encore besoin d'être prouvée, je vous rappellerai les épidémies de grippe de 1837 et de 1847, et le typhus irlandais de 1846-1847. Si j'insiste sur ces faits, si je reviens si souvent sur cette question, c'est que l'opinion opposée, grâce au crédit dont elle jouit en Angleterre, est une cause constante de mal; elle conduit, en effet, à une thérapeutique dangereuse, fondée sur l'emploi exclusif de la saignée et des moyens antiphlogistiques.

Je vous ai déjà dit, messieurs, qu'après 1804 la fièvre scarlatine revêtit à Dublin une forme très bénigne, et qu'elle continua à rester presque absolument exempte de dangers jusqu'en 1831 ; mais à dater de ce moment, nous avons constaté une modification profonde dans son caractère : nous avons vu la maladie franchement inflammatoire que nous connaissions si bien, être remplacée par une fièvre latente et insidieuse, accompagnée d'une grande débilité. En même temps, nous commencions à entendre parler de cas mortels : on citait des familles dans lesquelles plusieurs enfants avaient été emportés. Ce ne fut toutefois qu'en 1834 que la scarlatine, prenant les caractères d'une épidémie meurtrière, étendit au loin ses ravages. La forme et la sévérité de la maladie restèrent entièrement indépendantes de la situation et de l'exposition des lieux : nous l'avons vue sévir avec la même malignité à

Lorsque la tête était aussi sérieusement prise dès le début, le malade échappait rarement; quelquefois, pourtant, une médication déplétive énergique, tant générale que locale, réussissait à dégager le cerveau, et l'issue était favorable : il en fut ainsi chez un jeune homme de Upper Baggot-street pour lequel feu M. Nugent de Merrion-row m'avait appelé en consultation. Lorsque l'épidémie frappait un individu sujet à des attaques d'épilepsie, la tendance aux accidents céphaliques était notablement accrue, et les accès convulsifs survenaient immédiatement. Un jeune épileptique de vingt-deux ans, auquel je donnais des soins depuis quelques mois, conjointement avec M. Colles, fut pris de scarlatine; les convulsions apparurent dès le second jour, et persistèrent avec une effroyable violence jusqu'au cinquième; alors elles firent périr le malade. Chez une jeune dame qui demeurait près de Black-Rock, et auprès de laquelle le docteur Wilson m'avait fait l'honneur de m'appeler, la marche des accidents fut exactement la même. Depuis plusieurs années, cette dame avait des attaques d'épilepsie; le jour même de l'invasion de sa scarlatine, elle fut prise de convulsions dont les accès de plus en plus rapprochés aboutirent le cinquième jour, en dépit de tous nos efforts, à un coma mortel.

Seconde forme. — Ici les symptômes étaient au début d'une violence excessive. La maladie, apparaissant avec les phénomènes ordinaires d'une pyrexie exanthématique grave, était caractérisée, dès le commencement, par la sévérité de la céphalalgie et des douleurs spinales, et par l'irritabilité considérable de l'estomac et des intestins. Les nausées, les vomissements et les douleurs intestinales constituaient les premiers symptômes. De la bile récemment sécrétée était rejetée en abondance par la bouche, les selles étaient fréquentes; les matières, d'une couleur verte ou jaune safran, étaient d'abord demi-fluides, puis complétement liquides ; elles étaient évidemment constituées par de la bile soudainement versée dans l'intestin, et par une énorme quantité de mucus sécrété par la membrane interne; il y avait, en outre, une petite proportion de produits excrémentitiels. C'était une chose véritablement surprenante que la prodigieuse quantité de matières rejetées par certains individus le premier ou le second jour de la maladie; du reste, ces nausées incessantes, ces vomissements, ces évacuations alvines si abondantes, n'atténuaient en rien la violence de la fièvre ou de la douleur de tête, et ne faisaient point obstacle au complet développement de l'éruption. Il n'était pas moins curieux de voir que ces vomissements et cette diarrhée opiniâtres n'étaient accompagnés d'aucune espèce de douleur épigastrique ou abdominale; loin de là, le ventre tombait et devenait souple. C'est que la cause des accidents résidait, non pas dans le tube digestif, mais bien dans le cerveau; fait que je n'avais pas soupçonné d'abord, et que je ne compris qu'après avoir observé cinq ou six cas semblables. Cette cause n'était autre que l'irritation ou la congestion cérébrale, et ces phénomènes gastro-intestinaux étaient de tous points comparables à ceux qui appartiennent à l'hydrocéphalie aiguë, et qui en masquent si souvent l'existence. Dès que je fus parvenu à démêler les relations pathogéniques de ces vomissements et de cette diarrhée, je ne me bornai plus, pour combattre ces symptômes, à agir directement sur l'estomac et sur les intestins, je ne me contentai plus de prescrire des fomentations, des potions effervescentes, de l'eau de chaux ou des sangsues à l'épigastre; je me hâtai de changer de route, et de prendre pour guide l'état de la circulation cérébrale. Déjà, dans une précédente leçon, j'ai abordé ce sujet; je vous ai fait voir comment les accidents gastro-intestinaux d'origine réellement gastrique peuvent être distingués de ces perturbations fonctionnelles sympathiques qui reconnaissent pour cause une condition anomale du cerveau, et je vous ai montré l'extrême importance qu'il y a, au point de vue pratique, à ne pas confondre ces deux ordres de faits, qui existent presque toujours l'un ou l'autre au début des fièvres graves, des phlegmasies, et des pyrexies exanthématiques : je n'insisterai donc pas davantage sur ce point.

Cette seconde forme de scarlatine était encore remarquable par la violence de la réaction vasculaire du début, et par l'accroissement de la chaleur animale. Dès le premier jour, le pouls dépassait 100; rarement au-dessous de 120, il s'élevait souvent, surtout chez les jeunes sujets, à 140 ou 150. Il n'est pas de maladie dans laquelle j'aie aussi souvent observé cette fréquence excessive du pouls, le plus ordinairement les battements de l'artère étaient réguliers; mais dans deux cas ils perdirent leur régularité. Ce fut d'abord chez un habitant de Upper Mount-street, auquel je donnais des soins avec sir Henry Marsh; au troisième jour, le pouls devint intermittent et irrégulier, et il conserva ces caractères plus ou moins marqués pendant une semaine environ. Cet homme avait été pris de très bonne heure de soubresauts, de délire, de jactitation et d'autres symptômes nerveux; il se plaignait constamment de la tête et de la gorge; celle-ci était violemment enflammée, et couverte d'une éruption d'un rouge éclatant. Au neuvième jour, survinrent des convulsions extrêmement fortes; il y eut de nombreux accès pendant la .nuit suivante : le cas paraissait donc absolument désespéré, néanmoins le malade guérit. Chez une jeune dame que soignait le docteur Nolan, il y eut au huitième jour une irrégularité très marquée du pouls avec des intermittences, et ces caractères persistèrent aussi longtemps que la malade fut en danger; elle guérit également. En général, l'irrégularité du pouls était bien plutôt le signe d'une mort prochaine que l'un des symptômes de la maladie; mais en tenant compte des autres phénomènes, on ne pouvait se méprendre sur la situation du patient. La fréquence des pulsations artérielles tombait toujours, lorsqu'une modification favorable bien évidente survenait dans l'état général des malades; chez quelques-uns cependant, le pouls ne reprit ses caractères naturels que plusieurs jours après cette amélioration, mais chez aucun il ne descendit subitement à sa moyenne normale dans l'espace de douze ou de vingt-quatre heures, comme cela a lieu fréquemment après la crise des fièvres continues. En fait, la scarlatine ne se terminait jamais par une crise bien nettement appréciable.

Quant à la température du corps, elle s'élevait considérablement dès le début, puis demeurait la même jusqu'aux approches de la mort (1). Cette augmentation de chaleur et la fréquence du pouls cédaient promptement aux saignées générales, ou aux applications répétées de sangsues; mais on vit ces moyens, même lorsqu'ils étaient employés avec réserve, amener un refroidissement général, une prostration considérable, et rendre le pouls trémulent. Ces effets furent on ne peut plus marqués chez une jeune dame de Black-Rock, que je voyais avec M. Wilkinson, et chez une autre personne qui appartenait à cette famille; le docteur Nolan a bien voulu me communiquer ces observations. Dans les deux cas, les résultats de ce traitement furent très alarmants, car la réaction ne put se faire qu'après un intervalle de

(1) M. Trousseau (loc. cit.) attache également une grande importance à l'augmentation de la chaleur ; il voit même dans cette modification un signe caractéristique de la fièvre scarlatine : « Il n'y a certainement pas de maladie, dit-il, qui soit accompagnée d'une élévation générale de température aussi grande. » Se fondant sur les travaux de M. Claude Bernard, l'illustre professeur de l'Hôtel-Dieu attribue cette calorification exagérée à une perturbation profonde du système nerveux trisplanchnique. Cette interprétation me paraît irrécusable, car elle est fondée sur des faits physiologiques incontestés aujourd'hui. C'est également au trouble de l'innervation ganglionnaire que M. Trousseau rapporte les vomissements et la diarrhée opiniâtres qui marquent le début de certaines scarlatines. Ces derniers symptômes, comme on a pu le voir, caractérisent la deuxième forme de Graves.   (Note du TRAD.)

plus de douze heures; cependant les deux malades finirent par guérir,
Le pouls était vif, mais il n'était pas fort ; il rappelait le pouls de l'irritation, plutôt que celui de l'inflammation franche.

L'angine était le plus pénible des symptômes du début; la gorge était
le siége d'une inflammation violente, et la déglutition était très difficile ;
il y avait en même temps une douleur diffuse à la nuque et dans la partie postérieure de la tête. Tous les malades se plaignaient d'une céphalalgie intense, et dès le second jour ils avaient les yeux injectés. Bientôt,
en proie à une vive anxiété, ils s'agitaient, ils avaient de la jactitation,
ils gémissaient et déliraient par instants; chez plusieurs, le sommeil
était complétement perdu, ou bien il était interrompu par des tressaillements et du délire. Tous ces phénomènes survenaient avant qu'il se
fût écoulé trois ou quatre jours. En même temps, l'éruption arrivait à
son apogée ; à dater du moment où elle commençait à paraître, elle se
développait avec une rapidité excessive, de sorte que la surface cutanée,
entièrement recouverte par l'exanthème, ressemblait à la carapace d'un
homard bouilli.

Dans ces cas graves, l'éruption était parfaitement continue; elle ne
formait ni taches ni îlots, et la peau semblait avoir été partout également barbouillée avec la même couleur. La surface de la langue présentait à un haut degré cette même rougeur exanthématique, puis elle
se couvrait d'un enduit, et devenait ensuite sèche et comme rôtie.
Cette sécheresse subite de la langue, apparaissant au cinquième ou au
sixième jour, était, dans cette forme de la maladie, le signe d'une aggravation considérable ; dans quelques cas où l'on observa en même temps
l'accélération soudaine du pouls, l'accroissement de la jactitation et du
délire, la mort survint en moins de vingt-quatre heures : c'est ce qui
arriva malheureusement chez un de mes clients, le jeune M. Rumley,
qui demeurait dans French-street. Dans les faits de ce genre, le cerveau et le système nerveux paraissaient être principalement atteints ;
et beaucoup de malades perdaient connaissance plusieurs heures avant
de mourir; d'autres avaient des convulsions. Lorsque la vie se prolongeait jusqu'au septième jour, il y avait beaucoup de chances de guérison;
mais combien, hélas ! succombaient au quatrième, au cinquième ou au
sixième jour.

Lorsque j'eus observé quelques exemples de cette forme de scarlatine,
je m'entendis avec quelques-uns de mes amis et de mes confrères, et
nous résolûmes d'un commun accord de mettre en œuvre la médi-

rait à nous. L'occasion ne se fit pas longtemps attendre. Sir Henry
Marsh et moi nous étions occupés dans une maison de Pembroke-
street, à formuler nos prescriptions pour quelques enfants atteints de
la maladie régnante, lorsqu'on nous présenta un beau garçon de
six ans, bien portant jusque-là, qui avait été pris des premiers symptômes de la scarlatine pendant que nous recevions nos honoraires.
Nous convînmes aussitôt de revenir le voir dès que le stade de frisson
et de collapsus qui précède la réaction fébrile serait passé, et d'agir
énergiquement s'il y avait lieu. Quelques heures plus tard, nous trouvions la réaction établie et caractérisée par de la céphalalgie, des vomissements et de la diarrhée. L'enfant se plaignait beaucoup de la gorge;
il y avait une grande sensibilité dans les parties extérieures correspondantes. Nous prescrivîmes des applications répétées de sangsues sur le
cou, huit par huit, dans le but de dégager à la fois la gorge et le cerveau, et nous fîmes donner à l'intérieur la poudre de James et le calomel. Le lendemain, malgré l'abondant écoulement de sang qu'avaient
produit les sangsues, la peau était brûlante; l'éruption, déjà formée,
était éclatante; le pouls battait 140; il n'y avait presque pas eu de sommeil pendant la nuit. On continua l'emploi des sangsues et l'on y insista
jusqu'à production d'une longue et profonde syncope; malgré cela, les
phénomènes morbides ne furent point modifiés; au contraire, pendant
la nuit suivante, le délire fut plus continu, et au matin du troisième
jour, la suffusion des yeux avait commencé, la langue était rôtie. Vainement nous fîmes raser la tête, vainement nous la fîmes recouvrir
constamment d'applications froides, rien ne put arrêter les progrès de
la maladie : le pouls s'affaiblit, la respiration devint plus rapide, les forces
tombèrent, l'agitation et le délire firent place à l'insensibilité et aux soubresauts, et la mort eut lieu le cinquième jour. Dans ce cas, les émissions sanguines avaient été employées dès le début, et avec la plus grande
énergie, puisque nous avions poussé la perte du sang jusqu'à la syncope;
. et pourtant la marche de la maladie ne fut point entravée, les symptômes
ne furent pas même atténués.

Un jeune garçon de treize ans fut atteint par l'épidémie dans le
comté de Wicklow; il fut soigné par un médecin très sage qui n'employa
ni saignées, ni sangsues, et qui se borna à administrer des diaphorétiques, notamment des préparations antimoniales. L'enfant mourut
le septième jour, après avoir eu de l'insomnie, du délire, des soubresauts, etc. Son frère, plus âgé d'un an, était d'une constitution très
robuste; il fut pris de scarlatine à Dublin, et on me le confia aussitôt.

J'étais secondé dans cette circonstance par M. Rumley, et nous résolûmes de prévenir, s'il était possible, le développement des symptômes
cérébraux par un traitement antiphlogistique : nous eûmes la douleur
de perdre notre malade au sixième jour. En résumé, cette forme de la
maladie dans laquelle le pouls, sans gagner en force, *devenait tout à
coup extrêmement rapide*, tolérait mal les saignées générales, et demandait beaucoup de réserve, même dans l'emploi des sangsues ; les
moyens déplétifs, que la chaleur de la peau paraissait indiquer, ne faisaient qu'accélérer la marche des accidents nerveux.

Les désordres cérébraux dépendaient ici d'autre chose que du trouble
de la circulation, et ils avaient certainement une tout autre cause que
l'hypérémie ou l'inflammation des centres nerveux. Ce qu'était cette
cause, j'ose à peine le conjecturer ; je crois cependant qu'elle consistait
dans *l'intoxication générale de l'économie par le poison animal de la fièvre
scarlatine*. Tous les tissus du corps paraissaient également touchés,
également malades, et il est probable que la circulation capillaire de
tous les organes était en même temps troublée. Ce n'était point la
gangrène de la gorge qui faisait périr les malades, on n'en observait
jamais dans cette forme ; ce n'était pas non plus l'inflammation de
quelque viscère, car on n'en trouvait jamais de traces dans les autopsies : ce qui tuait, c'était une altération générale de tous les éléments
de l'organisme.

Dans quelques circonstances, les choses marchaient tout autrement,
et il importait fort de distinguer avec soin ces deux modalités symptomatiques ; car la maladie, évidemment caractérisée alors par un état
inflammatoire, demandait un traitement énergique. Dans les cas auxquels je fais allusion, les symptômes du début étaient encore très sévères, et la gorge était très douloureuse : mais l'éruption, moins générale,
ne survenait pas aussi soudainement ; le pouls n'atteignait jamais une
fréquence excessive, il restait toujours fort et bien distinct. Ces malades
supportaient très bien les saignées et les sangsues ; aussitôt après les
émissions sanguines, ils se sentaient soulagés de la gorge et de la tête,
ils étaient moins agités, et n'étaient pas notablement affaiblis par la
perte de sang. Mais il faut avouer qu'il était souvent excessivement difficile de déterminer à priori si la médication déplétive était oui ou non
indiquée. En cas de doute, ma coutume était de tenter l'application de
quelques sangsues, et d'après l'effet produit, je jugeais de l'opportunité du traitement.

encore que dans les deux formes précédentes, et le début en était particulièrement insidieux. C'est sans aucun doute cette variété qu'a observée Withering dans l'épidémie dont il nous a donné la description. L'invasion était caractérisée par le cortége ordinaire des symptômes fébriles, par de la douleur dans la gorge, et une légère céphalalgie; puis, au jour convenable, apparaissait une éruption normale et discrète. Tous les phénomènes morbides étaient atténués; au bout de peu de jours, les malades dormaient assez bien pendant la nuit, ils étaient tranquilles dans le jour, et n'avaient pas de délire. Vers le quatrième ou le cinquième jour, l'appareil fébrile était si complétement tombé, que l'examen le plus attentif ne faisait découvrir aucun indice alarmant, aucun symptôme fâcheux, rien, en un mot, qui pût éveiller la sollicitude du médecin. La peau était à peu près revenue à son état normal, la soif était diminuée, le pouls présentait à peine une légère accélération; le calme le plus complet paraissait avoir succédé à l'orage du début; et en entrant dans la chambre de son malade, le médecin était fort exposé à concevoir de trompeuses espérances : convaincu que tout danger était conjuré, il annonçait avec confiance une guérison prochaine et parfaite. Cette erreur, messieurs, je l'ai commise moi-même plus d'une fois. C'est qu'en vérité ces espérances semblaient pleinement autorisées : et qui donc aurait pu deviner le péril, en voyant son petit malade, tranquillement assis dans son lit, croustiller avec appétit un morceau de pain, après avoir dormi toute la nuit d'un sommeil paisible? Le rétablissement des fonctions intestinales, la diminution de la soif, du mal de gorge, de la céphalalgie et de la fièvre, la régularité de l'éruption cutanée, tout enfin concourait à justifier un pronostic favorable; aussi les parents, laissant de côté toutes leurs appréhensions, n'avaient plus aucune inquiétude, et le médecin cessait le plus souvent ses visites au septième jour, persuadé qu'il n'y avait plus rien à craindre, et que son intervention était désormais inutile.

Les choses allaient ainsi jusqu'au huitième ou au neuvième jour; mais on observait alors un peu d'agitation pendant la nuit, et le lendemain matin on constatait, non sans surprise, que la fièvre était revenue. C'était le signal de nouveaux accidents. Le nez, devenu douloureux, paraissait irrité, et un liquide séreux commençait à s'écouler des fosses nasales; le mal de gorge se faisait sentir de nouveau; la peau était chaude, les forces étaient soudainement abattues, et le malade tombait dans une prostration considérable. Alors apparaissait une tuméfaction douloureuse vers les glandes parotides et sous-maxillaires. Ce gonflement augmentait avec rapidité; devenant chaque jour plus dur, il gagnait à la fois en élévation et en étendue, et il était le siége d'une douleur excessive; cependant les téguments n'étaient pas très rouges à ce niveau. En général, au bout de peu de jours, cette tumeur entourait le cou comme un collier, et la face se tuméfiant en même temps, le pauvre patient était tristement défiguré. Cependant le jetage augmentait considérablement, le liquide était fétide et plus visqueux; la muqueuse nasale était complétement prise, toute sa surface était enflammée et tuméfiée, de sorte qu'on entendait un son nasillard toutes les fois que le malade respirait par le nez; à la fin, l'écoulement était si abondant, que les narines devenaient complétement imperméables. Dès l'apparition de ces phénomènes, la gorge était en général sérieusement atteinte; elle était le siége d'une inflammation semblable à celle des fosses nasales, et caractérisée *par une sécrétion de mauvaise nature, mélange de lymphe et de liquide :* cette phlegmasie occupait d'abord toute la surface de la bouche et de la langue, et s'étendait plus tard jusque dans la profondeur du pharynx (1).

Tandis que cela se passait, la fièvre, récemment allumée, présentait tout à coup les manifestations du typhus le plus sévère : on voyait survenir les soubresauts de tendons, la mussitation, le délire, l'anxiété, l'insomnie et l'agitation; les malades gémissaient, et ces gémissements étaient parfois interrompus par des cris qui rappelaient les plaintes sinistres de l'hydrocéphalie. La déglutition était alors extrêmement difficile, et les boissons retombaient fréquemment hors de la bouche. A partir de cet instant, tout allait de mal en pis, et après d'horribles souffrances, la mort venait terminer la scène; elle était précédée pen-

(1) Le texte porte « *an ill-conditioned secretion of lymph and fluid* ». Désireux de transmettre dans son intégrité la pensée de l'auteur, j'ai traduit littéralement; mais si l'on étudie avec soin les symptômes et la marche de l'affection qu'il décrit, si l'on rapproche de ce tableau l'observation de M. O'Ferral, qui est rapportée un peu plus loin, on n'hésitera pas à admettre, je pense, qu'il s'agit ici de *productions diphthériques.*

Cette angine secondaire, que j'appellerai volontiers l'*angine scarlatineuse tardive,* a été également observée par M. le professeur Trousseau, qui n'a vu guérir qu'un seul des malades atteints. Cette angine tardive peut se propager au larynx, comme le prouvent les faits rapportés par Graves, et nous trouvons dans cette propagation une nouvelle preuve de la nature diphthérique de cette affection. Pour prévenir toute équivoque, je dois ajouter que la proposition formulée autrefois par M. Trousseau : « *La scarlatine n'aime pas le larynx,* » s'applique à l'angine scarlatineuse pultacée primitive, et non pas à l'angine diphthérique secondaire dont il est ici question : en conséquence, le reproche adressé par M. O'Ferral au professeur de Paris n'a pas de raison d'être.

(Note du TRAD.)

dant plusieurs heures d'un état d'agitation extrême, pendant lequel il
était impossible de déterminer si le malade était encore sensible. Le
gonflement du cou croissait jusqu'au dernier moment, mais il était
bien rare qu'il présentât quelque tendance à la suppuration ; il offrait
toujours la même dureté sur tous les points, tout au plus devenait-il,
dans quelques cas, le siège d'un ramollissement obscur qui lui donnait
une certaine rénitence. Si on l'incisait, on n'y trouvait pas de pus ; la
coupe montrait une infiltration séro-sanguine, et du tissu cellulaire
mortifié qui se continuait sans ligne de démarcation avec les tissus
vivants.

M. O'Ferral a bien voulu me communiquer quelques notes sur cette
épidémie. Elles ont, à mes yeux, une valeur considérable, parce que
l'une des suites les plus importantes de la scarlatine y est signalée et
décrite pour la première fois. Je crois donc devoir vous présenter le
résumé succinct de ces observations.

« Sur les dix-sept cas qui font l'objet de ces notes, dit M. O'Ferral,
quatre ont été observés chez des adultes, trois chez des enfants au-dessous de quatre ans, et les autres chez des enfants qui étaient entre
quatre et quinze ans. J'ai rarement assisté au début de la maladie. Tantôt les phénomènes d'invasion ont été semblables à ceux d'un mal de
gorge avec frissons consécutifs ; tantôt il y eut tout d'abord un mouvement fébrile violent avec des tremblements, une céphalalgie intolérable et même du délire. Dans quelques cas, enfin, l'éruption a été le
premier phénomène appréciable ; la fièvre du début avait alors été si
peu marquée, qu'elle avait passé inaperçue.

» La marche de la pyrexie était variable, mais ordinairement elle
conservait les caractères qu'elle avait présentés au commencement. Le
plus souvent la fièvre augmentait à mesure que la maladie faisait des
progrès, ou intéressait de nouveaux organes ; cependant il n'en était
pas toujours ainsi. Dans deux cas où j'ai vu au troisième et au qua-

thème scarlatineux persista jusqu'aux approches de la mort. En outre, la maladie avait débuté par un délire qui fut maîtrisé au moyen d'un traitement énergique. Dans un cas, la mort fut causée par le croup : l'affection du pharynx avait gagné la trachée et les bronches. Une autre fois, le malade fut emporté au sixième jour par une gangrène de la gorge, accompagnée d'une fièvre lente.

» Chez quelques sujets qui finirent cependant par guérir, la vie fut sérieusement menacée par des phlegmasies locales. Une enfant de sept ans, profondément affaiblie, fut soudainement prise de symptômes d'entérite, dont il fut très difficile de triompher. Chez un garçon de dix ans, au moment où l'éruption s'effaçait, il survint une douleur aiguë dans la région du cœur, avec une toux brève, des palpitations et de la dyspnée ; le pouls était rapide, mais régulier ; la fièvre redoubla immédiatement. L'auscultation ne faisait entendre aucun bruit de frottement, mais les mouvements du cœur étaient violents, et la pression était très douloureuse. Des sangsues, la poudre de James et le calomel, administrés à l'intérieur, jusqu'à ce que les gencives fussent légèrement touchées, firent justice de ces accidents.

» Une autre malade, jeune fille de douze ans, eut grand'peine à échapper aux effets d'une gangrène de la gorge. J'ai observé deux exemples de croup, et dans les deux cas, quoi qu'en dise M. Trousseau, je n'ai pu révoquer en doute son origine scarlatineuse. Ces deux malades avaient présenté, j'en conviens, des plaques diphthériques sans inflammation bien marquée des tonsilles, mais l'éruption était assez accusée pour dissiper tous les doutes (1). Un enfant qui guérit rejeta une fausse membrane que je possède encore ; elle a une forme tubuleuse et représente le moule du canal aérien un peu au delà de sa bifurcation. La petite fille dont j'ai déjà parlé, et qui succomba à la maladie, avait également rendu des portions de fausses membranes ; mais elle mourut épuisée : l'autopsie nous montra la lésion étendue au loin dans les ramifications bronchiques.

» On mettait généralement en usage le traitement antiphlogistique ; cependant il n'était pas toujours applicable, même au début de la maladie. Dans tous les faits que j'ai observés, il était nécessaire de surveiller avec grand soin les effets des saignées locales ; car on était fort exposé à dépasser les limites convenables, et il devenait alors excessivement difficile de combattre l'affaiblissement, et de réparer les pertes

. (1) Voyez la note de la page 414.

vin et les excitants diffusibles, même dans des cas qui ne présentaient aucun signe de malignité, aucun caractère typhoïde.

» Dans maintes circonstances, les lotions tièdes ont paru préférables aux applications froides : je crois que les premières produisaient des effets sédatifs de plus longue durée ; le mouvement fébrile et la sensation pénible d'ardeur à la peau ne reparaissaient pas aussi promptement que lorsqu'on employait des liquides froids. Les purgatifs, sauf ceux de l'espèce la plus douce, n'étaient pas bien supportés ; mais les diurétiques rafraîchissants étaient clairement indiqués, et dans plusieurs cas où l'on insista sur cette médication, elle parut prévenir les suites de la maladie.

» Les ulcérations et les eschares de la gorge étaient attaquées, suivant leurs caractères, ou par le nitrate d'argent, ou par l'alun, ou par les chlorures ; mais lorsque l'arrière-bouche était d'une rougeur intense, aucun de ces agents n'était efficace, si l'on n'avait pas fait au préalable une application de sangsues. Chez un jeune homme de vingt-huit ans, je fis mettre sur le cou quarante sangsues, et je ne réussis pas à diminuer la suffocation, ni à rendre la déglutition plus facile ; mais quelques sangsues appliquées à la partie interne des narines produisirent un écoulement de sang abondant, et un soulagement immédiat. Ce dernier moyen était indiqué par la turgescence du voile du palais et de la membrane pituitaire, par la respiration stertoreuse, et par l'obstruction complète des fosses nasales.

» Le mode de propagation de la maladie dans les familles était variable. Quelquefois, dans l'espace de quelques jours, elle attaquait successivement tous les enfants ; mais, dans d'autres circonstances, quinze jours s'écoulaient avant que je fusse rappelé pour un nouveau malade. Enfin quelques enfants restaient complètement indemnes.

» Quant aux affections consécutives, j'ai observé deux ou trois fois la diarrhée ; j'ai vu un cas de bronchite chronique, et quatre cas d'anasarque. Dans deux de ces derniers faits, l'urine devint légèrement albumineuse avant que la face et les jambes fussent tuméfiées ; dans les deux autres, l'urine présenta ce caractère lorsque déjà l'anasarque était évidente, mais je dois dire que je n'avais pas vu les malades antérieurement. Le traitement de cette complication fut à la fois antiphlogistique et diurétique ; j'obtins ainsi dans trois cas une guérison parfaite. Le quatrième individu resta maladif, mais pour une autre cause : le sommet du poumon droit était le siège d'une infiltration tuberculeuse.

» J'ai maintenant à signaler une affection particulière du cou, que je n'avais jamais rencontrée jusqu'alors comme suite de la scarlatine, et dont j'ai observé quatre exemples dans cette épidémie :

» I. — Au commencement d'août 1834, je fus mandé par mon ami le docteur Davy, pour une enfant de dix ans, dans Upper Baggot-street. Elle était convalescente, mais cette convalescence se faisait mal, et il y avait encore un peu de fièvre, quoique six semaines se fussent écoulées depuis l'invasion de la maladie. Cette enfant se plaignait surtout d'une douleur vive qui occupait le côté droit du cou et de la tête, et qui, au moindre mouvement, s'étendait jusqu'au vertex ; elle ne pouvait soulever sa tête sans la soutenir de chaque côté avec ses mains ; et lorsqu'elle était hors du lit, elle cherchait instinctivement un point d'appui pour le menton. La face était déviée de telle façon que son diamètre vertical était dirigé de haut en bas et de droite à gauche. En arrière on voyait les vertèbres cervicales inférieures former une courbe, dont la convexité était un peu à gauche de la ligne médiane ; à ce niveau, les parties molles étaient le siège d'un gonflement considérable. La pression en ce point était intolérable ; la plus légère tentative de rotation de la tête causait une douleur excessive. La déglutition se faisait assez bien à cette époque, mais au début elle avait été considérablement gênée. Nous avions évidemment affaire à une tumeur blanche de l'articulation atloïdo-axoïdienne, et nous ne devions pas espérer voir disparaître la courbure. La malade fut condamnée au repos le plus complet, et soumise au traitement ordinaire de ces affections ; elle a recouvré peu à peu la santé, et elle s'est parfaitement développée ; mais l'incurvation persiste.

» II. — Dans les premiers jours du mois d'août 1834, M. Long (de Summer-Hill) m'adressa une petite fille de sept ans, Mary Inglesby, qui demeurait dans Russell-place. Ayant été prise de scarlatine, elle avait dû rester au lit pendant quinze jours. Au bout de ce temps, elle se leva, et l'on s'aperçut alors que sa tête était déviée. Il y avait cinq semaines de cela, et les choses étaient toujours dans le même état. Cette enfant avait la figure tournée de côté ; elle souffrait au niveau de la concavité de la courbe et dans le côté correspondant de la tête ; elle ne pouvait supporter le moindre mouvement, ni le plus léger attouchement. Je prescrivis des sangsues et j'administrai le calomel à l'intérieur, à la dose de trois grains par jour (18 centigrammes), jusqu'à production d'une légère salivation. Dès qu'elle se manifesta, la douleur disparut, et la tête reprit graduellement sa position naturelle. La guérison fut

soigné par M. Long d'une scarlatine. Au treizième jour, ce médecin reconnut une affection semblable de la tête et du cou, et il institua le même traitement qui m'avait réussi dans le cas précédent. Dès que la bouche eut été touchée par le mercure, la douleur céda, et la tête revint à la position normale. Cet enfant est aujourd'hui en parfaite santé.

» IV. — Au mois de février 1835, je me rencontrais avec M. Edgar d'Arran Quay, auprès d'un jeune enfant de six ans qui avait été atteint de scarlatine, et dont la convalescence était difficile ; la dysphagie avait persisté, quoique toute rougeur eût disparu de la gorge. En faisant lever le petit malade, nous remarquâmes qu'il ne pouvait pas tenir la tête droite, et qu'il présentait à un degré moindre tous les symptômes observés dans les cas précédents. On appliqua quelques sangsues ; et l'on pratiqua des lotions dans le but de remédier par l'évaporation à la chaleur locale. On revint une fois ou deux aux sangsues, mais comme les accidents s'amendaient rapidement, et que l'enfant avait une légère disposition à la diarrhée, le calomel ne fut pas employé. Au bout d'une quinzaine de jours, la tête et le cou avaient repris leurs rapports naturels.

» Je ne puis expliquer le développement de cette affection dans le cours de la scarlatine qu'en admettant que l'inflammation de la gorge et du pharynx s'était propagée aux parties adjacentes (1). Dans tous ces faits, la gêne de la déglutition avait été considérable et persistante. J'appelle tout particulièrement l'attention sur ce symptôme : lorsqu'il existe, c'est un indice précieux qui rappelle au médecin la nécessité

(1) L'arthrite atloïdo-axoïdienne n'a pas été signalée d'une manière spéciale. Bicker et Rush, qui ont particulièrement insisté sur la douleur et la tuméfaction des articulations, n'en font aucune mention. Sims et Withering, qui ont observé la suppuration des jointures, n'en parlent pas davantage. Il y a, dans le *Sammlung au-ei lesener Abhandlungen fur praktische Aerzte* (Bd. II), un exemple de *métastase de la scarlatine vers la hanche*, accident qui a produit la luxation du fémur ; mais je n'ai rien trouvé qui se rapporte à l'altération des premières vertèbres. Néanmoins les observations de M. O'Ferral ne sont qu'un cas particulier d'une règle générale ; et lorsque je tiens compte de la fréquence des douleurs articulaires dans la scarlatine (*rhumatisme scarlatineux* de M. Trousseau), lorsque je songe que cette affection, limitée le plus souvent à deux ou trois articulations, présente une grande tendance à se terminer par suppuration, je suis porté à voir dans les faits précédents une détermination scarlatineuse directe, bien plutôt que l'extension de la phlegmasie pharyngienne aux parties adjacentes.

Bicker, *Beschryving eener doorgaande Scharlaken-Koorts*, 1778 (in *Verhande-*

d'examiner avec soin, pendant la convalescence, l'état de la colonne
vertébrale. Si, en outre, l'enfant se couche plus volontiers sur un côté
que sur l'autre, s'il témoigne de l'ennui lorsqu'on le dérange, c'est une
raison de plus pour soupçonner l'affection que j'ai signalée. »

lingen van der bataafch genootschap van Roterdam ; extrait dans Samml. ausetl.
Abhandl. für prakt. Aerzte, Bd. IX).

Rush, Medical inquiries and observations. Philadelphia and London, 1789.

Sims, Of the scarlatina anginosa as it appeared at London in the year 1786
(Mem. of the med. Society of London, I).

Withering, An account of the scarlet fever and sore-throat, or scarlatina anginosa,

VINGT-TROISIÈME LEÇON.

LA SCARLATINE. — SA GÉNÉRALISATION ET SON CARACTÈRE DANS LES CAMPAGNES DE L'IRLANDE.

Rapports des médecins de province sur la diffusion et sur la forme de la maladie dans les différents districts de l'Irlande. — Les conditions telluriques ne peuvent pas rendre compte des diverses modalités de la scarlatine. — La forme légère a existé à Dublin en même temps que la forme maligne.
Communication du docteur Osbrey.

MESSIEURS,

Newbridge, ville située sur la route de Dublin, à quatre milles de Kildare, et à en juger par le nombre et la rapidité des morts, elle y présentait la forme maligne : elle attaquait presque exclusivement les enfants de la classe ouvrière, mais M. Geoghegan ne put les voir parce qu'il n'y a pas de dispensaire en cet endroit. Il eut cependant occasion de soigner un garçon de cinq ans qui était malade depuis trois semaines, et il me transmet les détails suivants : « Cet enfant avait sur la tempe droite une large ecchymose de deux pouces environ de diamètre ; il perdait du sang artériel par le nez, la bouche et les *oreilles* ; il était excessivement amaigri, et il avait toute sa connaissance ; la diarrhée et les *hémorrhagies* n'avaient commencé que le jour précédent ; les glandes cervicales étaient tuméfiées, mais elles n'étaient pas suppurées ; il n'y avait ni anasarque ni hydropisie. La mort eut lieu le lendemain. »

Le docteur Astle (d'Edenderry) ne se rappelle pas avoir vu la scarlatine régner épidémiquement ; quant aux cas sporadiques, ils appartenaient à la forme légère.

Le docteur Woodward (de Kells) n'a pas observé d'épidémie, mais les cas isolés étaient excessivement graves ; quelques malades étaient tués pendant les premières vingt-quatre heures.

Le docteur Clifford (de Trim) m'annonce que la maladie régnait dernièrement dans son canton, et qu'elle y était très meurtrière.

Le docteur Clarke m'informe que le nombre des cas a considérablement augmenté à Rathdrum depuis trois ans, mais ils sont très bénins.

Voici ce que me dit le docteur Lloyd (de Malahide) : « En réponse à votre circulaire, je vous annonce que pendant l'année qui finit en mai 1839, il n'y a pas eu dans mon district un seul cas de scarlatine ; pendant l'année suivante il y en eut un chez un adulte ; dans l'année qui se termine en mai 1841, il n'y en a pas eu un seul exemple. En mai 1842, vingt-deux cas étaient enregistrés, sur lesquels il y avait eu trois décès. Un de ces malades était mort vingt-quatre heures après le début de l'éruption ; les deux autres étaient deux enfants de six et de huit ans, le frère et la sœur : scrofuleux tous les deux, ils moururent, l'un au douzième, l'autre au seizième jour, avec des phénomènes cérébraux et des abcès dans la gorge. Depuis le mois de mai jusqu'à ce moment (20 août 1842), j'ai eu à soigner six cas de scarlatine. Les seuls faits importants ont été les trois cas mortels dont je viens de parler ; de plus, quelques malades de la même famille présentèrent comme symptôme dangereux des ulcérations très étendues dans l'arrière-bouche ; ils guérirent promptement. Pendant l'année dernière, il y eut un assez grand nombre d'individus atteints par la maladie ; mais ils étaient si légèrement frappés, qu'ils se sentaient à peine indisposés, de sorte que je ne fus pas appelé, sinon dans quelques cas d'affections consécutives. Je ne dois pas négliger de vous signaler un fait curieux. Mon district touche d'une part au canton de Baldoyle, de l'autre à celui de Swords ; depuis vingt-cinq ans, ces deux cantons ont été fréquemment visités par des maladies épidémiques graves, et après cette longue période, elles apparaissent, adoucies et domptées, dans le district de Malahide. Ce fait est connu de la plupart des habitants. »

Depuis quatre ans, le docteur Glover habite Philipstown, et il n'a jamais entendu parler d'un seul fait de scarlatine. En cinq années, le docteur Brunker (de Dundalk) n'en a observé qu'un cas ; il fut très léger.

Le docteur Hudson (de Navan) a eu rarement affaire à cette maladie ; dans un espace de huit ans, il n'a eu qu'un cas mortel ; mais le docteur Byron, qui pratique dans la même ville, m'informe que depuis deux ans la scarlatine a été très fréquente, et que dans certaines localités elle a présenté une gravité peu ordinaire. Voici deux mois qu'elle paraît décliner ; il y en a encore quelques cas dans un rayon de douze ou quinze milles aux environs de Navan, mais ils sont en général moins dangereux qu'auparavant.

D'après ce que m'écrit le docteur Bowell, il n'y a eu depuis six ans, dans la ville de Wexford, qu'un petit nombre de cas isolés ; pas un seul n'a été mortel.

D'après le rapport du docteur Wright, la scarlatine a été assez fréquente dans la ville d'Arklow et dans ses environs, pendant ces dernières années, surtout en 1840 et en 1841 ; mais elle a été bien rarement suivie de mort. Il n'en a pas été de même à Athy ; la lettre du docteur Clayton m'apprend qu'on y a observé plusieurs cas funestes.

Le docteur Macartney (d'Erniscouthy) m'informe que la maladie a été générale et grave pendant les années 1837 et 1838, et qu'au moment où il m'écrit, elle fait de nouveau sentir ses atteintes.

Quant à la communication du docteur Ridley (de Tullamore), je crois devoir vous la lire tout au long :

« La scarlatine, qui avait commencé à régner ici épidémiquement dans la seconde moitié de novembre, a persisté jusqu'au mois de juin suivant. Mais c'est pendant le mois de mars qu'elle a été le plus fréquente. J'en ai vu dans la ville et aux environs un grand nombre de cas ; ils appartenaient pour la plupart à la forme simple ou bénigne.

inflammatoire, nous avons eu recours aux saignées, aux antimoniaux et au calomel. Lorsque la gorge était prise, le nitrate d'argent était le meilleur remède ; cependant les sangsues, les gargarismes acides, les insufflations d'alun, les vésicatoires, étaient également avantageux. L'anasarque cédait le plus souvent aux purgatifs hydragogues énergiques ; chez quèlques malades, j'ai donné avec succès le calomel et la scille ; j'ai essayé la belladone comme moyen préventif, mais sans aucun résultat.

» A la même époque régnait parmi nous une affection inflammatoire de la gorge dont la fréquence était subordonnée à celle de la scarlatine ; les deux maladies apparaissaient et disparaissaient ensemble. Cette angine débutait par une petite fièvre, par de la roideur dans le cou et de la dysphagie ; bientôt ces phénomènes se prononçaient davantage. Le pharynx, les tonsilles et le voile du palais prenaient une teinte écarlate foncée, et dans quelques cas se couvraient de plaques d'exsudation ; ces plaques pouvaient être enlevées avec un stylet, comme les membranes diphthéritiques. Les amygdales augmentaient considérablement de volume, ainsi que les parotides et les glandes sous-maxillaires. La mâchoire était immobilisée, de sorte que les malades ne pouvaient desserrer les dents ; la déglutition était impossible, la respiration fréquente et précipitée ; la fièvre était énorme. Ces accidents s'aggravaient jusqu'au quatrième ou au cinquième jour ; alors la fièvre disparaissait avec une abondante diaphorèse ; la mâchoire inférieure recouvrait ses mouvements, une salivation copieuse survenait, et la déglutition était un peu plus facile. Enfin, au bout de huit ou neuf jours, cette inflammation se terminait par la résolution. Quelquefois les amygdales suppuraient ; dans des cas plus rares encore, des ulcérations restaient dans le pharynx. Telle était cette affection dans sa forme la plus sévère ; elle était parfois tellement atténuée, que les malades n'avaient pas besoin de garder la chambre.

» Il fut un temps où cette maladie eût été regardée simplement comme une angine (*cynanche*) épidémique ; mais dans le cas actuel, il y avait entre elle et la scarlatine régnante une connexion évidente et incontestable. On remarqua tout d'abord, et le vulgaire lui-même avait fait cette observation, que les personnes qui avaient eu cette angine n'étaient pas atteintes de scarlatine, et que cette dernière n'était dans aucun cas *suivie* de l'esquinancie. On constata bientôt après que lorsque dans une maison une personne était prise de l'angine, la scarlatine ne tardait pas à se montrer, et à sévir sur quelques autres membres de la famille; et inversement, si la scarlatine apparaissait la première, l'angine ne tardait pas à survenir, de sorte que chacun de ces états morbides pouvait être considéré comme l'avant-coureur de l'autre. Les faits suivants pourront servir à démontrer cette relation.

» I.— Master J... fut ramené chez lui de l'école, où régnait la scarlatine; il se plaignait de douleur de gorge en avalant, d'une céphalalgie légère et de nausées. Le lendemain, les tonsilles étaient tuméfiées, et la déglutition était plus douloureuse encore; le pouls était vif, la peau chaude. *Il n'y avait pas trace d'éruption.* Ces symptômes persistèrent sans aggravation pendant trois jours; puis ils se dissipèrent. Cet enfant n'était pas encore complétement guéri, que la scarlatine atteignait ses deux sœurs et son père. Chez les deux petites filles, l'exanthème présenta les caractères d'une efflorescence générale, et se termina par desquamation; chez le père, l'éruption se fit par petites taches séparées, il n'y eut pas de desquamation ultérieure.

» II.—Master O... revint de la même école avec la scarlatine. Tandis qu'il était encore malade, deux de ses sœurs et son frère furent pris de cette même maladie. L'éruption, qui se manifesta sous forme de macules, sortit très bien. En même temps le domestique et la femme de chambre furent atteints d'une angine violente, qui causa pendant plusieurs jours une fièvre considérable.

» III.— Je suis mandé auprès de M. B... qui souffrait depuis quatre jours d'une angine intense. Il ne peut avaler, ni articuler les sons; la mâchoire est tellement immobilisée, que c'est à peine si les dents peuvent s'écarter d'un quart de pouce. Gonflement récent du cou; pouls rapide, peau chaude et sèche; respiration précipitée, face turgescente, yeux injectés. Je demande si quelqu'un dans la famille a eu la scarlatine, et j'apprends qu'un enfant, couché dans la même chambre, vient d'en être guéri. Après un petit nombre de jours, mon malade est pris de sueurs générales, la fièvre s'apaise, l'ouverture de la bouche et la déglutition deviennent possibles. Je m'empresse d'examiner la gorge : je trouve les amygdales et le voile du palais recouverts d'une membrane blanche épaisse, qui s'étend jusque sur la voûte palatine; je l'enlève facilement avec un stylet.

» IV.— P. N... se plaint depuis la veille de douleurs de tête et de nausées; il éprouve de la roideur dans la gorge, et craint d'être pris de scarlatine : trois de ses enfants viennent d'être atteints. Les symptômes d'angine se prononcent, une fièvre intense survient. Il n'y a pas d'éruption; au bout de huit jours le malade est guéri.

» Il est presque généralement admis aujourd'hui que l'exanthème n'est pas un symptôme nécessaire de la scarlatine, et que cette fièvre peut accomplir son évolution sans amener aucune détermination à la peau. On admet que dans les cas de ce genre la gorge est invariablement prise, et la maladie prend le nom de *scarlatina faucium*. Or il peut être singulièrement difficile de distinguer l'affection scarlatineuse de la gorge, d'une angine commune ; il faut alors prendre en considération la présence de la scarlatine dans le voisinage, et les chances de propagation de l'infection. S'il est prouvé que l'une des maladies peut communiquer l'autre, et que chacune d'elles met à l'abri des attaques de sa congénère, nous sommes en droit de conclure qu'il n'y a là qu'une seule et même maladie, dont les déterminations s'inscrivent tantôt sur la peau, tantôt sur la gorge seulement. »

Le docteur Elliott m'annonce que la scarlatine a fait depuis quelques années plusieurs apparitions à Waterford ; elle a présenté quelquefois une grande malignité pendant la période congestive, mais les caractères diagnostiques en étaient aisément appréciables. Le docteur Bewley (de Moate) m'apprend que depuis onze ans la maladie n'a pas régné épidémiquement dans son district, et que pendant tout ce temps elle n'a pas causé un seul cas de mort. Le docteur Thorpe (de Listowel) n'a vu qu'un très petit nombre de cas de scarlatine ; aucun n'a été mortel. Il en a été tout autrement à Nobber (comté de Meath) : le docteur Grogerty m'informe que la maladie y a été très fréquente, et qu'elle a tué un assez grand nombre d'individus. A Pomeroy, au rapport du docteur Harvey, la scarlatine a été rare et bénigne.

Le docteur Connor (de Carlow) m'écrit ceci : « J'ai différé de vous répondre parce que je désirais pouvoir vous envoyer, avec mon appréciation, celle de deux autres praticiens. Il y a chaque année dans l'arrondissement une attaque assez générale de scarlatine, mais la maladie ne sévit guère que sur les enfants et sur les jeunes gens ; tout au moins, ne nous souvenons-nous pas d'avoir vu beaucoup d'adultes être atteints par elle, et parmi les malades de cet âge, nous n'avons eu qu'un seul cas de mort : il s'agissait d'une dame qui venait d'accoucher, et dont les enfants avaient été tout récemment guéris de la scarlatine. Quant à la malignité de cette fièvre, voici ce que nous pouvons dire : nous l'avons vue tuer cinq enfants dans une seule famille, et à côté de cela d'autres enfants, dans la même maison, étaient à peine touchés; les parents perdaient deux de leurs enfants et même un plus grand nombre, mais il y avait beaucoup de familles si légèrement atteintes, que la maladie eût passé inaperçue, si elle n'avait pas été signalée par les médecins : c'est à peine si elle nécessitait le séjour au lit pendant un jour ou deux. Lorsque plusieurs personnes d'une famille succombaient, nous étions en droit de penser que la terminaison fatale était imputable à la constitution des malades, plutôt qu'au caractère primitif de la maladie. »

Le docteur Long (d'Arthurstown) m'apprend que pendant les années 1841 et 1842, il n'a pas observé un seul cas de scarlatine dans son arrondissement, qui est très étendu ; tandis qu'à New-Ross, à dix milles de distance, la maladie a sévi dans sa forme la plus maligne, et a causé une épouvantable mortalité. Mais il ajoute que durant l'été de 1839, il avait eu à lutter pendant plusieurs mois contre une scarlatine épidémique. A cette époque, elle avait été généralement sans gravité ; dans quelques cas cependant des symptômes de malignité étaient apparus. Il a fait alors cette remarque, qu'on pouvait rencontrer dans la même famille des exemples de toutes les formes de la maladie, depuis la fièvre légère avec efflorescence cutanée éclatante, jusqu'à la gangrène des amygdales et à l'état typhoïde ; il a constaté enfin que chez beaucoup de malades, la scarlatine se localisait uniquement dans la gorge, et présentait alors un ensemble de symptômes que l'on eût attribué, en toute autre circonstance, à l'angine tonsillaire simple.

Le docteur Russell, chirurgien de l'hôpital du comté de Tipperary, m'écrit qu'au printemps de 1846, la scarlatine a été très fréquente, et qu'elle présentait un caractère très dangereux. Elle était tellement contagieuse, qu'elle frappait toutes les personnes qui approchaient des malades ; celles-là seulement étaient épargnées qui en avaient déjà été atteintes. La fièvre avait la forme typhoïde ; la gorge paraissait être le siége d'un érysipèle gangréneux. Les bains chauds, le carbonate d'ammoniaque et le quinquina constituaient le traitement le plus avantageux. Depuis cette époque, il y a eu quelques cas isolés, mais ils n'ont pas eu cette forme fatale.

Le docteur Whittaker (de Ballina) me fait savoir que chez lui la scarlatine a été rare et bénigne. A Lifford, d'après les renseignements que me donne le docteur Stewart, il y a eu deux épidémies depuis six ans ; toutes deux ont été sans gravité.

Le docteur Croly (de Mountmellick) m'informe que « pendant ces dernières années, la scarlatine a régné à plusieurs reprises dans son canton. Tout dernièrement elle a pris la forme maligne, et a fait un grand nombre de victimes, surtout parmi les enfants. L'éruption avait une couleur sombre; il y avait de bonne heure une tendance aux ulcérations gangréneuses de la gorge et du pharynx, de la congestion cérébrale, du coma et des convulsions. »

Le docteur O'Brien (d'Ennis) me communique les renseignements suivants : « En réponse à votre circulaire relative à la diffusion de la scarlatine, je n'ai que peu d'observations à vous transmettre, car il n'y a pas plus de sept ou huit ans qu'elle est venue nous visiter.

» Mon père, qui a pratiqué pendant quarante années dans ce comté, m'a dit qu'il a rarement eu affaire à cette maladie, et qu'il ne l'a jamais vue régner épidémiquement. Il y a sept ans, nous en avons eu un certain nombre de cas en même temps; il n'en fut plus question jusqu'au printemps de 1840; à ce moment, la scarlatine a fait invasion dans une grande école de notre ville, et a tué quatre personnes. J'étais leur médecin, et je fus atteint moi-même de telle façon que j'eus grand'peine à échapper à leur sort. La maladie a été apportée ici par un garçon qui venait du comté de King, et qui fut pris de scarlatine un jour ou deux après son arrivée. Malgré les plus grandes précautions, l'épidémie fit de tels progrès dans l'école, qu'on fut obligé de la fermer pour quelque temps. Nous avons eu encore quelques cas de scarlatine cette même année, à la Noël, mais aucun n'a été mortel; depuis lors nous n'en avons pas vu. »

A Boyle, à ce que me dit le docteur Hall, la fièvre scarlatine a été dernièrement très fréquente, mais très bénigne. Le docteur Taylor m'écrit qu'à Ferns il n'y a eu que quelques cas, et qu'ils ont tous été très légers.

« Nous avons eu l'hiver dernier (1841-1842) et depuis deux ans, — c'est le docteur Griffin (de Limerick) qui parle, — quelques mauvais cas de scarlatine, mais ils ont été fort peu nombreux en comparaison des cas légers; et je ne me souviens pas que, depuis huit ou dix ans, cette maladie se soit développée épidémiquement parmi nous. Les individus qui succombèrent, présentèrent comme symptôme dominant des eschares de la gorge; cependant j'ai vu, l'année dernière, une jeune fille qui fut tuée au troisième ou au quatrième jour par la violence de la fièvre et la prostration des forces. »

Le docteur Roe, de l'hôpital de Cavan, a bien voulu me transmettre des détails pleins d'intérêt. Sa lettre est datée du 29 août 1842. « La scarlatine est devenue plus fréquente depuis quelques mois. Chez les adultes je n'en ai vu que deux cas; les enfants surtout sont atteints, mais je ne puis pas dire que la maladie ait été chez eux plus sévère ou plus intraitable que de coutume. Chez plusieurs malades, la douleur, le gonflement et les ulcérations de la gorge étaient les symptômes les plus saillants et les plus pénibles : l'angine était pour ainsi dire la seule manifestation morbide, l'affection de la peau était fugitive et presque insaisissable. Telle que je l'ai observée ici, la scarlatine ne méritait assurément point la qualification de maligne ; elle ne présentait pas non plus cette forme congestive et inflammatoire qui entraîne l'effroyable mortalité que vous savez. J'ai eu aussi deux ou trois cas d'anasarque ou d'hydropisie consécutive : chez un bel enfant que je vis la veille de sa mort, et dont je pratiquai l'autopsie, le tissu cellulaire était le siége d'une infiltration générale ; il y avait dans le thorax un épanchement de liquide dont la quantité s'élevait environ à un quart de gallon (1). La dyspnée considérable qu'avait présentée ce malade et l'irrégularité des battements cardiaques m'avaient fait croire à quelque lésion organique du cœur, mais il n'y en avait pas trace ; tous les viscères thoraciques et abdominaux étaient parfaitement sains : de sorte que l'hydropisie provenait uniquement de la scarlatine dont cet enfant avait été atteint trois semaines auparavant, et dont il semblait être complétement guéri.

» La scarlatine a paru en même temps que la variole dans notre maison d'asile, mais elle n'y fut ni maligne ni meurtrière : le médecin de l'établissement m'a dit qu'elle présentait plutôt une forme lente, qui nécessitait l'administration du vin et des cordiaux ; la saignée était très rarement indiquée. Lorsqu'il y a quelques années, nous fûmes atteints d'une épidémie grave, j'ai eu l'occasion de voir un grand nombre de cas de scarlatine, et j'ai obtenu alors les plus heureux résultats par les saignées abondantes pratiquées au début. Je me rappelle, entre autres, deux faits dans lesquels ce traitement m'a paru arrêter la marche de la maladie, et prévenir la période congestive : c'était chez une dame adulte, et chez une jeune personne d'une grande beauté. »

Il serait superflu, messieurs, de vous citer ici en détail toutes les lettres que j'ai reçues, et je dois me borner maintenant à vous signaler les résultats certains qui ressortent de cette enquête. De 1836 à 1844, la scarlatine a notablement dépassé en Irlande sa fréquence habituelle. — Dans plusieurs districts, elle est restée très rare. quoiqu'elle fût très commune dans les cantons immédiatement voisins. — Il n'existe entre

____

(1) Le gallon, d'après la Pharmacopée de Londres, vaut 3lit.,785.

(Note du TRAD.)

ces diverses localités aucune différence géologique ou physique qui puisse rendre compte de ces anomalies. — Il nous est également impossible d'expliquer la malignité de la maladie dans certains arrondissements, et sa bénignité dans d'autres contrées, où elle était cependant très fréquente.

Du reste, ici même à Dublin, alors que la scarlatine sévissait dans toute sa violence, on voyait des familles être atteintes des formes les moins graves; et plusieurs des médecins de nos dispensaires m'ont affirmé que, pendant quelque temps, ils n'avaient eu affaire qu'à des cas excessivement légers; que tout à coup la maladie, changeant de caractère, avait pris la forme maligne, et avait causé une mortalité considérable. Cette transformation a été parfaitement constatée par le médecin du dispensaire de Sainte-Marie, le docteur Osbrey, dont je vais vous lire l'importante communication.

» Depuis la fin de 1840, époque où l'épidémie fit sa première apparition dans mon district, jusqu'au commencement de la présente année, moment de son déclin, j'ai observé plus de deux cents cas de scarlatine.

» Primitivement, l'épidémie était si peu meurtrière, que je soignai plus de quarante malades sans en perdre un seul; il me suffisait, pour amener la guérison, de veiller aux fonctions intestinales et à l'état des sécrétions. Mais bientôt la maladie montra un caractère plus redoutable. Les cas le plus fatalement mortels étaient ceux dans lesquels il survenait une inflammation diffuse du cou : c'étaient ordinairement des enfants au-dessous de quatre ans qui étaient ainsi atteints. Comme la connaissance de ces faits n'est peut-être pas sans intérêt pour vous, je vais vous décrire de mon mieux la marche de cette affection, et vous indiquer le traitement qui m'a paru le plus efficace.

» Le plus souvent je n'étais appelé que quelque temps après le début; or, il avait lieu d'ordinaire au moment où l'éruption s'effaçait, c'est-à-dire au troisième ou au quatrième jour. La fièvre concomitante, je devrais dire la fièvre secondaire, était surtout caractérisée par des symptômes cérébraux et nerveux : tantôt l'enfant tombait dans un état comateux ; tantôt, irritable et agité, il faisait entendre des gémissements continuels. Chez ceux qui étaient de quelques années plus âgés, on observait parfois une certaine étrangeté dans les manières, ou bien la physionomie était stupide et muette. Cet état n'échappait point aux mères, qui nous disaient d'elles-mêmes que leurs enfants n'étaient pas

ments dans les membres ; le pouls était rapide, la langue chargée, mais ces derniers symptômes n'étaient point constants.

» La marche de l'inflammation était très insidieuse. On observait au début un noyau d'induration situé derrière l'angle de la mâchoire d'un côté ; il était d'abord indolent, et les téguments n'étaient point colorés ; mais un peu plus tard, le gonflement faisait des progrès rapides, et s'étendait souvent jusqu'au côté opposé. La peau prenait en même temps une teinte rouge foncé, et devenait très sensible au toucher ; il y avait un œdème considérable, et les parties gardaient l'empreinte des doigts ; la palpation donnait même l'impression d'une fluctuation obscure. Lorsque l'affection était plus avancée, cette sensibilité, naguère si vive, diminuait tellement, que l'enfant paraissait à peine souffrir lorsqu'on pratiquait des incisions sur la tumeur. Si le malade vivait jusqu'au dixième jour, des eschares se formaient : elles commençaient sous forme de petites taches d'un pourpre sombre, éparses sur la surface tuméfiée ; la gangrène marchait rapidement ; la diarrhée survenait alors. Le ventre devenait tympanique ; des taches de purpura apparaissaient en différents points du corps, des hémorrhagies passives avaient lieu par la bouche et par les intestins. La mort était assez souvent précédée d'un accès de convulsions. Lorsque la terminaison fatale n'avait pas été hâtée par un traitement débilitant, mis en usage avant mon arrivée auprès du malade, la durée de l'affection variait entre sept et vingt-huit jours ; le plus communément, la mort avait lieu douze jours après le début de cette inflammation (1).

» Dans les cas que j'ai observés, je n'ai rencontré aucun phénomène anormal, soit dans l'apparition, soit dans la durée de l'éruption ; elle était parfois moins marquée que d'habitude, ou bien elle n'était pas suivie de desquamation, voilà tout. Lorque l'inflammation du cou devait se terminer par la mort, elle suivait une marche conforme de tous points à la description que je viens de donner. Parfois cependant elle naissait plus tôt, le premier ou le second jour de l'éruption ; la fièvre était plus nettement inflammatoire ; la peau était chaude, le pouls fort ; la langue était saburrale et la soif ardente.

(1) On reconnaîtra dans les observations suivantes le phlegmon diffus du cou qui succède quelquefois aux engorgements ganglionnaires de la scarlatine. Ces derniers ont été signalés par les observateurs les plus anciens ; mais je crois que cette inflammation diffuse du cou avec sphacèle du tissu cellulaire n'avait pas encore été notée. M. Trousseau en a rapporté un très bel exemple (*loc. cit.*, p. 18), qui offre la plus grande analogie avec le fait cité par Graves dans la leçon suivante.   (Note du TRAD.)

» On sait que dans la scarlatine la tendance au sphacèle n'appartient pas exclusivement à l'inflammation diffuse du cou, et qu'elle peut se montrer dans d'autres régions du corps; j'en eus la preuve bien évidente dans deux cas. Dans le premier, il s'agit d'un garçon de six ans, chez qui la fièvre scarlatine survint immédiatement après une coqueluche, pour laquelle j'avais cru devoir faire appliquer un vésicatoire sur la poitrine. Le second fait concerne la sœur de cet enfant, petite fille de quatre ans, qui avait eu la jambe gauche légèrement brûlée par un liquide chaud : la portion des surfaces dénudées qui n'était pas encore cicatrisée, s'enflamma, se couvrit en peu de temps d'eschares de couleur cendrée; puis les bords livides qui limitaient la gangrène s'étendirent de plus en plus, en envahissant les parties voisines. Le garçon, affaibli par sa coqueluche, qui avait été très violente, succomba à ces accidents; la petite fille guérit. Le traitement avait été le même dans les deux cas : les ulcérations étaient constamment recouvertes de cataplasmes, et les bords étaient touchés de temps en temps avec l'acide chlorhydrique fumant; à l'intérieur, j'avais donné les toniques doux, les excitants de tout genre, soit diffusibles, soit fixes, le carbonate d'ammoniaque entre autres. J'ai eu l'occasion d'observer un autre fait que je considère comme très remarquable : *en même temps que le cou était frappé de sphacèle, les deux cornées s'escharifièrent, et la gangrène, faisant de rapides progrès, envahit bientôt tous les tissus des yeux.* Mon ami le docteur Battersby vit ce malade avec moi; deux jours avant la mort, les yeux étaient totalement détruits. Dans ces trois cas, les parties sphacélées présentaient la même apparence que dans la pourriture d'hôpital. Il n'y avait pas de pus dans les articulations, ni dans aucun autre point du corps.

» Vous ayant fait connaître les caractères de cette redoutable inflammation, je veux maintenant vous dire quelques mots du traitement qui m'a paru le plus efficace pour en arrêter la marche destructive, et pour amener les terminaisons les plus favorables, c'est-à-dire la résolution et la formation d'abcès. En même temps que je faisais appliquer constamment des cataplasmes de fécule ou de farine de lin sur les parties enflammées, je soutenais les forces des enfants au moyen d'une alimentation convenable, et j'administrais avec prudence les excitants fixes et diffusibles; je comprends parmi ces derniers le carbonate d'ammoniaque. Le médecin ne doit jamais dévier de cette ligne de conduite, quoique bien souvent les parents, effrayés des progrès du mal, lui demandent d'agir plus activement, surtout pour les applications topiques. Lorsqu'un abcès se forme, le gonflement, diffus jusqu'alors, est plus saillant en un point; puis la tumeur se ramollit, devient fluctuante, ne conserve plus l'impression du doigt, et elle présente le plus ordinairement une coloration d'un rouge clair. Il convient dans ce cas de pratiquer une incision pour donner issue au pus. A partir de ce moment, les phénomènes généraux s'apaisent; le coma, les convulsions et les autres accidents que j'ai décrits, disparaissent; les tremblements des membres persistent seuls, et l'enfant sort graduellement de l'état de prostration dans lequel il était plongé. J'ai dit que les stimulants ne doivent être administrés qu'avec réserve : c'est qu'en effet lorsqu'on en use trop largement, on risque fort de causer des convulsions, vu que le malade y est grandement disposé durant le cours de cette affection ; une fois l'abcès formé, ce danger diminue, et l'on peut employer ces agents avec un peu plus de hardiesse. Lorsqu'il y avait une irritabilité et une agitation considérables, ou lorsque la diarrhée survenait, j'avais recours aux opiacés, et je donnais soit la poudre de Dover, soit le *pulvis cretæ compositus cum opio* (1), en ayant soin de proportionner les doses à l'âge des enfants. Lorsque les malades présentaient, comme complications, du purpura ou des hémorrhagies passives, j'ai à peine besoin de dire que j'ordonnais les acides minéraux.

» Je me suis servi du chlorure de soude, soit à l'intérieur, soit comme topique. Comme remède interne, il ne m'a paru produire aucun résultat avantageux ; mais en lotions ou en gargarismes, il était puissant pour détruire la fétidité. Si je redoutais la formation d'eschares dans l'arrière-bouche, je touchais la gorge avec une éponge ou un pinceau imbibé d'acide chlorhydrique.

» Comme j'avais été à même en maintes occasions de constater les

Poudre de craie composée.

(1) ℞ Craie préparée............ 1/2 livre = 190 grammes.
     Cannelle................ 4 onces = 128
     Tormentille.........⎱
     Gomme arabique......⎰ aa 3 onces = 96
     Poivre long............. 1/2 once = 16

Réduisez chaque substance en poudre très fine et mêlez le tout ensemble.

Poudre de craie composée avec l'opium.

℞ Poudre de craie composée.... 6 onces 1/2 = 208 grammes.
  Opium dur en poudre .... 4 scrupules = 5,20

résultats que donnaient à mes confrères les mercuriaux et les saignées locales, je me suis bien gardé d'employer moi-même ces moyens. A quelques exceptions près, le mercure amenait avec lui le purpura, les hémorrhagies passives et la gangrène, accidents formidables dont nous avions déjà trop souvent à craindre le développement spontané. Quant aux émissions sanguines locales, elles hâtaient la mort, en augmentant la tendance au coma et au collapsus.

» Dans quelques cas, où le gonflement s'étendait au-dessous de l'aponévrose du cou, j'ai fait des incisions sur la tumeur; mais quelque avantageuse que soit cette pratique chez les adultes et chez les enfants déjà grands, je ne la crois pas bonne pour les enfants tout jeunes, et voici quelles sont mes raisons. Si les incisions sont faites au début, elles ont grande chance d'empêcher ces deux terminaisons également favorables, la résolution et la suppuration; plus tard, sauf en cas d'abcès et de suppuration diffuse, elles n'ont aucune utilité, puisqu'elles paraissent impuissantes à arrêter la gangrène des téguments. D'ailleurs les parents, qui ont généralement une grande répugnance pour ce moyen, sont très disposés à mettre sur le compte des incisions tous les accidents ultérieurs; cette considération doit, ce me semble, nous faire renoncer à une pratique qui n'a d'ailleurs aucun avantage. Mais si un abcès s'est formé, s'il y a une suppuration diffuse du tissu cellulaire, nous ne devons pas hésiter à faire de larges ouvertures. Chez les petits enfants, cette suppuration diffuse est presque aussi redoutable que la gangrène; ils ne peuvent fournir à cette longue et abondante sécrétion, et succombent minés par la fièvre hectique.

» Les vésicatoires et les sinapismes, employés comme simples rubéfiants, ne m'ont pas paru nuisibles, mais ils ne m'inspirent qu'une médiocre confiance.

» Il est bien évident, d'après tout ce qui précède, que nous devons être très réservés dans le pronostic de cette inflammation; souvent, en effet, très légère au début, elle entraîne un peu plus tard la mort du malade, tandis qu'elle se termine favorablement dans d'autres cas où elle avait présenté d'abord une formidable gravité. Plus d'un praticien, à ma connaissance, s'est mépris sur la nature de cette affection, et n'y voyant rien autre chose qu'une inflammation scrofuleuse ordinaire, a porté un pronostic léger, alors que le résultat ultime devait lui montrer toute l'étendue de son erreur. Cependant, si nous accordons aux phénomènes généraux une attention suffisante, nous pouvons reconnaître cette phlegmasie spéciale, même dans le cas où nous ne serions pas clairement édifiés sur l'existence d'une scarlatine antérieure. Peut-être est-ce parce qu'ils ont méconnu cette affection, l'une des suites les plus redoutables de la fièvre scarlatine, que les médecins ont donné, dans leurs rapports, des chiffres de mortalité si contradictoires. Bien souvent ils ne sont consultés que lorsque toute trace d'éruption a disparu, et dans nombre de cas elle a été si légère, qu'elle a échappé aux parents et même au médecin. On conçoit aisément que cette inflammation secondaire puisse être prise alors pour une maladie primitive *sui generis*, et que l'influence de la scarlatine soit entièrement méconnue.

» Une fois que les téguments ont commencé à s'escharifier, les chances de guérison sont notablement amoindries, et si l'enfant n'a pas encore une année, je crois qu'on doit le considérer comme perdu. Pour qu'on puisse observer la période de gangrène, il faut que le petit malade résiste pendant quelque temps. Si l'enfant est soumis à un traitement peu judicieux, ou s'il est abandonné sans soins, la mort survient si rapidement par le fait de la fièvre scarlatine, que la lésion locale ne va pas au delà de la tuméfaction diffuse. Dans les cas les plus funestes, il n'y a aucune tendance à la suppuration, et si l'on incise les tissus malades, on voit qu'ils présentent à la coupe le même aspect qu'une pomme pourrie.

» Lorsque la résolution se fait, ou qu'un abcès se forme, nous ne devons pas nous hâter de porter un pronostic favorable ; nous avons encore à compter avec la faiblesse du malade, qui à elle seule peut entraîner sa mort.

» J'ai vu cette forme d'inflammation succéder à d'autres exanthèmes, et je crois que le fait suivant mérite d'être rapporté. Un enfant de dix ans avait eu une variole normale dix jours auparavant : le médecin qui l'avait soigné, voyant survenir l'inflammation du cou, désespéra de la guérison : c'est alors que je fus appelé, et que la mère me donna ces détails. Je dois dire que lorsque je vis le malade, je n'en augurai guère mieux que mon confrère : il était plongé dans le coma ; sa tête, renversée en arrière, était sans mouvement ; une tumeur diffuse siégeait de chaque côté de la mâchoire et s'étendait jusqu'à la nuque. Le pouls était prodigieusement rapide et faible ; la langue était sale, le ventre tympanique. Grâce au traitement dont je vous ai parlé plus haut, l'enfant sortit du coma, et les tumeurs s'abcédèrent ; je donnai issue au pus ; des lavements d'huile de ricin et de térébenthine firent disparaître la tympanite. Lorsque le petit malade eut repris sa connaissance, il eut pendant deux jours des convulsions, caractérisées par des secousses continuelles dans les membres et des tressaillèments de la face. J'attribuai ces symptômes à la faiblesse, et je les traitai en conséquence. Plus tard il s'est formé trois abcès, l'un sur le dos de la main, le second sur le dos du pied, le troisième au-dessus de l'omoplate. Les deux premiers ont été résorbés ; l'autre persiste encore, et comme on ne peut guère compter sur sa disparition, la guérison de l'enfant reste incertaine, d'autant plus qu'il a maintenant quelques taches de purpura, et qu'il est assez souvent pris de diarrhée. Sa mère prétend qu'il était très fort avant sa variole ; cependant il a tous les attributs de la constitution scrofuleuse, et il a eu autrefois du rachitisme.

VINGT-QUATRIÈME LEÇON.

LA SCARLATINE. — ABSENCE DE L'ÉRUPTION. — HYDROP CONSÉCUTIVE.

complète et plus juste de la maladie. L'observation suivante a été rédigée par le docteur Henry Kennedy, qui donna d'abord des soins au

une seconde éruption; elle se distinguait nettement de la première par
sa coloration rougeâtre, et par la circonscription beaucoup plus complète des taches : depuis lors j'ai rencontré plusieurs fois le même fait.
C'est à ce moment que la langue présenta son apparence caractéristique. Il est plus qu'évident que le système nerveux était ici profondément touché ; car si je n'ai pas observé de convulsions, j'ai du moins
constaté le strabisme, et la bouche était déviée; il y avait en outre de
violents accès de frissons allant presque jusqu'au rigor ; les yeux n'ont
jamais été injectés. La durée totale de la maladie a été de soixante-
huit heures. »

Vous avez dans ce fait, messieurs, un remarquable exemple de
scarlatine rapidement mortelle, malgré l'absence de cette gangrène de
la gorge qui était la cause ordinaire de la mort, au temps d'Huxham
et de Fothergill.

OBSERVATION II. — Miss H... fut soignée au commencement de sa
maladie par M. Nicholls : c'était une belle et robuste personne de vingt-
huit ans. Lorsque je la vis, elle se plaignait de douleur pendant la
déglutition, d'une dysphagie considérable ; la gorge était très rouge.
Je me décidai à faire une saignée copieuse; le sang était extrêmement
dense et couenneux. Trente-six heures après le début de la maladie,
apparut une éruption d'un rouge éclatant. Malheureusement la saignée
ne produisit aucun soulagement, le pouls devint plus fréquent, la
débilité augmenta, et cette malade mourut en moins de deux jours,
avec tous les symptômes de l'infection.

L'arthrite est une complication de la scarlatine que nous avons fréquemment observée à Meath Hospital. Chez un homme nommé Pierce,
nous avons eu beaucoup de peine à préserver de l'ulcération les deux
articulations du poignet, et dans un autre cas l'inflammation abolit
sans retour les mouvements de l'articulation du coude.

Je vous ai annoncé que, lorsque durant le cours d'une scarlatine, un
organe devenait le siége d'une détermination morbide particulière, il
était extrêmement difficile de maîtriser l'affection locale, et que le plus
souvent elle entraînait en peu de temps une terminaison fatale : cette
assertion n'a été que trop bien démontrée par la malheureuse destinée
d'une malade que j'ai soignée conjointement avec M. Smyly, chirurgien
de Merrion-square. C'est lui qui a pris l'observation.

OBSERVATION III. — Miss P. B..., jeune fille de vingt ans, d'une assez
forte complexion, fut atteinte, en décembre 1841, d'une scarlatine très
sévère. Le 20 du mois, l'éruption apparut avec des caractères très

franchement accusés : cette malade eut la tête fortement prise, et nous dûmes lui faire appliquer des sangsues ; la gorge fut aussi très douloureuse, et il fallut recourir à une nouvelle application de sang-sues. Dès le début de la maladie les forces avaient été considérablement prostrées ; cependant, le 30, cette personne était si bien guérie, que je cessai mes visites.

Il est bon de noter que la sœur de cette malade avait déjà payé son tribut à l'épidémie ; mais sa scarlatine avait été si légère, qu'elle n'avait pas nécessité l'intervention du médecin, et qu'elle n'avait même pas été reconnue.

Le 9 janvier 1842, je fus de nouveau mandé auprès de miss B... La veille, en se mettant au lit, elle avait ressenti une douleur dans le côté gauche, et cette douleur était devenue si vive pendant la nuit, que le sommeil avait été impossible. Jusqu'alors cette malade avait été très bien ; elle recouvrait graduellement ses forces, et elle était dans d'ex-cellentes dispositions d'esprit ; le 8 janvier, elle avait mangé de bon appétit un peu de bifteck et avait bu un peu de vin. Je la vis seize heures après l'apparition de la douleur ; le lobe inférieur du poumon gauche était complétement hépatisé.

Je fis faire plusieurs applications de ventouses qui amenèrent à chaque fois un soulagement marqué ; je donnai le mercure jusqu'à salivation, et les antimoniaux ; sous l'influence de ce traitement, les symptômes aigus cédèrent, mais aucune modification n'eut lieu dans le tissu pul-monaire. Bientôt la malade commença à perdre ses forces, et elle mourut le matin du 19 janvier 1842 (1).

Ce qu'il y a de plus remarquable ici, c'est la rapidité avec laquelle se produisit la solidification du poumon, et la résistance de cette lésion à toutes les influences thérapeutiques.

Voici encore un fait qui a été observé par M. Smyly et par moi : c'est un exemple d'une suite assez rare de la scarlatine, savoir l'ulcération aphtheuse de l'anus. Elle n'a pas été suffisamment décrite dans les anciens traités de médecine pratique, mais cependant elle a été signalée par Huxham, et pour vous démontrer encore plus clairement l'identité des deux épidémies, je veux faire précéder mon observation de la description donnée par cet auteur.

Après avoir parlé de l'écoulement excessif auquel donnent lieu les surfaces ulcérées de la bouche et des fosses nasales, il dit : « Quelques

___

(1) Le texte porte : « le 9 janvier ». Le début de l'observation montre qu'il y a là une erreur typographique.   (Note du TRAD.)

enfants ont été suffoqués par l'arrêt subit de cet écoulement ; d'autres
ont avalé de si grandes quantités de ce liquide, qu'il en est résulté
chez eux des ulcérations intestinales, des coliques violentes, de la
dysenterie, *et même des excoriations de l'anus et des fesses* (1). »

OBSERVATION IV. — Master James F..., âgé de douze ans, fut attaqué
au mois de juillet 1841 d'une scarlatine excessivement grave. L'éruption, qui parut au second jour, fut très intense ; toute la surface du
corps présentait une rougeur uniforme. La fièvre était considérable,
elle dut être combattue par la saignée. L'affection de la gorge n'offrait
rien de particulier, si ce n'est que l'inflammation avait envahi la totalité de la cavité buccale ; et nous avons été amené à croire qu'elle
s'était également propagée dans le canal intestinal ; nous trouvions la
preuve de cette propagation dans une grande irritabilité de l'estomac
et des intestins , et *dans ce fait que l'anus présentait la même apparence
aphtheuse que la bouche.* La phlegmasie gagna aussi l'oreille gauche et y
détruisit la membrane du tympan. En moins d'un mois, ce jeune garçon était si bien guéri, qu'il pouvait retourner en Angleterre, et depuis
lors il n'a pas cessé de jouir d'une bonne santé.

Vous trouverez, messieurs, dans les écrits d'Huxham et de Fotber-
gill de fréquentes allusions à des cas de mort produits par une épistaxis
indomptable , pendant l'épidémie de « maux de gorge » qu'ils ont
décrite. Et par exemple, Fothergill, après avoir parlé des causes qui
amenaient le plus ordinairement la mort, continue en ces termes :
« Quoique ce fût la la marche la plus habituelle de la maladie, lorsqu'elle devait avoir une issue fatale, cependant elle s'écartait assez souvent de ce type, et présentait des symptômes très divers. Quelques
sujets avaient dès le début une dyspnée considérable ; d'autres étaient
affectés d'une toux violente ; quelques-uns tombaient dans le coma,

---

(1) Huxham, *On Fevers.* London, 1782, p. 280. (L'AUTEUR.)

Ces excoriations de l'anus, et la gangrène qui en est la suite ordinaire, sont des accidents assez rares dans la scarlatine ; c'est là ce qui explique le silence que gardent
à ce sujet la plupart des anciens observateurs. Toutefois, sans désigner spécialement
la région anale, plusieurs auteurs ont indiqué l'influence funeste qu'exercent sur le
tube digestif les liquides ichoreux avalés par le malade dans la scarlatine grave. Jean
Pierre Frank est très explicite à cet égard dans sa description de la scarlatine gangréneuse, et Joseph Frank a également mentionné cette complication dans la scarlatine
très grave. — On sait que l'ulcération et la gangrène de l'anus et de la vulve sont une
suite fréquente de la rougeole.

J. P. Frank, *Traité de méd. prat.*, traduction de Goudareau. Paris, 1842.

Joseph Frank, *loc. cit.* (Note du TRAD.)

plusieurs avaient du délire; parfois la mort était précédée d'une stupeur léthargique; *dans quelques cas, enfin, les malades étaient pris d'une épistaxis mortelle* (1). » Je puis vous citer un fait qui se rapporte à cette forme morbide.

OBSERVATION V. — Je fus mandé auprès du révérend M. C... C'était un homme de vingt-cinq ans, d'une bonne constitution, qui menait une vie sobre et régulière. Lorsque j'arrivai auprès de lui, il était sous le coup d'une fièvre intense, et se plaignait de la gorge. Je constatai, séance tenante, que les amygdales étaient couvertes d'ulcérations, je les touchai avec le nitrate d'argent, et le lendemain elles étaient en meilleur état. Au troisième jour de la maladie apparut une éruption; elle n'était ni trop rouge, ni trop pâle; en somme, elle était aussi favorable que possible, et la durée en fut parfaitement normale. Cependant la chaleur était vive, et au troisième jour qui suivit le début de l'exanthème je dus recourir aux affusions froides; le soulagement fut évident, mais le pouls se maintint vif et rapide, et ne tomba pas au-dessous de 96. Les choses allèrent ainsi jusqu'au septième jour (à compter du début de la maladie); alors survint une épistaxis, accident auquel le malade était sujet depuis fort longtemps. La céphalalgie en fut considérablement diminuée. Du reste, cette hémorrhagie n'était pas très abondante, et comme elle était pour ainsi dire habituelle, elle n'excita aucune inquiétude. Au troisième jour, la fièvre avait presque entièrement disparu; le sommeil était calme, la langue était humide et nette. A ce moment, une petite tumeur, qui dès le commencement s'était développée du côté gauche de la mâchoire, se mit à grossir. Le jour suivant, elle avait déjà fait beaucoup de progrès; elle était très rouge et douloureuse. Aussitôt la fièvre se rallume, la langue se sèche, le sommeil devient impossible; au seizième jour, la tumeur fut ouverte par M. Cusack. Il en sortit une grande quantité de pus de bonne nature, et le malade se sentit très soulagé. Deux jours plus tard, M. Cusack fit une incision plus profonde, et donna encore issue à une assez forte proportion de pus louable, mais cette fois-ci cette évacuation n'amena aucun soulagement. Le lendemain, les symptômes généraux étaient beaucoup plus graves; l'épistaxis avait recommencé, la langue était sèche, noire et saignante. Il n'y avait pas de délire; au reste, M. C... n'avait jamais divagué pendant le cours de sa maladie.

Malgré le tamponnement des fosses nasales, malgré tous les moyens que nous mettions en œuvre, M. Cusack et moi, l'épistaxis continuait, l'hémorrhagie linguale persistait également en dépit de nos efforts ; enfin, la tumeur du cou devint gangréneuse, et au vingtième jour la mort vint mettre un terme aux souffrances de ce pauvre malade.

Le professeur Porter a bien voulu me communiquer un fait rempli d'intérêt, et comme il fait connaître encore une autre suite de la scarlatine je vais vous lire cette observation. On ne peut douter que l'hémorrhagie ne se soit produite ici par le mécanisme que signale le docteur Porter, et vous verrez par là combien les connaissances anatomiques exactes peuvent faciliter et assurer le diagnostic. Ce cas diffère, par le mode de production de l'écoulement sanguin, du fait que je vous ai cité dans une précédente leçon d'après le docteur Geoghegan (de Kildare). Cette dernière forme d'hémorrhagie a été fréquemment signalée par les anciens auteurs (1).

« Vers le 18 septembre 1841, le jeune ***, âgé de onze ans, était pris de scarlatine. Cet enfant était d'une complexion extrêmement délicate ; il avait la peau mince et presque transparente, ses cheveux étaient à peine colorés. La maladie présentait une forme bénigne ; l'éruption, qui était abondamment sortie, commençait à s'effacer le soir du cinquième jour. La gorge avait été très légèrement touchée, la gêne de la déglutition était très peu marquée ; mais il y avait à l'extérieur trois ou quatre tumeurs ressemblant exactement à des glandes strumeuses : ces tumeurs étaient sur le point de suppurer ; de plus une matière puriforme s'écoulait des deux oreilles, l'ouïe était affaiblie du côté gauche.

» Au bout de dix jours tout paraissait aller au mieux : à gauche, deux glandes avaient été ouvertes et donnaient issue à un pus normal ; le malade avait repris de l'appétit, il disait même qu'il dormait assez bien ; cependant il restait parfois éveillé durant la nuit, et il avait un peu d'agitation pendant le jour ; l'otorrhée persistait, la surdité était complète à gauche.

(1) Voyez le commencement de la vingt-troisième leçon. Dans le fait du docteur Geo_ ghegan que Graves rappelle ici, il s'agissait de cette scarlatine avec pétéchies et ecchymoses, qui a été signalée par la plupart des auteurs anciens. Withering (*loc. cit.*) en a observé plusieurs exemples dans l'épidémie de Birmingham ; J. P. Frank (*loc. cit*) place les pétéchies et les hémorrhagies au nombre des accidents de la forme gangréneuse, et Jos. Frank (*loc. cit.*) parle d'une jeune fille de Vilna « qui était couverte d'autant d'ecchymoses qu'on en observe dans la maladie maculeuse hémorrhagique de Werlhof. » — Dans l'observation du docteur Porter il s'agit d'une hémorrhagie par érosion vasculaire : le processus morbide a une tout autre signification. (Note du TRAD.)

» Peu de temps après (je ne puis préciser la date), on dut ouvrir un ganglion du côté droit. Le pus était louable ; mais à ce moment celui qui s'écoulait par l'oreille droite commença à devenir séreux et d'une fétidité abominable ; l'odeur indiquait clairement une lésion osseuse. La surdité était absolue des deux côtés. Nous ne pouvions communiquer que par signes avec notre malade, qui avait été pris d'une hémiplégie faciale droite ; lorsqu'il riait ou qu'il criait, tous ses traits étaient déviés à gauche, et l'aspect de la figure devenait vraiment épouvantable. Malgré tous ces accidents, il paraissait aller beaucoup mieux à la fin de la sixième semaine. Il dormait bien, il avait repris de la vivacité et de la gaieté, il mangeait avec un appétit presque vorace ; l'ouïe était si bien revenue, que nous pouvions sans peine nous faire entendre ; mais l'oreille droite donnait toujours issue à un liquide de mauvaise nature, et la paralysie de la face faisait des progrès. Néanmoins, au bout de la neuvième semaine, la santé générale était beaucoup meilleure, les forces commençaient à revenir, l'enfant se levait même dans la journée pendant quelques heures, lorsqu'au milieu de la nuit survint un nouveau phénomène.

» Le petit malade s'était endormi tranquillement, tout à coup il se réveille en s'écriant : « Oh ! mon oreille, mon oreille ! » Presque aussitôt un flot de sang jaillit de l'oreille droite. Ce sang était rutilant, et avait tous les caractères du sang artériel ; il coulait avec la même abondance que si on l'avait versé avec une aiguière, et il y en eut assez pour salir plusieurs serviettes ; du reste, cette hémorrhagie fut arrêtée par l'épuisement de l'enfant, bien plutôt que par les moyens dirigés contre elle. Je ne fus pas appelé à ce moment-là, mais le matin suivant, de bonne heure, je voyais le malade ; il se plaignait d'une douleur excessive dans le côté gauche de la tête : on eût dit d'une hémicranie. L'oreille donnait issue à un sérum clair et fétide, mêlé de quelques flocons de pus de mauvaise nature, et coloré par du sang ; l'hémiplégie faciale avait tellement augmenté, que les traits étaient déviés, même au repos. J'essayai de tamponner l'oreille, mais la pression qui résulta de la cessation de l'écoulement fut si douloureuse, qu'elle ne put être supportée même pendant quelques minutes. A partir de cet instant et jusqu'au moment de la mort, il y eut des hémorrhagies à intervalles irréguliers ; trois ou quatre fois, je me trouvai présent au moment où se produisait l'écoulement sanguin, de sorte que je peux indiquer avec précision comment les choses se passaient.

» Il n'y avait aucun symptôme précurseur ; l'hémorrhagie survenait

parfois pendant le sommeil; d'autres fois c'était pendant que l'enfant
s'amusait avec ses jouets. Généralement, il poussait alors un seul cri,
et le sang partait avec une violence dont j'ai été profondément étonné.
Dans aucune opération chirurgicale, je n'ai vu le sang couler aussi
rapidement; une seule fois, j'ai observé quelque chose de comparable : c'était chez un individu dont la veine jugulaire interne avait
été ouverte. C'est à peine si l'écoulement pouvait être arrêté par la
pression; ces tentatives causaient d'ailleurs une douleur si vive, que la
garde-malade avait fini par ne plus intervenir, et par laisser l'hémorrhagie se suspendre spontanément; ce qui avait ordinairement lieu
au bout d'une minute. Le sang était toujours rutilant, les pertes
n'avaient rien de régulier dans leurs retours; il n'y avait pas de fièvre
hémorrhagique.

» Une semaine à peu près avant la mort du malade, je m'aperçus
que le sang commençait à se frayer une voie jusqu'au pharynx par
la trompe d'Eustache; une portion était avalée, le reste était rejeté
par la bouche, de sorte qu'il se faisait une hémorrhagie alternativement par l'un des deux orifices du tube digestif, souvent même
par tous les deux à la fois. Il va sans dire que ce pauvre enfant
était pâle, épuisé et exsangue; une seule chose m'étonnait, c'est qu'il
pût à son âge opposer une résistance aussi prolongée. La voûte palatine et la surface interne de la cavité buccale étaient aussi décolorées que les téguments extérieurs. Enfin, au bout de treize semaines
de souffrances, ce malheureux succomba après une dernière hémorrhagie.

» Connaissant les sentiments des parents, je ne pus leur demander
l'autorisation de pratiquer l'autopsie; en conséquence, on ne peut que
faire des hypothèses sur la pathogénie de ce fait. Il me semble qu'on
ne peut pas contester ici l'existence d'une carie à la base du crâne, et
d'après les phénomènes présentés par l'enfant, j'ai toujours pensé que
la portion pierreuse du temporal était le siége de la lésion. L'orifice
inférieur du canal carotidien est immédiatement contigu à la portion
osseuse de la trompe d'Eustache : c'est en ce point sans doute qu'a
débuté le travail morbide, et il a gagné de proche en proche jusqu'à ce
qu'il ait intéressé l'artère. L'abondance et la violence de l'écoulement
démontrent que le sang provenait d'un gros vaisseau; il avait les caractères du sang artériel; il sortit d'abord par l'oreille, puis par la
bouche et par le nez, ce qui prouve qu'il traversait la trompe d'Eustache; et je ne connais pas de vaisseau qui puisse rendre compte de

tous ces symptômes, sauf celui que j'ai mentionné, savoir, la carotide interne (1). »

Vous vous rappelez, messieurs, l'inflammation diffuse du cou que le docteur Osbrey a décrite comme une suite de la scarlatine; mon expérience à cet égard est pleinement d'accord avec la sienne, et l'on ne saurait assez tenir compte du conseil qu'il donne, de soutenir par tous les moyens possibles les forces du malade jusqu'à la période de sphacèle. Voici un fait que j'ai observé il y a quelque temps à l'hôpital de Meath. Un enfant de quatre ans nous était arrivé au quatorzième jour de sa maladie; les téguments de la région antérieure du cou étaient gangrenés. Un ou deux jours plus tard, les eschares étaient tombées, laissant les muscles complétement à nu, et aussi nettement séparés les uns des autres que s'ils avaient été disséqués. Les carotides primitives étaient aussi dénudées, on les voyait battre au fond de la plaie. Au bout de quelques jours des granulations s'étaient développées, et la cicatrisation ne tarda pas à être complète. Je ne suis pas en mesure de vous renseigner sur la difformité causée par la cicatrice.

Il n'y a pas longtemps que je donnais des soins avec sir Henry Marsh à une jeune lady qui avait de la fièvre et du mal de gorge. Il n'y avait nulle part aucune trace d'éruption; cependant, d'après les caractères de la fièvre, et l'apparence particulière de la gorge, nous soupçonnions une attaque de scarlatine. La famille attendait avec anxiété que nous lui fissions connaître la nature de la maladie, et pendant les quatre ou cinq premiers jours j'allais voir cette dame deux fois dans la journée, examinant avec le plus grand soin à chacune de mes visites l'état de la peau; cependant il me fut impossible de découvrir aucune efflorescence cutanée. La fièvre et l'angine persistèrent encore pendant quelques jours; une fois même la malade fut réellement en danger, mais enfin elle guérit, grâce à des soins attentifs et à un traitement convenable.

(1) J'ai peine à comprendre comment la vie a pu se prolonger pendant treize semaines après l'ulcération de la carotide interne; je sais bien qu'on pourrait arguer de la compression exercée sur l'artère par le canal osseux qu'elle traverse; néanmoins, et tout en acceptant comme exacte l'interprétation pathogénique de M. Porter, je crois être plus près de la vérité en rapportant ces hémorrhagies successives à la lésion de cette petite branche qui, née de la méningée moyenne, va s'anastomoser dans l'aqueduc de Fallope avec la stylo-mastoïdienne de l'occipitale. L'existence de l'hémiplégie faciale chez le malade dont il s'agit milite encore en faveur de cette manière de

Voilà donc un cas que j'ai commencé à observer six heures après le début de la maladie, et que j'ai suivi jusqu'à sa terminaison ; j'ai examiné nombre de fois la peau, notamment sur la poitrine, sur le ventre, à la partie interne des genoux et des coudes, c'est-à-dire sur tous les points qu'affecte de préférence l'exanthème, et je n'ai jamais pu en découvrir le moindre vestige. Il vous arrivera souvent de trouver autour des articulations des genoux et des coudes une rougeur diffuse, alors que vous ne pourrez constater aucune éruption sur le reste du corps ; mais dans le cas actuel, il n'y avait pas la plus légère modification de la teinte naturelle. Et pourtant l'événement démontra qu'il s'agissait d'une scarlatine ; la desquamation cutanée qui l'accompagne toujours se fit comme d'habitude, et cette dame communiqua la maladie à plusieurs personnes de sa famille. Un jeune homme qui demeurait dans la maison eut une scarlatine grave ; deux des domestiques furent pris également, et le père de la malade eut une angine ; en fait, il fut impossible de conserver un doute sur la nature de la maladie. Je vous ai dit que pendant la convalescence il y eut une desquamation de la peau ; c'est un point que je signale tout particulièrement à votre attention. Nous sommes habitués à regarder la desquamation comme la conséquence des affections cutanées de nature inflammatoire ; et c'est une opinion généralement admise, que dans la scarlatine aussi bien que dans le psoriasis, le dépouillement du derme dépend des conditions spéciales produites par l'inflammation. On ajoute que la vascularité exagérée de la peau détermine une sécrétion morbide, et ultérieurement la chute de l'épiderme, et que les mêmes phénomènes sont observés dans toutes les lésions cutanées inflammatoires. Cette manière de voir peut être souvent vraie, mais assurément elle ne l'est pas toujours : chez la malade dont je viens de vous rappeler l'histoire, nous avons eu une abondante desquamation, et pourtant il n'y avait pas eu d'éruption ; la peau n'avait présenté ni rougeur, ni douleur, elle n'avait pas été très chaude ; en un mot, elle n'avait offert aucun des caractères que l'on assigne à l'inflammation. Cela prouve, ce me semble, qu'il y a autre chose que cela dans le travail morbide qui prépare la desquamation, et que les modifications subies par la peau ne doivent pas être envisagées simplement comme le résultat d'une inflammation de la surface externe du chorion.

J'ai observé chez cette dame une autre particularité fort curieuse. Depuis sa maladie elle a perdu tous les ongles de ses doigts ; et cependant les mains n'avaient été atteintes d'aucune inflammation qui pût rendre compte de ce fait. Vous savez tous, messieurs, **que** la chute des ongles est une variété de desquamation. Par suite de **la structure** particulière de ces organes et de leur mode de production dans le repli cutané qui leur sert de matrice, ils ne tombent pas immédiatement comme une écaille épidermique, mais nous n'en sommes pas moins autorisés à regarder leur chute comme une espèce de desquamation. Il y a là un sujet de recherches fort curieuses qui toucheraient également à l'histoire du typhus. Beaucoup de personnes pensent qu'à une certaine période de cette maladie, la peau se dépouille; à leurs yeux, ce n'est pas là un accident fortuit et exceptionnel, c'est un phénomène général et constant. Nul n'a défendu cette opinion avec plus d'insistance que le docteur Perry (de Glasgow); il pense en outre que c'est à l'époque de cette desquamation que le typhus est le plus contagieux. On en dit autant de la scarlatine : c'est l'idée populaire. Qu'y a-t-il de vrai dans toutes ces assertions? Je ne suis point en mesure de le décider, pas plus que je ne suis en état de vous expliquer le fait.

Tout ce que je puis dire pour le moment, c'est que la desquamation de la peau, dans le typhus et dans les cas de scarlatine sans éruption, a singulièrement modifié mes idées au sujet des relations qui existent entre la chute de l'épiderme et l'inflammation du derme. Je suis convaincu tout au moins que dans les cas de ce genre, la desquamation ne résulte point de l'inflammation, et que le processus qui lui donne naissance n'a aucun rapport avec les conditions ordinaires de la phlegmasie cutanée.

Un gentleman, qui suit depuis longtemps mes leçons, m'a dit avoir observé trois cas de scarlatine sans efflorescence cutanée; ils eurent lieu tous les trois chez de jeunes personnes de quinze à vingt-cinq ans. Il y a eu chez ces trois malades une fièvre considérable, une accélération notable du pouls, une soif vive, de la chaleur à la peau ; la sécrétion urinaire était diminuée. Dès le premier ou le second jour, l'affaiblissement était très marqué ; il persistait pendant deux ou trois jours, puis les forces revenaient sous l'influence d'un traitement convenable. La langue était humide, mais pointue, trémulente, rouge et injectée. Le voile du palais, les amygdales, l'isthme du gosier et de la partie supérieure du pharynx étaient un peu gonflés, et avaient une coloration rouge sombre toute particulière; cette rougeur était générale et occupait toute la partie du pharynx accessible à la vue.

Le fait suivant, qui m'a été communiqué dernièrement par un médecin très distingué de notre ville, est plus curieux encore. Il y a quelques

années, la scarlatine sévissait dans la famille de notre confrère; tous
ses enfants avaient été pris, à l'exception d'une jeune fille qui ne pré-
sonta aucun des symptômes de la maladie, bien qu'elle eût constamment soigné ses sœurs avec le plus grand dévouement. Lorsque tous
les enfants furent convalescents, on les envoya à la campagne respirer
un air meilleur; leur sœur, qui n'avait pas été malade, partit avec eux.
Là, au grand étonnement de tous, cette jeune personne fut prise de cette
anasarque spéciale qu'on observe chez les individus qui ont eu récemment la scarlatine; son père, qui ne la quitta pas d'un seul instant,
fut grandement frappé de ce fait, il l'étudia avec une attention toute
particulière, et demeura convaincu que c'était la conséquence d'une
scarlatine latente. Ces cas et ceux que je vous ai cités déjà sont d'un
grand intérêt au point de vue de la pathologie générale : ils tendent à
prouver ce fait que, dans certaines circonstances, des maladies produites par contagion ne donnent pas lieu à la série complète des symptômes qui les caractérisent ordinairement (1).

Voyons un peu ce qui se passe dans ces maladies qui résultent de
l'action des poisons animaux, et examinons d'abord la rougeole. Les
symptômes ordinaires et caractéristiques de cette pyrexie sont universellement connus. Au début, un mouvement fébrile ; au troisième ou
au quatrième jour, du coryza, des éternuments, de l'enrouement, de
la toux ; puis une éruption se montre qui, débutant par la face, envahit
bientôt le tronc et les membres. Mais il n'est point *nécessaire* que tous
ces phénomènes apparaissent, et que la série des manifestations morbides soit entière et constante; il peut très bien se faire qu'elle soit
tronquée, et à certaines époques, sous l'influence de certaines constitutions, vous pourrez n'observer que rarement, vous pouvez même
voir manquer tout à fait les symptômes les plus habituels. Ce fait a été
formellement indiqué par le docteur Bateman, qui a décrit une forme

_____

(1) C'est cette scarlatine incomplète et tronquée que M. le professeur Trousseau a
désignée sous le nom de *scarlatine fruste.* — La fièvre scarlatine sans exanthème a
été signalée par plus d'un auteur, mais aucun n'en avait donné des observations aussi
remarquables, aussi probantes, que le médecin de Dublin.

Comparez Hagstrœm, *Anmœrkningar au den skarlakans feber om varit gœngbar i
Stockholm innevarandèar* 1790 (in neue *Schwedische Acad. Behandlungen*, 1790).—
Johnston, *Remarks on the angina and scarlet fever of* 1778 (in *Mem. of the med.
Soc. of London*, III).— Sims, *loc. cit.*—Withering, *loc. cit.*—De Meza, *De scarlatina
maligna œstate* 1777 *et hieme* 1778 *Hafniœ epidemice observata* (in *Act. Soc. reg.
Hafniensis*, II). — Struve, *Untersuchungen und Erfahrungen über die Scharlach-
krankheit.* Hannover, 1803.— J. P. Frank, *loc. cit.*   (Note du TRAD.)

de rougeole dans laquelle les symptômes de catarrhe font complétement défaut ; il lui a donné le nom de *rubeola sine catarrho*. Vous savez bien qu'une pneumonie peut exister sans toux, et que dans la pleurésie le point de côté peut manquer. Ceux qui ont observé dans ce pays le choléra épidémique se rappellent sans doute que, dans beaucoup de cas, on a noté l'absence des selles, ou des vomissements, ou des crampes.

Si nous étudions le typhus fever, nous verrons que le poison animal qui lui donne naissance produit le plus souvent un ensemble de symptômes qui apparaissent en même temps, ou qui se suivent dans un ordre fixe et déterminé ; et nous en constatons l'existence dans la plupart des cas auxquels nous avons affaire. Mais de temps en temps, nous rencontrons des malades atteints de typhus, chez lesquels un ou plusieurs des phénomènes caractéristiques sont absents. Quelquefois le pouls n'est pas accéléré, et il n'y a aucun signe de réaction vasculaire ; chez d'autres, il n'y a pas de symptômes cérébraux ; ailleurs enfin, la température de la peau n'est point augmentée. Je pourrais en vérité parcourir tout le cortége symptomatique du typhus, et vous montrer qu'il n'est pas une des manifestations morbides qui ne puisse faire défaut, alors même que la maladie est grave et dangereuse.

Je me rappelle avoir parlé, l'année dernière, dans mes leçons, d'un homme affecté d'une hypertrophie chronique de la rate. Pendant deux ou trois saisons, il avait travaillé dans quelques cantons marécageux de l'Angleterre, et il s'était trouvé indisposé à plusieurs reprises, mais il n'avait jamais présenté les symptômes de la fièvre intermittente légitime ; en somme, il avait échappé aux accès febriles périodiques, mais il n'avait pu éviter l'affection qui en est la suite ordinaire. Jusqu'ici nous expliquions l'augmentation de volume de la rate par l'afflux sanguin qui se fait vers les organes internes, notamment vers le foie et la rate, durant le stade de frisson des fièvres intermittentes ; de même nous cherchions à nous rendre compte de l'œdeme qui succède à la scarlatine, en le rapportant à une inflammation antécédente de la peau et du tissu cellulaire sous-cutané, mais les observations et les faits que je viens de vous rapporter montrent que ces interprétations reposaient sur des idées erronées.

Voulez-vous maintenant considérer les maladies chroniques, vous verrez que dans quelques unes, dans la syphilis par exemple, le poison absorbé donne lieu le plus ordinairement à une série bien déterminée d'accidents : bubon, maux de gorge, éruptions cutanées, gommes, cachexie. Ce n'est qu'à grand'peine que Hunter est parvenu à saisir le mode de succession de ces phénomènes, et à découvrir l'ordre suivant lequel les différents tissus sont affectés, et il est d'une haute importance d'être parfaitement renseigné sur ce sujet; mais il faut savoir en même temps que si les lois posées par Hunter et d'autres auteurs trouvent leur application dans le plus grand nombre des cas, il en est cependant où elles sont en défaut; et la remarque que je vous ai faite à propos de l'absence de certains symptômes dans la scarlatine est encore justifiée par l'histoire de la syphilis : lorsqu'en effet le poison morbide n'affecte pas la constitution de manière à produire l'ensemble des phénomènes caractéristiques, on voit survenir une variété de maladie vénérienne qui peut être une source d'embarras et d'hésitation, non-seulement pour les praticiens jeunes et novices, mais encore pour les médecins les plus expérimentés.

Il est excéssivement important, au point de vue pratique, de ne jamais perdre de vue cette proposition générale qui s'applique également aux maladies aiguës et aux maladies chroniques : *Une maladie générale peut ne révéler son existence que par un ou deux des symptômes qui la caractérisent ordinairement.* Cette anomalie parait être plus fréquente dans les maladies produites par la contagion et par les poisons animaux ou végétaux, que dans les maladies engendrées par des causes inhérentes à la constitution elle-même.

Je veux maintenant vous dire quelques mots de William Young qui est entré dans nos salles vendredi dernier. Ce garçon, qui a douze ans environ, a été pris de scarlatine il y a quelque temps, et lorsqu'il nous est arrivé, il était hydropique depuis huit ou dix jours. Il avait un peu de fièvre, de la soif, de la chaleur à la peau, de la céphalalgie; il toussait, il respirait avec peine, et nous percevions, à l'auscultation de la poitrine, de nombreux râles bronchiques ; les membres inférieurs étaient œdématiés, il y avait un peu de liquide dans la cavité péritonéale. Nous ne pouvons indiquer l'époque exacte à laquelle s'étaient montrés ces accidents, mais il est fort probable qu'ils étaient apparus huit ou dix jours après la terminaison de la scarlatine. Lorsque les malades qui relèvent d'une fièvre scarlatine s'exposent au froid, les symptômes d'anasarque surviennent très peu de temps après la pyrexie ; si, au contraire, les convalescents ont évité les causes de refroidissement, l'hydropisie apparaît ordinairement dix ou quinze jours après la fin de la maladie, et elle est très souvent compliquée de quelque affection pectorale. Ces accidents sont annoncés par des paroxysmes fébriles plus ou moins marqués; on observe bientôt après l'œdème des extrémités inférieures; puis le malade se met à tousser, et il a de la dyspnée. La cause ordinaire de ces derniers phénomènes est la congestion de la muqueuse bronchique, mais ce peut être aussi, quoique plus rarement, une pleurésie ou une pneumonie.

Si vous êtes appelés dès le début, et que le malade ne soit pas trop épuisé par la pyrexie antérieure, le traitement est excessivement simple. Ouvrez une des veines du bras, enlevez une quantité de sang proportionnelle à l'âge et à la force du sujet, vous verrez disparaître à la fois la disposition inflammatoire de la constitution, l'anasarque et les symptômes pectoraux. Il pourra arriver que ce traitement soit impraticable, à cause de l'état de débilité dans lequel la scarlatine a laissé le malade; mais, d'une manière générale, cette anasarque secondaire tolère très bien la médication antiphlogistique. Ce n'est pas lorsque la scarlatine a été grave, ce n'est pas lorsque la vie du patient a été sérieusement menacée, que l'hydropisie est le plus commune ; elle survient bien plus ordinairement après ces scarlatines bénignes, dont les symptômes généraux et les symptômes locaux ont été également atténués (1). C'est alors que la saignée est indiquée, et qu'elle est suivie des plus heureux effets, surtout si l'anasarque est compliquée de pleurésie ou de pneumonie.

(1) Tous les observateurs ont constaté la justesse de cette proposition, et il est généralement admis aujourd'hui que l'albuminurie est plus rare dans les scarlatines graves ou malignes que dans les formes légères. Milman Coley a particulièrement insisté sur ce fait. Or, je crois qu'il est facile de s'en rendre compte. Après une scarlatine grave, la convalescence est longue et difficile, le malade ne reprend que peu à peu les forces qu'il a perdues ; par cette raison, et par cela même qu'il vient de traverser une maladie dangereuse, il s'astreint volontiers à toutes les précautions qui lui sont recommandées ; il échappe ainsi, la plupart du temps, à la cause prochaine de l'albuminurie scarlatineuse, à savoir, la rétention dans le sang de matériaux azotés, par suite de la suppression des fonctions de la peau, lesquelles viennent à peine de se rétablir. Il en est tout autrement s'il s'est agi d'une de ces scarlatines bénignes qui, au bout de quelques jours, laissent le malade en parfaite santé ; dans ce cas, l'oubli des règles hygiéniques, les sorties prématurées, les imprudences de toutes sortes, tout est réuni pour produire cette déviation des mouvements nutritifs, ce trouble des fonctions de désassimilation, qui constitue, selon moi, le point de départ de tous les accidents, parce qu'il met nécessairement en jeu l'action compensatrice des glandes rénales.

Milman Coley, *On malignant scarlet fever* (*London med. Gaz.*, 1848). — Jaccoud, *Des conditions pathogéniques de l'albuminurie*, thèse de Paris, 1860.

Chez le jeune garçon dont je vous parlais tout à l'heure, nous étions obligés cependant d'agir avec quelque réserve, car nous ignorions l'âge des accidents, et nous trouvions quelques signes de débilité. L'enfant était malade depuis une semaine, et il paraissait être sous l'influence de la digitale qu'on lui avait fait prendre chez lui, car le pouls était intermittent et trémulent. Aussi je bornai le traitement antiphlogistique a l'application de quelques sangsues sur l'abdomen. Je m'arrêtai d'autant plus facilement à ce parti, que l'examen de la poitrine ne me révélait ni pleurésie ni pneumonie. Je fis, en outre, donner à l'intérieur quelques médicaments diurétiques. L'urine de ce garçon était très albumineuse, elle avait un poids spécifique de 1,027. Ce phénomène, messieurs, mérite toute votre attention. Dans beaucoup de cas d'hydropisie consécutive à la scarlatine, l'urine contient de l'albumine. Néanmoins la plupart de ces cas ont une issue heureuse, et à mesure que la convalescence s'établit, l'albumine disparaît de l'urine. Ces faits, de la vérité desquels je puis me porter garant, suffisent pour démontrer l'erreur de ceux qui soutiennent que *l'état albumineux de l'urine est toujours le résultat d'une lésion matérielle des reins* (1). La présence de l'albu-

(1) Ce reproche est à l'adresse de Bright, et je ne puis le laisser passer, car il est parfaitement injuste. Déjà, dans un autre travail, j'ai montré combien l'œuvre de Bright a été mal jugée, même par ses compatriotes ; j'ai fait voir comment on en est venu peu à peu à prêter au médecin de Guy's Hospital des opinions tellement éloignées de sa véritable manière de voir, qu'il a dû protester de toutes ses forces contre cette interprétation erronée de ses travaux. Jamais Bright n'a prétendu faire connaître une entité morbide nouvelle ; jamais il n'a attribué à l'altération rénale la principale influence dans la production des phénomènes ; jamais il n'a dit *que l'état albumineux de l'urine est toujours le résultat d'une lésion matérielle des reins*. Cette vérité ne saurait être proclamée trop haut ; *il faut* qu'on sache que ceux qui ont soutenu l'influence primitive et toute-puissante de la lésion rénale n'avaient pas le droit de se retrancher derrière l'imposante autorité du médecin de Londres, pas plus que ceux qui ont imaginé de créer une espèce morbide, sous le nom de *maladie de Bright*. Le jour où l'on sépara l'albuminurie passagère de l'albuminurie persistante avec lésions organiques des reins, on crut avoir beaucoup avancé la question, on crut surtout avoir complété et rectifié le travail de Bright ; c'était une nouvelle erreur, et pour la commettre, il fallait ne connaître que de nom les divers mémoires du médecin anglais. Lui aussi avait signalé l'albuminurie passagère sans altérations rénales ; mais, voyant les choses de plus haut, il avait énergiquement combattu la séparation qu'on voulait établir au point de vue de sa nature, entre cette albuminurie passagère et celle qui persiste ; et il s'était efforcé de montrer que cette séparation allait directement contre les faits, puisque l'albuminurie temporaire conduit souvent à un état plus grave. Les travaux de Bright sont si peu connus en France, je suis tellement désireux de rectifier les jugements dont ils ont été l'objet, que je reproduis ici quelques passages qui ne peuvent

mine dans l'urine indique simplement ici, comme l'a fait observer le docteur Blackall, une condition inflammatoire spéciale de l'économie, et non pas une dégénérescence des reins. Je dois ajouter que cette condition inflammatoire n'existe pas toujours, et pour mon compte, j'ai vu des cas dans lesquels l'urine albumineuse dépendait d'un état général tout opposé, qu'il fallait combattre par les toniques et un régime substantiel.

Ne soyez donc pas étonnés de ce que l'hydropisie avec urine coagulable exige des traitements très divers. Lorsque, succédant à la scarla-

---

donner lieu à aucune interprétation douteuse; ils démontrent que Bright, avec un rare bonheur, avait tout d'abord envisagé l'ensemble de la question. J'ai déjà fait connaître ces citations dans ma thèse (*loc. cit.*) : « Cette démonstration, disais-je alors, est d'autant plus nécessaire qu'elle nous montrera l'auteur s'affermissant davantage dans son opinion, à mesure qu'il avance dans ses travaux, et émettant enfin, sous forme de proposition absolue, une idée qu'il n'avait d'abord présentée qu'avec une certaine réserve. » — Voici maintenant, dans un ordre chronologique, les passages extraits des différents mémoires de Bright.

1827. — « La structure anormale par laquelle mon attention a été dirigée pour la première fois sur ce sujet, doit-elle être considérée comme ayant produit, au moment de son début, une altération du pouvoir sécréteur, ou la modification organique n'est-elle que la conséquence d'une action morbide longtemps continuée? Voilà ce dont il est permis de douter. La solution la plus probable paraît être celle-ci : l'action modifiée du rein est le résultat des causes variées qui l'influencent puissamment par l'intermédiaire de l'estomac et de la peau, soit en troublant l'équilibre normal de la circulation, soit en produisant directement un état inflammatoire de l'organe lui-même. *Si cette modification persiste longtemps, la structure du rein éprouve des changements permanents.* »

1831. — « D'après les observations de plusieurs de mes confrères, je dois supposer qu'ils me considèrent comme enseignant que cet état de l'urine existe seulement alors qu'une lésion organique s'est définitivement établie dans le rein. Telle n'est cependant pas ma manière de voir à cet égard. *Je pense qu'ici, comme dans beaucoup d'autres cas, le trouble fonctionnel précède le changement de structure.* »

1833. — « On nous dit que beaucoup de circonstances agissant sur la constitution, et même de légers écarts de régime, suffisent souvent pour produire l'état albumineux de l'urine, et cela peut bien être... ... Mais lorsqu'il est prouvé que l'albumine existe, quelque petite que puisse être la tendance à cette condition, je l'envisage toujours avec anxiété, *et j'attends toujours avec crainte l'affection confirmée*. Ma conviction est complète au sujet de l'existence d'une relation certaine entre ces trois faits : l'anasarque, l'urine coagulable *et un trouble fonctionnel, conduisant à une lésion de structure du rein.* »

1836. — « L'importance et l'intérêt croissant de cette maladie, qui, *lorsqu'elle a duré pendant quelque temps, s'accompagne de changements particuliers dans la structure du rein...*, se gravent d'année en année plus profondément dans mon esprit... Toute déduction faite, il reste établi que cette affection, *dans ses différents degrés,*

tine, elle.est accompagnée de phénomènes.fébriles, la saignée, le nitre, les purgatifs, la digitale, doivent former la base de votre thérapeutique ; mais si elle survient dans le cours d'une maladie chronique, sans réac- tion vasculaire notable, sans lésion organique, et chez un sujet plus ou moins profondément débilité, c'est avec un bon régime, avec les toni-

depuis le dérangement fonctionnel primitif jusqu'à la lésion organique confirmée, est une des plus fréquentes.

ques et l'opium à hautes doses que vous devez l'attaquer. Chez le jeune
Young, je me contentai, ainsi que je vous l'ai dit, de faire mettre
quelques sangsues sur le ventre, et de produire, pendant les premiers
jours, quelques évacuations alvines ; j'étais déterminé à ne commencer
aucun traitement actif avant que le pouls eût repris sa régularité. Ce
moment venu, je fis faire des frictions mercurielles sur l'abdomen et
dans les aisselles, et je donnai à l'intérieur le mercure, uni à de petites
doses de digitale ; le malade prit en outre deux fois par jour une mixture
composée de carbonate de soude, de teinture de scille, et de sirop
d'écorce d'orange. Ces remèdes furent continués pendant quelque
temps, et j'en surveillais attentivement les effets.

L'état de faiblesse dans lequel était ce garçon lorsqu'il entra dans
notre service, la durée déjà longue de sa maladie, m'avaient empêché
de le saigner. Lorsque les cas de ce genre deviennent chroniques, ils
sont très difficiles à guérir, et le traitement demande beaucoup de
ménagements. Souvent, messieurs, il vous arrivera d'épuiser la liste
des médicaments toniques, avant de pouvoir mettre la main sur un
agent efficace. Je me souviens encore d'un enfant qui avait une anasarque considérable, et les jambes énormément enflées ; l'urine était
rare, mais il n'y avait pas de mouvement fébrile bien marqué. J'avais
employé près de trois mois à essayer, sans aucun succès, tous les
remèdes que je pouvais imaginer, lorsque je me décidai à tenter l'effet
des affusions froides, moyen qui m'avait très bien réussi quelque temps
auparavant dans un cas analogue. Je fis verser deux fois par jour sur
le malade un grand vase rempli d'eau de puits, dans laquelle on faisait
dissoudre une bonne quantité de sel ; l'affusion durait deux ou trois
minutes, après quoi l'enfant, bien essuyé, était reporté dans son lit.
Les heureux effets de ce traitement ne tardèrent pas à se faire sentir ;
il y eut une diurèse abondante, le gonflement des jambes disparut, et
au bout de six ou sept jours le malade était en état de sortir.

Néanmoins cette histoire finit mal ; après avoir traîné pendant
quelques semaines, l'enfant fut pris de dyspnée, et il succomba aux
progrès de l'hydropisie. Comme son urine n'avait pas cessé d'être
albumineuse, nous étions très curieux de savoir quel était l'état des
reins. L'autopsie fut faite quelques heures après la mort, et les reins
furent trouvés à tous égards parfaitement sains ; volume, forme, consistance et couleur, tout était normal. Cette albuminurie persistante
chez un malade dont les reins n'étaient point altérés est une preuve
évidente que l'état albumineux de l'urine n'est point nécessairement

le résultat de la dégénérescence rénale, décrite pour la première fois
par le docteur Bright : une seule exception positive est suffisante pour
réfuter cette conclusion, celle-ci fût-elle d'ailleurs basée sur des milliers
de faits. Lors donc que dans le cours d'une hydropisie chronique, je
vois l'urine être albumineuse, et que je trouve après la mort le rein de
Bright, je regarde les modifications de l'urine et des reins comme les
effets de causes différentes, qui se rencontrent souvent ensemble dans
les hydropisies de longue durée ; en conséquence, l'albuminurie est
pour moi le signe de la lésion de Bright, mais elle n'en est point le
résultat (1).

Comme je vous l'ai dit, messieurs, l'anasarque succède rarement
aux scarlatines graves, mais c'est une suite assez fréquente des formes
bénignes de la pyrexie ; vous concevez aisément combien la connaissance de ce fait importe au praticien, qui ne doit jamais déclarer un
malade hors d'affaire tant que la période de l'hydropisie n'est point
passée. Pour ma part, et ces faits doivent vous prouver la nécessité
d'une sage réserve, j'ai vu des enfants qui avaient une scarlatine si
légère, qu'elle n'avait pas même exigé le séjour au lit, être pris d'anasarque au dix-huitième ou au vingtième jour. Cet accident disparaissait ordinairement sous l'influence d'un traitement assez simple. Mais
chez quelques sujets, et sans cause appréciable, l'infiltration faisait des
progrès rapides, le pouls s'élevait ; au bout de quelques jours, il battait
de 130 à 150, et devenait d'heure en heure plus faible, tandis que les
battements du cœur étaient violents et tumultueux ; en même temps, la
peau était chaude, des phénomènes inflammatoires se manifestaient du
côté de la tête, de la poitrine ou de l'abdomen, et les malades étaient
emportés par un épanchement inflammatoire dans l'une ou l'autre des
grandes cavités splanchniques. Dans d'autres circonstances, les allures
de la maladie sont plus perfides encore : aucun signe ne révèle l'imminence du danger ; le pouls s'accélère et l'hydropisie augmente rapidement, voilà tout. Mais bientôt surviennent des accès convulsifs qui se
répètent incessamment jusqu'au moment de la mort. Cette terminaison
est d'autant plus imprévue, que ces désordres cérébraux n'ont été
précédés d'aucune douleur de tête, d'aucun trouble saisissable dans
les fonctions des centres nerveux.

Dans cette variété d'anasarque, l'hydriodate de potasse m'a toujours

(1) Le second volume renferme une leçon consacrée à l'albuminurie ; j'aurai alors

rendu des services, et je puis vous le recommander avec la plus entière confiance. Voici, du reste, le mode de traitement qui m'a le mieux réussi dans les formes malignes de la scarlatine : émissions sanguines locales au moyen de sangsues, lorsque cela est nécessaire ; vin et carbonate d'ammoniaque à hautes doses, mixture camphrée. Chez quelques malades dont la peau était aride et brûlante, les affusions froides ont produit une amélioration notable ; chez d'autres elles ont complétement échoué.

VINGT-CINQUIÈME LEÇON.

LA FIÈVRE INTERMITTENTE. — LA MALARIOUS FEVER D'AFRIQUE.

MESSIEURS,

Je me propose de consacrer aujourd'hui notre conférence à l'examen de certaines particularités qui se rattachent à l'histoire de la fièvre intermittente; je les ai, pour la plupart, constatées et décrites le premier. Mais d'abord je dois vous communiquer une observation qui a été rédigée par M. Power.

Mary Gannon, âgée de quarante-quatre ans, fut prise, au milieu du mois de septembre dernier, de fièvre périodique. Pendant les dix premiers jours, il y eut deux paroxysmes chaque jour: un le matin, un dans l'après-midi; puis, sous l'influence du traitement, l'accès du soir disparut. Le 10 octobre, cette femme entrait à Meath Hospital, dans le service du docteur Stokes, qui prescrivit de petites doses de sulfate de quinine; la fièvre prit alors pendant quelque temps le type tierce, mais bientôt après, elle revint au type quotidien. Le 1er novembre, Mary Gannon passa dans le service du docteur Graves, qui administra le sulfate de quinine à doses plus élevées. Le 7 du même mois, la fièvre reprit le type tierce, et persista sous cette forme jusqu'au 17, quoique la dose du sel quinine eût été portée à un scrupule et demi par jour ($1^{gr},95$); on fit alors à la malade une saignée de dix-huit onces (576 grammes): la durée de l'accès fut ainsi diminuée, et la période apyrétique fut augmentée de douze heures. Sous l'influence d'une nouvelle émission sanguine, la fièvre prit le type quarte. Trois fois encore on revint à la saignée ; mais ce traitement n'eut d'autre effet que d'abréger la durée des paroxysmes. La malade était très affaiblie, et on lui fit prendre alors trois fois par jour quatre gouttes de liqueur arsenicale (1) dans une demi-once d'eau. A dater de ce moment, la violence des accès a diminué graduellement, les forces et l'appétit sont revenus ; et aujour-d'hui les accès ne sont plus guère caractérisés que par un léger frisson.

Or, quelle est la définition de la fièvre quarte? D'après Cullen, elle consiste en « paroxysmi *similes* intervallo septuaginta duarum circiter » horarum ; accessionibus *pomeridianis*. » C'est-à-dire que les paroxysmes doivent être semblables, qu'il doit y avoir entre eux un intervalle de soixante-douze heures, et que l'accès doit survenir l'après-midi. Voyons si l'observation précédente répond à ces diverses conditions. Dans les derniers temps cette malade a eu sept accès avec un intervalle exact de soixante-douze heures ; de plus, les accès étaient semblables : jusqu'ici tout va bien. Mais les paroxysmes avaient lieu dans la matinée, et non dans l'après-midi ; ils survenaient ordinairement à huit heures du matin, de sorte que nous pouvions les observer tout à notre aise. Il est bien vrai que le plus souvent la fièvre quotidienne a ses accès le matin, que la fièvre tierce a les siens vers le milieu du jour, et que ceux de la fièvre quarte ont lieu le soir ; il est également vrai que ces différents

---

(1) La solution arsenicale de la Pharmacopée de Londres est ainsi formulée :

℞ Acide arsénieux cassé en petits morceaux..... ⎫ āā   80 grains = 4ᵍʳ,80
Carbonate de potasse...................... ⎭
Teinture de lavande composée... .... 5 onces fluides = 120 gram.
Eau distillée.......................... .   1 pinte = 480

Faites bouillir l'acide arsénieux et le carbonate de potasse avec une demi-pinte d'eau, dans un vase de verre, jusqu'à ce qu'ils soient dissous ; la liqueur étant refroidie, versez-y la teinture de lavande composée, puis ajoutez-y assez d'eau distillée pour que le tout fasse exactement une pinte.

C'est à peu de chose près la composition de la liqueur de Fowler, qui contient 5 grammes d'acide arsénieux, 5 grammes de sel potassique pour 500 grammes d'eau distillée.

La teinture de lavande composée est ainsi préparée (Pharm. de Londres) :

℞ Esprit de lavande............ ...... 1 pinte 1/2 = 720 grammes.
Esprit de romarin .. .. 1/2 pinte = 240
Cannelle écrasée.... .... ⎫ āā   2 gros 1/2 = 10
Muscade écrasée .... ⎭
Bois de santal coupé.. . ... 5 onces = 160

types peuvent se transformer l'un dans l'autre, mais c'est là, selon moi, une considération de peu d'importance. Dans le cas actuel, la fièvre a fini par devenir quarte, voilà ce qui est certain. Une question se présente alors : quel était le caractère primitif de cette fièvre? en d'autres termes, était-ce, dès le début, une fièvre quarte cachée sous le type d'une autre espèce d'intermittente? Au commencement, la malade avait deux accès par jour, ce qui constitue la fièvre double quotidienne, maladie assez commune, quoiqu'elle n'ait pas été signalée par Cullen dans sa *Nosologie*. Si nous voulions rapprocher cette forme de la quarte classique des auteurs, nous devrions nous adresser à la quarte triplée (1), dans laquelle il y a trois accès chaque quatrième jour, avec similitude des paroxysmes de quatre en quatre. Mais il est évident que ce rapprochement est forcé, et que la fièvre de Mary Gannon, dans son premier type, ne se rapporte à aucune variété connue d'intermittente quarte.

Et maintenant quel a été l'effet du traitement? La fièvre est d'abord devenue une quotidienne simple, puis, sous l'influence d'une nouvelle amélioration, elle s'est transformée en périodique *tierce*. C'est là un argument contre l'hypothèse d'une quarte larvée, car un intervalle de quarante-huit heures ne peut pas, en se doublant, se convertir en un

(1) Le texte porte *quartana triplex*. Si l'on s'en rapportait au sens purement grammatical du mot *triplex*, on pourrait être tenté de traduire par *triple quarte;* mais la suite de la phrase démontre que l'auteur a en vue la quarte triplée ; c'est la seule variété du type quarte dans laquelle on observe *trois* accès le même jour. On sait que dans la triple quarte, il y a *un* accès tous les jours, avec similitude des paroxysmes de quatre en quatre ; c'est cette dernière circonstance qui permet de distinguer cette forme, d'ailleurs très rare, de fièvre quarte, de l'intermittente quotidienne.— Pour désigner les fièvres périodiques composées auxquelles nous donnons le nom de double tierce, triple quarte, etc., les anciens auteurs se servent de l'expression *duplicata, triplicata :* « Ubi vero die intercalari inter binos paroxysmos nova accessio fit, tunc » vocantur febres intermittentes duplicatæ, triplicatæ ; quia tunc revera tot numero » febres sunt, quarum singulæ sequentibus ordine paroxysmis hora accessionis, sym- » ptomatum numero et vehementia, respondent ; atque sic a quotidiana febre distin- » guitur tertiana duplicata, vel quartana triplicata. » (V. Swieten, *Comment. in Aphor.* Parisiis, 1771, II, p. 459.)

Quant au rapprochement qu'indique ici l'auteur anglais, il est bien forcé en vérité ; car je ne sache pas qu'on puisse découvrir le moindre rapport entre une double quotidienne et une quarte triplée. J'avais pensé d'abord à une erreur typographique, et j'avais supposé qu'on devait lire peut-être quarte **doublée** ; alors au moins les jours paroxystiques auraient été semblables par le nombre des accès ; mais la première édition de l'ouvrage de Graves donne également *quartana triplex*, et il en est de même de l'édition de Philadelphie, 1848. (Note du Trad.)

intervalle de soixante-douze (1). Mais, néanmoins, le traitement a eu pour résultat cette conversion antinosologique; car la première saignée, pratiquée dans le stade de frisson, a augmenté de douze heures l'apyrexie de cette fièvre tierce; une seconde saignée l'a augmentée encore de douze heures, et nous avons eu ainsi une augmentation totale d'un jour dans la période apyrétique. Il y a donc eu ici transformation successive et graduelle d'une double quotidienne en quarte simple.

Traduisons en chiffres les intervalles d'apyrexie. Pendant dix jours, cette période a été de 12 heures; puis elle a été de 24 heures pendant quelques jours; ensuite elle a été pendant quelque temps de 48 heures. Elle est revenue à 24, pour rester ensuite un certain nombre de jours à 48; pendant un jour, cette période a été de 60 heures; et finalement elle a présenté pendant sept jours une durée de 72 heures. De l'examen de ces chiffres je crois pouvoir tirer cette conclusion, que le nombre 12 constitue l'unité dont nous devons nous servir pour calculer la durée des intervalles d'apyrexie; ce nombre 12 est le chiffre atomique sur lequel nous devons baser toutes nos supputations, parce que les multiples de ce nombre comprennent toutes les variétés de la fièvre intermittente. On objectera peut-être que cette proposition est infirmée par ces fièvres périodiques dans lesquelles les accès avancent ou retardent, mais je regarde ces irrégularités comme des phénomènes de transition, qui aboutissent à des manifestations plus fixes et plus exactes.

Il est d'observation que, dans beaucoup de fièvres quotidiennes, les accès sont plus sévères de deux en deux, et les nosologistes ont donné à cette forme le nom de double tierce (2). Le principal argument en

____

(1) Cette conversion spontanée de la fièvre tierce en fièvre quarte, dont Graves semble révoquer en doute la possibilité, a été observée par Rivière, et Van Swieten paraît avoir vu également des exemples de cette mutation, car il nous dit que ce changement est propre à la tierce automnale, et que les tierces vernales ne le présentent presque jamais : « Dum ergo tertiana autumnalis (in vernalibus enim hoc rarissime vel nunquam observatur) in quartanam degenerat, etc. » Or, la fièvre de Mary Gannon avait débuté vers le milieu de septembre, et il se pourrait bien qu'il s'agît ici d'une transformation spontanée, plutôt que d'une modification, survenue sous

faveur de cette transformation des quotidiennes en tierces est fourni par la thérapeutique : sous l'influence du traitement, nous voyons en effet les fièvres quotidiennes présenter le type tierce avant de disparaître complétement. Néanmoins ce raisonnement ne me semble pas péremptoire ; car, d'une part, les choses ne se passent pas toujours de cette façon, et, d'un autre côté, lorsque cette transformation a lieu, elle n'est qu'apparente : si les accès deviennent moins violents certains jours, c'est que ces jours-là correspondent précisément à ceux où les paroxysmes cesseront d'abord. Remarquez, en effet, que le quinquina ou le sulfate de quinine ne coupe pas les accès périodiques subitement et d'un seul coup ; c'est graduellement, c'est en les usant, pour ainsi dire, que ces médicaments les font disparaître. Il peut donc fort bien arriver qu'une fièvre quotidienne en voie de guérison graduelle présente, avant de céder définitivement, la forme tierce ; mais elle ne devient pas pour cela une tierce légitime (1).

Dans la fièvre hectique, comme vous le savez, les intervalles apyrétiques sont de douze heures ; bien d'autres faits encore viennent à l'appui de mon opinion, et nous montrent que dans la désignation et la classification des maladies, il est beaucoup plus rationnel de choisir le nombre 12 comme base de supputation, puisque les multiples de ce nombre vous donnent toutes les périodes intercalaires des diverses formes de fièvres intermittentes : de plus, il faut le reconnaître, ce procédé est beaucoup plus conforme aux lois qui régissent les révolutions diurnes de l'économie animale. Les laborieuses recherches de Nick ont montré que la fréquence du pouls subit toutes les douze heures une modification régulière ; il en est exactement de même de la fonction de respiration. Nous savons tous que les conditions d'innervation et de calorification sont bien différentes pendant

tion ; il devait dire *tertiana duplicata*. — J'ai cru devoir faire cette remarque pour justifier ma traduction, et pour prévenir la confusion que pourrait amener la comparaison de l'original.   (Note du TRAD.)

(1) Cette argumentation n'est applicable qu'aux fièvres quotidiennes, qui prennent la forme de doubles tierces sous l'influence du traitement : elle ne peut atteindre dans leur individualité ou leur autonomie les fièvres intermittentes, qui présentent d'emblée le type double tierce, en dehors de toute action thérapeutique. — Quant à la réalité de ce type comme forme primitive, on ne peut en douter un seul instant, en présence des déclarations formelles de tous les observateurs, « il serait superflu, dit

les douze heures de vie active et de veille, et pendant les heures de sommeil et de repos.

De même que le jour et la nuit ont une durée moyenne de douze heures, de même les êtres vivants, dans leurs révolutions alternatives, paraissent être soumis à l'influence de cette période. Il serait fort intéressant d'examiner à quels résultats conduirait cette méthode de numération, si elle était appliquée aux crises des fièvres continues. Au lieu de dire trois jours et demi, nous dirions sept demi-jours ; nous ne dirions plus sept jours, nous dirions quatorze demi-jours : je suis convaincu que pour beaucoup de crises, en apparence anomales et irrégulières, on arriverait ainsi à découvrir quelque loi de périodicité fixe. Or, ce serait là un résultat de grande importance, soit au point de vue de l'exactitude de nos connaissances, soit pour l'efficacité de notre thérapeutique.

Il faut, en effet, être un observateur bien superficiel, ou un praticien bien indifférent, pour nier complétement l'existence des époques critiques. Dans la pratique privée, où l'on peut préciser avec plus d'exactitude le début de la maladie, la *crise* et l'effort critique sont aisément appréciés ; souvent ces phénomènes surviennent pendant l'un des jours décrétoires, parfois ils apparaissent à un autre moment ; mais si le traitement a été judicieux et sage, il est bien rare qu'une fièvre se termine sans manifestations de ce genre. Chez deux malades que j'ai observés l'année dernière, il y eut au quarante-deuxième jour une crise évidente et parfaite ; chez un troisième, le mouvement salutaire se fit au trente-cinquième jour. Le docteur Stokes voyait avec moi le premier de ces malades ; le second fait a eu pour témoin le docteur Plant ; enfin M. Rumley a pu vérifier le troisième. Dans une autre circonstance nous avons vu, M. Kirby et moi, des efforts critiques se manifester sans résultat au septième, quatorzième, vingt et unième, vingt-huitième et trente-cinquième jour.

Je dois avouer que j'ai vu des crises survenir pendant certains jours qui ne sont pas regardés comme critiques ; mais je suis persuadé que si nous comptions par douze heures, au lieu de compter par jours entiers, ces exceptions seraient beaucoup moins nombreuses. Je ne crois pas que jusqu'ici la nature des crises ait été convenablement expliquée. Quant à moi, en tenant compte de tous les phénomènes qui accompagnent ces modifications surprenantes, je crois être autorisé à formuler cette proposition : Lorsqu'une fièvre continue se termine par une crise, *c'est parce qu'elle est transformée en une fièvre d'un type nouveau et d'une durée plus courte.* Une crise bien marquée a presque tous les caractères d'un accès de fièvre intermittente ; elle est annoncée par une prostration considérable, par un sentiment de froid, quelquefois même par du frisson. A cet état succède un stade de chaleur, puis surviennent des sueurs, des dépôts abondants dans l'urine : après quoi le malade n'a plus de fièvre. En conséquence, n'est-il pas probable que la crise, au lieu d'être simplement la terminaison de la fièvre primitive, constitue une fièvre nouvelle, surajoutée pour ainsi dire à celle qui existait déjà, dans le but de produire dans l'organisme une perturbation profonde ? Et ne pouvons-nous pas admettre que cette perturbation est assez puissante pour briser la chaîne des manifestations morbides antérieures, et pour permettre à la maladie nouvelle de marcher vers sa terminaison naturelle, c'est-à-dire vers la guérison (1) ?

Pour beaucoup de gens, je le sais, tout cela n'est que fantaisie et imagination ; mais pour l'observateur attentif et sincère de la nature, cette hypothèse n'est pas complétement dénuée de fondement.

Je ne m'arrêterai pas longtemps, messieurs, sur le traitement qui a été employé chez Mary Gannon. Vous avez vu combien le sulfate de quinine a modifié le type de la fièvre, et vous avez pu constater l'influence puissante de l'arsenic, alors que les autres remèdes avaient échoué. Je dois vous faire remarquer cependant que la saignée dans le stade de froid nous a donné de très bons résultats, et il est probable que le traitement par la lancette a utilement préparé la voie à la médication arsenicale. On admet généralement que les bons effets de la saignée pratiquée pendant le stade de frisson résultent de la diminution des congestions internes. Toutefois cette manière de voir ne me paraît pas fondée, car l'utilité de la phlébotomie n'est point exclusivement limitée à ces fièvres, dans lesquelles il y a une diminution évidente de la circulation périphérique. Lorsque cet état existe, lorsque les ma-

---

(1) Quel que soit le jugement que l'on porte sur cette interprétation nouvelle des mouvements critiques, on doit remarquer que l'auteur, dans l'acception qu'il donne au mot *crise*, est parfaitement fidèle à la tradition médicale. Galien a tout particulièrement insisté sur ce fait, qu'un changement heureux survenu dans la maladie ne suffit pas pour constituer une crise ; il faut que ce changement soit subit, et qu'il soit précédé d'une perturbation considérable dans le corps du malade (*non mediocris perturbatio in corpore œgrotantis*). Ce sont ces phénomènes précurseurs que Graves regarde comme une fièvre nouvelle, surajoutée à celle qui existait déjà.

Galien, *De crisibus*, lib. III, ch. II, tome VIII de l'édition de Chartier.

lades, sous l'influence d'une sensation subjective de froid, se replient
en quelque sorte sur eux-mêmes, lorsque le nez se refroidit et s'amin-
cit, lorsque la peau pâlit et se ride, il est très logique de supposer que
les organes intérieurs sont le siége d'une forte congestion sanguine ;
mais ce défaut d'équilibre dans la distribution du sang n'existe pas
constamment, et dans le cas dont il s'agit ici, la température des parties
extérieures était accrue au moment même où le frisson était le plus
marqué ; en même temps les membres, la figure, toute la surface cutanée, en un mot, paraissait être le siége d'une circulation plus énergique
et plus active. Nous devons donc rapporter à quelque autre cause les
heureux effets de la saignée, et il est très probable qu'il faut invoquer
ici l'action puissante qu'elle exerce sur le système nerveux ; c'est en
vertu de cette action qu'elle met fin aux frissons, et qu'elle prolonge
la durée de l'apyrexie.

Entre beaucoup de faits qui prouvent que le frisson de la fièvre
intermittente est sous la dépendance du système nerveux, il n'en est
pas de plus démonstratif que le suivant ; je l'extrais d'une collection
de documents russes publiés dans l'*United service Journal* (janvier 1833) :

« A Kasan , les fièvres intermittentes sont quotidiennes ou tierces,
très rarement quartes. Ce qui les distingue des fièvres périodiques des
autres pays, c'est que le malade éprouve à peine un léger frisson ; en
revanche, il ressent de violents élancements dans la région spinale, et
ces élancements sont suivis d'une chaleur excessive et d'une céphalalgie
intense ; pendant ce temps le pouls bat comme un marteau. Les médecins russes n'emploient contre cette fièvre d'autre remède que le
quinquina. »

Au surplus, la description de cette province de l'empire russe mérite
toute votre attention, et je pense que vous me saurez gré de vous la
lire :

« L'été est extrêmement remarquable. De la fin de mai au commencement de septembre, il ne tombe pas de pluie, et les orages sont
très rares, ce qui est dû sans doute à l'égalité du sol. Dans un rayon
de cinq cents milles autour de Perm et de Kasan, il n'y a pas une seule
colline un peu élevée, et tout le territoire qui s'étend entre Kiew et
l'Oural, c'est-à-dire un espace de cinq cents milles, forme une vaste
plaine, à peine interrompue çà et là par quelques lignes de coteaux. La
fertilité extraordinaire de cette province, surtout dans le gouvernement
de Kasan, provient des inondations du Volga, qui déborde chaque

année à certaines époques, aussi régulièrement que le Nil en Égypte, et convertit toute la contrée, à plus de dix milles de son lit, en un lac immense. Ces inondations du Volga et de ses affluents, la Witjatka, le Kama, le Kinel, l'Irgis, apportent aux pays riverains abondance et prospérité. A ce moment, vous pouvez vous donner le plaisir de traverser à pleines voiles les prairies et les champs de blé, dans de grands vaisseaux à deux mâts qui portent de six à dix canons; vous pouvez gagner ainsi les différentes villes du pays, qui sont toutes bâties sur des hauteurs. Lorsque les eaux se retirent, le sol abandonné par elles est couvert jusqu'à un yard de profondeur (914 millimètres) d'un limon fécondateur, dans lequel, une fois les chaleurs venues, tous les végétaux se développent aussi rapidement, aussi vigoureusement que dans une serre chaude. Malheureusement, il reste des mares dans les basfonds; l'eau y stagne pendant des mois entiers et s'y putréfie ; de là des fièvres malignes qui, aux mois de juillet et d'août, désolent ces contrées d'ailleurs si favorisées. Le gouvernement d'Ufa, en particulier, est ravagé à cette époque par une fièvre intermittente *dont les accès n'ont lieu que tous les sept jours;* néanmoins cette fièvre est si violente qu'elle tue presque tous ceux qu'elle atteint. »

Si ces renseignements sont exacts, et en vérité rien ne nous autorise à en douter, il nous faut admettre une nouvelle espèce de fièvre intermittente; il nous faut ajouter à la forme quotidienne, tierce et quarte, un nouveau type dont les paroxysmes ont lieu tous les sept jours (1).

En Irlande, nous voyons rarement les accès intermittents mettre en danger la vie des malades. Cependant j'ai observé un cas de ce genre. Il y a quelque temps j'étais mandé en toute hâte auprès d'un gentleman des environs de Donnybrook ; il avait bien dormi jusqu'à quatre heures

---

(1) La fièvre septane n'est point une nouvelle espèce d'intermittentes ; c'est une espèce rare, voilà tout. Elle a été signalée par Hippocrate, par Rhodius. Boerhaave dit l'avoir observée lui-même, et Morgagni, dans sa 49e lettre, rapporte en avoir vu un exemple chez un patricien de Bologne. Il ajoute même que, quoique ces fièvres (il parle de la quinte et de la septane) succèdent presque toujours aux fièvres quartes, il ne faut pourtant pas les prendre pour des quartes, dont les intervalles sont devenus plus longs.

Hippocrate, *Epidem.* lib. I, comment. III, texte II, tome IX de l'édition générale de Chartier.

Rhodius, *Observationum medicinalium centuriæ tres*, I, obs. 18. Leipzig, 1676.

du matin, et alors il avait été réveillé par un sentiment général de malaise : presque aussitôt il avait eu quelques frissonnements, des nausées,
et il avait été pris de céphalalgie. Au bout d'une heure, la peau était
devenue très chaude, la douleur de tête avait augmenté, et le malade
était tombé dans un assoupissement qui se changea bientôt en un coma
parfait, avec insensibilité et ronflements sonores : en fait, on eût dit
d'une violente attaque d'apoplexie. Ce gentleman parut être grandement soulagé par une saignée ; et à ma grande surprise, il était parfaitement bien lorsque je le revis dans la soirée. Mais le surlendemain,
précisément à la même heure, apparaissaient les mêmes phénomènes ;
les mêmes moyens de traitement en triomphèrent encore. Je dois
avouer, messieurs, que je ne m'expliquais pas du tout l'absence de
symptômes cérébraux et paralytiques, après deux attaques d'apoplexie
aussi sévères ; mais un troisième accès vint m'éclairer, et me montrer
que j'avais affaire à la *tertiana soporosa* des nosologistes : je prévins le
retour des paroxysmes par le sulfate de quinine à hautes doses (1).

J'ai maintenant à vous parler d'un marin qui nous est arrivé peu de

(1) Les fièvres pernicieuses présentent le plus communément le type tierce. C'est
celui qui a été signalé par Mercatus, qui étudia le premier avec quelque soin les fièvres
intermittentes pernicieuses ; plus tard Torti confirma cette observation. Hass a également insisté sur ce point, et au rapport de Coutanceau, c'est encore le type tierce qui
dominait dans l'épidémie de Bordeaux de 1805. Lautter, dans l'épidémie de Luxem-
bourg a observé le type double tierce. Cependant les fièvres pernicieuses peuvent aussi
revêtir le type quotidien ; c'est même celui qui serait le plus fréquent en Algérie,
d'après M. Maillot. M. Gintrac dit avoir observé chez une dame de quatre-vingt-trois
ans, une fièvre algide dont le type était en quelque sorte intermédiaire. Les accès
revenaient au bout de trente six heures. Malgré l'emploi du sulfate de quinine à hautes
doses, le troisième accès fut mortel. Il est bon de noter que cette périodicité de trente-
six heures est très favorable à l'opinion que professait Graves sur les avantages du
nombre 12, employé comme unité de supputation.

Mercatus, *De febrium essentia, differentia, curatione*, etc. Valladolid, 1586.

Torti, *Therapeutice specialis ad febres periodicas perniciosas*, etc. Modène, 1709-
1712.

Hass, *Dissert. de malignitate, circa febres tertianas*. Erlangen, 1786.

Lautter, *Hist. med. biennalis morborum ruralium qui, a verno tempore anni* 1759
ad finem hyemis 1761, *Luxemburgi et in vicinis oppidis dominati sunt*. Vienne, 1763.

Coutanceau, *Notice sur les fièvres pernicieuses qui ont régné epidémiquement a
Bordeaux en* 1805. Paris, 1809.

Maillot, *Traité des fièvres ou irritations cérébro-spinales intermittentes, d'après les
observations recueillies en France, en Corse et en Afrique*. Paris, 1836.

Gintrac, *Cours théorique et clinique de pathologie interne et de thérapie médicale*
Paris, 1853. (Note du TRAD.)

temps après être débarqué. Ce garçon était mousse à bord d'un vaisseau qui revenait des Indes occidentales, et il avait éprouvé de grandes fatigues pendant la traversée. Il faut savoir que ces pauvres mousses sont en butte à toute espèce de mauvais traitements; ils sont les souffre-douleur de tout l'équipage, et il est impossible de se faire une idée des privations qu'ils endurent. Aussi, lorsqu'un navire arrive dans un pays malsain, ces malheureux deviennent les premières victimes de la maladie régnante. Le garçon dont je vous parle n'échappa point au sort de ses pareils, et il fut pris de la fièvre jaune aussitôt après son arrivée aux Indes. Il guérit, mais il fut alors atteint d'une fièvre intermittente irrégulière qui dura fort longtemps; quoiqu'il n'eût été soumis à aucun traitement, cette maladie disparut spontanément, le laissant profondément débilité et amaigri. Ce pauvre garçon dut néanmoins faire son service pendant la traversée, et il est arrivé à Dublin il y a trois semaines environ; il est faible, il est émacié, il porte sur sa figure l'empreinte de longues et pénibles souffrances; il présente cette teinte caractéristique de la peau, qui succède aux fièvres périodiques rebelles, et qu'on n'oublie jamais dès qu'on l'a vue une seule fois. Il faut avoir soin de ne pas confondre cette coloration qu'on a appelée argileuse, avec celle de l'ictère léger. Chez notre marin, la teinte cachectique était mêlée d'une faible coloration ictérique, les matières fécales ne contenaient presque pas de bile, mais l'urine était chargée de la matière colorante biliaire. Il n'y avait pas de fièvre, le pouls était régulier et un peu lent; le malade se plaignait d'une grande lassitude, il avait le ventre tuméfié. Ce gonflement ne dépendait pas de la présence d'un liquide dans le péritoine, il résultait du développement exagéré du foie et de la rate, de la congestion intestinale et de la tympanite.

Nous avions donc affaire ici à ce qu'on appelle vulgairement le gâteau fébrile (*ague cake*), c'est-à-dire à cette congestion, à cette hypertrophie particulières du foie et de la rate, qui coïncident souvent avec les paroxysmes de l'intermittente, et qui persistent quelquefois après la disparition des accès. Vous savez, messieurs, que pendant un accès de fièvre périodique, certains sujets se plaignent d'une douleur qui a son siége dans l'hypochondre droit, plus souvent encore dans le gauche; examinez alors le foie ou la rate, vous constaterez que ces organes ont augmenté de volume. Si vous prenez la peine d'étudier les expériences qui ont été faites pour élucider les fonctions de ces deux glandes, vous pourrez vous faire une idée exacte de la facilité avec laquelle elles peu-

La rate en particulier est sujette, même dans l'état de santé, à des modifications très remarquables sous l'influence de la digestion, et son volume diffère notablement chez l'animal à jeun et chez l'animal qui a mangé. C'est même une chose étonnante, que la rapidité avec laquelle cet organe se remplit de sang, passant ainsi d'un état de collapsus à un état de congestion. Il est aisé dès lors de concevoir comment la rate peut augmenter de volume, pendant les accès d'une fièvre périodique, surtout au moment du stade de froid. Ce développement n'est jamais aussi marqué dans le foie; cet organe conserve à peu près toujours la même grosseur, tout au moins n'est-il pas sujet, comme la rate, à des variations diurnes subordonnées aux diverses périodes de la digestion. Il est donc évident, à priori, que la rate sera bien plus fréquemment que le foie, le siége de la congestion, et que son accroissement sera toujours plus distinct et plus appréciable.

Mais ces deux organes ne sont pas seuls exposés à être congestionnés pendant un paroxysme fébrile; tous les autres le sont également, et ce fait est d'une grande importance au point de vue pratique; vous ne devez jamais le perdre de vue. Un malade auquel je donnais des soins, avait une fièvre tierce; à chaque paroxysme il souffrait dans la poitrine, il avait un peu de toux, et ces symptômes disparaissaient durant l'apyrexie. A mesure que la maladie fit des progrès, la toux et la dyspnée augmentèrent aussi, et finalement le sulfate de quinine devint impuissant. La congestion pulmonaire était de plus en plus marquée, elle tendait à devenir persistante, enfin elle ne disparut plus dans l'intervalle des paroxysmes; le malade mourut avec une hépatisation des deux poumons.

Ce fait s'est passé il y a quelques années, à l'époque où l'on admettait encore la vieille théorie de la débilité, pour expliquer le stade de froid de la fièvre intermittente; on était bien loin par conséquent de songer aux émissions sanguines pour combattre les congestions viscérales. Plus tard la saignée pendant le stade de froid a été proposée par le docteur Mackintosh, et cette pratique a été l'objet de nombreux essais à l'hôpital de Meath; je ne saurais trop vous la recommander lorsque quelque organe interne est le siége d'une inflammation paroxystique (1). Il est bien entendu, d'ailleurs, que ce mode de traitement

_____

(1) Le caractère anatomique de l'inflammation est l'exsudat ; et ce dernier, une fois formé, ne peut disparaître qu'au bout d'un temps plus ou moins long, pendant lequel il est préparé à l'absorption. En conséquence, aussi longtemps que dans une fièvre

n'est point constamment applicable; lorsque l'accès est léger, lorsqu'il
n'y a pas de congestion viscérale bien marquée, la saignée est complétement inutile; si au contraire un organe important est menacé, elle
constitue un moyen héroïque : dans quelques circonstances, elle coupe
définitivement la fièvre, et dans tous les cas, elle en rend les paroxysmes plus légers et plus traitables.

Les accès de la fièvre intermittente sont parfois accompagnés de
symptômes de congestion et d'inflammation du côté de quelque viscère ;
donnez encore ici le sulfate de quinine, et vous arrêterez à la fois les
phénomènes périodiques et les accidents viscéraux. Je me souviens
d'avoir eu dans mon service un jeune garçon qui, pendant les paroxysmes, avait une bronchite intense et de la dyspnée. La toux ne cessait
pas complétement pendant l'apyrexie, mais elle était beaucoup moins
violente; la gravité des symptômes pulmonaires pendant l'accès me
faisait hésiter sur l'opportunité du sulfate de quinine. Cependant au
bout de quelque temps je me suis décidé à l'essayer ; il a mis fin et aux
accès et à la bronchite. Je dois vous faire observer que cette bronchite
avait un caractère chronique, et je crois que dans les fièvres intermittentes accompagnées de lésions viscérales, le sulfate de quinine ne
réussit que si la complication est très légère ou d'une nature chronique. Si elle est très sérieuse, le sel quinine restera sans effet; de là la
nécessité, dans le traitement des fièvres d'accès, d'examiner avec le
plus grand soin l'état des organes internes (1).

intermittente accompagnée, les symptômes pulmonaires disparaissent *complétement*
pendant l'apyrexie, on ne doit admettre qu'une *congestion* pulmonaire, et non point
une *inflammation* légitime ; lorsqu'au bout d'un certain nombre d'accès, comme l'indique
très bien Graves, les symptômes locaux persistent durant les jours intercalaires, alors
seulement on est autorisé à conclure à une inflammation du parenchyme. Mais que se
passe-t-il en même temps ? Un élément continu vient s'ajouter à la fièvre périodique, et
l'on observe en réalité, non point une pneumonie intermittente, dont l'existence est
inconciliable avec le processus inflammatoire, mais une pneumonie dont la fièvre
affecte la forme rémittente, en raison des exacerbations qui correspondent aux accès
de l'intermittente primitive. Je ne veux point nier par là la réalité des déterminations
locales dans les fièvres d'accès ; je veux dire seulement que ces déterminations ne
méritent le nom d'inflammation, que lorsqu'elles sont devenues permanentes ; jusque-
là, je ne puis y voir qu'un mouvement congestif, survenant avec le paroxysme fébrile
et disparaissant avec lui ; si la maladie se prolonge, si le quinquina ne vient pas enrayer les accès, ces congestions répétées du même organe pourront produire l'exsudation, soit ; mais on aura alors une inflammation déterminée par la fièvre intermittente
antérieure, ce qui est bien différent d'une inflammation intermittente. (Note du TRAD.)

(1) Il ne sera peut-être pas inutile de dire ici quelques mots des modifications que
présente l'urine pendant les paroxysmes de la fièvre intermittente. Il résulte des tra-

Il est certaines affections qui simulent d'une façon étonnante la fièvre intermittente; et comme une méprise pourrait devenir très dangereuse,

vaux les plus récents (Redenbacher et Sydney Ringer), que pendant le stade de frisson l'urée s'élève notablement au-dessus de la quantité normale; durant le stade de chaleur elle commence à diminuer, revient à peu près à la proportion de l'état sain pendant le stade de sueur, et reste quelque peu au-dessous de la limite physiologique durant l'apyrexie. D'après Redenbacher, l'urine de la période de frisson contient $3\frac{1}{2}$ fois autant d'urée que l'urine normale; d'après Ringer, l'augmentation est beaucoup plus considérable, elle va de 200 à 500 pour 100. Ce dernier auteur a signalé en outre un rapport fort remarquable entre la quantité d'urée excrétée et l'accroissement de la chaleur : à mesure que le thermomètre placé dans l'aisselle du malade s'élevait d'un degré, la proportion d'urée s'élevait d'une certaine quantité au-dessus de la limite normale. Ce résultat me paraît d'autant plus important, qu'il démontre directement l'influence de l'accès fébrile sur la combustion interstitielle des matières azotées. Ringer a vu, en outre, que le chlorure de sodium augmente dans l'urine, pendant le stade de frisson ; mais cette augmentation n'affecte aucun rapport constant avec l'élévation de la température. Le même auteur a constaté un autre fait qui mérite d'être signalé : lorsque sous l'influence du sulfate de quinine la fièvre a cédé, alors que les observations thermométriques répétées pendant plusieurs jours de suite, n'accusent plus aucune augmentation de chaleur, on voit jusqu'au troisième jour l'urée et le chlorure de sodium augmenter dans l'urine, à l'heure où les accès fébriles avaient lieu primitivement.

Je dois dire, pour présenter exactement l'état de la question, que le docteur Hammond est arrivé à des résultats tout différents; selon lui, en effet, l'urée diminue pendant le paroxysme et augmente pendant l'apyrexie. Il en serait de même du chlorure de sodium. Il y aurait donc de nouvelles recherches à faire sur ce point ; cependant je dois faire observer que les expériences de Redenbacher et de Ringer sont pleinement confirmatives de celles de Wunderlich, de Traube et de Lehmann.

D'un autre côté, M. Burdel a constaté la présence du sucre dans l'urine de tous les fébricitants (80) qu'il a examinés. Il s'est servi pour ses recherches de la potasse caustique, de la liqueur de Fehling, du sous-nitrate de bismuth et de la levûre de bière. La quantité de sucre est à son maximum pendant le stade de froid ; elle peut s'élever alors jusqu'à 10 et 12 par 1000. L'auteur pense que la proportion du sucre est en rapport direct avec la gravité de la fièvre; il a observé que si le malade accuse, durant son accès, des douleurs vives au niveau de la région hépatique, la quantité de sucre dans l'urine dépasse d'un cinquième et même d'un tiers celle qui y est contenue, lorsque les douleurs siègent dans l'hypochondre gauche ou dans la région lombaire.

Redenbacher, *Ueber den Harnstoffgehalt des Urins bei Intermittens (Henle's und Pfeufer's Zeitschrift*, III B., 1858).

Hammond, *Ueber die physikalischen und chemischen Veränderungen des Urins bei Intermittens*, etc. (*Archiv fur gemeinschaftlichen Arb.* IV, 1858).

Ringer Sydney, *On the connexion between the heat of the body and the excreted amounts of Urea, Chloride of Sodium and urinary Water, during a fit of ague* (*The Lancet*, 1859).

Burdel, *Sur la glycosurie dans les fièvres paludéennes* (*Union méd.*, 1859).

il importe de s'informer toujours, avec le plus grand soin, de l'origine et de la marche de la maladie. Certaines fièvres hectiques qui revêtent le caractère périodique, ont pu souvent être prises pour des intermittentes légitimes ; j'en ai eu encore tout récemment la preuve, à propos d'une dame qui était venue du comté de Limerick pour me consulter sur une fièvre intermittente irrégulière dont on la disait atteinte. Cette dame était accouchée au mois d'août ; à la suite de sa couche, elle avait été prise de fièvre pour s'être exposée au froid, et elle avait eu un peu de toux. Ce symptôme avait persisté pendant deux ou trois semaines, sans aucune expectoration, puis la malade avait présenté des accès intermittents sous le type tierce. On la mit alors à l'usage du sulfate de quinine, mais cette médication n'eut d'autre effet que d'aggraver la toux, sans modifier en rien les paroxysmes fébriles. Divers moyens de traitement furent successivement essayés, mais sans succès ; les accès devinrent irréguliers et plus fréquents, voilà tout.

Du moment où je vis cette dame, je fus convaincu qu'elle était atteinte de quelque lésion viscérale ; en examinant sa poitrine, je constatai, en effet, sous la clavicule droite, une diminution de la sonorité et des craquements tuberculeux ; de plus, la toux qui était restée sèche jusqu'alors, devint soudainement humide, et je pus entendre un véritable gargouillement. La prétendue fièvre intermittente n'était donc que la fièvre hectique de la phthisie, et le docteur Stokes, qui avait été appelé en consultation, arriva à la même conclusion.

Les choses se sont passées à peu près de même chez un malade que je voyais, il y a quelque temps, avec sir Henry Marsh. Ce gentleman avait des accès intermittents bien marqués, et nous le traitions en conséquence ; mais le sulfate de quinine et les autres remèdes que nous mettions en usage n'avaient abouti qu'à convertir la fièvre en rémittente. Tout à coup, ce malade qui n'avait jamais accusé aucun symptôme du côté du foie, fut pris d'ictère et mourut. L'autopsie nous montra dans le parenchyme hépatique dix-sept ou dix-huit petits abcès. Ici donc l'hectique intermittente dépendait de l'inflammation interstitielle du foie, affection le plus souvent latente et incurable.

Je n'ai pas besoin de vous rappeler les mouvements fébriles qui accompagnent les maladies du cerveau et celles des organes urinaires ; vous savez qu'ils sont souvent caractérisés par des intermittences parfaites. Mais il est une forme de fièvre intermittente anomale, dont je crois devoir vous dire quelques mots ; je veux parler de ces accès qui semblent l'apanage exclusif des femmes nerveuses ; tout au moins ne les ai-je jamais observés chez les autres. Après un accouchement, après une maladie aiguë ou à la suite d'émotions morales vives, ces personnes impressionnables deviennent sujettes à des paroxysmes fébriles périodiques. J'étais mandé, il y a déjà quelque temps, par le docteur Stokes, auprès d'une dame qui, peu de temps après sa couche, avait été prise d'une fièvre tierce très évidente : elle avait, au temps voulu, des frissons violents, puis de l'accélération du pouls, de la chaleur à la peau, et des sueurs profuses. Dans l'intervalle des accès, elle se sentait assez bien ; cependant il restait de la fréquence et de la vivacité dans le pouls, et les intermittences n'étaient pas parfaites. L'accoucheur avait donné le sulfate de quinine sans aucun résultat. En examinant cette malade, je lui trouvai un tempérament nerveux et hystérique très nettement accusé, et je conseillai d'administrer les antispasmodiques. Une mixture composée de musc, de camphre et de teinture ammoniacale de valériane, fit disparaître rapidement les accès intermittents.

Mais il est temps de revenir à notre jeune marin. Comment devions-nous attaquer sa fièvre ? Elle n'avait pas jusqu'ici amené d'ascite, mais il était clair que, si on la laissait progresser encore, elle ne tarderait pas à produire un épanchement dans la cavité péritonéale. Dans les cas analogues il faut attacher une grande importance à l'absence de fièvre : si, en effet, le pouls n'est pas accéléré, si la peau n'est pas chaude, il est inutile d'employer les antiphlogistiques généraux ; les saignées locales suffisent pour calmer une irritation et une douleur qui sont également locales. Chez notre malade le ventre était un peu douloureux, et une application de sangsues fut très avantageuse ; nous ne les avions pas fait mettre sur l'abdomen, mais à l'anus, parce qu'il est bien reconnu que les sangsues appliquées en ce point sont toutes-puissantes pour combattre la congestion intestinale, et subsidiairement l'engorgement du foie.

Tous ceux qui ont été à même de constater combien le flux hémorrhoïdaire soulage la congestion hépatique compliquée de dyspepsie, admettront sans peine avec moi l'efficacité des évacuations de ce genre, et chercheront à imiter artificiellement les procédés curateurs de la nature : de là, les sangsues à l'anus dans le cas de congestion des intestins, et d'engorgement du foie ou de la rate. Du reste, il n'est point nécessaire d'en appliquer un grand nombre : trois ou quatre, tous les deux jours, suffisent parfaitement, et cette pratique nous a toujours paru répondre d'une manière satisfaisante à toutes les indications. J'ordonnai en outre à ce garçon quelques grains de pilules bleues, tous

les jours, non pas dans l'intention de le soumettre à l'influence mercurielle, mais simplement pour amener l'accomplissement régulier des
fonctions intestinales ; et j'eus soin de supprimer ce médicament dès
que la douleur hépatique eut disparu ; car c'est un fait d'expérience
que le mercure est un très mauvais agent dans les cas de fièvre intermittente compliquée d'hypertrophie *indolore* du foie. Mais il ne suffit
pas pour une guérison parfaite d'avoir fait disparaître la congestion
active et la douleur, il ne suffit même pas que la fièvre ait cessé, car
vous avez à combattre l'augmentation du volume du foie; dans ce but
vous devez d'abord placer un ou deux sétons au niveau de l'organe,
pour recourir à l'administration de l'iode et des toniques. L'effet des
sétons contre les lésions de cette espèce est depuis longtemps connu,
et il n'est vraiment pas besoin de nous arrêter sur ce point. Je me
bornerai à vous citer un fait. Après avoir été prise plusieurs fois d'ictère, une dame avait conservé une hypertrophie chronique du foie.
Le lobe droit qui était principalement affecté descendait jusqu'à la
crête iliaque ; il était en outre excessivement dur. Cette lésion était
survenue après une abondante salivation mercurielle. Je fis mettre
deux sétons au niveau de la tumeur hépatique ; elle diminua rapidement, et au bout de quelque temps la guérison était complète.

Quant aux toniques, ils sont d'une utilité incontestable dans les cas
d'hypertrophie chronique du foie et de la rate. Nous nous servons
habituellement dans cet hôpital d'une poudre analogue à la célèbre
poudre splénique du Bengale ; c'est un mélange de toniques végétaux et
minéraux, auxquels on ajoute un purgatif végétal, l'aloès par exemple ;
cette combinaison nous a donné les plus heureux résultats. L'iode est
un adjuvant précieux, surtout lorsque le malade est affaibli et hors
d'état de supporter le mercure ; ce médicament agit en relevant les
forces, et en facilitant l'absorption des produits morbides, dont le
dépôt a causé l'hypertrophie (1).

Avant de terminer cette leçon, je désire consacrer quelques instants

---

(1) Je ne veux point m'arrêter ici sur les intumescences de la rate et du foie qui
accompagnent la fièvre intermittente et qui souvent même persistent après la disparition des accès ; je ne veux point non plus insister ni sur l'anémie, particulière à la
cachexie paludéenne (hypo-albuminie, hypo-globulie), ni sur les hydropisies qu'elle
détermine : tous ces faits sont aujourd'hui classiques, et l'on ne peut rien ajouter aux
travaux remarquables de MM. Audouard, Piorry, Nepple, Andral et Gavarret, Becquerel
et Rodier, etc. Mais parmi les affections secondaires qu'entraînent après elles les fièvres
intermittentes rebelles, il en est deux dont la connaissance est d'une date toute récente

à une question pleine d'intérêt, la susceptibilité de la race humaine pour les diverses maladies. Vous savez que certaines espèces morbides sont particulières aux climats chauds, et qu'elles deviennent presque fatalement mortelles chez les blancs qui s'exposent à leur influence. C'est ordinairement à l'impureté de l'air qu'on attribue ces maladies, surtout celles d'Afrique ; et cette même cause qui, dans les climats plus

et qui méritent de trouver place ici ; je veux parler de la mélanémie et de la leuco-cythémie.

I. Déjà Richard Bright, Annesley, Haspel et Stewardson avaient signalé la coloration noire que présentent la rate, le foie et le cerveau chez certains individus, qui ont eu pendant leur vie des fièvres intermittentes ou rémittentes ; Meckel avait montré plus tard que cette coloration tient à la présence de granulations pigmentaires dans le sang ; peu de temps après, Virchow avait constaté l'existence de ces granulations dans le sang et dans la rate tuméfiée d'un malade qui était mort hydropique après une fièvre périodique opiniâtre ; mais c'est Frerichs qui a fait l'étude la plus complète de cette singulière altération. La mélanémie est constituée par la présence dans le sang de corpuscules pigmentaires. Ces corpuscules affectent trois formes principales : ce sont des cellules, des amas ou des cylindres ; ils sont ordinairement noirs, plus rarement ils sont bruns ou d'une teinte ocreuse, plus rarement encore d'un jaune rougeâtre ; ces nuances représentent, dans leur gradation, les diverses phases des transformations de l'hématine. Le pigment pâle se décolore rapidement sous l'influence des acides et des alcalis caustiques ; le pigment foncé qui est plus ancien résiste plusieurs jours à leur action. D'après Frerichs, le pigment, dans la mélanémie, se trouve dans la rate, dans le sang de la veine porte, dans le foie, dans les veines sus-hépatiques, dans les reins, dans le cerveau, surtout dans la substance grise. Je dois dire que d'autres observateurs l'ont également rencontré dans les glandes lymphatiques, et l'année dernière le professeur Grohe en a publié une très belle observation.

Comme jusqu'ici, à l'exception d'un seul cas, on n'a jamais rencontré le pigment dans le foie, sans qu'il y en eût en même temps, et en quantité plus considérable, dans la rate, comme on peut suivre en quelque sorte par la pensée, la marche des granulations à travers la veine splénique, la veine porte, le foie, les veines sus-hépatiques, les poumons, les reins, le cerveau, etc., comme enfin on a observé des cas de mélanémie dans lesquels les corpuscules pigmentaires occupaient uniquement la rate et la veine porte, Frerichs en rapporte la formation à la glande splénique ; toutefois, en raison du fait exceptionnel que j'ai indiqué, il fait quelques réserves, et il admet que le pigment en petite quantité peut être également formé par le foie. Voici, du reste, le résumé de l'observation : Un malade mourut dans le marasme après avoir souffert d'une fièvre quarte rebelle et d'une albuminurie consécutive. La rate avait subi la transformation lardacée, et ne contenait pas de pigment ; le foie en renfermait une quantité considérable ; les corpuscules occupaient non-seulement les ramifications capillaires de la veine porte, mais aussi des branches assez volumineuses du même vaisseau ; les reins étaient également envahis par le pigment, mais il n'y en avait pas dans le cerveau. Le professeur Eisenmann qui a donné une analyse remarquable du travail de Frerichs, fait remarquer avec juste raison que ce fait ne suffit point pour admettre la formation du

froids, produit la fièvre intermittente, fait naître dans la zone torride une fièvre rémittente mortelle. Mais comment se fait-il que cette forme de fièvre appartienne exclusivement à l'Afrique dont elle ravage à la fois les côtes orientales et occidentales, et qu'elle soit inconnue sur les rivages de l'Amérique du Sud, qui présentent cependant les mêmes conditions physiques, à savoir de vastes marais remplis de matières

pigment dans le foie, puisque les granulations anomales occupaient des rameaux volumineux de la veine porte.

L'existence des corpuscules pigmentaires dans le sang ne suffit pas pour constituer un état morbide appréciable pendant la vie. Tant que ces produits circulent sans entrave dans les vaisseaux capillaires, aucun phénomène anormal ne vient éveiller l'attention de l'observateur ; mais lorsque ces granulations, arrêtées dans leur libre parcours se réunissent en agrégats plus ou moins considérables, on voit survenir des troubles sérieux dans la circulation, dans la nutrition et dans les fonctions des organes intéressés ; les modifications subies par le foie peuvent aller jusqu'à l'atrophie ; les lésions des reins portant sur les tubuli et sur les glomérules, peuvent devenir le point de départ d'une albuminurie persistante ; enfin l'accumulation des granules pigmentaires dans les petits vaisseaux de l'encéphale peut en amener la déchirure , de là des hémorrhagies et diverses manifestations cérébrales qui ont le plus souvent le caractère *torpide*.

En se basant sur cinquante et une observations qui lui sont personnelles, Frerichs reconnaît quatre formes à la mélanémie. Dans la première, les symptômes cérébraux sont prédominants. — Dans la seconde, les lésions du foie et les troubles digestifs constituent les principaux accidents. — Dans la troisième, c'est l'affection des reins qui domine toute la scène.— Dans la quatrième, il n'y a pas de désordres locaux bien évidents ; l'anémie et l'hydrémie consécutives aux lésions spléniques, sont alors les phénomènes les plus saillants. — La marche de cette affection est aiguë ou chronique ; on l'a vue durer plusieurs mois ; dans d'autres circonstances, elle est devenue mortelle en quelques jours. Sur les cinquante et un cas de Frerichs, trente et un se sont terminés par la mort ; dans tous les cas on observe une coloration spéciale de la peau ; c'est une teinte d'un brun grisâtre, tellement caractéristique, selon le professeur de Berlin, qu'elle fait immédiatement soupçonner l'existence de la mélanémie. Pour assurer le diagnostic, il faut extraire un peu de sang par une piqûre et constater, au moyen du microscope, les granulations pigmentaires.

Quant aux causes de la mélanémie (et ceci nous ramène directement à notre point de départ), il n'y en a qu'une réelle ; c'est la fièvre paludéenne intermittente et rémittente. Or, comme dans un grand nombre de fièvres maremmatiques l'affection pigmentaire manque complètement, Frerichs se pose, sans la résoudre, la question suivante : La mélanémie dépend-elle d'une activité plus grande du miasme paludéen, ou d'une modification de sa qualité?

Telle est la mélanémie (j'en ai emprunté l'histoire à l'ouvrage de Frerichs). On conçoit que pour une étude complète de cette affection, il faudrait examiner bien d'autres questions, dans le détail desquelles je ne puis entrer. Et d'abord, quel est le mode de formation de ces granulations pigmentaires? Faut-il y voir avec Meckel, une

végétales et animales en décomposition? D'un autre côté, d'après les
comptes rendus des dernières expéditions de Bornéo (je parle surtout
de celle du capitaine Keppel sur la *Didon*, et de celle de sir Edward
Belcher sur le *Samarang*), nous ne voyons point que les matelots aient
été atteints de cette fièvre terrible ; et cependant, campés sur·des terrains que la marée venait de recouvrir, ils étaient constamment exposés

augmentation pure et simple du pigment normal de la rate? Faut-il l'attribuer, avec
Virchow, à des modifications de la pulpe splénique et des globules sanguins ? Dirons-
nous, avec Heschl, qu'il s'agit d'une création nouvelle, ou avec Planer, que ce pigment
n'est que le reliquat d'extravasations sanguines multiples? Admettrons-nous enfin, avec
Frerichs, qu'à la suite de la stase du sang dans les cavités veineuses de la rate, l'épi-
thélium vasculaire s'imbibe de l'hématosine décomposée ? Toutes ces hypothèses et bien

aux émanations malsaines de marécages couverts de mangliers, et ils étaient sous la même latitude qu'au cap Corse.

Comparons maintenant, au point de vue de la salubrité, l'Afrique intertropicale avec les autres parties du même continent. Lorsque je m'occuperai de l'influence pernicieuse qu'ont pour nos marins les côtes occidentales, je trouverai dans l'histoire toute récente du steamer *l'Eclair*, une preuve du danger des émanations auxquelles on rapporte l'origine de la fièvre des côtes. J'ai à peine besoin d'ajouter que ces effets mortels se font principalement sentir sur les blancs qui habitent ces malheureuses contrées; jugez-en, du reste, par ces chiffres, que j'emprunte au rapport de Bathurst sur la mortalité de l'une de nos colonies : « En 1824 il y avait à Sierra-Leone 346 soldats européens ; 301 moururent pendant la saison des pluies ; en 1833, sur 1193, on en a vu périr 621 ; on envoya dans les îles de Los, au nord de l'établissement, 108 jeunes gens, 62 succombèrent. » Au surplus, l'influence de ce climat épouvantable atteint les animaux aussi bien que l'homme. Dans la relation des voyages qui ont été faits dans l'Afrique occidentale en 1845 et en 1846, John Duncan nous apprend qu'au cap Corse, l'agriculture a fait très peu de progrès, et qu'il faut attribuer ce ré-

---

indépendante, la leucocytose pathologique est tout aussi douteuse à mes yeux que l'affection pigmentaire, et je ne pourrais que me répéter. Enfin la question du processus générateur des globules blancs se rattache à la physiologie de la rate et des glandes lymphatiques, et non point à l'histoire des fièvres paludéennes.

Bright, *Reports of medical cases selected*, etc., pl. 17-19. London, 1831.

Annesley, *Researches into the causes, nature and treatment of the more prevalent diseases of India*, etc. London, 1828.

Haspel, *Maladies de l'Algérie*.

Stewardson, *On remittent fever*, etc. (*American Journal*, 1841-1842).

Meckel, in *Der Zeitschrift für Psychiatrie* von Damerow, 1847, und *Deutsche Klinik*; 1850. (Citation empruntée à Frerichs.)

Frerichs, *Klinik der Leberkrankheiten* ; mit einem Atlas von 12 col. Stahlstich-Tafeln, etc. Braunschweig, 1861.

Virchow, *Archiv für pathol. Anatomie*, 1849 et 1853. (Citation empruntée à Frerichs.)

Eisenmann, *Malaria-Krankheiten* (*Canstatt's Jahresbericht*, etc.Würzburg, 1860).

Grohe, *Zur Geschichte der Melanämie*, etc. (*Virchow's Arch.*, XX, 1860).

Heschl, *Zeitschrift der Gesells. der Aerzte zu Wien*, 1850.

Planer, *eodem loco*, 1854. (Deux citations empruntées à Grohe.)

Comparez :

Duchek, *Wechselfieber* (*Spital's Zeitung*, 1859).

Billroth, *Zur normalen und pathologischen Anatomie der menschlichen Milz* (*Virchow's Archiv*, XX, 1861).   (Note du TRAD.)

sultat à l'absence de chevaux : *ces animaux ne peuvent vivre au delà de quelques semaines*, et pourtant la race en elle-même, quoique petite, est extrêmement belle, et elle n'est sujette à aucune maladie.

Il n'existe probablement pas, dans le monde entier, de pays plus salubre que l'Afrique méridionale. Tous les historiens de la dernière guerre de Cafrerie s'accordent à dire que l'état sanitaire de nos troupes était excellent, malgré les manœuvres et les travaux pénibles auxquels elles étaient soumises. Dans un intéressant mémoire publié par le colonel Napier, sous le titre de : *Quelques mois dans l'Afrique méridionale*, je trouve quelques détails surprenants : « Les transitions subites du chaud au froid, et *vice versa*, constituent l'un des caractères de ce climat variable, et néanmoins extrêmement salubre, dans lequel, chose étrange à dire, on peut avec la même impunité dormir sous un buisson en recevant la rosée et la pluie, ou s'exposer pendant toute la durée du jour aux rayons brûlants d'un soleil au zénith. A l'époque où j'étais dans ce pays, je voyais succéder à des journées étouffantes des nuits réellement froides, et nos hommes n'en étaient point incommodés. »

Laissons les côtes occidentales de l'Afrique, et voyons quelles sont les conditions sanitaires de l'île de l'Ascension. A l'époque où cette île fut visitée par Alexander, ainsi qu'il nous le rapporte dans son *Afrique occidentale*, tous les habitants européens et africains étaient en parfaite santé ; et même les Européens paraissaient forts et robustes, fait bien rare au-dessous de 7 degrés de latitude. Il y avait là 60 Européens et 40 Africains ; toute l'année et sans en être éprouvés le moins du monde, ils labouraient en plein soleil, pendant sept à huit heures de temps ; ils se reposaient au milieu du jour.

Pour compléter ce parallèle, il faut que je vous lise quelques observations de M. Bynoe sur le climat du nord de l'Australie; ces observations sont contenues dans le second volume de l'*Histoire de la découverte de l'Australie*, par J. L. Stokes : « D'après les renseignements fournis par les journaux de médecine et par une table de météorologie que j'ai dressée (pendant soixante années) pour les côtes de l'Australie, et pendant les saisons les plus diverses, ce continent n'a pas de maladies qui lui soient propres, et tout me porte à croire que cette contrée est d'une salubrité remarquable. Sur les côtes du nord et du nord-ouest, le rivage formé par un sol boueux est couvert de mangliers ; il existe des polypiers en décomposition, en outre la température est très-élevée, et néanmoins on ne voit naître ni fièvres ni dysenterie. Nos marins, constamment exposés dans leurs bateaux à toutes les vicissitudes atmosphériques, ont dormi pendant plusieurs mois sous des berceaux de mangliers ; ils étaient tourmentés pendant les heures du repos par des nuées de moustiques, et cependant ils ont conservé leur bonne santé. En un seul point de la côte du nord, le climat parut être nuisible (si toutefois cette expression peut être employée ici) ; c'était sur les rives de la Victoria : la chaleur pendant une saison fut si considérable, que deux hommes d'équipage furent atteints d'un *coup de soleil*. Durant notre station en Australie nous n'avons perdu que deux soldats ; l'un est mort de vieillesse, l'autre a été emporté par une dysenterie contractée à Cœpang.

Mais revenons à l'Afrique. Comment nous rendre compte des conditions climatériques toutes particulières des contrées intertropicales? Je ne sais ; ces conditions existent, voilà le fait certain. A quoi sont-elles dues? Là est le problème ; il n'a pas, que je sache, été résolu. Il y a là sans doute quelque influence chimique ou physique ; mais elle nous est parfaitement inconnue. Existe-t-il du moins quelque moyen de diminuer les ravages de cette fièvre d'Afrique qui tue presque toujours impitoyablement? Il n'y a, ce me semble, qu'une méthode à suivre pour atteindre ce résultat : il faut rechercher et étudier avec soin quels sont les effets de ce climat sur l'espèce humaine.

L'homme est le seul être animé qui, tout en conservant son identité spécifique, soit capable d'habiter sous toutes les latitudes et de se reproduire dans tous les climats ; cette faculté, il la doit à la souplesse de sa constitution physique, il la doit aussi aux ressources nombreuses que lui donnent la raison et l'expérience. Mais jusqu'ici il a paru se soucier assez peu de ce don précieux de la nature : tandis que l'histoire consignant dans ses pages les terribles effets de la guerre, nous montre des peuplades décimées ou détruites, nous cherchons en vain ce qu'on a fait pour sauvegarder ou pour accroître les variétés de l'espèce humaine ; et cependant, si nous prenions la peine d'étudier leurs conditions physiques et intellectuelles, nous arriverions sans aucun doute à déterminer la portion du globe terrestre que chacune d'elles doit habiter, et à connaître plus complétement les devoirs que nous avons à remplir pour étendre l'empire de la civilisation. Que désormais donc les arbitres des peuples arrêtent l'œuvre de destruction ; que nous ne soyons plus exposés à être témoins de catastrophes aussi effroyables que l'anéantissement des malheureux aborigènes de la terre de Van-

Diémen, et qu'à la voix de la raison (je n'oserais invoqner ici le saint nom de la religion), on laisse inachevé le monument funéraire auquel on travaille depuis le commencement des siècles; et pourtant il faut encore y réserver une place pour une des plus nobles branches de la famille humaine, pour l'Inde de l'Amérique du Nord : car elle est aujourd'hui sans vie.

On sait depuis longtemps que les nègres peuvent affronter impunément les exhalaisons délétères qui tuent les Européens. Cette assertion a reçu récemment une éclatante confirmation. Dans l'expédition du Niger, accomplie en 1841 et en 1842 par les ordres du gouvernement, la mortalité causée par la fièvre devint si considérable, qu'il fut impossible d'arriver au but, et l'un des navires fut sauvé par les efforts du chirurgien qui fit fonction de mécanicien; presque tous les blancs qui composaient l'équipage avaient péri (1). Trois bâtiments avaient été frétés pour cette désastreuse campagne; le nombre total de leurs hommes montait à 145 blancs et 158 nègres : parmi les premiers, 130 furent pris de fièvre sur le Niger, et 40 succombèrent; quant aux noirs, 11 senlement ressentirent les atteintes de la maladie; de plus, elle fut chez eux beaucoup moins sévère, et aucun ne fut frappé à mort. Sur ces 158 nègres, 133 appartenaient à la côte d'Afrique. Ils étaient Africains de naissance; c'étaient surtout des Kroomen, tribu de marins qui, vu leur intelligence, leurs aptitudes nautiques et leur fidélité, pourraient devenir très-utiles entre les mains de quelque nation civilisée. La plupart de ces hommes n'avaient jamais navigué sur les eaux du Niger, et cependant aucun d'eux ne fut malade. Les 25 autres noirs étaient venus d'Angleterre ; ils étaient originaires, les uns des Indes occidentales, les autres des États-Unis d'Amérique ; il y en avait un ou deux de la Nouvelle-Écosse : c'est à ce groupe qu'appartenaient les 11 hommes qui prirent la fièvre. Aucun d'eux ne mourut, quoiqu'ils eussent tous passé quelque temps en Angleterre, et qu'ils eussent par conséquent quitté depuis plusieurs années les contrées tropicales.

D'après l'observation du docteur M'William, ce fait prouve que « l'immunité dont jouissent les races noires contre la fièvre des pays chauds est détruite en partie par une résidence momentanée sous

(1) La fièvre qui décima le corps expéditionnaire du Niger paraît avoir été une fievre rémittente. Voyez : William, *Medical History of the expedition to the Niger during the years* 1841-1842, etc. London, 1843. Pritchett, *Some Account of the African remittent fever, which occurred on board Her M. steamship Wilberforce, in the river Niger*, etc. London, 1843. (Note du TRAD.)

d'autres latitudes ». Ce n'est pas le seul enseignement que cette histoire apporte avec elle : sur 25 noirs qui s'étaient embarqués en Angleterre, 10 étaient des Indes occidentales, et n'étaient jamais venus sur les bords du Niger ; néanmoins ils échappèrent en partie, et ceux qui furent touchés eurent une fièvre très-bénigne ; deux de ces 25 nègres étaient nés dans des pays froids. Il paraît donc que les hommes de la race noire ont une constitution physique qui les rend capables de résister mieux que les blancs à la fièvre délétère des contrées tropicales.

Cette vérité a été démontrée d'une manière bien plus frappante encore par les ravages que la fièvre a commis à bord du steamer *l'Éclair*, lorsqu'il stationnait en 1845 sur la côte d'Afrique. Je n'ai pas besoin de m'arrêter sur des événements qui sont si bien connus de tous ; il me suffit, pour remplir mon but, de vous rappeler que sur les 40 Kroomen qui étaient à bord, pas un ne fut pris de cette fièvre qui tuait presque tous les Européens : le fait est consigné dans les documents officiels. A l'arrivée du navire en Angleterre, 5 de ces nègres eurent une fièvre légère ; mais sir William Burnett l'a attribuée à leur transbordement ; on les avait fait passer sur le *Worcester*, bâtiment *beaucoup plus froid* que l'autre.

Le major Forbes nous a donné le compte rendu de onze années de séjour à Ceylan ; entre plusieurs détails intéressants, je vous citerai le suivant. A l'époque où les Anglais travaillaient à établir les routes splendides qui traversent aujourd'hui cette île, ils rencontrèrent quelques localités si insalubres, que les naturels eux-mêmes tombaient victimes de la fièvre ; il eût fallu renoncer à l'entreprise, si l'on n'eût pas remarqué que nos soldats cafres, qui travaillaient comme pionniers, restaient relativement indemnes : grâce à eux, on put achever l'œuvre, même dans les lieux où la chaleur et l'humidité, agissant sur d'immenses dépôts végétaux, produisaient des émanations mortelles pour les autres races d'hommes.

Dans une lecture que j'ai faite en 1844, devant le Collège des médecins, j'ai abordé l'histoire détaillée des différentes races de l'espèce humaine, au point de vue de leur diffusion sur la surface du globe ; je vous renvoie à ce mémoire qui a été publié dans le *Dublin literary Journal* du 1er avril 1844. Quant à la fièvre intermittente, je crois que les observations qui précèdent sont d'un grand intérêt, parce qu'elles en établissent l'origine miasmatique. — Mais je ne puis terminer cette leçon sans vous exprimer encore une fois cette conviction profonde à laquelle je suis arrivé après de longues méditations : les différentes races de l'espèce humaine ont été créées par l'Être tout-puissant pour s'adapter aux différentes régions de notre globe ; et je ne sache pas d'étude à la fois plus intéressante et plus noble que celle des conditions physiques par le moyen desquelles chacune des variétés de notre

e t appropriée à un climat particulier

VINGT-SIXIÈME LEÇON.

DE LA LOI QUI PRÉSIDE AUX RECHUTES DE LA FIÈVRE INTERMITTENTE.

La fièvre intermittente. — La loi qui régit les accès est applicable aux intervalles qui séparent les rechutes. — Observation à l'appui.

Les fièvres périodiques opiniâtres, même lorsqu'elles sont accompagnées de diverses complications, peuvent être guéries par le sulfate de quinine seul. — Méthode d'administration. — Tableaux.

MESSIEURS,

Je veux aujourd'hui m'entretenir avec vous d'une question fort intéressante, dont je me suis très-sérieusement occupé depuis quelque temps ; cette question, la voici : Existe-t-il quelque loi qui préside aux rechutes de la fièvre intermittente ?

Ayant eu occasion d'observer une fièvre quarte qui a duré vingt-sept mois, j'ai pris soin de noter avec exactitude toutes les particularités de sa marche, et je les ai réunies en tableau, de façon à pouvoir embrasser dans une vue d'ensemble le nombre et la date des accès. Quelque temps après, j'ai découvert que l'examen de cette table conduisait à des résultats très-importants, et que j'étais autorisé à poser cette conclusion : la loi de périodicité des fièvres intermittentes ne domine pas seulement l'enchaînement et le mode de succession des paroxysmes, mais elle régit aussi les intervalles apyrétiques ; en d'autres termes, la même loi qui préside aux manifestations paroxystiques de la maladie tient sous sa dépendance les périodes pendant lesquelles il n'y a pas d'accès ; bien que latente alors, son influence n'en est pas moins réelle ; seulement il se passe ici ce qui a lieu dans une horloge dont la sonnerie a été enlevée : la fin de chaque heure n'est plus annoncée par le signal ordinaire.

Cette loi, mise aujourd'hui pour la première fois en lumière, montre une fois de plus avec quelle ténacité l'élément périodique persiste dans les maladies, lorsqu'il en a primitivement influencé les manifestations ; du reste, la même démonstration nous est fournie par une fonction physiologique, par la menstruation : après un arrêt de plusieurs mois, elle raparaît quelquefois le même jour où elle se fût montrée, si elle n'avait pas été suspendue.

L'observation que je vais vous rapporter est également instructive au point de vue pratique, car elle montre qu'une fièvre périodique invétérée, accompagnée de nombreuses complications, peut être parfaitement guérie par le sulfate de quinine seul ; elle prouve en outre que, dans ces circonstances, nous pouvons administrer, non-seulement sans danger, mais avec des avantages réels, de très-hautes doses de ce médicament tout-puissant.

Un garçon de onze ans, d'une bonne constitution, avait passé le printemps et l'été de 1842 dans un pensionnat du comté de Kent, et il avait joui pendant tout ce temps d'une santé parfaite. A l'automne, on eut l'imprudence de lui permettre de se baigner tous les jours dans une mare, et souvent il restait plus d'une heure dans l'eau. Au mois de novembre il avait été pris de symptômes fébriles, et il avait dû rester pendant quelque temps dans l'infirmerie de l'établissement ; là, on avait attribué ces accès de fièvre au refroidissement et à des troubles digestifs, et en conséquence on avait ordonné le repos au lit, la diète, les mercuriaux et les purgatifs salins Malgré ce traitement, la fièvre revenait fréquemment, et le médecin n'en soupçonnait même pas la nature. Cet enfant arriva à Dublin le soir du 16 décembre 1842, et du premier moment que je le vis, je m'arrêtai, d'après son apparence extérieure, à l'idée d'une fièvre intermittente. Il toussait un peu, mais du reste il se trouvait assez bien, malgré la fatigue du voyage ; il dormit très-bien pendant la nuit. Le 17 décembre, il déjeuna et il dîna avec un bon appétit, mais après le dîner il fut pris de son accès. Néanmoins il passa une bonne nuit, et ne se réveilla que le lendemain matin à huit heures. Il eut de la fièvre et de la chaleur à la peau pendant toute la journée, jusqu'au soir vers huit heures; le paroxysme avait duré vingt-quatre heures. Je lui avais fait donner à quatre heures de l'après-midi 5 grains (0^{gr},30) de sulfate de quinine.—19 décembre, la nuit a été bonne; il n'y a pas de fièvre. On continue le sulfate de quinine à la même dose. — 20 décembre, pas de fièvre ; la toux est beaucoup moins fréquente : troisième dose de quinine. — 21 décembre, l'enfant a bien dormi ; à son réveil il n'avait pas de fièvre, mais il en a été pris à onze heures du matin; l'accès a duré huit heures. Même dose de sulfate de quinine. — 22 décembre, je fais donner 7 grains et demi (0^{gr},45) de sel quinique pendant quelques jours. La fièvre n'a reparu que le 8 janvier; il y a eu ce

J'ai fait alors pour la première fois cette remarque, que le paroxysme survenait précisément le même jour que si la fièvre n'avait pas été suspendue depuis le 21 décembre ; dans ce cas, en effet, les jours d'accès eussent été le 24, le 27, le 30 décembre, le 2, le 5 et le 8 janvier. Ce qui revient à dire que la maladie, pendant qu'elle ne se révélait par aucune manifestation appréciable, avait obéi à la même loi de périodicité que lorsqu'elle produisait des accès. Le 8 janvier, je revins au sulfate de quinine, et j'en fis donner pendant quatre jours 7 grains et demi par jour. Les accès disparurent de nouveau pendant un certain temps, mais il y en eut un le 21 janvier ; remarquez qu'il eût dû survenir le 20, si la périodicité était restée la même pendant la période latente. Il y eut de nouveaux paroxysmes le 21, le 24, et le 27 janvier ; à ce moment, sous l'influence du sulfate de quinine, ils cessèrent jusqu'au 10 mars. Or, si vous consultez la table (1), vous verez que c'est précisément ce jour-là que la fièvre devait revenir, si elle avait conservé depuis le 27 janvier le type quarte. Le 13 et le 16 mars, nouveaux accès que le traitement fait disparaître jusqu'au 30 avril, jour parfaitement exact, si l'on admet que le type quarte a persisté depuis le 16 mars précédent. Les paroxysmes fébriles revinrent le 3 et le 6 mai ; domptés encore une fois par le sulfate de quinine, ils cédèrent jusqu'au 30 mai, jour qui était encore exact. Mais nous reviendrons sur ce point. L'accès du 21 janvier avait été léger, tandis que celui du 24, commençant à trois heures de l'après-midi, s'était montré très-sévère ; la céphalalgie avait été considérable, la fièvre avait persisté plus ou moins forte jusqu'au 25, et l'enfant n'avait repris de l'appétit que le 26. Le 27, vers trois heures de l'après-midi, il y avait eu un accès beaucoup moins violent ; la douleur de tête avait été fort peu marquée ; la chaleur à la peau, l'agitation avaient été moins considérables, et les nausées beaucoup moins fréquentes. Le malade avait passé une bonne nuit, et le lendemain 28, il se portait très-bien à l'heure du déjeuner.

Du 18 décembre au 2 janvier, cet enfant prit 75 grains de sulfate de quinine (4gr,50) ; du 8 au 12 janvier, il en prit 30 grains (1gr,80), et du 21 au 30, 60 grains (3gr,60), total : 165 grains (9gr,90). Le 30 janvier, la fièvre n'avait pas reparu, et ce jour-là notre petit malade semblait aller très bien. Je suspendis l'usage du médicament, et la maladie ne donna pas le moindre signe d'existence jusqu'au vendredi 10 mars. Survint alors un accès ; mais il fut si léger, que j'hésitai à y voir une rechute, et que je ne crus pas devoir revenir au sulfate de quinine. Le

13 mars, un paroxysme épouvantable venait lever tous mes doutes. Il est bon de vous dire que l'enfant n'éprouvait avant l'accès aucune sensation nomale, et qu'il ne présentait aucun signe précurseur ; le 10 mars il avait encore, au moment de l'invasion, un teint parfaitement naturel.

Or, ce n'est pas ce qui a lieu d'ordinaire, et même dans le cas actuel, il n'en a pas toujours été ainsi : lorsque la maladie fut plus profondément enracinée, le retour de l'accès était invariablement annoncé plusieurs jours à l'avance par l'altération des traits et la pâleur de la face. L'instantanéité, la soudaineté du début, n'étaient pas moins remarquables ; j'ai vu ce malade être subitement atteint au milieu d'un repas auquel il faisait grand honneur : il perdait tout à coup l'appétit, et se mettait à trembler sous l'influence du frisson. J'ai remarqué tout particulièrement que pendant les vingt-quatre heures qui précédèrent la rechute du 10 mars, il n'eut dans sa santé aucun dérangement appréciable ; le sommeil avait été bon, l'urine et les selles étaient normales, la langue était naturelle, toutes les fonctions enfin étaient accomplies avec régularité. Mais plus tard, cette immunité avant l'accès n'a pas été aussi complète ; l'enfant se trouvait mal à son aise un jour ou deux avant l'apparition des accidents fébriles.

Ces faits nous montrent que la fièvre intermittente est d'abord entièrement périodique, et que la santé n'en est point troublée pendant les intervalles apyrétiques ; mais lorsque la maladie est plus invétérée, elle fait sentir son influence même pendant les jours intercalaires. Le 14 mars, notre malade fut remis au sulfate de quinine à la dose de 10 grains (0^{gr},60) par jour. L'accès du 13 avait été très-violent, celui du 15 le fut beaucoup moins, puis la fièvre disparut encore une fois jusqu'au 30 avril. Du 14 au 17 mars, l'enfant prit tous les jours 10 grains de sel quinique, et il continua le médicament à doses progressivement décroissantes, jusqu'à ce qu'il en eût pris en tout, pendant ce mois-là, 90 grains (5^{gr},40). Le paroxysme du 30 avril, quoique léger, fut très-nettement appréciable ; celui du 3 mai apparut subitement et fut accompagné dès le début de délire et d'hallucinations, qui nous causèrent de vives alarmes pendant deux heures ; ces désordres cessèrent avec le stade de chaleur. Cet accès ne fut complétement terminé qu'au bout de seize heures, et il me jeta dans une telle perplexité que je résolus, contrairement à ma première intention, de donner immédiatement le sulfate de quinine, dans le but de prévenir une autre attaque, ou tout au moins d'en atténuer la violence ; je craignais en effet que la maladie, abandonnée à elle-même, ne revêtît sa forme la plus dangereuse, et ne se transformât en fièvre apoplectique ou *intermittente pernicieuse*. En conséquence, je fis prendre le 4, le 5 et le 6 mai, 40 grains (2^{gr},40) de sulfate de quinine ; il n'y eut pas moins un accès le 6 mai, mais il fut très-atténué et ne présenta pas de phénomènes cérébraux. Le lendemain. d'après l'avis du docteur Stokes, le malade fut transporté dans un cottage très-favorablement situé au-dessus du niveau de la mer, sur les hautes falaises du versant méridional de la colline de Howth ; et le 9 mai, il prit à deux heures de l'après-midi une potion contenant dix gouttes de laudanum et vingt gouttes d'éther sulfurique. Il passait presque tout son temps en plein air, et bientôt il pré-enta un aspect beaucoup plus satisfaisant. Il n'avait plus de fièvre, il était gai, fort et actif ; il avait un excellent appétit, et le 23 mai il revenait à Dublin, après avoir passé dix-sept jours sans accès.

Le 24 mai, à quatre heures de l'après-midi, l'enfant eut un léger paroxysme, et le 27 il en eut un autre à la même heure ; malgré cela il dormit bien pendant toute la nuit, et quoiqu'il eût très-peu d'appétit le lendemain matin, il était assez bien portant. Nous attribuâmes, mais sans doute à tort, le peu d'intensité de cet accès à une potion que nous avions fait prendre à une heure, puis à trois heures de l'après-midi ; cette potion contenait du camphre, de l'esprit de nitre dulcifié (1) et 7 gouttes de laudanum ; après la seconde dose, nous avions donné une tasse de café chaud. Le 25 mai, l'enfant retourna à Howth ; le 30, il prit comme la première fois une mixture opiacée, on le fit mettre au lit à trois heures, et au moyen de thé bouillant on tenta de prévenir l'accès.

Malgré toutes ces mesures, la fièvre revint le 30 à son heure ; elle fut de courte durée, mais assez violente, car elle fut accompagnée d'hallucinations, au début. M. Stokes et moi nous résolûmes alors de cesser toute médication et de voir ce que produiraient l'air pur de Howth, une température douce et les jeux de la campagne. L'événement ne répondit pas à notre attente ; les accès fébriles revinrent le 2, le 5, le 8, le 11 et le 16 juin avec une exactitude parfaite, à trois heures de l'après-midi. Ils étaient quelquefois si légers, que l'enfant n'interrompait sa récréation que pendant une heure ou deux ; mais d'autres fois ils étaient très-sévères, et quoique leur durée ne dépassât jamais six ou huit heures,

(1) Cette préparation est également connue sous le nom d'acide nitrique alcoolisé.
℞ Alcool rectifié à 36° . . . . 360 grammes.
Acide nitrique à 34". . . . . 120 —
Mêlez avec précaution. (Note du TRAD.)

ils étaient compliqués de céphalalgie, de nausées, de vomissements et de diarrhée ; ces évacuations paraissaient soulager la douleur de tête. Après huit accès consécutifs, voyant la maladie ne présenter aucune tendance à une terminaison spontanée, nous nous sommes retournés encore une fois vers le sulfate de quinine : le 15 juin, nous en avons donné 10 grains, et le 16, 15 (0^{gr},60 — 0^{gr},90) ; le 17 juin, nous en avons fait prendre 10 grains avant dix heures du matin, dans le but de prévenir l'accès ; le 18, l'enfant en prit 10 grains ; le 19, 15, et le 20, 10 : de sorte que durant ces six jours il en avait absorbé 70 grains (4^{gr},20). Ce traitement a eu pour résultat d'atténuer le paroxysme du 17 et d'empêcher celui du 20. Nous étions restés du 6 mai au 15 juin sans donner le sulfate de quinine, et il est à remarquer qu'à la suite de cette série non interrompue de neuf accès, les 70 grains de quinine nécessaires pour couper court aux paroxysmes n'ont fait disparaître la fièvre que pour onze jours ; la dernière dose du médicament avait été prise le 20 juin, et le 2 juillet il y avait une légère apparence d'accès : le stade de froid, de très-courte durée, fut représenté par de la pâleur, de la douleur de tête et un peu de collapsus, après quoi survint une période de chaleur à peine marquée. Nous avions déjà constaté qu'après deux paroxysmes, 40 grains de sulfate de quinine suffisaient pour amener une apyrexie de dix-sept jours. Les avantages de l'administration immédiate du médicament étaient tellement évidents, que le soir même du 2 juillet je faisais prendre à l'enfant 5 grains de quinine (0^{gr},30), et j'en continuais l'usage le lendemain, de sorte qu'au 5 juillet il en avait eu 25 grains (1^{gr},50). J'ai pu juger alors combien il était utile d'attaquer promptement la maladie, car, grâce à ces 25 grains de sulfate de quinine, quinze jours s'écoulèrent pendant lesquels le malade n'eut ni accès ni remède.

Le 20 juillet, l'enfant était allé par eau à Kingstown ; le soir, il rentra tout frissonnant : il attribuait cette indisposition à la brise. Et comme il avait été parfaitement remis par le thé et qu'il avait très-bien dormi pendant la nuit, nous nous flattions qu'il s'agissait ici d'un simple frisson passager, et non pas d'un accès écourté. Mais, le 23, il n'y avait

55 grains (3^{gr},30) de sel quinique, et il avait dû au médicament une intermission de onze jours. Comparé avec le précédent, ce résultat est fort intéressant : il démontre que 25 grains du médicament administrés immédiatement après le premier accès produisent une apyrexie plus durable que 55 grains donnés après le second accès seulement. Dès lors je fus bien décidé à mettre à profit cette expérience et à faire prendre le remède aussitôt que la fièvre reparaîtrait. Le 10 août, il y eut un accès bien marqué à cinq heures et demie du soir, mais à neuf heures il était déjà terminé; l'enfant fut sans fièvre pendant toute la nuit et il dormit très-paisiblement.

Chez le malade dont je vous rapporte l'histoire, le premier accès de certaines séries avait été de longue durée et avait occupé deux jours consécutifs, de sorte qu'il était difficile d'en déterminer la date exacte. Ainsi, en 1842, la fièvre avait débuté le 17 décembre dans l'après-midi, et avait duré vingt-quatre heures, c'est-à-dire jusqu'au 18, à sept heures du soir. Si nous prenons pour point de départ le début de l'accès, le paroxysme suivant aurait dû tomber le 20, tandis qu'il n'est venu que le 21; ici donc il fallait compter à partir de la fin de l'accès. Le contraire arriva le 9 mars 1844 : après une intermission de près de cinq mois, survint un accès de dix-huit heures qui ne se termina que le 10. Les deux accès suivants manquèrent ; mais il y en eut un le 18, de sorte que cette fois-ci il fallait supputer les jours à partir de l'invasion du paroxysme. Ces deux faits, évidemment contradictoires, et quelques autres particularités de cette observation prouvent qu'il n'est pas toujours facile de déterminer avec précision la date des accès lorsque la fièvre reparaît après une longue intermission.

Le 10 août, notre jeune garçon prit 5 grains (0^{gr},30) de sulfate de quinine, 10 le 14, 10 le 12, et 5 le 13; l'accès manqua ce jour-là. On se rappela alors que le 8 et le 9 août l'enfant avait présenté quelques phénomènes précurseurs de la fièvre; le matin de ces deux jours il avait éprouvé des vertiges après son déjeuner, notamment en allant à lase lle. Le 11, les étourdissements étaient encore très-marqués ; mais le 12 ils avaient presque cessé. Malgré cet accident, on continua le sulfate de quinine, et le vertige disparut avec la pâleur et les nausées qui l'avaient accompagné. Il était certain, d'après cela, que dorénavant le vertige du matin nous avertirait un ou deux jours à l'avance de la venue de l'accès; aussi avons-nous pris alors la résolution d'administrer le sel de quinine dès le moment où le malade accuserait du vertige : il en eut un très-marqué le 21 août après déjeuner, en allant à la selle; ce jour même il prit 5 grains à midi, et 5 le lendemain 22 avant déjeuner. Le vertige fut beaucoup moins fort. Le 23, il prit encore 5 grains de quinine le matin à jeun, et il n'eut pas d'étourdissement après son déjeuner; le 24, je lui donnai encore la même quantité, et comme il paraissait alors parfaitement bien, le médicament fut suspendu; il fallut y revenir le 30 août à cause d'un léger vertige, et j'en donnai 5 grains tous les jours jusqu'au 8 septembre. L'enfant était alors complétement débarrassé de sa fièvre.

A ce moment je n'avais pas encore découvert la loi qui régit les retours des accès intermittents. L'examen de mon tableau montrait clairement que le vertige du 21 août avait été le précurseur de l'accès qui eût eu lieu le 22, si l'on n'avait pas employé le sulfate de quinine, et que l'étourdissement du 31 représentait en raccourci le paroxysme de ce jour, lequel se serait montré dans tout son développement le 3 septembre, sans l'influence de la médication. La connaissance de cette loi est de la plus haute importance, puisqu'elle nous permet de nous mettre en garde contre le retour de la maladie : lorsque les accès ont disparu depuis plusieurs semaines, nous pouvons encore indiquer au malade quels sont les jours où ils sont sujets à revenir, de sorte qu'il peut, ces jours-là, prendre ses précautions contre les causes occasionnelles des paroxysmes, telles que le froid, la fatigue, etc. (1). Il peut, en outre, pressentir à quelle distance il se trouve du prochain accès, d'après l'état de sa santé pendant les jours périodiques. Tant que ces jours-là sont aussi bons que les jours intercalaires, la rechute est encore éloignée.

Mais revenons à notre petit malade. A l'époque à laquelle nous sommes arrivés, la fièvre paraissait beaucoup moins violente qu'auparavant; pendant les deux derniers mois, les accès avaient été relativement légers et de courte durée; de plus, le traitement avait beaucoup plus de prise sur eux. Le 8 septembre, l'enfant fut envoyé en Angleterre. Comme mesure de précaution, je lui ordonnai de conti-

(1) Celse avait dit en parlant du traitement de la fièvre quarte : « *Si febris quievit diu meminisse ejus diei conveniet; eoque vitare frigus, calorem, cruditatem, lassitudinem. Facile enim revertitur, nisi a sano quoque aliquandiu timetur.* » (*De medic.*, lib. III, cap. xvi.) — Van Swieten a insisté sur la nécessité de distinguer avec soin la *cause prédisposante* de la fièvre intermittente, et la *cause occasionnelle* des paroxysmes (*loc. cit.*, II, p. 483). Je crois que cette distinction est surtout importante dans les cas semblables à celui dont parle Graves, c'est-à-dire dans ces fièvres intermittentes de longue durée, dont les accès manquent pendant un temps plus ou moins long. Alors, en effet, les causes occasionnelles ont une influence toute-puissante sur le retour des paroxysmes.   (Note du Trad.)

nuer l'usage du sulfate de quinine de la manière suivante : **prendre** 5 grains quotidiennement pendant quatre jours de suite, **cesser le** médicament pendant les six jours 'suivants, puis recommencer de **la** même façon ; total, 20 grains (1ᵉʳ,20) tous les dix jours. Cette méthode de traitement a produit d'abord les meilleurs résultats. Pendant plus de deux mois le malade n'a pas eu un seul accès ; il a pris de l'embonpoint et s'est parfaitement développé au physique et au moral. Mais juste au moment où nous croyions toucher au but, et voir se réaliser nos plus chères espérances, la fièvre est revenue, le 15 octobre au soir, après une intermission complète de soixante-quatre jours à partir du 10 août. Si vous consultez la table, vous verrez que le 15 octobre était un jour d'accès, ou pour mieux dire un jour périodique, de sorte que la maladie, cachée pendant plus de neuf semaines dans les profondeurs de l'organisme, avait continué à obéir silencieusement à la loi de sa périodicité, et reparaissait avec une étonnante régularité à son jour paroxystique. L'accès du 15 octobre fut léger et il revint le soir ; il y en eut deux autres le 18 et le 21, qui furent assez marqués, et qui eurent lieu d'assez bonne heure dans la journée; le 24, le paroxysme fut retardé jusqu'à sept heures du soir, mais ce ne fut à vrai dire qu'un semblant de fièvre. Entre le 16 et le 28 octobre, l'enfant prit 50 grains (3 grammes) de quinine.

Les avantages du mode de traitement que j'ai exposé tout à l'heure (quinine pendant quatre jours, six jours de repos, et ainsi de suite) avaient été si évidents, qu'on revint à cette médication, et qu'on la continua pendant près de cinq mois; pendant ce temps notre garçon jouit d'une santé parfaite, et n'éprouva pas le moindre symptôme de fièvre; il prit ainsi plus de deux cents grains de sel de quinine (12 grammes). Néanmoins son impitoyable ennemi l'attaqua de nouveau le 9 mars. L'accès fut très-violent et se prolongea jusqu'au 10. C'était ce jour-là, 10 mars, qu'il eût dû revenir, d'après la période ordinaire. Ce fait toutefois ne saurait être considéré comme une exception à la loi générale que j'ai établie; car lorsque la fièvre reparaît après une longue intermission, et que l'accès occupe la fin du jour et le commencement du jour suivant, l'observation ultérieure peut seule nous faire connaître lequel de ces deux jours doit servir de base à notre supputation. Admettons cependant que ce soit là une exception, que l'évolution de notre maladie ait été troublée, et recommençons un nouveau compte à partir du 9 mars. Ce procédé de calcul se trouve être le véritable; car deux accès manquèrent, mais il y en eut un le

18 mars, et un autre le 11 avril, après un intervalle de vingt-trois jours. Il y eut un nouveau paroxysme le 14 avril, un autre le 17, puis un autre le 20; alors la fièvre disparut jusqu'au 2 juillet. D'après la nouvelle supputation que nous avions adoptée, l'accès eût dû avoir lieu le 1er juillet. Dans cet intervalle de soixante-douze jours il y eut un écart d'un jour, ou plutôt de la moitié d'un jour, dans les indications fournies par le temps périodique. Nous devons donc prendre le 2 juillet comme un nouveau point de départ. Le 5, nouveau paroxysme; puis les accès manquent jusqu'au 25 août, c'est-à-dire pendant cinquante jours, et les calculs fondés sur l'évolution latente de la périodicité sont justifiés encore une fois. La fièvre disparaît de nouveau jusqu'au 2 novembre, et après cet intervalle de soixante-huit jours le temps périodique est exact à un jour près. Prenant alors date du 2 novembre, nous avons quarante et un jours libres, et nous sommes conduits ainsi jusqu'au dernier accès qui a eu lieu le 14 décembre 1844, jour marqué par la période. Le tableau suivant renferme l'indication des intervalles apyrétiques qui ont séparé les différentes séries d'accès; il montre la durée respective des intervalles réguliers et de ceux qui ont fait exception à la loi :

TABLEAU A.

		INTERVALLES	
		PÉRIODIQUES. Jours libres.	NON PÉRIODIQUES. Jours libres.
1842.........	1er intervalle	17	»
	2e —	»	12
	3e	41	»
	4e	44	
1843..........	5e	17	
	6e	14	
	7e	17	
	8e	14	»
	9e	65	»
	10e	»	136
	11e	8	»
	12e	23	»
1844.........	13e —	»	72
	14e	50	»
	15e	68	
	16e —	41	»

Remarquez, messieurs, que tous les nombres qui représentent les intervalles apyrétiques conformes à la période, sont des multiples de 3 plus 2 : la raison en est évidente.

Il ressort de ce tableau que dans treize intervalles, la périodicité latente a été conservée au point d'indiquer avec exactitude le jour du retour de la fièvre, et que, dans les trois autres, il y a eu dans cette indication une erreur d'un demi-jour au plus. Il importe de remarquer que deux fois l'écart a eu lieu après de longues intermissions. Nous pouvons donc conclure que la loi dé périodicité est rigoureusement vraie pour les intervalles qui sont compris entre dix et soixante ou soixante et dix jours, mais que pour ceux qui sont plus prolongés elle n'est plus aussi certaine. Pendant l'année 1843, il y a eu vingt-sept accès; en 1844 il n'y en a eu que onze, et la plupart ont eu lieu pendant les mois de mars et d'avril ; quelques-uns de ces derniers ont été remarquables par leur violence. Ici donc la maladie ne s'est point usée elle-même, elle a été guérie. L'enfant n'a pas eu d'accès depuis le 14 décembre 1844.

Quelques mots maintenant sur le mode d'administration du sulfate de quinine. Je l'ai fait prendre d'abord d'après les règles ordinaires, jusqu'à disparition des accès ; j'en continuais alors l'usage pendant dix ou quinze jours, à doses graduellement décroissantes. C'est la méthode généralement recommandée par les auteurs : lorsque le sel de quinine a été donné à hautes doses, il importe, dit-on, de ne pas en suspendre brusquement l'administration, de peur que l'économie ne soit fâcheusement impressionnée par l'absence de ce puissant tonique. Mon expérience personnelle me porte à douter de la justesse de ce raisonnement, et je suis convaincu qu'en suivant ces préceptes, nous allons contre notre but, puisque nous accoutumons le malade aux effets de la quinine, alors que la fièvre intermittente n'existe pas. Ce médicament est l'antagoniste direct de l'accès, et tant que l'accès le demande, il est bien toléré par l'organisme. Au contraire, lorsque les paroxysmes ont cessé, les effets curatifs du sel de quinine semblent diminuer, et la constitution s'y accoutume tellement que, lorsque la fièvre revient, le remède a perdu ses propriétés antipériodiques. Il se passe ici ce qui a lieu pour le mercure : de petites doses, administrées à propos, suffisent pour guérir les maladies vénériennes, à la condition que le médicament ne soit donné que lorsqu'il existe des symptômes syphilitiques et qu'on ne dépasse pas la quantité qui est nécessaire pour modifier ces symptômes. Si, au contraire, on donne le mercure comme moyen préventif, lorsqu'il n'y a encore aucun accident, ou bien si, pour combattre ceux qui existent, on le donne à trop hautes doses, on arrive à saturer l'économie, et non pas à la mettre à l'abri des ravages ultérieurs de la maladie.

C'est pour éviter ces inconvénients que j'ai imaginé le second mode de traitement : il consiste à administrer le sulfate de quinine pendant quatre jours successifs, et à le suspendre pendant les six jours qui suivent; vous embrassez ainsi l'intervalle compris entre trois accès. J'espérais par là mettre suffisamment en jeu l'action curative du re-

mède, et échapper à l'inconvénient de l'accoutumance, l'intervalle des
six jours devant empêcher la saturation. Cette méthode paraît avoir
été excessivement efficace ; sous son influence la maladie a été atténuée, les accès se sont éloignés, et l'on a obtenu enfin une apyrexie
considérable de cent trente-six jours. Voyant que, malgré cette amélioration, la fièvre n'était pas définitivement vaincue, j'essayai d'un
troisième procédé : j'attendais, pour donner le sel de quinine, l'apparition d'un accès, complet ou tronqué, peu importe ; et je le donnais
alors à hautes doses, de façon à couper les paroxysmes le plus tôt possible. Dès que j'avais obtenu ce résultat, je suspendais l'usage du médicament jusqu'au prochain accès que je traitais de même. C'est là en
somme la meilleure méthode ; les paroxysmes sont rapidement arrêtés,
et le remède est tenu en réserve jusqu'à leur retour. Le tableau ci-joint
vous fera connaître la quantité de sulfate de quinine qui a été absorbée
par notre petit malade. Le sel préparé par M. Donovan était parfaitement pur.

Le procédé le plus simple pour prendre le sulfate de quinine, c'est,
selon moi, de mettre la dose à prendre dans une demi-once d'eau ; en
agitant le liquide avec une cuiller, le mélange est rapide: par ce moyen
on évite les acides qui sont employés pour dissoudre le sel, et qui peuvent être nuisibles pour les dents.

Pendant l'été de 1843, le jeune gentleman dont je vous ai retracé
l'histoire paraissait très affaibli : son aspect maladif rappelait ses longues souffrances; et même, lorsqu'il était à Howth, sous la direction bien-
veillante du docteur Stokes, il avait présenté une tuméfaction de la rate.
Aujourd'hui, ce jeune homme est fort et robuste ; il a retrouvé sa complexion florissante d'autrefois.

TABLEAU B.
SULFATE DE QUININE ABSORBÉ PENDANT LES ANNÉES 1842, 1843, 1844.

1842. Décembre 18. Deux doses contenant chacune gr. v = 10 grains.
20. — — — gr. v = 10
22. — — — gr. vij ss = 15
23. — — — gr. vij ss = 15
26. — — — gr. vij ss = 15
1843. Janvier 1er. — — — gr. v = 10
8. — — — gr. vij ss = 15
11. — — — gr. vij ss = 15
21. Quatre doses — — gr. vij ss = 30
26. Deux doses — — gr. vij ss = 15
29. Quatre doses — — gr. v = 20

3. Février	5.	Six doses contenant chacune			gr. v	=	30 g
	11.	—	—	—	gr. iv	=	24
	19.	—		—	gr. iij	=	18
Mars	13.	—		—	gr. v	=	30
	16.	—	—	—	gr. v	=	30
	18.	Quatre doses	—	—	gr. v	=	20
	22.	Six doses	—	—	gr. v	=	30
	28.	—		—	gr. v	=	30
Avril	3.			—	gr. iv	=	24
	8.			—	gr. iv	=	24
	15.	—		—	gr. iij	=	18
	21.	—		—	gr. iij	=	18
Mai	4.			—	gr. v	=	30
	6.	—	—	—	gr. v	=	30
Juin	15.	Quinze doses	—	—	gr. v	=	75
Juillet	2.	Deux doses	—	—	gr. v	=	10
	3.	Dix doses	—	—	gr. v	=	50
	23.	Six doses	—	—	gr. x	=	60
Août	10.	Sept doses	—	—	gr. v	=	35
	21.	Quatre doses	—	—	gr. v	=	20
	31.	Trois doses	—	—	gr. v	=	15
Septembre	5.	Quatre doses	—	—	gr. v	=	20
	8.	Onze doses	—	—	gr. v	=	55
Octobre	5.	Quatre doses	—	—	gr. v	=	20
	17.	—	—	—	gr. v	=	20
	18.	Douze doses	—	—	gr. v	=	60
	25.	Six doses	—	—	gr. vj	=	36
Novembre	2.	—	.	—	gr. v	=	30
Décembre 1er.		Douze doses	—	—	gr. v	=	60
	26.	—	.	—	gr. v	=	60
4. Février	5.	—		—	gr. v	=	60
	28.	—		—	gr. v	=	60
Mars	13.	—		—	gr. v	=	60
Avril	7.	—		—	gr. v	=	60
	15.	Six doses	—	—	gr. v	=	30
	25.	Douze doses	—	—	gr. v	=	60
Août	18.	—	.	—	gr. v	=	60
Septembre	4.	—		—	gr. v	=	60
Novembre	7.	—		—	gr. v	=	60
			TOTAL....				1 680 gr

Je qui équivaut à **3** onces et demie du poids troy (**1**). (

1) Trois onces et demie du poids troy représentent exactement 1
le le chiffre de 100gr,80, c'est que pour éviter les fractions, j'i
nmes au grain de la livre troy, tandis qu'il vaut en réalité 0gr,064
(Note (

en 1843, et 310 grains (30gr,00) en 1844.

Les deux tables suivantes (C et D) renferment l'indication des accè[s]
des intervalles apyrétiques pendant les années 1843 et 1844. Les let[tres]
J. F. (*jour fébrile*) désignent les jours où l'accès a eu lieu.

Les lettres **J. P.** (*jour périodique*) indiquent les jours périodiques[,]
époques pendant lesquelles il n'y avait pas d'accès; les lettres **M**[. J.]
(*mauvais jour*) marquent les jours où la période a été inexacte : d[ans]
les trois cas où cette inexactitude a eu lieu, une nouvelle série rec[om]-
mence, ainsi que je l'ai exposé plus haut.

TABLEAU C. — 1843.

	JANVIER.	FÉVRIER.	MARS.	AVRIL.	MAI.	JUIN.	JUILLET.	AOUT.	SEPTEMBRE.	OCTOBRE.	NOVEMBRE.	
1...			J. P.					J. P.				
2...	J. P.	J. P.				J. F.	J. F.				J. P.	J.
3...				J. P.	J. F.				J. P.	J. P.		
4...			J. P.					J. P.				
5...	J. P.	J. P.				J. F.	J. P.				J. P.	J.
6...				J. P.	J. F.				J. P.	J. P.		
7...			J. P.					J. P.				
8...	J. P.	J. P.				J. F.	J. P.				J. P.	J.
9...				J. P.	J. P.				J. P.	J. P.		
10...			J. F.					J. F.				
11...	J. P.	J. P.				J. F.	J. P.				J. P.	J.
12...				J. P.	J. P.				J. P.	J. P.		
13...			J. F.					J. P.				
14...	J. P.	J. P.				J. F.	J. P.				J. P.	J.
15...				J. P.	J. P.				J. P.	J. F.		
16...			J. F.					J. P.				
17...	J. P.	J. P.				J. F.	J. P.				J. P.	J.
18...				J. P.	J. P.				J. P.	J. F.		
19...			J. P.					J. P.				
20...	M. J.	J. P.				J. P.	J. F.				J. P.	J.
21...	J. F.			J. P.	J. P.				J. P.	J. F.		
22..			J. P.					J. P				
23...		J. P.				J. P.	J. F.				J. P.	J.
24...	J. F.			J. P.	J. F.				J. P.	J. F.		
25...			J. P.					J. P.				
26...		J. P.				J. P.	J. F.				J. P.	J.
27...	J. F.			J. P.	J. F.				J. P.	J. P.		
28...			J. P.					J. P.				
29...						J. P.	J. P.				J. P.	J.
30...	J. F.			J. F.	J. F.				J. P.	J. P.		
31..			J. P.					J. P.				

TABLEAU D. — 1844.

	JANVIER.	FÉVRIER.	MARS.	AVRIL.	MAI.	JUIN.	JUILLET.	AOUT.	SEPTEMBRE.	OCTOBRE.	NOVEMBRE.	DÉCEMBRE.
1...	J. P.	..	J. P.	..	..	J. P.	M. J.	J. P.	..	..	..	.
2...	..	..	.	J. P.	J. P.	..	J. F.	..	..	..	J. F.	J. P.
3...	.	J. P.	..	..	..	..	..	..	J. P.	J. P.	..	..
4..	J. P.	..	J. P.	..	..	J. P.	..	J. P.	..	..	..	..
5...	..	J. P.	..	J. P.	J. P.	..	J. F.	..	..	..	J. P.	J. P.
6...	..	J. P.	..	..	..	..	..	..	J. P.	J. P.	.	.
7...	J. P.	..	J. P.	..	..	J. P.	..	J. P.	..	..	..	..
8...	..	.	..	J. P.	J. P.	..	J. P.	..	..	..	J. P.	J. P.
9...	..	J. P.	J. F.	..	.	..	..	..	J. P.	J. P.	..	..
10...	J. P.	..	M. J.	..	..	J. P.	..	J. P.	..	..	..	..
11...	..	..	..	J. F.	J. P.	..	J. P.	..	..	..	J. P.	J. P.
12...	..	J. P.	J. P.	..	.	..	..	..	J. P.	J. P.	..	..
13..	J. P.	..	..	..	..	J. P.	..	J. P.	..	..	..	..
14...	..	..	..	J. F.	J. P.	..	J. P.	..	..	..	J. P.	J. F.
15...	..	J. P.	J. P.	..	..	..	..	..	J. P.	J. P.	..	..
16...	J. P.	.	..	..	..	J. P.	..	J. P.	..	..	..	..
17...	..	.	..	J. F.	J. P.	..	J. P.	..	..	..	J. P.	..
18 ..	..	J. P.	J. F.	..	..	..	..	..	J. P.	J. P.	..	..
19...	J. P.	.	.	..	..	J. P.	..	J. P.	..	..	..	..
20...	..	..	..	J. F.	J. P.	..	J. P.	..	..	..	J. P.	..
21...	..	J. P.	J. P.	..	..	..	..	..	J. P.	J. P.	..	..
22...	J. P.	..	..	..	..	J. P.	..	J. P.	..	..	..	..
23...	..	.	..	J. P.	J. P.	..	J. P.	..	..	..	J. P.	..
24...	..	J. P.	J. P.	.	..	..	..	.	J. P.	J. P.	..	..
25...	J. P.	.	..	..	..	J. P.	..	J. F.	..	..	..	..
26..	..	.	..	J. P.	J. P.	..	J. P.	..	..	..	J. P.	..
27...	..	J. P.	J. P.	..	..	..	..	..	J. P.	J. P.	..	..
28...	J. P.	.	..	..	..	J. P.	..	J. P.	..	..	..	..
29...	..	.	.	J. P.	J. P.	..	J. P.	..	..	..	J. P.	..
30...	..	..	J. P.	..	..	..	..	..	J. P.	J. P.	..	..
31 ..	J. P.	..	.	..	..	..	..	J. P.	..	..	..	..

VINGT-SEPTIÈME LEÇON.

LE CHOLÉRA. — SON ORIGINE ET SES PROGRÈS.

MESSIEURS,

Aussi longtemps que l'art de la navigation est resté dans l'enfance, aussi longtemps que les communications entre pays éloignés, ne pouvant avoir lieu que par terre, ont été rares et dangereuses, les différentes races, les différentes familles de l'espèce humaine, séparées les unes des autres, ne pouvaient avoir aucun renseignement sur les maladies remarquables ou nouvelles qui sévissaient sur certains points du globe; et cette branche des sciences médicales, à laquelle on peut à juste titre donner le nom de géographie des maladies, était parfaitement inconnue. Mais aujourd'hui nous entrons dans une ère nouvelle : un système de navigation beaucoup plus parfait, la puissance journellement croissante de la vapeur, l'extension du commerce, ont tellement facilité les relations entre les contrées les plus éloignées, que nous sommes en droit d'espérer que les sciences seront désormais étudiées d'après une nouvelle méthode. Il ne s'agit plus maintenant de se borner à enregistrer les phénomènes qui se passent dans un pays isolé, il faut embrasser dans une vue d'ensemble et soumettre à une observation générale la surface entière de notre terre.

Grâce aux efforts éclairés de notre propre université, grâce au génie de l'un de ses professeurs, les maîtres de maint empire ont contracté une scientifique alliance, et ont uni leurs efforts pour créer, sur des points éloignés, des établissements destinés à l'observation des phénomènes magnétiques, de sorte que notre globe lui-même est soumis à une vaste expérimentation ; les savants du nouveau monde se sont joints à ceux de l'ancien continent, afin d'étudier simultanément les phénomènes météorologiques : déjà, les observations poursuivies sans relâche sur terre et sur mer nous ont révélé la marche mystérieuse des vents ; déjà elles nous ont permis de représenter graphiquement l'étendue et la direction des tremblements de terre. A mesure que nous avançons dans l'étude des révolutions physiques de notre planète, nous sommes encouragés à répéter et à multiplier nos recherches par l'espérance de découvrir des lois générales, qui nous permettent de comprendre le passé et de prévoir l'avenir. Mais notre terre est habitée par des êtres chez lesquels la vie se manifeste par des phénomènes à la fois plus compliqués et plus obscurs que ceux qui caractérisent la matière inorganique. Pour cette raison, et en vertu même de cette supériorité que la vie donne à la matière organisée, chaque être animé est gouverné par des lois qui ne semblent pas pouvoir être appliquées aux autres créatures vivantes de la même espèce ; partant de cette idée, nous sommes conduits à supposer chez les animaux une individualité, une personnalité qui les met chacun en particulier à l'abri des influences perturbatrices qui se font sentir simultanément sur un grand nombre d'entre eux ; nous croyons même que cette individualité peut être déduite de quelque loi générale.

Cependant un examen plus attentif nous montre que les animaux comme les plantes sont soumis à l'action de certains agents physiques qui, impressionnant au même instant un grand nombre d'individus, donnent lieu aux maladies les plus diverses. Ces maladies méritent d'être l'objet d'une étude spéciale ; plusieurs d'entre elles sont, pour ainsi dire, fixes, stationnaires, et leur empire ne s'étend pas au delà de certaines localités nettement circonscrites. Ainsi, depuis les temps les plus reculés, le goitre, le *tumidum sub Alpibus guttur*, est endémique dans la vallée du Rhône et dans d'autres régions de la Suisse ; les voyageurs modernes l'ont rencontré dans quelques contrées de l'Amérique du Sud et à Kemaon, district de l'Hindostan, qui appartient aux terrains subalpins. Les fièvres intermittentes, le typhus, la fièvre jaune, l'éléphantiasis, le béri-béri, le ver de Guinée, le yaws, l'ophthalmie d'Égypte, appartiennent exclusivement à certains pays, et nous fournissent, avec une foule d'autres affections, de riches matériaux pour la

qui passent de nation à nation, de tribu à tribu : tantôt ces épidémies se déplacent avec une telle rapidité, qu'elles parcourent en très peu de temps toute la surface de notre globe; tantôt elles avancent à pas lents et furtifs; mais elles marchent, elles marchent pendant des années, jusqu'à ce que, dans leur voyage dévastateur, elles aient traversé le monde entier. Tel fut le choléra asiatique, qui a employé vingt ans pour achever sa route; au contraire, l'*influenza*, qui appartient aux épidémies du premier groupe, accomplit souvent le même trajet dans l'espace de quelques mois. Ainsi, la grippe épidémique de 1830-1832, partie de l'Australie, était signalée quelque temps après dans l'hémisphère septentrional, à Moscou ; de là elle gagnait en huit mois Saint-Pétersbourg, Varsovie, Francfort, Paris et Londres; trois mois plus tard elle apparaissait en Italie, et peu après elle sévissait à Gibraltar. Remarquez, messieurs, que cette épidémie a employé huit mois pour passer de Moscou à Londres, et que sept mois plus tard elle régnait dans les Etats-Unis d'Amérique; faisons la part de l'inexactitude des dates, et nous verrons qu'elle n'a guère mis moins de temps pour traverser l'Atlantique que pour parcourir le continent.

Si nous comparons cette marche de la grippe de Moscou à Londres, avec celle du choléra de l'Angleterre à Québec, nous arriverons à un singulier contraste : or, ce fait est d'une valeur considérable, lorsqu'il s'agit de décider si le choléra, comme la grippe, est propagé par l'influence atmosphérique.

L'*influenza* de 1833 a présenté dans sa course une rapidité plus grande que celle de 1832 ; elle était née dans le nord-est, et c'est à peine s'il s'écoula quelques jours entre ses apparitions successives à Moscou, à Odessa, à Alexandrie et à Paris.

L'épidémie de 1847 paraît avoir marché plus promptement encore. D'après les rapports adressés au directeur général de la marine, sir William Burnett, la maladie régnait en janvier et en février sur le littoral du Portugal et sur les côtes méridionales de l'Espagne ; en janvier, en février et mars, elle ravageait Terre-Neuve et la Nouvelle-Zélande ; en février et mars, elle était à Valparaiso ; en avril, elle atteignait les côtes de Syrie ; en juillet, août et septembre, elle sévissait au midi de l'équateur, sur la côte occidentale de l'Afrique, et au mois d'août elle entrait à Hong-kong !

Ce n'est pas seulement par la rapidité de leur course, c'est aussi par leur généralisation que les diverses épidémies de grippe diffèrent entre

tous les pays habités de l'Asie, de l'Europe et de l'Amérique ; mais la
grande grippe de 1837 n'a pas touché le nouveau monde, quoiqu'elle
ait dépassé la ligne équinoxiale, et qu'elle ait frappé le cap de Bonne-
Espérance et l'Australie. Ces faits sont bien suffisants, ce me semble,
pour stimuler notre curiosité, et pour engager les savants et les médecins à étudier de près les endémies et les épidémies. Ces études sont
loin d'être sans résultats au point de vue pratique, car si les souverains
des nations civilisées instituaient un certain nombre d'*observatoires mé-
dicaux* où l'on pût observer et noter les caractères et les symptômes des
maladies épidémiques, bien des détails curieux sur leur origine et sur
leur marche seraient mis au jour, et alors peut-être nous pourrions saisir
quelques-unes des lois générales qui président à leur évolution. Nous
pourrions alors constater si l'*influenza*, comme on l'a dit, marche toujours de l'est à l'ouest, et jamais en sens opposé ; nous saurions également s'il est vrai que, née d'un côté de l'équateur, elle passe le plus
souvent de l'autre côté.

Aujourd'hui que les moyens de communication sont si rapides, il
nous est parfaitement possible de connaître le caractère et le traitement d'une épidémie longtemps avant qu'elle nous atteigne : nous
étions renseignés sur les symptômes de la grippe de 1837, et sur le
meilleur traitement à lui opposer, plusieurs semaines avant son arrivée
parmi nous, et nous étions familiarisés depuis plusieurs années avec
les symptômes du choléra, lorsque nous avons pu juger par nous-
mêmes de ses épouvantables effets. J'ai encore chez moi la copie d'une
leçon que j'ai faite en 1826 à Meath Hospital ; je décrivais alors,
d'après les auteurs orientaux, le choléra spasmodique, et j'annon-
çais la venue prochaine de la maladie en Angleterre : l'honneur de
cette prédiction ne m'appartenait pas, il revenait tout entier à un
savant illustre, le docteur Brinkley, alors président de l'Académie
royale de l'Irlande.

C'est précisément sur l'origine et la marche du choléra spasmodique
que je veux aujourd'hui vous présenter quelques remarques. Dans
l'Inde, ou pour parler plus exactement, dans l'Hindostan, ce n'est point
une maladie nouvelle ; depuis que cette contrée est ouverte à l'Angleterre, elle a subi à plusieurs reprises des épidémies partielles. Mais comme
ces épidémies sévissaient uniquement sur les indigènes, comme elles
étaient très limitées dans leur étendue et dans leur durée, elles n'ont
pas attiré l'attention des écrivains européens.

« En 1762, le choléra régnait dans le haut Hindostan, et au rapport de Lebègue de Presle, il tua trois mille nègres et huit cents Européens. Dans une lettre datée de Madras, en 1774, le docteur Paisley écrit que cette maladie est souvent épidémique, surtout parmi les noirs. M. Sonnerat, dans les récits de ses voyages dans l'Inde, de 1774 à 1781, signale le choléra sur la côte de Coromandel, et ajoute que pendant un certain temps il a été épidémique et très grave. Curtis, dans son travail sur les maladies de l'Inde, et Girdleston dans son essai sur les affections spasmodiques de ce pays, rapportent qu'il a été beaucoup plus fréquent que d'habitude pendant les années 1781 et 1782. Au commencement de 1781, il régnait chez les Circars du Nord, et à la fin de mars il atteignait à Gangam une division des troupes du Bengale, composée de cinq mille hommes. Cette division était en marche, sous les ordres du colonel d'artillerie Pears, pour rejoindre sur les côtes l'armée de sir Eyre Coote. Ces hommes, dont l'état sanitaire avait été jusque-là excellent, tombaient par douzaines, et ceux-là même qui étaient le moins gravement affectés étaient perdus en moins d'une heure. Plus de cinq cents entrèrent à l'hôpital dans l'espace d'une journée, et au bout de trois jours la moitié de la division, et au délà, était atteinte.

» En avril 1783, le choléra se déclarait à Hurdwar, sur le Gange, une station que les Hindous tiennent pour sacrée; et il y avait là une foule immense composée de plus d'un million d'individus, accourus de toutes parts pour faire leurs ablutions dans les eaux saintes. Ces pelerins ont l'habitude de s'établir sur le bord du fleuve, et d'y passer la nuit sans aucun abri. A peine les cérémonies étaient-elles commencées, que le choléra se développa dans cette multitude, tuant, à ce qu'on suppose, vingt mille personnes en moins de huit jours. Toutefois, dans cette circonstance, la maladie fut tellement circonscrite, qu'elle n'atteignit même pas le village de Jawalpore, à 7 milles (1) de distance (2). »

En Europe, on ne connaissait alors aucune maladie semblable au choléra spasmodique: quoique contredite par plusieurs autorités, cette assertion peut être tenue pour vraie, et pour mon compte je ne doute pas un seul instant de son exactitude. Chez nous, le choléra spasmodique est une maladie importée ; dans l'Hindostan, c'est une épidémie née sur place. Quelles causes ont transformé cette maladie, habituellement confinée dans la péninsule indienne, en un fléau dévastateur qui a exercé ses ravages sur toute la surface du globe, sans distinction de nationalité ni de langage ? C'est ce qu'il serait superflu de rechercher, tant est grande l'obscurité qui environne cette question ; bornons-nous à espérer que cette épidémie ne laissera pas derrière elle une addition définitive à la nosologie de chaque pays, et que le choléra se renfermera bientôt dans ses limites primitives. C'est au printemps de 1817 que la maladie indienne a pris un caractère plus menaçant ; c'est alors qu'en vertu de propriétés nouvelles, elle a commencé cette marche progressive qui ne devait avoir d'autres bornes que les confins du monde habité, en dépit de tous les obstacles apportés par le sol et par le climat (1).

Ce fut d'abord dans les districts riverains du Gange, et sur les bords de quelques-uns de ses affluents, que le choléra devint épidémique et nomade ; ces régions étaient éloignées de Calcutta d'une distance de 80 à 150 milles (2). Cela se passait au printemps et au commencement

(1) Cette assertion n'est pas parfaitement exacte. La Suisse est restée jusqu'ici à l'abri du choléra asiatique, et, en présence de cette immunité, je ne puis m'empêcher de songer à la doctrine étiologique de Pettenkofer. Cet observateur a fait de nombreuses recherches dans le but de déterminer les causes qui favorisent le développement du choléra ; il s'est appliqué surtout à étudier les conditions en vertu desquelles certaines localités échappent à l'épidémie au moment même où les contrées voisines en subissent les atteintes, et il a trouvé dans les qualités du sol la raison de ces différences. Pettenkofer a fait ses observations en Bavière, mais je crois que ses conclusions sont justement applicables à la Suisse : d'après lui, en effet, la porosité du sol, sa perméabilité à l'air et à l'eau, la présence des 'eaux souterraines à une profondeur relativement peu considérable, sont les causes les plus efficaces de la propagation du choléra. Dans toutes les parties de la Bavière qui sont restées indemnes, le sol présente les caractères précisément inverses : il est compacte, à peu près imperméable, et les eaux souterraines se rencontrent à une profondeur beaucoup plus grande. Je ne puis entrer ici dans tous les détails de cette doctrine qui a été accueillie en Allemagne avec une grande faveur ; je me bornerai à faire remarquer que ces conditions préservatrices du sol sont complétement réalisées dans les terrains granitiques et jurassiques, qui entrent pour une part considérable dans la constitution géologique de la Suisse. Jusqu'ici on avait attribué l'immunité de ce pays à son altitude ; mais cette manière de voir était inacceptable, car le Népaul, qui est à 5000 pieds au-dessus du niveau de la mer ; Erzeroum, en Arménie, qui en est à 7000 pieds ; les plateaux de la Tartarie, élevés de près de 10 000 pieds, ont été cruellement visités par le choléra. Il resterait à rechercher aujourd'hui quelle est la nature du sol de ces contrées, qui se rapprochent de la Suisse par leur altitude.

Pettenkofer a consacré plusieurs travaux à l'exposé de sa doctrine. Voyez, entre autres : *Fragen aus der Aetiologie der Cholera* (*Pappenheim's Monatschrift*, 1859, et l'*analyse* d'Eisenmann dans *Canstatt's Jahresbericht*, Würzburg, 1860).

(Note du TRAD.)

de l'été, mais généralement on rapporte le début de l'épidémie au moment où le choléra apparut à Jessore, c'est-à-dire au 19 août 1817. Le docteur Tyler, le premier, observa et décrivit la maladie, mais il l'attribua à tort à la consommation d'un riz de mauvaise qualité. Jessore est située sur le delta du Gange, à 100 milles nord-est de Calcutta (1). On remarqua dès ce moment que le choléra se propageait en suivant le cours des fleuves ; il entra peu de temps après à Calcutta, en septembre 1817, et il décima la population presque jusqu'à la fin de 1818.

« Dans les derniers jours de septembre, l'épidémie sévissait sur toute la province du Bengale, depuis les territoires de Purnea, de Dinajepore et Silhet, situés à l'extrême orient, jusqu'aux régions reculées de Balasore et de Cuttak ; de l'embouchure du Gange au confluent de la Jumna, sur un espace de plus de 400 milles, bien peu de villes échappèrent au fléau : les cités florissantes de Dacca et de Patna, les villes de Balasore, de Burrissaul, de Rungpore et de Malda eurent particulièrement à souffrir. Mais à côté de cela, chose remarquable, la grande et populeuse cité de Mooshedabad, qui, en raison de son étendue et de sa situation, semblait exposée plus que toute autre aux atteintes de l'épidémie, fut très légèrement éprouvée, tandis que toutes les contrées d'alentour étaient profondément ravagées.

» Durant l'automne de 1817, le choléra gagnait Muzufferpore, franchissait les limites du Bengale, et apparaissait à Chuprah et dans le canton de Gazeepore ; toutefois, dans ces provinces, il n'atteignait que les villes elles-mêmes, ou les villages qui en étaient immédiatement voisins ; de sorte qu'à cette époque la plus grande partie du pays fut préservée. Au commencement de novembre, la maladie se développa dans la grande armée qui était en garnison à Bundlecund, dans la province d'Allahabad. Cette armée avait été réunie en vue d'une guerre avec les Pindares, et la division du centre, forte de 10 000 combattants, et de 80 000 valets de camp, était établie sur les bords du Sinde, sous le commandement du marquis de Hastings. Le choléra y exerça d'épouvantables ravages. Pour la date exacte des premiers cas on hésite entre le 6, le 7 et le 8 novembre. Quoi qu'il en soit, la maladie s'introduisit d'abord insidieusement parmi les serviteurs de l'armée ; puis, au bout de quelques jours, prenant tout à coup un nouvel essor, elle s'élança avec une irrésistible violence dans toutes les directions ; avant le 14 du mois, elle avait envahi toute l'étendue du camp. Jeunes et vieux, Européens et indigènes, combattants et serviteurs, tous étaient également exposés, et une fois frappés, tous succombaient également et en peu d'heures à l'influence pestilentielle. Les sentinelles tombaient souvent comme foudroyées, et il fallait employer trois ou quatre hommes pour remplir une faction de deux heures. Beaucoup de malades mouraient avant d'avoir atteint les infirmeries, et les hommes qui les transportaient étaient fréquemment pris, pendant le trajet, des premiers symptômes de la maladie. Enfin, la mortalité devint telle, que le temps et les bras manquèrent pour inhumer les corps ; on les jetait pêle-mêle dans les ravins du voisinage, ou on les enterrait précipitamment sur place, et même autour des tentes des officiers. Du 15 au 20 novembre, le nombre des morts s'éleva à 5000. Les indigènes, voyant dans la fuite leur unique moyen de salut, désertaient en masse ; à plusieurs milles de distance, les routes et les champs étaient jonchés des cadavres de ceux qui avaient emporté avec eux le germe de la maladie. Le camp était alors encombré de malades, et le marquis de Hastings résolut de le lever pour chercher un air meilleur.

Malgré tous les moyens de transport qu'on mit en usage, on fut contraint de laisser en arrière un certain nombre d'hommes. « De plus, » beaucoup de soldats, pressés par les premières atteintes du mal, » étaient obligés de descendre des charrettes, et n'avaient plus ensuite » la force d'y remonter ; chaque jour on en abandonnait ainsi des cen- » taines, et les derrières étaient couverts de morts et de mourants : » l'emplacement du camp ressemblait à un champ de bataille, et à voir » la route qu'on avait suivie pour le quitter, on eût dit une armée » fuyant après une effroyable défaite (1). » On n'a pu déterminer exactement le nombre des victimes ; mais il paraît avéré que sur les 10 000 combattants, 7064 périrent, et l'on estime que 8000 servants, c'est-à-dire un dixième du nombre total, tombèrent sous les coups de l'épidémie. Une fois arrivée à Erich, sur les plateaux élevés et secs qui bordent la Betwah, l'armée fut délivrée du fléau, et au bout de peu de temps l'état sanitaire était très satisfaisant.

» Pendant le mois de décembre le choléra diminua beaucoup de violence, et au mois de janvier 1818 il paraissait presque complétement éteint. Mais, à la fin de février, il revenait avec une nouvelle intensité, et avant que l'année fût accomplie, toute la péninsule in-

---

(1) *Bengal Report*, p. 12-15. (L'Auteur.)

dienne, de Silhet à l'orient jusqu'à Bombay à l'occident, de Deyrah au nord jusqu'au cap Comorin au midi, avait encore une fois souffert des ravages de l'épidémie (1). »

Du reste, la marche envahissante du choléra fut singulièrement favorisée par la superstition du peuple : aveuglés par les brahmines, les Indiens se réunissaient en foule pour accomplir des pèlerinages à quelque autel sacré ; là ils suppliaient le ciel de mettre fin à la bataille que se livraient depuis si longtemps le dieu et la déesse, auxquels étaient commis le bonheur et la tranquillité de cette partie du monde. Cette bataille était, à leurs yeux, la cause de l'épidémie.

Pendant l'année 1818, le choléra se propagea dans une triple direction. Remontant d'abord le Gange et la Jumna, il envahit les provinces septentrionales de l'Hindostan, puis, retardé dans sa marche pendant quelques années par les montagnes du Népaul, il fut définitivement arrêté par la chaîne de l'Himalaya. Le petit nombre des habitants, la rareté des communications entre ces hautes régions et les basses terres, rendent compte de ce fait. Dans les Indes, le choléra ne s'est jamais élevé à plus de 6000 pieds au-dessus du niveau de la mer (2); en juin 1818, il atteignit les hauteurs situées entre le Népaul et l'Hindostan ; en octobre, il était déjà à Schaurapoor, à plusieurs centaines de milles au nord-ouest ; et avant la fin de l'année, il avait ravagé les vastes plaines arrosées par le Gange, la Jumna et leurs affluents. Cette contrée, remarquable par le nombre de ses villes et de ses villages, est une des plus populeuses de la péninsule, et la mortalité y fut épouvantable.

Dans sa seconde direction, la maladie marcha vers le sud en suivant les côtes ; elle allait d'un port à un autre, et le 20 octobre 1818 elle entrait à Madras, où elle frappait tout d'abord vingt médecins : treize d'entre eux succombèrent.

Sadras, Pondichéry et toute la Carnatie furent envahies pendant

---

(1) *American cholera Gazette*, p. 19. (L'AUTEUR.)

(2) La fièvre jaune n'a jamais atteint cette hauteur. Humboldt dit qu'au Mexique sa limite en altitude est de 3243 pieds ; mais Gibbs, dans son intéressant travail sur les maladies épidémiques, pense que cette limite est déjà trop élevée. Dans les États-Unis, quelles que soient d'ailleurs les autres conditions de la localité, la fièvre jaune n'a jamais dépassé la hauteur de 400 pieds ; le point le plus élevé qu'elle ait visité est Memphis, ville située à 400 pieds au-dessus du golfe du Mexique. — On sait que la peste ne s'élève guère plus haut.

Gibbs, *A Report on epidemics and endemics (the North American med.-chir. Review,*

l'année suivante ; mais, dès le mois de décembre 1818, le choléra avait atteint Jaffnapatam, la ville la plus septentrionale de Ceylan : il y était arrivé en suivant le littoral du Coromandel. Le 10 janvier 1819, il éclata à Colombo, et commit ensuite d'effroyables dévastations sur la côte occidentale de Ceylan. Sur ce point, la maladie parut épuisée ; mais au même instant elle renaissait avec une nouvelle violence à Candie, ville capitale située à 2500 pieds au-dessus du niveau de la mer. Ce n'est qu'en 1820 que l'épidémie atteignit la côte orientale de l'île ; elle fut importée, dit-on, à Trincomale par le vaisseau pavillon *le Léandre*. Le choléra arriva sur les côtes occidentales de la presqu'île indienne, soit par mer, en doublant le cap Comorin, soit en suivant les grandes voies de communication qui unissent la présidence de Bombay à celles de Madras et de Bengale. Il apparut à Bombay le 9 août 1820, et dans cette seule province il tua 150 000 personnes.

Quant à la troisième route de l'épidémie, je l'ai déjà indiquée ; elle traversa la péninsule de l'est à l'ouest. Passant par Nagpoor, Ellishpoor, Aurengabad, Siroor et Poonah, elle atteignit la côte de Bombay, où elle fut apportée, soit par les troupes, soit par les voyageurs.

De Ceylan le choléra gagna Maurice et l'île de France, où il fit sa première apparition le 27 octobre 1819. La distance qu'il avait ainsi franchie d'un seul bond était de 3000 milles (1). Bientôt après, il passa à l'île Bourbon, et en 1820 il arrivait à Zanguebar, sur la côte orientale de l'Afrique. Il est bon de noter qu'il ne se montra jamais au cap de Bonne-Espérance, où l'on observait la plus stricte quarantaine.

Voici les dates de son arrivée dans quelques contrées : empire Birman, Aracan, Ava, 1819. — Malacca, 1818. — Sumatra, 1819. — Java, Batavia (il y fut très meurtrier), 1821. — Madura, Macassar, après Batavia ; Amboine, dans les îles Moluques, 1823 C'est le point le plus reculé qu'il ait atteint au sud-est.

L'épidémie visita aussi Bornéo et les Célèbes, et en 1820 elle sévit avec une violence extraordinaire dans les îles Philippines, surtout à Manille. Les indigènes, s'imaginant qu'ils étaient victimes d'un poison administré par les Européens et les Chinois, se soulevèrent en masse ; de là un combat qui coûta la vie à 15 000 individus. Des préventions analogues eurent plus tard pour résultat la mort de plusieurs personnes, même à Paris et à Pétersbourg. C'étaient déjà les mêmes soupçons qui,

(1) 4800 kilomètres.

aveuglant les Européens dans la peste noire du xivᵉ siècle, avaient fait massacrer un si grand nombre de juifs. Je ne sache pas que dans la Grande-Bretagne, l'apparition du choléra ait inspiré au peuple des idées aussi absurdes ; tout au moins n'en avons-nous pas vu le moindre vestige en Irlande, et quoiqu'on se plaise à nous qualifier de peuple barbare, cruel et grossier, l'invasion du fléau ne fut envisagée nulle part avec plus de fermeté et de résignation que dans notre pays natal. Lorsque la maladie se déclarait dans une ville, on ne voyait pas les personnes des classes élevées chercher à y échapper par la fuite; on ne les voyait pas émigrer à la campagne, en abandonnant leurs infortunés concitoyens. Non, et je me le rappelle encore avec orgueil, chacun restait à son poste, prêt à remplir son devoir et à subir son sort. A Dublin, et généralement dans toute notre île, on croyait au caractère contagieux du choléra, et malgré cela, les malades n'étaient point abandonnés chez eux par leurs amis, et dans les hôpitaux ils étaient soignés avec la plus vive sollicitude.

En 1719, l'épidémie apparaissait à Siam, à Bankok, à Tonkin, dans la Cochinchine, et laissait à Cambodgia des milliers de victimes. La même année elle arrivait à Macao, apportée, dit-on, par quelques navires ; puis elle passa en Chine, visita Nankin en 1820, et pénétra à Pékin en 1821. Dans le céleste empire, la mortalité fut considérable, en raison du nombre immense des habitants.

Jusqu'ici nous avons vu le choléra marcher vers le sud et vers l'orient ; mais plus tard il se dirigea vers le nord : après avoir atteint le 10ᵉ degré de latitude au midi de l'équateur, il changea de direction, et remonta jusqu'à Pékin, au 40ᵉ degré de latitude nord.

Ici encore l'étude de la marche de la maladie conduit forcément à cette conclusion, qu'elle suivait les routes commerciales, soit sur terre, soit sur mer, et que sa propagation ne dépendait ni du climat, ni des simples influences locales. On a dit, et cette idée est devenue populaire, que le choléra se dirige toujours vers l'occident ; il en a été ainsi en Europe, mais dans la plus grande partie de l'Asie, il a marché vers l'orient.

Je vous ai déjà dit, messieurs, que l'Himalaya limita au nord les ravages de l'épidémie, et qu'elle ne dépassa pas une altitude de 6000 pieds. Cependant un de mes amis, le capitaine Mérédith, du 13ᵉ régiment, m'a dit que le choléra s'est déclaré en 1838 dans le poste

occupât plusieurs îles situées au nord de l'Australie : Bornéo et les Célèbes, par exemple ; mais il est bon d'ajouter qu'il existe fort peu de communications entre cés îles et le continent australien.

Voyons maintenant la marche de la maladie à l'ouest de l'Hindostan. En Perse, on croit généralement qu'elle a été importée par les vaisseaux de Bombay à Mascate, Bender-Abbassy et Bassora ; elle apparut presque simultanément dans ces trois villes au printemps de 1821.

En quittant Bassora et Bender-Abbassy, l'épidémie suivit très visiblement le cours des fleuves, et les routes commerciales les plus fréquentées. Ainsi de Bassora elle se dirigea le long de l'Euphrate et du Tigre, et au mois d'août 1821 elle arrivait à Bagdad : elle fit de grands ravages dans l'armée persane qui assiégeait cette ville. Continuant à suivre l'Euphrate, elle gagna les ruines de Babylone ; puis, traversant le désert par la grande route des caravanes, elle atteignit Alep. Là elle ne fit pas beaucoup de victimes, et elle disparut au mois de décembre ; mais quelque temps après, elle sévit dans différentes villes de l'Asie Mineure, à Mossul, à Merdin, à Diarbékir. Le choléra n'arriva à Alexandrette, sur le golfe de Scanderoon, qu'en 1823 ; il est bien étrange qu'il n'ait pas fait un plus long séjour en Asie Mineure et en Syrie, et qu'il n'ait pas alors pénétré en Égypte.

De Bender-Abbassy en Perse, l'épidémie, suivant les routes commerciales, gagna Schiraz au mois d'août 1821, puis elle atteignit Yezd vers la fin de septembre ; assoupie pendant l'hiver, elle se réveilla plus forte que jamais au printemps de 1822, et, s'élançant au nord-ouest, elle frappa toutes les villes, tous les villages situés sur le chemin des caravanes. Tauris, Korbia, Ardabil, eurent particulièrement à souffrir, et les provinces de Kalkhaï, de Mazendéran et de Ghilan (sur la mer Caspienne) furent bientôt envahies. Dans quelques-unes de ces contrées, la maladie sembla disparaître pendant quelque temps, mais elle se montra de nouveau vers le milieu de l'année 1823 ; longeant la rive persique de la mer Caspienne, elle ravagea la province de Schirwan, mais elle recula devant la Russie. Elle remonte alors le fleuve Cur, atteint en suivant les hauteurs la forteresse de Buku, et entre, le 21 septembre 1823, à Astrakhan. Au mois de juin de la même année, le choléra avait apparu dans le voisinage de Laodicée et d'Antioche (noms modernes), et avait gagné par deux voies différentes les côtes de la Méditerranée ; bientôt il les avait abandonnées, ainsi que les rives de

En somme, à la fin de 1823, l'épidémie, née en 1817, avait parcouru 19 degrés de longitude et 66 degrés de latitude : des îles Philippines elle avait gagné la côte de l'Asie Mineure ; de l'île Bourbon elle était arrivée à Astrakhan et sur les bords de la mer Caspienne.

Il est bien étonnant que le choléra ne soit pas entré en Europe par l'Asie Mineure ; c'est peut-être parce qu'il avait respecté Smyrne, ville qui est le centre des principales relations entre ces deux pays. Si l'Égypte avait été envahie à cette époque, il n'est pas probable que l'Europe eût été aussi longtemps épargnée. Quoi qu'il en soit, depuis la fin de 1823 jusqu'au moment où elle se déclara à Orenbourg, en 1829, la maladie sembla faire une halte aux confins extrêmes de l'Europe, de sorte que nous pouvons considérer la période de 1817 à 1823 comme la première étape de l'épidémie.

Du reste, quoique le choléra ait beaucoup moins préoccupé les Européens de 1823 à 1829, nous n'en devons pas conclure qu'il fût entièrement éteint ; loin de là, il continuait ses ravages dans les Indes et envahissait de nouveau l'Asie Mineure, la Perse et la Chine, après avoir traversé les plaines immenses des deux Tartaries.

C'est sans doute à la rareté de la population qu'il faut attribuer la lenteur avec laquelle l'épidémie a parcouru ces régions à moitié désertes ; d'un autre côté, l'absence de communications même entre cantons voisins a pu arrêter la marche du fléau, et le retenir au delà des frontières russes. Toujours est-il que la marche du choléra dans la Perse, la Tartarie, la Mongolie et le Tibet, pays privés de routes régulières, contraste étrangement, soit avec la rapidité de ses progrès dans les contrées populeuses et bien cultivées, soit avec la promptitude de sa propagation d'un pays maritime à un autre, de la Germanie en Angleterre, de l'Angleterre au Canada, des Indes orientales à l'île de France. La maladie, franchissant les mers, sautait directement d'un pays à l'autre ; *mais, fait remarquable, en traversant l'Océan, elle n'a jamais distancé les vaisseaux.*

Nous voici maintenant à la seconde période de l'histoire du choléra. Au mois d'août 1829 il éclate à Orenbourg, y commet de grands ravages et désole toute cette province russe ; après avoir longtemps séjourné dans le nord de la Perse, il se répand, cette même année, dans tout le royaume, et bientôt après il atteint les côtes occidentales de la mer Caspienne, arrive à Salian, et envahit la province de Schirwan en juin 1830 ; sans ralentir sa marche, il visite successivement Bakou, Kuba, Sheki, Chomath Talish, et le district d'Elisabethpol. A partir de ce moment l'épidémie prend une double direction. En suivant la **Kura**, elle entre à Tiflis, où elle fait 5000 victimes; elle parcourt les **bords de la** mer Noire et de la mer Caspienne, et arrive pour la **seconde fois à** Astrakhan : beaucoup plus meurtrière qu'en 1823, elle fait périr dans cette ville plus de 8000 personnes.

De là le choléra remonte le Volga, visitant successivement **toutes les** villes riveraines, et suivant toujours les routes du commerce. Du reste, soit qu'il franchît de hautes montagnes, comme dans l'Inde, soit qu'il traversât l'Océan pour arriver à l'île Bourbon, soit qu'il suivît les caravanes dans l'immensité du désert pour envahir la Mecque et Médine, soit enfin qu'il remontât les fleuves, en prenant pour étapes les différentes cités qu'ils arrosent, le choléra, indépendant de toute condition physique, ne parut influencé que *par le commerce et les relations des peuples;* sous tous les autres rapports, les routes qu'il a suivies diffèrent complétement entre elles. En 1830, la maladie arrive à Saratow, **gagne** peu de temps après Kasan, Nijni-Novgorod, Kostroma, Jarislaw, et atteint enfin le district de Tischwin, dans le gouvernement de Novgorod : elle était alors à 250 verstes de Saint-Pétersbourg, et cette année-là elle ne s'éleva pas plus au nord.

Des bords de la Caspienne et de la mer Noire, l'épidémie, traversant le Caucase, apparut sur les rives du Don, et remonta ce fleuve tout en ravageant, en septembre et octobre 1830, Odessa et la Chersonèse.

Vous voyez, messieurs, que le choléra, qui était entré en Russie par les provinces septentrionales de la Perse, fut bientôt rejoint par celui qui était arrivé à Orenbourg, à travers les plaines de la Tartarie.

Dans le milieu du mois de septembre 1830, l'épidémie apparaît dans le gouvernement de Moscou, et le 20 du mois elle entre dans la ville même, où elle séjourne jusqu'au mois de mars suivant. A partir de la fin de novembre, il tombe une grande quantité de neige; la gelée est très forte, mais la violence et la diffusion du choléra n'en sont point diminuées : c'est même un fait important à noter que cette persistance de la maladie malgré les rigueurs d'un hiver moscovite. Au rapport de Jahnichen, la proportion des malades fut de 30 à 40 pour 100 parmi les personnes que leurs devoirs appelaient dans les hôpitaux, tandis que pour la population prise en bloc, la proportion ne fut que de 3 pour 100. Il en a été de même à Dublin : le choléra fit beaucoup de victimes parmi les médecins et les employés des hôpitaux; toutefois un traitement opportun en sauva un grand nombre. Il n'est pas tout à fait exact de dire que l'épidémie abandonna Moscou au mois de mars.

car pendant l'automne de 1831, elle frappa encore plus de 1000 personnes.

Durant l'hiver et le printemps 1830-1831, le choléra se dirigea vers l'occident et vers le sud, dévastant successivement Kaluza, Tula, Pultawa, Kiew, la Podolie, la Bessarabie, la Bulgarie, la Silistrie, et ravageant les provinces riveraines du Dniéper, du Bug et du Dniester.

Dans les gouvernements du nord et de l'orient, l'épidémie était épuisée; mais elle sévissait encore, quoique avec moins de violence, dans les provinces de Nicolajaw, de Crakow, de Tauris, et parmi les Cosaques de la mer Noire. Pour la seconde fois, la ville de Pétersbourg fut respectée, quoique le choléra fût arrivé jusqu'à Tischwin, à 100 milles de la capitale. Cette immunité s'explique par le *cordon sanitaire* dont on avait entouré la ville pour en protéger les habitants. Il est juste d'ajouter que l'empereur Nicolas ne bénéficia pas de cette mesure, car il s'était rendu à Moscou dès qu'il avait été informé de l'existence du choléra dans cette cité; il voulait contribuer par lui-même à soulager les souffrances de ses sujets, et la crainte de l'infection ne l'empêcha pas de s'acquitter de cette glorieuse mission.

La guerre de Pologne hâta certainement l'arrivée du choléra dans cette malheureuse contrée. L'armée russe y entra par trois colonnes le 5 février 1831, et plusieurs bataillons arrivaient des provinces dans lesquelles régnait l'épidémie. Les gouvernements de Volhynie, de Grodno et de Wilna furent gravement éprouvés pendant le printemps de 1831. Le choléra fit subir à l'armée russe des pertes considérables, et le maréchal Diebitch lui-même mourut à Pultusk, le 10 juin 1831, après quelques heures de maladie : circonstance qui fit soupçonner bien à tort un empoisonnement. Les détails de ce fait ont été publiés par un témoin oculaire, le docteur Koch, qui était au service du roi de Prusse. Le 14 avril, l'épidémie éclata à Varsovie, où les Polonais avaient amené un grand nombre de prisonniers après la bataille d'Iganie. En Pologne, la marche de la maladie fut subordonnée d'une manière très remarquable à celle des armées. A l'ouest et au sud de Varsovie, le choléra s'avançait lentement vers les confins de la Prusse; le 23 juin, il arrivait à Kozieglow, petite ville située à 9 milles au midi de Czenstochowa, et distante de 2 milles germaniques de la frontière

cruellement visitée ; car la situation de la première de ces villes paraît bien plus favorable au développement des *miasmes.*

La Moldavie fut atteinte au printemps de 1831. A Jassy, sur une population de 27 000 âmes, il y eut plus de 6000 victimes. Le choléra y éclata en juin, et sa diffusion fut certainement favorisée par la position insalubre de la ville, et par l'entassement d'une misérable population de juifs et de bohémiens dans des rues sales et étroites. Tous les médecins, à l'exception de trois, périrent avec leurs familles. Bucharest, juillet 1831. — Bulgarie, juillet 1831. — Constantinople, juillet 1831. — Andrinople, Gallipoli, Philippopoli, septembre 1831.

La peste se déclara à Constantinople en même temps que le choléra mais celui-ci disparut vers la fin de septembre, tandis que la peste régna encore pendant plusieurs mois. Pour la seconde fois alors le choléra envahit l'Asie Mineure, et y causa avec la peste d'effroyables dévastations. Corfou, octobre 1831. — Monastori en Grèce, novembre 1831.

La destruction des mahométans en pèlerinage à la Mecque fut véritablement quelque chose d'horrible. Cette ville ressemblait à un champ de bataille, tant était grand le nombre des cadavres abandonnés sans sépulture ; en face d'un tel spectacle, le fanatisme des musulmans finit par céder, et les survivants cherchèrent leur salut dans une fuite précipitée et tumultueuse. On pense que pendant les trois jours qu'ils passèrent à la Mecque, les trois quarts des pèlerins ont péri ; quant aux fugitifs, 10 000 restèrent en route. Le pacha d'Égypte prescrivit alors les mêmes mesures qui lui avaient si bien réussi en 1823, mais elles restèrent stériles : peut-être avaient-elles été prises trop tard. Le choléra se déclara d'abord dans les deux stations où les pèlerins d'Arabie étaient retenus en quarantaine ; et au milieu du mois d'août 1831, il arrivait au Caire et à Damiette ; avant la fin du mois il ravageait Alexandrie, puis il remonta le Nil, et à la fin de septembre il était à Louqsor, sur l'emplacement de l'ancienne Thèbes. En Égypte, 150 000 personnes tombèrent sous les coups de l'épidémie.

Quelque temps après, nous trouvons le choléra en Angleterre : le 14 novembre il entrait à Sunderland, port situé directement en face de la ville de Hambourg, avec laquelle il a de nombreuses relations de commerce. Il visita ensuite plusieurs villes du nord de l'Angleterre, mais dans aucune d'elles il ne se montra très violent ; ce qu'il faut peut-être attribuer à ce que les familles de la Grande-Bretagne vivent beaucoup plus isolément que celles du continent. Le 27 janvier 1832.

l'existence de la maladie était annoncée à Édimbourg, et le 10 février on la signalait à Londres. Les ravages de l'épidémie dans la métropole furent relativement insignifiants, puisque pendant toute sa durée elle ne fit périr que 1500 personnes.

Du reste, et j'appelle expressément votre attention sur ce fait, plusieurs des grandes villes de l'Angleterre échappèrent complétement ; d'autres furent quittes à très bon compte (1). Au 24 juin 1832 (c'est-à-dire huit mois après l'apparition du choléra à Sunderland), le nombre total des cas s'élevait dans la Grande-Bretagne, Londres comprise, à 14 796 ; sur ce chiffre de malades il y avait eu 5432 morts (2). Il est vrai que la maladie continua à séjourner dans certaines villes pendant un temps assez long, et qu'elle reprit même dans quelques-unes la forme épidémique en 1833 et en 1834 ; mais en tenant compte de tous ces faits, nous sommes autorisés à conclure que, dans la Grande-Bretagne et en Irlande, le choléra n'a pas fait plus de 30 000 victimes.

En Irlande, et surtout à Dublin et à Iligo, la mortalité a été plus grande qu'en Angleterre ; peut-être faut-il accuser ici les mauvaises conditions hygiéniques des Irlandais de la classe pauvre, et l'insalubrité de leurs demeures : vous savez que dans les mauvais quartiers de la ville, plusieurs familles demeurent au même étage, et que souvent la même chambre abrite plus d'un individu. « A Londres, dit le docteur Elliotson (3), les gens du peuple sont bien nourris, ils le sont même mieux que dans aucune autre partie du monde ; ils mangent plus de viande, et elle est meilleure que partout ailleurs ; en outre ils sont plus confortablement vêtus, et au lieu de mauvais vins, ils boivent de l'ale, du porter d'excellente qualité et de la boisson d'orge. A Paris, au contraire, l'eau destinée à la consommation est très malsaine ; dans la basse classe, les familles vivent entassées dans des maisons mal ventilées. Les rues sont étroites, les maisons sales. Les ouvriers n'ont ni roastbeef, ni mouton ; ils vivent de ce que les Anglais considèrent comme *de la drogue*, ils mangent des espèces de ragoûts fabriqués avec du pain et des végétaux, ou bien un peu de viande qu'ils font bouillir dans de l'eau pour lui donner de la couleur et de la saveur ; au lieu de boire de bonne bière, ils consomment du vin détestable. »

(1) Le choléra apparut à Liverpool le 12 mai, et il visita en même temps Hull, York,

Le fait certain, quelle que soit d'ailleurs l'explication qu'on propose,
c'est que le choléra a été beaucoup plus meurtrier à Paris qu'à Londres: dans la première de ces villes, il y eut en un seul jour 385 décès,
c'était le 8 avril 1832. Rien n'a causé tant de surprise aux médecins du continent que cette immunité relative de l'Angleterre : ils
avaient. annoncé bien haut qu'elle serait, plus que toute autre contrée,
éprouvée par l'épidémie ; il existait, disaient-ils, dans les villes anglaises une foule de circonstances qui devaient favoriser les progrès de
la maladie ; ils mettaient en avant le grand nombre des habitants, la
pauvreté et le mauvais régime des classes inférieures, l'humidité du
climat, et les brouillards presque continuels. Or, quant à la misère
des basses classes, je crois l'assertion mal fondée, si du moins on met
en parallèle avec les nôtres les classes indigentes du continent ; et
quant au régime, je suis convaincu qu'il est encore meilleur chez le
pauvres de l'Angleterre que chez ceux des villes continentales. En présence des faits qui venaient renverser leurs hypothèses, les médecins
étrangers ont torturé leur esprit pour trouver une explication à cet
affaiblissement du choléra dans la Grande-Bretagne: quelques-uns l'ont
attribué à l'usage du thé, d'autres à la grande quantité de viande
qui est consommée chez nous, plusieurs enfin aux vapeurs abondantes
de nos feux de houille Mais chacune de ces interprétations est passible de quelque objection : les Chinois, qui sont les plus grands buveurs
de thé de l'univers, ont été étrangement décimés par le choléra ; la
ville de Halle, en Allemagne, qui a été plus éprouvée que toute autre,
n'emploie que la houille pour alimenter ses foyers. C'est à notre alimentation substantielle, à notre propreté excessive, et à la séparation
des familles, que nous devons rapporter l'immunité comparative dont
nous avons joui ; prérogative d'autant plus remarquable, qu'en Angleterre les relations de ville à ville sont dix fois plus rapides et plus fréquentes que sur le continent.

Le choléra apparut pour la première fois à Paris le 24 mars 1832.
Ceux qui nient le caractère contagieux de cette maladie et son importation du dehors, n'ont pas manqué de faire observer qu'en France elle
a soudainement éclaté au centre même du royaume, et qu'en conséquence elle a dû naître spontanément dans la métropole. Avant de
peser la valeur de cet argument, voyons d'abord si les faits sur lesquels il s'appuie sont véritables. Or, il est fort surprenant que le choléra ait été officiellement signalé à Calais, huit jours seulement après
qu'il s'était montré à Paris ; et si nous songeons à la répugnance avec

laquelle les autorités des ports de mer consentaient à reconnaître l'existence du choléra, il devient fort probable qu'il a existé à Calais avant d'arriver à Paris. Cette supposition est confirmée par le rapport d'Arnaud, de Moribaud et de Gendrin (1), qui ont observé dans la ville de Calais, à la fin de l'année 1831, plusieurs cas d'un choléra très violent, qui ressemblait au choléra asiatique ; de plus, alors même que l'épidémie était devenue évidente à Calais, un grand nombre de personnes soutenaient encore que les malades succombaient à une entérite commune.

Il est donc probable que le choléra, après avoir été introduit à Calais par la voie de l'Angleterre, se dirigea immédiatement après vers Paris ; rayonnant de là comme d'un centre, il fit sentir son influence meurtrière dans tout le royaume. C'est à cause de sa position et de ses relations quotidiennes avec la Grande-Bretagne, que la ville de Paris fut en France la première victime de la maladie. Le choléra se propagea ensuite dans toutes les directions : suivant constamment les grandes voies de communication, il bravait toutes les lois qui régissent les épidémies dépendantes des perturbations atmosphériques, et dans sa course à travers la France il présentait une marche précisément opposée.

Une fois en Angleterre, le choléra atteignit bientôt l'Irlande. Voici les dates de son arrivée dans les différentes villes de notre pays ; elles m'ont été communiquées par le docteur Barker, qui, en raison de sa position officielle dans le service de santé, était plus que tout autre à même de connaître les progrès de l'épidémie :

VILLES.	ÉPOQUES DE L'INVASION DU CHOLÉRA.
Dublin.	22 mars 1832.
Arklow	8 avril.
Banbridge	9 avril.
Cork	12 avril.
Ramelton, county Donegal	12 avril.
Naas	13 avril.
Belfast	14 avril.
Warren-Point	17 avril.
Stranorlar, county Donegal	22 avril.
Tralee	28 avril.
Galway	12 mai.
Limerick	14 mai.
Waterford	1er juillet.
Wexford	21 août.

(1) Les auteurs du *Compendium de médecine* nous apprennent que le choléra s'est montré à Calais le 15 mars 1831 ; or, le premier cas à Paris est du 6 janvier 1832. L'interprétation de Graves paraît donc parfaitement exacte.

Monneret et Fleury, *Comp. de méd. prat.*, II. Paris, 1837.   (Note du TRAD.)

Remarquez, messieurs, que Dublin, Cork et Belfast furent atteints
près de quatre mois avant Waterford et Wexford. Or, un steamer fait
deux fois par semaine le voyage entre Dublin et Cork et entre Dublin
et Belfast, *tandis qu'il n'y a pas de communication directe par les navires
à vapeur* entre Dublin et Waterford, pas plus qu'entre Dublin et Wexford; il serait donc probable, en rapprochant les dates, que Cork et
Belfast furent infectés par Dublin, tandis que Waterford et Wexford
n'étant pas exposés à cette source d'infection, restèrent indemnes plusieurs mois encore. Quoi qu'il en soit, la longue immunité de ces deux
dernières villes est un fait très extraordinaire; et s'il n'est pas suffisamment expliqué par l'absence presque totale de communications
avec Dublin, il faut ajouter que ces deux cités n'ont également que des
rapports très restreints avec l'Angleterre : elles lui envoient des produits agricoles, voilà tout, et il n'y a pas entre ces divers points du
royaume uni un mouvement continuel de voyageurs.

VINGT-HUITIÈME LEÇON.

LA CONTAGION ET LE TRAITEMENT DU CHOLÉRA.

Le choléra en Amérique. — Il y a été probablement apporté par les émigrants. — Compte rendu du docteur Jackson. — Caractère contagieux de la maladie. Épidémie indienne de 1842. — Le choléra en Europe pendant les années 1847 et 1848. Traitement du choléra par l'acétate de plomb et l'opium. — Traitement par le calomel. — Mode d'administration de l'acétate de plomb.

MESSIEURS,

Jusqu'ici nous avons étudié la marche du choléra dans l'ancien continent; nous avons maintenant à le suivre dans le nouveau monde.

« Le 8 juin 1832, la maladie éclata à Québec, dans les hôtelleries et les tavernes du *Cul-de-sac*. C'est un quartier malpropre, bas, mal aéré, refuge d'émigrants de la classe la plus infime, de marins, et d'une foule d'individus à la vie déréglée (1). »

Ainsi, l'apparition du choléra à Québec a exactement coïncidé avec l'époque où les émigrés anglais envahirent cette ville; voici des détails qui démontrent la possibilité de cette voie d'importation.

La lettre suivante, adressée au président du conseil de santé de Liverpool par le chirurgien du brick anglais *le Brutus* (2), nous annonce que le choléra s'est développé dans l'équipage *huit jours après* qu'on avait quitté les eaux de la Mersey, et que cet événement avait décidé le capitaine à revenir en arrière. D'après l'état joint à cette lettre, il paraît que du 27 mai, jour où le premier cas s'est manifesté à bord, jusqu'au 13 juin, jour de la rentrée du bâtiment à Liverpool, 117 personnes avaient été frappées par la maladie; il y avait eu 81 cas de mort et 20 guérisons.

« J'éprouve un profond sentiment de tristesse en face du devoir pé-
» nible qui m'est imposé; mais je ne dois pas tarder plus longtemps à
» vous informer de l'épidémie cruelle qui a éclaté à bord du brick an-
» glais *le Brutus*, parti de Liverpool pour Québec avec 330 passagers.
» C'est le 25 mai, huit jours après notre départ, que la maladie se révé-
» lait parmi nous. Elle attaquait d'abord dans toute la plénitude de

» la santé un homme robuste, âgé de vingt-cinq ans; les symptômes
» étaient très nets, les spasmes d'une violence peu ordinaire. Grâce à un
» traitement convenable, ce malade guérit. Le choléra frappait ensuite
» une vieille femme âgée de soixante ans, qu'il tuait en dix heures. Puis
» il continua à se prolonger, malgré tous nos efforts, jusqu'à la nuit du
» samedi 2 juin, pendant laquelle nous eûmes beaucoup à souffrir
» d'une grosse mer et d'un temps brumeux et sombre; la maladie fit
» alors de tels progrès, que le dimanche nous fûmes obligés de faire
» voile pour Liverpool; plusieurs matelots avaient été atteints pendant
» la nuit, et nous en avions déjà perdu plusieurs la semaine précédente.
» Il est impossible de dépeindre les scènes horribles dont nous avons été
» témoins les 3, 4 et 5 juin : partout des malades, partout des mourants
» qui n'avaient pas même de couvertures. Le 6, le temps était meilleur;
» dès lors le choléra devint moins sévère, et le nombre des victimes
» alla décroissant.   W. W. THOMPSON. »

Le 10 juin 1832, l'épidémie entre à Montréal ; et là, comme à Québec,
elle sévit aussitôt avec toute la violence de la peste. J'emprunte au
docteur S. Jackson, secrétaire du conseil de santé de Philadelphie, des
détails pleins d'intérêt sur la route que le fléau a suivie à travers
l'Amérique du Nord (1). M. Jackson est anticontagionniste; cela ressort
clairement de sa narration, sur laquelle je me réserve de vous présenter quelques observations. Il est à remarquer que les médecins d'Amérique ont dépassé de beaucoup leurs confrères d'Europe au point de
vue de la statistique. Dans toutes les grandes villes, ils ont enregistré
avec soin les progrès de l'épidémie par semaines, par mois et par années, le nombre des morts, celui des guérisons, et ces tableaux ont été
publiés avec une régularité, avec un soin qui nous sont totalement
inconnus. Vous pourrez saisir dans l'exposé du docteur Jackson quelques-uns des résultats de cette précieuse habitude.

« En voyant le grand nombre d'émigrés anglais et irlandais qui arrivèrent à cette époque à Québec et à Montréal, on a pensé tout d'abord
que c'étaient eux qui avaient transporté le choléra à travers l'Atlantique. Toutefois, un examen plus rigoureux des circonstances qui ont
accompagné le début de l'épidémie dans ces deux villes renverse cette
hypothèse. Il n'y a pas eu ici importation. Les émigrants et les Canadiens pauvres furent atteints simultanément; or la plupart des émigrants étaient dans des conditions éminemment favorables au déve-

(1) *Cholera Gazette.* (L'AUTEUR)

loppement de la maladie; il en était de même des Canadiens, aussi en ont-ils été les premières victimes.

» Il existe deux voies de communication entre Québec et Montréal, et les villes des États-Unis : l'une passe par le fleuve Richelieu, le lac Champlain et le canal du Nord, pour aboutir à Troy et à Albany; l'autre conduit par le Saint-Laurent au lac Ontario, puis à Buffalo, et par le canal Érié rejoint Rochester et Albany. Il était tout simple de croire que le choléra passerait du Canada aux États-Unis par l'une de ces routes. Sur la première beaucoup d'émigrants ont été frappés, mais ils n'ont pas communiqué la maladie. L'épidémie a montré au contraire une prédilection décidée pour les bords du Saint-Laurent; elle a successivement envahi les villes et les villages riverains, puis gagnant le lac Ontario, elle est arrivée jusqu'au lac Érié.

» Or, tandis que l'attention était ainsi dirigée sur les contrées du nord et de l'ouest qu'on croyait immédiatement menacées, voilà que le choléra éclate inopinément dans la ville de New-York.

» C'est le 24 juin, dit-on, qu'il révéla pour la première fois son existence, en frappant un citoyen indigène qui demeurait à l'angle des rues de Gold et de Frankfort; quatre personnes demeurant dans Cherry-street furent atteintes presque aussitôt après. C'étaient des émigrants irlandais qui étaient arrivés à Québec pendant l'automne de 1831, et qui avaient résidé à Albany jusqu'au mois de mai suivant; alors ils étaient venus à New-York.

» Le 27 juin, le choléra se manifesta dans l'hospice de Bellevue, à trois milles environ de la ville. La première personne atteinte fut une femme âgée qui n'avait pas quitté l'établissement depuis trois ans, qui n'avait reçu depuis un mois aucune visite, et qui n'avait eu aucune communication avec la ville. Il y eut bientôt plusieurs autres malades dans la maison; l'épidémie y atteignit son maximum le 11 juillet et disparut le 4 août.

» Dans la ville de New-York, le choléra présenta également son maximum le 11 juillet; à partir de ce jour il commença à décroître d'une façon très marquée.

» Entre le développement de l'épidémie à Québec et son apparition à New-York, il s'est écoulé seize jours (trois jours plus tard elle sévissait dans l'hospice de Bellevue); or la distance entre ces deux villes est de 450 milles (1).

» Il importe de remarquer que toutes les villes intermédiaires du Nouveau-Brunswick, de la Nouvelle-Écosse, des États du Maine, de Massachusetts et de Rhode-Island sont restées entièrement indemnes :

_____

(1) 720 kilomètres.

et aujourd'hui même, à l'exception de Providence, de **New-Port** et de Boston, elles n'ont point été visitées par le choléra.

» A Boston, il a marché plus lentement que dans le Canada ou à New-York. Le premier cas bien certain a eu lieu le mardi 5 juillet. Ce jour-là un homme du nom de Musgrove, qui demeurait dans la cave d'une maison de Filbert-street, près de Schuylkill-Fifth-street, était pris des symptômes d'un choléra grave. Cet homme était récemment arrivé de la prison de New-Jersey, et il avait la diarrhée depuis deux ou trois semaines, lorsqu'il fut pris du choléra. Il mourait le samedi suivant. La seconde victime fut un nègre qui résidait dans Saint-John-street, Northern Liberties, au-dessus de Callow-Hill. Il avait travaillé à bord d'un vaisseau arrivant d'Angleterre, qui était à l'ancre au quai de Pratt. Il fut atteint dans la nuit du mardi 9 juillet; le vendredi il était mort. Cet homme était très sobre; il n'avait pas eu de symptômes prémonitoires.

» Jusqu'au dimanche 14 juillet il n'y eut pas de nouveaux cas : ce jour-là deux femmes qui occupaient ensemble une chambre dans une maison de Coate's-street, succombèrent à la forme la plus terrible de la maladie. Toutes deux étaient d'une grande régularité de vie, mais elles avaient une santé un peu faible. Le mari de l'une de ces malheureuses était arrivé de New-York le samedi 7 juillet, fort alarmé de la présence du choléra. Il tomba malade le lendemain, et mourut le vendredi suivant. Le samedi, sa veuve se sentait mal à l'aise, et sans demander l'avis d'un médecin, elle prit le soir seize grains (0^{gr},96) de calomel. Immédiatement après, elle avait des vomissements et des selles incoercibles, et cette nuit même elle tombait dans le collapsus; le dimanche soir elle était morte. Le matin de ce jour, la mère du mari se plaignit d'être incommodée, mais elle ne présentait pas de symptômes bien marqués. Comme elle avait passé la nuit à veiller avec sa belle-fille, elle attribua son indisposition à la fatigue. Elle sortit néanmoins de la maison pour s'acquitter de quelques commissions, mais lorqu'elle fut rentrée, on la fit coucher par précaution, et on lui fit prendre une petite dose d'opium. Il était alors huit heures du matin. Le docteur Schott arrivait une heure après, et trouvait la malade gisant à terre; elle avait eu d'abondantes selles liquides, semblables à de l'eau de riz, et elle était alors dans le collapsus le plus complet; elle mourut le soir même. Tels ont été les seuls faits dans lesquels on fut autorisé à mettre en cause la contagion. Le même jour, une femme d'origine française, âgée d'environ cinquante ans et qui avait une vie très sobre, tombait sous les coups

de West-street, n'était pas sortie de sa maison depuis trois semaines; et cette maison, entourée de jardins potagers, était complétement isolée. Depuis le vendredi cette dame avait de la diarrhée; elle s'était mise à la diète, mais elle n'avait pris aucun médicament. Le lendemain la maladie devenait mortelle.

» Il n'y eut plus ensuite que trois ou quatre personnes atteintes dans différents quartiers, tels que Kensington, Northern Liberties et Southwark, jusqu'au 27 et au 28 juillet ; alors l'épidémie se développa dans toute sa violence, et le nombre des malades augmenta tous les jours. Elle atteignit son summun les 5, 6 et 7 août ; puis elle commença à décliner, et aujourd'hui elle semble complétement éteinte.

» Si nous rapportons au 27 ou au 28 juillet l'invasion du choléra à Philadelphie, nous verrons qu'il s'était écoulé une période de vingt-cinq jours depuis son arrivée à New-York. La distance qui sépare ces deux cités est, en ligne droite, de 90 milles (1).

» Le tableau comparatif de la population de ces différentes villes, du nombre des malades et du chiffre des décès, donne lieu à des résultats intéressants, et permet d'apprécier avec exactitude la manière d'être de l'épidémie.

DATES DE L'INVASION.	POPULATION.	MALADES.	MORTS.	RAPPORT des malades et de la populat.	RAPPORT des décès et des malades.	RAPPORT des décès et de la population.
Sept. 30. Québec....	32 000 [1]	5783	3292 [5]	1 sur 5 $\frac{1}{7}$	1 sur 1 $\frac{1}{2}$	1 sur 10 $\frac{1}{3}$
1er. Montréal. .	28 000 [2]	4385	1853	1 sur 6 $\frac{1}{2}$	1 sur 2 $\frac{1}{3}$	1 sur 15 $\frac{1}{3}$
Août 22. New-York. .	140 000 [3]	5547	2782 [6]	1 sur 25 $\frac{1}{5}$	1 sur 2	1 sur 15 $\frac{1}{4}$
Sept. 13. Philadelphie.	160 000 [4]	2314	935	1 sur 70	1 sur 2 $\frac{1}{2}$	1 sur 173 $\frac{20}{133}$ [7]

[1] Population fixe, 27 000; population de passage, 5000 : total, 32 000.
[2] Population fixe, 25 000; population flottante, 3000 : total, 28 000.
[3] Est regardée comme fixe par M. D. Leslie. (*Journal of Commerce*, 8 août.)
[4] Population estimée d'après les tables de mortalité.
[5] Convois de protestants, 1244; à la cathédrale catholique jusqu'au 25 septembre, 1574; à Saint-Roch, 474 : total, 3292.
[6] Rapport de l'inspecteur. (L'AUTEUR.)
[7] Il s'est glissé certainement quelque erreur dans ces chiffres. En prenant pour exacts ceux des premières colonnes, le rapport indiqué dans la dernière n'est juste que pour la ville de Montréal. (Note du TRAD.)

» Il résulte évidemment de ce tableau que les causes efficientes du choléra ont été moins nombreuses à Philadelphie que dans les trois autres villes, ou qu'elles ont été profondément modifiées, de manière à perdre une bonne partie de leur activité. Ce résultat, si favorable à la ville de Philadelphie, si important pour l'histoire hygiénique du choléra, doit nous rassurer, puisqu'il nous prouve que cette formidable maladie n'échappe pas complétement à notre empire ; il est donc intéressant de rechercher les causes de cette différence considérable dans l'intensité de l'épidémie.

» Les conditions suivantes, qui se rencontrent précisément à Philadelphie, paraissent avoir une grande efficacité pour atténuer la violence de l'épidémie, pour la circonscrire et pour en diminuer la mortalité.

» I. La construction de la ville : elle présente de vastes squares séparés par des rues spacieuses et bien pavées ; par conséquent il n'y a pas d'encombrement, l'aération est suffisante, et la propreté est facilement maintenue. Il est fort regrettable qu'on se soit écarté du plan primitif de Penn, dont la sagesse et la prévoyance ont été pleinement démontrées par la dernière épidémie.

» II. Une eau pure et abondante ; ce qui assure à toute la population une boisson très saine, ce qui permet de maintenir les rues, les ruelles et les allées dans un état de propreté parfaite.

» III. Les ordonnances de la police sanitaire. L'exécution en était confiée aux conseils de la ville, aux commissaires des différents arrondissements, aux comités d'hygiène nommés par eux, et au conseil suprême de santé. Voici les principales mesures qui avaient été prescrites : rechercher toutes les causes d'insalubrité et les éloigner immédiatement ; veiller exactement à la propreté de la ville ; établir, sur différents points, des hôpitaux abondamment pourvus de médecins, d'infirmiers, et de tous les médicaments nécessaires pour le traitement du choléra ; publier les instructions des comités de santé pour faire connaître à chacun les meilleurs moyens de prévenir la maladie, ou d'en combattre les premiers symptômes.

» IV. Avant que l'épidémie eût éclaté à Philadelphie, la mission qu'on avait envoyée au Canada renseigna la population sur l'évolution des différentes périodes du choléra ; elle signala l'existence presque constante de signes prémonitoires, et en indiqua les caractères distinctifs. La commission de santé porta ces renseignements à la connaissance du public par le moyen des journaux ; elle fit en outre distribuer et afficher ces documents. Il en résulta qu'avant l'arrivée de la maladie, toute la population fut mise au courant de sa marche et de son traitement ; elle en connut le mode d'invasion, elle en connut les symptômes initiaux ; elle sut aussi qu'on pouvait la combattre avec succès pendant cette première période, pourvu qu'on eût immédiatement recours aux conseils des médecins. Or, toutes ces précautions avaient été négligées à Québec, à Montréal et à New-York ; on s'était laissé surprendre par l'épidémie, bien loin de la prévenir, et lorsqu'on prit enfin des mesures analogues, le choléra sévissait dans toute sa violence.

» V. Les citoyens, pleins de confiance dans la sagesse du conseil de santé, dans la salubrité de leur ville, dans l'instruction des médecins, restèrent tranquilles et calmes, et ne s'abandonnèrent point à une terreur panique ; cet état moral ne contribua pas peu à atténuer la sévérité de l'épidémie, et à diminuer le nombre des malades. On ne ferma point les magasins, et il n'y eut pas plus de départs pour la campagne qu'il n'y en a habituellement chaque été. Un étranger qui serait entré dans notre ville, et qui aurait vu l'activité et la gaieté qui régnaient dans nos rues, n'aurait jamais soupçonné que nous étions sous le coup du plus terrible des fléaux.

» VI. Le traitement de la période prodromique a prévenu dans une foule de cas le développement ultérieur de la maladie. Dans les cas légers, on ordonnait simplement la diète, le repos, quelques médicaments, anodins ou diffusibles, parfois les laxatifs ou les cathartiques doux, avec des sinapismes et d'autres rubéfiants. On ne prescrivait guère les drastiques, et la médication stimulante fut rarement mise en usage.

» Telles sont les circonstances qui me paraissent avoir prévenu dans notre ville les ravages de l'épidémie ; à ce titre, elles méritent la plus sérieuse attention, et elles doivent être la base des règlements de police sanitaire.

» Dans ses manifestations et dans sa marche, le choléra a été chez nous ce qu'il avait été en Asie et en Europe. Il serait superflu de retracer ici le tableau de sa symptomatologie ; un fait cependant doit être signalé : tant que dura l'épidémie, bien peu de personnes furent complètement exemptes de troubles digestifs. Je resterai au-dessous de la vérité en avançant que les deux tiers de la population en furent affectés ; ces indispositions étaient entièrement le fait de l'influence épidémique. Il importe également de noter que dans la majorité des cas de choléra grave, il y a eu des symptômes prémonitoires dont la durée a varié de quelques heures à plusieurs jours. Lorsque ces symptômes manquaient, c'était soit chez des gens âgés, soit chez les individus intempérants, qui avaient commis de grands excès, ou dont la constitution était très affaiblie : presque toujours alors la maladie frappait mortellement.

» Le nombre des décès fut beaucoup plus grand dans les établissements publics que dans la pratique particulière : le tableau suivant fait connaître la proportion des cas de mort ; mais les résultats de la pratique privée ont été plus favorables encore que ces chiffres ne l'indiquent. Un grand nombre de médecins n'ont mentionné que les cas mortels ou très graves, et dans leur rapport au conseil de santé, ils ont omis les cas légers dont le traitement avait fait promptement justice. En conséquence, les chiffres de la mortalité, en ce qui concerne la clientèle particulière, sont un peu plus élevés dans ce tableau qu'ils ne l'ont été réellement.

TABLEAU INDIQUANT LE RAPPORT DES DÉCÈS AUX MALADES DANS LA PRATIQUE PRIVÉE ET DANS LES ÉTABLISSEMENTS PUBLICS.

	Malades.	Morts.	Rapports.
Pratique privée	1175	270	1 sur 4 $\frac{3}{7}$
Hôpitaux	874	342	1 sur 2 $\frac{5}{7}$
Hospices	174	92	1 sur 1 $\frac{41}{37}$
Prisons d'Arch-street.....	86	46	1 sur 1 $\frac{26}{23}$

» Si les renseignements fournis par les médecins au sujet de leur clientèle particulière eussent été complets, le rapport du premier groupe eût été tout autre ; on peut l'évaluer, selon toute probabilité, à 1 sur 70 ou 80, peut-être plus encore.

» Dans les hôpitaux, les premiers cas ont été presque tous mortels. Ce fait s'explique par cette observation qui a été vérifiée partout : lorsque le choléra arrive dans une localité, ce sont les sujets d'une mauvaise constitution qui en subissent les premières atteintes. De plus, au début de l'épidémie, les malades, ignorants du danger qu'ils couraient, négligeaient de se soigner, et refusaient d'entrer à l'hôpital jusqu'à ce qu'ils fussent tombés dans un état désespéré. Enfin, induits en erreur par les écrivains anglais et écossais, nous étions disposés à prodiguer aux malades l'air chaud et les bains de vapeur. Au bout de peu de temps, l'expérience nous démontra les détestables effets de cette méthode : sous l'influence de l'épuisement qu'amenaient ces transpirations profuses, les

Revenons maintenant, messieurs, sur quelques points de ce rapport. Il est très facile de concevoir, *même avec la doctrine de l'importation*, pourquoi le choléra s'est développé presque simultanément à Québec et à Montréal : c'est que ces deux villes sont le réceptacle de tous les émigrants anglais et étrangers; s'il a apparu presque aussitôt à New-York, c'est qu'il y a été importé directement d'Europe; et nous ne saurions partager la surprise du docteur Jackson en voyant toutes les villes maritimes situées entre Québec et New-York rester indemnes pendant plusieurs mois. Cette immunité est entièrement semblable à celle dont jouissaient les villes de Waterford et de Wexford, et alors que le choléra exerçait depuis longtemps ses ravages à Dublin et à Cork : je vous ai lu tout au long le compte rendu de M. Jackson, parce qu'on le regarde comme très concluant contre la théorie de la contagion, tandis que, selon moi, il vient l'étayer sur de nouveaux faits (1).

Dans les Etats-Unis, le choléra se répandit à peu près partout, ainsi qu'on devait s'y attendre, en raison des communications fréquentes et rapides qui relient entre eux tous les États de l'Union ; mais, sauf dans les ports de mer très populeux, il ne fut pas très meurtrier. Il est étonnant de voir combien Philadelphie a peu souffert en comparaison de Montréal, de Québec et de New-York; cette immunité relative doit être attribuée à ce que la population y est moins condensée, et à ce que les familles vivent plus isolées les unes des autres. En faisant cette observation, je n'entends point nier l'influence des causes prédisposantes.

---

(1) La question de la contagion du choléra a été si souvent agitée, qu'il serait fort inutile d'y revenir ici ; d'autant plus que toutes ces discussions roulent constamment sur les mêmes arguments et aboutissent bien rarement à quelque conclusion définitive. Je dois dire cependant que depuis les travaux de Pettenkofer sur l'influence du sol, depuis que Stiemer, généralisant les vues de Schœnbein, a tenté d'expliquer la propagation du choléra par la diminution de l'ozone atmosphérique, la doctrine de la contagion a perdu beaucoup de prosélytes.

Pettenkofer, *loc. cit.* — Stiemer, *Die Cholera, ihre Aetiology und Pathogenese*, etc. Konigsberg, 1858.

Voici l'indication de quelques travaux récents sur ce point d'étiologie :

Fortina, *Étude sur la nature probable du choléra asiatique, et sur son mode de transmission*, thèse de Paris, 1857.

Pinkerton, *The Spread of Cholera by personal communication as seen in the Crimean campaign* (*Edinb. med. Journ.*, 1858).

Ayres, *On the communicability of cholera* (*The Lancet*, 1858).

Müller und Brasche, *Zur Behandlung der Cholera* (*Rigaer Beitrage*, 1859).

Mac William, *On the principal epidemics of* 1859 (*British med. Journ.*, 1859).

telles que la pauvreté, la mauvaise nourriture et l'intempérance ; il est certain que ces conditions fâcheuses se rencontraient à Philadelphie beaucoup moins que dans les autres villes. Mais si nous comparons avec l'Amérique les contrées de l'Europe et de l'Asie qui ont eu le plus à souffrir, nous ne pouvons découvrir entre elles d'autre différence constante que la séparation des familles ; elle est beaucoup plus complète dans les États-Unis que dans aucun autre pays du monde, sauf l'Angleterre ; nous sommes donc autorisés à rapporter à cette différence l'immunité relative de la Grande-Bretagne et des États de l'Union, immunité d'autant plus surprenante, qu'il n'est certes pas de pays où les communications soient aussi nombreuses et aussi rapides. Je ne puis m'arrêter davantage sur le choléra de l'Amérique du Nord, et je vous indique ici la date de son arrivée dans quelques villes :

Albany	3 juillet 1832.
Troy	16 juillet.
New-Brunswick	Juillet.
Rochester	Juillet.
Baltimore	Août.
Washington	Août.
Boston	Août (1).

Le choléra n'a jamais atteint l'Amérique du Sud, ce qui s'explique aisément par la rareté et la longueur des communications qui unissaient ce continent aux contrées infectées ; c'est la même circonstance qui a protégé le cap de Bonne-Espérance et la Nouvelle-Hollande. C'est encore pour le même motif que l'Australie a échappé jusqu'en ces derniers temps à la rougeole, à la scarlatine et à la coqueluche, bien que la colonie compte déjà cinquante années d'existence. Aujourd'hui, grâce à la navigation à vapeur, les communications sont à la fois plus fréquentes et plus rapides, et la Nouvelle-Hollande a payé son tribut à toutes ces maladies.

Mais il est temps de revenir à l'Europe. En Portugal, le choléra paraît avoir été importé ; c'est ce qui ressort du moins de l'article suivant du *Medical Gazette* (2) : « Le vapeur *le Marchand de Londres* mit à la voile, en Angleterre, pour Oporto, le 25 décembre 1832 ; il arriva à l'embouchure du Douro le 1er janvier 1833, après avoir perdu pendant la traversée sept personnes, qui avaient été atteintes du cho-

léra. Les troupes, sous le commandement du gé
quèrent aussitôt à Foz, à 2 milles à l'ouest d'O
médecin de cette ville nous apprend que le cho
et à Oporto avant le 15 janvier; et nous savoi
ensuite gagné Coïmbre au midi, et Vigo au nord

Un de mes anciens élèves, M. Lardner, aujou
tingué, a publié un travail très intéressant sur
en Portugal (1). M. Lardner est un anticontagioni
rapporte me semblent plaider très éloquemmen
gion. Écoutez entre autres celui-ci : « Lisbonn
choléra que longtemps après Aveiro ; malgré c
doivent se trouver ici en défaut, puisque pend
existé de communication par eau entre Oporto c
ries de San-Miguel ne laissaient pas entrer un
Tage, et les vaisseaux de dona Maria étaient m
delà du port. » Messieurs, l'épidémie employa si
par terre d'Oporto à Lisbonne ; nul doute qu'
dernière ville beaucoup plus tôt, si les communi
été libres : rappelez-vous avec quelle rapidité el
à l'autre en Amérique.

Il est un fait bien remarquable, et qui doit
dans la discussion : *le choléra n'a jamais appar*
qu'il se fût écoulé le temps matériellement nécessa
pays infecté. D'un autre côté, il serait facile d'éta
laquelle il se propage varie selon la rapidité des
des ports de l'Angleterre, il franchit en quelq
3000 milles 2) à travers l'Atlantique, et fond
qu'il emploie six mois à se traîner péniblement
parce qu'il n'existe plus de relations entre ces de

Nous sommes donc amenés à ces deux concl
n'a pas dans sa marche une vitesse constante ;
toutes les directions possibles, au nord, au sud,
dent, et déjouant tout autre calcul, il n'est influ
sements que par les grandes voies des communic

Jamais le choléra n'est arrivé dans les îles
jamais il n'a sévi dans la Guyane anglaise, ni
n'a frappé des plaines situées à l'embouchure

l'Amérique du Sud, l'Amazone, l'Orénoque ou la Plata ; et cependant ces terrains immenses, constamment inondés par les eaux, le climat lui-même, paraissaient devoir être très favorables à son développement.

Au mois de septembre 1835, l'épidémie avait à peu près cessé ses ravages dans le midi de la France ; elle se dirigea alors du sud-est, sur le littoral de la Méditerranée. Bravant toutes les mesures qu'on avait prises contre elle, elle entra en Piémont, et sévit avec plus ou moins de violence à Nice, à Coni, à Livourne, à Gênes et à Florence (1). On ne nous dit rien ici sur les dates précises de l'arrivée du choléra dans ces différentes villes ; mais elles ont sans doute été atteintes dans l'ordre de leurs distances respectives de la France. Le royaume de Naples n'a été envahi que plus tard ; selon toute probabilité, la capitale a été prise au mois de septembre 1836. Dans cette ville, le choléra atteignit son maximum le 22 novembre 1836 ; à Alger, ce fut le 14 octobre 1837 ; à Bone, ce fut en septembre de la même année.

Pour nous faire une idée exacte de la marche de la maladie, nous devons tenir compte de ses détours et de ses apparitions secondaires ; nous verrons ainsi qu'elle est souvent revenue sur ses pas.

Au mois de septembre 1837, la ville de Marseille fut attaquée pour la troisième fois ; à la même époque, le choléra reparaissait à Berlin, à Prague et à Dantzig. Remarquez, messieurs, qu'il entra à Naples un an avant d'arriver à Rome (août 1837) ; car Naples a des relations commerciales très étendues avec Marseille. Au nord de l'Italie, la maladie marchait vers le sud, en s'éloignant de la France ; au sud de la presqu'île, elle se dirigeait vers le nord, en s'éloignant de Naples.

Depuis 1838 nous avions cessé d'entendre parler du choléra en Europe ; les journaux de médecine en signalaient de temps en temps un ou deux cas isolés, qui n'étaient probablement que des choléras anglais à forme grave (2). Mais, vers la fin de 1847, la maladie asia-

---

(1) *The Lancet*, 1834-1835, p. 782. (L'Auteur.)

(2) Graves parle ici de ce choléra européen, déjà décrit par Arétée, et qui reçut en France, lorsqu'il y parut en 1528, le nom significatif de *colique trousse-galant*. En 1548, Forestus l'observa à Alkmaërt et à Delft. Lazare Rivière rapporte qu'il apparut à Nîmes en 1645 ; mais l'épidémie la plus célèbre est celle qui régna à Londres de 1669 à 1672. De là sans doute le nom de choléra anglais que lui donne l'auteur. On sait que cette épidémie a été décrite par Sydenham. « Ce mal se connaît aisément, dit-il, par des vomissements énormes et par une déjection d'humeurs corrompues, qui se fait par les selles avec beaucoup de peine et de difficultés. Il est accompagné de violentes douleurs d'entrailles, d'un gonflement et d'une tension du ventre ; d·cardial-

tique apparaissait dans les provinces orientales de la Russie; néanmoins, grâce à des mesures rigoureuses, elle ne s'est pas propagée à l'occident. Je dois maintenant vous retracer en peu de mots l'origine et la marche de l'épidémie qui nous visite aujourd'hui.

« Au commencement de 1842, le choléra se montre dans le nord de l'empire Birman, et passant au sud, il plonge dans la désolation Ava et Ameerapoora. En quittant ces villes, il se dirige vers Rangoon, suit le cours de l'Irrawaddy et de ses affluents, attaquant principalement les cités et les villages riverains. Poursuivant sa course au midi, il apparaît au mois d'août dans la ville birmane de Martaban, qui est située à la jonction de trois grandes rivières, la Salween, l'Attaran et la Gyne, et qui se trouve en face de l'établissement anglais de Moulmein. Le mois suivant, il éclate à Moulmein, et règne avec plus ou moins de violence jusqu'au mois de juin 1843 ; alors il disparaît, et pendant les deux années suivantes on n'en signale plus que quelques cas isolés. Peu après son arrivée à Moulmein, il va attaquer plus au midi les bords de la Salween et les rivages de la mer, et envahit, au mois de novembre, Tavoy, la seconde ville de l'empire Birman. C'est une grande cité située à 150 milles (1) au sud de Moulmein, sur le bord d'un torrent peu profond, encombré des rochers qu'il arrache aux montagnes voisines. Le choléra s'y montre dans toute sa fureur pendant trois ou quatre mois, puis il disparaît peu à peu. Quelque temps après son entrée à

gie, de soif; d'un pouls fréquent, avec chaleur et anxiété, et assez souvent d'un pouls petit et inégal ; de cruelles nausées et quelquefois de sueurs colliquatives ; de contractions dans les bras et dans les jambes, de défaillances, de froid des extrémités, et d'autres semblables symptômes qui épouvantent extrèmement les assistants, et tuent souvent le malade en vingt-quatre heures. » Combien est plus saisissante la description d'Arétée, surtout dans le passage suivant : « Accedunt nervorum distensiones, crurum » brachiorumque musculi contrahuntur, digiti incurvantur, vertigo fit et singultus ; » frigus oboritur, extremæ præsertim partes algent, totumque corpus inhorrescit. » — Depuis l'époque de Sydenham, le choléra européen a reparu plusieurs fois (on trouvera l'indication des principales épidémies dans le traité d'Ozanam), et il a été l'objet d'un grand nombre de travaux ; mais à partir de 1825, le choléra indien a complétement détourné l'attention des observateurs.

Arétée, *De causis et signis acutorum et diuturnorum morborum libri quatuor : De curatione*, etc., lib. II, c. v. Vienne, 1790.

Forestus, in *Observationum et curationum medicinalium* libro decimo octavo : *De stomachi et ventriculi affectibus*. Francfort, 1660.

Rivière, *Centuriæ medicæ*. Lyon, 1684.

Sydenham, *Médecine pratique*, traduite par Jault. Paris, 1835.

Ozanam, *Maladies épidémiques*, 2e édit. Paris, 1835.   (Note du TRAD.)

(1) 240 kilomètres.

Tavoy, il ravage les villages d'alentour, et continuant à marcher au sud, il entre au mois de janvier 1843 dans Mergui. Cette ville, la troisième de la province, est bâtie sur une petite île entourée par les deux bras du Tenasserim, au moment où il se jette dans le golfe du Bengale; elle est à 150 milles au midi de Tavoy (1). »

Pendant les deux années qui suivent, le choléra continue à sévir dans les provinces indiennes, et au commencement de 1845, il ravage les rives de l'Indus et l'Afghanistan; de là il envahit la Perse, la Tartarie, l'Hindostan et le pachalik de Bagdad. Au mois de mai 1846, il attaque avec une épouvantable violence la ville de Téhéran; pendant plusieurs semaines, il tue 300 personnes par jour, et réduit la population de la ville à 20 000 âmes.

De Téhéran il s'élance dans deux directions, au sud-ouest vers Ispahan, Schiraz et Bagdad, au nord-ouest vers Tabreez. En octobre, il fait quelques victimes à Saliam et à Lankeram, villes frontières de la Russie au delà du Caucase. Au midi, il suit le cours du Tigre, et en décembre il vient décimer la Mecque, *où l'on suppose qu'il est apporté par les pèlerins de Bagdad*. Dans les premiers jours de 1847, il éclate, à l'ouest du Caucase, dans les rangs de l'armée russe, qui combat contre les Circassiens. Au milieu de mai, il ravage Tiflis et Astrakhan, à l'embouchure du Volga, et atteint là, vers la fin de juillet, son maximum de violence. A la même époque, il frappe de ses coups meurtriers les villes de Kars et de Kutaïs, sises à l'occident d'Erivan et de Tiflis, et tous les villages environnants. Au mois d'août, il éclate à Batoum sur la côte orientale de la mer Noire, puis, retournant au sud, il entre à Erzeroum et à Trébizonde le 9 septembre.

Quelque temps auparavant, l'épidémie était arrivée à Taganrog, à Kertch, à Mariopol, et avait ravagé d'autres villes situées sur la mer d'Azof, près de l'embouchure du Don. A ce moment le choléra se dirige vers le nord, et envahit les provinces intérieures de Charcow et de Kiew. Ici encore les mesures les plus énergiques sont impuissantes à arrêter et même à ralentir la marche du fléau.

Les rapports officiels de la Russie nous apprennent qu'au milieu de septembre, il envahit le centre de l'empire par deux voies distinctes : l'une au nord, suivant le cours du Volga, passe à Saratoff, à Tamboff, à Kasan, à Toula et à Moscou; l'autre, partant des côtes septentrionales de la mer Noire, remonte le Don, le Dniéper et leurs nombreux affluents.

---

(1) *Researches*, etc., by E. A. Parkes, M. D., 1847, p. 158. (L'AUTEUR.)

La direction générale de l'épidémie était donc nord-ouest, et l'on re-marqua qu'elle suivait presque identiquement la même route qu'en 1831. Dans les derniers jours de septembre, le choléra apparaît à Moscou, et en même temps à Odessa et à Pérécop, sur les côtes nord-ouest de la mer Noire; il abandonne alors à peu près complétement Taganrog, Mariopol et les rives orientales. Au mois d'octobre, il sévit dans seize gouvernements de l'empire russe, sans parler de la Géorgie, du Caucase, et du territoire des Cosaques de la mer Noire. A la même époque, on apprend qu'il ravage de nouveau les parties septentrionales de la Perse, Tabreez, Khoï, etc., et qu'il décime encore une fois la ville de Bagdad.

« Dans la seconde semaine de novembre, la *Gazette de Saint-Péters-bourg* nous fait savoir que le choléra s'est avancé à l'ouest jusqu'à la ville d'Alexandroff, dans le gouvernement de Kherson, et jusqu'au district d'Olgapol dans la Podalie, à 30 milles (1) de la frontière autri-chienne. Au nord, il passe de Moscou à Novgorod, dans la direction de la capitale, et marchant presque directement à l'ouest, il arrive à Dwinaborg, à une très petite distance de Riga, à 40 milles du terri-toire prussien. Une lettre de Vienne du 20 novembre annonce qu'il y a eu quelques cas dans le canton de Tarnapol en Gallicie. »

J'ai extrait tous ces détails d'un mémoire publié par le docteur Gavin Milroy (de Londres) ; il contient un excellent résumé de l'histoire du choléra épidémique.

Les renseignements qui suivent sont tirés du *Russian cholera Gazette* du 29 janvier 1848. C'est le docteur Thielmann qui parle :

« Pendant le mois de décembre, la rigueur de la température arrêta si bien la marche du choléra asiatique, qu'on put croire à son extinction complète. Il avait entièrement disparu dans les provinces qui bordent la mer Caspienne, et à l'exception de Moscou, de Mohilew et de Witepsk, toutes les grandes villes de l'empire en étaient délivrées. Là où elle existait encore, la maladie était tellement atténuée, qu'elle paraissait sur le point de s'éteindre sur place.

» Des lettres de Constantinople du 1er janvier annoncent la dispa-rition graduelle du choléra. Il est exclusivement limité à l'arsenal, et sur 210 individus qu'il a frappés, 58 seulement sont morts. Des nou-velles de Bagdad du 7 décembre annoncent que l'épidémie a presque entièrement abandonné Kerkoula et Suleymania. Des lettres de Mossul, en date du 12 décembre, nous apprennent que le choléra a quitté la ville après.y avoir tué 300 personnes; et par la voie d'Alep, au 18 du même mois, nous savons qu'il a apparu à Beregik, sur les rives de l'Euphrate, et qu'il y a causé dix à quinze décès par jour. »

Mais c'est ici, comme dans la première épidémie, un feu qui couvait sous la cendre, et l'incendie allait bientôt se rallumer de toutes parts : un rapport officiel du commencement de juin 1848 nous apprend qu'il n'y avait pas eu moins de 300 000 malades, et que 100 000 avaient péri ; le rapport du nombre des malades au chiffre de la population avait été le même qu'en 1831-1832. Du reste, le choléra se comporta exactement comme la première fois ; contenu par le froid, il renaissait au printemps et continuait ses ravages. Il s'était déclaré à Nijni-Novgorod et à Moscou. Dans la première de ces villes, il y avait eu 22 malades et 12 morts du 17 au 24 avril ; à Moscou, du 8 au 12 mai, la maladie atteignait 12 personnes et en tuait 5.

Avant de terminer notre conférence, je veux vous dire quelques mots du traitement de cette maladie contagieuse. Lorsque le choléra régnait à Dublin, au printemps de 1832, on l'attaquait par la saignée lorsqu'il y avait des spasmes violents ; on faisait vomir au moyen de l'ipécacuanha et de la moutarde ; on faisait des applications chaudes à l'extérieur, on faisait prendre des excitants, mais, par-dessus tout, on donnait le calomel à hautes doses, soit seul, soit uni à l'opium. Je n'ai pas besoin de vous dire que le traitement par les mercuriaux nous arrivait sanctionné par les plus hautes autorités ; la pratique des médecins de l'Inde lui avait donné un grand crédit, mais je dois avouer qu'entre nos mains il n'a eu qu'une bien faible efficacité. J'ai le droit d'attaquer ici ce mode de traitement, car je l'ai essayé moi-même, je l'ai vu expérimenté de toutes les façons, et il a presque constamment échoué.

Vers le milieu de l'été, l'épidémie se mit à sévir très sévèrement sur une classe qui était restée jusqu'alors à l'abri de ses attaques ; beaucoup de personnes d'une position élevée furent atteintes, et je trouvai dans ma clientèle de nombreuses occasions de me familiariser avec la maladie, au point de vue pratique. Dans certaines circonstances, j'étais appelé avant le stade de collapsus, les symptômes du choléra proprement dit venaient à peine d'apparaître, le danger était éloigné, et il restait encore quelques chances favorables à l'intervention de la thérapeutique. J'employais alors le calomel et toute la série des médicaments usités en pareil cas, mais sans aucun bénéfice, et bien des malades auxquels je tenais beaucoup périrent misérablement, en dépit de tous mes efforts, me laissant désolé de leur perte, et honteux de mon impuissance. Je résolus de ne plus accorder aucune confiance au calomel, et de ne plus employer un traitement qui m'avait causé tant de déceptions ; mais en même temps je me demandais avec anxiété ce que je mettrais à la place, à quel agent de la matière médicale j'aurais recours, puisqu'ils avaient été presque tous mis en usage sans le moindre succès.

Pendant que j'étais dans cette perplexité, je fus mandé avec feu le docteur Hunt auprès d'un malade atteint d'une diarrhée rebelle, qui avait résisté à tous les traitements. Je m'avisai d'administrer l'acétate de plomb et l'opium à hautes doses, et à ma grande satisfaction la diarrhée disparut. Déjà avant cette époque, un éminent praticien de Manchester, non moins recommandable par ses vertus que par ses talents, le docteur Bardsley, m'avait écrit pour appeler mon attention sur l'efficacité de l'acétate de plomb contre les diarrhées qui surviennent dans le décours des fièvres de longue durée, c'est-à-dire dans ces flux intestinaux qui précèdent et accompagnent l'inflammation des glandes de l'intestin grêle. Depuis lors, j'avais eu mainte occasion, à l'hôpital de sir Patrick Dun, de vérifier la justesse des vues de M. Bardsley. J'avais vu des malades affaiblis et prostrés présenter, dans le cours d'une fièvre à longues périodes, des symptômes de congestion intestinale bientôt suivis d'une diarrhée, que beaucoup de personnes pensaient devoir aboutir à l'ulcération des glandes de Peyer, et j'avais constaté que, dans les cas de ce genre, l'acétate de plomb était le seul agent efficace. J'avais observé en outre que, contrairement à l'opinion générale, on pouvait l'administrer à hautes doses en toute sécurité. Vous savez que le docteur Bardsley lui-même a montré que les enfants en tolèrent facilement des quantités assez grandes ; et il l'a donné aux adultes à la dose de 20 et 30 grains par jour (1^{gr},20 et 1^{gr},80) sans aucune espèce d'inconvénient.

Fort de ces précédents, je pris la résolution d'essayer l'acétate de plomb dans le premier cas de choléra qui me paraîtrait offrir quelque chance favorable. Parfois, en effet, cette maladie frappe tout d'abord avec une si effroyable malignité, que le malade est perdu dès l'instant qu'il est atteint. Ce caractère foudroyant n'est, du reste, pas spécial au choléra ; on l'observe dans le typhus, dans la scarlatine, dans le croup, dans la rougeole et dans l'hydrocéphalie ; toutes ces maladies sont susceptibles de revêtir certaines formes contre lesquelles nous voyons échouer nos efforts les mieux dirigés. Dans quelques cas, au contraire, le choléra ne frappe pas à mort du premier coup, il n'attaque pas tout d'abord avec son inexorable violence, et il accorde au moins le temps nécessaire pour faire intervenir les agents thérapeutiques. C'est ici que l'acétate de plomb présente quelque chance de succès ; c'est dans les faits de ce genre que vous pouvez en constater l'efficacité, et non pas dans les cas qui sont infailliblement mortels *ab initio*.

Avant de passer outre, je dois vous dire ce qui avait amené à donner le calomel dans le choléra : c'était l'absence complète de bile dans les selles. Immédiatement après l'invasion de la maladie, les matières alvines devenaient blanches et ne présentaient plus la moindre teinte bilieuse ; les médecins, exclusivement frappés de ce symptôme, fort remarquable en effet, en étaient venus à croire que le salut des malades était lié au rétablissement de la sécrétion hépatique. Mais il saute aux yeux que l'absence de bile dans les selles n'est pas plus la cause du choléra que le défaut d'urée dans les reins ou la diminution du sérum dans le sang. Si l'on envisage la maladie à ce point de vue, il sera tout aussi raisonnable de donner un diurétique pour exciter la sécrétion rénale que d'administrer du calomel pour produire un flux biliaire. Si le foie cesse de sécréter, ce n'est pas seulement en raison de la perturbation vitale que lui fait éprouver la cause prochaine du choléra, quelle qu'elle soit d'ailleurs ; c'est surtout par suite d'un trouble purement mécanique, savoir, la diminution de l'afflux sanguin.

Il peut paraître étrange au premier abord que la quantité de sang en circulation dans le foie soit sujette à varier, puisque le nombre des vaisseaux afférents et efférents est constamment le même. Je ne puis entrer pour le moment dans tous les détails de cette question, mais il est parfaitement prouvé que l'état des capillaires modifie grandement la circulation du sang dans un organe. Et par exemple, l'afflux sanguin qui se fait vers une glande varie avec les conditions particulières dans lesquelles se trouve la glande ; il est plus grand pendant la période de sécrétion que pendant l'état de repos (1). Dans le choléra, les vaisseaux

(1) Les expériences remarquables de M. Claude Bernard ont démontré la justesse de cette assertion : elles nous ont appris que pendant la période d'activité de la glande sous-maxillaire, la circulation est tellement rapide, que le sang soit rouge par les veines afférentes, tandis qu'il coule beaucoup plus lentement dans la période d'inaction de l'organe ; alors aussi il sort noir par les veines. « Pour donner une idée de cette différence, dit l'illustre professeur du collége de France, il suffira de rapporter que, dans un cas où l'on a mesuré le sang qui sortait par la veine glandulaire, on a trouvé

capillaires du tube digestif, de l'estomac au rectum, déploient toute
leur activité pour s'emparer du sérum de toute la masse du sang, et le
verser dans le canal intestinal (1); par conséquent, le système circula-

pendant le repos de la glande, lorsque le sang coulait noir, qu'il fallait soixante quinze
secondes pour en obtenir 5 centimètres cubes ; tandis que, lorsque le nerf tympanico-
lingual agissait, et que le **sang** sortait rouge, sous l'influence de la galvanisation de
ce nerf, il ne fallait plus **que quinze** secondes pour obtenir la même quantité de sang :
ce qui montre que la circulation, dans ce dernier cas, était quatre fois plus rapide que
dans le premier. » M. Cl. Bernard a montré en outre que ces conditions mécaniques
de la circulation capillaire dans la glande sont déterminées par le nerf tympanico-lingual
et par le grand sympathique, dont l'action est précisément inverse : le premier dilate
les vaisseaux, le second les contracte et les rétrécit. A l'état physiologique, l'expulsion
de la salive par la glande coïncide avec l'activité du nerf tympanico-lingual, et le repos
de cette même glande avec l'activité du grand sympathique.

Cl. Bernard, *De l'influence de deux ordres de nerfs qui déterminent les variations
de couleur du sang veineux dans les organes glandulaires* (*Comptes rendus de l'Acad.
des sciences*, 1858). (Note du TRAD.)

(1) Traduite dans la langue physiologique actuelle, cette pensée pourrait, je crois,
être exprimée ainsi : Sous l'influence de la perturbation profonde des fonctions du grand
sympathique, les petits vaisseaux du grand intestin sont frappés d'une *dilatation paralytique;* de là la transsudation du sérum à travers leurs parois. C'est sur ce dernier point
que je veux appeler l'attention. Jusqu'ici on a admis qu'il se fait dans le choléra une
véritable transsudation de la partie séreuse du sang, de sorte que les liquides trouvés
dans l'intestin, ceux qui sont évacués par les selles, ne seraient autre chose que du sérum. Quelques analyses de Hermann, de Le Canu, de Lassaigne, semblaient justifier
cette manière de voir. Mais, en 1856, Zimmermann a repris cette question, et il a fait
des expériences plus nombreuses, je dirai même beaucoup plus probantes que toutes
celles qui avaient été pratiquées avant lui. Il a analysé les déjections d'un grand nombre
de cholériques, et il a successivement comparé ces résultats à ceux qu'il obtenait en
analysant soit d'autres liquides organiques qu'on attribue ordinairement à la transsudation (hydrocèle, par exemple), soit du pus séreux, soit du sérum normal, soit le sérum même des cholériques. Je ne puis donner ici tous les détails de ces expériences,
mais je veux du moins transcrire deux analyses qui permettent de comparer la composition des liquides intestinaux avec celle du serum du sang, dans le choléra.

Serum chez un cholérique.

Materiaux solides sur 1000 parties.	Matières organiques.	Substances minérales.
130,000	120,520	8,580

Liquide obtenu par la filtration des déjections alvines d'un cholérique.

22,110	14,172	7,938

De l'ensemble de ces expériences, Zimmermann conclut avec juste raison qu'il ne
se fait pas une simple transsudation du serum en *nature* dans l'intestin.

Zimmermann, *Zur pathologischen Physiologie der Cholera* (*Deutsche Klinik*, 1856

toire subit des pertes considérables, et la proportion du sang doit
s'abaisser quelque part. Or, il paraît que ce n'est pas seulement le sang
nécessaire à la sécrétion de la bile qui est en défaut, c'est encore celui
qui devrait fournir à la production de l'urine; dès lors, je le répète, les
diurétiques sont aussi nettement indiqués que le calomel. Ces deux
modes de traitement sont assurément aussi originaux l'un que l'autre,
et ils seraient suivis d'un égal succès. Je n'hésite donc pas à dire que la
médication par le calomel n'a pas même le mérite d'être bien fondée
en théorie, et, autant que j'ai pu en juger dans ce pays, elle n'a aucune
espèce de valeur pratique dans le choléra.

Quelques mots maintenant sur les doses et le mode d'administration
de l'acétate de plomb. Lorsque je l'employai pour la première fois, je le
donnai à hautes doses; j'avais pour moi l'autorité du docteur Bardsley
et ma propre expérience dans certaines formes de diarrhée. Mais il
paraît que déjà, avant l'époque où j'ai recommandé ce médicament, il
avait été employé à l'hôpital des cholériques, dans Grangegorman-lane.
Je n'eus aucune connaissance de ce fait jusqu'au moment où le docteur
Cranfield publia son livre, dont j'ai rendu compte dans le sixième volume du *Dublin Journal of medical science :* je crois lui avoir rendu
bonne et entière justice; mais auparavant j'ignorais complétement que
le sel plombique eût été mis en usage à l'hôpital de Grangegorman-
lane, et j'étais bien en droit de l'ignorer, puisque M. M'Coy, dans son
remarquable rapport sur le choléra qui a régné dans cet établissement,
avance que la maladie a été traitée par les mercuriaux, et ne dit pas un
mot de l'acétate de plomb. Il avait cependant été employé par un des
médecins ; mais donné à trop petites doses, il n'avait pas produit d'effets bien évidents, et les autres médecins de l'hôpital ne lui avaient
accordé aucune confiance. Quoi qu'il en soit, l'usage de ce médicament
dans le choléra était inconnu des médecins et des pharmaciens de Dublin, jusqu'au jour où je l'ai conseillé. Plusieurs d'entre eux l'avaient
employé en lavement, mais aucun ne l'avait fait prendre à hautes doses
par la bouche, aucun ne l'avait signalé au monde médical. Je crois
donc pouvoir revendiquer le mérite d'avoir le premier administré l'acétate de plomb à doses efficaces.

Voici quel était mon procédé. Je faisais faire douze pilules avec un
scrupule (1^{gr},30) d'acétate de plomb et un grain d'opium (0^{gr},06); on
donnait une de ces pilules toutes les demi-heures, jusqu'à ce que les
évacuations et les vomissements de matières riziformes commençassent
à diminuer. Dans tous les cas où il restait quelque chance de succès à

la thérapeutique, ce remède fut suivi d'excellents effets. Il diminuait peu à peu les selles séreuses, et arrêtait les vomissements. Or c'est là, vous le concevez, un résultat d'une extrême importance : aussi long-temps que ces évacuations épuisantes persistent, aussi longtemps que le sérum du sang est enlevé par les vaisseaux exhalants de l'intestin, quelle espérance pouvez-vous concevoir? Que pouvez-vous attendre du calomel et des stimulants, lorsque toutes les fonctions de la mu-queuse digestive semblent supprimées au profit de la fonction d'exha-lation ; lorsque des évacuations abondantes, qui se répètent toutes les cinq ou toutes les dix minutes, ont fait tomber le malade dans une prostration alarmante? Connaissant l'issue fatalement mortelle de tous les cas dans lesquels ces évacuations ne pouvaient être arrêtées, j'étais heureux d'avoir trouvé un remède qui paraissait plus puissant à cet égard que tous ceux qu'on avait essayés jusque-là ; mon expérience ultérieure a pleinement justifié cette satisfaction.

La supériorité de l'acétate de plomb sur tous les autres astringents a été prouvée d'une façon éclatante dans la maladie de M. Parr, un des élèves de cet hôpital. Ayant été pris d'une diarrhée menaçante, à l'épo-que où le choléra régnait à Dublin, ce jeune homme avait eu recours à divers astringents, et il avait pris des opiacés en si grande quantité, qu'il avait été complétement narcotisé; mais les phénomènes ne s'étaient point amendés. Lorsque je le vis, il était aussi souffrant que jamais, et présentait déjà quelques signes de collapsus : je lui fis prendre les pi-lules d'acétate de plomb et d'opium à la dose que je vous ai indiquée, et avant la nuit la diarrhée avait cessé. Les pilules doivent être prises toutes les heures, tant que le flux intestinal reste le même; mais lors-qu'il commence à diminuer, il convient d'éloigner les doses du médi-cament, afin d'arriver peu à peu à le suspendre tout à fait. Il m'est arrivé souvent de faire prendre de cette façon 40 grains d'acétate de plomb ($2^{gr},40$) dans les vingt-quatre heures, et je n'ai jamais eu qu'à m'en louer.

En voilà assez, je suppose, sur ce sujet : si je voulais citer ici des noms, il me serait facile de vous désigner plusieurs médecins de Dublin qui ont dû la vie à ce médicament. Du reste, ce mode de traitement est généralisé parmi nous, et il a complétement détrôné le calomel et l'opium. C'est pour moi, messieurs, une joie bien vive; et je ne suis pas moins heureux de voir que depuis la vulgarisation de cette méthode (elle date de l'invasion de la dernière épidémie), nous avons gagné en

autorité et en considération, et que le nombre des guérisons a été proportionnellement plus élevé.

Le meilleur procédé pour préparer ces pilules consiste à ajouter
5 ou 6 grains (0ᵍʳ,36) de poudre de réglisse au scrupule d'acétate de
plomb, et de lier le tout au moyen d'un mucilage de gomme arabique.
Depuis que j'ai fait connaître l'efficacité de ce traitement, il n'est pas
d'année que je ne reçoive des médecins de l'Inde des lettres qui sont
autant de témoignages de reconnaissance. Je regarde comme le plus
précieux de tous l'assentiment du docteur Parkes, qui a observé dans
l'Inde, en 1843 et en 1845, deux épidémies de choléra; il servait en
qualité de chirurgien dans un des régiments de Sa Majesté. Voici ce
qu'il dit à la page 207 de son *Essai sur le choléra*, dont je vous ai déjà
parlé :

« De tous les astringents qui ont été employés dans le choléra, aucun ne m'a paru aussi efficace que l'acétate de plomb recommandé par
le docteur Graves. Il n'arrête pas les selles dans tous les cas, mais il
possède tout au moins un avantage important : donné en pilules avec
l'opium, il n'augmente point l'irritabilité de l'estomac, il l'apaise au contraire. J'avais l'habitude d'en donner 2 ou 3 grains (0ᵍʳ,12 ou 0ᵍʳ,18),
avec un quart de grain d'opium (0ᵍʳ,015) toutes les demi-heures, pendant les deux ou trois premières heures; puis je continuais la même
dose toutes les heures, pendant un temps qui variait selon l'intensité
de la maladie. Sous l'influence de ce traitement, j'ai vu plusieurs fois
les vomissements être arrêtés, et les selles diminuaient ensuite. Les phénomènes d'algidité n'étaient point du tout modifiés; mais, ainsi que je
l'ai déjà dit, aucun remède actuellement connu n'a d'influence sur eux :
ce qu'il y a de mieux à faire, c'est de les abandonner à eux-mêmes, et
de courir la chance qu'ils n'atteignent pas leur complet développement.
Le seul accident que j'aie vu résulter de ces doses considérables d'acétate de plomb, c'est une gastrite subaiguë ; mais c'est là un inconvénient
de peu d'importance, auprès de l'imminence du danger ; du reste, on
combat aisément cette inflammation en faisant mettre quelques sangsues à l'épigastre, pendant la période de réaction. »

Permettez-moi encore une citation ; je l'emprunte au docteur Thom,
chirurgien du 86ᵉ régiment, qui a rendu compte du choléra dont ce
corps a été atteint à Kurrachee :

« L'acétate de plomb à la dose de 1, 2 ou 3 grains (0ᵍʳ,06, 0ᵍʳ,12
ou 0ᵍʳ,18), uni à un huitième de grain d'acétate de morphine (0ᵍʳ,007),

a été employé pour arrêter les évacuations séreuses qui persistent quelquefois après que la réaction est établie; et dans ces circonstances ce médicament a été fort utile. En général, dans les cas où les vomissements et les selles étaient les premiers symptômes, et où le collapsus paraissait être le résultat de ces déplétions abondantes, nous avions recours de bonne heure à ce moyen de traitement, et nous avions lieu de nous en applaudir (1). »

(1) *Medical Times*, 1847, vol. XVI, p. 151.

VINGT-NEUVIÈME LEÇON.

L'INFLUENZA.

La grippe épidémique a un autre mode de propagation que le choléra. — **Elle ne**
dépend pas uniquement des variations de température. — Les influences telluriques
en sont probablement la cause principale. — Épidémies d'influenza au xviiie et au
xixe siècle.
Les symptômes de la maladie ne sont pas les mêmes chez tous les individus. — Mortalité causée par la grippe à Dublin en 1837 et en 1847. — Différences des épidémies
de 1834, 1837 et 1847. — Nature et symptômes de l'influenza. — Observations. —
Rapport du docteur Green sur les lésions anatomiques de cette maladie. — Traitement.

MESSIEURS,

Déjà dans nos deux dernières séances, je vous ai dit quelques mots
de l'influenza, et j'ai appelé votre attention sur quelques-uns des principaux caractères qui différencient, au point de vue de la propagation,
les maladies épidémiques de celles qui doivent leur généralisation à la
contagion. Je vous ai dit que les maladies contagieuses sont plus lentes
dans leurs progrès, qu'elles attaquent successivement différents groupes
d'individus, et qu'elles montrent parfois une prédilection marquée pour
certaines classes de la société. Au contraire, lorsqu'une maladie épidémique, telle que la grippe, prend naissance, elle fait sentir presque en
même temps son influence sur tous les hommes, et dans l'espace de
quelques semaines, elle rayonne sur toute l'étendue d'une contrée.
Telles ont été les épidémies de 1847 et de 1837 ; telle a été l'influenza
de 1782, qui, partie de l'Orient, a laissé des traces de son passage dans

cependant une marche très irrégulière dans son voyage a travers le Portugal, l'Espagne et l'Italie ; nous avons constaté enfin que lorsqu'il envahissait un État, il apparaissait d'abord sur la frontière, pour gagner ensuite les grandes villes de l'intérieur. Il n'en est plus de même de la grippe ; il est probable qu'elle suit une route fixe et déterminée, et qu'elle n'est point influencée par les circonstances physiques qui retardent, accélèrent ou arrêtent la marche du choléra asiatique ; il est certain tout au moins qu'elle présente moins de variations dans son développement. Le choléra a mis des années pour passer de l'Hindostan dans la Grande-Bretagne ; mais une fois arrivé parmi nous, il franchit l'Atlantique d'un seul bond. Jusqu'ici la route de la grippe n'a pas été nettement tracée ; d'après les rapports qui nous sont arrivés en 1837, cette maladie paraît s'être propagée au même moment dans les directions les plus opposées : elle sévit dans la ville du Cap au mois de janvier, c'est-à-dire au milieu de l'été, et se montre à Londres pendant le même mois, c'est-à-dire au milieu de l'hiver ; deux mois auparavant elle avait ravagé la Nouvelle-Hollande et tous nos antipodes. En 1847, elle suivit une marche tout aussi vagabonde.

Il est bien évident que l'influenza ne dépend pas uniquement des changements de température, car nous avons eu maintes fois des saisons très variables, sans voir survenir d'épidémie de ce genre. En outre, on sait que la grippe parcourt les climats les plus divers, en restant constamment et partout identique avec elle-même. On ne saurait admettre que la température, que les conditions barométriques et hygrométriques soient les mêmes ici qu'en Espagne, en France, en Allemagne ou en Suède ; et cependant, dans toutes ces contrées, l'influenza a présenté une uniformité de caractère, une identité de type qui prouvent d'une façon incontestable qu'elle est une seule et même maladie. On ne peut soutenir qu'elle est favorisée par l'abaissement de la température : car, en 1762, elle s'est développée dans le mois de juin, et en 1782 elle a sevi pendant les mois de mai et de juin ; au cap de Bonne-Espérance, elle s'est montrée, comme je vous l'ai dit, au milieu de l'été. En 1837, elle a fait de rapides progrès dans notre ville, et pourtant la saison était d'une douceur et d'une sérénité peu ordinaires. A Londres, beaucoup de médecins, faute d'étudier l'épidémie dans son ensemble, ont cru pouvoir l'attribuer à la cessation des froids, et à cet état particulier de l'atmosphère qui accompagne un dégel général. Il n'en était rien : l'influenza n'est point modifiée par les dispositions topographiques, elle ne suit ni les côtes, ni le cours des grands fleuves ; elle n'attaque

pas les contrées marécageuses plutôt que les pays secs et élevés.
Elle ne dépend pas davantage de la prédominance de certains vents :
les observations météorologiques nous apprennent, en effet, qu'on
a vu régner ces vents, alors qu'il n'y avait aucune épidémie ; et nous
savons également que la grippe marche souvent contre le vent. Les
vues que je soutiens ont déjà été défendues par feu le docteur Holland ; écoutez ce qu'il dit à la page 184 de ses *Medical Notes and
Reflexions* :

« Il est vrai que quelques auteurs, se conformant en cela à l'opinion
générale, ont attribué ces épidémies aux variations de l'atmosphère, et
à l'influence qu'exercent sur l'organisme humain les saisons irrégulières. Il faut reconnaître que les saisons pendant lesquelles ont régné
ces épidémies ont été quelquefois remarquables par leurs anomalies ;
de plus, dans le catarrhe commun qui résulte de perturbations atmosphériques bien évidentes, nous rencontrons plusieurs symptômes, qui
rappellent les manifestations de la grippe dans ses formes atténuées et
passagères. Mais il y a bien certainement ici quelque chose de plus
que cette relation de causalité apparente. L'influenza se montre dans
toutes les saisons, pendant les chaleurs de l'été aussi bien que durant
les rigueurs de l'hiver ; elle traverse le monde, et, poursuivant sa marche pendant des mois entiers, elle suit quelquefois une direction
déterminée ; elle envahit à des époques distinctes deux localités
immédiatement voisines, et présente dans chacune d'elles une sévérité différente ; elle séjourne dans le même lieu pendant des semaines
et des mois, sans être modifiée par les variations atmosphériques ;
elle sévit sur la population d'une cité, et les habitants de la ville voisine restent complétement indemnes. Or, une maladie qui présente un
tel ensemble de caractères ne peut pas être rapportée à ces vicissitudes
atmosphériques bien connues, qui constituent ce que nous appelons
le temps (1). »

(1) De nouvelles recherches sont nécessaires sur ce point, car depuis les travaux
de Schœnbein sur l'ozone, il importe d'étudier de très près l'état ozonométrique de
l'atmosphère en temps d'épidémie. Dans sa relation de la grippe épidémique de Gênes
en 1858, le docteur Granara a eu soin de tenir compte de cet élément, dans ses expériences sur la constitution de l'atmosphère, et il est arrivé à des résultats qui ne manquent pas d'intérêt. A la fin de décembre 1857, la proportion d'ozone était à peu près
normale ; au commencement de janvier 1858, elle faiblit notablement, et elle atteignit
son minimum au moment où l'influenza sévit avec le plus de violence. A partir du
1er février, les conditions thermo-électriques et hygrométriques de l'atmosphère furent
modifiées, et il y eut une élévation subite de 7 degrés dans les indications ozonomé-

Il est probable, messieurs, que la grippe dépend avant tout de l'influence tellurique, et qu'elle reconnaît pour cause quelque perturbation dans les agents physiques qui modifient la surface extérieure de notre planète; mais dans l'état actuel de nos connaissances, nous ne pouvons faire ici que des conjectures, sous peine de nous perdre dans des investigations purement spéculatives. Quelle est la fréquence de ces perturbations, quelles sont les lois auxquelles elles obéissent, voilà ce que nous ignorons complétement. Il y a eu dans le xviiⁱᵉ siècle plusieurs épidémies de grippe sur lesquelles nous possédons des données exactes; en voici les dates : 1708, 1712, 1728, 1733, 1743, 1758, 1762, 1767, 1775, 1782, 1788, 1789. Dans le siècle actuel nous avons été déjà visités cinq fois par l'influenza : en 1803, 1831, 1833, 1837 et 1847. Cette liste est aussi complète que le permettent nos annales médicales, mais il n'est pas certain qu'elle renferme l'indication de toutes les épidémies qui ont eu lieu depuis cent quarante-sept années. Si nous supposons ce tableau parfaitement exact, il nous montre que la grippe revient en moyenne tous les dix ans (1).

Les médecins qui font des calculs de ce genre doivent, avant tout, prendre garde de confondre l'influenza, maladie qui envahit en peu de temps toutes les contrées du globe, sans acception de climat ni de saison, avec les affections catarrhales qui se montrent presque toutes

triques; alors la grippe disparut, elle fut remplacée par des pneumonies nombreuses. — Peut-être n'est-ce là qu'une simple coïncidence; mais en tout cas on n'est point encore autorisé à nier complétement l'influence de l'atmosphère sur le développement de la grippe épidémique.

D'un autre côté, il n'est pas inutile de rappeler que le docteur Fauconnet attribue la grippe qui règne presque tous les hivers à Lyon, aux grands mouvements de terrain qui ont eu lieu dans cette ville depuis quelques années. D'après lui, ces fouilles, pratiquées dans un sol riche en débris végétaux et animaux, donnent lieu à des miasmes, qui sont la cause déterminante de la maladie. Que l'on songe maintenant à la grippe légère qui s'est développée parmi nous à la fin de cet hiver (1861); que l'on tienne compte des travaux considérables qui sont exécutés dans l'enceinte de Paris, et l'on pourra faire, si je ne me trompe, un rapprochement intéressant de ces deux ordres de faits parallèles.

Granara, *Della grippa dominante in Genova nel gennajo* 1858 (*Annali universali*, 1858).

Fauconnet, *Notes sur les causes de la grippe, étudiée comme endémie propre à la ville de Lyon* (*Gaz. méd. de Lyon*, 1858). — Comparez Schaller, *De la grippe ou catarrhe paludéen* (*Gaz. méd de Strasbourg*, 1858).   (Note du TRAD.)

(1) L'histoire des épidémies de grippe a été faite avec le plus grand soin par Ozanam, qui a décrit la maladie sous le nom plus médical et plus vrai de *fièvre catarrhale*. (*Loc. cit.*, I.)   (Note du TRAD.)

les années dans les climats tempérés. La grippe ne provient pas de l'action du froid, ou, comme on le dit vulgairement, d'un *coup de froid ;* j'ai vérifié ce fait à plusieurs reprises : les personnes qui prennent le plus de précautions, qui sont toujours chaudement vêtues, et qui ne s'exposent jamais à l'intempérie des saisons, sont saisies par la maladie aussi promptement que le laboureur à moitié nu, qui subit journellement tous les accidents de notre climat éminemment variable. Je dois ajouter cependant que dans beaucoup de cas, le saisissement causé par le froid hâte le développement de la grippe, ou en augmente l'intensité lorsqu'elle existe déjà.

J'ai également observé que l'influenza attaque rarement les individus qui sont déjà atteints d'une maladie aiguë ; mais à l'époque de la convalescence, leur immunité cesse, et ils rentrent sous la loi commune. On voit des malades sous le coup du typhus échapper à la grippe aussi longtemps que dure leur fièvre ; mais souvent, le jour même où l'on voit apparaître les premiers signes de convalescence, ils sont touchés par l'épidémie. C'est là, vous le concevez, une circonstance très malheureuse : un pauvre patient a lutté à grand'peine contre le typhus pendant dix-sept, dix-neuf ou vingt et un jours, et il est pris d'une nouvelle maladie qui le replace dans une situation pleine de dangers.

L'influenza, vous avez pu le constater vous-mêmes, ne présente pas toujours la même sévérité, et ne se traduit pas chez tous les malades par des manifestations identiques. Il en est ici comme dans les autres épidémies : l'âge et la constitution des individus, les conditions dans lesquelles l'influence morbide vient les saisir, modifient grandement la manière d'être de la maladie ; chacun est impressionné à sa façon, et l'on observe toutes les nuances, depuis le simple coryza ou le catarrhe qui n'exige aucun traitement, jusqu'à la fièvre catarrhale de la pire espèce. Beaucoup de personnes seraient regardées comme atteintes d'un simple refroidissement, si la fréquence de ces indispositions, jointe à d'autres circonstances, ne venait révéler la véritable nature de la maladie. La même chose a été observée à l'époque du choléra ; les troubles intestinaux étaient extrêmement communs, mais ils présentaient la plus grande variété dans leurs caractères et dans leur modalité.

La grippe n'est point aussi grave ni aussi rapidement fatale que le choléra, mais elle entraîne une mortalité plus considérable, parce qu'elle affecte indifféremment toutes les classes de la société, tandis que les ravages de la maladie asiatique sont relativement plus limités. Aussi, bien que la proportion des décès sur un nombre donné de malades soit plus élevée dans le choléra, la mortalité pour une population prise en bloc est beaucoup plus grande dans l'influenza. A Dublin, il est très difficile d'obtenir des renseignements statistiques exacts sur la mortalité comparative de différentes époques, parce qu'on n'établit pas un registre général des décès. Le meilleur moyen d'approcher de la vérité, c'est de se baser sur le nombre des inhumations qui ont lieu dans les deux principaux cimetières de la ville, à Glasnevin et à Harold's-cross. Ce dernier venait seulement d'être ouvert, lorsque la grippe arriva en Irlande en 1837; le premier m'a fourni les chiffres suivants, qui indiquent le nombre des enterrements pendant les mois de janvier et de février 1837, et pendant les mois correspondants de l'année précédente :

Décembre 1835	355		Décembre 1836		413
Janvier 1836	392		Janvier 1837		821
Février —	362		Février —		537
Mars —	392		Mars —		477
Total pour quatre mois	1501				2248
Augmentation pendant l'épidémie				747	

Pour ce seul cimetière il y a eu plus de sept cents décès causés par la grippe; admettant maintenant qu'il y en a eu trois fois autant dans les autres cimetières de la ville et des faubourgs, nous sommes autorisés à conclure que dans la seule cité de Dublin, l'épidémie de 1837 a fait périr environ 4000 personnes; et encore, je ne fais pas entrer en ligne de compte un grand nombre d'individus qui, après avoir eu la grippe, ont succombé à diverses maladies dont elle avait favorisé le développement. A Paris, cette épidémie ne fut pas moins meurtrière; d'après un relevé publié par la *Revue médicale*, la moyenne quotidienne de la mortalité pendant les quinze premiers jours de février s'est élevée à 110 ; c'est plus que le double du chiffre ordinaire. Cette estimation ne comprend que les décès à domicile ; ceux des hôpitaux n'en font pas partie. 18000 personnes meurent annuellement à Paris dans leurs propres demeures; c'est donc une moyenne d'environ 50 par jour; or, pendant la première quinzaine de février, cette proportion s'est élevée de 58 à 152 (1).

(1) Contradiction singulière avec le chiffre de 110 qui a été donné quelques lignes plus haut.   (Note du TRAD.)

J'ai obtenu du cimetière Glasnevin, pour l'épidémie de 1847, les mêmes renseignements que pour celle de 1837 ; les voici :

1846.	Novembre	571	1847.	Novembre	697
—	Décembre	867	—	Décembre	1141
1847.	Janvier	756	1848.	Janvier	912
—	Février	700	—	Février	786
Total pour quatre mois		2894			3536
Augmentation pendant l'épidémie			642		

Dans ce total ne sont pas compris les individus qui ont succombé dans les salles des fiévreux, et dans le North-Union workhouse; il y en a eu 215 dans le seul mois de décembre 1848 (1) : bon nombre d'entre eux avaient peut-être été tués par la grippe ; mais en les laissant de côté, nous sommes plus près de la vérité, parce que nous ne mettons pas sur le compte de l'influenza l'accroissement de mortalité qui était le fait du typhus épidémique d'alors.

Je dois ces détails à la bienveillance de Mathias J. O'Kelly esq., le secrétaire actuel de l'administration du cimetière. Voici maintenant d'autres données qui me viennent du cimetière du Mount-Jerome, Harold's-cross; on y enterre très peu de personnes pauvres :

1846.	Novembre	55	1847.	Novembre	66
—	Décembre	113	—	Décembre	124
1847.	Janvier	90	1848.	Janvier	104
—	Février	74	—	Février	72
Total pour quatre mois		332			366
Augmentation pendant l'épidémie			34		

La grippe de 1837 fut très meurtrière pour les individus qui étaient atteints de bronchite chronique ou d'asthme, et j'avoue que ce fait me surprit étrangement. J'avais pensé tout d'abord que ces malades, habitués à des accès périodiques de dyspnée et de toux, seraient plus que d'autres en état de résister à la maladie, et qu'ils continueraient à jouir de cette vitalité persistante, qui est le propre des sujets asthmatiques. Les femmes âgées furent aussi très maltraitées par l'épidémie ; quelques-unes cependant guérirent après avoir été fort sérieusement atteintes. J'ai donné des soins avec M. Maurice Collis au vénérable juge Day, le contemporain de Goldsmith ; ce vieillard, à l'âge de quatre-vingt-treize ans, eut assez de force pour résister à une très violente atta-

que. Deux hommes qui avaient combattu à la bataille de Bunker's-hill,
survécurent également à une grippe très sévère; mais en général la
maladie était mortelle pour les individus avancés en âge; elle n'était
pas moins funeste pour les sujets atteints d'une affection cardiaque, et
cela sans distinction d'âge; les jeunes gens succombaient comme les
autres. Je l'ai trouvée tout aussi dangereuse chez les individus dont le
thorax était déformé, soit par une incurvation de l'épine, soit par toute
autre cause; même gravité encore pour les personnes âgées qui souffraient de la toux sénile; en un mot, dans tous les cas où la grippe
frappait des sujets dont les poumons étaient irrités ou affaiblis, le danger était considérable. L'expérience a prouvé aussi que, lorsque l'influenza
laissait après elle une toux persistante et rebelle, chez un sujet scrofuleux, elle conduisait très aisément à la phthisie tuberculeuse. De toutes
les familles que je connais à Dublin, deux seulement échappèrent complétement à l'influence épidémique : l'une d'elles, qui demeurait dans
Pill-lane, au centre de la ville, comptait onze enfants; l'autre se com-
posait de cinq dames avancées en âge qui habitaient un de nos quartiers les plus fashionables.

L'influenza de 1847 présenta à peu de chose près les mêmes allures;
cependant la prostration des forces vitales était plus profonde qu'en
1837, tandis que les phénomènes fébriles étaient moins accusés. Aussi
ai-je observé alors que la mort survenait avec les signes de la *paralysie*
des poumons : c'est ainsi que se manifestait l'influence dépressive de
l'épidémie.

Permettez-moi, messieurs, de m'écarter ici quelque peu de mon sujet;
il ne sera pas inutile de vous faire part d'une observation qui m'est
suggérée par quelques cas de grippe, dans lesquels les symptômes pulmonaires étaient très graves. C'est une erreur fréquente en pathologie
que de confondre les effets avec les causes; lorsque la cause d'une
maladie nous est inconnue, nous concentrons notre attention sur l'un
des symptômes les plus importants, et nous le regardons comme l'origine et le point de départ de tous les autres. Mais il est complétement
illogique de dire qu'un symptôme est la cause d'un autre, ou de prétendre que l'antériorité suffit pour assigner à un phénomène morbide
le rang de phénomène générateur. Dans une de nos précédentes leçons
je vous ai déjà signalé cette erreur à propos de la scarlatine : on a dit
en effet, on a répété que l'hydropisie scarlatineuse dépend de l'inflammation antérieure de la peau ou du tissu sous-cutané; on a expliqué
aussi de la même façon la desquamation épidermique. Or, je vous ai

cité des faits et des arguments qui montrent que cette opinion est entièrement erronée, puisque l'hydropisie et la desquamation se produisent dans des cas où il n'y a pas eu d'éruption, et où il est impossible de découvrir la plus légère trace d'une phlegmasie de la peau ou des tissus subjacents.

Lorsqu'un individu, après s'être exposé au froid, prend une pneumonie ou une bronchite, puis une anasarque, on dit généralement que l'anasarque provient de la lésion du poumon, et que l'effusion du sérum a pour cause efficiente la gêne de la circulation pulmonaire ; cette interprétation est également appliquée à l'hydropisie consécutive aux lésions du cœur. Eh bien ! je tiens cette théorie pour imparfaite et insuffisante. Dans une foule de cas, la grippe est accompagnée d'une congestion intense des poumons, et par conséquent l'aération du sang est incomplète ; et cependant dans ces circonstances je n'ai jamais vu survenir l'hydropisie. Si cette complication était réellement sous la dépendance de la lésion pulmonaire, elle aurait dû se montrer au moins dans quelques cas ; or, j'ai vu des individus atteints de grippe, souffrir pendant des semaines entières d'une orthopnée excessive et d'accidents graves du côté des poumons, et pourtant ils n'avaient pas le moindre signe d'anasarque ou d'œdème. Une seule fois, c'était chez un vieux gentleman de Rathmines, j'ai vu les pieds et les jambes devenir le siége d'une enflure considérable ; mais j'ai attribué cet accident à un séjour prolongé dans un fauteuil ; ce malade en effet ne pouvait supporter la position horizontale. J'en suis donc arrivé à penser, et cette conviction est absolue chez moi, que l'hydropisie qui survient dans le cours d'une affection pulmonaire n'en est point la conséquence directe et immédiate ; à mes yeux, l'hydropisie et la lésion des poumons sont deux manifestations différentes d'une même cause morbide, qui a impressionné simultanément tout l'ensemble de l'organisme (1).

(1) Il est bien certain qu'on regarde souvent comme des *symptômes secondaires*, des accidents qui sont tout simplement une *manifestation symptomatique directe de la maladie*. L'histoire du rhumatisme en est une preuve convaincante : comme dans la majorité des cas, les phénomènes cardiaques succèdent aux déterminations articulaires, on en est arrivé à chercher entre ces deux ordres de faits un rapport de causalité, et l'on a cru devoir se mettre en quête d'explications, elles n'ont pas manqué : les uns ont invoqué la similitude des tissus, les autres ont eu recours à une métastase hypothétique ; il en est enfin qui ont mis en avant la continuité des tissus par le moyen des séreuses artérielles et veineuses : tout cela était fort superflu. Des notions plus exactes sur la *maladie* auraient mis à l'abri de toutes ces hypothèses : les accidents cardiaques sont des symptômes de la maladie qui a nom rhumatisme, aussi bien que les accidents arti-

On a vu dans les résultats de la thérapeutique une justification de l'erreur que je combats, et l'on a dit que les moyens propres à diminuer la congestion pulmonaire agissent aussi très efficacement contre l'hydropisie; mais on oublie ici une vérité élémentaire : si deux symptômes dépendent d'une même cause, rien n'est plus naturel que de les voir disparaître tous deux sous l'influence de la médication dirigée contre un seul. Ce principe de pathologie générale trouve son application dans une foule d'autres circonstances, et je le regarde comme ayant une importance capitale.

La grippe de 1837 a différé sous beaucoup de rapports de celle qui avait régné trois ans auparavant. En 1833 et en 1834, la maladie n'a pas été à beaucoup près aussi meurtrière qu'en 1837 et en 1847. On voyait bien alors comme aujourd'hui une irritation considérable de la muqueuse trachéo-bronchique, mais on n'observait pas les bronchites et les pneumonies graves que nous rencontrons actuellement. L'épidémie de 1833 déploya sa plus grande violence à Dublin, dans les mois de mars et avril; elle débutait tout à coup par de l'accélération du pouls, de la chaleur à la peau, de l'abattement, de la prostration et des sueurs excessives; il y avait en outre de la toux, du coryza et quelquefois des vomissements; l'un des symptômes les plus remarquables était une céphalalgie extrêmement pénible. Toutes choses égales d'ailleurs, la débilité des malades était plus grande qu'en 1837, et les émissions sanguines étaient moins bien supportées; mais c'est la mortalité qui constitue entre ces deux épidémies le caractère distinctif le plus important.

La grippe de 1834 emportait très rapidement certains malades, au milieu de symptômes cérébraux; quelquefois aussi elle devenait mortelle par suite de la dyspnée et de l'insuffisance de l'hématose; mais les sujets qui avaient résisté pendant la première semaine succom-

culaires; ils sont moins fréquents, voilà tout. Voici un fait que j'ai observé cette année : Une dame de quarante-quatre ans, très bien réglée encore, est prise, au milieu d'une santé parfaite, d'une endocardite subaiguë. Au bout de dix jours, les phénomènes généraux s'amendent, la convalescence s'établit, mais un bruit de souffle rude qui persiste au premier temps et à la pointe, indique que la valvule mitrale a été définitivement touchée. Cinq jours plus tard, sauf l'existence du bruit anormal, la guérison était complète, et je cherchais vainement à me rendre compte du développement spontané de cette endocardite, lorsque des douleurs articulaires dans les coudes, les poignets et les genoux, vinrent m'éclairer sur la véritable signification des phénomènes cardiaques que j'avais observés d'abord. J'avais eu affaire à un rhumatisme subaigu, dans lequel l'ordre habituel des déterminations avait été renversé.   (Note du TRAD.)

baient très rarement, et ils ne conservaient pas après la guérison cette toux violente et rebelle, qui tourmenta si fort les convalescents dans les épidémies subséquentes. En somme, l'influenza de 1834 était plus aiguë, elle frappait plus vivement le système nerveux, mais elle avait beaucoup moins de tendance à devenir chronique.

La science médicale gagnerait beaucoup à posséder une histoire exacte et concise de chaque épidémie, au point de vue de la forme, des symptômes, des phénomènes pathologiques et du traitement. Ces annales seraient pour nos descendants un guide précieux; ce serait un phare qui éclairerait à leurs yeux l'histoire des siècles passés : alors les médecins seraient à même de comparer les épidémies de leur époque à celles des temps antérieurs, et ils arriveraient certainement ainsi à une connaissance plus exacte et plus complète de la nature et du génie des maladies épidémiques.

Pour moi, je suis convaincu que bien des épidémies curieuses passent sans être signalées, ou qu'elles sont confondues avec d'autres maladies dont elles se rapprochent quelque peu. Je crois avoir observé certaines formes de scarlatine, de rougeole, de variole et de typhus qui n'ont pas été l'objet d'une mention spéciale, alors même qu'elles régnaient épidémiquement. Si l'on ne laissait pas dans l'observation de pareilles lacunes, si l'on notait avec soin l'ordre de succession des différentes épidémies, la postérité serait en mesure de reconnaître s'il existe un cycle épidémique; elle pourrait rechercher si les maladies, après s'être montrées sous des formes distinctes, qui se sont succédé suivant un certain ordre, ne recommencent pas au bout de quelques années à parcourir le même cercle. Cette supposition n'a rien d'étrange, si nous admettons que les épidémies sont influencées par les agents telluriques ou électriques, puisque ces agents, comme on le sait aujourd'hui, sont soumis eux-mêmes à une loi de périodicité. Une fois en possession de ces données, il nous serait facile d'établir dans tous les pays civilisés une espèce d'observatoire, pour suivre le cours des épidémies.

Pour nous faire une idée nette des caractères de la grippe, nous devons avant tout étudier les symptômes généraux qu'elle présente; nous nous occuperons ensuite des phénomènes purement locaux. Quelquefois, et c'est ce qui avait lieu dans la dernière épidémie, il n'y a que peu ou pas de fièvre; et quoique le mouvement fébrile fût un des traits les plus remarquables de l'influenza de 1837, on peut dire que la fièvre n'est point un élément essentiel de la maladie, même dans les cas les plus graves. J'ai vu des individus succomber, quoiqu'ils n'eussent jamais eu de fièvre bien nettement caractérisée.

Je me souviens encore de deux malades qui souffraient depuis dix jours déjà d'une orthopnée considérable, de sorte que, haletants et manquant d'air, ils étaient obligés de rester nuit et jour assis sur leur lit; eh bien! ils avaient la peau fraîche, le pouls souple et d'une fréquence presque normale; la langue était chargée, mais elle avait conservé son humidité. Cependant l'absence de mouvement fébrile au moins dans les cas graves, était en 1837 un fait exceptionnel; mais chez les malades légèrement atteints, la fièvre était à peine appréciable, ou elle manquait complétement; c'est ce qui eut lieu chez moi-même et chez quelques-uns de mes amis : nous avions du coryza, de l'enrouement, de la toux, un peu d'irritation pulmonaire, mais nous n'avions pas le plus léger mouvement fébrile. Primitivement, j'avais cru que la fièvre constituait un élément indispensable de la maladie, mais les faits dont je viens de vous entretenir m'ont convaincu qu'il n'en est pas ainsi, et cette dernière opinion a été pleinement justifiée par les épidémies ultérieures.

Lorsque la fièvre survenait, elle était caractérisée par les symptômes ordinaires de la pyrexie : sensation de froid surtout dans la région lombaire, pas de frissons violents, douleurs fugaces dans les membres et dans les articulations, céphalalgie, le plus souvent frontale. On observait dès le début de l'agitation, de la jactitation et une insomnie plus ou moins complète. Les nausées, la perte de l'appétit, la tendance à la diarrhée étaient aussi des symptômes très communs; la peau était chaude et sèche; dans quelques cas cependant, elle était humectée de sueurs; mais ces sueurs étaient partielles et irrégulières, et elles ne duraient que quelques heures. Le pouls était accéléré et assez plein, quelquefois il était dur et vibrant. Ces phénomènes présentaient des exacerbations et des rémissions; ils persistaient très rarement au même degré pendant plus de douze heures. Au bout de quelque temps, pour peu que la maladie fût violente, la langue devenait saburrale, et se chargeait d'un enduit épais; l'anorexie était absolue et la soif ardente.

Dans les cas graves, les symptômes les plus saillants étaient la toux, la respiration difficile et sifflante, l'agitation et l'insomnie. En général, l'appétit était presque complétement perdu; cependant je l'ai vu persister d'une manière remarquable pendant plusieurs jours; quant à l'insomnie et à la jactitation, elles duraient aussi longtemps que la maladie elle-même. Gardez-vous de croire, messieurs, que ces derniers

phénomènes fussent uniquement sous la dépendance de la douleur ou
de la fièvre, car la céphalalgie n'était pas toujours très pénible, et le
mouvement fébrile était loin d'avoir, dans tous les cas, la violence
qu'on eût pu supposer. Le défaut de sommeil provenait d'une perturbation dans la vitalité du système nerveux; cette perturbation était
indépendante de la fièvre, car je l'ai maintes fois observée chez des sujets dont le mouvement fébrile était à peine marqué; lorsque la fièvre
venait s'ajouter à ce trouble spécial, ces deux éléments réagissaient l'un
sur l'autre, et s'aggravaient mutuellement. Chez les malades qui
avaient de la fièvre, la peau était chaude et sèche, cette sécheresse
alternait parfois avec des transpirations qui n'amenaient aucun soulagement, et qui n'abaissaient pas la température de la surface cutanée.
Dans d'autres cas beaucoup plus rares, la peau était chaude, mais elle
était baignée de sueurs pendant toute la durée de la maladie.

Le pouls conserve rarement des caractères identiques dans le cours
d'une grippe : vous le trouverez d'abord rapide et dur ; six heures plus
tard, il sera rapide et mou ; puis, après six ou huit heures de plus, il
sera revenu à une fréquence presque normale ; mais le lendemain vous
le retrouverez vif et saccadé. Ces changements coïncident avec des
modifications dans la température et dans la sécheresse de la peau.
Mais ce qu'il y a de plus remarquable, c'est que vers la fin de la maladie le pouls devient quelquefois plein, fort et vibrant, et cela chez des
individus qui souffrent depuis des semaines entières.

Il y a quelque temps, je donnais des soins, avec feu le docteur Colles,
à un gentleman de Castle-street ; il était âgé de soixante ans, un peu
pléthorique, et il était sujet pendant l'hiver à des accès de dyspnée et
de toux. Ce gentleman avait été pris de grippe avec fièvre considérable ; plus la maladie avançait, plus le pouls devenait plein et fort,
de sorte qu'on jugea à propos de faire une saignée ; elle amena un
certain soulagement ; le sang était couenneux, le caillot rétracté. Ce
n'est pas seulement dans l'influenza fébrile que j'ai observé ce phénomène, je l'ai également rencontré chez des malades qui n'avaient pas
de fièvre : tel était un homme que je voyais dans Dame-street : il avait
une toux fatigante, de la gêne de la respiration, et de l'oppression,
mais la fièvre était nulle ; le sang extrait de la veine présentait les
mêmes caractères que dans le cas précédent. Il en fut encore ainsi
chez un malade de Dominick-street que je fis saigner dans les mêmes
circonstances.

Je reviens à mon malade de Castle-street, parce que chez lui le pouls

avait des caractères fort singuliers. Il était très variable quant à sa force ;
parfois dur et résistant, il était à d'autres moments mou et dépressible.
Si, voyant le malade le matin, vous aviez cherché vos indications dans
l'état du pouls, vous auriez été tentés de prescrire des stimulants ;
mais dans les premières heures de la soirée, vous auriez déclaré la saignée indispensable. La situation de cet homme était désespérée ; il
éprouvait des douleurs vives, une dyspnée considérable, il n'avait
plus la force d'évacuer les mucosités visqueuses qui obstruaient ses
bronches, et néanmoins le pouls restait fort et résistant. M. Colles,
dont j'appelai l'attention sur ce fait, me déclara que s'il avait examiné
le pouls, sans voir le malade ou sans connaître ses antécédents, il n'aurait pu se défendre de pratiquer immédiatement une saignée. Je vous
ai déjà parlé de cet état du pouls qui dépend de l'irritation du système
nerveux, bien plutôt que d'un état inflammatoire général ; je crois
donc inutile d'insister plus longtemps sur ce fait ; j'ajoute seulement
que dans l'influenza, plus que dans toute autre maladie, le pouls est
un critérium très infidèle pour l'opportunité de la saignée. Chez quelques malades, elle était très utile, quoique les battements artériels
fussent tout à fait normaux ; chez d'autres, elle était très mal tolérée,
bien que le pouls fût dur et vibrant. Les indications fournies par l'état
du sang n'étaient pas plus certaines, car chez ceux-là mêmes qu'une
saignée modérée faisait tomber dans une prostration rapide, le caillot
était couenneux et rétracté.

« De toutes les questions auxquelles peut donner lieu le traitement
de la grippe, dit le docteur Holland, il n'en est pas de plus délicate
que celle de la médication antiphlogistique. La saignée tient ici le premier rang et elle est pour tous les praticiens un sujet d'hésitations et
de doutes. On ne peut donner ici de règle absolue ; mais en tenant
compte de tous les éléments du problème, on arrive à poser en principe que les émissions sanguines générales ne doivent pas faire partie
du traitement ordinaire de la maladie. La prédominance de la forme
adynamique, la légèreté réelle des symptômes inflammatoires opposée
à leur gravité apparente, l'impuissance de la saignée pour calmer cette
toux douloureuse et pénible qui semble tout particulièrement en réclamer l'emploi, les fréquents succès d'une médication tout opposée,
tout cela révèle dans la grippe un caractère particulier auquel nous
devons subordonner toutes les questions de pratique. Quel que soit le
siége exact ou la cause de l'irritation, il est certain qu'elle présente très

fait, les mêmes raisons qui nous font proscrire les émissions sanguines du traitement de la coqueluche, sont entièrement applicables à la toux et à l'irritation de l'influenza. La force et la fréquence du pouls ne sont point en rapport avec ces symptômes inflammatoires, et nous ne trouvons pas là non plus l'indication de la saignée; d'un autre côté, la dyspnée, qui semblerait justifier l'emploi de ce moyen, augmente plus souvent après l'évacuation sanguine, par suite de la diminution des forces vitales et de l'accumulation des liquides dans les canaux bronchiques : il y a donc encore là une contre-indication formelle. »

Il faut que je vous parle maintenant d'un fait très remarquable que j'ai observé tout récemment. J'avais été mandé auprès d'une dame déjà avancée en âge, mais d'une bonne constitution ; elle était atteinte d'une grippe à forme commune, avec toux et dyspnée considérable. Au bout de huit ou neuf jours, les accidents commençaient à s'amender, la malade se levait et paraissait être en pleine convalescence. Cependant comme elle toussait encore un peu, et que l'irritation bronchique n'avait pas entièrement disparu, on lui avait interdit la viande, mais on lui avait permis de manger un peu de morue fraîche. Après le dîner, la toux était devenue plus fatigante, et cette dame avait eu recours pour se soulager à une vieille potion rancie, contenant de la scille et de l'ipécacuanha. Pendant la nuit elle était prise d'une véritable indigestion, et après quelques nausées elle rejetait ses aliments ; les vomissements persistèrent avec de la diarrhée et des coliques, jusqu'à ma visite du lendemain. Trois jours après, les médicaments que j'avais prescrits avaient apaisé la diarrhée, mais il y avait encore des nausées et parfois quelques vomissements. Le lendemain le dévoiement est définitivement arrêté, mais les vomissements durent encore. N'ayant pu réussir à les combattre par les moyens ordinaires, j'examine la malade le jour suivant avec une scrupuleuse attention, et je découvre une hernie étranglée. Le pouls avait à peine dépassé sa fréquence normale. Le soir même, M. Cusack opérait cette hernie avec son habileté ordinaire, et tous les accidents qui dépendaient de l'étranglement disparaissaient. Mais presque aussitôt cette dame était reprise de symptômes pulmonaires, avec hypersécrétion bronchique, et elle ne survécut que quelques jours à cette rechute.

C'est là, messieurs, un fait fort instructif, en raison du concours de circonstances qui pouvaient induire en erreur; le vomissement ayant été accompagné pendant un jour ou deux d'une diarrhée assez abon-dante, l'idée d'une hernie ne devait même pas se présenter à l'esprit.

Il est clair qu'ici l'indigestion a exagéré les mouvements de l'intestin, et que cette activité anomale a conduit à l'étranglement. Jusqu'à un certain moment, les accidents dépendirent uniquement de l'indigestion, puis survint l'occlusion intestinale ; cette complication ne pouvait être que bien difficilement reconnue, puisque les vomissements, qui en constituent le signe le plus important, existaient auparavant.

Lorsque la diarrhée survient dans la grippe, c'est le plus souvent au début de la maladie, et il n'est pas rare de voir succéder à cet état une constipation plus ou moins opiniâtre. Aussi, lorsque vous avez réussi à arrêter la diarrhée avec la mixture de craie (1) et l'opium, vous êtes quelquefois obligés de prescrire journellement des laxatifs et des lavements, pour obtenir quelques évacuations. J'ai même observé des cas dans lesquels cette constipation secondaire a exigé l'emploi des purgatifs énergiques, et des injections intestinales au moyen de la seringue de Read.

Dans l'influenza, ainsi que dans beaucoup d'autres maladies fébriles, les poumons sont grandement affectés ; le nez et la gorge sont pris d'abord, puis le larynx et la trachée, et enfin les dernières ramifications des bronches sont atteintes à leur tour. Vous retrouverez ces manifestations se succédant dans le même ordre dans quelques autres maladies, ainsi dans le catarrhe commun, la bronchite et la rougeole. Chez la plupart des individus affectés de grippe, les fosses nasales et la gorge sont tout d'abord intéressées, puis l'inflammation gagne de proche en proche, jusqu'à ce qu'elle occupe la plus grande partie ou la totalité des voies aériennes. La marche de cette phlegmasie est excessivement rapide ; au bout de vingt-quatre heures, quelquefois même au bout de douze heures, les poumons sont pris.

(1)   *Mixture de craie.*

℞ Craie préparée............   1/2 once = 16 grammes.
   Sucre.   .   . ..   3 gros = 12
   Mixture de gomme arabique 1 once 1/2 fluide — 36
   Eau de cannelle..........   18 onces fluides = 432
   Mêlez.

                    Mixture de gomme arabique.

℞ Gomme arabique pulvérisée..   10 onces = 320
   Eau bouillante ...   . .   1 pinte — 480

Broyez la gomme arabique avec l'eau versée peu à peu sur elle, et faites-la dissoudre.

(*Pharmacopée de Londres.*)   (Note du Trad.)

Il y a néanmoins des différences considérables dans l'extension de cette inflammation. Chez beaucoup de personnes, elle reste limitée aux fosses nasales et à la gorge, il y a du coryza, de l'enrouement et une petite toux. Chez d'autres, la trachée est atteinte, et la toux est déjà plus fréquente et plus pénible, mais en général la fièvre manque complétement. Le malade mange et boit à son ordinaire, il va à ses affaires et dort bien pendant la nuit.

Telle est la marche de la maladie lorsque l'inflammation est limitée à la partie supérieure des voies aériennes ; descend-elle plus bas et envahit-elle les premières divisions des bronches, alors on voit survenir un peu de dyspnée et d'oppression, la toux devient plus fatigante, l'appétit s'en va, les digestions sont moins bonnes ; néanmoins les malades continuent à se lever, quoiqu'ils dorment fort mal et qu'ils mangent très peu, mais ils se plaignent sans cesse d'être mal à leur aise.

Lorsque enfin les petites bronches sont intéressées, la poitrine devient douloureuse, la dyspnée est considérable, la toux incessante ; en même temps, l'appétit se perd complétement, la céphalalgie est très intense, le sommeil est impossible, le séjour au lit ou à la chambre est indispensable. Si cet état de choses persiste pendant quelque temps, les poumons deviennent le siége d'un œdème plus ou moins considérable, ce qui aggrave encore la dyspnée et la toux. Vous percevez alors au moyen du stéthoscope des râles humides disséminés dans différents points de la poitrine ; ces râles indiquent la présence de l'infiltration séreuse. Les bronches capillaires et les cellules aériennes sont congestionnées et remplies de mucus ; le sang ne pouvant traverser librement le poumon, est imparfaitement hématosé ; la sécrétion et l'absorption pulmonaires sont troublées ; de là pour les capillaires du poumon un état de congestion permanente, qui permet l'exsudation de la partie fluide du sang dans le parenchyme de l'organe, et c'est là ce qu'on appelle l'infiltration séreuse (1).

(1) Cette infiltration séreuse, consécutive à la congestion pulmonaire, n'est pas signalée d'une manière spéciale dans les travaux français sur la bronchite, et pourtant on ne peut refuser à cette lésion une grande importance, surtout au point de vue des signes stéthoscopiques. Le professeur Bartels, dans sa relation de la rougeole épidémique qui a régné à Kiel en 1860, a parfaitement décrit cette transsudation de sérosité dans le tissu pulmonaire congestionné, et il en conçoit le mécanisme de la même façon que notre auteur : « Aussitôt que les alvéoles en collapsus sont privés d'air, la pression qu'ils exerçaient sur les parois des capillaires cesse et ces vaisseaux s'agrandissent. Cette condition suffit à elle seule pour produire l'hypérémie des portions de poumon

Tel est encore l'enchaînement des phénomènes dans la bronchite, et surtout dans la bronchite du typhus; mais il est très rare dans les cas de ce genre de voir survenir la véritable hépatisation. Dans l'hépatisation, les capillaires donnent issue, non pas à du sérum, mais à de la lymphe plastique qui, agglutinant les cellules pulmonaires, forme avec elles une masse dense et solide. Or, l'inflammation franche du tissu du poumon est très rare dans la grippe et dans la bronchite. Vous pouvez observer un *engorgement* généralisé, et partant très dangereux : mais si vous examinez le poumon après la mort, vous ne trouvez pas une véritable solidification ; vous verrez l'organe surnager sur l'eau, et recouvrer sa perméabilité, si vous faites écouler par la pression le liquide infiltré. Ce fait général comporte cependant quelques exceptions; dans l'influenza comme dans la bronchite, il se peut qu'une véritable pneumonie vienne s'ajouter à l'affection primitive de la membrane muqueuse. C'est précisément ce qui arriva chez une dame de Chapel-street qui fut prise de grippe très peu de temps avant sa couche. Le jour même de l'accouchement, l'inflammation bronchique se compliqua de pneumonie, et la malade mourut avec une hépatisation générale du poumon droit. C'est également une pneumonie qui tua un autre de mes malades dans Suffolk-street : c'était un homme arrivé à la période moyenne de la vie, et qui souffrait depuis plusieurs jours d'une congestion considérable du poumon. Enfin j'ai observé le même accident chez un gentleman d'Exchequer-street, que je voyais avec feu le docteur Colles, et chez un autre individu qui demeurait dans Whitefriars-street.

Je ne sache pas dans l'histoire de l'influenza de phénomène plus caractéristique que la dyspnée excessive, dont sont atteints les malades, lorsque le poumon est sérieusement engagé; cette dyspnée est plus

qui sont revenues sur elles-mêmes. Mais lorsque, sous l'influence de l'inspiration, la cavité thoracique vient à se dilater, les parties du poumon qui sont encore perméables s'épanouissent d'autant plus, qu'une portion plus considérable du parenchyme pulmonaire est perdue pour l'expansion inspiratrice. Il s'ensuit que les capillaires de ces parties anormalement dilatées sont allongés, aplatis . de là un obstacle à la libre circulation du sang dans leur intérieur Dès lors la pression de la colonne sanguine augmente encore à la périphérie des lobules en collapsus........ Ainsi s'établit une hypérémie considérable, qui conduit infailliblement à la transsudation de la sérosité dans les alvéoles. »

Bartels, *Bemerkungen über] eine im Frühjahre* 1860 *in der Poliklinik in Kiel beobachtete Masernepidemie, mit besonderer Berücksichtigung der dabei vorgekommenen Lungenaffectionen* (*Virchow's Archiv*, XXI, 1861). (Note du TRAD.)

marquée encore chez les individus qui ont déjà souffert antérieuren
de quelque affection pulmonaire ; et même chez ces derniers il s
quelquefois que la muqueuse bronchique soit très légèrement inté
sée. On peut dire en toute vérité que dans la grippe la dyspnée n
point proportionnelle à l'étendue de l'inflammation pulmonaire. N
avons eu dans notre service une femme dont l'examen justifiait ple
ment cette assertion ; elle était sous le coup de l'influenza, la son
de la poitrine était normale, le poumon était perméable dans toute
étendue, à peine percevait-on çà et là quelques râles sonores dans
grosses bronches, et cependant chez cette malade la dyspnée était
sidérable, et il y avait quarante-six respirations à la minute. Nou:
pouvions évidemment attribuer ici la difficulté de la respiration
lésion bronchique seule, car il n'y avait aucune proportion entre
deux phénomènes.

Il en était de même chez un malade de l'hôpital de sir Patrick L
C'était un matelot nègre, originaire du Nouveau-Brunswick, qui a
été atteint par l'épidémie peu de jours après être arrivé à Dub
cet homme, dans toute la force de la jeunesse, était d'une cor
tution herculéenne, et avait une poitrine largement développée ; afl
d'une dyspnée intense, il éprouvait une oppression considérablε
s'agitait constamment dans son lit, comme pour chercher l'air qu
manquait, et cependant le bruit respiratoire s'entendait partout, ;
mélange de bruits anomaux ; tout au plus y avait-il quelques si
ments bronchiques. Ce malade avait perdu le sommeil, et quoic
n'eût qu'une fièvre médiocre, il était dans une prostration extrême.
le début, le pouls avait été si faible, que je n'avais pas osé hasardε
traitement antiphlogistique ; j'avais simplement fait couvrir la
trine de vésicatoires, et j'avais ordonné du vin, des stimulants et
narcotiques. Cet homme guérit ; et certes notre traitement n'eût
eu ce résultat, si la dyspnée avait été sous la dépendance de la b
chite.

Dans beaucoup de cas, la dyspnée est intermittente, ou du m
elle présente à certaines heures des exacerbations et des rémissions
tables. Il semblerait donc que les troubles respiratoires dépenden
la même cause générale qui produit tous les autres symptômes
qu'ils peuvent exister, même lorsque la phlegmasie bronchique-man
complétement. Il est bien certain que la bronchite, lorsqu'elle ex
ajoute encore à la gène de la respiration ; mais la dyspnée parait rést
avant tout de quelque trouble survenu dans l'activité vitale du [

mon. Vous savez que les poumons possèdent une activité propre qui a
pour résultat d'assurer l'aération du sang ; cette propriété est depuis
longtemps connue des Allemands qui ont décrit une dyspnée par paralysie des poumons, et leur opinion est généralement admise en
Angleterre, depuis que les expériences sur la huitième paire de nerfs
ont été convenablement appréciées (1). L'asthme nous fournit de puissants arguments en faveur de cette manière de voir ; car dans cette
maladie on observe souvent une dyspnée excessive sans aucune lésion
appréciable des organes de l'hématose. Du reste, il vaudrait beaucoup
mieux pour les malades atteints de grippe qu'il en fût autrement, car
nous traiterions alors l'affection du poumon comme une bronchite ordinaire, et nous pourrions espérer en venir à bout au moyen de la
médication usitée en pareil cas.

Vous savez, messieurs, que la mortalité de la bronchite commune
est très faible, sauf aux deux extrêmes de la vie. Chez les adultes, lorsqu'elle est traitée convenablement et en temps opportun, c'est une maladie très rarement mortelle, à moins de quelque fâcheuse complication. Mais il n'en est plus de même dans la grippe ; l'affection pulmonaire et la dyspnée constituent des accidents très difficiles à combattre.
J'étais mandé il y a quelque temps chez un gentleman de Fitzwilliam-
street, pour voir une belle jeune fille qui était attachée au service de
sa maison. Déjà on avait mis en œuvre les traitements les plus sages,
mais en vain. Lorsque j'arrivai auprès de la malade, elle était dans un
état désespéré et elle mourait le jour suivant : et pourtant j'avais constaté que la sonorité thoracique était normale, que le murmure respiratoire était aussi fort qu'à l'état sain, et qu'il n'existait dans la poitrine
d'autres bruits anomaux que quelques râles sibilants. En fait, une
perturbation nerveuse de ce genre ne peut durer un certain temps
sans produire la congestion des poumons, conséquence nécessaire de
l'aération imparfaite du sang. Lorsqu'on divise la huitième paire de
nerfs, l'animal meurt par une asphyxie lente ; à l'autopsie, on trouve

---

(1) Cette dyspnée a été indiquée par J. Frank sous cette désignation : *dyspnée
dépendant d'une affection des nerfs*. Il rappelle que Lower le premier a démontré que
la ligature ou la section de la huitième paire au cou rend la respiration suspirieuse.
Déjà Galien avait vu survenir une gêne considérable de la respiration à la suite de la
ligature des nerfs phréniques, et cette dyspnée a été longtemps décrite sous le nom de
dyspnée galénique.
Sauvages, *Nosol. meth.*, cl. II, gen. 7, spec. 16.— J. Frank, *loc. cit.*, IV.

les poumons gorgés de sang, et la muqueuse bronchique congestionnée et enflammée. Or, l'affection de ces mêmes tissus dans la grippe ne peut-elle pas dépendre d'un trouble survenu dans l'innervation pulmonaire ?

Georges Green, professeur de médecine pratique au Collége des médecins, a bien voulu me communiquer les résultats des nombreuses autopsies qu'il a faites pendant l'épidémie de 1837; je suis d'autant plus heureux de vous les faire connaître, que nous avons très rarement dans ce pays la possibilité de faire des recherches cadavériques.

« Dans l'établissement de l'Industrie, c'est surtout parmi les pensionnaires âgés que la grippe de 1837 a été meurtrière. J'ai eu l'occasion de pratiquer l'autopsie de plusieurs de ces sujets, et voici les principales lésions que j'ai constatées :

» Dans tous les cas, la muqueuse bronchique était plus ou moins congestionnée et enflammée. La couleur variait depuis le rouge jusqu'à une teinte beaucoup plus foncée. Très souvent, l'inflammation occupait à la fois la trachée, et les bronches des deux poumons; dans d'autres cas, elle était limitée à un seul. Des mucosités spumeuses et sanguinolentes remplissaient la cavité des tuyaux bronchiques ; elles étaient plus abondantes dans les petites divisions. Le parenchyme pulmonaire était constamment altéré dans sa coloration ; il était rouge sombre ou violet ; son poids spécifique était augmenté, et il ne crépitait plus, ou ne crépitait que très faiblement lorsqu'on le pressait entre les doigts. La surface des coupes n'était pas rude au toucher ; sous l'influence de la compression, une partie des mucosités s'écoulait au dehors. Quelquefois la partie postéro-inférieure de l'un ou des deux poumons était d'une couleur très foncée, et le doigt pénétrait très aisément dans l'épaisseur du tissu. La surface ainsi déchirée ne paraissait pas granuleuse ; n'eût été l'absence d'odeur fétide, elle eût plutôt ressemblé à un fragment de poumon gangrené. Ces derniers caractères se rencontraient principalement chez les sujets âgés. En revanche, il était très rare de trouver chez eux les lésions de la pneumonie franche, tandis qu'on les rencontrait assez fréquemment, combinées avec l'inflammation de la muqueuse bronchique, chez les sujets jeunes et robustes, que les quartiers voisins envoyaient au Hardwicke fever Hospital.

» Chez la plupart des individus avancés en âge, le sang était foncé en couleur et fluide, soit dans les cavités du cœur, soit dans les vaisseaux. Ce n'était qu'exceptionnellement et chez les sujets jeunes et adultes, que nous trouvions des concrétions fibrineuses dans les cavités cardiaques. Chez les gens âgés, les poumons paraissaient quelquefois œdémateux ; dans un ou deux cas, il y avait un épanchement séreux considérable dans les cavités pleurales. Il était rare de trouver des signes de pleurésie récente, mais nous rencontrions fréquemment des adhérences de vieille date. Chez un fou qui avait survécu quelque temps à une attaque de grippe, des tubercules s'étaient développés rapidement dans les deux poumons ; chez un autre aliéné, nous avons trouvé deux cavernes tuberculeuses, indépendamment des lésions pulmonaires et bronchiques qui ont été décrites plus haut.

» Quant à la nature et à la durée des phénomènes morbides, je n'ai que peu de chose à dire. Les signes physiques fournis par la percussion et par l'auscultation étaient le plus ordinairement les suivants : Matité plus ou moins marquée dans la région postéro-inférieure du thorax ; quelques râles bronchiques sonores disséminés dans la poitrine; plus souvent c'était un mélange de râles sonores et crépitants, puis dans les derniers jours des râles muqueux. Les crachats étaient rarement visqueux ou rouillés, ils ressemblaient aux crachats de la bronchite. Dans nombre de cas, l'impossibilité de les expectorer fut la cause immédiate de la mort ; dans d'autres circonstances, l'influence morbide, quelle qu'en fût d'ailleurs la nature, paraissait avoir affecté simultanément le système circulatoire et respiratoire ; on observait alors une congestion considérable du système veineux, et un état fort analogue à l'asphyxie. Ces phénomènes existaient surtout chez les sujets âgés de l'établissement de l'Industrie.

» On ne trouvait rien dans les autres viscères qui pût rendre compte de la mort ; en conséquence, il est fort probable que la cause morbifique frappait tout d'abord la muqueuse respiratoire, et que, rendant l'hématose imparfaite, elle causait dans le sang et dans les poumons les modifications que j'ai indiquées. »

Ces résultats des autopsies pratiquées par le docteur Green peuvent être acceptés avec la plus entière confiance : car personne n'était plus que lui versé dans les recherches anatomiques ; personne n'était plus à même d'apprécier à leur juste valeur les altérations produites par la grippe dans le poumon et dans les autres organes.

Je vous ai déjà dit, messieurs, que nous ne devons pas trop nous hâter de conclure que la grippe *consiste essentiellement* dans les lésions anatomiques révélées par la dissection ; nous devons au préalable examiner la question sous toutes ses faces, et rechercher si les altérations

du tissu pulmonaire ne sont pas, en partie du moins, les *conséquences*
de la maladie. Et d'abord, comment concevons-nous les causes et la
marche des symptômes dans la bronchite commune? Un individu est
pris d'une affection pectorale qui se traduit par de la toux, de la
dyspnée et une fièvre plus ou moins vive. Dans la poitrine nous trouvons quelques râles, et l'expectoration est modifiée dans sa qualité et
dans sa quantité. Puis, lorsque nous avons observé un certain nombre
de cas analogues, nous remarquons que le danger est proportionnel
au degré de la dyspnée, et que celle-ci est intimement liée à la
généralisation et à la nature des râles, ainsi qu'aux caractères des
crachats. Ici donc l'état constitutionnel ou général, et les résultats
probables de la maladie, ont entre eux certaines relations bien déterminées, dont nous acquérons rapidement la notion au moyen de l'expérience.

Mais ces troubles de la respiration, cette expectoration et ces râles,
nous les rapportons, et avec raison, à l'inflammation des bronches, qui
est à nos yeux la cause de tous les phénomènes observés : partant de
cette idée, nous procédons au traitement de la maladie, et le succès
vient le plus ordinairement démontrer la justesse de nos vues ; si nous
échouons, les résultats de l'autopsie donnent à notre interprétation
une confirmation d'un autre ordre. Ici donc nos inductions sont parfaitement justifiées, et nous pouvons avoir la conviction que notre pratique est basée sur la connaissance exacte de la nature de la maladie.
Mais quelle différence, si nous voulons soutenir que l'influenza est
causée par l'inflammation bronchique! Dans la grippe, la dyspnée est
loin d'être proportionnelle à l'affection des bronches ; et même je vous
ai cité des cas dans lesquels la difficulté de la respiration était extrême,
quoique les poumons fussent entièrement perméables, et qu'il n'y eût
dans la poitrine que quelques râles sonores sans grande importance.
Si donc il est vrai que la présence de mucosités visqueuses dans les
canaux aériens aggrave la dyspnée, il n'est pas moins certain qu'on
observe cette gêne de la respiration chez des malades dont les voies
bronchiques ne sont que peu ou point obstruées. De plus, la médication antiphlogistique, expectorante et dérivative, ne produit point les
mêmes effets que dans la bronchite simple. Je crois donc, et je vous ai
déjà dit que c'était chez moi une conviction absolue, je crois que le
poison qui cause l'influenza agit sur le système nerveux, et tout particulièrement sur les nerfs des poumons, de façon à produire des phénomènes d'irritation bronchique et de la dyspnée ; à ces symptômes

primitifs viennent s'ajouter souvent, mais non constamment, la congestion et l'inflammation des bronches (1).

Du reste, messieurs, je ne suis pas le seul à penser ainsi; le docteur Peyton Blakiston a soutenu la même doctrine dans son compte rendu de la grippe qui a régné à Birmingham. « L'influenza, dit-il, est une maladie du système nerveux, avec troubles consécutifs dans les organes de la digestion et de la circulation, etc.; connue vulgairement sous le nom de fièvre nerveuse, cette maladie est *accompagnée*, durant tout son cours, d'un état d'irritation de la muqueuse des voies aériennes, état qui conduit fréquemment à la congestion, quelquefois même à l'inflammation. »

Le diagnostic entre la grippe et la bronchite fébrile née sous l'influence du froid, est une question pratique d'une haute importance : nous ne devons jamais perdre de vue cette distinction, lorsque nous instituons le traitement de l'influenza; autrement, nous serions exposés à nous confier imprudemment en une médication qui ne convient qu'à la bronchite simple. Et l'erreur serait grave, car, au rapport du docteur Blakiston, il fallut souvent recourir, à Birmingham, aux stimu-

---

(1) Il n'est pas sans intérêt de rapprocher de l'opinion de Graves la déclaration non moins absolue de M. Raige-Delorme dans son article GRIPPE du *Dictionnaire de médecine*. « Si nous considérons l'ensemble des symptômes de la grippe, son développement sous la forme exclusive d'épidémie, la marche des épidémies qui se propagent à une grande étendue de pays, quelquefois même à des parties considérables du globe, nous ne pouvons nous empêcher d'y voir une maladie *sui generis*, produite comme la peste noire du XIVe siècle, comme le choléra de notre siècle, par une cause inconnue, mais générale, une maladie affectant, quoique à un faible degré les fonctions vitales, pour ainsi dire, de même que le font ces deux dernières épidémies, et toutes celles qui, produites par infection, telles que le typhus, la fièvre jaune, la peste, les dysenteries épidémiques, sont assimilées à un empoisonnement miasmatique; une maladie générale, enfin, qui se traduit par quelques symptômes locaux, importants sans doute comme caractères spécifiques, mais signes d'une condition organique purement accessoire et secondaire, qui ne peut à elle seule constituer la maladie. En un mot, nous pensons que l'irritation ou l'inflammation de la membrane muqueuse nasale, pharyngienne et bronchique, n'est que l'effet d'une cause ou d'une altération plus profonde, dont on ne peut pas plus contester l'existence dans la grippe que dans les empoisonnements par des gaz délétères. » (Citation empruntée au *Compendium* de MM. Monneret et Fleury.)

M. Landau, dans sa relation de la grippe de 1837 (*Arch. gén. de med.*, 2e série, t. XIII), est arrivé à la même conclusion que le médecin de Dublin : « Le système qui me parait primitivement et plus particulièrement attaqué par la grippe, c'est le système nerveux; de là la faiblesse musculaire, la céphalalgie, survenant subitement chez des sujets bien portants, etc. »   (Note du TRAD.)

lants diffusibles, et administrer les toniques dans les premiers stades
de la maladie.

Quelquefois, même lorsqu'il y a de la dyspnée, la toux est rude et
sèche, l'expectoration est rare ; d'autres fois au contraire, elle est tellement abondante, que les malades font des efforts incessants. Il est triste
en vérité de les voir se consumer alors dans cette lutte pénible; il vous
arrivera d'entendre le sifflement de la respiration et le bruit des mucosités dans les bronches, avant même d'entrer dans la chambre du patient, et quand vous serez auprès de lui, vous le trouverez épuisé par
les paroxysmes de la toux et par ses tentatives infructueuses d'expectoration. Dans d'autres circonstances, lorsque la vitalité du poumon
est moins profondément atteinte, lorsque la résistance générale de l'économie est moins affaiblie, les liquides bronchiques, quoique abondants,
sont facilement expectorés.

Les crachats offrent beaucoup de ressemblance avec ceux de la
bronchite ordinaire. Ils consistent d'abord en un mucus grisâtre ; un
peu plus tard ils prennent une apparence globuleuse ou un caractère puriforme, mais ils ne se réunisssent pas entre eux. Dans quelques cas ils sont visqueux et filants, comme une solution de gomme
ou d'ichthyocolle. Un de leurs caractères les plus remarquables, c'est
l'absence de bulles d'air. Un jour que je faisais cette remarque devant
les personnes qui assistaient à ma visite, on me montra précisément
quelques bulles d'air dans les crachats d'un malade atteint de grippe,
mais c'est là, messieurs, un fait extrèmement rare. Il y a d'ailleurs
dans l'histoire des sécrétions bronchiques bien des faits encore obscurs, et qui mériteraient cependant d'être éclaircis. Il en est un, entre
autres, dont on n'a donné jusqu'ici aucune explication satisfaisante :
Pourquoi, dans certains cas d'inflammation pulmonaire, les crachats sont-ils pleins de bulles d'air ? Pourquoi, dans d'autres cas,
n'en renferment-ils pas une seule depuis le commencement jusqu'à
la fin de la maladie?

Pour expliquer la présence de l'air dans les crachats, on a supposé
que ce gaz s'incorpore dans les mucosités pendant les actes de la respiration et les efforts de la toux, de même que lorsqu'on agite de
l'eau de savon ou tout autre liquide visqueux dans une bouteille à
moitié vide, le liquide se charge de bulles d'air. Il peut bien y avoir
là quelque chose de vrai ; mais néanmoins cette explication ne me
paraît pas rendre suffisamment compte de la combinaison intime de
l'air avec les crachats, dans certaines affections des poumons ; je

crois même que nous ne pouvons concevoir ce fait qu'en admettant que l'air et le mucus sont sécrétés ensemble. Vous savez, messieurs, que la muqueuse bronchique produit des gaz, et que cette
sécrétion est susceptible d'augmentation et de diminution dans l'état
de maladie. Il n'est donc point déraisonnable de supposer que la
muqueuse peut sécréter à la fois des gaz et du mucus en quantité
anomale, et que le mélange intime de l'air et des liquides expectorés
est produit par cette sécrétion simultanée, et non pas par une agitation toute mécanique (1).

Je n'ai que peu de chose à vous dire de la toux dans la grippe. Elle
est ordinairement très pénible, surtout pendant la nuit. Souvent les
malades en sont à peine incommodés pendant la journée, mais vers le
soir cette toux devient très fatigante, et rend le sommeil impossible.
Dans d'autres cas elle est également violente le jour et la nuit ; il arrive
aussi très fréquemment que des individus qui sont guéris, qui n'ont
plus ni fièvre ni dyspnée, et sont en état de sortir, sont encore tourmentés par la toux. Dans ces circonstances, les médicaments sont à peu
près inutiles, et ce qu'il y a de mieux à faire, c'est d'envoyer les malades respirer l'air pur de la campagne ; j'ai réussi de cette façon à
faire disparaître en quelques jours des toux qui, à Dublin, avaient
résisté à toute espèce de traitement.

Dans l'influenza, l'urine n'est pas très chargée de lithates, mais
elle renferme une grande quantité d'uroérythrine ou de purpurine (2). Rouge au moment de l'émission, elle dépose un sédiment
abondant, et laisse sur les parois du vase une pellicule rose. Elle
présente quelque analogie avec l'urine des affections arthritiques et

(1) Ce n'est pas une véritable sécrétion de gaz qui a lieu à la surface de la muqueuse
broncho-pulmonaire ; il y a simplement échange endosmotique entre les gaz contenus
dans le sang veineux et l'air inspiré. Cette condition est bien suffisante pour rendre
compte du mélange intime de l'air et des mucosités sécrétées.   (Note du TRAD.)

(2) « L'uroérythrine (purpurine de Golding Bird, acide rosacé de Proust, acide ro-
sacique de Vauquelin) est formée de carbone, d'oxygène, d'hydrogène, d'azote et de fer.
Elle se rencontre normalement dans l'urine, mais ordinairement en fort petite quantité ;
cette quantité, variable du reste, donne à l'urine sa teinte rosée, ou même tirant au
rouge, dans quelques conditions morbides. Elle existe aussi dans les calculs et dans les
dépôts urinaires, formant une sorte de laque avec les sels terreux, ou dans les sédiments
d'urate de soude et d'ammoniaque, variant du blanc jaune au rouge de sang, et accompagnée ou non d'acide urique cristallisé. Ces dépôts se voient, soit après avoir pris quelques excitants, soit après avoir fait une longue marche, soit à la suite de presque tout
mouvement fébrile, quelle qu'en soit la cause, mais surtout dans les affections du foie. »
(Dictionnaire de Nysten, Littré et Robin, art. URROSACINE.)   (Note du TRAD.)

goutteuses. Dans les cas funestes, elle conserve ces caractères jusqu'au moment de la mort. Quant au sang, je vous en ai déjà parlé;
il est le plus souvent couenneux, même lorsqu'il n'y a pas de réaction
fébrile considérable; il fournit donc des indications très trompeuses,
aussi bien que l'urine et que la température de la peau. Celle-ci est en
effet très variable; tantôt très élevée, tantôt normale, elle éprouve,
comme le pouls, des modifications remarquables à certaines heures
de la journée.

Je vous ai déjà parlé de l'affection intestinale, je n'y reviendrai pas;
mais il faut que vous soyez prévenus qu'il se fait quelquefois une
détermination morbide vers le cerveau, et vous voyez survenir alors le
délire ou le coma. Dans deux cas qui m'ont été communiqués, les
malades, dans le cours d'une grippe, sont tombés dans un état comateux. Dans trois faits observés par Swift, l'influenza amena un
ensemble de symptômes qui rappelaient exactement ceux du *delirium
tremens;* il fallut mettre des vésicatoires à la nuque et sur la tête, donner l'opium à hautes doses, prescrire du vin et quelques mercuriaux,
et faire administrer des lavements purgatifs. Dans ces trois cas, il y
avait eu dès le début, outre les phénomènes pulmonaires habituels, de
l'agitation, une céphalalgie intense, des bourdonnements d'oreilles, et
de l'intolérance pour la lumière. Au bout de cinq ou six jours, les malades étaient devenus très irritables; ils avaient perdu le sommeil,
avaient été pris de soubresauts et de tremblements, et ils s'étaient mis
à divaguer, surtout pendant la nuit. Aussi longtemps que durèrent les
phénomènes cérébraux, l'affection pulmonaire disparut ou fut notablement atténuée; elle reprit ses caractères primitifs lorsque le délire eut
cessé. Ces malades guérirent.

Beaucoup d'individus, qui avaient eu des symptômes pulmonaires
très violents, ont néanmoins lutté victorieusement contre la maladie,
et je me rappelle avoir vu guérir des malades qui avaient souffert
pendant trois semaines d'une orthopnée continuelle. Mais parmi
les personnes avancées en âge, la mortalité est très considérable, et je
crains que nous n'ayons bientôt parmi nous que bien peu d'octogé-
naires, pour nous raconter les événements du siècle passé. Ne croyez
pas cependant que la grippe n'ait frappé que les vieillards; j'ai vu
bien des hommes à la fleur de l'âge tomber aussi sous ses coups.
Les soldats de nos garnisons ont également payé leur tribut à l'épidémie, malgré l'excellent état sanitaire de notre armée et l'habileté de nos

Chez un assez grand nombre d'individus, la grippe est le point de départ d'autres maladies graves ; il en était surtout ainsi dans l'épidémie de 1847. Ces maladies secondaires peuvent ordinairement être rapportées à la dépression considérable du système nerveux. Trois malades qui avaient été soignés par le docteur Mulock, s'étant exposés au froid pendant leur convalescence, eurent une rechute qui aboutit chez tous les trois à l'aliénation mentale. Un de ces malades mourut.

Il me reste maintenant à vous dire quelques mots du traitement de la grippe.

On augura d'abord très bien des émissions sanguines générales ; il s'agissait en effet d'une maladie à invasion soudaine et violente, dont les symptômes semblaient exiger l'intervention d'un traitement très actif ; on observait un état inflammatoire de la muqueuse bronchique, le pouls était fréquent, la peau chaude, l'urine haute en couleur. Néanmoins les résultats de la saignée étaient le plus souvent peu satisfaisants. Vainement y avait-on recours dès le début de la maladie, vainement l'état couenneux du sang paraissait-il en justifier l'emploi, on n'en n'obtenait aucun avantage durable, aucun amendement dans les symptômes. Les médecins de Dublin en sont venus à regarder la saignée comme un moyen douteux, sinon nuisible. Pour moi, je pense que les émissions sanguines, à moins qu'elles ne soient pratiquées dans les vingt-quatre premières heures, font plus de mal que de bien. Au second ou au troisième jour, la saignée est inadmissible, sauf les cas de congestion générale des poumons. Il en est exactement de même dans quelques autres maladies. Dans la scarlatine, s'il vous arrive d'être appelés dès l'apparition du frisson, le jour même de l'invasion, vous pouvez quelquefois être très utiles en saignant votre malade ; mais après dix-huit ou vingt-quatre heures, vous devez vous abstenir ; cette différence de quelques heures a rendu la saignée inutile et même nuisible. Je vous parle ici d'après mon expérience personnelle, et ces préceptes sont entièrement applicables à la grippe.

Lorsque je suis assez heureux pour trouver la maladie tout à fait à son début, je pratique une saignée de douze à quatorze onces, j'ordonne le séjour au lit, quelque laxatif doux et ensuite le nitrate de potasse. Sous l'influence de ces moyens, il arrive souvent que la grippe s'épuise en deux ou trois jours. Je pourrais vous citer nombre de faits dans lesquels ce traitement a parfaitement réussi ; je l'ai même employé chez plusieurs personnes déjà avancées en âge ; je me souviens, entre autres, d'un vieux gentleman qui avait été très sérieusement pris, et chez lequel je parvins ainsi à couper court à la maladie. Je crois donc la saignée utile dans les premières heures ; mais comme le médecin n'est guère mandé à ce moment-là, je puis résumer mon opinion en disant que la saignée générale est très rarement indiquée dans le traitement de la grippe.

Le plus ordinairement vous êtes appelés lorsque les malades sont souffrants depuis deux ou trois jours, ou même plus; si vous jugez à propos de tirer du sang, vous ne devez recourir alors qu'aux sangsues. Vous vous trouverez très bien d'en faire mettre huit ou dix au bas du cou, immédiatement au-dessus de la fourchette sternale, et de laisser saigner les piqûres pendant quelque temps ; si vous faites faire cette application le soir, vous pouvez promettre à votre malade qu'il dormira pendant la nuit. Ce moyen est excellent dans toutes les inflammations trachéo-bronchiques ; car les sangsues sont appliquées sur un point très voisin de la trachée, et précisément à l'endroit où l'irritation des affections bronchiques est le plus manifeste.

Par le séjour au lit, par les saignées, les laxatifs et les sudorifiques, vous réussirez souvent à faire disparaître la fièvre et l'inflammation des bronches. Pendant la première période de la grippe, le tartre stibié et le nitre vous seront également utiles ; je dois vous prévenir toutefois qu'aucun de ces moyens n'est aussi efficace dans l'influenza que dans la bronchite simple. Quelques médecins de mes amis emploient dès le début le tartre émétique à doses nauséeuses, et ils me disent qu'ils s'en trouvent très bien ; d'autres unissent l'émétique à l'opium et les prescrivent soit au commencement, soit dans le cours de la maladie ; ils m'assurent qu'ils n'ont qu'à se louer de cette médication. Jusqu'ici je n'ai pas employé le tartre stibié, mais j'ai souvent donné l'opium avec un succès non douteux. Vous pourrez donc, après avoir usé des anti-phlogistiques pendant un jour ou deux, recourir aux opiacés que vous unirez à l'émétique ou au nitre. Dans quelques cas la teinture camphrée d'opium (1) réussira à merveille ; dans d'autres circonstances,

___

(1)   *Teinture de camphre composée.*

♃ Camphre.	2 scrupules 1/2 =	3ᵍʳ,25
Opium dur en poudre . . . . ⎫ ãã	72 grains =	4ᵍʳ,32
Acide benzoïque. . . . . ⎭		
Huile d'anis.	1 gros fluide =	3 gram.
Esprit faible.	2 pintes =	960

l'acétate ou le chlorhydrate de morphine remplira mieux votre but. Vous emploierez avec de très bons résultats une mixture ainsi composée : émulsion d'amandes, six onces (192 gram.) ; nitrate de potasse, une drachme (4 gram.); liqueur de chlorhydrate de morphine, une demi-drachme ou plus. Le sel de morphine, qui possède la plupart des propriétés de l'opium sans en avoir les inconvénients, a pour effet de ramener le calme et le sommeil, avantage bien précieux dans une maladie qui est caractérisée par une irritabilité nerveuse excessive.

Un homme auquel j'accorde la plus entière confiance m'a dit avoir guéri beaucoup de grippes très graves avec la mixture camphrée, le tartre stibié et l'opium. Je ne veux point vous présenter ici la liste des nombreux remèdes qui ont été préconisés contre l'influenza : l'esprit de Mindererus, la liqueur anodine d'Hoffmann, l'ipécacuanha, soit seuls, soit unis à l'extrait de cigue et aux pilules bleues, ont été vantés tour à tour, ainsi qu'une foule d'autres agents empruntés aux médicaments diaphorétiques ou expectorants. Tous peuvent rendre des services, mais ils ont tous le défaut d'être beaucoup moins actifs que dans les affections pulmonaires simples et primitives. A la fin de la maladie, vous trouverez souvent l'emploi des excitants et des toniques légers, tels que le *polygala senega* et le *columbo.*

Un mot enfin, avant de terminer, sur les vésicatoires. Dans beaucoup de cas ils sont très utiles ; mais lorsque la maladie est très violente, ils ne produisent que des résultats douteux ; souvent même ils ajoutent aux souffrances du malade, sans modifier en rien les symptômes pulmonaires ni la dyspnée : cette impuissance des vésicatoires est une des particularités les plus remarquables de l'histoire de la grippe ; pour moi, j'y ai presque complétement renoncé. Les fomentations pratiquées avec de l'eau très chaude sur la région trachéale et sur la poitrine me paraissent beaucoup plus avantageuses ; elles rendent ici, comme dans beaucoup d'autres affections des voies aériennes, d'incon-

TRENTIÈME LEÇON.

DES RAPPORTS QUI UNISSENT ENTRE ELLES LES AFFECTIONS DES DIVERS ORGANES.

––––––––––

ses divers membres, nous élever à la conception synthétique de la phase pathologique.

J'appellerai tout d'abord votre attention sur la réunion de certains phénomènes morbides qui coïncident quelquefois avec l'inflammation des articulations. Dans le cours d'une phlegmasie articulaire, un individu est pris d'une hépatite avec ictère, et cette hépatite est suivie d'urticaire ; j'ai observé déjà huit ou neuf exemples de cette série d'affections. La première fois que je l'ai rencontrée, c'était chez un gentleman de Lower Mount-street ; je lui donnais des soins avec le docteur Cheyne. Après s'être exposé au froid, il avait été atteint d'une inflammation articulaire avec réaction fébrile assez marquée. Au bout de dix jours, ce malade devint subitement jaune, et un ou deux jours plus tard, une abondante éruption d'urticaire apparaissait sur le corps et sur les membres.

Quelque temps après, en 1832, je voyais les mêmes phénomènes se succéder dans le même ordre, chez un malade de Meath Hospital ; instruit par le cas précédent et par un fait analogue dont un de mes confrères de Baggot-street avait été lui-même le sujet, j'avertis les élèves, aussitôt que j'eus constaté l'ictère, que nous allions, selon toute probabilité, voir survenir de l'urticaire. Cette prédiction ne tarda pas à se réaliser ; et je la répétai tout dernièrement avec le même succès, à propos d'un des malades de notre service. Or, il est bien évident qu'il ne s'agit pas ici d'une coïncidence fortuite, et que ces diverses affections doivent être unies entre elles par quelque rapport de causalité. Je vous exhorte à graver ces faits dans votre esprit, parce qu'ils sont extrêmement intéressants, même au point de vue pratique ; ils permettent au médecin d'annoncer à l'avance la production et la forme de ces affections diverses, et la confiance du malade en est singulièrement accrue.

Depuis que mon attention est éveillée sur l'association de ces trois affections, j'en ai observé plusieurs autres exemples, et l'on m'en a communiqué quelques-uns. Le fait mérite certainement d'être étudié de très près, et nous devons rechercher tout d'abord si la physiologie et la pathologie nous fournissent quelques données capables d'éclairer cette question, qui a été laissée dans l'ombre jusqu'ici. Or, il y a bien longtemps déjà que les médecins connaissent l'étroite sympathie qui unit les organes digestifs et le système tégumentaire, aussi bien dans l'état de santé que dans l'état de maladie. D'un autre côté, l'hépatite aiguë exerce toujours une influence perturbatrice plus ou moins

profonde sur l'estomac et l'intestin, de sorte que nous pouvons considérer l'association de cette maladie avec l'urticaire comme un ensemble
de manifestations morbides, fort analogues à celles que nous observons
si souvent après l'ingestion de la chair de certains poissons : ici, en
effet, nous avons d'abord des phénomènes graves d'indigestion, puis
une éruption ortiée. Ce rapprochement est d'autant plus exact que
nous voyons souvent, dans ce dernier cas, des inflammations articulaires et des douleurs rhumatismales venir s'ajouter aux troubles
digestifs. Si je réussis à établir ces prémisses, vous conviendrez sans
doute avec moi que l'union de l'arthrite, des phénomènes gastro-intestinaux et de l'urticaire ne doit plus désormais être regardée comme
une coïncidence purement fortuite, ou comme le résultat de causes
indépendantes, et vous admettrez que cette série morbide dépend d'une
loi déterminée et constante, laquelle préside à l'évolution uniforme et
régulière de ces diverses affections.

La chair de l'anguille d'Otahiti (*puhhe pirre rowte*) produit après son
ingestion une éruption scarlatiniforme très abondante, — probablement
de l'urticaire, — suivie d'une *tuméfaction subite de l'abdomen*, et d'un
gonflement des mains et des pieds ; les malades éprouvent, en outre,
dans les membres, de si vives douleurs, qu'ils deviennent pour ainsi
dire furieux. L'usage de ce poisson comme aliment amène très rapidement la paralysie des extrémités ; ce qui est également le fait de plusieurs autres espèces qui agissent sur l'économie comme de véritables
poisons. Vous trouverez dans l'*Edinburgh medical and surgical Journal* (vol. IV, p. 396), un compte rendu de l'ouvrage du docteur
Chisholm sur les propriétés toxiques des poissons, et à propos du
Muræna conger vous pourrez lire le passage suivant : « Dans la nuit,
tous ceux qui avaient mangé de ce poisson furent pris de coliques
violentes et de symptômes cholériformes ; ils éprouvaient en même
temps des sensations extraordinaires dans les membres inférieurs, des
tressaillements convulsifs, et ils avaient des syncopes. Tous se plaignaient d'avoir dans la bouche un goût de cuivre, et de ressentir dans
l'œsophage une espèce de raclement, comme si ce canal eût été excorié.
Ces nègres présentèrent pendant une quinzaine de jours ces mêmes
phénomènes, *puis ils furent pris de paralysie des extrémités inférieures*.
Après quelques mois ils finirent par guérir, non sans de grandes
difficultés. »

Werlhoff a vu un cas dans lequel l'usage du *Gadus æglefinus asellus*
a produit des symptômes gastro-intestinaux très sévères, et une érup-

tion d'urticaire. Ce fait a été cité par mon ami le docteur Autenrieth, dans un ouvrage excessivement remarquable (1). Il ajoute que l'urticaire, la diarrhée, la dysenterie et la paraplégie sont très souvent la conséquence de l'ingestion du *gray snapper*. Forster a vu le *Sparus pagrus* amener les mêmes accidents. Je pourrais multiplier ici les citations de ce genre, mais en voilà assez, ce me semble, pour établir la réalité de mon assertion.

Vous ayant montré que les troubles digestifs sont souvent intimement unis à l'urticaire, il me reste à vous faire voir qu'une connexion semblable existe entre l'arthrite et l'hépatite, cette dernière affection constituant, dans les cas qui nous occupent, la cause des perturbations gastro-intestinales. Il n'est personne qui n'ait maintes fois constaté la fréquence des inflammations viscérales, pendant le cours des phlegmasies articulaires ; en général, ce sont les tissus similaires qui sont successivement compromis ; de là la fréquence des accidents du côté du cœur et du péricarde dans le cours des fièvres rhumatismales. Il peut arriver néanmoins que le viscère intéressé ne présente avec les jointures qu'une très faible analogie histologique. C'est ainsi que dans le rhumatisme et dans la goutte, l'estomac, les intestins, les poumons ou le foie, sont le siége de déterminations fréquentes ; mais aucun de ces organes n'y est plus exposé que le foie. Il n'y a rien là qui doive nous surprendre, si nous considérons les rapports intimes qui unissent l'inflammation des articulations et les fonctions digestives, et si nous tenons compte de ce fait, que, dans l'immense majorité des cas, l'arthrite est précédée ou accompagnée de symptômes hépatiques et de douleurs gastriques. En fait, la plupart des médicaments dont nous reconnaissons l'efficacité dans les phlegmasies articulaires sont remarquables par l'influence qu'ils exercent sur les sécrétions de l'intestin et du foie. Le colchique, par exemple, agit rarement sur les jointures, avant d'avoir amené des évacuations bilieuses abondantes.

Il est une autre série d'affections qu'on observe assez fréquemment, mais dont la solidarité n'a encore été signalée, que je sache, par aucun auteur. Il y a deux ans environ, j'étais consulté par un Anglais de haute naissance, qui était malade depuis fort longtemps. Trois ans auparavant il avait contracté la syphilis ; il avait usé et abusé du mercure, s'était exposé au froid, et finalement avait pris une périostite. Sa constitution commençait déjà à s'affaiblir ; néanmoins il se remit au

mercure, et en obtint quelque soulagement ; mais bientôt il eut une
rechute. Bref, après avoir subi à trois ou quatre reprises le traitement
mercuriel, il tomba dans un état cachectique, perdit ses forces, et arriva
à un amaigrissement considérable ; la périostite s'était compliquée
d'ostéite ; celle-ci avait abouti à une carie superficielle, et avait produit
des nodus d'un mauvais caractère ; ce malheureux avait en outre une
exfoliation des os du crâne, et il était couvert de rupia. Grâce au traitement que je mis en usage, ces accidents s'amendèrent graduellement ;
au bout d'un certain temps mon malade était revenu à la santé, il avait
même repris un peu d'embonpoint. Par malheur il prit froid et eut
une nouvelle rechute. Pour le coup, le foie fut touché à son tour, et il
s'hypertrophia ; bientôt survinrent de l'ictère et de l'ascite, et la mort
fut le résultat de ces nouveaux accidents.

En somme, nous voyons ici trois périodes successives : maladie
vénérienne, abus de mercure, inflammation du périoste ; — exacerbation de la périostite sous l'influence du traitement, établissement de
la cachexie mercurielle ; — hypertrophie du foie. C'était alors la première fois que je rencontrais cet enchaînement de phénomènes ; depuis
lors j'ai observé trois faits semblables, deux dans ma pratique particulière et un à l'hôpital. Or je ne pense pas qu'il s'agisse ici d'une succession purement fortuite ; je crois que ces diverses affections sont
unies par des liens de causalité, et que chacune d'elles est le résultat
direct de celle qui l'a précédée. ·

Mais je dois avant tout revenir sur quelques détails du fait que je
vous ai rapporté. Pendant que son foie s'hypertrophiait, le malade ne
ressentait aucune douleur dans l'hypochondre droit, même sous l'influence de la pression ; et cependant l'organe était tellement développé,
que son bord inférieur descendait presque jusque dans le bassin. De
plus il n'y avait pas de fièvre, et la langue resta constamment nette et
humide. Je vous faisais remarquer, du reste, il y a quelques jours, qu'il
ne faut point attacher trop d'importance à l'état de la langue comme
signe des affections gastro-intestinales. En même temps, les digestions
continuaient à être parfaitement naturelles, autant du moins qu'on en
pouvait juger par la nature des matières alvines et leur expulsion régulière. Elles présentaient cependant une particularité sur laquelle mon
attention fut appelée par le malade lui-même, qui était un homme intelligent et observateur : le cylindre fécal était composé de plusieurs parties,
différant au point de vue de la coloration et de l'aspect ; sur une longueur de deux ou trois pouces, c'était une substance pâle d'une couleur

argileuse; puis venait une portion de même longueur à peu près, qui présentait la coloration bilieuse ou brune des selles normales; et enfin une nouvelle masse argileuse sans aucune trace de bile. Depuis cette époque, j'ai observé plusieurs fois ce caractère des matières fécales, et voici la conclusion qu'il faut en tirer : dans certaines affections, le foie fonctionne, pour ainsi dire, d'une façon intermittente; pendant une certaine période de la digestion il sécrète de la bile, puis la sécrétion s'arrête pendant quelque temps, pour reparaître un peu plus tard.

Vous rencontrerez ce phénomène dans plusieurs affections hépatiques, mais c'est dans l'*affection scrofuleuse du foie* qu'il présente son maximum de fréquence. J'entends par affection scrofuleuse du foie cet état morbide dans lequel il y a augmentation du volume de l'organe, induration, sécrétion imparfaite, sans douleurs bien appréciables. Chez les enfants on observe en même temps de la maussaderie, de l'insomnie, de l'amaigrissement et une irritabilité excessive des organes digestifs. Ces petits malades prennent, comme on dit, un gros ventre, ils se plaignent d'une soif vive, ils ont de la fièvre et ils s'affaiblissent. On donne souvent à cet état le nom de fièvre rémittente; on y voit une maladie des glandes mésentériques; mais, selon moi, c'est à tort. Il n'y a là qu'une forme particulière de cette cachexie qu'amène la diathèse scrofuleuse; tout en affectant d'une façon générale la nutrition et les sécrétions, elle intéresse plus spécialement ici les fonctions digestives et l'appareil biliaire. Il serait complétement inexact de croire que le foie est le point de départ de tous les phénomènes morbides; il est affecté *en commun* avec d'autres organes, et cette détermination constitue simplement un des éléments particuliers du groupe symptomatologique (1).

Dans cette forme de cachexie scrofuleuse, les fonctions du foie présentent souvent les caractères dont je vous ai parlé; et si vous examinez les selles liquides de ces enfants, vous trouverez qu'une portion est colorée par de la bile, tandis qu'une autre a la teinte de l'argile; ou bien les matières alvines seront jaunes un jour et décolorées le lendemain, selon que la sécrétion hépatique sera active ou suspendue. Mais je vous le répète, messieurs, le foie n'est qu'un des organes affectés par une même cachexie générale; si nous pouvions apprécier aussi facilement les modifications des autres sécrétions, il est très probable que

(1) Il n'est pas besoin, je pense, de faire remarquer la distinction très nette que Graves pose ici entre la *maladie* et l'*affection* : le lecteur a déjà pu apprécier en mainte occasion la sagesse, la rectitude des idées de l'auteur en matière de pathologie générale.   (Note du TRAD.)

nous y trouverions aussi des preuves évidentes de l'influence morbide qui se fait sentir sur toute l'économie.

Les choses étant ainsi, il est bien clair que vous ne réussirez pas à guérir cette affection du foie par le calomel, ou par les autres préparations mercurielles. Beaucoup de ces médecins dont la pratique n'est autre chose qu'une routine inintelligente, commencent par examiner en pareil cas les caractères des évacuations alvines, puis, sans s'occuper d'autre chose que de la décoloration, ils prescrivent aussitôt le calomel, et ordonnent d'en continuer l'usage jusqu'à ce que la sécrétion du foie soit rétablie; ils oublient malheureusement que ces troubles de la sécrétion biliaire sont sous la dépendance de l'état général, et que l'absence de la bile est la conséquence et non point la cause de la maladie. Que fera le calomel, puisque la plupart des organes sont compromis? En admettant même qu'il rétablisse momentanément les fonctions du foie, pourra-t-il le ramener à son état normal? pourra-t-il guérir la maladie? C'est dans un tout autre ordre d'idées qu'il faut puiser les indications du traitement : cherchez à rétablir les sécrétions (celle du foie comme celle des autres glandes) par le changement d'air, par un régime convenable, par l'exercice, par les bains tièdes ou froids; mais, avant tout, instituez une médication capable de modifier l'état général, qui est le point de départ de tous les autres phénomènes.

L'observation de ces faits a éveillé mon attention sur les phénomènes analogues, que présentent les individus dont la constitution a été modifiée par le mercure. Un grand nombre de malades syphilitiques, usant du mercure sans aucune réserve, tombent bientôt dans un état particulier qu'on désigne sous le nom de cachexie mercurielle, et qui offre les plus grands rapports avec la cachexie scrofuleuse : amaigrissement, perversion de la nutrition, irritabilité, mouvements fébriles, affections de la peau, des glandes et du périoste. Dans les deux cas, ce sont les mêmes organes, les mêmes tissus qui sont touchés. Par la nous pouvons nous rendre compte des horribles ravages que produit la vérole compliquée de cachexie mercurielle (1).

Vous rencontrerez fréquemment cette affection secondaire du foie, dans des cas de coxalgie, chez les sujets qui souffrent depuis des années d'une suppuration de la jointure. Tandis que le foie augmente rapidement de volume, le développement du reste du corps est arrêté, et l'amaigrissement atteint bientôt ses dernières limites.

(1) Cette importante question est traitée *in extenso* dans le deuxième volume. Graves a consacré quatre leçons à l'étude de la syphilis.   (Note du TRAD.)

Un mot, messieurs, sur la curabilité de ces affections hépatiques. Je les regarde comme étant toujours graves; cependant les individus d'une bonne constitution et d'une trentaine d'années guérissent le plus souvent, s'ils sont soumis à un traitement judicieux et bien dirigé. Il y a quelques mois, j'étais mandé avec sir Henry Marsh auprès d'un jeune homme que l'abus du mercure avait rendu malade. Il était fort amaigri, et présentait une hypertrophie considérable du foie avec un commencement d'ascite. Il avait en outre une congestion sanguine vers l'intestin, de la diarrhée et des hémorrhoïdes. Sous l'influence d'une vie parfaitement régulière et du changement d'air, grâce à l'emploi du taraxacum, de la cigue et de l'iodure de potassium, il finit par guérir; mais ce ne fut qu'au bout de deux ans de souffrances, et le foie avait fini par acquérir des proportions énormes. Ce jeune homme, qui est âgé de vingt-quatre ans, est aujourd'hui en bonne santé, et le foie est revenu presque complétement à ses dimensions normales.

Chez ce malade j'ai observé une particularité qui mérite d'être signalée. Il fut pris tout à coup d'un purpura à forme papuleuse, qui lui causait beaucoup de picotements et de démangeaisons; c'était en un mot le *purpura urticans*. Cette éruption devenait très douloureuse pendant la nuit, et comme il y eut plusieurs poussées successives, elle dura pendant un mois entier. Elle occupait les membres, mais elle était plus abondante sur les membres inférieurs. Ce jeune homme portait à la jambe gauche un bandage destiné à contenir des varices : or l'éruption respecta les parties soumises à la pression du bandage, quoiqu'elle fût très confluente dans tout le voisinage.

Selon moi, cette hypertrophie du foie est entièrement sous la dépendance de l'état cachectique de l'économie; cette manière de voir que je crois parfaitement fondée est la base de mon argumentation. Or, il est bien singulier que ce même état cachectique, qui amène l'émaciation et le dépérissement de tout le corps, produise au contraire une augmentation de volume dans certains organes. Nous observons donc ici une consomption générale, accompagnée d'une nutrition exagérée sur quelques points : c'est là le fait général. Dans l'interprétation que je vous ai fait connaître, je vous ai présenté l'hypertrophie du foie comme le résultat d'une cachexie générale, et vous ne devez pas oublier que celle-ci peut être amenée par l'administration inopportune ou exagérée du mercure. A ce point de vue, il faut bien reconnaître que nous fournissons des armes contre nous aux fauteurs de l'homœopathie, puisque l'usage immodéré des mercuriaux peut devenir la cause de lésions hépatiques. Ce fait a déjà été signalé par Hewson aux élèves qui suivaient son service dans Lock Hospital. C'était alors la coutume de donner toujours le mercure jusqu'à salivation, et de maintenir l'économie dans cet état anomal pendant un mois ou deux ; or, il arrivait souvent qu'à la fin du traitement mercuriel, le patient présentait les premiers signes d'une affection du foie. Si j'aimais à faire des théories, je pourrais imaginer ici quelque hypothèse plus ou moins fantasque, vous parler de l'action excitante que le mercure exerce sur le foie, et rapporter à cette excitation l'hypertrophie consécutive ; mais je préfère me contenter aujourd'hui de constater le fait, et j'en abandonne volontiers l'explication à mes jeunes confrères ; car, en fait de théorie, ils me semblent beaucoup plus habiles que leurs aînés (1).

Mais il est d'autres états morbides qui ont aussi pour conséquence une affection du foie. Je vous signalerai d'abord la scarlatine : ceux de vous qui ont suivi notre service pendant le mois passé, ont pu voir plusieurs exemples de ce fait. La semaine dernière encore, nous avons observé deux malades qui, dans le cours d'une scarlatine, ont été pris d'ictère et de symptômes hépatiques. L'un de ces malades était un jeune garçon dont la scarlatine avait été très sévère ; la fièvre avait été ardente, et l'éruption avait présenté des caractères très remarquables : peu d'heures après la première apparition de l'exanthème, toute la surface cutanée présentait une couleur d'un rouge brillant ; la peau semblait avoir été uniformément peinte, et il n'y avait pas une seule tache isolée. Dans les cas de ce genre, la violence de l'inflammation cutanée suffit pour tuer, sans autre complication fâcheuse, et il est rare que le malade vive plus de trois ou quatre jours. Dans le fait actuel vous avez vu que l'épiderme s'est détaché tout entier ; deux jours après, et c'est là le point sur lequel j'appelle en ce moment votre attention, ce garçon présentait des symptômes évidents d'une affection du foie

---

(1) Le docteur Overbeck, dans ses remarquables expériences sur les animaux, a observé constamment l'hypérémie du foie parmi les altérations consécutives à l'hydrargyrose : « Dans ces cas, dit-il, le microscope ne révélait aucune modification du parenchyme hépatique, dont les cellules étaient normales ; l'accumulation du sang, et l'augmentation de la sécrétion biliaire qui en est la conséquence, constituent les seuls changements appréciables dans la disposition et dans le fonctionnement de l'organe. » D'un autre côté, les recherches d'Hermann nous ont appris que les ouvriers d'Idria sont très sujets aux affections du foie.

Overbeck, *Mercur und Syphilis*. Berlin, 1861. — Hermann, *Viener mediz. Wochenschr.*, 1858. (Note du Trad.)

avec hypertrophie. Dans la même salle, un jeune homme avait eu une scarlatine ·plus légère; au troisième jour il fut pris d'hépatite, mais il guérit sous l'influence d'un traitement antiphlogistique général et local.

Dans une de nos leçons précédentes, je vous ai dit que la fièvre scarlatine est une des maladies qui laissent le plus souvent après elles des suites fâcheuses. Il arrive souvent que des malades complétement guéris de leur pyrexie exanthémateuse restent néanmoins plongés dans un état de souffrance; ils ne dorment pas, ils ont un petit mouvement de fièvre vers le soir, leur pouls est bondissant et saccadé, leur peau reste chaude; puis surviennent des troubles digestifs, la sécrétion urinaire diminue, et finalement l'hydropisie apparaît. Frappé de ce que j'avais vu, soit à l'hôpital, soit dans ma clientèle, j'avais mon attention portée du côté du foie, et je ne négligeais jamais d'examiner·complétement cet organe, lorsque j'avais affaire à ce groupe de symptômes qui sont désignés sous le nom de suites de la scarlatine (*sequelæ of scarlatina*). Or, dans un grand nombre de cas, j'ai constaté que le foie était atteint d'une inflammation d'un caractère chronique, laquelle ne se révélait point par cette douleur excessive qui appartient à l'hépatite aiguë. L'organe n'en était pas moins réellement enflammé, ce que prouvait assez l'efficacité des moyens antiphlogistiques locaux. Cet état du foie paraissait retarder la convalescence.

Il n'y a pas bien longtemps, un de mes amis, médecin très distingué,

est mauvais, la soif est vive, l'urine devient rare. Examinez ces individus, et vous trouverez une hépatite chronique qui entretient la fièvre et empêche la guérison. Ce fait est, à mes yeux, d'une extrême importance, et je désire vivement que vous ne le perdiez pas de vue ; car les auteurs qui ont écrit sur la scarlatine, et je parle des plus modernes, l'ont entièrement passé sous silence, ou ne lui ont accordé qu'une mention tout à fait insuffisante.

Il est un autre organe dont les affections retentissent fort souvent sur le foie : cet organe, c'est le cœur. Ici la lésion du foie n'a plus son point de départ comme précédemment dans un état de cachexie générale, elle a son origine dans l'état anomal du cœur. Vous pouvez voir actuellement, dans notre salle des chroniques, un exemple très frappant de cet enchaînement de phénomènes : c'est un pauvre homme tourmenté par une ancienne bronchite, et qui présente aujourd'hui, avec une affection cardiaque, une hypertrophie du foie et une hydropisie. Il est souvent difficile, dans ce groupe pathologique, de déterminer quel est l'organe qui a été le premier anneau de la chaîne morbide ; lorsqu'en effet plusieurs affections coexistent, ce n'est pas chose aisée que de démêler la modalité de leurs rapports. Il m'est arrivé plusieurs fois cependant de suivre la marche de la maladie dès son début, et d'être témoin de l'évolution successive des diverses manifestations organiques.

Il y a quelque temps, j'ai observé cette forme d'affection hépatique chez un jeune garçon de ma famille : cet enfant, âgé de quatorze ans, s'était exposé au froid, et il avait été pris d'un rhumatisme articulaire très violent. N'ayant pas été attaquée dès le début, la maladie marcha tout à son aise, et une métastase eut lieu sur le péricarde (1). Par malheur j'étais absent à ce moment-là, et je ne pus voir ce garçon que vingt-quatre heures plus tard. Il avait une péricardite très grave avec épanchement ; il présentait en outre tous les symptômes et tous les signes physiques de la cardite ; il ne dut la vie qu'à un traitement extrêmement énergique. Après la disparition des phénomènes aigus, je constatais les signes de l'adhérence du péricarde, de l'hypertrophie du cœur et d'une lésion valvulaire ; pendant fort longtemps l'action du cœur fut invariablement accompagnée d'un bruit de soufflet éclatant ; il y avait en outre des palpitations et de la dyspnée. Mais ce n'est pas

(1) Voyez la note de la page 554.

tout. Ce jeune garçon était pris un peu plus tard d'une inflammation
du testicule, et finalement il eut une hépatite chronique avec hypertrophie. Le foie augmenta de volume pendant près de sept mois, et
l'hépatite persista plus d'une année. Le traitement finit par triompher
de tous ces accidents, et le malade guérit complétement.

C'était là, sans contredit, une terminaison inespérée ; mais chez les
jeunes gens, la nature est toute-puissante pour combattre les maladies,
et chez eux on obtient souvent des guérisons qu'il serait parfaitement
absurde d'attendre chez les personnes avancées en âge. Et de fait,
après avoir supporté une longue série d'affections graves, après être
resté malade pendant près de cinq années, ce garçon, grâce à sa jeunesse et à sa bonne constitution, a traversé victorieusement tous ces
périls, et il est aujourd'hui aussi fort, aussi bien portant que qui ce
soit au monde. Chez lui, l'hépatite chronique était le résultat de
la péricardite qui avait été le premier anneau de la chaine, et cette
affection du foie, conséquence d'une détermination morbide qui
avait débuté par le cœur, dura plus d'une année. Il faut que vous
le sachiez, messieurs, vous observerez très fréquemment la série
ainsi constituée : péricardite avec inflammation de la membrane
interne, altération partielle des valvules, hypertrophie de la substance
musculaire du cœur, et consécutivement hypertrophie et induration
du foie.

Ce sujet mérite toute votre attention. Lorsque vous voyez un de
ces individus dont l'aspect extérieur suffit à lui seul pour révéler au
médecin observateur l'existence d'une affection du cœur, un de ces
malades qui ont la figure enflée, les lèvres livides, la respiration difficile et les vaisseaux superficiels très développés, vous ne devez
jamais omettre d'examiner l'état du foie, et bien souvent vous constaterez qu'il est le siège d'une phlegmasie chronique. Il n'y a pas longtemps, je signalais cette coïncidence aux médecins qui donnaient des
soins à M. M..., un chirurgien dont nous déplorons la perte ; aucun
d'eux n'avait soupçonné l'existence d'une affection du foie. Souvenez-vous donc que dans la plupart de cas de maladies du cœur,
vous trouverez le foie altéré, et autant que j'en puis juger, l'altération du foie est toujours consécutive ; je n'ai du moins observé aucun
cas dans lequel l'ordre des phénomènes fût renversé. Chez M. M..,
par exemple, et dans plusieurs autres faits que j'ai pu suivre dès leur
début, je suis certain que la lésion du foie était secondaire, et que la

convaincu que le foie peut devenir la cause de perturbations cardiaques;
car tout ce qui modifie les sécrétions, tout ce qui trouble la digestion,
donne lieu à des palpitations, à des lipothymies, et à d'autres désordres
fonctionnels de l'organe central de la circulation; mais je n'ai pas
rencontré un seul exemple d'affection organique du cœur ayant succédé à une altération du foie.

Vous comprenez, je pense, l'importance de ces données. Dans le traitement de l'affection cardiaque, vous devez aussi prendre en considération la lésion du foie, parce qu'elle aggrave et entretient la première. Vous ne devez pas vous attendre à trouver une hépatite aiguë, ni
même une inflammation subaiguë. A peine existe-t-il un peu de douleur,
un peu de sensibilité dans l'hypochondre, et l'ictère n'est pas constant:
c'est une simple congestion qui aboutit lentement au développement
anomal et à l'hypertrophie de l'organe. Du reste je ne puis m'expliquer
sur ce point d'une façon très positive, car la différence entre l'hypertrophie et l'inflammation lente n'est pas facilement saisissable (1).
Je suis heureux de penser que ce sujet a été étudié par un observateur des plus habiles, par le docteur Bright, qui a publié un
excellent travail sur la corrélation des affections du cœur et de la
congestion du foie.

Il est une autre maladie qui réagit très ordinairement sur le foie,
c'est la fièvre intermittente; si je vous en parle ici, c'est simplement
pour ne pas laisser de lacune, car cette affection consécutive est bien
connue des médecins, et vous la trouverez signalée dans tous vos livres.
La fièvre palustre produit une détermination violente vers les organes
internes, surtout vers le foie et vers la rate, et si elle n'est pas promptement et heureusement combattue, elle est très susceptible de donner
lieu à une lésion du foie. L'organe reste habituellement congestionné,
il s'hypertrophie et s'indure, et présente alors un état fort analogue à

---

(1) Cette différence est encore moins saisissable aujourd'hui, du moins au point de
vue pathogénique. Si l'on tient compte en effet des travaux les plus récents sur l'inflammation, on sera nécessairement amené à se poser cette autre question : Existe-t-il
une différence réelle entre le processus nutritif anomal qui conduit à l'hypertrophie,
et le processus inflammatoire? Le premier n'est-il pas plutôt l'une des formes du
second ?

Voyez Paget, *Lectures on nutrition, hypertrophy and atrophy.* London, 1847. —
Virchow, *Path. und Therapie,* I, 1854, et *Pathol. cellulaire,* Paris, 1861.—Rokitansky,

celui qui succède aux affections du cœur, et à la cachexie scrofuleuse ou mercurielle (1).

Je dois maintenant vous dire quelques mots des altérations organiques de la rate. Il est très avantageux de rapprocher les affections connexes afin de pouvoir les comparer entre elles, car on arrive souvent ainsi à saisir des analogies fort utiles. De plus, nous avions dans notre service un exemple remarquable d'hypertrophie splénique, au moment même où nous observions les affections du foie dont je viens de vous entretenir.

Les circonstances au milieu desquelles nous voyons survenir l'augmentation de volume de la rate diffèrent sous plusieurs rapports de celles qui déterminent l'hypertrophie du foie. Les exemples d'inflammation splénique franche sont fort rares, tandis que nous observons souvent la congestion et l'accroissement de l'organe. En raison même de sa structure anatomique, la rate est tout particulièrement exposée à augmenter soudainement de volume. Comme le foie, elle peut, sous l'influence de la fièvre intermittente ou de quelque autre maladie générale, s'hypertrophier et s'indurer, et devenir ainsi le point de départ de phénomènes morbides secondaires, dont le plus remarquable est l'hydropisie (2). Mais l'hypertrophie splénique présente en outre un symptôme tout spécial sur lequel j'ai déjà plusieurs fois appelé votre attention, et que l'on rencontre au moins dans les deux tiers des cas. Le malade qui est actuellement dans nos salles vous en offre un excellent spécimen.

L'histoire de ce symptôme est d'autant plus intéressante qu'elle vient nous démontrer la parfaite uniformité des phénomènes morbides, à des

(1) Hermann (*Wien. med. Wochenschrift*, 1858) a signalé la dégénérescence amyloïde du foie (*die Speckleber*) parmi les lésions que détermine la cachexie mercurielle, mais Overbeck (*loc. cit.*) ne l'a jamais rencontrée chez les animaux qu'il mettait en expérience ; il fait remarquer en outre que la transformation amyloïde suppose un travail formateur, ou du moins un exsudat *susceptible de coagulation*, et que ces conditions sont incompatibles avec les propriétés antiplastiques des mercuriaux. L'argument n'est peut-être pas sans réplique ; car en admettant même qu'il s'agisse ici d'un exsudat, rien ne prouve que ce produit, qui est une déviation évidente du type normal, reconnaisse pour cause un travail *formateur*. Si donc l'influence de l'hydrargyrose sur la dégénérescence amyloïde du foie n'est pas démontrée, la question tout au moins ne peut pas encore être résolue par la négative ; ce qu'il y a de certain, c'est que cette lésion, qu'elle portât sur le foie, sur les reins ou sur la rate, n'a été rencontrée jusqu'ici que sur des individus profondément cachectiques.   (Note du Trad.)

époques excessivement éloignées. Étudiez dans le *British and foreign medical Review* l'analyse de l'excellent ouvrage de Voight sur la rate ; comparez les descriptions les plus récentes de la splénite indienne avec celles que nous a laissées Arétée, et vous pourrez juger de l'exactitude de mon assertion. Certes, les anciens ne doivent pas être considérés comme des oracles en pathologie et en pratique, car ils ignoraient une foule de faits importants qui se rattachent à l'étude de la santé et de la maladie ; ils n'avaient aucunes notions anatomiques exactes, de sorte qu'ils ne pouvaient apprécier et décrire les lésions dont la connaissance constitue l'anatomie pathologique ; néanmoins leurs écrits sont d'une valeur inestimable, parce qu'ils contiennent d'admirables tableaux des maladies qui frappent encore aujourd'hui l'espèce humaine, parce qu'ils nous font connaître la solidarité de certains phénomènes, dont nous constatons à notre tour l'association. Il est aussi curieux qu'instructif de comparer les descriptions des anciens avec celles des auteurs modernes ; si nous arrivons à constater par là que dans toute la série des siècles, certaines maladies ont entraîné des déterminations secondaires vers les organes plus ou moins éloignés, nous serons pleinement autorisés à ne pas regarder cette connexion comme fortuite, et nous pourrons ainsi découvrir des rapports intéressants entre des organes que l'on regarde généralement comme tout à fait indépendants.

Il y a trois ans, j'avais dans mon service trois malades atteints d'une hypertrophie chronique de la rate ; tous les trois étaient dans le même état cachectique, tous les trois présentaient la même affection cutanée, à savoir, des ulcérations superficielles sur les jambes. Cette coïncidence devait forcément attirer mon attention, et je restai frappé d'étonnement en voyant qu'Arétée l'avait signalée dans son admirable description de la splénite.

Ecoutez ce qu'il dit à ce sujet : « Si la rate ne suppure pas, et devient le siège d'une augmentation de volume permanente, alors les malades perdent l'appétit, ils deviennent cachectiques, ils sont enflés ; leur teint n'est plus naturel ; enfin ils présentent une disposition remarquable à l'ulcération, disposition qui est surtout appréciable sur les jambes : ces ulcères sont déprimés, ronds, livides, sanieux et d'une guérison très difficile (1). » Ce tableau se rapporte exactement aux malades dont je vous parlais tout à l'heure, et il présente une similitude parfaite avec

(1) Qu'on ajoute à ce tableau l'altération spéciale du sang ; ne retrouvera-t-on pas alors dans cette description d'Arétée l'affection leucocythémique ?   (Note du Trad.)

la description que nous a donnée le docteur Voight de la splénite chronique qu'on observe dans l'Inde. Il nous dit en effet que la splénalgie du Bengale se révèle souvent par une tendance à l'ulcération, et que cette disposition est parfois si marquée, que les piqûres de sangsues et les vésicatoires deviennent le point de départ d'ulcères sordides ou phagédéniques ; dans certains cas, surtout si le malade a pris du mercure ou s'il habite un district marécageux, ces ulcères finissent par causer la mort. De plus, et ce n'est pas là le trait le moins remarquable, les causes indiquées par Voight comme prédisposant à l'hypertrophie chronique de la rate sont précisément celles qu'avait fait connaitre Arétée ; les deux écrivains sont parfaitement d'accord, soit quant à l'influence de l'âge et du régime, soit quant aux conditions de localités et de saisons. Une telle concordance entre deux auteurs qui sont séparés par une longue suite de siècles, qui ont observé la maladie dans des contrées toutes différentes et sur des races dissemblables, est un fait extrêmement curieux ; il nous démontre l'identité, dans tous les temps et dans tous les lieux, des phénomènes morbides produits par une même cause.

D'après tous les faits dont je viens de vous entretenir, vous devez comprendre, messieurs, combien il est utile au médecin de connaitre exactement les rapports qui existent entre les affections des différents organes ; cette connaissance, qui est pour la thérapeutique une source d'indications précises, rend en outre le pronostic beaucoup plus facile. Terrain nouveau à explorer, ce sujet exige encore bien des recherches ; mais pour être utiles, il faut que ces recherches soient fondées sur un grand nombre de faits bien observés, et c'est ce qui fait la difficulté de cette étude.

TRENTE ET UNIÈME LEÇON.

DE LA GOUTTE.

De l'inflammation constitutionnelle. — Disparition rapide de certaines phlegmasies locales qui dépendent d'un état général. — Douleurs de la goutte. — Tumeurs goutteuses de la face. — Grincement des dents chez les goutteux. — Fonctions des nerfs dentaires. — Leur paralysie n'a jamais été observée.
Névralgies goutteuses. — Observations.
Symptômes précurseurs de l'attaque de goutte. — Exceptions. — Bronchite des goutteux. — L'inflammation goutteuse des nerfs périphériques peut se propager à la moelle épinière. — Observations. — Traitement. — Conclusions.

MESSIEURS,

Nous nous occuperons aujourd'hui de certaines formes de goutte dont j'ai récemment observé quelques exemples intéressants, et je vous dirai en même temps quelques mots de l'inflammation constitutionnelle.

Vous savez que c'est le propre de certaines maladies générales de produire des phlegmasies locales ; vous savez aussi que ces déterminations inflammatoires qui sont sous la dépendance d'une cause constitutionnelle obéissent à des lois bien différentes de celles qui régissent l'inflammation franche Il n'est pas en médecine de propositions mieux établies que celles-là.

Mais ce n'est pas tout ; ces phlegmasies locales, qui sont la manifestation d'une maladie générale, diffèrent notablement les unes des autres, et présentent le plus souvent des caractères spécifiques qui les font reconnaître avec facilité. Les affections locales de la scrofule ne sauraient être confondues avec celles de la goutte ou avec celles du rhumatisme, et les inflammations produites par la syphilis et les autres poisons animaux s'offrent également à nous avec des traits nettement distinctifs. Mais à côté de cela, il faut bien avouer que cette étude ouvre encore un vaste champ aux investigations, et que bien des points importants, soit pour la pathogénie, soit pour la pratique, demandent à être élucidés.

Le professeur Cayol, dans ses *Leçons orales*, a fait à ce sujet quelques remarques pleines de justesse que je veux vous rappeler ici. « Il faut nécessairement conclure, dit-il, que les dégénérations organiques ne sont pas *cause*, mais effet. Et dès lors nous sommes fondé à vous dire qu'au lieu d'user votre vie à chercher toujours quelles sont les dégénérations organiques et les altérations de texture qui *produisent* les symptômes des maladies, il serait bien temps de s'inquiéter un peu de savoir ce qui *produit* ces dégénérations elles-mêmes, en étudiant sérieusement les caractères, la marche et la tendance des actes vitaux qui les préparent, et qui les *produisent* réellement. »

Et d'abord il est un caractère de ces phlegmasies locales *constitutionnelles*, qui n'est pas suffisamment connu : c'est leur existence passagère et pour ainsi dire éphémère. Nous avons la coutume d'attribuer au processus inflammatoire, commun ou spécifique, une durée de plusieurs jours; or il arrive assez souvent qu'une diathèse produit des affections locales, à caractère inflammatoire, dont l'évolution tout entière s'accomplit dans l'espace de quelques heures. Cette remarque que vous ne devez jamais perdre de vue, vous permettra d'expliquer certaines anomalies qui nous surprennent quelquefois étrangement, lorsque nous étudions les maladies constitutionnelles.

La première fois que j'eus occasion de vérifier ce fait, c'était chez un garçon de six ans, d'une santé florissante en apparence, et chez lequel je soupçonnais néanmoins l'existence de la scrofule. Il présentait fréquemment sur différentes parties du corps des tumeurs dont le développement était subit et rapide. Ces tumeurs, qui étaient parfaitement circonscrites, occupaient tantôt les jambes, tantôt les bras, tantôt enfin le tronc ; elles étaient le siége d'une chaleur et d'une sensibilité anomales, dépendant, selon toute probabilité, d'une congestion locale ou d'une exsudation dans le tissu cellulaire sous-cutané. Mais ce qui les distinguait par-dessus tout, c'était la rapidité de leur évolution ; elles naissaient et disparaissaient dans l'espace de quatre ou cinq heures. Au bout d'un mois, des inflammations plus persistantes survinrent ; cet enfant présenta successivement l'ophthalmie, l'adénite et les ulcérations scrofuleuses ; plus tard, les articulations se prirent à leur tour, et le malade mourut après un an et demi de souffrances, avec tous les signes de la diathèse strumeuse. Ce fait est certainement très remarquable en raison du peu de durée des premiers symptômes locaux.

La goutte est une autre maladie constitutionnelle, qui a également pour effet de produire des phlegmasies locales excessivement passagères. Chacun sait que les individus goutteux sont sujets à des douleurs, à des élancements subits qui ne durent que quelques minutes, ou même quelques secondes. Je ne m'arrêterai point à discuter ici la nature de ces douleurs fugaces; mais certains faits semblent établir que ces sensations anomales sont le résultat d'une congestion momentanée. Ainsi, dans les névralgies, dans les affections inflammatoires qui retentissent sur les cordons nerveux, l'acte de la toux cause une douleur subite. Si un malade atteint de névralgie faciale ou de sciatique est en même temps enrhumé, voyez combien ses souffrances augmentent à chaque accès de toux ! Une douleur soudaine vient montrer à chaque fois que le nerf malade est soumis à une congestion nouvelle; ce n'est en effet que par une hypérémie locale que la toux peut exaspérer les sensations douloureuses; quant à la réalité de cette congestion, elle est amplement prouvée dans cette circonstance par la rougeur de la face, souvent même par les hémorrhagies nasales, ou par l'écoulement de sang qui se fait à la surface des plaies récentes.

Si donc il est démontré qu'une congestion temporaire peut produire une douleur momentanée, nous pouvons admettre que dans beaucoup de cas les élancements douloureux de la goutte dépendent d'une hypérémie instantanée de la partie affectée. Quelquefois aussi l'afflux sanguin est plus durable, et la douleur devient plus vive et plus persistante. Un ancien médecin de Henry-street, feu M. Daly, m'a parlé d'un individu goutteux dont le lobule de l'oreille était de temps en temps pris d'une congestion soudaine; la durée de ce phénomène ne dépassait jamais quelques heures, mais aussi longtemps qu'il persistait, le malade éprouvait une douleur des plus cruelles. J'ai moi-même éprouvé tout dernièrement un accident de ce genre dans le pavillon (*cartilage*) de l'oreille; au bout d'une heure, tout disparut sous l'influence d'un accès de goutte dans les doigts.

Ceci me remet en mémoire un fait très curieux dont nous avons été témoins, il y a quelques années, sir Philip Crampton, M. O'Ferral et moi. Un jeune homme d'une brillante fortune s'était aperçu depuis quelque temps que les lobules de ses oreilles augmentaient de longueur; bientôt cet allongement devint si considérable. que ce jeune homme se crut défiguré, et laissa croître ses cheveux pour cacher ses oreilles sous leurs longues boucles. Quelque temps après, ce malade devenait hydropique et il mourut. A l'autopsie, M. O'Ferral trouva le foie dans un état de dégénérescence graisseuse ; il découvrit en même temps que l'accroissement des lobules auriculaires était dû au dépôt d'une grande quantité de graisse. Le péritoine et le tissu sous-cutané étaient également chargés d'éléments graisseux. Cette observation est fort importante, en ce qu'elle nous montre que la dégénérescence graisseuse peut être le résultat d'une disposition générale de l'organisme, en vertu de laquelle il fabrique et dépose de la graisse dans les tissus les plus divers ; par conséquent la lésion du foie est l'*effet* et non pas la *cause* de la maladie, et ce n'est pas non plus à cette lésion qu'il faut rapporter la terminaison fatale.

J'ai observé chez un de mes clients un exemple très remarquable de ces phlegmasies locales passagères. Je ne veux point vous rapporter ici tout au long l'histoire de ce malade ; il me suffira de vous dire qu'il est goutteux, qu'il a eu dans le temps un accès de goutte gastrique, et qu'il présente aujourd'hui une affection fort extraordinaire. Il éprouve d'abord pendant un certain temps de l'abattement et de la faiblesse, puis surviennent des spasmes, de la douleur, et un sentiment de plénitude dans l'estomac ; après quoi, la douleur gastrique disparaît, et la face se tuméfie sur différents points ; le gonflement commence ordinairement sur le front, puis il envahit les joues et les yeux. Le malade éprouve d'abord la sensation que causerait un léger courant d'air dirigé contre la face, puis il lui semble recevoir une chiquenaude, ou être piqué par une mouche ; s'il se regarde alors dans une glace, il aperçoit tout à coup qu'une tumeur se forme dans la région frontale ; en moins d'une demi-heure, cette tumeur arrive à la grosseur d'un œuf de pigeon, puis elle descend, c'est l'expression même de ce gentleman, jusqu'à ce qu'elle soit venue fermer les yeux. Parfois cette tuméfaction occupe les lèvres, ou bien d'autres parties de la face, mais jamais elle ne se développe sur le nez. Des tumeurs du même genre ont apparu également sur divers points du corps ; et dernièrement ce malade m'écrivait qu'il pense en avoir aussi dans l'estomac. Pendant que ce gonflement envahit la face, dont il occupe ordinairement le côté gauche, toute sécrétion cesse dans la fosse nasale correspondante. De plus, et ce n'est pas là le caractère le moins surprenant, ces tumeurs disparaissent au bout de quelques heures, et le jour suivant on ne trouve pas trace de leur existence. Parfois les lèvres, la bouche, le voile du palais et la luette, sont pris également, et il en résulte des symptômes fort sérieux ; je n'ai pas besoin d'ajouter que si cette tuméfaction gagnait la glotte, elle deviendrait la cause d'un péril imminent. Je dois vous dire que ce malade s'est très bien trouvé de l'usage de l'iodure de potassium, et de la salsepareille acidulée avec l'acide nitrique ; aujourd'hui sa santé est notablement améliorée. C'est un exemple très net de phlegmasies locales passagères, survenant sous l'influence de la diathèse goutteuse (1).

Puisque j'ai abordé l'histoire des affections anomales de la goutte, il faut que je vous fasse connaître certains symptômes très singuliers que j'ai observés sur les dents de plusieurs individus goutteux. Bien que fort remarquable en elle-même, cette lésion n'a pas été indiquée par les auteurs ; mais pour vous mettre à même d'en apprécier exactement la nature, il faut d'abord que je vous rappelle les fonctions des nerfs dentaires.

Solidement implantées dans les alvéoles, les dents ne devaient pas recevoir de nerfs moteurs ; mais en revanche, elles sont richement pourvues de filets provenant de la cinquième paire, nerf de sensibilité ; cet appareil nerveux est intimement uni à la substance même de la dent, et il semble que la nature en ait assuré l'intégrité avec une sollicitude toute particulière. A ce point de vue, cet appareil rappelle la perfection des organes des sens ; rien n'est plus admirable que de voir associés pour une fonctionnalité commune le tissu nerveux si délicat et si tendre, et une substance osseuse dure et solide ; et les dents, quoique entourées d'un revêtement d'émail aussi dur que l'acier, sont des organes extrêmement sensibles au point de vue du toucher ; elles sentent les plus petits corps s'ils sont durs, et même elles reconnaissent des substances molles, car elles distinguent très bien une

(1) Il s'agit bien certainement ici de congestions locales, et non pas d'inflammations. Le caractère transitoire des accidents en est une preuve suffisante. D'ailleurs, les phlegmasies goutteuses ont un tout autre caractère : Garrod, à qui l'on doit la meilleure monographie sur la goutte, a conclu de ses recherches (et elles ont été extrêmement multipliées), que les déterminations inflammatoires de la goutte ont un caractère distinctif *constant* ; ce caractère, qui fait de ces phlegmasies une espèce à part, c'est le dépôt d'urate de soude. L'auteur pense que ces dépôts d'urate sont la cause déterminante des symptômes articulaires de la goutte. Ce caractère est d'autant plus important, qu'il ne se retrouve dans aucune des formes de rhumatisme.

A. Barring Garrod, *The nature and treatment of Gout and rheumatic Gout*, London, 1859.— *The specific chemical and microscopical phenomena of gouty inflammation*

feuille de rose d'une feuille de papier, lorsque ces objets sont placés entre leurs bords tranchants.

On n'a point accordé jusqu'ici une attention suffisante à cette sensibilité tactile des dents: c'est pourtant à elle qu'elles doivent de remplir leurs fonctions avec facilité et précision ; c'est à elle qu'elles doivent de pouvoir convenablement couper, déchirer et broyer les aliments. C'est par suite de cette sensibilité spéciale des bords tranchants des dents, que nous acquérons immédiatement la notion de la situation, de la dureté, de la consistance, de la forme et de la grosseur des objets. Une fois renseignés sur ces caractères physiques, nous pouvons, s'il en est besoin, soumettre de nouveau le bol alimentaire à la mastication, ou le placer, s'il le faut, dans une position plus convenable, afin de faire agir sur lui des dents d'une autre espèce. Sans cette exquise sensibilité, les dents des deux mâchoires ne pourraient pas agir de concert, les incisives et les molaires inférieures ne pourraient pas adapter leurs surfaces à celles des dents supérieures; enfin ces organes ne pourraient pas communiquer leurs impressions aux muscles du maxillaire inférieur, et en diriger ainsi les mouvements.

En réalité, les dents, bien loin d'être simplement des instruments de section, sont douées en quelque sorte d'un véritable instinct. Pour déterminer et apprécier les propriétés physiques du bol alimentaire, elles sont aidées, il est vrai, par la langue et les joues, mais elles accomplissent à elles seules une fonction toute spéciale; elles découvrent la composition des substances que nous soumettons à leur action, et nous avertissent, dès qu'elles contiennent quelque chose qui pourrait leur être nuisible. Si elles ne possédaient pas cette propriété, les dents seraient bientôt usées ou cassées par certaines matières dures, du sable par exemple, qui restent dans les aliments, malgré l'attention la plus minutieuse; mais immédiatement décelées par la sensibilité dentaire, ces particules dangereuses sont rejetées. A ce point de vue, on peut comparer les dents à des doigts qui, fixés dans la bouche, ont pour fonction de sentir, d'apprécier le bol alimentaire, et de le placer dans la position la plus favorable à la mastication.

Il est certes bien étrange qu'on n'ait pas observé jusqu'ici un seul exemple de paralysie des nerfs dentaires. Depuis plusieurs années, mon attention est éveillée sur ce sujet, et j'ai l'habitude de rechercher chez tous mes malades paralytiques si la sensibilité des dents est diminuée, mais je n'ai jamais rien rencontré qui pût faire songer à l'anesthésie de ces organes. Cette immunité est fort difficile à expliquer, et je crois qu'elle est sans pareille : il n'est pas de nerf, soit sensitif, soit moteur, qui ne puisse être compromis par les progrès d'une affection paralytique. Souvent, chez des sujets hémiplégiques, j'ai dû faire arracher des dents qui causaient de vives douleurs du côté paralysé. Enfin cette immunité, confirmée par la vaste expérience de M. M'Clean, est d'autant plus extraordinaire, que les nerfs dentaires sont souvent le siége d'une hyperesthésie violente qui constitue l'odontalgie sous ses différentes formes.

Quelques physiologistes ont pensé que la température des corps n'est pas appréciée par les mêmes nerfs qui transmettent les impressions tactiles; mais à défaut d'autre argument, les fonctions des dents viennent renverser cette hypothèse; il faut bien ici qu'un seul et même nerf soit chargé de conduire les impressions du toucher et celles de la température, puisque chaque dent ne possède qu'un seul filet nerveux.

Le symptôme sur lequel je désire en ce moment appeler votre attention, est le suivant : le malade éprouve un désir insurmontable de grincer les dents. Ce désir a pour origine une sensation désagréable et incommode, qui siége dans les dents elles-mêmes; cette sensation disparaît lorsque le patient frotte violemment ses mâchoires l'une contre l'autre, mais elle renaît dès qu'il cesse ce mouvement : aussi, dans les cas où ce symptôme est très prononcé, le grincement de dents se prolonge pendant la journée entière. Pendant le sommeil il n'a plus lieu, car il est toujours le résultat de mouvements volontaires.

J'ai déjà rencontré quatre exemples de ce phénomène, tous les quatre chez des sujets évidemment goutteux. Je l'ai observé pour la première fois chez mon excellente et vénérable amie la comtesse d'Egmont. Chez elle, les choses en étaient venues à ce point, que le grincement des dents n'était interrompu que pendant le sommeil; dès qu'elle le cessait, la sensation douloureuse devenait insupportable : aussi cette noble dame avait-elle été contrainte de se retirer de la société plusieurs années avant sa mort; à la fin, les dents étaient usées jusqu'aux alvéoles. J'avais consulté à ce sujet les plus éminents chirurgiens de Londres, entre autres Abernethy, mais aucun d'eux n'avait pu m'indiquer un traitement efficace. La malade était tellement convaincue que les dents portaient en elles une cause permanente d'irritation, qu'elle en avait fait arracher plusieurs dans l'espoir d'être soulagée; mais elles étaient toutes parfaitement saines.

J'ai été dernièrement consulté par le révérend M. B...., qui est aussi atteint de la goutte, et qui a dû se confiner chez lui, à cause de cette même affection. Chez lui, les molaires ont été usées au point de présenter une surface plate et unie; les incisives et les canines ont subi une altération très remarquable qui est plus avancée sur les incisives. Ces dents, étant constamment *aiguisées* les unes par les autres, ont acquis des bords affilés comme ceux d'un ciseau, et elles sont devenues si tranchantes, que lorsque le malade passe par mégarde sa langue sur elles, elles la coupent comme le ferait un canif. L'émail a disparu sur toute la couronne, de sorte que la surface de ces dents représente une section de la portion interne ou osseuse; mais, comme dans les autres cas que j'ai observés, la cavité interne ou nerveuse n'est point mise à nu; elle paraît se remplir de substance osseuse à mesure que le grincement emporte la couronne : il se passe ici ce qui a lieu chez les personnes âgées, et chez les marins qui pendant de longues années ont mâché du biscuit de mer. C'est ce même phénomène qui a été constaté sur les dents de quelques têtes qu'on suppose provenir des Romains, et l'on en a conclu qu'ils avaient l'habitude de se nourrir d'aliments durs.

Dans le troisième cas, il s'agissait d'un jeune prêtre du midi de l'Irlande; il était goutteux, et souffrait d'un *tic douloureux* de plusieurs branches de la cinquième paire, et entre autres des nerfs dentaires : chez lui, les dents du côté gauche étaient seules affectées. Ces accidents disparurent au bout de deux ans.

Je n'ai pas observé moi-même le quatrième fait; j'en dois la communication à l'obligeance du docteur Battersby.

« Henry W..., du comté de Meath, âgé de soixante ans, souffre de la goutte depuis trente ans; les accès sont maintenant si douloureux et si graves, qu'il est obligé de garder le lit au moins pendant cinq mois tous les ans. Pendant les trois dernières années, il a pris l'habitude de grincer des dents, et aujourd'hui ces mouvements ne cessent que pendant le sommeil : ils sont tellement bruyants qu'on les entend de la chambre voisine; je crois que le malade n'en a conscience que lorsqu'on lui en parle; ses dents sont complétement usées. Il y a deux ans, il avait eu ce qu'on appelle la goutte dans les dents, et il demandait alors qu'on les arrachât toutes. »

Le grincement de dents des sujets goutteux finit par devenir pendant des années une habitude journalière, et il amène dans la conformation de ces organes des changements très remarquables qui intéressent tantôt un seul, tantôt les deux côtés de la mâchoire; dans les cas anciens, les dents peuvent avoir disparu jusqu'au niveau des gencives. Je suis convaincu que l'irritation des nerfs dentaires qui cause cet irrésistible désir de grincement est sous la dépendance exclusive de la maladie goutteuse; je ne conserve pas le plus léger doute à cet égard. Vous pourrez rencontrer, en dehors de cet ordre de faits, des individus dont les dents sont usées jusqu'aux gencives, mais c'est par un tout autre mécanisme. Chez les sujets dyspeptiques, il n'est pas rare de trouver l'émail profondément usé, et cela bien avant le temps ; cette altération, qui avait été attribuée pendant longtemps à la production d'acides dans l'estomac, est aujourd'hui rapportée à une autre cause. Les recherches de Donné et de Thomson ont montré que la salive subit des modifications très remarquables dans certaines formes de dyspepsie; lorsqu'il existe une irritation considérable de la muqueuse gastrique, lorsque ses sécrétions sont perverties, la salive devient extrêmement acide, et elle peut alors corroder l'émail des dents (1). Voici un fait qui a été récemment observé par M. Pakenham de Henry-street :

Un homme de quarante-cinq ans, bien musclé, quoique d'une constitution médiocre, né de parents sains, avait été pris de tremblements et de paralysie du côté droit, après avoir reçu la pluie pendant fort longtemps. Il guérit; mais un an plus tard, il s'aperçut qu'il avait une disposition à grincer les dents, et bientôt ce phénomène fut si prononcé, qu'il devint une cause d'ennui pour le malade lui-même, et pour ceux qui l'approchaient. Sur ces entrefaites, il consulta un chirurgien distingué de Dublin, lequel appliqua le cautère actuel derrière l'une des oreilles, institua un léger traitement mercuriel, et arracha une dent; grâce à ces moyens, une amélioration notable survint qui persista environ six mois. Mais alors les accidents reparurent aussi violents que par le passé; un second chirurgien administra les préparations ferrugineuses sous toutes les formes, sans le moindre succès. Un troisième eut recours en outre aux sangsues, aux vésicatoires, aux frictions stibiées, et à d'autres remèdes encore; il ne fut pas plus heureux. Cependant les médecins qui soignaient ce malade, bien loin de soupçonner la présence de la goutte, se moquaient des personnes qui paraissaient y songer.

(1) Il n'est point démontré que la carie dentaire consiste en une simple dissolution des sels de la dent par des liquides buccaux. Cette altération est caractérisée par une décomposition putride des matières organiques de la dent, avec développement d'infusoires et de cryptogames : or Ficinus, qui a publié en 1846 un travail important sur la carie (*Journal für Chirurgie*, von Walther und Ammon), attribue à ces parasites le rôle principal dans l'évolution de cette lésion. Ces parasites sont un infusoire analogue au vibrion (Ficinus l'appelle *Denticola*), et un cryptogame filamenteux qui a plusieurs des caractères du *Leptothrix buccalis* de Rob'n.   (Note du TRAD.)

Il y a trois mois environ, ce gentleman arrivait à Dublin, après avoir dîné chez un ami, il avait fait avec quelques convives un souper qui s'était prolongé assez avant dans la nuit, et il avait bu une certaine quantité de punch au whiskey. Le lendemain il avait été pris de vomissements, de diarrhée, de douleurs à l'épigastre, et le jour suivant le gonflement, la chaleur et la douleur du gros orteil ne laissaient plus de doute sur la nature de la maladie. Chez cet homme, le grincement de dents n'est pas constant ; il est beaucoup plus marqué lorsque l'estomac fonctionne mal. Les dents de la mâchoire inférieure sont toutes en bon état ; trois ou quatre des molaires supérieures ont été arrachées. Les quatre incisives d'en haut sont usées sur un de leurs côtés jusqu'à moitié de leur longueur ; celles d'en bas sont fort peu attaquées. En appuyant sa langue sur les incisives supérieures, ou en touchant une dent à lui connue, sur un certain point, le malade peut arrêter immédiatement le grincement, et le suspendre aussi longtemps qu'il maintient sa langue dans la position indiquée.

Bien que je n'aie pas eu le bonheur de découvrir les moyens de soulager les souffrances de ces malheureux, j'ai cru devoir vous signaler cette singulière affection qui n'a pas été décrite jusqu'ici, et j'espère que quelque médecin mieux inspiré nous fera bientôt connaître un traitement efficace.

Dans le but de vous renseigner sur les variétés de la goutte, je vais vous rapporter dans tous ses détails un fait que j'ai eu l'occasion d'observer tout récemment. D'une grande fortune et d'une haute naissance, ce malade a une constitution athlétique ; il est âgé de trente-cinq ans, et appartient à une famille de goutteux. Passionné pour la chasse, il avait souvent, pendant la saison froide, les pieds trempés dans l'eau, pour se livrer à son plaisir favori, le tir de la bécassine. A la suite de ces imprudences, il avait été pris d'une affection névralgique des extrémités inférieures ; limitée d'abord aux pieds et aux malléoles, la douleur avait gagné graduellement, et avait fini par occuper tout le membre jusqu'à la hanche ; elle était devenue en même temps beaucoup plus violente. L'impression répétée du froid sur les pieds finit souvent par amener une paralysie lente et progressive. Si l'on négligeait d'instituer un traitement convenable, il se pourrait fort bien que le gentilhomme dont je vous parle devînt plus tard paraplégique, ou même qu'il fût atteint d'une paralysie généralisée. Je ne vous donne pas ce fait comme un exemple bien évident de douleurs goutteuses s'avançant peu à peu des extrémités vers la colonne vertébrale ; car, quoique je sois très porté

à soupçonner ici une affection arthritique, quoique la plupart des médecins consultés aient admis un accident goutteux, cependant la réalité
de cette opinion n'est point encore démontrée ; toutefois le médecin
ordinaire du malade, le docteur Little (de Sligo) est entièrement d'accord avec moi pour voir dans cette douleur une névralgie goutteuse.
Quoi qu'il en soit, nous voyons ici un exemple de névralgie progressive,
affectant d'abord les nerfs cutanés, qui sont exclusivement des nerfs de
sensibilité, et intéressant ensuite les nerfs du mouvement. Je vais vous
communiquer maintenant les détails de ce fait qui ont été notés avec
un soin et une intelligence remarquables par le malade lui-même.
Voici ce qu'il m'écrit :

  « D'après le désir que vous m'avez exprimé, je vous envoie l'histoire
écrite de ma maladie ; j'ai rapporté avec soin toutes les particularités
qui m'ont semblé propres à vous éclairer sur ce sujet.

» Il y a près de cinq ans que j'ai commencé à souffrir de mes jambes ;
jusqu'à ces deux ou trois dernières années, je regardais ces douleurs
comme névralgiques. Un an environ avant l'époque dont je vous parle,
je ressentais déjà de temps en temps quelques élancements dans un
pied ; un jour même, après une longue promenade à cheval, j'éprouvai
un violent accès de douleur. J'avais toujours eu l'habitude de l'équitation, et il me semblait que cet exercice m'était très salutaire. Je m'étais
aussi fort bien trouvé de la chasse, au point de vue de mes douleurs
hépatiques. Il est bon de vous dire que j'ai été atteint deux fois dans
ma vie d'une inflammation du foie ; la dernière remonte à quatorze
ans et je souffre très rarement de mon côté droit. Lorsque par hasard
il devient douloureux, je prends une petite pilule bleue, et je me sens
presque aussitôt soulagé.

» Primitivement, mes douleurs étaient limitées aux pieds ; puis elles
ont persisté fort longtemps sans dépasser les genoux, enfin elles ont
gagné les hanches, et retentissent jusque dans les aines. J'ai eu parfois
des élancements dans les bras, et j'en ai aussi éprouvé quelques-uns
dans la poitrine ; mais ils étaient très peu douloureux. L'accès de douleur me saisit toujours subitement et avec une violence intolérable,
surtout lorsqu'il survient pendant la nuit. Je suis souvent averti de son
approche par un sentiment de malaise et d'abattement général ; et
même au commencement de cette maladie, j'étais incommodé deux ou
trois jours avant l'accès. Depuis quatre ans, ces paroxysmes montrent
une grande tendance à la périodicité ; ils reviennent ordinairement une
fois chaque semaine ; commençant le samedi ou le dimanche, plus

rarement le vendredi, ils durent jusqu'au lundi. Deux ou trois fois ils ont persisté pendant toute une semaine, mais quelquefois aussi ils s'effacent au bout de quelques heures.

» Dans le commencement, je suis resté plusieurs fois deux ou trois mois sans éprouver aucune douleur ; et même l'année dernière, j'en ai été quitte, à deux reprises différentes, pendant un mois entier. Pendant l'accès rien au monde ne me soulage, si ce n'est un bon repas arrosé de vin généreux, et surtout de vin de Champagne. Bien des fois, j'ai été obligé de quitter mon lit, parce que le poids seul des couvertures et le plus léger attouchement exaspéraient la douleur ; un souffle d'air sur les parties malades me fait horriblement souffrir ; mais, par contre, je peux supporter une forte compression ou un coup sans être incommodé. En général, la douleur semble être tout à fait superficielle ; parfois cependant elle paraît siéger profondément dans le cou-de-pied et dans l'épaisseur du tibia. Elle n'est accompagnée d'aucune rougeur, d'aucun gonflement ; elle passe instantanément d'une jambe à l'autre, et occupe rarement à la fois les deux membres. Lorsque l'accès est terminé, il me reste une grande faiblesse dans les jambes, de sorte que pendant quelque temps je ne puis marcher sans le secours d'un bâton ; quelquefois même deux appuis me sont nécessaires.

» Un des résultats les plus fâcheux de ces douleurs, c'est que je ne puis plus monter à cheval, lorsque j'ai abandonné cet exercice pendant quelques jours. J'en suis d'autant plus contrarié que l'équitation et la marche m'ont toujours été très favorables. Je puis bien faire encore une bonne marche même pendant l'accès ; mais je souffre beaucoup, surtout lorsque je m'arrête. J'ai presque constamment besoin de recourir aux laxatifs, et je prends ordinairement des pilules de rhubarbe. Dans un temps, j'ai eu des étourdissements et des bourdonnements d'oreilles très pénibles ; on me soumit alors aux purgatifs énergiques, on me pratiqua même une saignée, mais sans aucun résultat. Une mixture antispasmodique dans laquelle entrait la gentiane me délivra de ces accidents.

» J'ai déjà essayé du fer, du mercure, de l'acide nitro-muriatique (1), de la stramoine, de l'arsenic, des frictions avec l'huile de croton, mais sans aucun avantage réel ; après chacun de ces essais je me trouve mieux pendant un mois, puis la douleur reparaît avec toute sa violence. La médication révulsive a augmenté mes souffrances ; les embrocations anodines n'ont produit aucun effet. L'inquiétude d'esprit ou l'ennui suffit pour déterminer un accès ; et même, l'autre jour, il est survenu au moment même où je venais de me casser une dent en mangeant. En revanche, l'activité, l'exercice, le voyage dans un pays intéressant, tout ce qui m'amuse, tout ce qui m'occupe, semble abréger, quelquefois même prévenir les paroxysmes. »

Les observations faites sur lui-même par le docteur Mackness (de Hastings) présentent beaucoup d'analogie avec le cas précédent; c'est pourquoi je vais vous en faire part. Je crois que tous ces phénomènes peuvent être rapportés à un dérangement *fonctionnel* de la moelle épinière. Voici la lettre de M. Mackness :

« Les symptômes de ce qu'on appelle ici la névralgie goutteuse sont très semblables, sous beaucoup de rapports, à ce que j'ai moi-même éprouvé ; et cependant il n'y a dans ma famille aucune disposition héréditaire, et ma constitution ne porte point l'empreinte de la goutte. Je suis porté à croire que cette affection névralgique a pour origine une légère inflammation, une irritation de la moelle épinière ou de ses enveloppes ; cette irritation est déterminée par des impressions anomales sur les extrémités des nerfs, surtout aux membres inférieurs, impressions qui se propagent, en suivant les cordons nerveux, jusqu'aux organes centraux : c'est ainsi qu'agit le froid, qui est une des causes les plus fréquentes de cette affection. Mais pour que ces causes produisent leur plein et entier effet, je crois qu'il faut encore une autre condition : il est nécessaire que les organes digestifs soient eux-mêmes dans un état d'irritation, c'est précisément ce qui avait lieu chez moi.

» A l'époque où je commençai à être malade, j'habitais une contrée dont l'atmosphère est presque toujours saturée de vapeur d'eau, par suite de la présence d'une rivière dont les eaux s'écoulent très lentement ; ma demeure était justement à une très petite distance de ses bords. J'étais appelé par les devoirs de ma profession à sortir pendant la nuit ; et souvent, après avoir fait plusieurs milles à cheval à travers le brouillard, j'étais obligé de rester pendant des heures dans une cabane ou dans une ferme sans feu, de sorte que mes jambes et mes pieds finissaient par être aussi froids que si je les avais trempés dans de l'eau glacée. J'avais un régime très sobre, mais j'étais tourmenté par des dyspepsies très pénibles. Tout d'abord mes douleurs furent très légères et de très courte durée, mais peu à peu elles devinrent à la fois plus sévères et plus persistantes ; elles occupaient le plus souvent les extrémités inférieures. J'éprouvai vers cette époque un léger affaiblissement dans les jambes; il en résulta un peu d'embarras et de gaucherie dans la marche, mais ces symptômes étaient plus visibles pour mes amis que pour moi-même. Ces choses allèrent en empirant pendant deux ou trois ans, après quoi ma démarche devint beaucoup plus incertaine; j'avais de la peine à me diriger dans les ténèbres, ou lorsque mes yeux n'étaient pas fixés sur la route que je devais suivre.

» A ce moment survinrent de nouveaux phénomènes: c'étaient des nausées continuelles et des vomissements bilieux, avec douleurs vives dans le front et dans l'épaule; les intervalles qui séparaient ces accès se rapprochèrent de plus en plus, et bientôt il ne se passa pas de mois que je n'en eusse deux ou trois. Cependant les douleurs des membres étaient devenues beaucoup plus pénibles. Lorsque quelqu'un de mes parents se promenait avec moi, je n'avais qu'une seule préoccupation : j'étais épouvanté de l'idée que son habit pouvait en me touchant déterminer un accès ; cette crainte était au moins égale à celle qu'éprouve un malheureux hydrophobe à la vue d'un liquide ou d'une surface éclatante. L'impression de l'air suffisait pour amener un paroxysme ; et je puis dire que l'appréhension constante de l'attaque était plus cruelle que la douleur elle-même. Ce n'était pas toujours la même partie qui était atteinte ; souvent tous les membres étaient pris les uns après les autres ; cependant les jambes étaient le siége le plus ordinaire de mes souffrances. J'ai souvent essayé de montrer à mes amis les points douloureux, mais le déplacement de la douleur était si rapide, que, malgré mes tentatives réitérées, je ne pouvais parvenir à la suivre. Les nerfs cutanés étaient quelquefois si sensibles que le plus léger attouchement me plongeait dans d'épouvantables tortures; je voyais là une triste confirmation de cette loi de Marshall-Hall qui établit que l'irritabilité des muscles augmente d'autant plus qu'ils sont moins soumis au contrôle de la volonté. Ces souffrances continuelles du système nerveux finirent par me donner des accès d'épilepsie, qui persistèrent pendant plusieurs années ; d'autres troubles nerveux survinrent aussi, entre autres un spasme de la glotte, qui faillit à plusieurs reprises me faire périr par suffocation. Il est bon de noter que mon père était atteint de cette dernière affection. Enfin je renonçai à ma profession, après avoir souffert pendant quatre années un véritable martyre.

» Le séjour à l'étranger parut d'abord me soulager; mais je ne tardai pas à retomber dans mon état de souffrance. J'avais été habitué à une vie très active, et tout d'abord l'oisiveté et le repos me parurent de précieux avantages ; mais au bout de quelque temps, cette vie était devenue intolérable, et j'étais tombé dans un état d'ennui qui entretenait certainement mon mal. Aussi, tout faible et tout amaigri que j'étais, je me déterminai à reprendre l'exercice de la médecine, et comme j'avais, hélas ! trop bien constaté les inconvénients d'une atmosphère froide et humide et d'un sous-sol argileux, je me fixai dans le lieu d'où je vous écris ; il y a huit ans de cela, et ma santé s'est graduellement améliorée. Le traitement qui m'a le mieux réussi a été presque entièrement hygiénique : nourriture simple, mais substantielle, dont je n'e prenais jamais une assez grande quantité pour surcharger l'estomac ; exercice modéré n'allant pas jusqu'à la fatigue ; occupations agréables pour l'esprit. Aujourd'hui j'éprouve rarement des accès douloureux, et ils sont beaucoup moins violents que par le passé. J'ai la ferme conviction que je ne souffrirais plus du tout, si mon esprit était parfaitement tranquille, si je n'avais pour toute occupation que d'agréables délassements ; mais j'ai maintenant une clientèle considérable, je fatigue et mon esprit et mon corps, et souvent je subis, pendant de longues heures, toutes les intempéries des saisons ; et comme ces inconvénients sont inséparables de l'exercice d'une profession que j'aime de tout mon cœur, j'aime mieux me résigner que l'abandonner encore une fois. Je crois que la situation de Hastings me convient à merveille. Je n'ai pas encore recouvré complétement le libre usage de mes membres inférieurs, cependant ils sont plus solides et plus forts qu'auparavant ; et la preuve, c'est que je puis me passer de canne pour marcher. Cependant je ne marche pas longtemps, parce que je me sens très vite fatigué. »

Je dois vous signaler ici une autre affection non moins singulière que j'ai observée également chez les malades goutteux. Une dame âgée de soixante ans, d'une constitution franchement goutteuse, me mandait, il y a quelque temps, dans les circonstances suivantes. Depuis deux mois, elle éprouvait tous les jours un accès ainsi caractérisé : vers trois heures de l'après midi, son nez commençait à devenir chaud, et cette chaleur durait pendant quatre ou cinq heures. La coloration passait successivement du rouge éclatant au rouge pourpre ; cette teinte gagnait la partie supérieure des joues. Il y avait un peu de sensibilité, pas de véritable douleur, et tous les soirs, à la même heure, ces phénomènes disparaissaient. Je prescrivis à cette dame de petites doses de colchique.

En général, un accès de goutte régulière aux extrémités est précédé, pendant un temps plus ou moins long, de troubles constitutionnels et de dyspepsie. Il ne faudrait pas croire, cependant, qu'il n'y a pas d'exception à cette règle, et que ce caractère peut suffire à lui seul pour différencier la goutte du rhumatisme, j'ai vu plus d'un cas de goutte héréditaire dont les déterminations articulaires n'étaient annoncées par aucun phénomème précurseur, et ne pouvaient être rapportées à l'intervention d'aucune cause occasionnelle. Je dois dire que je n'ai pas encore rencontré de faits analogues dans la goutte acquise.

Mais ce n'est pas là le seul fait exceptionnel que j'aie à vous signaler. Ordinairement, l'accès de goutte est précédé et accompagné de la sécrétion d'une urine peu abondante, trouble et haute en couleur. Puis, lorsque le paroxysme approche de sa terminaison, la quantité de l'urine augmente, le liquide devient plus clair et plus pâle, il ne laisse plus déposer d'urates ni de purpurates. Eh bien ! dans deux cas de goutte héréditaire, j'ai vu ces phénomènes présenter un ordre inverse : la venue de l'accès était annoncée par une urine abondante, aqueuse et limpide, qui conservait ces caractères jusqu'au moment où les symptômes articulaires commençaient à s'amender ; alors l'urine devenait rare, et laissait déposer des sédiments roses et briquetés (1).

(1) Déjà en 1856 (*Medic.-chir. Trans.*, VI), Garrod a fait connaître de nombreuses analyses de l'urine chez les goutteux, et il est revenu sur cette question importante dans le traité que j'ai cité plus haut. Contrairement à l'opinion généralement admise jusqu'alors, l'auteur démontre que l'urine ne renferme pas nécessairement de l'acide urique en excès, pendant l'attaque de goutte ; souvent au contraire la proportion en est notablement abaissée ; à l'état normal, la quantité d'acide urique éliminé par l'urine en vingt-quatre heures est de 8 grains environ ($0^{gr},48$), et Garrod, prenant la moyenne de ses analyses chez les goutteux, est arrivé au chiffre de $3^{grains},62$ ($0^{gr},217$). Dans les premières attaques de la goutte aiguë, l'urine est claire et pauvre en acide urique ; à la fin de l'attaque, celui-ci est excrété en plus grande quantité ; souvent même il dépasse le chiffre normal, produisant ainsi ce qu'on a appelé les sédiments critiques. Puis la proportion s'abaisse de nouveau, sans jamais atteindre le minimum qu'elle présente au début de l'attaque. En général, l'élimination de l'urée n'est pas aussi compromise que celle de l'acide urique.

Dans la goutte chronique, la diminution de l'acide urique dans l'urine est un fait constant. Dans aucun cas la proportion n'a dépassé $5^{grains},78$ ($0^{gr},346$) pour vingt-quatre heures, le plus souvent elle était au-dessous de ce chiffre ; plusieurs fois même l'auteur n'a trouvé qu'un grain ($0^{gr},06$). La quantité de l'urée reste normale. L'urine, dont la quantité est souvent augmentée, est pâle, d'un poids spécifique inférieur au poids normal, les sédiments y sont rares ; lorsqu'ils existent, ils sont composés d'urate de soude et d'ammoniaque, et de cristaux d'acide urique. Dans l'intervalle des attaques,

Que la diathèse goutteuse puisse faire naître des phlegmasies spécifiques dans la plupart de nos organes, c'est un fait admis sans contestation; malheureusement, nous ne savons que bien peu de chose
des effets qu'elle produit sur les divers tissus du corps. Beer,
M'Kénzie, Middlemore et d'autres encore ont fait de louables efforts
pour déterminer l'influence de la goutte sur l'œil et ses dépendances,
et nous sommes également assez bien renseignés sur les altérations
qu'elle entraîne dans les membranes séreuses, synoviales et fibreuses.
Mais les modifications qu'elle amène dans les sécrétions des muqueuses
n'ont point encore été étudiées avec tout le soin nécessaire; de sorte
que tout le monde admet l'existence d'une toux et d'une bronchite
goutteuses, et que personne ne peut en retracer la marche ni le diagnostic différentiel. C'est ce qu'a parfaitement établi le docteur Stokes,
dont le travail sur la bronchite est le plus complet que nous possédions (1). Les effets de la goutte sur la muqueuse de l'urètre et de la
vessie sont un peu mieux connus, mais je crois que nous avons encore
beaucoup à faire sur ce sujet; du reste, les mêmes desiderata se rencontrent dans toutes les classes d'affections inflammatoires qui dépendent d'un vice constitutionnel.

la quantité de l'acide urique augmente, sans revenir cependant au chiffre physiologique.
En résumé, dans la goutte l'élimination de l'acide urique par les reins est constamment
diminuée; de là la présence de cet acide dans le sang, et la production des tophus.

Le même auteur a tout particulièrement insisté sur les concrétions qui se déposent
dans les muscles intrinsèques de l'oreille; elles avaient déjà été signalées par plusieurs
auteurs, entre autres par Todd, mais Garrod en a fait une étude beaucoup plus complète. Ces concrétions sont composées, comme les autres, d'urate de soude : sur
37 goutteux examinés dans ce but, 17 en étaient affectés; sur ce nombre, 7 ont présenté ces dépôts dans le pavillon de l'oreille, alors qu'ils n'en avaient point encore autour des articulations. Une seule fois, les concrétions auriculaires ont manqué, quoiqu'il
y eût des tophus au niveau des jointures. Ces dépôts ont donc une grande importance au
point de vue du diagnostic. — Ils ont été récemment étudiés en France par M. Charcot,
dans un travail lu à la Société de biologie.

R. B. Todd, *Clinical Lectures on certain diseases of urinary organs and dropsies.*
London, 1857.

Garrod, *loc. cit.*— Charcot, *Sur les concrétions tophacées de l'oreille externe chez
les goutteux (Gaz. hebd.,* 1860).

Comparez : W. Gairdner, *Gout, its history, causes and cure,* 4e édition. London,
1860.   (Note du TRAD.)

(1) *On the diagnosis and treatment of diseases of the chest,* by W. Stokes, M. D.
Cette œuvre a acquis à son auteur une réputation européenne, et l'a placé au premier
rang parmi les observateurs.   (L'AUTEUR.)

Il y a longtemps déjà que j'ai émis, à propos de la bronchite et de la pneumonie qui accompagnent la consomption pulmonaire, des idées toutes différentes de celles qui sont généralement professées ; je les ai appuyées sur des arguments qui me paraissent démontrer d'une façon péremptoire que, dans cette maladie, on attache une importance trop grande, on consacre une attention trop exclusive à la présence des tubercules. Vous voyez des auteurs parler de pneumonie tuberculeuse, alors qu'il serait beaucoup plus exact de considérer l'affection comme une pneumonie scrofuleuse accompagnée de tubercules ; d'autres mettent des cavernes et des abcès tuberculeux là où existent tout simplement des cavernes et des abcès scrofuleux. Pour moi, je ne saurais le dire assez hautement, les *caractères essentiels* de la phthisie pulmonaire lui viennent de la scrofule ; c'est la scrofule qui convertit en pneumonie et en bronchite *consomptives* ce qui n'eût été sans elle qu'une pneumonie, qu'une bronchite simple ; c'est la scrofule qui rend ces deux affections si souvent incurables.

Quant aux tubercules, quant à l'infiltration tuberculeuse, ce sont tout simplement les résultats d'une nutrition pathologiquement pervertie par la scrofule ; ce sont des effets, ce ne sont point des causes. Ces produits anomaux peuvent exister sans inflammation scrofuleuse ; celle-ci peut, à son tour, accomplir sans eux toute son évolution. J'ai été très heureux d'apprendre que cette doctrine, publiée par moi il y a un grand nombre d'années, a été pleinement confirmée par les observations du docteur Kingston. Le mémoire qu'il a lu à ce sujet devant la Société royale médico-chirurgicale de Londres, a été brièvement analysé dans la *Medical Gazette*, le 29 avril 1837 (1).

(1) Cette doctrine de Graves sur la signification du tubercule est bien digne d'exciter notre admiration. A l'époque où elle a été professée, la théorie de l'hétérogénie et de l'évolution spécifiques régnait exclusivement dans la science ; enseigner alors que le tubercule n'est que le résultat d'une nutrition pervertie, c'était, aux yeux de beaucoup de gens, faire preuve de témérité, car c'était se séparer absolument des opinions alors en vigueur. Mais ici comme toujours, le médecin de Dublin se fondait sur cette interprétation rigoureuse des faits cliniques, dont il nous a donné tant de preuves ; l'esprit dégagé de toute idée préconçue, fort de ce qu'il avait observé, il n'hésita pas à professer ce qu'il croyait être la vérité. Combien l'avenir lui a donné raison, chacun le sait. Peut-être ne faut-il pas attribuer uniquement à la scrofule le processus nutritif anomal qui se traduit par l'exsudation tuberculeuse, mais l'idée fondamentale a triomphé partout ; l'observation clinique en démontre journellement la justesse, et les notions plus exactes que nous possédons aujourd'hui sur la constitution et sur la pathogénie des produits morbides, viennent prouver à leur tour l'incontestable vérité de la doctrine. (Note du TRAD.)

Mais je ne dois pas perdre de vue le sujet de notre conférence ; il me reste à vous parler de quelques phénomènes liés à la diathèse goutteuse, phénomènes dont l'étude est pleine d'intérêt, et peut conduire à des résultats d'une extrême importance. Je vous ai déjà dit, messieurs, que sous l'influence du rhumatisme ou de la goutte, nous observons souvent dans diverses parties du corps des douleurs passagères, de simples élancements ; j'ai ajouté que, dans bon nombre de cas, ces douleurs siégent exclusivement sur les cordons nerveux, constituant alors ce qu'on a appelé la névralgie goutteuse, la névralgie rhumatismale. Nous sommes parfaitement familiarisés avec la sciatique goutteuse ou rhumatismale ; nous savons que la marche et la terminaison de cette affection prouvent très souvent qu'il s'agit ici d'une inflammation spéciale, limitée au tronc du nerf sciatique. Dès lors nous sommes pleinement autorisés à admettre que cette phlegmasie spécifique d'une branche nerveuse peut, à l'égal des autres inflammations, se propager au delà de ses limites primitives, et compromettre des organes beaucoup plus importants.

Voici, selon moi, comment les choses se passent. Lorsque la goutte intéresse les nerfs, elle donne lieu à une congestion ou à une inflammation de nature goutteuse ; cette affection se traduit par des paroxysmes de plus en plus fréquents, de plus en plus douloureux ; puis, après quelques années, souvent même au bout de quelques mois, la détermination morbide étend son domaine et gagne la moelle épinière : de là une paralysie du sentiment et du mouvement, proportionnelle à l'étendue de l'affection spinale Il n'y a là, remarquez-le bien, rien d'anormal : c'est tout simplement une affection qui, limitée d'abord aux expansions terminales du système nerveux, a gagné par une marche rétrograde les organes centraux, en remontant le long des nerfs primitivement atteints.

On a beaucoup trop l'habitude de rapporter les paralysies à une perturbation primitive des centres nerveux. Lorsque je traiterai de ce sujet, j'espère vous montrer que l'affection débute très fréquemment par les nerfs périphériques, et qu'elle gagne ensuite graduellement la moelle épinière, produisant ainsi tous les symptômes que l'on observe lorsque les centres d'innervation sont primitivement atteints. Je vous citerai alors plusieurs faits qui établissent nettement la propagation de certaines affections, de la périphérie au centre du système nerveux ; je vous montrerai que les déductions pathogéniques qu'on peut tirer de ces faits comprennent toutes les découvertes physiologiques de

Müller et de Marshall-Hall, touchant la fonction réflexe de la moelle épinière. Je vous montrerai qu'une entérite survenue chez deux sujets jeunes et bien portants, à la suite d'indigestions et d'excès de nourriture, a amené chez tous les deux une paraplégie très évidente ; je vous rapporterai également des exemples de paraplégie causée par un rétrécissement de l'urètre, et guérie en même temps que la coarctation urétrale ; je vous exposerai enfin, dans tous leurs détails, des observations d'affections aiguës et chroniques de l'utérus et des reins, dans lesquelles la lésion primitive a entraîné, comme conséquence éloignée, une paralysie du mouvement dans les membres inférieurs. Quelquefois incomplète, cette paralysie a pu céder au traitement ; dans d'autres cas, elle était absolue et a persisté indéfiniment.

Les faits que je veux vous faire connaître en ce moment sont plus importants encore, car ils me permettent d'établir et de justifier cette proposition : *L'inflammation goutteuse des nerfs et du névrilème peut, au bout d'un certain temps, se propager à la moelle épinière et à ses enveloppes, et y produire des modifications qui aboutissent au ramollissement et à la dégénérescence.*

La dégénérescence goutteuse de la moelle n'a été signalée, à ma connaissance, par aucun auteur ; c'est un sujet entièrement neuf. En conséquence, les déductions que j'ai tirées de mes observations peuvent être modifiées par d'autres ; elles demandent, en tout cas, à être ultérieurement confirmées. On sait depuis longtemps que la goutte peut attaquer le cerveau, et la paraplégie goutteuse est également bien connue des médecins qui ont étudié de près la marche des affections arthritiques. Je me souviens même d'un cas dans lequel M. Kirby annonça l'affection prochaine d'une paraplégie, à un moment où elle n'eût certes pas été soupçonnée par un observateur moins habile et moins expérimenté.

Je viens de vous dire que les affections goutteuses du cerveau ont été très anciennement connues, et je ne suis pas parfaitement certain que quelques auteurs n'aient pas mentionné celles de la moelle épinière ; mais comme l'état particulier des centres nerveux auquel on a donné le nom de ramollissement n'est décrit que depuis fort peu de temps, comme nos connaissances sur ce sujet ne remontent pas au delà des travaux d'Abercrombie, de Rostan et de quelques autres écrivains contemporains, il est certain que les observations des auteurs anciens n'ont aucune valeur au point de vue de cette lésion nouvelle. Je suis donc tout à fait dans le vrai, lorsque j'avance que le rapport entre le ramollissement de la moelle et la goutte est signalé aujourd'hui pour la première fois. Le fait que je vais vous rapporter est un exemple d'un des ramollissements les plus étendus qui aient été observés jusqu'ici, et à ce seul titre il est digne d'attention ; mais il acquiert un bien autre intérêt lorsqu'on le compare à un second fait dont je vous donnerai également la relation ; vous serez frappés alors de la parfaite similitude des deux affections, et de l'identité des lésions trouvées à l'autopsie.

M..... habitait l'île d'Anglesey ; il était grand amateur de chasse, et lorsqu'il était engagé dans une partie de ce genre, il lui arrivait parfois de passer un jour entier sans manger. Il aimait également beaucoup la pêche, et bien souvent il restait plongé dans l'eau jusqu'à la ceinture pendant plusieurs heures, malgré les rigueurs de la saison froide. Du reste, il avait une bonne santé et des habitudes très sobres. En 1825, il était alors âgé de vingt-cinq ans, il avait été pris de fièvre, d'inflammations articulaires ; on avait vu là un rhumatisme ; à la suite de cette maladie les genoux restèrent un peu douloureux, un peu roides et plus gros qu'auparavant ; cependant le repos et un traitement convenable firent disparaître ces symptômes au bout de quelques mois. M... revint à une santé parfaite, et il n'eut pas la moindre indisposition jusqu'à l'automne de 1828 ; il fut pris alors d'un choléra sporadique léger, à la suite d'une partie de chasse.

Au printemps de 1832, survenait dans l'un des pieds une douleur qui fut regardée comme goutteuse. Pendant une promenade de quinze milles en voiture découverte la douleur disparut, mais la partie affectée conserva un certain degré de sensibilité persistante. L'automne suivant, nouvel accès de douleur dans le même pied. M.... se trouvait à vingt milles de chez lui, et il remarqua que la douleur diminuait pendant la marche comme la première fois ; au bout de quelques jours, elle avait totalement disparu. Au mois d'août 1835, il y eut une nouvelle attaque, mais elle fut beaucoup plus violente ; de plus les deux pieds étaient pris. Néanmoins le malade continua à chasser selon son habitude. Il alla à cheval dans les montagnes, tirer le coq de bruyère, et il attribua sa guérison presque instantanée à cet exercice et à une bouteille de vin qu'il but en route.

Jusqu'ici nous avons vu un homme d'une constitution robuste luttant avec succès contre l'influence du froid, contre de nombreuses infractions aux préceptes de l'hygiène, et échappant au danger d'un traitement perturbateur et répercussif, dirigé contre une phlegmasie

locale de nature goutteuse. Comment une promenade en voiture découverte, une course à cheval dans les montagnes mettaient-elles fin
aux accès de goutte ? Il ne serait pas aisé de l'expliquer ; mais il nous
suffit de connaître le fait en lui-même pour en prévoir les conséquences : toutes ces imprudences amenèrent une distribution irrégulière des manifestations goutteuses, et produisirent des déterminations
morbides vers les organes internes.

Au mois de septembre 1833, c'est-à-dire un mois après la suppression subite du dernier accès, M... était pris de coliques violentes avec
constipation opiniâtre. La douleur était très vive, et néanmoins le
malade souffrait plus de l'agitation générale dans laquelle il se trouvait
(agitation au delà de toute croyance, disait-il) que de la douleur elle-
même. Il était en outre tourmenté par le hoquet, et après la fin de sa
colique il devint jaune. En janvier 1834, nouvelle colique précédée
d'un accès dont je ne puis préciser les caractères. A partir de ce moment ces paroxysmes de douleurs abdominales devinrent très fréquents ; voici la description que m'en a donnée le docteur Llewelyn
Jones jeune, médecin ordinaire de M....

« Le malade est pris tout d'un coup d'une douleur sourde et fixe
dans la région du côlon ; cette douleur n'est pas augmentée par la
pression ; elle est accompagnée de nausées, parfois de vomissements,
et, dans tous les cas, d'une constipation opiniâtre. Ces phénomènes
amènent une agitation et une anxiété accablantes : j'ai vu un de ces
accès durer trois jours et trois nuits. C'est seulement au bout de ce
temps que je réussis à rétablir les selles ; le soulagement est immédiat.
Le pouls ne s'accélère pas et reste naturel ; mais si l'attaque se prolonge, il devient faible. Le malade n'a jamais de fièvre ; il ne présente
aucun signe d'inflammation abdominale. Ces paroxysmes sont constamment précédés d'un accès de goutte aux pieds. »

Les choses restèrent en cet état jusqu'au mois d'août 1835 ; les doigts
furent alors atteints d'un tremblement très marqué ; pendant les derniers accès, M... s'était plaint d'éprouver de la faiblesse dans les poignets et des douleurs dans les doigts, surtout dans les articulations des
dernières phalanges. Puis ces douleurs étaient devenues plus vives et
plus générales, et avaient fini par occuper les mains et les bras. Après
le mois d'août de cette même année, le tremblement devint plus fort,

douleurs abdominales, mais il fut moins violent que les précédents. Après s'être affaiblis peu à peu, les bras, considérablement amaigris, perdirent toute puissance musculaire ; mais le docteur Jones, qui donna des soins au malade jusqu'au mois d'août 1836, ne put découvrir aucune, altération évidente dans les membres ; les facultés intellectuelles étaient parfaitement intactes.

En octobre 1835, c'est-à-dire deux mois après que l'état des membres supérieurs avait annoncé l'approche de la paralysie, les extrémités inférieures commençaient à se prendre de la même manière ; c'était le même affaiblissement graduel, les mêmes tremblements. Au mois de décembre, le malade éprouva dans l'un des pieds une douleur très vive avec chaleur et gonflement ; cet ensemble de symptômes fut regardé comme un accès de goutte nettement caractérisé. La sœur de ce gentleman m'a dit qu'après chacun de ces accès, l'impuissance des membres était beaucoup plus grande ; dans l'intervalle des attaques, le malade reprenait quelque force, mais le retour du paroxysme exaspérait tous les accidents.

Au mois de février 1836, j'étais mandé à Anglesey, et je voyais ce malade en consultation avec le docteur Jones et le docteur Williams (de Denbigh). Après un examen attentif, après m'être fait rendre un compte circonstancié des antécédents, je déclarai qu'il s'agissait d'une inflammation goutteuse qui avait gagné la moelle et ses enveloppes, après avoir débuté par les extrémités périphériques des nerfs. J'ajoutai qu'à une période moins avancée de la maladie, j'aurais conseillé la salivation mercurielle, mais que dans les circonstances actuelles nous ne pouvions pas nous arrêter à cette idée, et qu'il fallait tenter d'autres moyens. J'ai oublié de vous dire que dès le début ce gentleman avait consulté par lettre sir B. Brodie, et d'autres praticiens éminents de Londres.

Ce serait un travail fastidieux et stérile que de vous énumérer ici tous les moyens de traitement qui furent infructueusement employés. Au mois d'août 1836, le malade vint à Liverpool pour demander encore d'autres avis ; mais, ne voyant survenir aucune amélioration dans son état, il retourna à Denbigh, où il mourut dans le mois d'octobre suivant. Il était depuis quelque temps déjà dans un état d'amaigrissement complet, et absolument paralysé de tous ses membres ; mais il garda jusqu'à la fin ses facultés intellectuelles. L'autopsie fut pratiquée par le docteur Williams, avec qui je m'étais rencontré en consultation au mois de février : il trouva les viscères thoraciques et abdominaux parfaitement sains ; il ne put découvrir aucune espèce d'altération dans le cerveau, mais la moelle épinière, dans la partie correspondante à la dernière vertèbre cervicale et à la première dorsale, était ramollie au point d'avoir la consistance d'une crème épaisse ; tout le reste de la moelle avait une consistance moindre qu'à l'état normal ; il n'y avait aucune autre lésion. Depuis lors le docteur Williams, que je ne saurais assez remercier de sa bienveillance, m'a adressé une lettre dans laquelle il interprète la maladie de M..... d'une façon qui confirme les vues que j'avais émises moi-même : « Trois ans avant sa mort j'ai vu M..... pendant un de ses accès aux pieds. La douleur était très vive, et les parties malades présentaient une rougeur franchement goutteuse. Je suis convaincu que l'exercice imprudent de la chasse et de la pêche pendant la durée même de ces accès a beaucoup contribué à rendre la maladie irrégulière et erratique. »

Vous n'avez pas oublié, messieurs, que les bras ont été atteints de tremblement et d'impuissance deux mois avant l'apparition de la paralysie dans les membres inférieurs ; ce fait prouve d'une façon incontestable que la moelle épinière n'a pas été le *point de départ* de l'affection ; une lésion de cet organe, assez étendue pour amener une paralysie progressive et complète des membres supérieurs, eût dû paralyser, longtemps auparavant les extrémités inférieures (1). Il y a une analogie frappante au point de vue des tremblements et de la paralysie, entre le fait que je viens de vous exposer et la colique des peintres ; cette analogie se retrouve jusque dans les spasmes intestinaux et la constipation. De plus, dans la colique de plomb, l'affection nerveuse est accompagnée d'abord de douleur et d'affaiblissement dans les membres ; puis, au bout d'un temps assez long, il est vrai, les malades finissent par ressentir des douleurs spinales : ce fait a déjà été signalé par le docteur Bright. Ici donc, comme dans la goutte, l'altération de la moelle et la paralysie consécutive succèdent à l'affection des nerfs périphériques.

Le fait suivant ne le cède point au précédent en intérêt et en importance. Un gentilhomme d'une constitution robuste, âgé d'environ cin-

(1) Les exemples de lésion spinale sans paralysie des membres inférieurs sont en effet extrêmement rares. Il faut admettre alors que la lésion a respecté les filets nerveux destinés aux membres inférieurs (opinion qui n'est guère conciliable avec nos connaissances actuelles sur la texture de la moelle), ou bien que le grand sympathique, qui reste intact, devient la voie de transmission. Cette dernière opinion a été professée par M. Cl. Bernard dans ses leçons de 1860 sur la moelle épinière.   (Note du TRAD.)

quante-cinq ans, vint me consulter le 7 juin 1836. Il était sous le coup d'une prédisposition héréditaire à la goutte, car son père en avait souffert pendant toute sa vie, et un de ses frères en avait été atteint dès l'âge de treize ans. Ce gentleman, qui possédait des propriétés territoriales très considérables, habitait constamment la campagne ; il y menait une vie très active, mais il se laissait aller volontiers aux plaisirs de la table. Après avoir été incommodé assez longtemps par de la dyspepsie, après avoir eu quelques symptômes précurseurs, il fut pris d'un accès de goutte régulière au printemps de l'année 1828 ; il en eut un autre en 1830, un troisième en 1832, et toujours à la même saison : ces paroxysmes étaient excessivement douloureux. Pendant l'année 1832 il ressentit de temps en temps quelques atteintes de son mal, et au mois de janvier 1833 il eut une attaque des plus alarmantes ; elle avait un caractère entéritique, et était accompagnée de spasmes gastriques et de douleurs vives dans les membres. Pendant l'automne de 1834, le malade souffrit considérablement de coliques néphrétiques ; il ne fut soulagé qu'après avoir rendu une grande quantité de graviers uriques.

Au printemps de 1835, ce gentilhomme fit une chute de cheval, et, à la suite de cet accident, il se plaignit pendant quelque temps de douleur autour du tronc et dans la région lombaire. Cependant il en fut assez promptement délivré, et il resta en bonne santé pendant l'été et l'automne. Dans la dernière semaine de décembre il s'exposa au froid, et fut pris bientôt après d'une toux pénible et de douleurs dans la poitrine et dans les pieds ; ces dernières furent mises sur le compte de la goutte. A dater de ce moment le malade éprouva bien quelque amélioration passagère, mais sa santé ne se rétablit jamais complétement ; il resta sujet à des accès de douleurs qui siégeaient surtout dans la poitrine, et il en était fort incommodé. Le 3 juin, il consulta un médecin du voisinage, lui disant qu'il ressentait dans le côté droit une légère douleur, qui le gênait surtout le matin quelque temps avant son lever ; il ajouta qu'il s'en était aperçu depuis deux mois. Le médecin examina très attentivement la région hypochondriaque et le foie, mais il n'y découvrit aucune sensibilité anomale, aucun gonflement ; il n'y en avait pas non plus du côté de la moelle épinière. Le pouls était parfaitement naturel, les fonctions de l'intestin étaient régulières ; il n'existait pas à ce moment-là de symptômes dyspeptiques. Le malade fut mis à l'usage de pilules toniques et laxatives, et on lui fit faire une embrocation sti-

Lorsqu'il vint me consulter le 7 juin 1836, je le trouvai sous le coup d'une pleurodynie intermittente qui me parut avoir un caractère goutteux. Durant la journée le malade ne souffrait pas, mais le soir il était pris de sa douleur, qui persistait jusqu'au lendemain matin. J'employai sans aucun succès les médications locales et générales les plus diverses. A partir du milieu de juin, les choses allèrent en empirant ; les douleurs étaient très violentes pendant la première partie de la nuit ; vers le matin, elles se calmaient un peu si le malade se couchait sur le ventre et évitait tout mouvement. A la fin de juillet, cette douleur, qui avait toujours occupé jusque-là le côté droit, passa à gauche : tantôt elle donnait au malheureux patient la sensation d'une lance qui aurait traversé le diaphragme ; d'autres fois elle lui faisait dire qu'il avait tout le côté comme serré dans un étau. Lorsqu'il était dans la position horizontale, il éprouvait en outre un sentiment de froid ; parfois la douleur gagnait la région claviculaire et les espaces intercostaux, et lorsqu'elle cessait d'occuper le diaphragme, elle se fixait ordinairement vers l'angle inférieur du scapulum, et dans la partie environnante du dos.

Au mois d'août, le malade essaya les bains chauds et il se trouva soulagé par le premier qu'il prit ; mais il resta trop longtemps dans le second, qui était chauffé à 100° (1), et il faillit avoir une syncope. Il prit six ou huit bains, mais il n'en retira aucun avantage ; d'ailleurs il ne pouvait plus supporter les cahots de la voiture qui le conduisait à l'établissement. Vers cette époque, la démarche et le faciès du malade commencèrent à s'altérer visiblement ; il était pâle et amaigri ; son épaule gauche était élevée, il ne pouvait plus fléchir la colonne vertébrale ; il marchait avec une roideur toute particulière, comme si ses bras eussent été ailés. Le 22 août au matin, il se plaignit d'avoir beaucoup souffert pendant la nuit, et en l'examinant on découvrit une tuméfaction considérable au-dessous des côtes du côté droit. En même temps survenaient des phénomènes dyspeptiques très marqués, l'urine était rare et trouble ; le malade, plongé dans la tristesse, n'avait que de sombres pressentiments. D'après mon conseil, il vint alors s'établir à la ville pour être plus à ma portée, et pour avoir le bénéfice d'une consultation.

Le 30 août, il éprouva à sa grande joie une attaque de goutte dans les deux pieds ; aussi longtemps qu'elle dura, il fut délivré de ses atroces douleurs du diaphragme et de la poitrine. Mais cet intervalle de tran-

---

(1) 37°,5 centigrades.

quillité fut bien court ; l'affection inflammatoire des pieds s'éteignit, et la douleur diaphragmatique reparut plus violente que jamais. Le malade, à bout de forces, devint complétement paraplégique. Vers le 10 de septembre, le ventre fut atteint à son tour ; il devint douloureux, ballonné; la constipation était opiniâtre : mais ces nouveaux accidents n'amendèrent point les symptômes thoraciques. Bientôt après, la muqueuse de la vessie était affectée, ce qui amena une rétention d'urine avec irritation vive de la prostate, et il fallut employer la sonde plusieurs fois par jour. Il en fut ainsi jusqu'au 10 novembre ; ce jour-là, le sphincter vésical fut frappé de paralysie, et dès lors l'urine s'écoulait goutte à goutte aussitôt qu'elle était sécrétée.

Pendant tout ce temps le liquide urinaire continuait à présenter les caractères de la diathèse urique, et il contrastait étrangement avec la sécrétion fournie par la muqueuse de la vessie enflammée. Cette sécrétion consistait en un mucus visqueux, quelquefois puriforme, d'un jaune grisâtre ou blanchâtre ; ce mucus renfermait, soit un alcali libre, soit un carbonate alcalin. Ce produit était très adhérent, et il s'étendait en longs filaments lorsqu'on renversait le vase dans lequel il était contenu. Il y avait donc ici dans la vessie deux liquides tout à fait différents, dont l'un était alcalin et l'autre acide ; ce fait est assez curieux pour être signalé.

Cependant les souffrances du patient allaient croissant de jour en jour ; des soins de tous les instants réussissaient à peine à lui procurer quelque soulagement : cette tâche difficile était accomplie avec un zèle et un dévouement infatigables, par M. Richardson, auquel je dois la plupart des détails que je vous ai donnés sur les premières phases de cette maladie. Dix jours avant la mort, la paralysie avait envahi les quatre membres et le tronc ; à partir des vertèbres cervicales, le mouvement et la sensibilité étaient entièrement abolis. La voix était presque éteinte et à peine articulée, la déglutition ne se faisait qu'au prix de grands efforts. Enfin le 27 novembre 1836, la mort vint mettre un terme à cette longue et pénible scène.

Il est important de noter qu'à l'époque du début de la paraplégie, le malade était tourmenté par des tressaillements involontaires dans les membres affaiblis. Cette action anormale des muscles persista après l'extinction complète du mouvement volontaire.

L'autopsie a été pratiquée vingt heures après la mort par M. Adams.

était parfaitement sain ; il y avait un peu de liquide au-dessous de l'arachnoïde et dans le quatrième ventricule. La moelle épinière, depuis la quatrième vertèbre cervicale jusqu'à sa terminaison, était convertie en une masse pulpeuse d'un gris cendré. Les enveloppes étaient saines ; mais une section transversale donna issue à une grande quantité de sérosité jaunâtre, et le liquide contenu dans le quatrième ventricule s'écoula en même temps. La surface des coupes pratiquées sur la moelle présentait des colorations variées : au niveau de la troisième vertèbre dorsale la couleur noire dominait ; à partir de ce point jusqu'à l'extrémité inférieure de l'organe, on observait un teinte jaunâtre. On trouva sur les pédoncules de la quatrième vertèbre dorsale deux petites tumeurs du volume d'une aveline. M. Adams fit remarquer que c'étaient, selon toute probabilité, des productions accidentelles. Toutes les tuniques de la vessie étaient épaissies ; l'hypertrophie de l'organe s'était faite aux dépens de sa cavité, de sorte qu'il ne pouvait pas contenir plus de trois onces de liquide ; la surface interne était d'une couleur vert foncé tirant sur le noir. Les uretères étaient également épaissis ; les reins étaient augmentés de volume, et leur membrane de revêtement offrait la même coloration verte que la muqueuse vésicale. Les bassinets et les calices étaient dilatés ; ils renfermaient une urine rougeâtre mêlée d'une matière puriforme ; l'odeur de ce liquide rappelait celle qu'avait présentée l'urine, trois semaines avant la mort du malade. Les autres viscères ne présentaient aucune particularité digne d'être notée.

Pour concevoir une idée nette de la nature et de la marche d'une affection qui, suivant un trajet rétrograde le long des nerfs, s'était propagée jusqu'à la moelle, il est bon de nous arrêter quelques instants sur les phénomènes les plus saillants qui l'ont caractérisée. Remarquez avant tout que pendant un temps fort long les douleurs n'ont occupé qu'un seul côté du corps ; ce fait démontre à lui seul que l'altération morbide siégeait alors sur les extrémités périphériques des nerfs, et non pas dans la moelle ; car Ollivier a parfaitement établi que l'inflammation de la moelle et de ses méninges ne reste limitée à une seule moitié latérale que pendant fort peu de temps : la cavité qui renferme ces organes est si étroite, la solidarité de toutes ces parties est si intime, qu'après un ou deux jours au plus tard, la phlegmasie ne peut plus être confinée à un seul côté.

Certains exemples de lésions des vertèbres, le caractère des douleurs qu'on observe alors, semblent au premier abord aller directement contre l'opinion que je viens d'émettre ; il arrive en effet assez fréquem-

ment que dans la carie vertébrale, le malade ne souffre que d'un
côté ou dans un seul membre ; souvent même ces souffrances ne
pas continuelles, et elles présentent une certaine intermittence. **I**
messieurs, pour nous rendre compte de ce fait, il nous suffit de re
quer qu'ici l'inflammation ne débute pas dans la moelle ou dan
enveloppes, mais dans les os ; de sorte que les nerfs, après leur é
gence, sont toujours affectés avant la moelle elle-même. L'argur
est sans réplique : ici l'altération des nerfs est secondaire, et elle
vient uniquement de leur proximité des os malades : rien d'étonn
dès lors, que les nerfs d'un seul côté soient atteints ; rien d'étonnant
ceux de l'autre côté restent indemnes, jusqu'à ce que la lésion oss
se soit étendue jusqu'à leur niveau. Cette interprétation n'a p
échappé aux pathologistes allemands.

Chez le malade dont je vous ai rapporté l'histoire, les douleurs
sistèrent d'un seul côté, pendant des mois entiers, puis tout à c
elles passèrent du côté opposé, autre fait incompatible avec l'idée d
affection primitive de la moelle. D'autre part, l'amélioration frapp
qui coïncidait avec l'apparition de la goutte dans les pieds, les in
missions complètes des premières périodes de la maladie, mont
clairement que ces douleurs, si violentes pendant leurs paroxys
n'avaient pas leur point de départ dans les centres nerveux. Si la ch
que ce gentilhomme avait faite, ou toute autre cause accidentelle,
amené une inflammation de la moelle épinière avec altération co
cutive de sa structure, l'évolution et la marche des symptômes eus
été bien différentes ; tout au moins n'aurions-nous pas observé e
l'apparition des premières douleurs et la paralysie ces longs interv
pendant lesquels l'état de la santé demeurait assez satisfaisant.

Lorsque la paraplégie reconnaît pour cause une lésion de la m
elle-même, la rétention d'urine ou l'irritabilité de la vessie pré
souvent d'assez longtemps la paralysie des membres ; lorsque, au
traire, cette dernière dépend d'une affection périphérique qui rem
peu à peu vers la moelle, la vessie n'est prise qu'à la dernière pér
de la maladie, et c'est précisément ce qui a eu lieu dans le cas actue
vous ferai remarquer enfin l'analogie remarquable qui existe enti
fait et celui du gentilhomme Gallois dont je vous ai parlé d'abord.
lui, il n'y avait eu ni chute ni violence extérieure, et cependant
constaté à l'autopsie un ramollissement très prononcé de la moell
est donc certain que chez ces deux malades l'affection a débuté par
névralgie goutteuse, par une inflammation des extrémités des nerfs

leur névrilème ; cette phlegmasie a gagné graduellement les parties centrales du système nerveux, et a fini par compromettre l'intégrité de la moelle (1).

Il est très important que vous soyez prévenus de la possibilité de cette terminaison, et que vous connaissiez toute la gravité des accidents auxquels sont exposés les individus goutteux ; instruits du danger, vous pourrez recourir, en temps opportun, à un traitement capable de le conjurer. J'ai constaté moi-même la complète impuissance du colchique, de l'iodure de potassium, de la strychnine et de tous les moyens usités en pareil cas : aussi ne vous en parlerai-je point ici, j'aime mieux vous recommander de placer de bonne heure quelques cautères le long de la colonne vertébrale, et d'amener rapidement votre malade à la saturation mercurielle. Colles a préconisé l'usage du mercure dans la paraplégie, et il a rapporté des faits qui démontrent l'efficacité de cette pratique. Malheureusement, il ne nous a point donné les moyens de reconnaître les cas dans lesquels cette médication est indiquée; sa recommandation perd par cela même beaucoup de sa valeur, et ne peut servir de guide dans le traitement des maladies de la moelle épinière. Néanmoins il est bien certain que le mercure employé au début doit être surtout utile lorsque les symptômes paralytiques dépendent, soit d'une inflammation des nerfs ou de leur névrilème, soit d'une phlegmasie de la moelle ou de ses enveloppes.

(1) On objectera peut-être qu'en l'absence de l'examen microscopique des cordons nerveux, cette interprétation n'a d'autre valeur que celle d'une hypothèse ingénieuse. L'argument n'est que spécieux ; les faits rapportés par Graves me semblent irréprochables, et l'on ne peut douter qu'il ne s'agisse bien réellement ici d'une altération secondaire et centripète. D'un autre côté, les travaux remarquables de Rokitansky, de Türk, de Demme et d'Eisenmann, nous ont définitivement éclairés sur ces lésions du système nerveux central, qui succèdent aux modifications fonctionnelles ou organiques des nerfs périphériques ; et avec ces données nouvelles, nous pouvons nous rendre parfaitement compte de l'évolution pathogénique invoquée par le médecin de Dublin, et constater une fois de plus l'importance des résultats auxquels il est arrivé, sans autre moyen d'investigation que l'observation clinique.

Rokitansky, *Ueber die Bindegewebswucherungen im Nervensystem* (*Sitzungsberichte der k. k. Akademie der Wissensch. zu Wien*, 1858). Ce mémoire a été tiré à part chez Braumuller à Vienne.

Turk, *citation empruntée* à Eisenmann.

Demme, *Die pathologische Anatomie des Tetanus und einiger andern Krankheiten*

Je n'insisterai pas davantage aujourd'hui sur la paralysie liée à la diathèse goutteuse. J'espère revenir bientôt sur ce sujet, et lui consacrer de plus grands développements.

Comme vous le savez, messieurs, la goutte passe très aisément d'un organe à un autre, c'est même là un de ses caractères les mieux connus; du reste, il n'y a rien de fixe, rien de constant ni dans le retour ni dans la durée des accès : au moment même où on les croit à jamais disparus, ils frappent avec une nouvelle sévérité. Cette irrégularité, cette mobilité si remarquables existaient à un haut degré chez les deux malades qui ont succombé à des lésions de la moelle. Or il se peut fort bien que les accidents qui sont survenus chez eux, à la fin de la maladie, se montrent beaucoup plus tôt chez d'autres individus, et ne soient pas précédés de l'affection des nerfs périphériques; il n'y a pas de raison pour que la goutte n'attaque pas la moelle épinière et ses méninges, soit primitivement, soit par métastase. De nombreuses observations ont démontré que le rhumatisme, la maladie la plus voisine de la goutte, jouit de cette fâcheuse prérogative; les plus remarquables de ces faits appartiennent aux docteurs Copland et Prichard; vous en trouverez les détails à l'article CHORÉE du *Dictionnaire de médecine pratique* de Copland, et vous pourrez vous convaincre que le rhumatisme produit souvent l'inflammation aiguë ou chronique des méninges spinales. Les opinions que je professe sur les affections goutteuses de la moelle ont donc pour elles l'analogie et la conformité des résultats auxquels sont arrivés d'autres observateurs à propos du rhumatisme.

TRENTE-DEUXIÈME LEÇON.

DU RHUMATISME, DE LA SCIATIQUE ET DU LUMBAGO.

———————

Rhumatisme articulaire. — Remarques générales sur le traitement de cette maladie. — Importance considérable des sueurs du début. — Effets des applications mercurielles locales. — Le mercure et l'iodure de potassium dans la fièvre rhumatismale. — Observations. — Rhumatisme chronique. — Difficultés du traitement.
Sciatique et lumbago. — Traitement par les ventouses, par l'iodure de potassium. — Observations. — Traitement de la sciatique chronique.

MESSIEURS,

Je veux aujourd'hui vous dire quelques mots de cette affection rhumatismale des articulations à laquelle je donne le nom de *rhumatisme articulaire*. Il est des cas de rhumatisme fébrile, et vous en rencontrerez certainement dans votre pratique, dans lesquels, une fois apaisée la violence des premiers accidents, l'inflammation articulaire continue à se promener, pour ainsi dire, de jointure en jointure; souvent même elle semble sur le point de céder définitivement la place, mais c'est pour reparaître quelques heures plus tard. Vous croyez que votre malade touche à la guérison, et il est en réalité beaucoup mieux ; mais à votre prochaine visite, vous constatez qu'une autre articulation est devenue douloureuse. Si les symptômes généraux aigus existent encore, vous ajoutez au traitement général une médication locale; quelques médecins, le docteur Elliotson, par exemple, conseillent des applications froides sur la jointure douloureuse ; je n'approuve pas cette pratique, et je ne vous conseille pas d'y avoir recours. Le plus ordinairement vous ferez mettre des sangsues sur l'articulation malade, et vous don-

Ici une question se présente : devez-vous compter sur les sangsues dans tous les cas, et à toutes les périodes de la maladie? A cette question je réponds sans hésiter par la négative; il vient un moment où les vésicatoires sont de beaucoup préférables, et où il vous faut absolument recourir aux applications excitantes. Il en est exactement de même pour le traitement général; vous mettez d'abord en œuvre la médication antiphlogistique, puis vous administrez les médicaments spécifiques, et en dernier lieu vous avez recours aux toniques. Au début, la sensibilité, la douleur locale et le gonflement dépendent d'une inflammation active; ces accidents disparaissent rapidement sous l'influence des sangsues. Plus tard, les nouvelles poussées locales cèdent à un nombre moins considérable de sangsues; enfin il arrive un moment où ce moyen n'agit plus du tout, tandis que les vésicatoires produisent un soulagement certain et presque immédiat; de plus, et c'est ce qui explique la préférence que je leur accorde, ils ont le précieux avantage de ne pas affaiblir la partie malade. Je vous le dis donc avec une pleine et entière conviction, les vésicatoires sont tout-puissants pour apaiser les douleurs de ce genre, et ils sont indiqués dans bien des cas d'arthrite où on ne les a pas employés jusqu'ici.

Il est un autre point d'un intérêt tout pratique, sur lequel je désire appeler votre attention. Vous avez pu voir dans nos salles des cas de rhumatisme articulaire dans lesquels la douleur et la fièvre sont accompagnées, dès le début, de sueurs abondantes, et ces sueurs ne produisent aucun soulagement; le pouls reste fréquent, la fièvre ne tombe pas, la douleur persiste avec toute sa violence : or c'est précisément dans ce cas-là que l'inflammation articulaire tend à produire dans les jointures des lésions permanentes. Soit dans ma pratique particulière, soit à l'hôpital des Incurables, j'ai constaté que la plupart des individus dont les membres sont restés roides ou déformés à la suite d'affections rhumatismales, avaient souffert pendant des années de cette arthrite accompagnée de sueurs. Chez un des pensionnaires de cet hospice, la maladie avait eu des suites vraiment curieuses. Au début, la sueur était générale et couvrait tout le corps; au bout de quelque temps elle disparut des membres inférieurs comme s'ils eussent été incapables de fournir à une plus longue sécrétion; l'épiderme s'exfolia alors, il devint sec et dur. Plus tard une nouvelle modification eut lieu, et les extrémités inférieures se couvrirent d'ichthyose. Le malade, dont l'état ne laissait plus aucune espérance, restait couché sur le dos; il avait les jambes et les cuisses couvertes d'un épiderme corné et résistant, mais sa poitrine et son visage étaient, comme précédemment, couverts de sueurs profuses (1).

Rappelez-vous donc, messieurs, que cette forme de rhumatisme expose plus que toute autre à une arthrite incurable. Ceux de vous qui suivent depuis longtemps mon service, se souviennent peut-être d'un pauvre homme qui était dans la salle consacrée aux maladies chroniques. Il souffrait depuis des mois de cette cruelle affection ; couché dans un coin, il était pour tout le monde un objet de pitié, parce qu'on ne voyait pour lui aucune chance d'amélioration, Il est bon que vous le sachiez, le médecin peut très aisément faire fausse route dans le traitement de cette maladie. Le pouls est fréquent, mais rarement fort, et il semble interdire les émissions sanguines. Ce sont elles cependant qui doivent faire la base de notre médication. Commencez avec prudence ; tirez d'abord cinq ou six onces de sang, et observez l'effet. Si le pouls reprend de la force, si la douleur et les sueurs diminuent, vous pouvez alors saigner plus hardiment ; la lancette est ici notre ancre de salut. Vous avez remarqué sans doute combien le malade qui est dans notre salle d'en haut s'est bien trouvé de la saignée, et combien son sang était couenneux. Peu après, les sueurs diminuaient notablement, et nous en avons complétement triomphé avec de petites doses de tartre stibié et d'opium. J'avais fait faire une mixture composée d'une demi-once (16 gram.) de solution d'émétique, une demi-drachme (2 gram.) de teinture d'opium dans 16 onces d'eau ; et l'on donna une demi-once de cette potion toutes les heures. Il serait difficile d'expliquer le fait, mais il n'en est pas moins vrai que vous arrêterez souvent les sueurs persistantes, surtout celles de la fièvre hectique, en faisant prendre le soir quelques grains de poudre de Dover.

Vous n'avez sans doute pas oublié ce malade sur lequel j'appelais votre attention ce matin, au moment de la visite. Ce pauvre homme, d'un âge déjà assez avancé, est atteint depuis plusieurs mois d'une

---

(1) Cullen avait dit, en parlant du rhumatisme articulaire aigu : « Cette maladie est communément accompagnée d'une sueur qui paraît de bonne heure ; mais il est rare qu'elle coule facilement ou qu'elle soit abondante, et qu'elle diminue les douleurs ou qu'elle soit critique. » Et à propos du rhumatisme chronique : « Il n'y a pas de rougeur sur les articulations douloureuses, elles sont froides et roides ; on ne peut facilement y exciter la sueur ; ou bien, pendant qu'une sueur abondante et visqueuse sort du reste du corps, les articulations douloureuses ne sont couvertes que d'une sueur visqueuse et épaisse. » (*Éléments de médecine pratique*, traduction de Bosquillon, tome I, p. 300 et 302.)

inflammation rhumatismale des articulations, qui se manifeste par de la douleur, de la roideur et du gonflement ; il existe probablement un léger épanchement dans les synoviales. Ces symptômes ont été compliqués dès le début de sueurs profuses continuelles et de diarrhée ; c'en était assez pour abattre les forces et miner la constitution : aussi cet homme devint-il pâle, amaigri et cachectique. Ces accidents ont été littéralement intraitables ; le malade a fait un long séjour à l'hôpital, il a été soumis à toute espèce de médication, sans obtenir aucun soulagement notable ; les articulations sont restées douloureuses, et elles ont perdu presque complétement leur mobilité : cet homme, à bout de forces, ne peut plus quitter le lit. En outre, le pouls conserve la même fréquence, et c'est toujours un signe défavorable ; le rhumatisme articulaire qui est accompagné de sueurs abondantes et d'une excitation fébrile de longue durée passe le plus ordinairement à l'état chronique, il déjoue alors tous les efforts de la thérapeutique, et l'infortuné malade est estropié pour la vie.

Chez notre homme, nous avons déjà essayé sans succès un grand nombre de remèdes, et aujourd'hui l'état de sa constitution et la susceptibilité de ses organes digestifs réduisent à bien peu de chose les moyens d'action dont nous pouvons encore disposer. Il ne peut plus être question des médicaments altérants, et nous avons inutilement employé les applications locales les plus diverses. Dans cette occurrence, j'ai pensé que nous pouvions retirer quelque avantage des frictions mercurielles, si surtout nous prenions soin d'en seconder l'action en entourant les articulations d'une bande roulée. Fort heureusement nos prévisions se sont réalisées : dans l'espace de dix jours, le gonflement a considérablement diminué, la douleur a presque entièrement disparu, et les jointures ont repris quelque mobilité. Nous avons vu survenir la salivation ; mais, néanmoins, l'amélioration dépend ici de l'effet local exercé sur chaque articulation en particulier, bien plus que de la saturation de l'économie ; et la preuve, c'est que cet homme avait déjà été soumis, sans aucun résultat favorable, à un traitement mercuriel interne.

Il y a donc ici, messieurs, un fait qui mérite d'être noté. Un malade présente une série d'inflammations locales sur lesquelles le mercure, donné jusqu'à salivation, n'a aucune prise ; nous essayons alors le même agent sous une autre forme, nous l'employons en frictions sur les parties affectées, et nous obtenons l'amélioration désirée. Voilà le fait ; vous me demanderez peut-être de l'expliquer, je ne le puis ; mais il me serait facile de vous citer des exemples analogues. Lisez, entre autres, le mémoire sur l'érysipèle qu'a publié M. M'Dowel, dans un des premiers numéros du *Dublin medical Journal*, vous verrez que, dans un grand nombre de cas, les frictions avec l'onguent mercuriel ont été plus utiles que l'administration des préparations hydrargyriques à l'intérieur.

D'un autre côté, lorsque la maladie résiste à la salivation mercurielle, j'ai vu se développer assez fréquemment une entérite ou une péritonite, et j'ai observé que ces accidents cèdent rapidement sous l'influence de frictions mercurielles pratiquées sur la paroi abdominale antérieure, préalablement dénudée par un vésicatoire.

Tout récemment, je voyais, avec sir Henry Marsh, un jeune homme atteint d'une fièvre lente ; il avait le pouls rapide mais faible, et il éprouvait une grande agitation. Vers le dixième jour, le ventre devenait excessivement douloureux ; en même temps, je voyais survenir une soif vive, de la diarrhee et les autres symptômes d'une phlegmasie de l'intestin et du péritoine. Ce jeune homme était d'une constitution délicate, et il avait compromis sa santé dans des travaux de cabinet. Il était donc incapable de supporter les émissions sanguines ; l'affaiblissement qui avait succédé à l'application d'un petit nombre de sangsues nous l'avait assez prouvé. En présence de ces difficultés, nous avons fait couvrir le ventre d'un large vésicatoire, et nous avons fait panser avec l'onguent mercuriel la surface ainsi mise à nu. Bientôt le succès répondait à nos espérances ; les symptômes de péritonite et d'entérite disparaissaient, la fièvre tombait à son tour, et aujourd'hui ce jeune homme est en parfaite santé.

La même chose a lieu très souvent dans la pleurésie ; le mercure reste impuissant tant qu'il n'est pas employé à l'extérieur. Je pourrais vous citer aussi plusieurs cas d'inflammation franche du testicule, dans lesquels les onctions mercurielles m'ont donné les résultats les plus nets et les plus avantageux. Mais il serait superflu de multiplier les exemples ; j'en ai dit assez pour vous convaincre de l'utilité de cette pratique. A l'époque où je faisais mes études médicales, il était de mode de rejeter bien loin la doctrine de l'efficacité des applications mercurielles locales ; nos maîtres enseignaient, et cette proposition était pour eux un axiome, que le mercure, pour produire un effet quelconque, devait préalablement entrer dans l'organisme par l'intermédiaire des lymphatiques. Par conséquent, nous disaient-ils, lorsque vous faites des onctions mercurielles sur l'hypochondre droit pour combattre une affection hépatique, votre médicament, avant de pouvoir exercer son influence sur le foie, doit passer dans le canal thoracique, se mêler au sang et impressionner l'économie. Aussi, ajoutaient-ils encore, dans l'hépatite comme dans l'orchite, il est parfaitement inutile d'employer les frictions mercurielles, puisque le médicament doit accomplir sa route à travers l'organisme tout entier, avant de pouvoir agir sur l'un des organes en particulier.

Ce raisonnement n'est que spécieux ; il est contredit par les faits. Les preuves abondent pour démontrer l'efficacité des applications mercurielles locales, en dehors de toute modification générale de l'économie. Ne voyons-nous pas les bubons disparaître sous l'influence des frictions hydrargyriques, avant que les phénomènes de salivation aient eu le temps de se produire ? Ne voyons-nous pas les affections du larynx et du foie céder aux onctions mercurielles, quoiqu'il n'y ait pas de salivation ? Est-ce que la stomatite est la condition indispensable des heureux effets que nous obtenons au moyen de l'emplâtre ammoniaco-mercuriel (1) ? L'action favorable des frictions dans l'érysipèle et dans l'orchite est-elle subordonnée à l'apparition des symptômes d'intoxication ? Quiconque étudiera cette question sans idée préconçue, arrivera à regarder comme insoutenable la doctrine qui enseigne que l'affection hydrargyrique générale est la condition *sine qua non* des effets locaux du mercure ; il est de toute évidence, au contraire, que les applications extérieures ont une action primitive et distincte, complétement indépendante de celle qu'exerce le métal sur la constitution tout entière (2).

(1)   *Emplâtre de gomme ammoniaque hydrargyré.*

℞ Gomme ammoniaque . . . .   1 livre = 375 grammes.
     Mercure . . . .   3 onces =   96
     Huile d'olive . . . .   1 gros fluide =   2^{gr},9
     Soufre . . . .   8 grains =   0^{gr},48

Faites chauffer l'huile, ajoutez-y le soufre peu à peu, en remuant toujours avec une spatule, jusqu'à incorporation ; broyez ensuite avec le mercure, jusqu'à ce qu'on n'aperçoive plus de globules métalliques; ajoutez peu à peu la gomme ammoniaque fondue et mêlez le tout. (*Pharm. de Londres.*)

                                        (Note du TRAD.)

(2) Que les effets locaux du mercure puissent être obtenus sans intoxication générale, cela ne peut faire l'objet d'un doute ; mais il ne s'ensuit pas que les applications mercurielles extérieures aient une action primitive et distincte. Déjà Oesterlen et Voit ont montré qu'après les onctions mercurielles, on peut constater la présence du métal dans le sang et dans les organes excréteurs ; et Overbeck, dont la monographie est

Je dois ajouter que l'iodure de potassium est un adjuvant très utile du
mercure, dont il assure et complète les effets. Voici, du reste, quelle
est ma pratique lorsque j'ai à traiter une fièvre arthritique ou rhumatismale. Je cherche d'abord à abattre la fièvre et à diminuer le mouvement phlegmasique qui a lieu vers les articulations, au moyen de la
saignée et des sangsues ; puis j'administre le tartre stibié ou le nitrate
de potasse, quelquefois même je les donne tous deux en même temps ;
dans d'autres cas, après avoir employé la médication antiphlogistique
générale et locale, j'apaise les douleurs articulaires par le moyen du
colchique ou par les mercuriaux unis à l'opium : c'est alors que l'iodure
de potassium trouve son indication ; il achève de faire disparaître la
douleur, il dissipe le gonflement des jointures et contribue ainsi puissamment à hâter la terminaison de la maladie, en même temps qu'il
diminue les chances de la récidive. Depuis que j'ai adopté cette méthode,
je n'ai eu qu'a m'en louer, et j'entreprends avec beaucoup plus de
confiance le traitement du rhumatisme ; car je ne rencontre plus un
seul de ces cas rebelles dans lesquels la maladie, devenue chronique,
confine dans son lit le malheureux patient pendant des mois entiers.
Vous avez pu voir que depuis quelque temps, quelle qu'ait été d'ailleurs
la médication du début, je complète presque toujours le traitement
du rhumatisme articulaire aigu en administrant l'iodure de potassium ;

---

une des plus complètes que nous possédions, est arrivé au même résultat, après avoir
répété toutes ces expériences. Chez un chat qui avait été soumis pendant quatre jours
à des frictions avec l'onguent gris, il a retrouvé du mercure dans les reins, dans le
foie et dans le sang ; chez un chien qu'il avait frotté tous les jours pendant deux semaines avec une demi-drachme (2 gram.) d'onguent gris, le même auteur a constaté
la présence de globules mercuriels dans les reins, dans le bassinet, dans les excréments;
il y en avait aussi, mais en beaucoup moins grande quantité, dans le foie ; enfin il a
trouvé un globule isolé dans le tissu musculaire du cœur, et un autre dans le cerveau.
Mêmes résultats chez un moineau, qui mourut après deux onctions. Assurément, ajoute
M. Overbeck, on ne dira pas qu'ici le mercure avait été introduit par la bouche.—
Il paraît donc bien établi que les mercuriaux employés comme topiques sont absorbés
de la même façon que lorsqu'on les fait prendre à l'intérieur ; d'ailleurs on n'a que
trop souvent l'occasion de constater les accidents de l'hydrargyrose chez les individus
qui ont été soumis aux frictions mercurielles, et je n'ai pas besoin de rappeler que la
Méthode thérapeutique de Swediaur est basée sur ce fait.

Oesterlen, *Handbuch der Heilmittellehre*, 5ᵉ édit., 1853.

K. Voit, *Physiologisch-chemische Untersuchungen*. Augsburg, 1857.

Overbeck, *Mercur und Syphilis*. Berlin, 1861.

je commence par une dose de 10 grains (0^{gr},60), et j'arrive rapidement
à faire prendre 20 (1^{gr},20) ou 30 grains (1^{gr},80) trois fois par jour. Je
donne ce sel dans une décoction de salsepareille, à laquelle il est bon
d'ajouter un peu de morphine.

Nous avons eu dernièrement, dans nos salles, un cas de rhumatisme
fébrile dont la marche a été très curieuse. Le malade nous avait présenté d'abord de la fièvre et des phlegmasies articulaires ; la fièvre
était tombée sous l'influence d'un traitement convenable, et l'affection
des jointures persistait seule. Soudain, la fièvre s'était rallumée, et un
nouveau mouvement fluxionnaire s'était fait vers les articulations :
cette fois-ci nous étions venu à bout des deux ordres d'accidents. Mais
une autre rechute survint, caractérisée par de la fièvre seulement, sans
inflammation articulaire. Ce fait est extrêmement intéressant et mérite
toute votre attention ; il vient confirmer une idée que j'ai depuis
longtemps, à savoir que la fièvre rhumatismale peut exister sans
inflammation des jointures.

On dit généralement que la fièvre rhumatismale est caractérisée par
la douleur, le gonflement et la rougeur des articulations, mais j'ai
remarqué depuis fort longtemps que cette fièvre présente plusieurs
autres signes distinctifs. Là, comme dans les autres espèces de fièvres,
nous avons une augmentation de la température, une tendance aux
sueurs, un pouls fréquent et dur ; nous avons une urine qui, pâle
d'abord, devient d'une couleur très foncée ; nous avons, enfin, un sang
couenneux. Mais les fonctions sensoriales demeurent intactes ; il n'y a
pas de céphalalgie, et si les douleurs articulaires ne sont pas trop vives,
le malade peut goûter quelque repos ; la langue est chargée, mais
souvent l'appétit reste bon ; il n'y a pas de dégoût pour les aliments et
pas de nausées. J'ai bien souvent observé ces particularités, mais c'est
tout dernièrement que j'ai acquis la certitude de l'existence de cette
fièvre spéciale, sans inflammation des articulations.

D'un autre côté, on sait parfaitement que l'arthrite peut exister sans
fièvre : c'est la combinaison de ces deux affections bien distinctes, mais
fréquemment associées, qui constitue la maladie à laquelle on donne le
nom de fièvre rhumatismale. C'est là ce qui explique pourquoi nous
devons attendre que la fièvre soit tombée, avant de donner les toniques.
Comme je vous l'ai dit, nous commençons le traitement par les antiphlogistiques, puis nous administrons les médicaments spécifiques,
tels que le mercure ou le colchique, et nous arrivons ensuite aux

Vous vous souvenez d'un homme du nom de Coghlan, qui est resté pendant quelque temps dans notre salle des maladies chroniques. Il y était entré le 10 décembre pour une arthrite, et il avait été soumis à diverses médications. Le jour de son arrivée, ce malade nous racontait qu'il avait été atteint déjà plusieurs fois de rhumatisme articulaire. Cette maladie est un des plus grands fléaux qui puissent frapper les ouvriers : non-seulement elle les prive de toutes leurs ressources en les retenant au lit pendant un temps trop long, mais fort souvent, hélas! elle les laisse estropiés pour le reste de leur vie; de plus ces malheureux, que la nature de leurs travaux expose sans cesse à l'action des mêmes causes, sont sujets à des récidives qui finissent par amener des lésions articulaires incurables. Le jeune malade dont il est ici question présentait une association d'états morbides qu'il n'est pas rare de rencontrer chez les individus de la classe ouvrière; le froid avait agi à la fois sur la poitrine et sur les jointures, de sorte que l'arthrite était compliquée d'inflammation de la muqueuse bronchique.

Or, lorsque l'affection articulaire est très violente, lorsqu'elle est accompagnée d'une fièvre intense, la bronchite ajoute beaucoup à la gravité de la maladie. Chaque accès de toux est la cause d'une nouvelle torture ; chacune des secousses convulsives de la poitrine détermine dans les jointures une horrible douleur, qui met le patient à l'agonie. Les cas de ce genre sont souvent difficiles à traiter, même lorsque la maladie est récente, et que l'on a affaire à un malade d'une bonne constitution. Mais s'il s'agit d'un individu dont les forces ont déjà été abattues par plusieurs attaques, les difficultés sont bien autrement grandes, et elles exigent toute l'attention du médecin. Si le malade est pris pour la première fois, je regarde les deux affections comme étant de la même nature, et en conséquence j'institue un seul et même traitement dirigé à la fois contre l'arthrite et contre la bronchite : je pratique une saignée, je fais mettre des sangsues sur la poitrine et sur les articulations douloureuses; je donne le nitre et le tartre stibié à hautes doses. Il est bien entendu que cette médication n'est mise en usage que dans la période aiguë d'une première attaque, alors que les forces du malade sont encore intactes ; mais s'il est affaibli déjà, ou si la maladie est devenue chronique, vous ne devez pas vous hasarder à donner l'émétique et le nitrate de potasse à doses élevées. En revanche, vous vous trouverez très bien de l'usage du colchique, surtout s'il y a encore un peu de fièvre. Voici la formule dont je me sers habituellement ; elle m'a souvent donné de très bons résultats :

```
℞ Mixturæ amygdalarum .............. f. ℥ viij.
  Aceti colchici. .................... f. ℥ ß.
  Acetatis morphiæ................... gr. j.
  Nitratis potassæ .................. 3 ß.
```

Fiat mixtura, cujus sumat cochleare unum amplum omni vel secunda quaque hora (1).

Chez Coghlan nous avons administré cette potion, nous avons combattu par des moyens locaux la douleur articulaire, et nous avons fait mettre un vésicatoire sur la poitrine ; néanmoins nous n'avions obtenu aucune amélioration sensible au bout de quelques jours. Or, lorsque les choses se passent ainsi, vous ne devez pas perdre inutilement votre temps en insistant sur ce traitement ; n'oubliez jamais que si le colchique ne soulage pas *rapidement et à doses modérées*, il est superflu d'en continuer l'emploi. Nous avons ici à combattre deux affections toutes deux très sérieuses ; car l'une peut laisser le malade estropié, l'autre peut amener la suffocation, si l'inflammation, gagnant les petites ramifications bronchiques, détermine la congestion du tissu pulmonaire. Aussi, je le répète, il n'y a pas de temps à perdre ; nous devons laisser de côté toute autre médication et nous en remettre entièrement à la puissance du mercure: la saturation mercurielle est le seul moyen qui nous permette d'espérer la guérison ; c'est à elle que nous devons recourir, pour peu que le malade nous paraisse en état de la supporter. C'est ce que nous avons fait ici : nous avons prescrit dix grains (0^{gr},60) d'*hydrargyrum cum creta* (2), et cette dose a été répétée quatre fois par jour ; de plus, pour calmer la toux et l'irritation de la muqueuse bronchique,

(1)   ℞ Mixture d'amandes .... 199 grammes.
          Vinaigre de colchique 12
          Acétate de morphine...... 0,06
          Nitrate de potasse................. 2

Mêlez pour une potion, dont on prendra une grande cuillerée toutes les heures ou toutes les deux heures.

La Pharmacopée de Londres assigne la composition suivante au vinaigre de colchique :

    ℞ Colchique frais coupé... ....   1 once = 32 grammes.
       Vinaigre distillé........... 16 onces fluides = 384
       Esprit faible... . ... 1 once fluide = 24

Faites macérer le colchique avec l'acide pendant trois jours, dans un vase de verre couvert; ensuite exprimez et laissez reposer, pour que le trouble se dépose; décantez la liqueur et ajoutez-y l'esprit.   (Note du TRAD.)

nous avons fait prendre trois fois par jour une mixture composée d'une demi-once d'émulsion d'amandes, avec dix gouttes de teinture de jusquiame et une goutte d'acide cyanhydrique.

Nous avons dans notre service un homme atteint de rhumatisme chronique, et je ne veux pas laisser échapper cette occasion de vous dire quelques mots de cette maladie. Cet homme se plaint de douleurs, d'affaiblissement et d'engourdissement dans les membres inférieurs ; il a pris pendant quinze jours de la décoction de salsepareille avec de petites doses de sublimé corrosif, sans obtenir aucun soulagement. Du reste il y a longtemps qu'il souffre, car le début de sa maladie remonte à quinze semaines. Cette circonstance, je n'ai pas besoin de vous le dire, nous commande une très grande réserve dans le pronostic. Un rhumatisme qui dure depuis trois à quatre mois est une affection rebelle et intraitable ; il n'en est pas qui mette autant à l'épreuve la patience et l'ingéniosité du médecin. Cette fois-ci, cependant, nous avons eu le bonheur de mettre la main sur un médicament convenable ; dans l'espace de quinze jours nous avons obtenu une notable amélioration, et aujourd'hui cet homme est presque complétement guéri.

Lorsque j'ai commencé à le traiter, il n'avait pas de fièvre, sa santé générale n'était pas encore compromise, le pouls était calme, l'appétit suffisant ; les articulations n'étaient pas très rouges, et elles n'étaient pas fort sensibles à la pression ; bref, il n'y avait aucun signe d'inflammation aiguë : il eût donc été fort inutile d'avoir recours aux saignées et aux sangsues, ou de donner les antimoniaux, le nitre ou le colchique. Dans ces cas-là les indications sont toutes différentes ; vous devez employer les excitants diaphorétiques, dans le but d'augmenter les sécrétions de la peau, en même temps que vous stimulez les capillaires et le système nerveux. Nous avons fait faire pour notre malade l'électuaire suivant, dont il prenait une petite cuillerée trois fois par jour :

Poudre de quinquina.............	3 j =	4 grammes.
Poudre de gaïac........	3 j =	4
Crème de tartre.................	ʒj =	32
Fleur de soufre.................	5 ß =	2
Poudre de gingembre..	3 j =	4

Faites un électuaire avec le sirop commun des hôpitaux (1).

Le gaïac n'agit pas seulement sur les nerfs en combattant les anciennes

(1) Cette prescription est en anglais dans le texte.

douleurs, mais il active aussi les fonctions de la peau ; vous trouverez à ce sujet tous les détails nécessaires dans vos livres de matière médicale. Administré en poudre ou sous forme de teinture, il est souvent extrêmement utile dans le rhumatisme chronique, mais seulement lorsqu'il n'y a ni fièvre, ni inflammation locale violente.

Le gingembre possède aussi des propriétés stimulantes, mais c'est un agent beaucoup moins puissant. C'est un remède à la mode dans les familles ; nos rivales en thérapeutique, les vieilles ladies, le prescrivent souvent contre ce qu'elles appellent le rhumatisme froid ; et je dois avouer que j'ai plusieurs fois constaté l'utilité de leur spécifique : le thé de gingembre. Comme vous l'avez vu, nous associons à ces deux substances le soufre, qui exerce une action excitante toute spéciale sur la peau et sur le tube digestif. Médicament très énergique, le soufre se fraye une voie, pour ainsi dire, à travers tous les tissus du corps, et modifie toutes les sécrétions. Vous le trouverez dans l'urine à l'état de sulfate, vous le retrouverez à la surface de la peau et de l'intestin sous la forme d'acide sulfhydrique. S'il en est ainsi, direz-vous peut-être, pourquoi ai-je prescrit en outre du quinquina ? Je serais fort en peine de vous donner l'explication théorique du fait ; ce qu'il y a de certain, car c'est un résultat de l'expérience, c'est que dans beaucoup de cas de rhumatisme, lorsque la fièvre est tombée et que les accidents locaux sont atténués, le quinquina et les autres toniques sont extrêmement utiles. La crème de tartre, en raison de ses propriétés rafraîchissantes et laxatives, modère l'action des remèdes excitants. Toutes ces substances réunies forment un composé très analogue à la mixture antirhumatismale, connue du peuple sous le nom de *Chelsea Pensioner*.

Cet électuaire se donne ordinairement à la dose de trois petites cuillerées par jour ; il ne peut pas y avoir à cet égard de règle fixe : la seule indication constante est d'agir légèrement sur les intestins, et de produire au moins une fois par jour une selle abondante. Si donc la dose ordinaire ne remplit pas le but, vous devez l'augmenter ; si vous apercevez une tendance à la diarrhée, vous devez au contraire la diminuer. Aussi longtemps que vous continuez l'usage de cet électuaire, vous devez apporter une attention extrême à l'état des fonctions intestinales ; c'est le seul moyen d'assurer à votre malade le bénéfice du traitement. Outre son action sur l'intestin, le mélange ci-dessus possède une influence remarquable sur les fonctions de la peau ; grâce à cette double propriété, il amène souvent en fort peu de temps la terminaison de la maladie. En outre je prescris toujours des bains chauds qui modifient aussi puissamment la surface cutanée, et soulagent les douleurs du rhumatisme.

Avant de terminer notre conférence, je désire vous parler du traitement de la sciatique et du lumbago, affections très voisines du rhumatisme. Lorsqu'elles sont aiguës ou subaiguës, le traitement antiphlogistique est le plus efficace de tous : saignées générales et locales, antimoniaux et poudre de Dover. Les applications de ventouses sur la région lombaire jouissent d'une réputation méritée contre le lumbago; mais il faut que l'opération soit convenablement exécutée; dans la sciatique, il est aussi très utile de faire mettre des ventouses à la partie supérieure de la cuisse au point d'émergence du nerf : il est bon d'employer ici un petit scarificateur, et des verres de très petites dimensions, afin de pouvoir suivre le trajet du nerf. En Allemagne, on se sert de ventouses si petites, qu'on peut en placer dix ou douze les unes à côté des autres sur la région de la cuisse où le nerf est le plus superficiel. Cette pratique mériterait d'être imitée dans notre pays.

Le remède populaire, le bain chaud, est un excellent adjuvant de ce traitement, surtout s'il est précédé d'une douche très chaude. Un jet d'eau chaude lancé avec force sur les lombes, les fesses et les cuisses, semble agir non-seulement par la température, mais encore par la percussion mécanique : l'établissement de Northumberland à Dublin renferme l'appareil nécessaire pour ces douches. Le séjour au lit et les divers moyens que je viens de vous indiquer suffisent dans la plupart des cas. Il en est d'autres cependant où ils restent impuissants : que faut-il faire alors? Il m'est arrivé plusieurs fois de suivre la pratique des docteurs Percival et Cheyne, et de donner tous les jours 2 ou 3 grains d'opium ($0^{gr},12$ ou $0^{gr},18$) unis au calomel et à la poudre de James; j'en ai obtenu de très bons résultats.

J'ai traité avec M. White un malade chez lequel une sciatique et un lumbago négligés d'abord avaient passé en quelque sorte de l'état chronique à l'état aigu, et étaient arrivés à causer d'épouvantables douleurs; le patient, homme robuste et résolu, éprouvait de telles tortures, que la sueur ruisselait sur son visage, toutes les fois qu'il faisait le moindre mouvement, ou même lorsque quelqu'un marchait lourde-

et de 12 grains (0ᵍʳ,72) de poudre de James. Ce mélange fut divisé en huit doses ; le malade devait en prendre une toutes les trois heures. J'ai été tellement frappé de l'efficacité de ce traitement, que j'y ai eu maintes fois recours depuis lors, et qu'aucun autre ne m'inspire autant de confiance. Et pourtant il est passible d'une objection : on est obligé de le continuer jusqu'à ce que les gencives soient touchées, ou même jusqu'à ce que la bouche soit légèrement enflammée. Cet inconvénient n'en est vraiment pas un lorsque la violence de la douleur contraint le malade à garder le lit; mais il rend le remède inapplicable dans les cas subaigus ou chroniques, car le malade veut se livrer à ses occupations ordinaires, et il s'expose forcément à l'air : l'*iodure de potassium* est alors excessivement utile.

J'ai appris à connaître la puissance de ce médicament dans des circonstances qui ne sont point sorties de ma mémoire. C'était en 1839, au mois de juillet : depuis longtemps l'atmosphère était d'une humidité remarquable. Je fus mandé au milieu de la nuit auprès d'une dame qui habitait la campagne; on m'avait envoyé pour faire le trajet une mauvaise voiture de louage. Les coussins étaient très humides, et je n'avais pas fait un demi-mille que j'étais pris d'un lumbago des plus douloureux; lorsque j'arrivai chez la malade, c'est à peine si je pouvais marcher. Le lendemain matin je me sentais mieux, parce que j'avais abondamment transpiré pendant la nuit; cependant je souffrais encore, et comme la saison continuait à être froide et humide (la pluie n'a pour ainsi dire pas cessé du 8 juillet 1839 au 19 février 1840), comme j'étais constamment exposé à ses intempéries et que je ne pouvais prendre le repos qui m'était nécessaire, mon lumbago alla bientôt en empirant, et au bout d'un mois les nerfs fessiers et le sciatique du côté gauche étaient pris à leur tour : j'ai remarqué alors que la douleur descendait graduellement de la région lombaire, de sorte qu'elle mit huit à dix jours pour gagner le jarret, et un temps plus long encore pour arriver au cou-de-pied. J'étais complétement boiteux de ma jambe gauche; je souffrais beaucoup, même dans le lit, et j'étais obligé de recourir à l'aide de mon domestique pour mettre mes bas. Cependant l'état général de ma santé était excellent, mon appétit était bon, mes digestions se faisaient régulièrement, mon urine avait ses caractères naturels. Je mentionne ces détails parce que plusieurs médecins de mes amis me conseillaient de prendre quelques laxatifs antibilieux; ce conseil leur était inspiré par la doctrine d'Abernethy, qui enseigne que beaucoup d'affections locales proviennent d'un trouble gastrique.

Obligé bientôt de chercher dans la thérapeutique un soulagement à mes souffrances, je me fis mettre des ventouses, j'essayai de la douche chaude et de la poudre de Dover, sans obtenir aucune amélioration. Déjà je commençais à craindre d'être contraint de renoncer momentanément à l'exercice de mes devoirs professionnels, et de me confiner chez moi pour me soumettre à un traitement mercuriel èt à quelques applications topiques, lorsque ma bonne étoile me fit rencontrer le docteur Fergusson (de Kildare-street), dont nous déplorons aujourd'hui la perte. Il me donna le conseil de prendre de l'iodure de potassium, et il eut même la bonté de m'envoyer sur-le-champ une pinte (0^{lit},480) de décoction de salsepareille contenant une drachme (4 gram.) de ce sel en solution. Je divisai ce liquide en quatre doses, et j'en pris une tous les jours. Je puis dire en toute vérité que chaque dose me soulageait sensiblement; l'amélioration fut si rapide qu'en quatre jours toute trace de lumbago avait disparu, et que je ne boitais plus du tout. Je ne pris en tout qu'une drachme d'iodure de potassium, mais les bons effets du médicament persistèrent après que j'en eus cessé l'usage, et en moins d'une semaine j'étais parfaitement guéri.

J'ai eu depuis de nombreuses occasions de constater l'efficacité de ce remède, et je vous le recommande de toutes mes forces contre la sciatique et le lumbago subaigus ou chroniques. Il est juste d'ajouter que je prenais l'iodure de potassium dans des conditions très défavorables; car je n'avais renoncé à aucune de mes occupations, et je n'avais rien changé à mon régime habituel. Ce fait prouve avec beaucoup d'autres qu'il est souvent fort peu raisonnable de traiter les inflammations locales par les débilitants.

En dépit du traitement le mieux dirigé, la sciatique peut passer à l'état chronique; dans ce cas il faut essayer successivement à l'intérieur l'huile de térébenthine, le carbonate de fer, l'arsenic, l'extrait de stramonium, le sublimé, les pilules bleues et les iodures, tandis qu'on a recours à l'extérieur à divers moyens excitants, tels que les vésicatoires aux lombes, aux cuisses et aux mollets, l'acupuncture et les frictions avec l'huile de croton. Déjà dans une autre occasion je vous ai conseillé de faire prendre au malade un mélange d'opium et d'essence de térébenthine, et en cas d'insuccès, la poudre de Dover unie au sulfate de quinine. Je voudrais formuler quelques principes généraux qui pussent vous mettre à même de déterminer dans quels cas chacun de ces médicaments est particulièrement indiqué; malheureusement l'expérience vient constamment démentir nos préceptes, et nous devons nous contenter ici d'un traitement empirique.

Le changement de climat et les eaux minérales de Bath, de Buxton, de Harrowgate et de Turnbridge rendent quelquefois de très grands services; quelques malades sont obligés d'avoir recours aux eaux chaudes naturelles de Bagnères ou de Baréges.

Dans les cas tout à fait rebelles, on a l'habitude, dans les services chirurgicaux de Meath-hospital, d'appliquer le cautère actuel en cinq ou six points sur le trajet du nerf affecté. L'application du cautère doit être un peu profonde, afin qu'il produise des ulcérations d'une certaine étendue; ces ulcérations doivent être entretenues pendant deux ou trois semaines au moyen de pansements appropriés. C'est là un procédé fort douloureux : plusieurs jours après la cautérisation, le malade en souffre encore beaucoup, souvent même il croit que la maladie s'est aggravée ; néanmoins, après quelque temps le soulagement devient appréciable, et en résumé je ne connais pas de moyen plus efficace contre les sciatiques anciennes, qui ont résisté à toutes les autres méthodes de traitement (1).

(1) Cette déclaration absolue, cet aveu d'impuissance dont tous les médecins ont pu constater la vérité, permettent d'apprécier, à sa juste valeur, le service que M. le docteur Béhier a rendu à la thérapeutique, en introduisant en France la méthode de Wood. Porter, au moyen d'une injection sous-dermique, les substances médicamenteuses dans l'intimité des tissus et sur le point précis où siége la douleur, tel est le but de cette nouvelle méthode de traitement ; les résultats qu'elle a donnés déjà sont d'une haute importance, et je crois être utile, en entrant à ce sujet dans quelques développements. M. Béhier ne s'est pas borné à vulgariser parmi nous la méthode nouvelle; il en a modifié et perfectionné les procédés. Il en a considérablement étendu les applications, et je ne saurais mieux faire que de consigner ici quelques passages, extraits d'un mémoire qu'il a bien voulu me confier. Ce mémoire a été lu à l'Académie de médecine en la séance du 12 juillet 1859.

« Je me suis servi pour les injections que j'ai pratiquées, dit le savant médecin de l'hôpital Beaujon, non pas de la seringue de Fergusson employée par M. Alex. Wood, mais de la seringue inventée par Pravaz pour les injections de perchlorure de fer. Cette dernière offre, sur celle qu'avait adoptée M. Wood, des avantages que j'indiquerai plus loin. Ce choix fait, comme il s'agissait de médicaments énergiques, et d'un moyen peu connu, j'ai cherché à bien me renseigner sur la façon dont fonctionne ce petit instrument. » Il résulte des recherches de M. Béhier que chaque quart de tour du piston, qui est à vis, donne issue par la canule à une goutte de liquide médicamenteux ; trois quarts de tour sont nécessaires pour remplir la canule, de sorte que pour avoir la dose exacte du liquide déposé dans les tissus, il faut défalquer cette contenance de la canule (3 gouttes) de la quantité totale qui a été employée. La capacité du corps de seringue est de 32 gouttes ; chaque goutte a un poids moyen de 0^{gr},019, soit en chiffre

Le docteur Grogan a observé un fait que je dois vous faire connaître, à cause de son intérêt physiologique. Un jeune homme robuste souffrait

rond 0^{gr},02. Si donc on emploie la dissolution de sulfate d'atropine au centième qu'a adoptée M. Béhier (sulfate d'atropine, 0^{gr},30; eau distillée, 30 grammes), on aura pour chaque goutte, 2 dixièmes de milligramme de sel atropique, soit un milligramme pour cinq gouttes ou cinq quarts de tour de piston.

Après ces indications préliminaires dont on conçoit facilement l'importance, M. Béhier expose en ces termes les résultats qu'il a obtenus :

« Soixante et un malades ont été soumis à ce mode de traitement. Ils étaient affectés des maladies suivantes : névralgie sciatique, 18; névralgies intercostales sans complications, 9; névralgies intercostales chez des sujets atteints de tubercules pulmonaires, 2; névralgie intercostale compliquée de phénomènes tout à fait bizarres, 1; névralgie brachiale, 1; névralgie faciale, 1; pleurodynies, 4; douleurs musculaires rhumatoïdes, 2; contusions, 2; douleurs sympathiques d'un cancer utérin, 1; douleurs liées à d'autres affections, 3. Cette première catégorie de malades, au nombre de 53, a été soumise aux injections avec le sulfate d'atropine.

» Viennent ensuite les malades, au nombre de 7, sur lesquels j'ai pratiqué des injections avec une solution de sulfate de strychnine, savoir : paraplégie suite d'angine couenneuse, 2; paraplégie de cause inconnue et de date ancienne, 1; paralysie de la jambe gauche liée peut-être à une affection névralgique, 1; hémiplégie suite d'hémorrhagie cérébrale, 2; paralysie du bras suite de compression, 1. Enfin j'ai injecté une solution de chlorhydrate de morphine dans un cas de colique avec constipation chez un peintre; colique de plomb légère, 1...... ... Sur 18 sciatiques nous avons constaté positivement 12 guérisons : dans 6 exemples la guérison a été plus que probable, les malades l'ayant annoncée comme telle, mais n'étant pas revenus pour nous permettre de constater l'absence de toute récidive...... 11 névralgies intercostales dont 2 chez des sujets tuberculeux, ont été toutes les 11 guéries chacune par une seule injection au niveau de l'espace intercostal douloureux. La douleur fut enlevée par conséquent en un seul jour, quelle qu'ait été la douleur antérieure de la maladie, et nous avons injecté de 8 à 20 gouttes de solution atropique...... En résumé, nous voyons que chez 53 malades les injections de sulfate d'atropine faites au niveau du point douloureux, quel qu'il fût, ont toujours été efficaces pour calmer les douleurs nerveuses, et elles les ont toujours guéries dans les cas où elles ont pu être suffisamment répétées, c'est-à-dire dans 31 cas sur 53. J'ajouterai que plusieurs des 22 cas qui restent, étaient réellement des cas de guérison bien avancée, tant était grand le soulagement au moment où nous avons perdu les malades de vue.

» Sur deux malades j'ai cherché à étudier comparativement les injections de chlorhydrate de morphine, et je les ai répétées pendant plusieurs jours à doses assez élevées, 24, 30 gouttes par injection. Cette préparation m'a donné des résultats moins satisfaisants, et je me suis hâté de revenir au sulfate d'atropine.

» Chez tous les malades nous avons constaté les signes de l'intoxication atropique plus ou moins bien exprimés : un quart d'heure, une demi-heure ou quelquefois, quoique beaucoup plus rarement, une heure seulement après l'injection, les malades étaient pris de malaise, d'étourdissements, de sécheresse de la gorge, de trouble de la vue. Un homme voyait les objets beaucoup plus gros qu'ils n'étaient réellement, leurs

depuis plus d'une année d'une sciatique qu'on·n'avait pu guérir complétement; par suite, il éprouvait dans la cuisse et dans le mollet·des
spasmes douloureux et des tressaillements musculaires. Ces phénomènes
duraient nuit et jour, et sous l'influence de ces contractions anormales,

contours étaient mal circonscrits. Un autre les voyait tous colorés en rouge, un troisième leur trouvait une teinte verte. Quelques-uns ont éprouvé des hallucinations : une
femme voyait des rats ailés ou non, qui couraient par la salle; un malade croyait voir
les chevaux qu'il a l'habitude de soigner ; il leur parlait et croyait les panser. Enfin le
délire a été chez certains malades plus vif et plus actif; ils se levaient, descendaient
au jardin, et accomplissaient des actes peu raisonnables dont ils ne conservaient pas
le souvenir, une fois revenus à eux-mêmes.

» Chez tous ces malades, l'opium sous forme d'extrait ou de sirop diacode arrêta
tous les phénomènes toxiques. A ce point de vue, mes observations confirment pleinement celles de Giacomini, de M. Cazin et de M. Bell, et l'opium est bien réellement
l'antidote de la belladone, comme celle-ci est réellement un remède très efficace contre
l'empoisonnement par l'opium : je l'ai constaté pour ma part à n'en pas douter.

» Deux ou trois de nos malades ont présenté des éruptions ortiées consécutivement
aux injections atropiques. Enfin il est un phénomène que nous avons retrouvé souvent
aussi, c'est la rétention d'urine avec douleur lors de l'émission des premières portions
de ce liquide, qui déterminaient au méat une sensation de brûlure très pénible. Cette
rétention d'urine a souvent duré plusieurs heures. Un seul individu nous a offert comme
phénomène, produit par la solution atropique, un relâchement du sphincter de l'anus,
et·des émissions involontaires des matières fécales. »

Je ne puis malheureusement suivre M. Béhier dans tous les détails de son mémoire
si riche de faits, si fécond en déductions pratiques. Je dois ajouter cependant qu'il a
tenté le premier les injections de sulfate de strychnine dans des cas de paralysie, et que
les résultats obtenus sont très encourageants pour l'avenir ; d'autre part, il a réussi
plusieurs fois au moyen de l'atropine à arrêter net les vomissements rebelles des hystériques; et les applications de la méthode s'étendent de jour en jour. Peu de temps
après la lecture du travail de M. Béhier, M Courty coupait court à un accès d'asthme en
pratiquant une injection d'atropine sur le trajet du pneumogastrique, et la strychnine
donnait à M. Foucher un très beau succès sur un enfant atteint de prolapsus du rectum. On peut concevoir encore bien d'autres applications utiles, et je sais que M. Béhier
poursuit ses recherches à ce sujet. Depuis la publication de son premier mémoire, il
a pratiqué un nombre considérable d'injections hypodermiques; il a atteint aujourd'hui
le chiffre de quatre mille, et il n'a pas eu un seul exemple d'accidents locaux. Cette
immunité absolue provient sans doute de ce qu'il a substitué un trocart délié au dard
étalé de Wood, et à ce qu'il se sert d'une canule trois fois plus petite. Deux particularités méritent encore d'être notées : l'innocuité complète des accidents cérébraux déterminés par l'atropine, et l'impossibilité de prévoir, dans un cas particulier, la dose
nécessaire pour les produire : cette dose varie dans des limites très étendues, selon la
susceptibilité individuelle de chaque sujet.

Telle est, dans ce qu'elle a de fondamental, la méthode des injections sous-cutanées;
l'importance du sujet justifiera, je l'espère, la longueur de cette note, car il y a là une
véritable conquête thérapeutique.   (Note du Trad.)

les fibres musculaires s'étaient hypertrophiées, et tout le membre avait gagné en développement ; il présentait des formes athlétiques, et dépassait de beaucoup, en volume, le membre douloureux. Ce fait, messieurs, est fort remarquable ; car, dans la majorité des cas, la sciatique chronique amène la flaccidité et l'atrophie de la région fessière et du membre inférieur. Chez le malade du docteur Grogan, l'hypertrophie disparut en moins d'un mois, après l'application du cautère actuel.

Comme le médecin praticien ne doit négliger aucun détail, quelque trivial qu'il puisse paraître, lorsque ce détail a trait à la santé des malades, je veux vous signaler quelques particularités dont je vous engage à tenir compte. Les personnes qui sont sujettes au lumbago doivent éviter autant que possible de rester dans la position fléchie et inclinée, surtout si elles sont, pendant ce temps, exposées au froid : c'est pour négliger ce précepte que les hommes sont si souvent pris de lumbago, tandis qu'ils sont occupés à se faire la barbe. Pour échapper à cet accident, il faut s'asseoir devant sa glace, ou bien, si l'on veut se tenir debout, il faut que le miroir soit assez élevé pour que le corps puisse rester complétement droit. Il en est d'autres qui sont atteints de douleurs lombaires au moment où ils mettent leurs bottes ; ils éviteront le danger en faisant usage de crochets dont les tiges auront environ quatorze pouces de long ; par ce moyen, au moment de l'effort que nécessite l'introduction du pied, le membre inférieur et le tronc seront à peu près sur une même ligne droite. Les personnes qui craignent d'être prises de lumbago ou de sciatique doivent porter constamment des caleçons solides à ceinture large ; cette ceinture doit être faite avec un tissu chaud, résistant et élastique, afin qu'elle puisse être serrée très fortement sans inconvénient.

TRENTE-TROISIÈME LEÇON.

AFFECTIONS DU CERVEAU ET DU SYSTÈME NERVEUX.

PATHOGÉNIE DES AFFECTIONS DU SYSTÈME NERVEUX.

Doctrine nouvelle.—Une modification anomale des extrémités périphériques des nerfs peut être une cause de paralysie.— Observations.— Effets du froid.— L'épidémie de Paris est un exemple d'affection du système nerveux débutant à la périphérie. L'hémiplégie et la paraplégie peuvent débuter par les extrémités nerveuses. — Démonstration de ces vues nouvelles par la paralysie saturnine.— Douleur spinale des maladies chroniques et des affections hystériques.— Observations.— Paralysie des aliénés.

MESSIEURS,

Avant de procéder à l'étude des affections du cerveau et de la moelle épinière, je crois utile de consacrer quelques instants à la pathogénie générale des affections du système nerveux, et je vous prie de m'accorder toute votre attention. Le sujet est fort intéressant en lui-même, et il n'en est pas sur lequel mes opinions s'écartent autant de celles qui sont généralement admises. Ce que je me propose en ce moment, c'est moins de vous donner la description de quelque maladie en particulier, que de vous faire connaître les principes généraux qui doivent vous servir de guide dans l'étude si difficile des affections du système nerveux. Après avoir attentivement observé les symptômes par lesquels ces affections révèlent leur existence, les pathologistes ont concentré toute leur attention sur les organes centraux, et ils en sont arrivés à les regarder comme le seul point de départ possible de toutes les perturbations nerveuses. Étudiez les ouvrages de Rostan, de Lallemand, d'Abercrombie, de tous ceux enfin qui ont traité ce sujet, et vous verrez que tous limitent leurs investigations au cerveau, au cervelet et à la moelle; c'est là seulement qu'ils cherchent les causes des troubles fonctionnels observés ailleurs, oubliant ainsi que ces causes peuvent résider dans les nerfs eux-mêmes, ou dans leurs extrémités terminales, que je désignerai sous le nom de *parties périphériques*.

Songez, messieurs, à la genèse et à l'évolution du système cérébro-spinal ; rappelez-vous que, chez le fœtus, les cordons nerveux préexistent aux premiers vestiges du cerveau, et vous ne serez pas éloignés d'admettre que l'activité fonctionnelle des nerfs peut être troublée par des modifications dont ils sont eux-mêmes le point de départ, et qui ne procèdent point du tout des organes centraux. En d'autres termes, le dépérissement et la mort de l'arbre nerveux ne peuvent-ils pas commencer par les rameaux extrêmes ? Ces derniers ne peuvent-ils pas se flétrir, tandis que le tronc d'où ils émanent conserve toute sa vigueur ?

Les médecins ont commis ici la même erreur que pour les affections du système vasculaire ; c'est seulement depuis peu que, prenant en considération les forces qui modifient la circulation dans les organes malades, ils ont commencé à tenir compte de l'action prépondérante des capillaires, et a convenir qu'elle est indépendante de l'impulsion du cœur et de la *vis a tergo ;* c'est seulement depuis peu qu'ils ont reconnu cette vérité capitale, savoir que les troubles de la circula-tion peuvent commencer dans les parties périphériques de l'arbre vasculaire.

J'accorde très volontiers que dans un grand nombre de cas de para-lysie généralisée, l'affection du système musculaire est produite par une altération des *centres nerveux ;* mais il n'est pas moins évident qu'une lésion des *parties périphériques* peut causer dans les nerfs un trouble fonctionnel, qui donne lieu à une paralysie. Si nous avons l'habitude de chercher l'explication des phénomènes paralytiques dans une lésion centrale plutôt que dans une lésion de la périphérie, c'est simplement parce que cette interprétation nous permet de comprendre l'affection simultanée d'un grand nombre d'organes à la fois. Si les hémisphères cérébraux, la moelle ou le cervelet sont comprimés ou altérés, toutes les parties à l'innervation desquelles ils président, subis-sent consécutivement une perturbation fonctionnelle : rien de plus clair, rien de plus simple. Mais si une altération quelconque, après avoir atteint en un point les extrémités terminales des nerfs, vient faire sentir son influence sur un autre point, la translation est au moins étrange, et il nous est fort difficile de concevoir pourquoi la paralysie d'une partie en produit une ailleurs.

Une question se présente tout naturellement ici : une paralysie locale peut-elle, en s'étendant du côté des centres nerveux, déterminer une paralysie secondaire sur un point plus ou moins éloigné? Or, je dois le dire, on ne se préoccupe pas assez de cette question : elle ne me paraît pas avoir jamais été l'objet d'une étude attentive, et cependant ces recherches sont d'une importance considérable au point de vue pratique, et elles pourraient jeter un nouveau jour sur certaines manifestations morbides fort obscures et fort embarrassantes.

Je veux vous démontrer aujourd'hui, premièrement, que la paralysie (quelle qu'en soit la cause) qui affecte une portion des extrémités périphériques des nerfs, peut atteindre aussi les branches nerveuses terminales sur d'autres points; secondement, que la douleur développée sur un point peut déterminer ailleurs une sensation semblable ; troisièmement enfin, que les convulsions qui résultent de l'irritation d'un des points du système nerveux périphérique peuvent produire des phénomènes convulsifs analogues dans d'autres parties du corps. Vous voyez, messieurs, que je m'adresse successivement ici aux trois ordres de symptômes qui caractérisent les affections du système nerveux, savoir la paralysie, la douleur, les convulsions. Si je réussis à établir que chacun de ces phénomènes peut être produit à distance par des causes qui agissent sur les extrémités périphériques des nerfs, ma thèse sera démontrée.

Je me trouvais il y quelques jours chez un de mes clients, lorsqu'une jeune dame me dit qu'elle s'était blessée au côté interne du doigt annulaire avec une aiguille émoussée, et que depuis elle éprouvait dans ce doigt un engourdissement considérable, accompagné d'une grande diminution de la sensibilité. Je lui dis aussitôt : « Votre petit doigt est aussi engourdi. » Vous savez que ces deux doigts sont animés par la même branche du cubital. Le petit doigt était réellement aussi engourdi que celui qui avait été blessé. Quelle était l'explication de ce fait ?

Le côté interne de l'annulaire avait été piqué avec une aiguille émoussée; cette impression anomale exercée sur les expansions nerveuses terminales n'avait pas seulement amené l'engourdissement du doigt lésé, mais elle s'était propagée par un trajet rétrograde du côté des centres nerveux, et avait été atteindre, bien au-dessus de la plaie, la branche que le nerf cubital envoie au petit doigt. Nous voyons donc ici une cause accidentelle amener l'engourdissement d'une branche nerveuse, faire sentir son influence sur un autre rameau, et donner lieu en définitive aux mêmes phénomènes que si elle avait agi sur le tronc même du cubital. Le fait est sans réplique.

Nous avons en ce moment même dans notre service un exemple de paralysie tout à fait analogue : je veux parler de cette pauvre femme qui a des douleurs rhumatismales dans différentes parties du corps. Longtemps j'ai cherché la cause de cette paralysie dans les organes centraux, aujourd'hui je conçois très bien qu'elle puisse siéger à la périphérie. Vous vous souvenez peut-être que j'ai déjà appelé votre attention sur ce point, au lit même de la malade ; je vous ai dit que l'engourdissement des membres est très souvent observé dans la goutte et dans le rhumatisme, et que chez les sujets âgés, il doit faire craindre la paralysie. Du reste, les malades avancés en âge sont tellement alarmés par ces symptômes d'engourdissement, qu'ils se hâtent de demander les conseils de leur médecin. Tantôt ces symptômes précèdent une attaque de goutte, tantôt ils accompagnent l'arthrite rhumatismale et la *phlegmatia dolens.* Je serais fort en peine de vous donner l'explication de ce fait, mais il est certain ; et je vous engage à ne jamais le perdre de vue. Je me rappelle avoir vu cette paralysie périphérique survenir chez un homme d'une constitution goutteuse, et je vois encore sa surprise lorsque M. Kirby, son médecin, lui annonça qu'il allait avoir un accès de goutte. Après avoir pris une boisson chaude et excitante, le malade se mit au lit, et le lendemain matin il avait une attaque de goutte régulière.

Mais je reviens. Si vous maniez de la neige, si vous plongez vos mains dans un mélange réfrigérant ou dans un liquide d'une basse température, au bout de quelque temps les parties refroidies perdent leur sensibilité, puis leur motilité, et vous avez ainsi produit une paralysie locale momentanée, mais complète. Ces faits sont connus de tous. Mais il est un point qui n'a pas été signalé et qui se rattache directement à notre sujet. Cette paralysie n'est pas limitée aux doigts et aux mains, elle s'étend plus loin : faites l'expérience, et vous verrez que les muscles de l'avant-bras ne peuvent plus exécuter les mouvements de flexion et d'extension, et que l'articulation du poignet est presque immobilisée. Ces muscles sont donc atteints par l'affection paralytique des parties refroidies ; et cependant, profondément situés, protégés par les vêtements, ils sont restés complètement à l'abri du froid. Ce nouvel exemple confirme notre première proposition : les causes qui frappent de paralysie les extrémités périphériques des nerfs n'ont pas toujours une

des centres nerveux et atteindre des parties plus ou moins éloignées.

Puisque j'ai parlé des effets du froid, je veux vous signaler quelques particularités très curieuses qui ont été constatées par Hunter, Edwards, Marshall-Hall, et par d'autres expérimentateurs. La paralysie produite par le froid est ordinairement partielle, mais dans quelques cas elle est générale, et néanmoins elle ne cause pas la mort. Je me souviens, entre autres, d'une expérience dans laquelle on avait enseveli un chien sous la neige; il y resta deux jours. Lorsqu'on le retira, il était insensible et complétement rigide, et il fut jeté comme mort sur un fumier. Au bout de quelque temps, le pauvre animal commença à donner quelques signes de vie, et finalement il revint à la santé. Le docteur Abercrombie a déjà signalé l'action du froid, et il a cité un cas dans lequel une paraplégie produite sous cette influence a persisté pendant huit mois. Vous savez tous qu'un courant d'air froid peut causer une paralysie faciale qui durera des mois entiers.

Nous avons actuellement dans nos salles un homme qui a été atteint de paraplégie, parce qu'il avait eu les pieds exposés au froid et à l'humidité, en transportant de l'eau dans une carrière. La même chose arrive aux pêcheurs et aux chasseurs de bécassines; et notez que la paralysie dans ces cas-là n'est point limitée aux parties qui ont reçu directement l'impression du froid et de l'humidité; elle s'étend du côté des centres nerveux, de manière à se transformer en une véritable paraplégie. J'ai été moi-même exposé à un froid très intense à bord d'un navire, et j'ai remarqué que les marins qui avaient le plus souffert de l'abaissement de la température, en ressentirent les effets pendant tout le reste de notre traversée. Il est certain que les phénomènes produits par le froid peuvent persister pendant plusieurs mois; je vous ai rappelé un cas cité par Abercrombie, dans lequel la paraplégie a duré huit mois; le même auteur rapporte un autre fait dans lequel une paralysie, née également sous l'influence du froid, a été définitive.

Au printemps de 1828, la singulière *épidémie de Paris* (1) nous a fourni un exemple extrêmement remarquable d'une affection du système nerveux, débutant à la périphérie et restant indépendante de toute lésion

(1) L'acrodynie régna épidémiquement à Paris en 1828 et 1829 ; pendant l'hiver rigoureux de 1829 à 1830, la maladie céda à peu près complétement. On observa toutefois encore quelques cas isolés en 1831 et en 1832, et depuis lors il n'a plus été question de cette singulière affection. MM. Monneret et de la Berge lui ont consacré dans leur *Compendium* un article plein d'intérêt.   (Note du TRAD.)

du cerveau ou de la moelle. Chomel a décrit cette épidémie dans le neuvième numéro du *Journal hebdomadaire*, et comme j'ai observé moi-même cette maladie pendant les mois de juillet et août de la même année, je puis me porter garant de l'exactitude de cette description. Cette maladie, qui attaquait souvent des individus d'une excellente constitution, commençait par des picotements et des douleurs dans les mains et dans les pieds ; la sensibilité de ces parties était telle que le patient ne pouvait supporter le contact de ses couvertures. Après quelques jours, ou même au bout de quelques heures, la sensibilité diminuait ou disparaissait dans les membres affectés ; bientôt les malades ne pouvaient plus distinguer ni la forme, ni la nature, ni la température des objets ; le pouvoir moteur était atteint à son tour, et la paralysie devenait complète. Or cette paralysie n'était pas bornée aux mains et aux pieds ; elle gagnait peu à peu du terrain, jusqu'à ce qu'elle occupât les membres dans toute leur étendue. Cet état se prolongeait pendant des semaines et des mois, et durant tout ce temps, les pauvres malades restaient couchés dans leur lit, sans mouvement et sans forces.

Tous les remèdes possibles furent essayés successivement, mais sans succès. Dans quelques cas, les fonctions gastro-intestinales étaient troublées, et la maladie compromettait la santé générale, ou même elle causait la mort ; chez d'autres individus, toutes les fonctions s'accomplissaient aussi bien qu'auparavant, l'appétit restait bon, mais la paralysie persistait. Plus tard le mouvement et la sensibilité revenaient peu à peu, et la guérison était complète ; quelquefois cependant la paralysie était très capricieuse dans ses allures ; elle ne disparaissait que pour renaître quelque temps après.

Je n'ai pas besoin de vous dire que les médecins français fouillèrent avec le plus grand soin les centres nerveux, dans l'espoir d'y trouver la cause de ces étranges désordres ; mais toutes leurs recherches furent vaines ; ils ne purent découvrir nulle part aucune altération appréciable. Voilà certes, messieurs, un exemple remarquable de paralysie, marchant progressivement des extrémités vers le centre, et ici, les phénomènes paralytiques occupaient tous les organes périphériques, exactement comme s'ils avaient eu leur point de départ dans une des parties centrales du système nerveux. Qui pourrait, en présence de faits aussi démonstratifs, hésiter à admettre que la paralysie et même l'hémiplégie peuvent provenir d'une affection primitive des extrémités des nerfs, en dehors de toute lésion du cerveau et de la moelle ?

Je vous ferai remarquer *en passant* que, lorsque la paralysie frappe simultanément les deux membres du même côté, on peut la rapporter à bon droit à une altération des centres nerveux ; mais il n'en est plus de même lorsque la marche des accidents est progressive, comme cela avait lieu chez un malade qui était dans le service du docteur Stokes. Voici l'observation telle qu'elle a été recueillie par M. Hudson : « James Moore entre à l'hôpital le 14 mars ; il est atteint d'une paraplégie qu'il attribue au froid et à l'humidité. Il y a un mois, il s'est aperçu qu'il avait un peu de roideur dans le gros orteil du pied droit ; peu après, il a éprouvé un sentiment de froid et d'engourdissement dans la plante du pied, puis dans la jambe jusqu'au genou ; il était obligé de traîner son membre en marchant. En même temps que la paralysie s'étendait à droite, vers la cuisse, elle attaquait le pied gauche ; au bout de quelques jours, la sensibilité était complétement éteinte à droite et incomplétement à gauche ; l'abolition du mouvement était telle que le malade ne pouvait faire un pas sans être soutenu. Il y avait trois semaines que ces accidents avaient débuté, lorsqu'il fut pris d'engourdissement dans le petit doigt de la main droite ; bientôt il perdit presque entièrement le sens du toucher et la faculté de saisir les objets ; enfin, il fut atteint de rétention d'urine et d'une constipation opiniâtre. Du reste, pas de céphalalgie, aucune douleur le long de la colonne vertébrale. L'intelligence était intacte, les pupilles étaient normales, le pouls, le sommeil et l'appétit étaient parfaitement réguliers. » On avait affaire ici à cette espèce de paralysie que je voudrais désigner sous le nom de *progressive ;* les accidents avaient évidemment pour point de départ une affection des nerfs périphériques.

Les faits précédents établissent que l'altération d'un des points du système nerveux peut retentir ailleurs, et amener la paralysie d'organes plus ou moins éloignés ; mais ce n'est pas tout ; certaines substances qui exercent sur l'appareil de l'innervation une influence morbifique, produisent des résultats semblables à ceux que je viens de vous faire connaître.

Vous savez tous que le plomb entraîne souvent la paralysie ; celle-ci provient de l'application locale du métal, et les effets de cette application se font surtout sentir dans les parties qui sont directement en contact avec lui. Dans la colique des peintres, la paralysie débute presque invariablement par les mains et par les poignets ; je dois dire toutefois qu'elle est fréquemment précédée d'une intoxication générale que nous révèlent les coliques et l'affection de l'intestin (1). Le docteur Bright a fait remarquer que dans la colique saturnine on observe souvent une sensibilité anomale le long de la colonne vertébrale, dans la région cervicale, si ce sont les membres supérieurs qui sont paralysés, dans la région lombaire, si ce sont les membres inférieurs. Cela peut être, mais il ne faut pas oublier que la douleur spinale est souvent la conséquence et non pas la cause de l'affection des extrémités ; il en est ainsi, selon moi, dans la colique des peintres.

Nous voyons dans cet hôpital un grand nombre de malades qui ont les membres supérieurs paralysés, et qui n'éprouvent au début aucune douleur du côté de la moelle ; mais, lorsque les accidents durent depuis un certain temps, il n'en est plus de même, et l'on voit survenir la douleur spinale. Le plus souvent il en résulte une aggravation des phénomènes morbides, mais dans un certain nombre de cas, aucune manifestation appréciable ne révèle ce nouveau symptôme ; vous n'êtes donc point autorisés à croire que l'irritation de la moelle précède constamment la paralysie que vous observez dans la colique de plomb. Je vous ai fait constater l'existence de cette douleur spinale chez deux malades de notre service qui étaient atteints de péritonite et de gastrite aiguës ; c'est presque toujours ainsi que les choses se passent. Lorsque les filets nerveux qui se distribuent aux parois ou aux viscères de l'abdomen sont soumis à une impression anomale, on constate au bout de quelque temps de la sensibilité et de la douleur le long de la colonne vertébrale ; ces phénomènes sont la conséquence de l'affection périphérique. Je conviens d'ailleurs que tous les symptômes s'aggravent, aussitôt que la moelle est touchée, soit que vous ayez affaire à une péritonite ou à une tympanite, soit qu'il s'agisse de cette tuméfaction du ventre qui mérite le nom de météorisme hystérique.

(1) Joseph Frank avait dit : Le plomb, en effet, considéré comme cause prochaine de la maladie qui nous occupe, paraît agir de deux manières ; rarement son influence détermine une inflammation des intestins, mais fort souvent il affecte les nerfs, surtout ceux de la moelle épinière et de l'abdomen, et porte dans leur action un trouble d'où résultent soit des spasmes et des douleurs, soit de la paralysie et l'hébétude des sens. » (*Loc. cit.*, VI, p. 181.)

« Il faut admettre, dit M. le professeur Grisolle, que la paralysie résulte d'une action directe exercée par le plomb sur le système nerveux, plutôt que de la regarder, avec beaucoup de médecins, comme un effet sympathique de la colique ; car celle-ci manque quelquefois quand la première existe ; la paralysie n'arrive que vers son déclin ou lorsqu'elle a cessé ; enfin nous avons dit qu'il n'y a aucune corrélation entre l'intensité des coliques et la fréquence de la paralysie. » (*Pathologie interne*, III, 5ᵉ édit. Paris, 1852.)   (Note du Trad.)

Ceci nous conduit à une question pratique fort importante : dans le traitement des affections chroniques, devons-nous considérer l'affection de la moelle comme la cause ou comme la conséquence de la maladie? Souvent les phénomènes hystériques rebelles que vous avez à combattre sont précédés de douleurs spinales, mais dans une foule de cas ce symptôme manque absolument. J'insiste sur ce point, parce que beaucoup de médecins ont été induits en erreur par les assertions de M. Teale, et de ceux qui, avec lui, regardent l'irritation de la moelle comme l'accident primitif. Qu'arrive-t-il alors? Dès qu'une femme accuse quelques symptômes obscurs du côté du ventre ou de la poitrine, on examine avec le soin le plus minutieux toute la région vertébrale, et si l'on parvient à développer sur un point la moindre sensibilité, vite on met des sangsues, on applique des vésicatoires, on fait faire des frictions stibiées.

Or, je ne crains pas de le dire, il arrive souvent que cette pratique n'est point du tout justifiée. Ne vous laissez donc point aller à une aveugle routine; faites-vous renseigner, autant que vous le pourrez, sur la marche des phénomènes, efforcez-vous de découvrir si ce sont les parties centrales ou les parties périphériques qui ont été les premières atteintes; dans ce dernier cas, vous ne devez rien attendre des applications locales sur la colonne vertébrale; elles vous seront utiles au contraire si l'affection a réellement marché du centre à la circonférence.

Il est un autre fait dont il importe de tenir compte : les inflammations intestinales violentes peuvent déterminer la paralysie des extrémités inférieures. Un jeune homme, dont je vous parlerai plus longuement ailleurs, fut atteint d'une obstruction intestinale après avoir mangé des noix, il fut pris bientôt après d'une entérite et d'une péritonite des plus sévères, et il eut deux rechutes; il triompha, non sans peine, de ces accidents, mais il resta paralysé des membres inférieurs. Au bout de deux mois seulement, l'affection paralytique disparut sous l'influence de liniments excitants. Ce malade a été observé par MM. Kirby et Cusack. Dans un autre cas, pour lequel le docteur Ireland me fit l'honneur de me consulter, des vomissements opiniâtres furent suivis de paralysie des extrémités inférieures.

Ce que je veux vous montrer, ce que je voudrais graver à jamais dans votre esprit, c'est que la douleur, la paralysie et les convulsions peuvent naître sous l'influence d'une affection périphérique des nerfs et s'étendre du côté des organes centraux, de sorte que ces phénomènes finissent par être confondus avec ceux qui résultent d'une alté-

ration primitive des centres nerveux. Vous avez vu James Moore atteint
d'une hémiplégie, qui, j'en suis certain, avait son point de départ dans
les expansions terminales des nerfs; vous avez vu également la péritonite, l'irritation gastrique et la colique de plomb amener une affection consécutive de la moelle. Il arrive même assez souvent que ces
affections paralytiques d'origine périphérique finissent par compromettre non-seulement la moelle épinière, mais le cerveau lui-même.
On ne doit donc pas affirmer que toutes les paralysies qui affectent le
cerveau ont débuté tout d'abord par cet organe. Et pour n'en citer
qu'une preuve, pourrions-nous rapporter à une lésion encéphalique
l'amaurose partielle dont le docteur Woolaston fut atteint si longtemps
avant sa mort? Vous savez qu'il présenta à plusieurs reprises une paralysie d'une moitié de la rétine de chaque côté, de sorte qu'il ne voyait
alors que la moitié des objets; il s'est même appuyé sur ce fait pour
soutenir la semi-décussation des nerfs optiques. Ces phénomènes se re-
produisirent plusieurs fois, mais jamais ils ne furent de longue durée;
et à l'époque de leur première apparition, il n'y avait certainement chez
l'illustre malade aucun symptôme d'affection cérébrale.

Il y a quelque temps, j'observais avec le docteur Brereton un bien
singulier exemple de vision anomale; c'était chez un riche libraire qui
avait perdu un œil à la suite d'un accident. Il me racontait qu'en gra-
vissant un jour une colline voisine de Clonskeagh, il s'était aperçu qu'il
voyait deux hommes devant lui, bien qu'il n'y en eût en réalité qu'un
seul; mais ces hommes lui semblaient partagés en deux, comme si une
coupe verticale les eût divisés en deux moitiés. Je pressai mon malade
de questions, persuadé d'abord qu'il ne s'agissait que d'un effet d'imagination, mais il m'affirma qu'il n'en était pas ainsi et qu'il voyait
réellement double. Or, il n'existe ici qu'une seule interprétation possible. Vous savez que, lorsque la vision est très altérée, l'œil conserve
souvent la faculté d'être impressionné par la lumière, quoiqu'il ne
puisse plus distinguer les objets; il est probable que chez notre libraire,
une paralysie partielle et momentanée de la rétine selon le plan vertical, produisait une ligne blanche qui coupait les objets en deux moitiés
également verticales.

J'ai donné des soins avec le docteur Beatty, à une belle jeune femme
qui avait été frappée d'une amaurose subite et complète sans douleurs
de tête, sans phénomènes cérébraux antérieurs. Lorsque j'arrivai près
d'elle, elle se promenait dans son salon; elle avait conservé sa gaieté,
elle avait un excellent appétit, mais elle était complétement aveugle.

Au bout de quelques jours, cette malade tomba dans le coma et mourut.

Mais il est d'autres faits qui viennent plus directement encore à l'appui des propositions que j'ai formulées. Lorsque le nerf frontal est blessé, la paralysie n'est pas limitée aux parties qu'il anime; l'impression anomale subie par la branche frontale, se propage vers les centres nerveux, affecte les rameaux anastomotiques, puis par suite des communications que le ganglion ophthalmique établit entre ces nerfs et ceux de l'œil, elle va retentir sur le nerf optique, et produit l'amaurose. Il fut un temps où j'interprétais autrement cette série de phénomènes: chez plusieurs animaux, chez la taupe par exemple, la cinquième paire d'où provient le nerf frontal est le véritable nerf de la vision, ces animaux manquant de nerf optique (1); partant de ce fait, j'avais cru trouver dans une analogie éloignée l'explication de la cécité qui survient quelquefois après la blessure de la branche frontale. Mais cette interprétation n'était certainement pas satisfaisante, tandis que je conçois fort bien aujourd'hui que la lésion d'un nerf qui est en communication avec le nerf optique, puisse en compromettre et en abolir les fonctions (2).

Il vous arrivera certainement de rencontrer des personnes qui, au déclin de la vie, et en pleine santé d'ailleurs, présentent de légers signes de paralysie; les allures de cette affection sont incertaines et capricieuses, l'apparition en est irrégulière, la durée en est variable;

---

(1) Le révérend M. Bree a rapporté dans le *Magazine of general History* un exemple remarquable d'absence ou d'imperfection d'une paire de nerfs : « Il y avait chez moi une chatte blanche de race persane qui était la favorite de la maison. Cette chatte était complétement sourde. Elle fit plusieurs fois des petits dont les uns étaient parfaitement blancs comme elle, tandis que les autres étaient plus ou moins tachetés. Or, voici le fait curieux : parmi les petits chats d'une même portée, ceux qui étaient blancs comme la mère étaient sourds comme elle, ceux qui étaient tachetés, avaient l'ouïe normalement développée. (L'AUTEUR.)

(2) « Indépendamment des nerfs ciliaires, dit M. Sappey, le ganglion ophthalmique fournirait, suivant Tiedemann, un filet qui pénètre dans le centre du nerf optique avec l'artère centrale de la rétine, et qui irait se perdre dans l'épaisseur de cette membrane. M. Longet a vu également deux filets extrèmement ténus qui, après s'être détachés de ce ganglion, s'appliquaient à l'artere centrale de la rétine et plongeaient avec elle dans le nerf optique, mais il n'a pu les poursuivre plus loin. » (*Traité d'anat. desc.*, II, p. 221. Paris, 1852.)

Quelle que soit la destination ultérieure de ces filets nerveux, leur existence bien constatée suffit pour rendre compte des communications qui relient le nerf optique à la branche ophthalmique de la cinquième paire. (Note du TRAD.)

tantôt elle se montre à propos du moindre exercice physique, tantôt
elle est à peine appréciable dans les mêmes circonstances; pendant un
certain temps, vous en observerez plusieurs attaques successives, puis
des mois entiers s'écouleront sans que vous puissiez en découvrir le
plus léger vestige. J'ai pu suivre des cas de ce genre pendant plusieurs
mois; il en est un entre autres que j'ai étudié pendant des années. Ce
dernier malade éprouvait de la faiblesse et de la pesanteur dans les
membres, et toutes les fois qu'il était fatigué, il traînait péniblement
une de ses jambes; mais si, en rentrant chez lui, il avalait un verre de
vin, il se remettait complétement, et tous ces symptômes disparaissaient. Les choses allèrent ainsi pendant fort longtemps; cette paralysie
incomplète occupait tantôt l'un des membres inférieurs, tantôt l'autre.
Plus tard cet homme fut frappé d'une paralysie plus sérieuse qui céda
néanmoins au bout de quelque temps; enfin il fut pris d'une paralysie
unilatérale persistante, et bientôt après il fut emporté par une affection
du cerveau.

Ces paralysies incomplètes des extrémités, d'abord passagères et sans
gravité, finissent souvent par aboutir à un ramollissement ou à un
épanchement. Pendant longtemps j'ai cru que ces phénomènes paralytiques fugaces dépendaient d'une congestion partielle du cerveau;
d'autres les attribuent à un épanchement peu considérable; il n'en est
rien. Des individus peuvent succomber après avoir souffert pendant
quelque temps d'une hémiplégie confirmée, et ne présenter cependant
aucune altération dans l'encéphale: il s'agit alors de cette *paralysie
progressive* qui, frappant d'abord les extrémités nerveuses périphériques, gagne peu à peu les organes centraux de l'innervation (1).

Ce n'est qu'en regardant les affections de ce genre comme des para-

(1) M. le docteur Gubler est à ma connaissance le premier médecin français qui ait
appelé l'attention sur cette forme de paralysie, dans laquelle les symptômes, débutant
par les extrémités des membres, se propagent successivement aux régions les plus
élevées du corps; dans sa marche progressive ascendante, cette paralysie finit par
atteindre, au bout d'un temps plus ou moins long, des organes dont l'intégrité fonctionnelle est indispensable à la conservation de la vie, le diaphragme et les muscles
respirateurs par exemple, et la mort survient alors en quelques instants. Chez un malade
du service de M. Gubler, les phénomènes avaient marché avec une grande rapidité, et
l'on ne trouva à l'autopsie aucune lésion appréciable du système nerveux, même à
l'examen microscopique. Cette dernière condition est d'une haute importance, car elle
manque dans les observations du médecin de Dublin. L'histoire de ce malade a été
publiée par M. O. Landry dans le *Moniteur des hôpitaux* de 1859, sous le titre de :
Paralysie ascendante aiguë.   (Note du TRAD.)

lysies locales, indépendantes de toute lésion des centres nerveux, que
nous pouvons concevoir l'origine et la nature de ces paralysies du del-
toïde, sur lesquelles le docteur Elliotson a fait d'intéressantes recherches. *C'est la seule interprétation possible des faits suivants*, relatés par
le docteur Cooke dans son admirable travail sur la paralysie.

« J'ai récemment observé un cas d'hémiplégie anomale dans des
circonstances vraiment extraordinaires. Un officier supérieur, qui est
âgé aujourd'hui de soixante ans, avait éprouvé, en 1795, un affaiblissement notable dans la main droite. Il s'était soumis à divers traitements, mais les accidents n'avaient fait que s'accroître jusqu'en 1800 ;
à ce moment-là, sous l'influence d'une salivation mercurielle qu'avait
conseillée M. Cline, l'affection fut arrêtée dans sa marche progressive,
et depuis elle est restée stationnaire. Or voici quel est l'état de ce malade. Les muscles du bras gauche, depuis l'épaule jusqu'au coude, sont
considérablement atrophiés, et ils ont perdu presque toute leur force ;
les muscles de l'avant-bras ont conservé leur volume normal, et leur
puissance est à peine diminuée. Du côté droit, on observe précisément
le contraire : les muscles du bras ont conservé leur développement naturel, ils jouissent de la plénitude de leur action ; ceux de l'avant-bras
sont atrophiés, et les mouvements, surtout ceux des doigts, sont presque
entièrement abolis. Sous tous les autres rapports, cet officier jouit d'une
parfaite santé. On n'a jamais pu assigner aucune cause à cette affection,
et elle a résisté à toutes les méthodes de traitement jusqu'au moment
où les mercuriaux en ont arrêté les progrès, à l'époque que j'ai indiquée. Depuis lors, on n'a fait aucune médication, et les accidents ne se
sont point aggravés (1).

(1) Je ne puis me permettre assurément de discuter les faits rapportés par Graves ;
cependant je dois dire que l'observation de Cooke, qu'il donne comme un exemple de
paralysie périphérique localisée, me paraît se rapporter bien plutôt à l'atrophie musculaire, affection dont le processus morbide est tout différent, et qui n'a de commun avec
la paralysie que l'impuissance du membre, par suite de la destruction partielle ou totale du tissu contractile. Dans les paralysies anciennes on voit les muscles des membres affectés s'atrophier peu à peu, mais ici l'atrophie est un phénomène secondaire ;
dans l'atrophie musculaire proprement dite, la transformation morbide du tissu est le
point de départ de tous les accidents, la paralysie est consécutive et ne reconnaît d'autre cause que l'insuffisance des éléments contractiles. — Il y aurait à rechercher
maintenant quelle est la cause de cette destruction du tissu musculaire ; il faudrait
examiner si elle doit être rapportée à une perturbation du système nerveux central ou
périphérique, ou bien si elle doit être localisée dans les muscles eux-mêmes ; mais une
telle discussion m'entraînerait trop loin ; elle serait en outre déplacée, puisque Graves

» M. Kératry a publié récemment un cas de paralysie généralisée, dont les détails sont extrêmement curieux. Il a rapporté ce fait pour montrer qu'il suffit d'un souffle de vie pour maintenir l'intégrité de l'intelligence. « Il existe actuellement, dans le département d'Ille-et-Vilaine, un homme qui, après avoir été aveugle pendant dix ans, a perdu le sens de l'ouïe, et a été atteint bientôt après d'une paralysie généralisée ; cette paralysie occupe les membres, le tronc, tout le corps en un mot, sauf une portion de la face ; le malade a conservé la parole ; les fonctions digestives, respiratoires et circulatoires sont régulièrement accomplies. Dans cet état déplorable, ajoute M. Kératry, ce malheureux n'est cependant pas privé de toute consolation ; il communique encore avec sa famille et avec ses amis au moyen de caractères qu'on trace avec le doigt sur cette partie de la face qui a conservé sa sensibilité ; dans cette horrible situation, cet infortuné présente donc encore le caractère distinctif de l'homme, l'intelligence. »

J'ai observé, avec sir Philip Crampton, un malade atteint d'hémiplégie faciale : la bouche était déviée, il y avait une chute de la paupière supérieure, la distension des traits était considérable. Avec sa décision et sa rapidité habituelles, sir Crampton dit aux parents : « Mettez ici un vésicatoire, un autre là, un troisième en ce point, et *vous redresserez les choses.* » Et en parlant ainsi, il indiquait le trajet des principales branches de la cinquième paire qui se ramifient à la face (1). Tout se passa comme il l'avait annoncé : notre premier vésicatoire releva la paupière, le second redressa en partie la bouche, le troisième compléta la guérison. La marche des accidents et le résultat du traitement s'opposent absolument à ce que nous rapportions cette

---

ne s'est point occupé de cette affection. Je me bornerai donc à donner ici l'indication des travaux les plus récents sur la matière ; on y trouvera tous les éléments nécessaires à la solution de la question, car elle y a été envisagée aux points de vue les plus divers.

Friedberg Hermann, *Pathologie und Therapie der Muskellähmung*, Mit vier Tafelabbildungen. Weimar, 1858.

W. Roberts, *An Essay on wasting Palsy.* London, 1858.

On consultera avec beaucoup d'intérêt l'analyse critique que le professeur Eisenmann a donnée de ces deux ouvrages dans l'année 1859 du *Canstatt's Jahresbericht.*

Voyez en outre : Jazi, *De atrophia musculorum progressiva dissertatio.* Berlin, 1858.   (Note du TRAD.)

(1) Ou bien il y a ici une faute d'impression, et il faut lire « branches de la septième paire » ou bien il faut admettre qu'il s'agit dans ce cas d'une hémiplégie faciale réflexe, consécutive à une impression anomale subie par les expansions terminales de la cin-

paralysie à une lésion cérébrale ; tout s'explique au contraire avec la plus grande facilité, si nous admettons que l'affection a pris naissance dans les extrémités nerveuses elles-mêmes.

La paralysie des aliénés, décrite d'abord par Esquirol, étudiée ensuite par Andral dans ses admirables leçons sur la monomanie, est encore un exemple de paralysie progressive, marchant de la circonférence au centre (1).

Cette paralysie est surtout fréquente dans l'espèce d'aliénation à laquelle on donne le nom d'idiotisme ; on sait aussi que les individus qui deviennent fous à la suite d'excès alcooliques ou vénériens, ou à la suite de la masturbation, sont tout particulièrement sujets à cette maladie. M. Esquirol admet, en outre, qu'elle peut être produite par l'abus du mercure.

Remarquez, messieurs, que dans l'idiotie il n'y a pas d'excitation vasculaire, pas de congestion encéphalique, pas de céphalalgie, et vous reconnaitrez avec moi que cette espèce de paralysie présente son maximum de fréquence dans une forme d'aliénation mentale, qu'il n'est guère possible de rapporter à une lésion cérébrale capable de paralyser les membres.

Si nous étudions avec soin la marche de cette paralysie, nous observerons plusieurs phénomènes qui en démontrent clairement l'origine périphérique, et l'on doit s'étonner que quelques médecins français aient soutenu une opinion contraire. Cette paralysie s'étend *lentement* d'une région à une autre ; lorsqu'elle a frappé d'une impuissance complète les extrémités inférieures, il se peut que pendant quelques heures ou quelques jours, cette impuissance soit moins marquée ; elle peut même disparaître tout à fait ; et si alors vous essayez de renverser le malade, il vous opposera une résistance efficace. Ce seul caractère, s'écrie Andral, nous démontre l'absence d'une lésion organique. La

(1) Il est évident pour moi que la plupart des faits rapportés par Rostan comme des exemples de paralysie progressive par *ramollissement* du cerveau, doivent être considérés comme des cas de paralysie d'origine périphérique. Il en était bien certainement ainsi chez la vieille femme du nom de Dassonville dont le médecin français nous a rapporté l'histoire. Depuis un an elle éprouvait de l'engourdissement et une légère diminution de la force musculaire dans les membres inférieurs, de sorte qu'en marchant elle traînait les pieds bien plutôt qu'elle ne les soulevait ; à ce moment l'intelligence était légèrement affaiblie. Cette série d'accidents aboutit à une inflammation du cerveau qui fit périr la malade dans le coma. Je ne puis m'empêcher de croire que Rostan est dans l'erreur lorsqu'il attribue aux premiers symptômes la même cause qu'aux derniers.

(l.'Auteur.)

généralisation remarquable de cette affection vient encore vous prouver qu'elle est indépendante d'une altération des centres nerveux : à la troisième période de la maladie, la paralysie est complète, elle occupe les quatre membres, la langue et les muscles volontaires du tronc ; bientôt les muscles qui président aux mouvements involontaires, notamment aux mouvements de respiration, sont pris à leur tour ; enfin, surviennent des mouvements convulsifs, et l'on assiste alors au spectacle étrange d'une paralysie qui alterne dans le même lieu avec une contraction exagérée des muscles ; on voit les agents du mouvement volontaire, soustraits désormais à l'empire de la volonté, accomplir des mouvements imprévus et bizarres que le malade ne peut maîtriser. Ces faits sont tout autant de preuves qui démontrent cette proposition : l'état pathologique des nerfs de la périphérie est souvent indépendant de toute lésion centrale.

J'ai observé dans ma pratique particulière des exemples de paralysie progressive qui confirment cette conclusion. J'ai donné des soins, avec M. Collis, à un prêtre dont tous les membres étaient frappés de paralysie, mais d'une paralysie excessivement légère ; la sensibilité était un peu plus compromise que le mouvement. Cette affection a

leur volume primitif : nous avions là un bien bel exemple *de l'intime solidarité qui existe entre le mouvement et la nutrition.*

Telles sont, messieurs, mes idées personnelles sur ces diverses questions de pathogénie ; il y a longtemps déjà que je les ai publiées pour la première fois, et l'observation ultérieure m'en a constamment démontré la justesse ; j'ai été fort surpris de voir que le docteur Todd n'a pas signalé mes observations dans son admirable *Essai sur la physiologie du système nerveux,* publié dans l'*Encyclopédie anatomique,* et cependant il est évident qu'il est arrivé aux mêmes conclusions : « Je pourrais citer ici, dit-il, bien d'autres faits ; tous sont d'accord pour démontrer que la moelle possède la propriété d'exciter par elle-même des mouvements dans les organes auxquels elle envoie des nerfs : cette propriété est mise en jeu par les modifications intimes qui proviennent, soit des troubles nutritifs développes dans la moelle elle-même, soit *de l'action secondaire d'un stimulus qui a agi d'abord sur les nerfs afférents ou sensitifs.* »

TRENTE-QUATRIÈME LEÇON.

DE L'APOPLEXIE. — PATHOGÉNIE DES AFFECTIONS CÉRÉBRALES.

Discordance des symptômes et des lésions dans les affections cérébrales.— Difficultés du diagnostic.— Observations d'apoplexie.

Causes de la paralysie.— Observations.— Causes de l'hémiplégie. — Interprétation pathogénique des paralysies légères.

Incertitude des symptômes attribués au ramollissement du cerveau.— De l'utilité de l'anatomie pathologique dans les affections cérébrales.— Observation d'épilepsie sans lésion du cerveau ni de la moelle.

MESSIEURS,

Vous avez pu voir tout dernièrement couchés l'un à côté de l'autre deux malades qui étaient tous les deux sous le coup d'une affection cérébrale grave ; les phénomènes symptomatiques présentaient chez ces deux individus le plus frappant contraste : pour tout dire en un mot, il eût été difficile de trouver entre ces deux maladies un autre point de ressemblance que leur terminaison fatale. Aussi toutes les personnes qui suivent le service étaient persuadées que nous trouverions à l'autopsie des lésions cérébrales aussi différentes dans leur nature que l'avaient été les manifestations morbides observées pendant la vie.

Telle était aussi, je dois le dire, ma conviction personnelle; telle était l'opinion de beaucoup de médecins expérimentés. Et pourtant notre attente a été complétement trompée, et ce résultat imprévu mérite toute votre attention.

Comme ces faits sont en opposition directe avec nos idées théoriques sur l'origine et les causes des perturbations fonctionnelles de l'appareil cérébro-spinal, je crois devoir vous rapporter ici ces deux observations, et vous faire connaître dans tous leurs détails les lésions cadavériques ; après quoi nous verrons à tirer de la comparaison de ces deux faits quelques déductions intéressantes au double point de vue de la pathogénie et de la pratique. Je suis d'autant plus disposé à insister sur ce sujet, que la plupart des médecins qui ont écrit dans ces derniers temps sur les maladies du cerveau, affectent une précision de diagnostic à laquelle je n'ai jamais pu arriver dans ma pratique. Vous trouvez, il est vrai, dans les œuvres de ces auteurs des observations si bien classées et si bien présentées, que les conclusions semblent être le résultat légitime d'une déduction parfaite, et qu'elles entraînent notre assentiment par le plus puissant des arguments, c'est-à-dire par l'évidence des faits ; mais il est à craindre qu'on n'ait quelque peu violenté ces faits, pour les accommoder à des idées préconçues, qu'on prétend être fondées sur l'anatomie pathologique ; et je suis porté à croire qu'un observateur non prévenu serait fort peu disposé à faire chorus avec ceux qui soutiennent que le diagnostic des affections cérébrales peut être aujourd'hui aussi exact que celui des affections pulmonaires, depuis les immortelles découvertes de Laennec. Comme je ne veux pas être soupçonné d'adapter mes observations à quelque opinion personnelle, je vais vous les lire telles qu'elles sont consignées dans le livre de notes.

Patrick Kearney, âgé de quarante ans, entre à l'hôpital le 6 octobre. Cet homme a toujours joui d'une assez bonne santé ; cependant il a eu plusieurs fois des ulcères de mauvais aspect. Il y a trois mois, il a éprouvé pendant quelque temps des vertiges très marqués ; à la suite il a été pris d'une légère hémiplégie gauche, qui a disparu au bout de trois jours. Mais le vertige persistait : ainsi cet homme chancelait en marchant, quelquefois même il tombait, mais il ne perdait pas connaissance ; il pouvait se relever immédiatement sans le secours de personne. Un soir, il y a de cela trois semaines, l'hémiplégie reparut à gauche ; le malade affirme qu'elle n'a pas été précédée de céphalalgie. Le bras gauche a perdu sa motilité ; mais la sensibilité est intacte ; l'avant-bras est fléchi sur le bras, les doigts sont fléchis sur la main, qui est elle-même dans l'extension droite. On ne peut étendre les parties fléchies, même en déployant une assez grande force ; ces tentatives paraissent déterminer de la douleur. Cet état de flexion semble provenir d'un spasme tonique des muscles fléchisseurs correspondants ; il présente ceci de remarquable qu'il persiste pendant le sommeil. Il y a par instants des tremblements dans le membre, mais pas de douleurs. Le membre inférieur gauche est moins compromis ; on y observe aussi des tremblements, mais pas de flexion permanente. Le pouls est souple et plein, à 92 ; les autres fonctions sont régulières.

Les choses allèrent ainsi jusqu'au 15 octobre, à onze heures du matin ; tout à coup la respiration devint stertoreuse, et les yeux restèrent immobiles. Bientôt le stertor va croissant, et au bout de dix minutes le malade, privé de mouvement et de sentiment, est dans un coma complet ; les membres sont roides. Cette attaque dure une demi-heure ; après quoi cet homme revient parfaitement à lui ; seulement sa voix est très sourde, et il articule difficilement les mots ; tout son corps est tremblant et agité. Le soir, autre accès qui n'est pas aussi violent que le précédent. Pendant la nuit, le malade n'a pas un instant de sommeil, il crie constamment, il s'agite, veut sortir de son lit, et trouble toute la salle. Le 16 octobre, à huit heures du matin, on observe que l'hémiplégie est plus prononcée ; les contractions toniques occupent aussi le membre inférieur gauche. Pendant la visite, cet homme éprouve un frissonnement général qui semble plus marqué du côté paralysé. Ce frisson ne dure pas. Malgré son agitation, ses cris continuels et ses paroles incohérentes, le malade fait des réponses raisonnables lorsqu'on l'interroge ; il dit qu'il ne souffre pas de la tête ; du reste il conserve la parole et l'intelligence jusqu'au moment de sa mort, qui a lieu le même jour à midi. Depuis la première attaque, le pouls et la température de la peau n'avaient subi aucune modification.

Autopsie dix-huit heures après la mort. — Roideur cadavérique considérable ; la contraction de la jambe gauche a disparu, celle du bras gauche persiste. Les vaisseaux du cuir chevelu ne contiennent que peu de sang, mais les sinus de la dure-mère sont distendus par une énorme quantité de sang noir ; il en est de même des vaisseaux de la pie-mère. Il n'existe pas d'épanchement sanguin à la convexité de l'encéphale ; il n'y a pas non plus la moindre trace d'une exsudation séreuse, puriforme ou plastique. A la base du cerveau on trouve une couche de sang épanché ; sur certains points cette couche est très mince, mais sur d'autres elle a jusqu'à 2 et 3 lignes d'épaisseur (4 millimètres, 6 millimètres) ; cet épanchement occupe les deux côtés latéraux de la protubérance, et il s'étend de là jusqu'au chiasma des nerfs optiques, le quatrième ventricule contient du sang coagulé ; l'épanchement a suivi les voies qui mettent en communication les cavités encéphaliques, et il a rempli si régulièrement le ventricule moyen et les deux ventricules latéraux, que le caillot extrait en représente le moule exact. Néanmoins les ventricules n'étaient pas fortement distendus. Le coagulum qui occupait chacun des ventricules latéraux ressemblait, pour la forme et la grosseur, à une sangsue à moitié remplie par la succion : cette comparaison peut donner une idée de la quantité totale du sang épanché.

Il n'existait aucune rupture artérielle, mais l'artère basilaire et les vaisseaux qui forment l'hexagone de Willis avaient leurs parois profondément altérées ; ces parois étaient épaissies, et les trois tuniques qui les composent étaient séparées les unes des autres par un tissu aréolaire lâche et friable ; l'union des trois couches était presque totalement détruite, et avec un peu de précaution on pouvait isoler la tunique moyenne ou élastique sous forme d'un cylindre creux ; au-dessous de la membrane interne on trouvait çà et là une matière blanche opaque, mais il n'y avait pas de véritable ossification. On soumit ensuite à une étude plus minutieuse le tissu de l'encéphale et de la moelle allongée ; on examina même la moelle cervicale dans une étendue d'un pouce environ, mais on ne put découvrir nulle part la moindre altération ; la consistance, la coloration même n'étaient point modifiées ; partout le tissu était parfaitement normal. Les viscères thoraciques et abdominaux étaient sains.

Voici notre seconde observation :

Joseph Murphy, jeune homme de dix-huit ans, entre le 5 novembre. Il est apprenti cordonnier, et n'a jamais éprouvé d'autre dérangement dans sa santé qu'une incontinence d'urine : il attribue cet accident à la sévérité de son patron, qui ne lui permettait de quitter son travail qu'à certaines heures, de sorte qu'il ne pouvait uriner aussi souvent qu'il en sentait le besoin. Il y a un mois, il a été exposé pendant longtemps à un air froid et humide, et il s'est aperçu que son ventre était enflé et douloureux, surtout dans les mouvements de flexion. Depuis huit jours ces symptômes sont beaucoup plus prononcés ; il est survenu de la diarrhée, une douleur aigue dans l'hypochondre gauche, et le malade s'est senti tellement affaibli, qu'il a dû cesser de travailler.

6 novembre. — Ventre très enflé ; le gonflement paraît dépendre d'une tympanite intestinale bien plutôt que d'une ascite ; aucune partie de l'abdomen n'est sensible à la pression, sauf la région splénique ; la rate est considérablement augmentée de volume. La douleur, d'après la description qu'en donne le malade, va d'un hypochondre à l'autre en passant par l'épigastre ; il en souffrait beaucoup en travaillant, à cause de la position inclinée qu'il gardait alors. L'amaigrissement est considérable, quoique l'appétit soit conservé ; la soif est vive, la langue est rouge et sèche. Il y a deux ou trois selles par jour sans ténesme ; la miction est involontaire. La pression ne développe pas de douleur au

niveau de la vessie. Le pouls est à 120 ; le sommeil est naturel. Il n'y a pas de céphalalgie ; les fonctions cérébrales et respiratoires sont régulières ; les yeux sont humides et brillants, mais la vue n'est pas affaiblie, et l'impression de la lumière n'est pas douloureuse. — Diète ; vingt sangsues à l'épigastre.

7 novembre. — L'infirmier rapporte qu'il n'y a eu aucune modification dans l'état du malade jusqu'au soir ; à ce moment-là, il a été pris de somnolence, et s'est mis au lit ; il s'est bientôt endormi d'un sommeil qui a été regardé comme naturel. Ce matin, cependant, on a été alarmé en voyant qu'on ne pouvait le réveiller. Au moment de la visite, Murphy est dans un coma profond ; il déplace constamment sa tête d'un côté à l'autre de son oreiller. Les yeux sont humides ; les pupilles, dilatées, sont insensibles à la lumière ; il y a un peu de strabisme à droite. La peau est chaude ; le pouls, à 120, est dur et un peu plein ; il y a des râles dans la trachée Aussitôt on ouvre la veine ; mais lorsqu'on a tiré 3 onces (96 gram.) de sang, le pouls faiblit tellement, l'affaissement du malade devient si profond, qu'on arrête la saignée. Peu après, le pouls reprend de la force, et l'on cesse d'entendre les râles de la trachée. On injecte alors dans l'intestin, au moyen de la seringue de Read, plusieurs pintes d'eau chaude, ce qui donne issue à une grande quantité de matières fécales très dures. Deux heures après on administre un lavement à la térébenthine. En même temps on rase la tête, et on la recouvre constamment de linges imbibés d'eau froide ; on applique le cautère actuel à la nuque, et l'on prescrit un scrupule (1^{gr},30) de calomel ; on fait prendre en outre dans la journée une potion composée d'huile de ricin et d'essence de térébenthine, pour combattre la tympanite qui persiste encore. Tous ces moyens restent sans effet : la potion est rejetée aussitôt après avoir été prise ; le fer rouge ne réveille le malade que pour quelques minutes, après quoi il retombe dans le coma. Dans la soirée, Murphy se met à pousser des cris : le pouls, toujours plein et dur, monte à 140, et la mort a lieu à neuf heures du soir, vingt-six heures après l'apparition des premiers accidents cérébraux ; elle a été précédée de deux ou trois accès convulsifs legers.

Autopsie douze heures après la mort. — *Tête.* — Pas de congestion du cuir chevelu ; les sinus de la dure-mère sont gorgés d'un sang noir qui est mêlé de petits caillots de fibrine décolorée. Sur la convexité du cerveau, il n'y a pas de liquide sous-arachnoïdien ; il n'y en a pas plus d'une petite cuillerée à la base. La pie-mère est fortement congestionnée ; les grosses veines sont distendues par du sang noir, les branches plus petites dessinent de nombreuses arborisations. Les ventricules cérébraux contiennent un peu de sérosité, mais ce liquide est en trop petite quantité pour être considéré comme un produit morbide. Le cerveau et le cervelet sont parfaitement sains. Ici comme dans le fait précédent, le tissu cérébral présente à la coupe un grand nombre de points rouges; mais on en rencontre souvent autant dans un cerveau parfaitement normal (1).

Thorax. — Congestion considérable des deux poumons en arrière; cette congestion est le résultat de la longueur de l'agonie et de la position dans laquelle on met les cadavres. Comme cet état se traduit pendant la vie par du râle crépitant, et qu'il rend certaines portions du poumon imperméables à l'air, Laennec lui a donné le nom de *pneumonie des agonisants.* Mais cette dénomination est complétement impropre : si la pneumonie prive le tissu pulmonaire de sa perméabilité, c'est par suite de l'exaltation des forces vitales de la partie affectée; tandis que dans le cas actuel, l'imperméabilité provient de la diminution, de l'anéantissement graduel de ces mêmes forces : le sang n'obéit plus qu'aux influences physiques, et il s'accumule dans les régions déclives (2).

Abdomen. — Le gros intestin est flasque et vide; il est caché par l'estomac et l'intestin grêle, qui sont fortement distendus par des gaz, et qui présentent sur leur surface séreuse une congestion veineuse intense; les veines, remplies d'un sang noir, sont injectées jusque dans leurs ramifications ultimes. La muqueuse de l'estomac est colorée en rouge vif; celle du petit intestin est dans toute son étendue d'une couleur ardoisée, provenant évidemment de la congestion sanguine qui a eu lieu pendant la vie; les anses intestinales les plus déclives sont plus rouges, plus congestionnées que les autres : c'est un effet de la pesanteur qui reprend ses droits après la mort.

Maintenant, messieurs, nous sommes en état de comparer ces deux observations, et de mettre en regard les assertions des auteurs qui ont traité des affections du cerveau.

---

(1) Après avoir accordé pendant longtemps une importance exagérée à ces états du cerveau qu'on désigne sous les noms d'*état sablé, état criblé,* on a fini par reconnaître en France qu'ils sont loin d'avoir, par eux-mêmes, toute la valeur qu'on leur attribuait il y a quelques années. (Note du Trad.)

(2) Il n'est pas inutile d'ajouter que la pneumonie dite hypostatique est une simple congestion; ce qui la sépare complétement de la pneumonie véritable, c'est l'absence d'exsudat. (Note du Trad.)

Il serait difficile de trouver deux faits plus différents l'un de l'autre au point de vue de la durée, de la marche et des manifestations symptomatiques. Dans l'un, le coma survient soudainement sans phénomènes précurseurs, et persiste jusqu'à la mort, avec dilatation des pupilles et insensibilité de la rétine ; les perturbations sensoriales étaient complétement imprévues, et il n'y a eu ni hémiplégie, ni spasmes toniques, ni frissonnements, ni accès de convulsions. Dans l'autre cas, au contraire, ces derniers symptômes ont constitué les traits vraiment caractéristiques de la maladie ; en revanche, le coma continu, la contraction des pupilles et l'insensibilité à la lumière ont fait totalement défaut. Même contraste dans l'état des facultés intellectuelles. Chez l'un de nos malades, elles sont annihilées dès le début des accidents ; l'autre nous fait jusqu'au dernier moment des réponses raisonnables. Chez le vieillard, l'affection cérébrale dure plusieurs mois ; chez le jeune homme, elle tue en vingt-quatre heures.

Les lésions constatées après la mort peuvent-elles rendre compte de ces nombreuses et profondes différences? Évidemment non ; sauf l'épanchement de sang que nous avons trouvé chez le vieillard, à la base et dans les ventricules du cerveau, les lésions étaient les mêmes dans les deux cas.

Avec les idées généralement admises sur les effets de ces épanchements, l'anatomo-pathologiste à qui l'on aurait présenté les deux cadavres, n'aurait pas manqué de dire, en voyant cette effusion de sang, que le malade avait dû présenter pendant sa vie un coma permanent, la dilatation des pupilles et l'insensibilité de la rétine. Il est bien évident que l'examen nécroscopique l'aurait ici complétement trompé, et que s'il eût voulu reconstituer d'après ces données l'histoire des deux malades, il eût certainement interverti les rôles, en attribuant à l'un les symptômes présentés par l'autre. Je sais bien que les anatomistes nous disent depuis quelque temps que le coma et la dilatation des pupilles peuvent survenir alors qu'il n'y a pas d'épanchement, de même que celui-ci peut exister sans être révélé par cet ordre de phénomènes; mais comme chez nos deux malades, le tissu cérébral et les membranes encéphaliques étaient exactement dans le même état, comme les lésions étaient identiques, sauf l'épanchement sanguin extra et intra-ventriculaire, ils n'auraient pas manqué de voir dans cet épanchement un caractère différentiel d'une haute importance, et d'en déduire la probabilité du coma, etc. Les faits que je vous ai rapportés renversent toute cette argumentation.

Voyons maintenant ce que nous enseignent les auteurs sur la corrélation réciproque des lésions cérébrales et des manifestations qui les traduisent aux yeux de l'observateur.

Pour ceux qui prétendent grouper toutes les affections du cerveau dans une classification anatomo-pathologique pure, il n'est pas de proposition plus universellement vraie que celle-ci : la paralysie d'un côté du corps dépend toujours d'une lésion localisée dans l'hémisphère cérébral du côté opposé. Cette lésion sera un épanchement de sang, un ramollissement, une tumeur, peu importe ; le résultat sera le même, ces altérations locales doivent produire une hémiplégie. D'après les mêmes auteurs, la paralysie généralisée qui occupe les deux côtés du corps doit être attribuée à un trouble survenu dans la circulation cérébrale ; ce trouble, ils l'appellent congestion, et ils supposent qu'il fait sentir son influence sur les deux hémisphères. Cette forme de paralysie peut frapper inopinément, et elle peut disparaître avec la même rapidité : c'est ce qui arrive lorsqu'au moyen de la saignée, on dissipe la congestion des centres nerveux.

L'observation impartiale des faits ne permet d'admettre aucune de ces deux propositions.

Et d'abord, lorsque nous pratiquons l'autopsie de sujets morts hémiplégiques, il nous arrive souvent de trouver dans les deux hémisphères cérébraux des altérations identiques. C'est ce qui avait précisément lieu chez notre premier malade, chez Kearney ; les modifications anatomiques étaient parfaitement semblables des deux côtés, et cependant cet homme était mort avec une hémiplégie complète. A moins de parler d'altérations microscopiques, on ne saurait prétendre ici que quelque lésion a pu échapper à notre examen ; car j'assistais à la dissection du cadavre, et ceux qui ont fait l'autopsie sont trop experts en pareille matière pour avoir laissé passer inaperçue une différence quelconque dans l'état des deux hémisphères.

D'un autre côté, il n'est pas rare de rencontrer des individus qui sont pris soudainement de tous les symptômes d'une détermination sanguine vers la tête : ils ont de la céphalalgie, des bourdonnements d'oreilles, du vertige ; ils deviennent plus ou moins complétement hémiplégiques ; puis, au bout de quelques minutes ou de quelques heures, ils recouvrent l'usage des membres paralysés, et cela si subitement et si complétement, qu'on ne peut songer un seul instant à une lésion locale susceptible d'être constatée par le scalpel de l'anatomiste. J'ai vu, soit dans ma clientèle, soit à l'hôpital, bien des cas de ce genre, et il m'est impossible de les concilier avec les théories de Rostan, de Lallemand et des autres auteurs. Voici, entre autres, un fait que j'ai observé moi-même. Thomas Lynch entre à l'hôpital de Sir Patrick Dun avec des symptômes qui indiquent une affection du cerveau ; pendant son séjour à l'hôpital, il a quatre ou cinq attaques d'hémiplégie si complète, qu'il perd la faculté de la parole. Quelques-unes de ces attaques ne durent que quinze minutes, la plus longue persiste une heure et demie; elles cessent subitement, et ne laissent après elles aucune trace de paralysie.

Il est impossible, dans ce cas, de rapporter ces différentes attaques à autant d'épanchements sanguins ; avec une lésion de cette nature, on ne pourrait concevoir la production et la disparition brusques d'une paralysie aussi étendue et aussi complète.

J'ai suivi avec le plus grand soin certains malades qui ont fini par être atteints d'hémiplégie, au bout de plusieurs mois ou de plusieurs années. J'avais prévu cette terminaison longtemps à l'avance, parce que ces individus, qui jouissaient en apparence d'une santé parfaite, avaient remarqué qu'après une fatigue, ils éprouvaient un sentiment de faiblesse dans une des jambes, et qu'ils la traînaient alors comme un membre à moitié paralysé. Chez quelques-uns, cette sensation était accompagnée d'un peu d'embarras dans la parole, d'un peu de trouble dans les idées ; tous ces phénomènes disparaissaient avec le repos. Ces malades se plaignaient aussi d'un peu d'engourdissement dans le membre affecté ; quelquefois même cet engourdissement constituait à lui seul ces attaques passagères. Les remarques que j'ai faites à propos de l'observation précédente sont pleinement applicables ici ; et puisque l'hémiplégie, lorsqu'elle survient, occupe toujours le même côté que ces phénomènes prémonitoires, nous ne pouvons faire autrement que d'attribuer les deux ordres d'accidents à des causes identiques dans leur nature, mais différentes dans leur intensité.

Je sais que plusieurs médecins expliquent ces attaques passagères, en admettant qu'il se fait à chaque fois un très petit épanchement de sang dans l'hémisphère cérébral du côté opposé, et ils rapportent l'hémiplégie finale à une extravasation plus abondante que les autres. Je suis tout disposé à accepter cette interprétation pour les cas où l'on observe plusieurs attaques distinctes de paralysie, qui diffèrent peut-être en intensité, mais qui affectent toutes le même côté, qui durent plusieurs jours ou même plusieurs semaines, et *disparaissent ensuite graduellement*. Les faits de ce genre ne sont point rares, et l'on retrouve souvent alors, à l'autopsie, les traces des hémorrhagies successives qui ont amené cette série d'attaques ; mais la durée et la disparition graduelle de ces accidents les séparent complétement de ceux dont je m'occupe : ceux-ci ont une évolution beaucoup trop rapide pour que nous puissions admettre la même explication.

Les communications qui relient entre elles les nombreuses artères du cerveau permettent difficilement de concevoir que cet organe puisse devenir le siége de déterminations sanguines partielles. Néanmoins le fait n'est point impossible, et une fois admis, il donne la clef des phénomènes observés. Si, par exemple, l'hémisphère droit est atteint d'une congestion subite, il se produit aussitôt à gauche une hémiplégie qui disparaît avec la congestion. Si l'hypérémie est violente et affecte la totalité de l'hémisphère, la paralysie est complète et généralisée dans toute l'étendue du côté opposé du corps ; si au contraire l'afflux sanguin est moins énergique, ou s'il n'occupe que certains points limités de la masse hémisphérique, les phénomènes paralytiques sont moins sévères et moins étendus. Cette interprétation (1) est en harmonie avec les lois qui président à la circulation dans les autres régions du corps : il n'est pas rare de voir des organes alimentés par un seul et même tronc artériel présenter des conditions d'hypérémie très diverses ; on ne peut rendre compte de ce fait qu'en accordant aux petits vaisseaux et aux capillaires un rôle actif dans le processus circulatoire des différentes parties de l'organisme. Cette hypothèse mérite d'être prise en sérieuse considération.

On pourrait encore expliquer les attaques successives dont je vous ai parlé, en admettant une simple perturbation fonctionnelle qui affec-

---

(1) Déjà Rostan a fait connaître cette explication sous le nom de « congestion cérébrale locale » ; mais il n'a pas cherché à élucider le mode de production de ces affections locales, et il n'a pas suffisamment insisté sur ce fait, que ces congestions partielles sont fréquemment le précurseur d'une extravasation sanguine dans le même côté du cerveau.   (L'AUTEUR.)

Les connaissances que nous possédons aujourd'hui sur l'innervation vasculaire nous permettent de concevoir la production d'une hypérémie partielle ; il existe en outre un autre élément dont il importe de tenir compte, c'est l'anémie cérébrale, soit généralisée, soit locale. Les travaux d'Ehrmann et de Brown-Séquard ont fait connaître toute l'importance de cet état.

Ehrmann, *Recherches sur l'anémie cérébrale*, thèse de Strasbourg, 1858.

Brown-Séquard, *Influence of the blood-vessels of the brain on the phenomena of epilepsy* (*British med. Journal*, 1858). — *Researches on epilepsy, its artificial production*, etc. London, 1860.   (Note du TRAD.)

terait, avec une intensité variable, une partie ou la totalité d'un des
hémisphères cérébraux. Il serait facile de concevoir de cette façon l'apparition soudaine, la courte durée et la terminaison brusque de l'affection paralytique ; cependant je n'accepte point ce mode d'interprétation, parce qu'on observe toujours, outre la paralysie, des phénomènes
de congestion céphalique, et parce que tôt ou tard il se fait un épanchement de sang dans le côté opposé du cerveau. Quelle que soit, en
définitive, l'opinion à laquelle vous vouliez vous rallier, il est un fait
pratique que vous ne devez point perdre de vue : toutes les fois qu'il
constate ces attaques passagères, le médecin doit être sur ses gardes ;
il doit avertir les parents, les amis de son malade, du danger qu'il
redoute, et il doit s'efforcer de combattre par un traitement convenable
cette disposition à la congestion cérébrale, afin d'en prévenir, s'il est
possible, la conséquence habituelle, l'hémorrhagie encéphalique. Il est
malheureusement bien rare que ces efforts soient couronnés de succès :
chez les individus qui ont dépassé la période moyenne de la vie, il existe
ordinairement dans les artères cérébrales des altérations qui les dispo-
sent à la rupture.

Chez Kearney, l'état des vaisseaux avait ceci de remarquable, qu'il
permettait d'observer les trois tuniques, dont quelques auteurs ont
contesté l'existence dans les artères du cerveau. — Les spasmes toniques du côté paralysé constituent un des caractères les plus saillants de
ce fait : unis à l'hémiplégie, ils semblaient démontrer à l'avance la présence
d'une lésion localisée dans le côté opposé de l'encéphale, et pourtant nous n'avons pu en découvrir aucune ; la congestion de la pie-
mère était très prononcée des deux côtés, à peine était-elle un peu plus
marquée sur l'hémisphère opposé à la paralysie. Cette différence était
insignifiante ; d'ailleurs elle était peut-être tout simplement le résultat
de la position de la tête dans les derniers moments de la vie ou après
la mort. Je n'affirme pas qu'il en ait été ainsi, car cette position n'a pas
été notée ; mais je vous signale la possibilité du fait, pour vous montrer combien cette différence était légère. En résumé, nous voyons ici
une paralysie persistante limitée à un seul côté du corps, sans aucune
lésion capable d'en rendre compte dans l'hémisphère opposé du cerveau :
c'est encore un fait qui va directement contre les assertions des écrivains systématiques.

Mais ce n'est pas tout : on dit que la contracture des parties para-
lysées est un des symptômes les plus caractéristiques du ramollissement du cerveau, ou du moins de cet état du tissu cérébral qui aboutit

au ramollissement. Or, chez Kearney, cette contracture a été extrêmement marquée pendant la vie, et il n'y avait aucune modification du
tissu encéphalique; la conséquence est évidente : la contracture, même
à un plus haut degré, peut être produite par une autre cause. J'en dirai
autant de la céphalalgie, des tintements d'oreilles, des douleurs convulsives dans les membres affectés, de la paralysie, de cet ensemble
symptomatique enfin qui, au dire des auteurs, constitue, avec la contracture, la preuve irréfragable du ramollissement. Je ne nie point que
ces phénomènes, associés dans l'ordre qu'ont indiqué Lallemand et Rostan, *ne permettent d'admettre l'existence de cette lésion avec un haut degré de
probabilité ;* ce que j'affirme, c'est que, dans bien des cas, après avoir soigneusement comparé les symptômes que j'avais sous les yeux avec les
descriptions données par ces auteurs, j'ai porté en toute confiance le
diagnostic « ramollissement », et que l'autopsie est venue me démontrer mon erreur. Si j'avais seul éprouvé de tels mécomptes, j'aurais pu
croire que j'avais mal compris ces illustres pathologistes ; mais j'ai vu
mes confrères commettre si fréquemment les mêmes méprises, que je
doute aujourd'hui, et de l'exactitude de ces règles diagnostiques, et de
la possibilité de leur application.

Gardez-vous de croire, messieurs, que je veuille ici contester l'heureuse influence qu'ont eue les études d'anatomie pathologique sur le
diagnostic et le traitement des affections cérébrales ; telle n'est assurément point mon intention : mon but, en vous présentant ces remarques,
n'est point de retarder les progrès de l'anatomie ; je crois au contraire
les favoriser en signalant les erreurs dans lesquelles on est tombé, et
en ouvrant la voie à des recherches nouvelles et impartiales. D'un autre
côté, il est certain, à priori, que l'appareil cérébro-spinal doit plus que
tous les autres donner lieu à des affections purement fonctionnelles,
c'est-à-dire à des états morbides qui ne sont accompagnés d'aucune
modification appréciable des éléments histologiques; ces affections ne
sont donc point du domaine de l'anatomie pathologique. Nous savons
que le *tétanos* peut être produit artificiellement par une irritation de la
moelle; nous ne sommes donc point surpris que la myélite amène souvent des phénomènes tétaniques. A ce point de vue, les recherches anatomiques nous permettent d'apprécier utilement la nature et le traitement de certains tétanos; mais serait-ce favoriser ou retarder les progrès de l'anatomie pathologique que de conclure que l'inflammation
de la moelle existe dans *tous* les cas (1)?

(1) Les travaux déjà cités de Virchow, de Rokitansky, de Türk et de Demme, nous

Ainsi font pourtant ceux qui prétendent expliquer toutes les affections du cerveau par les lésions qu'ils constatent après la mort. Qu'en résulte-t-il ? Sur la parole du maître, l'élève croit à la constance de cette corrélation; mais se heurtant sans cesse contre des faits qui la démentent, il se dégoûte bientôt et renonce à des recherches qui ne lui ont apporté que des mécomptes.

Plus que tout autre organe, le cerveau subit, dans l'exercice de ses fonctions, des modifications profondes, sous l'influence de la veille et du sommeil; et certes nous avons lieu de douter qu'il se produise alors dans l'encéphale ou dans ses dépendances quelque changement assez grossier pour tomber sous nos sens.

Pouvons-nous découvrir aucune altération physique dans le système cérébro-spinal d'un animal foudroyé par l'acide prussique, ou par une décharge électrique violente ? et cependant ces deux agents s'adressent directement au système nerveux (1).

Il est si vrai que l'anatomie pathologique, quoi qu'en disent les médecins français, est incapable de nous révéler la nature de toutes les affections cérébrales, qu'elle est totalement impuissante à nous faire concevoir l'action de nos remèdes les plus utiles. Quelles sont les conditions

ont fait connaître une lésion spéciale. qui semble être constante dans le tétanos, car elle existe toutes les fois que les accidents ont duré un certain temps. Je dois ajouter d'ailleurs que cette lésion n'appartient point exclusivement au tétanos : il faut y voir le caractère anatomique de toutes les névroses convulsives. Cette altération consiste en une prolifération rapide des éléments du tissu conjonctif ; à la suite de congestions fréquentes ou de longue durée, on voit naître, soit des éléments conjonctifs préexistants, soit des noyaux des capillaires, un tissu glutineux amorphe, contenant des cellules à noyau et des noyaux de cellules; au bout de quelque temps, ce tissu mou, semi-liquide pour ainsi dire, se transforme en un tissu fibrillaire plus dense et plus solide, quelquefois même en un tissu d'apparence calleuse. Par suite de cette production anomale, les cordons medullaires sont comprimés, et les tubes nerveux, bientôt complétement détruits, sont remplacés par le tissu conjonctif de nouvelle formation. La moelle épinière peut paraître parfaitement saine à l'œil nu. La plupart du temps ces nodosités (*Schwielen*) de tissu conjonctif sont la suite d'une hypérémie plus ou moins violente, et l'on conçoit très bien que, dans ces cas-là, la genèse parte des noyaux des capillaires; mais Eisenmann (*loc. cit.*) fait remarquer avec juste raison que cette hypérémie est déjà elle-même un phénomène secondaire, et que le point de départ de tous les accidents est dans les modifications moleculaires subies par les nerfs périphériques. Cette manière de voir est justifiée par ce fait, que dans les diverses névroses convulsives, la lésion centrale occupe les régions d'où émanent les nerfs qui se rendent aux parties affectées.

(Note du Trad.)

physiques du cerveau qui indiquent l'emploi de l'opium dans le délire? ou, en d'autres termes, pourquoi ce médicament est-il plus efficace dans le *delirium tremens* que dans toutes les autres formes de délire? Quelle est la modification physique du tissu cérébral qui nous autorise à attendre de si bons effets du carbonate de fer, dans la danse de Saint-Guy? Quelle est l'altération des éléments nerveux qui nous a engagés à donner l'arsenic dans certaines névralgies, et la strychnine dans les paralysies plombiques? Est-ce que l'examen du cerveau d'un individu atteint du mal de mer pourrait nous montrer que le seul moyen certain d'arrêter les vomissements, est de replacer le patient sur la terre ferme? Toutes ces considérations, messieurs, me prouvent que les anciens n'avaient pas tout à fait tort, lorsqu'ils pensaient que beaucoup d'affections nerveuses ne sont accompagnées d'aucune altération matérielle appréciable, soit dans les nerfs, soit dans les organes centraux de l'innervation.

Et d'ailleurs, l'anatomie pathologique ne doit point avoir pour but de nous faire connaître les causes des maladies cérébrales; elle doit se borner à déterminer dans quels cas nous pouvons avec certitude rapporter les manifestations symptomatiques à des lésions saisissables. Je crains fort que les auteurs modernes n'aient point suffisamment tenu compte de cette distinction, et qu'ils ne se soient voués à une entreprise peu raisonnable, en essayant de systématiser toutes les affections du cerveau et de la moelle d'après les données de l'anatomie morbide; cette tentative est également dangereuse, et pour cette dernière science et pour la médecine pratique. Et si mon assertion avait besoin de nouvelles preuves, il me suffirait de rappeler les innombrables opinions qui ont été soutenues dans ces derniers temps sur les prétendues lésions de l'aliénation mentale. Je sais bien que toutes ces opinions paraissent justifiées par de nombreuses autopsies; mais, en réalité, elles reposent le plus souvent sur des caractères anatomiques purement hypothétiques : on recherche ces altérations avec une telle avidité, qu'*on finit toujours par les trouver.*

Le fait suivant vient encore à l'appui de ma thèse. Il s'agit d'une épilepsie qui a persisté pendant de longues années sans aucune lésion appréciable du cerveau ou de la moelle épinière. Le sujet de cette observation, M. A. B..., a été vu, durant sa maladie, par un grand nombre de médecins, entre autres par M. Colles, par sir Philip Crampton, par M. Smyly, par le docteur Lees et par moi-même. Il a succombé le 27 décembre 1839, à l'âge de trente ans. Pendant ses premières années, il avait eu une excellente santé; c'était un enfant aussi intelligent que robuste. Un jour, il avait alors neuf ans, il eut en sa possession cinq ou six poires dures et vertes, et il les dévora avec avidité; quelques heures après il eut très soif, et il but une grande quantité de lait de beurre. Dans la soirée du même jour, il perdait connaissance et était pris de convulsions. Un médecin de Kilkenny, homme d'une vaste expérience et d'un grand jugement, ouvrit immédiatement l'artère temporale, et mit en œuvre tous les moyens auxquels on a recours en pareil cas; néanmoins l'enfant ne revenait pas à lui, et au bout de sept heures, on s'aperçut de l'existence d'une tumeur dure à la région épigastrique. On songea aussitôt à quelque substance non digérée, et l'on administra un lavement purgatif énergique; l'effet en fut très satisfaisant; après quelques évacuations copieuses, la tumeur disparut et le petit malade reprit ses sens. Mais une secousse aussi violente avait profondément troublé l'appareil cérébral, et peu de temps après, on voyait survenir une nouvelle attaque; à dater de ce moment, l'enfant fut sujet à des accès d'épilepsie. D'année en année ces accès devenaient plus fréquents et plus sévères; néanmoins l'intelligence restait intacte, mais au bout de six ans les facultés mentales commencèrent à s'obscurcir, et peu à peu ce malheureux jeune homme tomba dans une idiotie complète; il avait de temps en temps quelques lueurs de raison, surtout lorsqu'il s'agissait de sujets religieux. Il fut dès lors obligé de rester constamment chez lui, et pendant nombre d'années, il eut tous les jours des accès très violents; le stade convulsif ne durait ordinairement que trois ou quatre minutes, mais le coma persistait souvent près d'une heure.

Deux fois dans l'année, la maladie présentait une notable exaspération; il y avait alors jusqu'à dix accès par jour, et ils étaient beaucoup plus violents que d'habitude. Ce paroxysme se prolongeait pendant une semaine environ, et aboutissait à une manie furieuse; l'apparition de celle-ci était un sûr indice que la période d'exacerbation était terminée. Cette manie était bruyante et tumultueuse, et elle exigeait l'emploi de la camisole; cet état durait ordinairement trois jours, puis le malade retombait dans sa condition habituelle, avec des accès quotidiens relativement plus légers.

Les choses allèrent ainsi pendant seize années durant lesquelles ce malheureux fut entouré des soins les plus assidus. J'ai oublié de vous dire qu'à l'arrivée de l'accès, il était pris d'une épistaxis abondante; pendant les huit ou dix minutes qui suivaient la terminaison du stade convulsif, la respiration était toujours précipitée et irrégulière ; puis elle devenait graduellement plus calme et plus tranquille pendant la période comateuse. Pendant les cinq dernières années de sa vie, le malade eut des accès moins forts, mais il n'en fut jamais délivré ; les attaques de manie disparurent plusieurs années avant la mort.

En 1833, ce jeune homme avait été pris d'une diarrhée difficile à arrêter, et qui revenait à intervalles très rapprochés. Ce nouvel accident parut amener une dépravation de l'appétit ; à certaines époques, le malade mangeait tout ce qui lui tombait sous la main, du papier, de la houille, du liége, du plomb, du verre (après une mastication prolongée), des boîtes de pilules, de la paille, des lambeaux de livres, etc. ; il n'en éprouvait aucun mal durable. Cette malacie n'était pas régulière dans ses retours ; mais vers la fin de 1833, l'amaigrissement commença, et pendant les derniers temps de sa vie M. B... était pâle, il avait les yeux hagards, la figure cave ; il était arrivé au dernier degré du marasme, et pourtant il avait conservé le sommeil et l'appétit. Deux mois avant sa mort, la diarrhée reparut, et avec une telle violence, qu'elle enleva au malade le peu de forces qui lui restait : pour la première fois, il fut obligé de rester au lit. Tous les remèdes restèrent impuissants contre ce flux intestinal ; il présentait tous les caractères d'une entérite chronique avec ulcérations de la muqueuse, et il finit par amener la mort.

A l'exception du moment des accès, *le pouls resta constamment naturel, lent et mou ;* il garda ces caractères jusqu'à l'avant-dernier jour. Sauf pendant les instants que j'ai indiqués plus haut, la respiration était toujours parfaitement naturelle ; elle n'était jamais brève ni précipitée. Le malade ne toussa que pendant les deux nuits qui précédèrent sa fin ; il eut alors deux accès qui durèrent un quart d'heure environ, et qui furent arrêtés par une petite dose de corne de cerf administrée dans l'eau. Il n'y eut jamais d'expectoration, on n'entendit jamais le moindre sifflement dans la poitrine ; en un mot, M. B... était si loin de présenter aucun signe qui pût faire songer à une affection thoracique, que pendant nombre d'années aucun des médecins qui le voyaient ne crut devoir examiner sa poitrine. Il faut ajouter cependant que depuis sa première attaque d'épilepsie, il se plaignait assez souvent d'une douleur qu'il appelait la douleur de son cœur ; et même le docteur Ryan (de Kilkenny) lui avait fait appliquer, il y a dix-neuf ans, un vésicatoire sur le point douloureux. Cette douleur, que le malade rapportait invariablement au côté gauche, disparaissait quelquefois pendant fort longtemps ; aussi l'attribuait-on à quelque effort résultant de la violence des convulsions : mais pendant la dernière année, cette souffrance avait été continuelle. Il y a de cela trois ans, je fus appelé auprès de M. B... qui avait alors la jaunisse : cet ictère disparut au bout de trois semaines, sans aucun traitement. Il me fut impossible de découvrir la cause de cette affection ; le malade n'avait ni hépatite, ni fièvre, ni douleur à l'hypochondre.

Cette observation, j'en conviens le premier, est incomplète, mais vous pouvez croire sans réserve à son exactitude. Je tenais à vous donner cette garantie avant de vous rapporter les détails de l'autopsie. Celle-ci fut pratiquée dans les circonstances les plus favorables, et sur le désir exprès de la famille, par le docteur Lees et par M. Quinan ; M. Smyly et moi étions présents. Nous avions l'avantage d'être dans une salle bien aérée et admirablement éclairée ; c'était le matin, et à mesure que nous avancions dans la dissection, les rayons du soleil éclairaient successivement tous les organes. Je mentionne tous ces détails pour que vous ne preniez pas la peine de chercher dans quelque circonstance accidentelle la cause de l'opposition que nous avons rencontrée ici entre les symptômes observés pendant la vie et les lésions constatées après la mort. L'autopsie fut faite lentement, attentivement et elle ne dura pas moins de cinq heures.

Autopsie de M. A. B..., vingt-quatre heures après la mort. — Le corps est dans un état d'amaigrissement extrême. Le cuir chevelu, les enveloppes osseuses et membraneuses de l'encéphale sont dans des conditions parfaitement normales ; le cerveau et le cervelet sont complètement sains, soit dans leur substance corticale, soit dans leur substance médullaire ; les ventricules renferment une très petite quantité de sérosité transparente ; il n'existe pas d'épanchement notable au-dessous de l'arachnoïde. La moelle épinière et ses méninges sont saines. La *plèvre pulmonaire* droite adhère dans toute son étendue à la plèvre costale ; le *poumon droit est solidifié par des tubercules* dont il est infiltré de haut en bas ; ces tubercules présentent tous les degrés de leur évolution, mais il n'y a pas de cavernes. Les parties du poumon qui paraissent saines sont farcies de tubercules crus.

Dans le tiers inférieur de l'iléum, dans le cæcum et dans le côlon, la muqueuse, épaissie et vascularisée, est criblée d'ulcérations. Le foie est normal ; les parois de la vésicule biliaire sont épaisses ; la cavité, qui ne dépasse pas le volume d'une noix, est complètement remplie par

Lorsque je traiterai de la phthisie, je vous rappellerai ce fait qui est un bel exemple de la forme latente de cette maladie, mais il est digne d'intérêt à d'autres points de vue. Nous voyons ici une épilepsie très violente persister pendant vingt et un ans et amener l'idiotie, sans qu'il nous soit possible, malgré l'examen le plus attentif, de découvrir la moindre altération matérielle dans l'axe cérébro-spinal. Cette formidable affection du cerveau dure pendant de nombreuses années ; elle détermine chaque jour plusieurs accès convulsifs, elle donne lieu à des attaques de manie aiguë ; elle anéantit une intelligence parfaitement développée, et finalement on ne trouve, pour en rendre compte, aucune modification de structure. Voilà certes de quoi surprendre, et ce fait est une arme puissante contre la doctrine des pathologistes modernes, qui prétendent expliquer toutes les perturbations des fonctions cérébrales par une lésion anatomique. Quant à moi, je me joins sans réserve à ceux qui soutiennent que l'épilepsie, la manie, la démence et l'idiotie peuvent se développer sans altération de structure appréciable dans le cerveau ou ailleurs (1).

(1) S'il est hors de doute que l'épilepsie peut se développer sans altération de structure appréciable dans les centres nerveux, il n'est pas moins certain que lorsque la maladie dure depuis un certain temps, elle entraîne des modifications persistantes dans la moelle allongée. Le travail récent du professeur Schroeder van der Kolk est très concluant, et je crois devoir en faire connaître les principales conclusions. Après avoir rappelé que les données physiologiques conduisent à placer dans la moelle allongée le point de départ des convulsions de l'épilepsie, l'auteur montre que l'étude de l'accès lui-même justifie cette localisation : les convulsions sont bilatérales ; elles occupent d'abord les régions animées par les nerfs qui partent de la moelle allongée (facial, glosso-pharyngien, hypoglosse et spinal); l'accès présente la soudaineté et la durée limitée des manifestations motrices qui reconnaissent pour cause une irritation de cette partie de la moelle. Dans les cas récents on trouve constamment à l'autopsie une hypérémie de la moelle allongée avec dilatation des vaisseaux, et cela même chez des sujets qui ont succombé dans l'intervalle de deux accès. Tant que les lésions n'ont pas dépassé ce premier degré, le malade peut guérir. Mais cette dilatation des vaisseaux sanguins devient pour les cellules ganglionnaires une cause permanente d'irritation, et comme cet accroissement de volume augmente à chaque accès, il en résulte que chaque attaque est la cause occasionnelle d'un accès ultérieur. Plus tard, enfin, des lésions persistantes se sont produites : la dilatation des vaisseaux est suivie d'une exsudation albumineuse, les parois vasculaires s'épaississent et s'indurent, les éléments nerveux eux-mêmes participent à cette induration, puis, subissant une transformation régressive, ils s'engraissent et se ramollissent : la maladie est dès lors incurable.

Les convulsions épileptiques appartiennent à la classe des phénomènes réflexes ; la cause occasionnelle de la maladie est une irritation plus ou moins éloignée des centres nerveux, qui, transmise d'abord au cerveau, retentit ensuite sur la moelle et sur le

En résumé, messieurs, et je ne veux point ici rabaisser la valeur légitime de l'anatomie pathologique, les faits que je vous ai rapportés,

grand sympathique. Cette irritation provient tantôt du cerveau lui-même (*irritation psychique*), tantôt de l'appareil générateur, ou des reins, ou de la peau (*blessures*). Si l'irritabilité de la moelle allongée est très développée, il suffit d'une *cause occasionnelle* peu puissante pour déterminer un accès : c'est cette irritabilité anomale de la moelle cervicale qui constitue *la cause prédisposante* de la maladie.

Vers la même époque M. Brown-Séquard a fait connaître les résultats de ses recherches sur l'épilepsie, et il a exposé de la façon suivante le mécanisme et la succession des différentes périodes de l'accès :

CAUSES.	EFFETS.
1. Excitation de certaines parties du système nerveux excito-moteur.	1. Contraction des vaisseaux sanguins du cerveau et de la face; convulsion tonique de quelques-uns des muscles des yeux et de la face.
2. Contraction des vaisseaux de la face.	2. Pâleur de la face.
3. Contraction des vaisseaux de l'encéphale.	3. Perte de connaissance ; accumulation du sang à la base du crâne et dans la moelle.
4. Extension de l'excitation de la partie excito-motrice du système nerveux.	4. Contraction tonique des muscles du larynx, de la nuque et du thorax : laryngismus et trachelismus.
5. Contraction tonique des muscles du larynx et des muscles expirateurs.	5. Cri du commencement de l'accès.
6. Extension plus considérable de l'excitation du système excito-moteur.	6. Extension des contractions toniques aux muscles du tronc et des membres.

ceux qui ont été publiés par d'autres auteurs, vous montrent que ce n'est pas chose facile que de relier les manifestations morbides aux lésions anatomiques, et vous prouvent que cette tentative est souvent impraticable.

Ruggenmerg, en over de maaste Oorzaak van Epilepsie, etc. Amsterdam, 1858.— La traduction allemande de cet ouvrage par le docteur Wilhelm Theile a paru à Breslau, en 1859.

Brown-Séquard, *Researches on Epilepsy*, etc. London, 1860.— Les leçons qui ont servi à la composition de cet ouvrage avaient paru dans les journaux de Boston et de New-York en 1856, 1857 et 1858.

Comparez Foville, *Considérations physiologiques sur l'accès d'épilepsie*, thèse de Paris, 1857.   (Note du TRAD.)

TRENTE-CINQUIÈME LEÇON.

DELIRIUM TREMENS. — CHORÉE. — ÉPILEPSIE.
PARALYSIE AGITANTE.

———

se trouvait, ce pauvre diable était pris de *delirium tremens*. Vous savez, en effet, que, lorsqu'un individu adonné aux excès alcooliques est soumis à quelque commotion nerveuse, il est fort exposé à cette forme de délire. Néanmoins le cas actuel était d'un diagnostic très délicat ; le malade délirait, mais ce délire pouvait provenir de la fièvre, de la gastrite, de la bronchite ou de l'intoxication alcoolique. Toutes ces maladies si différentes peuvent donner lieu à cette aberration de l'esprit, et de plus le délire peut survenir dans le typhus, en dehors de toute congestion, de toute inflammation du cerveau. Mais lorsque nous avons été renseigné sur les antécédents de cet homme, lorsque nous avons été mis au courant de ses habitudes d'intempérance, lorsque nous avons vu qu'il ne présentait du côté de la tête aucun symptôme qui pût rendre compte du délire, lorsque enfin nous avons constaté qu'il répondait raisonnablement à nos questions, notre hésitation a cessé, et nous sommes resté convaincu que nous avions affaire à un *delirium tremens*.

Le délire survient quelquefois sous l'influence de la bronchite, et depuis longtemps déjà on l'attribue à l'effet produit sur le cerveau par un sang imparfaitement aéré ; c'est aussi à cette même cause qu'on rapporte la céphalalgie. Mais, dans le choléra, l'hématose est presque totalement suspendue, et cependant il n'y a ni douleur de tête, ni perturbation de l'intelligence. De plus, quelques expériences récentes d'Edwards, de Marshall-Hall et du docteur Knox (d'Édimbourg) semblent renverser la théorie fondée sur l'insuffisance de l'aération du sang. Je crois que dans les cas de ce genre le délire provient tout simplement de la congestion ; car la face est rouge et turgescente, les lèvres sont pourpres : tout indique une hypérémie considérable, plutôt qu'un état veineux du sang reçu par le cerveau. Du reste, je n'entends point généraliser cette objection. Si même je vous ai parlé de l'influence du sang veineux, c'est parce que je connais des exemples de paralysie produite par l'action du froid sur les extrémités inférieures, dans lesquels les parties affectées étaient dans un état d'asphyxie permanente. J'ai vu, entre autres, un homme dont les doigts présentèrent pendant cinq mois une teinte d'un bleu foncé ; cette teinte ne disparaissait que lorsque le malade trempait ses mains dans de l'eau chaude.

Mais revenons à William Fox, notre buveur. Je n'insiste point sur l'éruption herpétique dont il était atteint, vous en rencontrerez fréquemment de semblables dans cet état fébrile qu'on dit amené par le froid, et j'aime mieux m'arrêter quelques instants sur une question beaucoup plus importante, c'est-à-dire sur le mode de traitement.

Nous avions affaire ici à un état extrêmement complexe; des affections qui différaient entre elles par leurs caractères et par leur siége nous donnaient des indications multiples, et la thérapeutique exigeait une grande sagacité. Heureusement toutes ces affections diverses, à l'exception du délire, étaient de nature inflammatoire. Nous étions donc autorisé à instituer un traitement antiphlogistique; c'est ce que nous avons fait. Nous n'avons pas administré le tartre stibié, en raison de la susceptibilité de l'estomac et des intestins; d'ailleurs, au point de vue de l'hépatite, l'utilité de ce médicament me paraissait fort douteuse. On peut le donner quelquefois dans le *delirium tremens*, lorsque le délire est accompagné d'une réaction vasculaire assez notable, et que la saignée est contre-indiquée par la prostration des forces. Quant à l'opium, vous ne devez pas y songer dans les cas pareils, parce qu'il tend à augmenter la congestion sanguine : de sorte que votre moyen d'action le plus efficace est ordinairement l'émétique. Vous commencez votre traitement par le tartre stibié; puis vous y ajoutez une petite dose d'opium que vous augmentez progressivement, jusqu'à ce que vous cessiez l'usage du premier médicament; alors vous donnez l'opium seul. Si vous débutiez par là, vous auriez à craindre d'exagérer l'afflux sanguin, et d'amener un épanchement sous-arachnoïdien. C'est ce qui m'est arrivé dans un cas de *delirium tremens* que j'avais attaqué trop brusquement avec l'opium : j'ai eu la douleur de perdre mon malade. Cette leçon n'a pas été perdue pour moi, et je veux qu'elle vous profite également. Lors donc que ce délire est accompagné de phénomènes congestifs, saignez ou mettez des sangsues; si la constitution du sujet vous fait redouter les émissions sanguines, donnez le tartre stibié, seul ou uni à l'opium, suivant les indications.

Chez William Fox nous n'avions pas à nous préoccuper seulement du délire; nous avions une pneumonie et une bronchite qui réclamaient l'usage de la lancette. Nous avons donc saigné ce malade, en nous réglant sur l'état de ses forces, et nous avons fait mettre des sangsues à l'épigastre. Nous lui avons prescrit ensuite le calomel à hautes doses, sans opium, de façon à amener rapidement la salivation. J'ai fait prendre ici le calomel d'après la méthode usitée dans les Indes orientales : on place sur la langue un scrupule (1ᵍʳ,3) de calomel, et le malade l'avale sans aucun liquide ou avec un peu d'eau froide.

Reddy, âgé de vingt-sept ans, travaille dans la brasserie de MM. Guinnes; il a l'habitude de boire tous les jours une énorme quantité de leur fameux XX porter, sans parler du whisky. Il y a trois semaines, il nous arrivait avec un rhumatisme de toutes les grandes articulations : elles étaient gonflées, rouges et douloureuses ; les doigts des deux mains étaient à demi fléchis, et le malade ne pouvait y supporter le moindre attouchement. Sa figure révélait l'abattement et la souffrance. Le pouls, à 72, était faible, mais régulier ; les battements du cœur étaient normaux. Il y avait des sueurs profuses ; tout mouvement était impossible ; l'insomnie était absolue, la soif vive, l'appétit était complétement perdu. Le jour même je faisais faire une saignée, et je prescrivais le calomel et l'opium, ce dernier à la dose de *quatre* grains (0^{gr},24) par jour.

Le lendemain, je découvrais une péricardite dont les signes ne présentaient rien de particulier. Je fis continuer le mercure et l'opium ; on appliqua des ventouses sur la région précordiale, que l'on recouvrit ensuite de vésicatoires. Quatre jours après, le malade était en pleine salivation mercurielle ; les accidents cardiaques avaient cédé, et l'inflammation des jointures avait presque entièrement disparu. J'avais fait prendre jusqu'à ce moment 12 grains (0^{gr},72) de calomel et 4 grains d'opium tous les jours ; je réduisis alors les doses, et l'on ne donna plus que 3 grains (0^{gr},18) de protochlorure et un grain (0^{gr},06) d'opium tous les deux jours. Le 26, le rhumatisme était à peu près guéri. Le pouls, à 88, était souple et régulier ; et cependant il y avait quelque chose d'étrange dans l'aspect du malade : il paraissait excité, ses yeux étaient brillants ; nous apprenions en même temps qu'il n'avait pas dormi un seul instant, et qu'il avait divagué toute la nuit, tantôt criant, tantôt chantant. Le 27, il allait plus mal encore : il était étendu sans mouvement dans son lit, le haut du corps couvert de sueurs abondantes ; il avait des tressaillements dans les muscles de la face, des soubresauts et du tremblement dans les membres ; comme la veille, il avait passé la nuit à délirer, et vers trois heures du matin, il était sorti de son lit, et avait essayé de passer dans la salle voisine. Il avait la langue sèche et tremblante ; mais il répondait raisonnablement aux questions qui lui étaient faites, et il disait n'avoir *pas de mal de tête ;* le pouls était très faible, il battait 116.

Un grain (0^{gr},06) d'opium toutes les quatre heures ; quatre onces de vin dans le courant de la journée.

Après la troisième dose d'opium, vers onze heures du soir, le malade a dormi pendant six ou sept heures ; à son réveil, il s'est mis à crier et à chanter, mais il s'est calmé presque aussitôt. Et le lendemain matin à huit heures, il ne tremblait presque plus ; le facies était beaucoup plus satisfaisant, la peau était devenue fraîche; la langue était encore sèche et sale, mais elle n'était plus vacillante; la raison était revenue. Depuis le 27, on avait porté la dose du vin à 16 onces par jour.

Le 28, tous les symptômes du *delirium tremens* ont disparu : la tête n'est pas douloureuse; la langue est humide, la peau est fraîche, la soif n'existe plus; les douleurs articulaires ont cédé.

On diminua alors graduellement les doses de l'opium et du vin, et dix jours plus tard cet homme s'en allait parfaitement guéri.

La coïncidence du *delirium tremens* avec le rhumatisme articulaire aigu n'est pas chose commune, et il est à remarquer que dans le cas actuel les premiers symptômes de délire ont paru le jour même où j'avais diminué la dose de l'opium. Pouvons-nous admettre que l'opium agissait ici comme excitant, et que la cessation brusque de cette excitation a amené les mêmes accidents que la suppression subite et totale d'un stimulant auquel on est depuis longtemps habitué?

Cette interprétation paraît tout d'abord assez plausible; cependant nous savons par expérience que, lorsque l'opium agit *avantageusement* en qualité de *remède*, il ne produit aucun des fâcheux effets qui en suivent l'administration chez un individu *sain*. Nous en avons la preuve dans le fait même qui nous occupe : nous l'avons donné à doses assez élevées, et cependant il n'a causé ni céphalalgie, ni chaleur à la peau, ni soif; nous n'avons pas vu la langue devenir saburrale, la pupille ne s'est point contractée, le pouls n'a point été accéléré. En conséquence, le *delirium tremens* a été chez Reddy une simple coïncidence, et l'on comprend aisément qu'il puisse survenir chez un individu intempérant, qu'une maladie douloureuse a considérablement affaibli.

Voyons maintenant certaines particularités qui se rattachent au traitement de la chorée. Ordinairement cette maladie n'oppose pas une grande résistance à la thérapeutique, mais de temps en temps on rencontre des cas qui exigent une grande persévérance; il en est même quelques-uns qui déjouent tous les efforts du médecin. Je ne connais pas de meilleur travail sur cette affection que l'article CHORÉE du *Dictionnaire de médecine pratique* de Copland.

Le fait suivant, qui a été observé par M. Mulock, par sir Philip Crampton et par moi-même, pourra vous donner une idée des difficultés que le médecin rencontre quelquefois dans le traitement des formes graves de la chorée; vous verrez en même temps que les remèdes les plus accrédités peuvent être inefficaces, tandis que d'autres moins connus sont d'une incontestable utilité. La jeune lady dont je vais vous rapporter l'histoire a été prise le 17 avril des premiers symptômes de la chorée; ils étaient limités à un seul côté du corps. Mais vingt-quatre heures ne s'étaient pas écoulées que déjà les mouvements convulsifs avaient gagné tous les membres; ils prenaient à chaque instant plus de violence. Pendant les premiers jours, la malade pouvait encore marcher, bien que sa démarche fût vacillante et incertaine; mais bientôt elle dut y renoncer, les mouvements involontaires étaient devenus irrésistibles. En même temps il lui devint impossible de lever ses mains et ses bras, ils étaient perpétuellement lancés dans toutes les directions.

Dans l'espace d'une semaine, la maladie avait fait de tels progrès, elle avait pris une telle intensité, que sir Crampton, sir Marsh et M. Colles ne se rappelaient pas en avoir observé d'aussi violente. C'est qu'il faut le dire, c'était un épouvantable spectacle : tous les muscles du mouvement volontaire étaient affectés; la volonté, désormais impuissante, avait perdu tout contrôle. Sous l'influence de mouvements rapides et saccadés, les membres prenaient tout d'un coup les positions les plus bizarres, et ces phénomènes s'accomplissaient avec une rapidité extraordinaire. Les bras étaient si violemment agités, qu'on dut garnir de coussins et de ouate le canapé sur lequel se tenait la malade; et malgré cette précaution, elle eut bientôt les membres couverts de meurtrissures. Son état était vraiment digne de pitié; deux personnes étaient constamment auprès d'elle pour l'empêcher de tomber de son lit. Par instants cette malheureuse enfant s'asseyait subitement; elle essayait de garder la position droite, mais elle était immédiatement renversée, et pendant ce temps ses membres, soumis à un mouvement incessant, prenaient au même moment les positions les plus opposées : sa main était portée vers sa tête, l'instant d'après elle était jetée derrière son dos. Il était impossible de maintenir les couvertures du lit; les mouvements continuels des jambes faisaient voler ensemble les draps, les coussins et les couvre-pieds; souvent même la malade se trouvait, sans le savoir, dépouillée de ses bas.

Les membres et le tronc exécutaient des contorsions tellement extraordinaires, qu'on eût supposé volontiers que les os étaient pliants et flexibles. Bientôt cette jeune fille perdit la faculté de parler; pendant trois semaines, elle fut incapable de sortir sa langue et d'articuler un seul mot. Les muscles de la déglutition finirent par être atteints, mais l'appareil musculaire de la respiration, de la circulation et de la digestion resta intact pendant toute la durée de la maladie ; aussi le pouls et la respiration étaient naturels, les fonctions digestives, les évacuations alvines étaient régulières. Ces mouvements continus et violents devaient rapidement affaiblir l'économie, quoiqu'ils fussent involontaires ; la malade maigrissait à vue d'œil et avant le milieu de mai, c'est-à-dire au bout de quatre semaines, elle était arrivée à un véritable marasme. Sa physionomie était abattue ; le pouls était faible, tout le corps était couvert d'excoriations. Ceci était un fait grave, car on ne pouvait s'adresser à la peau pour combattre cette funeste maladie ; sangsues, emplâtres, vésicatoires, liniments, devaient être également laissés de côté ; on ne pouvait même songer à administrer un lavement. Les convulsions ne cessaient que pendant le sommeil ; alors seulement la malade était calme. La solution de chlorhydrate de morphine rendait ici un immense service ; elle procurait ce sommeil réparateur, et elle n'amena jamais ni céphalalgie ni constipation. L'intelligence était intacte, et cette jeune fille n'avait jamais éprouvé de douleur de tête si ce n'est au début de la maladie, quelques jours avant l'apparition d'une épistaxis ; elle avait gardé un bon appétit. M. Mulock (de Charlemont-street) a bien voulu compléter cette observation :

S. W.., âgée de quinze ans, avait été prise d'influenza au commencement d'avril, mais elle avait guéri rapidement, et elle était restée en bonne santé jusqu'au 7 du même mois. Ce jour-là, elle eut une légère attaque d'hystérie et des convulsions dans le membre supérieur gauche. Le 8 au matin, le docteur Graves la vit ; les phénomènes étaient mieux accusés, il s'agissait évidemment d'une chorée. La malade n'avait pas eu ses règles depuis deux mois ; M. Graves prescrivit pour le soir des pilules d'aloès et de calomel, et pour le matin un purgatif salin énergique. L'état général s'améliora sous l'influence de ce traitement, mais l'agitation des membres allait croissant ; le pouls était normal, la langue nette. M. Graves ordonna alors un mélange d'aloès et de fer. Au bout de deux jours la face était devenue un peu turgescente, il y eut une légère hémorrhagie nasale. On suspend les préparations d'aloès, et l'on met la malade à l'usage des gelées végétales, en lui interdisant la viande et le vin.

A ce moment, sir Philip Crampton est appelé en consultation ; il dit avoir réussi dans un cas récent avec l'essence de térébenthine administrée dans une décoction d'aloès. La malade en prend deux doses, mais il en résulte une telle excitation qu'on est obligé de cesser l'usage de ce remède ; la langue était enflée, la déglutition était extrêmement

difficile, et même il fallait que quelqu'un mangeât devant la jeune fille
afin de l'exciter à en faire autant par imitation. Les deux côtés du corps
sont affectés ; les liquides s'écoulent de la bouche, on ne peut donner
ni lavements ni pilules. Le docteur Colles, mandé alors, prescrit un électuaire composé de carbonate de fer et de rhubarbe, mais on ne peut parvenir à le faire avaler. Le docteur Graves, remarquant que la malade
peut avaler les pastilles, pense qu'une solution arsenicale donnée sous
cette forme pourra être utile ; on en essaye pendant deux jours, et l'on
donne le soir vingt-cinq gouttes de solution de chlorhydrate de morphine et quatre gouttes d'essence de menthe poivrée. Les mouvements
convulsifs ne cessent que pendant le sommeil.

Voici quelle était la formule des pastilles :

> ♃ Liquoris arsenicalis................. guttas xviij.
> Pulveris gummi arabici.. .... 3 ß .
> Sacchari albi.................... gr. xxv.

Misce et flat secundum artem massa. Divide in partes sex æquales ; sumat unam ter
in die (1).

La chorée paraissait ici compliquée d'hystérie, car on observait,
outre les convulsions musculaires, des sanglots, des soupirs et d'autres
phénomènes hystériques. Le traitement précédent est continué pendant
trois jours ; la malade paraît en éprouver quelque soulagement, mais
dès qu'elle n'est plus sous l'influence de la morphine, les accidents
reparaissent dans toute leur violence. Sir Henry Marsh, qui est appelé
en consultation le 16 mai, ordonne de la quinine avec l'extrait de stramoine, et trois douches d'eau tiède salée chaque jour : pour donner ces
douches on plaçait la malade sur un matelas de crin. On continuait à
lui faire prendre le soir son narcotique. Lorsqu'elle eut absorbé un grain
et demi (0^{gr}, 09) de stramoine, les pupilles se dilatèrent, et l'on jugea
prudent d'interrompre l'usage de ce médicament pendant quelques
heures : l'agitation des membres et la difficulté de la déglutition avaient
peu à peu diminué.

(1)   ♃ Solution arsenicale................. 18 gouttes.
> Poudre de gomme arabique........... 2 grammes.
> Sucre blanc..... .... 1^{gr},50.

M. et f. s. a. une masse qu'on divisera en six parties égales. On prendra trois pastilles par jour.

Pour la composition de la liqueur arsenicale, voyez la note de la page 461.

(Note du TRAD.)

Les tablettes de stramoine avaient été ainsi formulées :

℞ Sulphatis quinæ.................... .. grs viij.
Extracti stramonii .. .. gr. j ¼.
Pulveris glycyrrhizæ....... .... gr. xv.
Theriacæ......... .. .. • ..... q. s.

Fiat massa, et divide in partes quatuor. Sumat unam quater in die (1).

Avant l'usage des douches, la peau était tellement irritée, surtout sur les épaules, le tronc et les joues, qu'on était obligé d'y faire constamment des lotions avec de l'eau de Cologne.

Le 19, la malade se sent mieux, les douches lui sont très utiles ; depuis le 14, elle a été mise à un régime fortifiant, commandé par l'état d'amaigrissement auquel elle était arrivée. Après avoir pris ses tablettes pendant huit jours, elle éprouve une amélioration sensible ; à partir du second jour, le stramonium n'a plus agi sur les pupilles. Aujourd'hui, pour recevoir sa douche, elle s'assied dans une cuve ovale qu'on garnit de laine et de couvertures grossières.

L'impuissance de tous les remèdes qui avaient été essayés avant le traitement proposé par sir Henry Marsh n'est pas plus surprenante que l'efficacité rapide de ce dernier ; au moment où il a été mis en pratique, je considérais la malade comme perdue, et j'étais convaincu que la mort allait sous peu de jours terminer ses souffrances.

La douche en pluie fut d'abord donnée chaude, puis tiède. Nous étions fort embarrassés pour l'administrer : nous placions la malade sur un large matelas garni de couvertures ; elles y étaient maintenues par un aide qui jouissait forcément des bénéfices de la douche ; d'autres personnes, montées sur des chaises, versaient l'eau au moyen de grands arrosoirs. Cela fait, la jeune fille était transportée dans une autre chambre, où on l'habillait après l'avoir soigneusement essuyée.

Quoique fort gênante, cette opération fut pratiquée avec persévérance trois fois par jour ; lorsque la malade fut un peu mieux, nous n'avons plus été obligés d'inonder l'appartement, parce qu'elle put recevoir son affusion dans une grande cuve rembourrée. Après avoir suivi de très près les effets de ce traitement, je suis porté à attribuer

(1) ℞ Sulfate de quinine 0ᵍʳ,48
· Extrait de stramoine.. .... 0ᵍʳ,075
Poudre de réglisse. 0ᵍʳ,90
Thériaque .... · q. s.

M. et f. s. a. une masse que vous diviserez en quatre parties. A prendre dans le

la guérison aux douches, bien plutôt qu'au sulfate de quinine ou au stramonium ; on ne peut nier toutefois que ces deux médicaments n'aient eu une influence puissante, puisque, au bout de quelques heures, ils avaient amené une dilatation extrême de la pupille. Quoi qu'il en soit, cette médication dans son ensemble a eu des résultats vraiment surprenants ; la jeune fille a repris son embonpoint et ses forces ; la volonté a rapidement reconquis son empire sur les fonctions musculaires, et aujourd'hui c'est à peine s'il reste quelque trace de cette cruelle maladie.

Les faits abondent pour démontrer les puissants effets des douches d'eau chaude, tiède ou froide ; mais il n'est pas facile de démêler si ces effets sont dus à l'impression que produit la température du liquide sur les nerfs cutanés ou à la force d'impulsion avec laquelle il est projeté. Il est probable cependant que c'est le concours de ces deux actions qui fait de la douche un remède héroïque. Sous l'influence des affusions froides, les accès d'hystérie et les affections convulsives sont souvent enrayés ; les individus narcotisés par l'opium ou par l'acide prussique sont rapidement réveillés. Soit en jet violent et continu, soit en pluie, la douche est souvent d'un grand secours dans le traitement des maladies aiguës ou chroniques, tant générales que locales. Le fait précédent est une preuve de plus, et une preuve convaincante, de l'efficacité de ce moyen.

Depuis cette époque, on a cité un grand nombre de faits qui témoignent de l'utilité du sulfate de zinc dans le traitement des affections convulsives, soit hystériques, soit épileptiques ; cela m'a donné l'idée d'en essayer dans la chorée, et je puis vous affirmer qu'il n'est pas de médicament qui soit aussi généralement efficace. Dans plusieurs cas, il a suffi, sans adjuvant aucun, pour amener une guérison rapide et complète. Cependant chez un malade que je voyais avec M. Barker, le sulfate de zinc ne nous a donné aucun résultat : il est vrai que tous les autres remèdes avaient échoué, à l'exception de l'opium ; encore ce dernier n'agissait-il qu'en amenant le sommeil (1). Sans le soulagement que lui donnaient ces instants de repos, le patient, jeune enfant de

_____

(1) M. le professeur Trousseau a également insisté sur ce fait, que l'opium n'agit dans la chorée qu'à la condition d'amener le sommeil ; aussi veut-il qu'on le donne à haute dose, ou du moins à dose proportionnée à l'intensité des accidents. Du reste, il réserve l'emploi de ce médicament pour les chorées avec agitation extrême et délire non fébrile.

Trousseau, *Des chorées (Union méd.,* 1859).   (Note du Trad.)

treize ans, aurait infailliblement succombé, tant étaient violents et
continus les mouvements spasmodiques des membres. Cet enfant a fini
par guérir. Vous pouvez administrer le sulfate de zinc en dissolution
dans de l'eau de rose, à la dose d'un demi-grain (0^{gr},03) que vous
répétez plusieurs fois par jour. Lorsque vous avez obtenu la *tolérance*
de l'estomac, vous pouvez aller jusqu'à 10 ou 15 grains (0^{gr},60 ou
0^{gr},90) par jour ; mais il faut toujours surveiller les effets du médicament, et vous ne devez pas dépasser la quantité strictement nécessaire
pour assurer la guérison.

Les auteurs qui ont écrit sur la chorée s'accordent à dire qu'elle
persiste rarement après la puberté. « Nous ne rencontrons presque
jamais cette maladie chez l'adulte, dit le docteur Blackmore ; quelquefois cependant *elle persiste* pendant toute la vie. » Il paraît évident,
d'après ce passage, que M. Blackmore n'a jamais vu la chorée *débuter*
à un âge avancé ; or je dois vous dire que le docteur Ireland m'a appelé
en consultation auprès de M. Dyas, un honorable pharmacien de
Castle-street, qui avait été pris à soixante et dix ans d'une chorée
franche, dégagée de toute complication. La maladie était très violente,
et elle a duré plusieurs mois. Est-ce que la vieillesse, cette seconde
enfance, aurait pour apanage les affections du système nerveux, aussi
bien que l'obnubilation de l'intelligence ?

Voici un autre exemple du même genre ; il m'a été communiqué par
le docteur Patton (de Tanderagee) :

« La malade est agée de cinquante ans ; il y a quatre ans que son
mari l'a abandonnée, et deux ou trois de ses enfants l'ont quittée pour
aller en Écosse. Sous l'influence de ces chagrins domestiques, elle avait
perdu ses forces, et elle avait considérablement maigri ; au bout de quelque temps son sommeil fut troublé par des tressaillements convulsifs ;
elle fut tourmentée en outre par une dyspepsie flatulente, et à la fin de
l'année elle fut prise de chorée. Quoique les mouvements spasmodiques
fussent très violents, ils présentaient quelques intermissions, pendant
lesquelles l'état normal de cette femme était plus satisfaisant. L'arrivée
de chaque accès était annoncée par des soupirs et par un certain affaiblissement de l'intelligence ; les mouvements choréiques et les tressaillements étaient moins prononcés pendant la nuit et pendant le sommeil, mais ils ne cessaient pas complétement. Aujourd'hui (juillet
1847), cette maladie a trois ans de date ; elle ne se traduit plus par
des attaques violentes ; il y a des accès légers qui sont constamment
aggravés par le *changement de lune*, par la fatigue corporelle et par les

inquiétudes. Cette femme n'avait jamais eu de convulsions ; elle n'est
point épileptique ; elle mène une vie assez active pour son âge, et elle
a toutes les apparences d'une santé parfaite. La ménopause a eu lieu
il y a dix ans (1). »

· Je vous ai signalé tout à l'heure les bons effets du sulfate de zinc
dans les maladies convulsives ; le fait suivant vous permettra d'en
apprécier l'utilité dans certains cas d'épilepsie : « T. A..., trente-neuf
ans, célibataire, d'une constitution pléthorique, est sujet depuis plusieurs années à des accidents bilieux ; il est parfois incommodé par des
hémorrhoïdes qui sont de temps en temps le siége d'un flux sanguin ;
il y a plusieurs mois qu'il est dyspeptique. Vers la fin de septembre
1843, · après de grandes fatigues physiques et intellectuelles, il a été
pris d'une attaque qui l'a fait tomber de son siége sans connaissance ;
mais aussitôt après, il a pu se relever et gagner son lit sans être aidé
de personne. A la fin de novembre, étant un matin à sa toilette, il
éprouva le même accident tandis qu'il s'habillait : l'attaque dura de
cinq à huit minutes ; elle n'avait été précédée d'aucune sensation
pénible, elle n'eut aucune suite fâcheuse. Vers le milieu de décembre
de la même année, il eut un autre accès beaucoup plus long et beaucoup plus sévère, durant lequel il mordit sa langue. Cette fois-ci,
l'accès fut suivi de douleurs musculaires très vives, d'abattement et
de prostration intellectuelle ; le malade resta dans un état d'irritation
nerveuse très prononcé, son caractère devint sombre et inégal ; il ne
pouvait plus se livrer à ses occupations ordinaires, parce que son
esprit se fatiguait et se troublait au moindre effort. Pendant ce
paroxysme, comme pendant les deux ou trois accès qui suivirent, la
bouche était écumeuse, la respiration était stertoreuse, les muscles
étaient rigides ; vers la fin de l'attaque, il y avait quelques mouvements
convulsifs dans la main et dans le bras droits. Après ces accès, cet
homme n'avait pas de tendance au sommeil, et si l'on faisait à sa

---

(1) On sait que J. P. Frank a vu naître la chorée chez un individu âgé de quarante-
cinq ans ; M. Andral en a cité une observation dont le sujet avait quarante ans ; M. Coste
a observé la chorée chez un malade âgé de soixante ans ; enfin Bouteille l'a vue chez
un vieillard de quatre vingts ans. Dans ces derniers temps, le docteur **Cazenave**
(de Pau) a publié l'histoire d'un homme qui fut pris de chorée à cinquante-cinq ans.

J. P. Frank, *loc. cit.*— Andral. *Leçons orales.* Paris, 1836.— Coste, *De la chorée,*
thèse de Paris, 1827.— Bouteille, *Traité de la chorée ou danse de Saint-Guy.*
Paris, 1810.

Cazenave, *Observation rare de chorée (Journ. de méd. de Toulouse,* 1858).

(Note du **TRAD.**)

mémoire un appel pressant, il se rappelait parfaitement toutes les circonstances qui avaient précédé et suivi la perte de connaissance. Immédiatement avant l'attaque, le malade perd le fil de ses idées ; il marmotte quelques mots inintelligibles, et il éprouve un sentiment de suffocation ; parfois il pousse un cri ; quelques accès sont précédés d'une éjaculation involontaire.

Jusqu'alors cet homme n'avait suivi aucun traitement ; lors de sa dernière attaque, on lui avait fait une saignée du bras de douze à seize onces. Au commencement de février 1844, il avait consulté un médecin qui lui avait ordonné des pilules de gomme-gutte et de calomel, dix grains (0gr,60) d'asa fœtida par jour, et des douches en pluie ; il lui avait, en outre, conseillé de prendre de temps en temps une médecine noire et d'éviter toute fatigue intellectuelle. Ce traitement avait eu pour effet de régulariser les fonctions intestinales, de calmer un peu l'irritabilité nerveuse ; mais, quoiqu'il eût été continué jusqu'au mois de juin, les phénomènes principaux n'avaient point été modifiés. A ce moment-là, les accès étaient moins violents, mais ils devinrent plus fréquents ; le malade se mit alors à voyager pour essayer ce que produiraient le changement d'air et la distraction. Il s'en trouva fort bien, car les paroxysmes s'éloignèrent notablement.

A la fin de juillet de la même année, il se trouvait à Londres. On lui conseilla de se faire mettre des ventouses à la nuque s'il ressentait quelque pesanteur de tête ; il se soumit quatre fois à cette opération : on lui tirait, à chaque fois, de six à huit onces de sang. On lui avait également recommandé de prendre, deux fois par jour, quatre onces d'infusion de quassia amara, de maintenir la régularité des fonctions intestinales au moyen de pilules dont il avait usé précédemment, de faire le plus d'exercice possible, d'avoir un régime exclusivement composé de pain et de viande, et de ne boire à son dîner que deux verres de vin, ou la moitié d'un petit verre d'eau-de-vie avec de l'eau. Il observa religieusement ce traitement jusqu'au mois de septembre : les organes digestifs et le système nerveux avaient repris de la force ; l'intervalle des accès était beaucoup plus long qu'auparavant.

Mais pendant le mois de septembre, cet homme eut un accès des plus violents. C'est alors qu'on lui prescrivit des pilules de sulfate de zinc et d'extrait de gentiane, en lui conseillant d'élever les doses autant qu'il le pourrait ; on lui ordonna en même temps de prendre assez d'exercice pour maigrir un peu, et d'alterner, au bout d'un certain temps, le sel de zinc avec le sulfate de quinine, aux mêmes doses. Le malade prit d'abord 9 grains (0^{gr},54) de sulfate de zinc par jour en trois fois, puis il monta graduellement juqu'à 30 (1^{gr},80) ; au bout de douze semaines, il abandonna le zinc, pour prendre le sulfate de quinine. Il alterna ainsi jusqu'au mois de mars 1845 ; mais le sel de zinc était, en définitive, son remède principal, parce qu'il en continuait plus longtemps l'usage.

Ce traitement eut pour effet de prolonger l'intermission jusqu'au milieu de novembre ; à ce moment, il y eut un léger accès. Les mouvements convulsifs de la main et du bras, qui jusqu'ici ne s'étaient montrés que pendant les paroxysmes, survinrent alors dans leur intervalle, mais sans aucune régularité : tantôt on en observait deux ou trois dans la même journée, tantôt ils manquaient pendant plusieurs jours ; néanmoins ils devinrent si violents que la volonté n'avait plus aucune prise sur eux, et que le malade était obligé de s'accrocher à tous les objets qui l'environnaient ; ces convulsions étaient précédées d'une espèce de secousse très pénible qui se faisait sentir au même instant dans tout le corps. Les choses allèrent ainsi jusqu'au mois de juillet de 1845 ; à partir de ce moment, ces accès convulsifs sont devenus moins violents, ils se sont éloignés, mais aujourd'hui encore ils reparaissent de temps en temps. Je dois ajouter que, depuis la seconde ou la troisième attaque de la maladie, cet homme est sujet à des moments d'oubli qui durent une minute environ ; cet accident est, du reste, très irrégulier : à certaines époques, il a lieu deux et même trois fois par jour ; puis deux ou trois jours s'écoulent sans qu'on observe rien de semblable. Cet état d'absence disparaît sans laisser de traces.

Depuis l'attaque du mois de novembre 1844, le malade a eu un intervalle de calme plus long que tous ceux qui l'avaient précédé ; après avoir continué, pendant six mois, son traitement avec le zinc et le sulfate de quinine, il en fut fatigué et le laissa là. Cette médication n'avait pas eu seulement pour effet d'éloigner les accès, elle en avait aussi diminué la violence. Quelque temps avant d'y renoncer, notre homme avait ressenti un goût métallique qui indiquait évidemment la saturation de l'économie. Depuis cette époque jusqu'au 27 janvier 1846 (date du dernier accès), les paroxysmes, variables en intensité, sont revenus à des intervalles irréguliers de trois, cinq, huit, et même douze et quinze semaines.

L'indication des attaques qu'a éprouvées ce malade pendant un espace de trois années vous permettra d'apprécier l'influence du sulfate de zinc sur la prolongation des intermissions : — 1843 : 26 septembre,

25 novembre, 18 décembre. — 1844 : du 5 février au 3 septembre, cinq accès ; on commence le traitement par le zinc. — Depuis cette époque jusqu'au mois de février 1846, c'est-à-dire pendant une période de dix-huit mois, neuf accès ou un tous les deux mois ; il y en avait auparavant un par mois.

Dans un autre cas, pour lequel le docteur Taylor (de Bailieborough) avait bien voulu me demander mon avis, j'ai administré le sulfate de zinc à doses beaucoup plus élevées, mais je n'en ai obtenu aucun avantage. Si je vous signale ce fait, c'est uniquement pour vous montrer quelle quantité de ce médicament peut être tolérée sans inconvénient. En réponse à sa demande, j'avais conseillé au docteur Taylor, le 5 août 1845, de faire suivre à sa jeune malade le traitement suivant : Donner pendant trois jours un grain ($0^{gr},06$) de sulfate de zinc quatre fois par jour ; augmenter tous les trois jours chaque dose d'un grain, jusqu'à ce qu'on soit arrivé à 8 grains ($0^{gr},48$) quatre fois par jour. C'est ce qui eut lieu au bout d'un mois. « Pendant ce mois (c'est M. Taylor qui parle) la malade avait eu quatre accès. A cette époque, elle se plaignit de souffrir de l'estomac, immédiatement après avoir pris son médicament ; on retrancha pendant un ou deux jours une des quatre doses quotidiennes, et le traitement put être continué. Du 8 septembre au 22 octobre cette jeune femme prit quelquefois jusqu'à 40 grains ($2^{gr},40$) de sulfate de zinc par jour ; elle eut pendant cette période onze accès d'une violence plus qu'ordinaire. J'avais précédemment écrit au docteur Graves, et, d'après son conseil, j'avais continué le sel de zinc à la même dose ; mais le 23 novembre, je recevais de lui une lettre dans laquelle il me déclarait qu'il croyait dangereux d'insister plus longtemps sur l'usage de ce médicament ; il me conseillait d'en diminuer la quantité de deux grains tous les jours pendant une quinzaine, et de mettre alors la malade à l'usage de la valériane, du camphre, de l'esprit d'ammoniaque aromatique (1), pour combattre l'affaiblissement extrême de sa constitution. »

(1)   *Esprit d'ammoniaque aromatique.*

♃ Hydrochlorate d'ammoniaque......	5 onces =	160 grammes.
Carbonate d'ammoniaque.........	8 onces =	256
Cannelle en poudre......... ⎫	ãã 2 gros =	8
Girofle en poudre .... ⎭		
Écorce de citron..............	4 onces =	128
Esprit rectifié............. ⎫	ãã 4 pintes =	1920
Eau............. ⎭		

Il faut, en effet, que je vous en prévienne : on a accusé les préparations de zinc d'amener, au bout d'un certain temps, un marasme général ; vous devez donc prendre soin de n'en pas prolonger outre mesure l'administration. Chez la malade dont je viens de vous entretenir, ces funestes effets commençaient à se faire sentir ; aussi ai-je fait suspendre graduellement l'emploi du sel.

Avant de terminer, je veux vous communiquer un autre cas d'épilepsie dont l'histoire a été tracée par le malade lui-même : c'est un homme d'un immense talent et un parfait observateur. C'est un exemple d'épilepsie causée par une altération des os du crâne, mais les accès n'ont apparu que plusieurs années après l'accident.

Voici les renseignements que m'envoya le malade lorsqu'il demanda mon avis : « Il y a vingt-cinq ans environ, j'étais avec mon domestique dans mon cabriolet, lorsque tout à coup je perdis l'usage de la parole ; pendant quelques instants j'eus conscience de cet accident, et je lui fis signe de me ramener chez moi ; puis je perdis connaissance, et je restai dans cet état, à ce qu'on m'a dit, pendant vingt ou trente minutes. A dater de ce moment, j'ai éprouvé plusieurs attaques du même genre. J'avais auparavant souffert de maux de tête très violents, et l'impression de la lumière m'était très pénible ; sur ces entrefaites j'étais venu à Dublin, et pendant quinze jours ou trois semaines j'avais consulté les médecins les plus distingués, sans obtenir aucune amélioration dans mon état. Un jour je me rendais à une consultation que j'avais demandée, lorsque je m'aperçus qu'il m'était survenu une tumeur douloureuse au sommet de la tête ; je me rappelai alors, et je le dis aux médecins, que trois ou quatre ans auparavant, mon cheval, lancé à fond de train, était tombé tout d'un coup, qu'il s'était blessé à la tête et non pas aux genoux, que mon chapeau avait été emporté, qu'en me relevant je m'étais senti étourdi, mais que je m'étais remis presque aussitôt. Après avoir examiné la tumeur, les médecins l'ouvrirent avec un caustique, et quelques jours après, des fragments osseux furent éliminés. Avant mon voyage à Dublin, on m'avait mis un séton à la nuque, mais je n'en avais éprouvé aucun soulagement. Telle paraît être l'origine de ma maladie.

» Depuis cette époque, ces accès, caractérisés par la perte de la parole et par l'insensibilité, sont revenus à des intervalles très irréguliers : il m'est arrivé d'en être quitte pendant des années ; une ou deux fois seulement, l'intervalle n'a été que de trois ou quatre mois ; et alors l'accès a été pour ainsi dire incomplet. Je sentais mon esprit s'égarer ;

il m'était impossible, malgré tous mes efforts, de parler ou d'écrire, mais je ne perdais pas connaissance. Dans tous les cas, des éructations gazeuses amenaient la fin de l'attaque. Je ne serais vraiment pas éloigné de croire qu'une dyspepsie, ou une disposition goutteuse avec flatulence, est la cause déterminante de ces accidents. Je suis sujet à des douleurs d'estomac : j'éprouve alors un sentiment de distension très pénible, et à chaque mouvement des muscles du ventre, j'entends le bruit occasionné par le déplacement des gaz dans la région ombilicale. Lorsque je suis ainsi incommodé, je me trouve bien de mâcher un morceau de gingembre que j'avale ensuite ; les gaz sont aussitôt expulsés. Puis ces phénomènes disparaissent pour quelque temps, lorsque j'ai une attaque de goutte dans les pieds, ce qui m'arrive à peu près tous les douze ou quinze mois. Les bains et les pédiluves chauds me donnent des faiblesses, de l'insomnie et un petit mouvement de fièvre ; mon appétit est excellent. Je fais des marches de quatre ou cinq milles sans être fatigué ; presque toujours je fais une promenade d'un mille avant déjeuner. J'ai parfois de la constipation ; mon sommeil est troublé par des songes, et je me réveille souvent en sursaut ; en un mot, je suis sujet au cauchemar ; et chaque fois je souffre de l'estomac jusqu'à ce que j'aie rendu des gaz

» La dernière fois que j'ai eu une attaque avec perte de connaissance, j'étais couché, et si j'avais été seul, je n'aurais pas eu conscience de sa durée. Le lendemain, je vis que j'avais une contusion à l'œil et une meurtrissure à la cuisse, près de la hanche ; on m'a dit qu'au commencement de l'accès, j'avais poussé un cri. Cela se passait le 28 ou le 29 janvier ; depuis plusieurs jours les fonctions intestinales étaient irrégulières, je souffrais dans le bas-ventre, et j'étais incommodé par des gaz. J'ai été plus mal encore pendant les jours qui ont suivi cet accès ; j'ai une petite morsure sur un des bords de la langue, et je sens des crampes et de la roideur dans la cuisse. La plaie qui a donné issue aux fragments osseux du crâne est maintenue ouverte comme un cautère, au moyen d'une fève ; de temps en temps elle devient douloureuse et elle s'enflamme, ce qui augmente peut-être les accidents gastriques ; mais le nitrate d'argent fait disparaître rapidement ces symptômes inflammatoires. Jusqu'au moment où j'ai été pris de douleur de tête, je me trouvais très bien des bains de mer et de l'exercice de la natation ; mais aujourd'hui, l'application de l'eau froide m'est très pénible, sauf sur la tête : tous les matins, avant de panser ma plaie, je fais des lotions froides sur ma tête et sur mon cou. »

Nous avons actuellement dans notre salle de femmes une ma
atteinte de paralysie agitante. Elle mérite de fixer quelques inst
notre attention (1). C'est une jeune femme de vingt-cinq ans envi
nommée Ellen Davis. Son habitus extérieur est des plus remarqual
et comme elle présente un état morbide assez rare, je pense qu'au
de vous ne négligera cette occasion de l'étudier par lui-même. D'a
ce que nous raconte cette femme, c'est une émotion morale soud
et violente qui a été la cause déterminante de sa maladie. Cor
beaucoup d'individus appartenant aux classes inférieures de la soc
cette pauvre fille a une foi profonde dans l'existence des revena
elle croit à toutes les fables de ce genre, et cette superstition a été l'
gine de son mal. Malheureusement pour elle, elle était logée dan:
lieu bien fait pour entretenir une telle disposition d'esprit : sa ma
occupait le bord d'une route sise entre deux cimetières ; un tel em
cement était assurément bien favorable à l'apparition des spectre:
les voisins ne se faisaient pas faute d'affirmer qu'ils avaient vu à
sieurs reprises des figures de l'autre monde.

Quelques personnes de la connaissance d'Ellen, bien informées d
crédulité superstitieuse, résolurent un jour de s'amuser à ses dép
et imaginèrent dans ce but une plaisanterie des plus cruelles.
affubla d'un linceul une baratte à beurre, qui offrit dès lors une a
grande ressemblance avec un corps sans tête dans son drap mortua
le tout fut suspendu au moyen d'une corde entre deux arbres.
pauvre fille qui était alors en train de se coucher, fut soudainen
terrifiée par cette apparition qu'elle prit pour un spectre glissant r
dement dans les airs ; sur-le-champ elle tomba dans un état d'in:
sibilité absolue. Cette frayeur détermina chez elle des troubles ner
vraiment extraordinaires ; elle devint sujette à des vertiges, elle pe
l'usage de ses membres d'un côté, et elle a dû rester au lit pen
trois mois.

Du reste, messieurs, cette histoire présente plus d'une diffic
Dans les affections chroniques et lorsqu'il s'agit de malades d
basse classe, on ne peut guère espérer un récit fidèle et circonsta
des antécédents. Ce qui est certain, c'est qu'Ellen a eu une hémi
gie ; mais cette hémiplégie est-elle oui ou non le résultat de sa pe

(1) Ce fragment sur la paralysie agitante est tiré de la première édition (1843
leçons de Graves. Je ne sais pourquoi l'auteur ne l'a pas fait réimprimer dans l
conde édition de son ouvrage ; pour moi j'ai cru devoir le rétablir ici dans son inté

(Note du TRAD.)

C'est là ce qui est moins bien établi. Quoi qu'il en soit, au bout de quelque temps les accidents hémiplégiques commencèrent à décroître, et cette femme recouvra graduellement la faculté de marcher ; mais, quoique sept années nous séparent aujourd'hui du début de la maladie, la contractilité musculaire est encore très faible dans les membres. En outre Ellen a été prise d'une amaurose qui l'a totalement privée de la vue, nous dit-elle, pendant près d'une année ; au bout de ce temps l'un des yeux a repris toutes ses aptitudes fonctionnelles, mais l'autre est resté amaurotique au point que la perception des objets est à peine possible. Aujourd'hui enfin cette femme nous présente un remarquable exemple de *paralysie agitante*. Elle ne peut marcher lentement, et une fois lancée, elle éprouve les plus grandes difficultés pour s'arrêter. Les muscles des membres, de la face et de la langue sont presque entièrement soustraits au contrôle de la volonté, agités qu'ils sont de mouvements incessants ; les agents moteurs des paupières et des globes oculaires participent à ces oscillations ; de là l'expression étrange de la physionomie. Vous trouverez une excellente description de cette maladie dans les leçons du docteur Elliotson ; il en existe aussi une observation très intéressante dans les leçons du docteur William Stokes, publiées dans le *Renshaw's London medical and surgical Journal*.

Il semble que dans cette maladie les muscles ne sont pas en réalité soustraits à l'empire de la volonté, mais qu'ils sont influencés par quelque cause inconnue, à ce point que les mouvements sont plus ou moins imparfaits et irréguliers. Ainsi notre malade n'éprouve pas trop de difficulté pour marcher vite, parce que dans la marche rapide les contractions musculaires se succèdent plus promptement, et que la volonté, devenue par cela même plus énergique, est en état de triompher des obstacles qui s'opposent à la régularité des mouvements ; si au contraire la marche est lente, la cause quelconque qui produit les anomalies de la motilité a le temps d'entrer en jeu, de là un état spasmodique tout spécial, et les muscles n'obéissent plus qu'incomplétement aux ordres de la volonté.

J'ai connu un gentleman qui présentait une forme très singulière de paralysie agitante. Lorsqu'il voulait marcher, il était obligé de se faire mettre en mouvement, et de se faire lancer par une autre personne, soudain obligé de courir à reculons en ligne directe, jusqu'à ce qu'il fût arrêté par quelqu'un, et tel était alors l'anéantissement de sa volonté, que si un étang ou un précipice se fût trouvé derrière lui, il n'eût pu s'empêcher d'y tomber. J'ai observé moi-même plusieurs scènes de ce genre, et c'est, je vous l'avoue, un plaisant et singulier spectacle : dans ces moments-là, cet homme marche à reculons jusqu'à ce qu'il soit retenu par un mur, ou quelque autre objet qui l'arrête efficacement. Ce phénomène est un des plus curieux, et il n'est pas sans intérêt au point de vue de la nature de la maladie (1).

Je n'ai pas l'intention d'aborder en ce moment les questions qui se rattachent à la nature et au traitement de la paralysie agitante. Le pronostic paraît à priori défavorable, puisque nous ne découvrons aucune cause déterminante que nous puissions combattre et éloigner. Si cette maladie paraissait liée à quelque congestion encéphalique ou spinale, si elle présentait quelque lésion évidente que nous puissions faire disparaître, nous serions en position d'augurer mieux de la terminaison ; mais il faut bien reconnaître que dans le plus grand nombre des cas nous sommes obligés de nous borner à étudier les singuliers phénomènes que nous avons sous les yeux (2).

(1) Autant qu'on en peut juger en l'absence de détails suffisants, cette observation n'appartient pas à la paralysie agitante. Acceptant le fait tel qu'il est relaté par Graves, je ne puis y voir qu'un exemple méconnu de cet état spasmodique si singulier, je dirais volontiers si mystérieux, qui a été décrit par Romberg sous le nom de *convulsions statiques.*

Romberg, *Lehrbuch der Nervenkrankheiten*. Berlin, 1857. (Note du TRAD.)

(2) On consultera avec le plus grand fruit l'intéressant travail de MM. Charcot et Vulpian sur la paralysie agitante (*Gaz. hebdomadaire*, 1861). (Note du TRAD.

TRENTE-SIXIÈME LEÇON.

PARALYSIE.

Formes obscures de paraplégie. — Leur production par action réflexe. — Démonstration tirée du tetanos traumatique, et des convulsions déterminées par les vers intestinaux ou par l'irritation de la peau. — Sensibilité spinale dans l'hystérie. — Observations de paraplégie.
Interprétation pathogénique de la paraplégie qui succède aux phlegmasies intestinales. — Rapports entre la paraplégie et les affections des reins. — Remarques sur les faits de paraplégie cités par M. Stanley. — Priorité de l'auteur.

MESSIEURS,

Ayant observé récemment quelques cas fort intéressants de paralysie des extrémités inférieures, je désire m'entretenir avec vous de la paraplégie, tandis que tous les détails de ces faits sont encore présents à mon esprit. Vous savez ce qu'on entend par paraplégie : c'est la paralysie des deux membres inférieurs ; souvent cette paralysie porte à la fois sur le mouvement et sur la sensibilité, et dans beaucoup de cas, elle est accompagnée de désordres musculaires du côté de la vessie et du rectum. Mon intention, je dois vous en prévenir, n'est point de décrire les symptômes ou de discuter les causes de ces paraplégies, dont tous les caractères sont parfaitement connus, et dont vos livres classiques vous donnent l'histoire exacte et complète : telles sont les paralysies qui résultent, soit des affections de la moelle épinière et de ses membranes, soit des altérations des vertèbres et de leurs ligaments, soit des lésions qui atteignent directement les gros troncs nerveux des membres inférieurs. Toutes ces questions ont été parfaitement étudiées, et je ne saurais rien ajouter. Ce que je me propose, c'est de vous faire connaître certaines formes plus obscures de paraplégie. Déjà, dans notre avant-dernière conférence, j'ai abordé cette question ; mais, depuis, j'ai vu d'autres malades, et j'ai fait des recherches qui me permettront de traiter plus

Le mois dernier, j'ai observé un fait qui démontre d'une façon péremptoire cette proposition que j'ai déjà émise devant vous : La lésion d'un nerf peut avoir une influence rétrograde, et affecter à distance une autre branche nerveuse. Un jeune homme qui s'est distingué dans le cours de ses études classiques, et qui vient d'obtenir le brevet d'examinateur en mathématiques (récompense analogue au grand prix des universités anglaises), avait avalé un morceau d'os de poulet : le fragment était petit, mais anguleux. Il s'était arrêté profondément dans l'œsophage, et n'avait été refoulé dans l'estomac, au moyen de la sonde, qu'au bout d'un heure. Cet accident amena une violente inflammation du pharynx, de l'œsophage et des tissus environnants ; le troisième jour, le malade fut pris d'un frisson intense, qui persista longtemps, et qui était tout à fait semblable au frisson de la fièvre intermittente ; à ce frisson succédèrent des sueurs abondantes, et enfin on vit se développer une inflammation du col de la vessie.

Nous savons aussi que l'excitation de la branche frontale de la cinquième paire peut, par action réflexe, agir sur la rétine, et amener la cécité. Ici l'impression anomale, transmise d'abord de la circonférence au centre, est renvoyée de nouveau à la périphérie, et va affecter une partie distincte et plus ou moins éloignée. J'en ai vu dernièrement un exemple aussi curieux qu'instructif. Un étudiant en médecine qui voyageait dans le pays de Galles sur l'impériale de la malle-poste, fut exposé pendant plusieurs heures à un vent du nord-est qui lui frappait directement la figure. Arrivé au terme de son voyage, il s'aperçut qu'il avait la vue troublée ; il voyait tous les objets comme à travers un voile de gaze. C'était là bien évidemment un léger degré d'amaurose, mais il n'y avait ni céphalalgie, ni symptômes gastriques ; on ordonna néanmoins à ce jeune homme de se faire appliquer des ventouses à la nuque, et de prendre des purgatifs énergiques. Quelques jours après, il venait me consulter, et je m'apercevais immédiatement qu'il y avait quelque chose d'extraordinaire dans son affection ; après un interrogatoire prolongé, je finis par apprendre qu'il avait été soumis à l'influence d'un courant d'air froid. Dès lors je compris que la rétine était affectée par suite de l'impression anomale qu'avaient subie les branches de la cinquième paire, qui se distribuent à la face. Je ne perdis pas mon temps à combattre une congestion cérébrale imaginaire, mais j'excitai la peau de la face, du front et des tempes,

Il serait superflu, je pense, de multiplier ces exemples ; vous devez être convaincus maintenant de la vérité de ma proposition. Munis de ces données, nous pouvons concevoir comment une affection qui intéresse d'abord un point déterminé de l'organisme peut produire à distance des manifestations morbides ; et si quelque chose peut encore étonner, c'est que les pathologistes, malgré des faits aussi probants, aient pu méconnaître cette influence pathogénique, lorsqu'ils ont cherché à élucider le mode de production des paralysies. S'il est vrai que certaines irritations des extrémités périphériques des nerfs peuvent amener des perturbations générales du mouvement volontaire ; s'il est vrai qu'une affection purement locale, faisant sentir son influence sur tout l'organisme, peut exalter ou pervertir les fonctions de tous les muscles du corps, il n'est pas surprenant qu'une cause également locale, qui a pour effet d'annihiler l'activité musculaire, étende la sphère de son action au delà de la partie primitivement atteinte, frappe les nerfs et les muscles des organes les plus éloignés, et produise ainsi une paralysie plus ou moins généralisée.

On sait depuis longtemps qu'une irritation locale peut réagir sur la totalité du système musculaire, et en amener la contraction spasmodique. Un individu porte à l'un des doigts une plaie contuse ; quelques-uns des nerfs superficiels ont été lésés. Au bout de quelques jours, il commence à sentir de la roideur dans la mâchoire inférieure, dans les muscles de la nuque, et une certaine constriction dans la région du diaphragme ; puis ces symptômes deviennent plus accusés, tous les muscles sont dans un état de convulsion tonique, le malade a le tétanos. Et cependant la blessure n'a intéressé tout d'abord que quelques rameaux insignifiants des nerfs digitaux ; mais l'impression anomale transmise par les nerfs du bras à la moelle épinière et au cerveau a retenti, par action réflexe, sur tous les muscles du corps. Tels sont les effets bien connus de certaines plaies des doigts. Puisqu'il en est ainsi, nous sommes parfaitement autorisés à admettre que, lorsqu'une cause de nature paralysante agit sur certaines branches de l'arbre nerveux, elle peut, elle aussi, étendre son influence du côté des centres, être renvoyée alors par un mouvement réflexe, et rayonner sur des régions périphériques plus ou moins éloignées.

Voulez-vous un autre exemple ? Ne voyez-vous pas fréquemment l'irritation développée à la surface de la muqueuse intestinale, se propager par un trajet rétrograde jusqu'au cerveau ? Et pour ne citer qu'un fait connu de tous, que se passe-t-il à propos des vers intestinaux? Un enfant a des vers; l'irritation de la muqueuse digestive, qu'elle soit produite directement par les entozoaires ou par la dyspepsie qu'ils déterminent, est propagée de la surface gastro-intestinale au cerveau; réfléchie alors sur les agents du mouvement volontaire, elle cause des convulsions générales.

Le docteur Stokes rapporte, dans ses leçons, le fait suivant : « Une jeune femme était entrée dans un des services chirurgicaux de Meath-hospital pour une plaie de peu d'importance. Pendant son séjour à l'hôpital, elle avait été prise de symptômes fébriles, et elle avait été traitée avec du calomel, du jalap et la médecine noire (*black bottle*), préparation qui mérite le nom de médecine sépulcrale, à plus juste titre encore que la mixture pectorale qu'on distribue dans les officines comme la panacée universelle de toutes les affections pulmonaires. Cette femme avait été énergiquement purgée; les accidents fébriles avaient disparu et on l'avait renvoyée de l'hôpital. Quelques jours après, la mère de cette malade était venue supplier qu'on la reprît, et elle avait été admise dans une salle de médecine.

» Voici quel était son état au moment de son entrée.

» Elle avait de la céphalalgie, de la fièvre, des contractions violentes dans les doigts; le poignet et l'avant-bras étaient alternativement étendus et fléchis. Ces convulsions étaient si fortes que l'homme le plus robuste eût eu de la peine à réprimer les mouvements de l'avant-bras gauche. Cette femme se plaignait, en outre, d'une soif vive; elle avait de la diarrhée et quelques douleurs dans le ventre. Dans cette occurrence, on tint compte, pour instituer le traitement, d'une double indication : des symptômes qui dénotaient une affection localisée dans le cerveau, et des accidents gastro-intestinaux qui existaient encore aujourd'hui, comme à l'époque du premier séjour à l'hôpital.

» Au bout de très peu de temps, cette femme succombait avec des spasmes violents de la tête et de l'avant-bras. Comme elle avait présenté tous les symptômes qui caractérisent, dit-on, l'encéphalite, c'est dans le crâne que nous avons cherché tout d'abord les altérations morbides. Après un examen attentif, nous avons été contraint de renoncer à cette idée; nous n'avions pu découvrir aucune lésion dans le tissu cérébral, qui était parfaitement sain. Nous avions observé tous les phénomènes qui, d'après Serres et Foville, révèlent une affection de la couche optique ou du lobe postérieur du cerveau, et nous ne trouvions dans cet organe aucune modification qui pût en rendre compte. Mais, à l'ouverture de l'abdomen, nous avons constaté des lésions importantes :

le dernier tiers de l'iléon, dans une longueur de six à huit pouces (15 à 20 centimètres), *présentait une série non interrompue d'ulcérations récentes.* » Vous saisissez, je suppose, l'étroite analogie qui existe entre ce fait et les cas de paraplégie par phlegmasie intestinale.

D'une autre part, ne voyons-nous pas souvent les convulsions succéder à l'irritation de la peau? Un enfant prend de la fièvre, il devient irritable et agité; puis les poumons sont affectés, et le médecin applique un vésicatoire qu'il laisse pendant quelques heures. Le jour suivant, les phénomènes nerveux sont beaucoup plus prononcés; l'enfant ne peut dormir, ou s'il s'assoupit un instant, il s'éveille en poussant des cris; enfin il est pris de convulsions générales. Je pourrais vous citer ici bien d'autres exemples, pour vous montrer que l'activité du système musculaire tout entier peut être anormalement exaltée sous l'influence d'une cause dont l'action primitive est entièrement locale.

M'appuyant sur ces faits qui sont innombrables, et sur les déductions que l'analogie me permet d'en tirer, je déclare que les pathologistes qui ont étudié les affections paralytiques n'ont point assez tenu compte du système nerveux périphérique. Je vous ai déjà parlé de ces douleurs qui, après avoir été localisées dans certaines régions du corps, gagnent la moelle épinière, et produisent dans cet organe des altérations qu'on regarde à tort comme le résultat d'une affection idiopathique; et je vous ai cité des faits à l'appui de cette manière de voir. Eh bien! cette succession de phénomènes est très commune dans l'hystérie. L'organe vers lequel se font les premières manifestations de la maladie devient extrêmement douloureux pendant les attaques; un peu plus tard, la douleur se propage du côté de la moelle, puis celle-ci est touchée à son tour, et nous constatons alors une sensibilité anomale sur un ou plusieurs points de son étendue. Je suis parfaitement convaincu que les auteurs modernes qui ont rapporté à une irritation spinale primitive les phénomènes de l'hystérie et de quelques autres affections, se sont trop hâtés de conclure, et qu'ils ont négligé des distinctions importantes. Étudiez les choses de près, et dans la majorité des cas, vous trouverez que les malades hystériques n'accusent aucune douleur spinale au début; à ce moment-là, elles souffrent dans l'hypochondre droit ou bien dans l'estomac, dans la région précordiale, ou dans la tête, ou enfin dans le bassin. Mais lorsque la maladie est un peu plus ancienne, l'irritation, qui était localisée dans les points que je viens d'indiquer, se propage jusqu'à la moelle, et alors on peut constater de la douleur au niveau des apophyses épineuses. A partir de cet instant, cette irritation spinale, qui est déjà un phénomène consécutif, devient une nouvelle source de manifestations morbides, qui partent de la moelle comme d'un centre d'irradiation. Certes, la science doit beaucoup à Teale, à Griffin et aux autres auteurs qui nous ont fait connaître toute l'importance de la douleur spinale chez les hystériques; mais comme tous ceux qui s'occupent d'une question nouvelle, ils ont peut-être généralisé trop tôt leurs conclusions, et ils ont regardé cette douleur de la moelle comme une cause, alors qu'elle était tout simplement un effet.

Je viens de vous exposer quelques-uns des principes généraux qui doivent nous guider dans l'étude des affections du système nerveux; je vais maintenant vous rapporter quelques cas de paraplégie, qui vous frapperont sans doute par leur analogie avec les faits qu'a publiés M. Stanley : la seule différence porte sur le siége de l'inflammation qui a été le point de départ des accidents.

Au mois de novembre de l'année 1832, je donnais des soins avec MM. Kirby et Cusack à un jeune homme de quatorze ans qui demeurait dans un pensionnat des environs de Dublin. La veille de la Toussaint, il avait mangé une grande quantité de noix, et à la suite de cet excès, il avait été pris des symptômes d'une obstruction intestinale : douleur et pesanteur au niveau de l'estomac, nausées, perte de l'appétit, constipation opiniâtre. Les purgatifs les plus énergiques étaient restés sans effet; on n'avait pu triompher des accidents qu'avec des lavements répétés : on les administrait avec la seringue de Read, qu'on avait soin d'introduire aussi haut que possible dans la cavité de l'intestin. Des sangsues, des fomentations complétaient le traitement, et la constipation avait fini par céder. Mais il survint alors des phénomènes d'entérite; l'inflammation occupait toutes les tuniques de l'intestin, la muqueuse, la musculeuse et certainement aussi la séreuse. Nous eûmes fort à faire pour mener à bonne fin cette dangereuse maladie, et notre jeune homme ne s'en tira qu'à grand'peine. Néanmoins la convalescence vint mettre un terme à nos inquiétudes; bientôt le malade put s'asseoir dans son lit, et comme les forces et l'appétit lui étaient promptement revenus, nous lui avions annoncé qu'il pouvait se lever.

Lorsqu'il voulut quitter son lit, il s'aperçut qu'il ne pouvait plus se servir de ses membres inférieurs : il était devenu paraplégique. La sensibilité et la motilité étaient restées intactes dans les bras et dans le tronc. Du reste, cette paraplégie ne portait que sur le mouvement; la sensibilité était normale; il n'y avait ni engourdissement, ni douleurs, ni fourmillements dans les membres paralysés ; la vessie et le rectum avaient conservé leur contractilité.

Avant d'aborder l'interprétation de ce fait, je veux vous rapporter une autre observation qui offre avec la précédente plus d'un point de ressemblance.

Je fus appelé un jour aux environs de Merrion-square, pour voir une dame qu'on disait atteinte de dyspepsie. En arrivant auprès d'elle, je constatai qu'elle avait des nausées, des envies de vomir, de la douleur au niveau de l'hypochondre droit ; elle se plaignait aussi d'éprouver un sentiment de pesanteur dans l'estomac ; du reste elle n'avait ni fièvre, ni accélération du pouls. Deux ou trois jours après, elle était légèrement ictérique, et il devenait fort probable que la cause réelle de cette maladie était une gastro-duodénite avec détermination secondaire sur le foie. Il serait inutile de vous rapporter ici tous les détails de ce fait ; il me suffira de vous dire que l'état de cette dame allait s'aggravant, et que peu à peu l'affection s'était étendue à la totalité de l'intestin, au foie et au péritoine. Le ventre, devenu tympanique, était très sensible à la pression ; la malade, minée par une fièvre lente, avait le pouls rapide, et elle était constamment agitée. Nous lui avons fait faire plusieurs applications de sangsues, nous lui avons donné le calomel jusqu'à salivation, et nous avons réussi, non sans peine, à la tirer de ce fâcheux état. La convalescence s'était bien passée ; mais lorsque la guérison fut complète, cette dame avait perdu l'usage de ses membres inférieurs, et elle est restée longtemps paraplégique.

Chez elle, comme chez le jeune homme dont je vous ai parlé d'abord, la paralysie n'avait frappé que la motilité ; la sensibilité était intacte, les fonctions de la vessie et du rectum étaient restées régulières. Mais au bout de quelque temps cette dame se plaignit de souffrir dans les reins et dans le ventre, et la contractilité de la vessie fut atteinte. En somme, l'affection a été ici fort sérieuse ; elle résistait à tous les remèdes usités en pareil cas, et pendant longtemps on put craindre qu'elle n'aboutît à une paraplégie permanente ; cependant au bout de six mois, les accidents commencèrent à s'amender, et par la suite cette malade a complétement guéri.

Chez le jeune homme, les symptômes paralytiques n'avaient jamais été aussi graves, et la paraplégie était restée incomplète : des frictions stimulantes sur les membres, quelques toniques et quelques excitants à l'intérieur avaient suffi pour en triompher. Du reste, chez ces deux malades, la paralysie n'avait pas été assez absolue pour leur enlever l'usage de leurs membres lorsqu'ils étaient au lit ; ils **pouvaient alors** les soulever, les étendre, les fléchir sans aucune difficulté **et même avec** une certaine force ; mais, dès qu'ils essayaient de se tenir debout ou de marcher, les jambes leur manquaient complétement : en vain se faisaient-ils soutenir de chaque côté pour décharger **les membres inférieurs** d'une partie du poids du corps, ils étaient dans l'impossibilité de mettre un pied l'un devant l'autre. Je ne puis m'expliquer **pourquoi** la force musculaire des membres paralysés était si différente **dans ces** deux conditions (1).

Dans ces deux faits nous voyons une paraplégie plus ou moins complète succéder à une inflammation de la muqueuse gastro-intestinale ; je possède aujourd'hui plusieurs autres exemples de cette forme de paralysie. Comment devons-nous en concevoir le mécanisme ? Comment l'inflammation des intestins peut-elle donner lieu à la paraplégie ? C'est ce qu'il nous faut examiner maintenant.

Voici, selon moi, comment les choses se passent. L'état **inflamma**toire exerce une impression anomale sur les filets nerveux qui se distribuent à la muqueuse des intestins ; cette impression gagne la moelle épinière, et réagit alors sur les fonctions motrices des extrémités inférieures. Je sais bien que les intestins, comme la plupart des viscères abdominaux, reçoivent presque exclusivement leurs nerfs **du grand** sympathique, mais il ne faut pas oublier que ces nerfs communiquent sur une foule de points avec les branches spinales ; par conséquent les impressions morbides qui se font sentir sur les extrémités **terminales** de ces rameaux sympathiques peuvent atteindre également la moelle et retentir de là par action réflexe sur les muscles des membres inférieurs (2).

(1) Cette différence remarquable doit être prise en sérieuse considération au point de vue du diagnostic, car elle constitue un des caractères distinctifs les plus importants de la paraplégie réflexe. Elle était extrêmement marquée chez deux malades que j'ai observés pendant plusieurs semaines dans le service de M. le docteur Béhier : chez l'un de ces malades, la paraplégie reconnaissait pour cause l'action du froid humide sur les membres inférieurs ; chez l'autre, elle s'était développée à la suite d'une angine exsudative, dont la nature n'a pu être précisée.   (Note du Trad.)

(2) Il est parfaitement démontré aujourd'hui que le grand sympathique tire son origine de la moelle épinière. Les expériences de Budge et Waller, de Jacubowitsch, de M. Cl. Bernard, ont définitivement établi ce fait important. Le professeur du collége de France a traité tout au long cette question de physiologie, dans les leçons qu'il a faites sur la moelle épinière, pendant l'été de 1860. Ces leçons, qui n'ont pas encore été imprimées en France, sont en cours de publication dans le *Medical Times and Gazette*, 1861.   (Note du Trad.)

Lorsque j'ai observé pour la première fois cette paraplégie consécutive à l'entérite, ou à cette fièvre qui est accompagnée de phénomènes
gastro-intestinaux, j'ai cru tout d'abord que les gros troncs des nerfs
lombaires étaient directement affectés ; que leur névrilème était enflammé, épaissi ; qu'il s'était fait à leur intérieur une exsudation qui
comprimait le tissu nerveux, et produisait les symptômes paraplégiques. Mais bientôt un examen plus attentif m'a convaincu que les
choses ne se passent point ainsi : en effet, si cette interprétation était
juste, nous devrions constater sur le trajet des nerfs, des douleurs
aiguës avec irradiation vers la périphérie ; c'est du moins ce qui a lieu
toutes les fois que le névrilème est enflammé. D'un autre côté, cette
explication ne peut être proposée que pour les cas où l'on a affaire à
une inflammation généralisée, pour ces cas, par exemple, dans
lesquels l'entérite est compliquée de péritonite ; mais elle ne saurait
être acceptée lorsqu'il s'agit d'une phlegmasie parfaitement localisée.
Ainsi, dans les faits qu'a observés M. Stanley (1), la paraplégie a succédé à une inflammation qui n'avait atteint que les reins. Dans les sept
observations qu'il a rapportées, le processus morbide n'a point débuté
par le cerveau ou par la moelle ; les symptômes paralytiques ont été
déterminés par une irritation primitivement limitée aux reins ; et cependant, chez la plupart de ces malades, la paraplégie était aussi complète que si elle avait eu pour cause une lésion de la moelle ou de ses
méninges. En outre, et cette particularité est fort remarquable, ces
accidents étaient accompagnés, dans le plus grand nombre des cas,
d'une douleur spinale ; de sorte que les praticiens les plus expérimentés étaient portés à admettre une affection des vertèbres, de la moelle
ou de ses enveloppes. Mais l'autopsie démontrait qu'il n'y avait aucune
carie des os, aucune altération des ligaments ; que la vascularisation
de la moelle n'était point augmentée, que son tissu n'était ni ramolli ni
suppuré ; que les méninges n'étaient point enflammées, et qu'il n'y
avait aucun épanchement dans leur cavité.

Dans presque tous les cas, les lésions étaient limitées aux reins ; ces
organes étaient le siége de dépôts purulents interstitiels ; la muqueuse
des calices, des uretères et de la vessie était épaissie et injectée. La
suppuration n'avait avec la paraplégie d'autre rapport que la commu-
nauté d'origine ; toutes deux étaient produites par la même cause, par
l'inflammation des reins. Dans un cas, la paraplégie était complète, et
la néphrite n'était pas encore arrivée à la période de suppuration.

(1) *Medic. chir. Transactions.* t. XVIII, p 260. (L'AUTEUR.)

Je suis convaincu que cette paraplégie consécutive à l'entérite a été souvent rencontrée par d'autres observateurs, mais jusqu'ici aucun écrivain n'a traité cette question (1). Il est cependant très important d'être prévenu de cette conséquence possible des phlegmasies intestinales, afin de surveiller attentivement les fonctions des membres inférieurs, dès que les symptômes abdominaux ont disparu. Le plus ordinairement, en effet, le malade n'a pas de douleurs dans les jambes, et il n'a pas conscience de son impuissance, tant qu'il n'essaye pas de se tenir debout ; mais en raison de l'affaiblissement considérable qui résulte, et de la maladie elle-même, et du traitement énergique qui a été employé, le convalescent n'essaye de quitter son lit que plusieurs jours après la terminaison des accidents inflammatoires, de sorte que sa paraplégie est méconnue à son début, au moment même où la thérapeutique pourrait avoir le plus de prise sur elle.

(1) Conrad Fabricius a consacré une dissertation spéciale à la paralysie consécutive à la dysenterie. Dans la plupart des faits qu'il a observés, la paralysie était transverse (c'est l'expression dont il se sert), c'est-à-dire que l'impuissance portait sur le membre supérieur d'un côté et sur le membre inférieur du côté opposé. Zimmermann a rapporté deux exemples de paralysie transverse, suite de dysenterie. Mœnnich a mentionné la paraplégie parmi les accidents déterminés par les vers intestinaux ; la paralysie consécutive aux fièvres intermittentes a été vue par Rivière. Delius et J. Frank ont cité des exemples de paralysie après la scarlatine ; pareil accident a été observé par Lucas et par J. Frank dans la rougeole. Rayger et M. Müller ont vu la paralysie succéder à la variole. Helwig, cité par Frank, a vu l'hypercatharsis amener une paralysie passagère. Boerhaave, ainsi que nous l'apprend van Swieten, fut atteint de paraplégie pendant plusieurs semaines, après un lumbago.

Rapprochons maintenant de ces faits cette déclaration de Willis : « Nervi enim » mesenterii non tantum cum intestinis, stomacho, jecore aliisque visceribus commu- » nicant, sed etiam cum lumborum aliarumque partium nervis, et consequenter cum » artuum, » et nous pourrons croire au premier abord que la notion des paralysies réflexes était solidement établie. Il n'en était rien pourtant, et tous ces exemples, qui sont bien propres à démontrer la vérité de la doctrine nouvelle, n'enlèvent rien de leur originalité aux vues du médecin de Dublin. Il est plus que probable qu'il ne connaissait pas ces observations ; en tout cas, elles étaient restées à l'état de faits isolés, et elles étaient signalées par leurs auteurs mêmes comme des *curiosités pathologiques* : voilà tout. Pour s'élever de la connaissance de ces faits à la conception d'une doctrine générale, il fallait montrer les rapports qui les unissent ; il fallait établir que, malgré leur dissemblance apparente, ils sont le résultat d'un seul et même processus morbide ; il fallait enfin saisir le mode de production de ces paralysies diverses : c'est là ce qu'a fait Graves en interprétant avec un rare bonheur les faits qu'il avait observés lui-même, et en créant ainsi la classe des paralysies d'origine périphérique.

Depuis cette époque, ces paralysies consécutives aux maladies aiguës ont été notées par plusieurs observateurs, mais nul ne les a soumises à une étude plus complète et

Les observations précédentes ont sans doute fait naître dans votre esprit l'idée que les paralysies saturnines proviennent peut-être de la réaction exercée par les nerfs des intestins sur ceux des muscles du mouvement volontaire. Quoique le docteur Bright affirme que l'inflammation de la moelle ou de ses enveloppes, révélée par la douleur spinale, précède constamment dans ce cas l'apparition des phénomènes paralytiques, je ne crois pas qu'il en soit toujours ainsi : je vous ai montré dans notre service plusieurs malades atteints de paralysie plombique, et chez lesquels il a été impossible de découvrir à aucun moment cette douleur caractéristique. Malgré cela, je ne crois pas que

plus approfondie que M. le docteur Gubler. On peut dire qu'il a complété le travail de Graves, car il a nettement séparé les paralysies initiales et les paralysies de la période d'état des maladies aiguës, des paralysies consécutives proprement dites ; il a montré en outre que ces paralysies consécutives sont de deux sortes : « les unes dépendent d'une lésion de l'appareil nerveux, engendrée par l'affection aiguë ; les autres, beaucoup plus fréquentes, ont été trouvées sans altération anatomique, et se rangent dans la classe des névroses. » C'est cette dernière espèce qui se rapporte aux paralysies *périphériques* de l'auteur anglais.

Il serait superflu sans doute de faire observer que cette conformité dans les résultats est une éloquente démonstration de la vérité de la doctrine. En fait, l'existence des paralysies d'origine périphérique ne saurait être contestée aujourd'hui. M. Gubler rapporte à l'épuisement du système nerveux ce que Graves attribuait au pouvoir réflexe : mais peu importe, c'est là une question subsidiaire. Je dois dire toutefois que M. Brown-Séquard a pleinement adopté l'interprétation de Graves ; il a même substitué à la dénomination de *paralysie d'origine périphérique* la qualification de *paralysie réflexe*. Dans les leçons qu'il a faites sur ce sujet pendant les mois d'avril et de mai 1859, dans les universités d'Édimbourg, de Glasgow et de Dublin, il a montré, en s'appuyant précisément sur les faits de Graves, de Stanley et de plusieurs autres auteurs, que l'impression anomale subie par les nerfs périphériques détermine, par l'intermédiaire des nerfs vasculaires, une contraction des vaisseaux sanguins de la moelle épinière : c'est cette perturbation fonctionnelle qui devient la cause des phénomènes paralytiques. M. Brown-Séquard a vu les vaisseaux de la pie-mère spinale se *contracter sous ses yeux*, au moment où il étreignait dans une ligature les filets nerveux du hile du rein. (Les leçons de M. Brown-Séquard ont été réunies et publiées cette année même à Philadelphie.)

Quoi qu'il en soit, la notion importante est celle-ci : on peut voir survenir des paralysies *sine materia*, dans le décours ou à la suite de la plupart des maladies aiguës ; dès lors on n'est point autorisé à élever au rang d'espèce distincte l'une ou l'autre de ces paralysies. Elles constituent toutes ensemble une seule et même espèce : la paralysie dysentérique est une variété de cette espèce ; la paralysie de la fièvre typhoïde en est une autre ; celle de l'angine couenneuse commune en est une troisième ; celle de l'angine diphthéritique en est une autre encore. « Les paralysies diphthéritiques, dit M. Gubler, ne sont qu'un cas particulier d'une règle très générale. »

Fabricius, *Dissert. de paralysi brachii unius et pedis alterius lateris dysentericis*

dans la colique des peintres la paralysie soit un effet secondaire résultant de l'irritation intestinale; il est beaucoup plus probable qu'elle dépend de l'influence toxique directe du plomb sur le système nerveux.

J'en dirai autant de la paralysie qui succède si fréquemment à l'absorption de l'arsenic. Dans ses expériences sur les chiens, Orfila a remarqué que ceux des animaux qui survivaient à l'administration du poison restaient paraplégiques. Pour moi, cette paralysie est la conséquence directe de l'action délétère que l'arsenic exerce sur le système nerveux, et non pas la conséquence secondaire de la gastro-entérite qu'il détermine constamment. Il n'en est pas moins fort intéressant de constater que l'arsenic et le plomb amènent tout d'abord des phénomènes d'irritation intestinale, et qu'ils anéantissent en second lieu les facultés motrices. La connaissance préalable de ces faits nous permet d'apprécier plus facilement la relation qui existe entre l'irritation des intestins et la paralysie (1).

familiari. Helmstadt, 1750.— Cette dissertation se trouve dans *Haller's Sammlung akademischer Streitschriften; Crell's Auszüge.* Helmstadt, 1779-1780.

Zimmermann, *Von der Ruhr unter dem Volke im Jahre* 1765, etc. Zurich, 1789.

Mœnnich, *Hufeland's Journal,* 1817.

Rivière, *Praxis medica.* Lyon, 16...

Delius, *Dissertatio de paralysi utriusque brachii post scarlatinam orta.* Erlangen, 1753 (cit. empruntée à Frank).

Lucas, *London med. Journal,* 1790 (Frank).

Rayger, *De paralysi universali post variolas* (*Misc. Acad. nat. cur.,* 1673 et 1674).

M. Müller, *De convulsionibus et paralysi variolas malæ notæ comitantibus* (*Ephem. nat. cur.,* cent. 9 et 10).

J. Frank, *loc. cit.,* passim.

Van Swieten, *loc. cit.,* comment. sur l'aphorisme 1060.

Willis, *De anima brutorum quæ hominis vitalis et sensitiva est,* etc. (*Opera omnia,* Genève, 1860)

Gubler, *Des paralysies dans leurs rapports avec les maladies aiguës, et spécialement des paralysies asthéniques, diffuses, des convalescents* (*Act. de la Soc. méd. des hôp. de Paris,* 1861).

Brown-Séquard. *Lectures on the diagnosis and treatment of the principal forms of paralysis of the lower extremities.* Philadelphia, 1861.

Comparez : Macario, *Mém. sur les paraplegies nerveuses* (*Gaz. med. de Paris,* 1858).

Batchelder, *Pathology and treatment of the paralysis of motion.* New-York, 1858.

On pourrait encore rapprocher de ces paralysies celle du béribéri qui a été signalée par Rydley (*Dublin hospital Reports,* II), Good (*Study of medicine,* London, 1825), Copland (*Dict. of pract. med.,* London, 1835), et par la plupart des médecins anglais qui ont écrit sur les maladies des pays chauds.   (Note du TRAD.)

(1) On peut ajouter à ces paralysies par intoxication, la paraplégie que détermine

Le *London medical and surgical Journal* a publié une leçon du docteur Stokes, dans laquelle nous trouvons les remarques suivantes : « Nous avons ici une paraplegie bien constatée, sans lésion appréciable de la moelle ni de ses méninges ; mais nous trouvons des altérations évidentes dans les reins. Ce fait est une preuve des rapports intimes qui existent entre les reins et la moelle épinière. Il y a longtemps déjà que les médecins ont signalé l'existence de ces rapports, mais ils n'ont pas accordé à cette question une attention suffisante; ils admettent bien que l'altération des reins et l'état ammoniacal de l'urine résultent de l'affection de la moelle, mais ils ne paraissent pas avoir songé que la proposition inverse peut être également vraie. Il est bien démontré aujourd'hui qu'un état morbide des reins peut donner lieu à des symptômes qu'on serait tenté de rapporter à une lésion de la moelle. On n'a examiné jusqu'ici qu'un côté de la question : on reconnaît qu'une affection de la moelle peut retentir sur les reins et y produire quelque altération, mais on s'arrête la ; il importe de savoir que le contraire a lieu aussi, et qu'une affection primitive des reins amène des perturbations remarquables dans les fonctions de la moelle. La pathologie nous fournit un grand nombre de faits de ce genre. Dans la plupart des affections cérébrales, mais surtout dans l'hydrocéphalie, nous observons le vomissement; il y a ici un trouble fonctionnel de l'estomac dépendant d'une modification de l'encéphale. Mais vous pouvez observer des phénomènes précisément inverses. Voyez le délire qui survient dans la gastro-entérite : voilà une perturbation profonde des fonctions cérébrales sympathiquement produite par une muqueuse enflammée Le fait est que dans toutes les régions du corps, il peut y avoir des organes unis par une sympathie tellement étroite, qu'ils réagissent l'un sur l'autre lorsqu'ils sont anormalement affectés; il en est ainsi de la moelle et du rein. »

Vous voyez, messieurs, que ces remarques s'accordent sur presque tous les points avec les principes que je vous ai exposés dans ma leçon sur la pathogénie des affections du système nerveux.

Je crois devoir vous faire connaître maintenant la doctrine de M. Stan-

---

le *Lathyrus sativus* (*Kessaree dâl* des Indiens), lorsqu'on le fait entrer dans l'alimentation. Cette paraplégie, qui est fréquente dans les Indes, a également été observée en Europe.

On peut consulter à ce sujet un travail intéressant du docteur Irving :

Irving, *On a form of paralysis of the lower extremities, prevailing in Allahabad* (*Indian Annals of med. science*, 1859).   (Note du TRAD.)

ley sur ce même sujet : « En étudiant la première série d'observations que je rapporte dans ce mémoire, on doutera peut-être que l'irritation primitivement localisée dans le rein ou dans la vessie ait pu se propager le long des nerfs sensitifs jusqu'à la moelle épinière, et que l'impression morbide ait été transmise ensuite par les nerfs spinaux, sensitifs et moteurs, de la moelle aux membres, dont elle a déterminé la paralysie. Mais les recherches de la physiologie expérimentale viennent à l'appui de cette manière de voir. « Si, sur un animal tué depuis quelques » secondes, on fait une section transversale complète de la moelle au » milieu du cou, une autre au milieu du dos; si ensuite on irrite un » organe sensible dépendant de l'un de ses segments isolés, on voit se » produire des mouvements musculaires. En d'autres termes, un or- » gane sensible a été irrité; l'irritation, propagée par un trajet rétro- » grade le long d'un nerf sensitif jusqu'au segment isolé de la moelle, » y a déterminé une certaine modification; celle-ci a réagi, par les nerfs » moteurs, sur les muscles de l'organe irrité (1). » C'est exactement ainsi que les choses se sont passées chez mes malades : l'irritation a agi d'abord sur les nerfs d'un organe intérieur, le rein; puis cette impression anomale a retenti, par l'intermédiaire de la moelle, sur les nerfs sensitifs et moteurs des membres inférieurs. On peut voir, dans d'autres circonstances, ces phénomènes se succéder dans un ordre inverse : ainsi, lorsqu'un des membres inférieurs est le siége d'une fracture compliquée ou d'une blessure grave, on voit survenir la rétention d'urine, parce que l'irritation propagée le long du crural et du sciatique a réagi sur les nerfs de la vessie par l'intermédiaire du plexus lombaire et sacré. Par conséquent, dans tous ces cas de névralgie où il n'existe aucune lésion appréciable, aucune cause d'excitation locale, il sera toujours difficile de déterminer si le point de départ de l'irritation est dans les nerfs douloureux, ou dans les points du système nerveux central d'où ils tirent leur origine. »

Cette interprétation est identique avec celle que je vous ai indiquée, elle n'en diffère que par les termes; du reste, c'est un corollaire des principes généraux que je vous ai fait connaître dans une de nos leçons précédentes. Longtemps avant la publication du mémoire de M. Stanley, j'avais établi cette proposition fondamentale : Les impressions qui inté- ressent un point des extrémités nerveuses périphériques peuvent se propager vers les organes centraux, d'où elles sont renvoyées par action

(1) *Outlines of human Physiology*, by H. Mayo. (L'AUTEUR.)

réflexe sur les nerfs de certaines régions plus ou moins éloignées ; elles
déterminent ainsi des manifestations morbides, analogues à celles qui
seraient produites par une affection primitive des centres nerveux.

Si nous appliquons ce principe général à la paraplégie, nous verrons
qu'en dehors des affections du cerveau ou de la moelle, elle peut se
développer sous l'influence de causes très variées, qui ont toutes ce
caractère commun, de n'influencer tout d'abord que certains points isolés du système nerveux périphérique.

Ainsi, dans les observations de M. Stanley, la cause excitante siégeait
dans les organes urinaires ; dans les faits que je vous ai rapportés, la
paraplégie avait succédé à une entérite : la cause primitive siégeait donc
dans les organes digestifs. Enfin, il ressort d'une communication faite
à M. Stanley par M. Hunt (de Darmouth), que les mêmes accidents peuvent se développer à la suite d'une irritation du système utérin. M. Hunt
a fait connaître plusieurs cas dans lesquels une affection utérine a été
suivie d'une paraplégie si complète que les malades ne pouvaient quitter leur lit ; il a ajouté qu'il n'y avait aucune lésion dans les organes
que l'on pouvait regarder à priori comme le point de départ de l'irritation (1). Dans notre prochaine réunion, je vous ferai connaître d'autres faits qui démontrent qu'une paralysie semblable peut résulter de
l'action du froid sur les extrémités inférieures. J'ai rencontré tout récemment plusieurs cas de ce genre, qui ont éveillé mon attention sur cette
forme d'affection paralytique, et je crois être en état de vous faire sur
ce sujet quelques communications fort intéressantes.

(1) Comparez : Esnault, *Des paralysies symptomatiques de la métrite et du phlegmon
péri-utérin*, thèse de Paris, 1857.—Vallin, *Des paralysies sympathiques des maladies
de l'utérus et de ses annexes*, thèse de Paris, 1858.

Nonat, *Traité pratique des maladies de l'utérus et de ses annexes*. Paris, 1860.

TRENTE-SEPTIÈME LEÇON.

PARAPLÉGIE.

Observation du docteur Hutton : Paraplégie développée sous l'influence d'une irritation des organes urinaires. — Paraplégie dans le décours du typhus fever. — Observations. — Mode de production de cette paralysie.
Paralysie consécutive à l'érysipèle, — à la *phlegmatia dolens*, — à la lésion de l'un des troncs nerveux d'un membre. — Paraplégie par action du froid sur les extrémités inférieures. — Observation. — Causes de cette forme de paraplégie.
Diagnostic entre la paraplégie d'origine périphérique et celle qui dépend d'une affection de la moelle. — Pronostic et traitement.

MESSIEURS,

Avant de poursuivre notre étude des paraplégies, je vais vous lire une observation qui se rapporte directement au sujet dont nous nous sommes occupés dans notre dernière conférence ; je dois la connaissance de ce fait à la bienveillance du docteur Hutton.

« Richard M'Nab, marin, âgé de trente-huit ans, est entré le 16 janvier 1835 à l'hôpital de Richmond, dans le service du docteur Hutton. Pendant l'été de 1826, il s'était donné un tour de reins en faisant un saut ; à la suite de cet accident, il dut garder le lit, mais au bout de douze jours il était guéri. Quelque temps après, il prenait une gonorrhée qui fut compliquée d'épanchement dans la tunique vaginale ; des applications répétées de sangsues guérirent cette affection, mais le malade garda une blennorrhée qui ne disparut que plus tard sous l'influence des bains de mer. A l'exception de quelques petites douleurs qu'il ressentait de temps en temps dans la région lombaire, sa santé était parfaite, et il en fut ainsi jusqu'au mois d'octobre 1830. Ayant été exposé au froid et à l'humidité pendant un long voyage qu'il fit à cette époque, il fut atteint d'accidents hémorrhoïdaires pour lesquels il dut rester sept mois en traitement. Pendant cette maladie, il remarqua pour la première fois qu'il urinait assez fréquemment ; du reste, il n'y avait chez lui ni rétention d'urine, ni obstacle a la miction.

» Richard M'Nab jouit ensuite d'une santé excellente jusqu'au mois de septembre 1834. Il fit alors la traversée de Cadix à Dublin sur un bâtiment qui faisait eau de toutes parts : il eut grandement à souffrir du froid, de l'humidité et surtout de la fatigue, car il était obligé de travailler presque continuellement aux pompes, qu'on ne pouvait abandonner pendant plus de dix minutes ; de plus il fut privé, pendant trente-deux jours, des boissons alcooliques auxquelles il était habitué, de sorte qu'il se trouvait très affaibli en arrivant à Dublin. Après avoir travaillé au déchargement du navire, il se reposa pendant une quinzaine de jours, et il nous dit qu'il buvait pendant ce temps de quatre à six verres de whisky tous les jours. Il passa ensuite à bord de l'*Élisabeth de Londres*, en qualité de second ; mais au bout de huit ou neuf jours, il fut pris de douleurs dans les reins et dans les membres inférieurs ; puis ceux-ci s'affaiblirent tellement, que le treizième jour Richard fut obligé de renoncer à son travail. Pendant cette période d'affaiblissement progressif, il urinait jusqu'à trois fois dans une heure ; la miction était douloureuse et accompagnée de ténesme. Le 1er janvier la douleur lombaire était devenue très vive, et le malade perdit l'usage de ses jambes ; la paralysie n'était cependant pas complète, il pouvait encore se tenir debout et même faire quelques pas avec l'aide de deux bâtons.

» C'est alors qu'il nous est arrivé. La santé générale de cet homme était déjà quelque peu compromise. Sa figure était pâle, amaigrie : les fonctions digestives se faisaient mal ; il avait parfois des frissons suivis de chaleur et de sueurs : ces accès ne présentaient aucune régularité. Il y avait en outre de la dysurie, de l'incontinence, et le jet de l'urine était beaucoup diminué. Les membres inférieurs étaient toujours dans le même état.

» On institua le traitement suivant : ventouses dans la région lombaire, puis une application de moxas ; boissons émollientes et opium, en vue des symptômes urétraux ; veiller en outre aux fonctions digestives. Le 26 du même mois, on découvre un léger rétrécissement dans la portion membraneuse de l'uretre. On introduit une petite bougie de boyau de chat, en ayant soin de la choisir assez longue pour qu'une fois introduite, elle dépasse le méat ; sur cette bougie, on glisse un petit cathéter de gomme élastique de longueur ordinaire, ouvert aux deux bouts ; on enlève ensuite la bougie et l'on fixe la sonde. Quelques

phénomènes généraux suivirent cette opération, mais ils n'eurent pas
de durée ; au bout de très peu de temps, on pouvait passer avec facilité des sondes beaucoup plus volumineuses.

» *A peine quelques jours s'étaient-ils écoulés depuis l'introduction de
la première sonde, qu'il survint un amendement remarquable dans les
douleurs lombaires et dans les fonctions des membres inférieurs : cette
amélioration fut presque subite.* Des bains chauds et des frictions achevèrent la guérison. Richard quitta l'hôpital le 15 février ; il avait alors
complétement recouvré l'usage de ses membres, et les accidents du
côté des organes urinaires avaient entièrement disparu. »

Vous voyez, messieurs, l'extrême importance de cette observation ;
elle se rattache directement à notre sujet, et prouve qu'une irritation
du canal de l'urètre peut, comme la néphrite, devenir une cause de
paraplégie (1). Il y a dans ce fait une démonstration péremptoire du
principe général que j'ai établi.

Nous avons maintenant à étudier certaines paraplégies dont le mode
de production est environné d'une grande obscurité. Je veux parler
de celles qui surviennent dans le cours du typhus fever (2). Ici la
maladie principale et l'affaiblissement qu'elle détermine, absorbent si
exclusivement notre attention, que la paralysie nous échappe jusqu'au
moment de la convalescence, ou plutôt jusqu'au jour où le malade
essaye de se tenir debout. Il constate alors non sans surprise que ses
jambes se dérobent sous lui, et que sa volonté n'a que peu ou point
d'empire sur leurs mouvements ; cela lui paraît d'autant plus extraordinaire que ses membres supérieurs ont déjà repris une certaine force.
Miss S... étant venue visiter une de ses amies à Dublin, avait été prise
de fièvre. C'est M. Carmichael qui lui donnait des soins. La maladie
avait été longue et sévère, elle avait présenté des symptômes non douteux de congestion et d'irritation gastro-intestinales : tympanite, douleurs épigastriques et abdominales. Cette personne était convalescente,
lorsqu'on s'aperçut avec effroi qu'elle ne pouvait pas mouvoir ses
jambes ; elle accusait de l'engourdissement et une sensation de froid
dans toute l'étendue des membres inférieurs. Cette demoiselle finit par
guérir, non sans qu'on eût appliqué une foule de moxas tout le long

---

(1) Comparez : Spencer Wells, *Incomplete paralysis of the lower extremities connec-
ted with disease of the urinary organs* (*Med. Times and Gaz.*, 1857).

Raoul Leroy (d'Étiolles), *Des paralysies des membres inférieurs*, etc. Paris, 1856.

(2) Hervier, *Des paralysies essentielles causées par les drastiques* (*Gaz. méd. de
Lyon*, 1857, et *Montpellier médical*, 1861).   (Note du Trad.)

de la colonne vertébrale. Le traitement dura près d'une année. Durant tout le cours de cette affection, on ne put découvrir aucun indice de lésion des vertèbres ou de leurs articulations. M. Carmichaël a observé chez les enfants plusieurs exemples de paraplégie consécutive à la fièvre rémittente gastrique, sans aucune affection de la moelle. Ce sont principalement les enfants scrofuleux qui sont exposés à cette fâcheuse complication ; une fois développée, elle résistait le plus souvent et au temps et à la thérapeutique.

Ici deux explications se présentent d'elles-mêmes. La première repose sur la fréquence des douleurs lombaires au début de la fièvre ; souvent ces douleurs sont d'une extrême violence, et elles sont accompagnées de douleurs non moins vives dans les membres inférieurs. Pour moi, je suis aussi préoccupé de cette douleur dorsale que de la céphalalgie ; l'une est aussi sérieuse que l'autre, car l'importance vitale de la moelle épinière n'est guère moindre que celle du cerveau.

Pour graver ce point de pratique dans l'esprit des élèves, j'ai l'habitude de dire : tel ou tel malade ne souffre pas de la tête, *mais il a sa céphalalgie dans les reins.* Lorsque la douleur de tête est le symptôme le plus saillant de la première période de la fièvre, il est bien peu de médecins qui négligent les saignées, les sangsues, les ventouses, les applications froides ou chaudes ; si, au contraire, c'est la moelle lombaire qui est le siége de la congestion initiale, les praticiens ne se font aucun scrupule de laisser de côté les émissions sanguines locales, et tous les moyens de traitement convenables en pareil cas. Il est fort probable que sans cette négligence, les paralysies consécutives au typhus seraient beaucoup moins fréquentes.

Quant à la seconde explication, elle consiste à rapporter la paraplégie à l'irritation de la muqueuse digestive propagée par action régressive jusqu'à la moelle. Il n'est pas aisé de décider entre ces deux interprétations, mais j'avoue que je suis beaucoup plus disposé à admettre la première (1).

Nous arrivons à une autre espèce de paraplégie dont l'étude présente un extrême intérêt : il s'agit d'une paralysie aussi remarquable par sa fréquence que par le processus pathogénique qui lui donne naissance. De plus, elle n'a été signalée, que je sache, par aucun auteur et n'a jamais été bien comprise jusqu'ici. Dans un espace de temps relativement assez court, j'ai rencontré plusieurs exemples de cette affection , et maintenant encore j'en ai quelques cas en traitement.

Mais avant d'aborder cette étude, je dois vous rappeler que dans certains cas, l'abolition du mouvement dans un membre peut être attribuée en toute certitude à une cause dont l'action a été tout à fait superficielle. Une malade de l'hôpital de Sir Patrick Dun avait un érysipèle qui occupait la partie postérieure et interne de la jambe droite ; cet exanthème avait amené une légère inflammation des vaisseaux lymphatiques qui se rendent à l'aine ; une des glandes inguinales était douloureuse et augmentée de volume. L'érysipèle avait cédé à un traitement approprié; mais depuis plusieurs jours, cette femme était complétement privée de l'usage du membre affecté. Cette impuissance avait été particulièrement très marquée pendant la période d'état de la maladie ; la jambe ne pouvait plus être fléchie sur la cuisse, le membre ne pouvait plus être soulevé au-dessus du lit. Cette affection était le résultat d'une impression réflexe, qui des nerfs cutanés avait gagné les branches nerveuses musculaires : il est impossible de concevoir autrement l'inertie des muscles qui fléchissent la jambe sur la cuisse, puisqu'ils sont tout à fait en dehors de la région qu'occupait l'inflammation érysipélateuse. C'est par le même mécanisme que nous devons expliquer la paralysie qu'on observe dans certains cas de *phlegmatia dolens*.

Quelquefois l'inverse a lieu, et à la suite d'une violence accidentelle ou d'une pression prolongée qui a intéressé un tronc nerveux, on voit un membre être frappé de paralysie. Voici un fait qui nous a été rapporté à Brennan et à moi.

Un homme robuste qui s'était beaucoup fatigué pendant la journée, s'endormit après dîner; sa tête reposait sur ses bras qui étaient croisés sur la table; vu cette mauvaise position, un nerf cubital fut comprimé pendant tout le temps du sommeil. Lorsque cet homme se réveilla, il avait l'avant-bras et la main complétement paralysés. Tous les traitements possibles furent essayés sans succès ; la paralysie persista jusqu'à la mort du malade, qui eut lieu plusieurs années après. Il y a quelque temps, une dame fit un faux pas en montant un escalier, et tomba violemment. Le choc porta principalement sur la hanche et le trochanter gauches. Aussitôt elle perdit l'usage du membre inférieur de ce côté, et la paralysie fut définitive. On avait cru tout d'abord à

une fracture ou à une luxation, mais après un examen attentif et minutieux on dut renoncer à cette idée. Cette malade ne ressentait ni engourdissement, ni douleurs, ni fourmillements dans le membre affecté; on ne
put découvrir aucune lésion de la colonne vertébrale. Au bout d'un
mois, cette dame se confiait aux soins de M. Kirby, qui mettait en usage,
sans aucun résultat, tous les topiques usités en pareil cas. Alors la malade retourna à la campagne, et peu de temps après elle mourut subitement à la fleur de l'âge, sans qu'aucun symptôme précurseur eût
révélé l'imminence du danger. L'autopsie n'a pas été permise.

Pour vous faire connaître la forme de paraplégie dont je vous ai parlé,
je vais vous lire le récit d'un fait très remarquable que j'ai pu suivre
moi-même dans toutes ses phases, et qui a laissé une profonde impression dans mon esprit. Cette histoire a été rédigée d'après des notes prises
par le malade lui-même, avant qu'il fût trop faible pour écrire; les
détails qui concernent les dernières périodes de l'affection sont extraits
de mon recueil d'observations.

M. B..., âgé de vingt-trois ans, est un homme robuste et d'une
santé excellente, bien qu'il n'ait pas d'embonpoint. Il faisait beaucoup
d'exercice, il endurait sans peine de grandes fatigues, et il était passionné pour la pêche, pour la chasse, et surtout pour la chasse au tir.
Tandis qu'il se livrait à ses amusements favoris, il était fréquemment
exposé à l'humidité, soit en traversant des marais, soit en franchissant
des gués. Il avait renoncé à ses habitudes, dès la première attaque de sa
maladie, c'est-à-dire dès 1829. Depuis plusieurs années, il était constipé
au point qu'il restait quelquefois une semaine sans aller à la selle; cependant il n'en était point incommodé, et n'avait jamais pris de laxatif.

Mais à dater du mois de janvier 1829, il en fut tout autrement :
M. B... eut une disposition marquée à la diarrhée, et cette tendance
était toujours plus prononcée au moment de l'un des accès; il avait en
même temps des nausées, des envies de vomir et des coliques. Les
attaques étaient ordinairement précédées d'une sécrétion buccale abondante; il s'écoulait de la bouche une grande quantité de liquide aqueux
et insipide, puis apparaissaient les phénomènes caractéristiques de la
maladie. C'étaient d'abord des nausées et des vomissements opiniâtres ;
le malade rejetait tout ce qu'il avait dans l'estomac, après quoi il
vomissait tout ce qu'il prenait, les liquides aussi bien que les solides.
Les matières rejetées étaient d'abord acides et ensuite amères ; leur
coloration variait de la teinte du mucus à celle de la bile; parfois elles

tres. Ce liquide incommodait beaucoup le malade en raison de son amertume ; sa quantité s'élevait jusqu'à 3 et 4 quartes par jour (3ᴸᴵᵗ,40 et 4ᴸᴵᵗ,50). M. B... se plaignait en même temps d'une douleur au niveau de l'estomac ou à la partie inférieure de la poitrine ; cette douleur persistait pendant toute la durée de l'accès, mais c'est au début qu'elle était le plus intense. Depuis un an, cette sensation est remplacée par une constriction pénible que le malade appelle « la contraction de son intérieur » ; il la compare à l'effet que produirait un corde fortement serrée au niveau des attaches du diaphragme. Chacun de ces paroxysmes est accompagné de sueurs qui sont surtout abondantes vers la fin de l'accès.

La durée de la première attaque n'a pas dépassé quatre ou cinq jours. M. B..... est resté bien portant pendant six ou sept mois, puis les mêmes accidents se sont reproduits. Comme la première fois, il a commencé par vomir tout ce qu'il avait dans l'estomac, mais au bout de peu de jours les vomissements ont cessé, et le malade en a été quitte pendant longtemps. Dans le courant de l'année 1830, il a eu trois accès semblables, dont il s'est parfaitement remis ; il n'a pas remarqué d'affaiblissement dans ses membres inférieurs. Mais en 1831 la maladie prit une autre allure ; les paroxysmes étaient plus violents, ils avaient une plus longue durée et revenaient à de plus courts intervalles. M. B... fut soumis alors à une salivation mercurielle.

Dans l'année 1832 les accidents s'aggravèrent encore ; il y eut une attaque au mois de mars, une autre au mois de mai, une troisième au mois de juin. Des phénomènes nouveaux survenaient en même temps : chacun de ces accès était accompagné d'engourdissement et d'impuissance des membres inférieurs ; ces symptômes étaient peu prononcés, ils disparaissaient avec les vomissements. A cette époque, le malade remarqua que son urine était rare, et qu'elle déposait plus abondamment que de coutume ; il se plaignait aussi d'être sujet à se refroidir en sortant de son lit ; il disait qu'il ressentait parfois dans les jambes, dans les cuisses, dans les bras et ailleurs, des douleurs et des élancements très pénibles, dont il était ensuite débarrassé par des sueurs profuses.

Au mois d'août 1832, M. B..... eut un accès très violent qui dura près d'un mois. Les vomissements persistèrent sans interruption le jour et la nuit ; le sentiment de constriction dont il a été question plus haut fut plus douloureux que jamais. Lorsque, après la terminaison de ce paroxysme, le malade voulut se lever, ses jambes lui manquèrent, et il tomba lourdement par terre ; il était paralysé. Dès lors la paralysie persista dans l'intervalle des accès ; elle était cependant un peu moins marquée lorsque les vomissements cessaient, et même à ce moment-là M. B..... pouvait se tenir debout, et faire quelques pas avec l'aide de deux cannes, de sorte qu'on se laissait aller à espérer une guérison prochaine. Mais bientôt un nouvel accès réduisait à néant ces trop promptes espérances et ramenait une paraplégie presque complète. A ce moment, les membres inférieurs commencèrent à diminuer sensiblement de volume ; le malade s'aperçut qu'ils avaient perdu leur sensibilité, et qu'ils étaient notablement refroidis. Il souffrait toujours de ses élancements douloureux, il avait des sueurs nocturnes abondantes ; l'urine était trouble et rare.

Plusieurs mois avant sa mort, M. B..... était devenu complétement paraplégique ; il avait de temps en temps des vomissements d'une opiniâtreté inouïe : à ces moments-là, il vomissait nuit et jour, et il ne pouvait rien conserver dans l'estomac ; les liquides les plus doux, les plus agréables étaient rejetés comme le reste. Sir Philip Crampton et le docteur Ireland voyaient le malade avec moi, et nous avions inutilement essayé, par tous les moyens possibles, de calmer la susceptibilité de l'organe. Rebelles à tout traitement, les accidents persistaient pendant cinq ou six fois vingt-quatre heures, puis ils cessaient subitement. M. B..... s'écriait : « Maintenant je suis bien, » et il pouvait manger impunément des aliments qui auraient été pour bien des gens une cause d'indigestion. C'est le fait le plus singulier que j'aie jamais observé : il n'y avait aucune transition entre ces deux états si opposés ; le passage de l'un à l'autre avait lieu tout à coup en quelques secondes. Le malade était pendant ces crises un objet de commisération profonde ; il était torturé par des douleurs atroces au niveau de l'épigastre, il était couvert d'une sueur froide, il vomissait sans relâche, et l'heure suivante on le trouvait mangeant avec un appétit vorace tout ce qui lui tombait sous la main, et digérant le tout avec la plus grande facilité.

A mesure que la maladie avait marché, les paroxysmes étaient devenus plus longs, et ils s'étaient beaucoup rapprochés. Deux ans avant l'époque à laquelle nous sommes arrivés, les accès duraient quatre ou cinq jours, et ils revenaient tous les six ou sept mois ; mais ils avaient fini par se prolonger pendant huit ou dix jours, et par survenir toutes les trois ou quatre semaines. Pendant ces crises, M. B..... ne prenait

laudanum : c'était ce qui restait le plus longtemps dans l'estomac, et il y gagnait au moins quelques minutes de sommeil. Le malade ne s'est jamais plaint d'avoir mal à la tête; l'intelligence était complète, et la mémoire était restée intacte. Les viscères abdominaux étaient indemnes de toute lésion organique, et l'on ne constatait pas la moindre douleur au niveau de la colonne vertébrale. Les fonctions de la vessie et du rectum restèrent inaltérées jusqu'à la fin.

Sous l'influence de cette cruelle maladie, la constitution de M. B..... s'altérait visiblement; le séjour au lit et le retour de plus en plus fréquent de ces crises douloureuses achevèrent de l'épuiser, et il succomba le 30 septembre 1833. Ses amis nous avaient permis d'en faire l'autopsie, et tous les organes ont été l'objet des recherches les plus minutieuses. Nous avons examiné d'abord avec soin le cerveau, le cervelet, la moelle et les méninges, puis les gros troncs nerveux qui animent les membres inférieurs; nous avons ensuite reporté nos investigations sur les viscères thoraciques; nous avons enfin étudié de très près l'estomac et les intestins, et nous n'avons absolument rien découvert. Le tissu du cerveau et de la moelle nous offrait le type de l'état normal; les méninges n'étaient ni épaissies ni injectées; les gros troncs nerveux ne présentaient pas la moindre altération; l'estomac était parfaitement sain, l'intestin était intact, le foie et les autres viscères de l'abdomen n'étaient le siége d'aucune lésion appréciable.

Vous n'avez pas oublié que M. B..... était devenu *complétement* paraplégique plus de deux mois avant sa mort; nous avons donc ici un exemple de paraplégie qui mérite à juste titre la qualification de fonctionnelle, puisque les centres nerveux étaient indemnes de toute altération qui pût en rendre compte Comment devons-nous concevoir l'évolution des phénomènes morbides ? Les symptômes initiaux ont été sans contredit ceux d'une irritation intestinale : nous avons vu la diarrhée survenir chez un homme habituellement constipé, et s'accompagner de vomissements opiniâtres qui revenaient par accès à des intervalles assez éloignés. Devons-nous rapporter cette affection gastro-intestinale, que la périodicité de ses manifestations démontre avoir été fonctionnelle, à une irritation, à une congestion ou à une inflammation du cerveau ou de la moelle ? Les détails de l'observation nous forcent à répondre par la négative. Il n'y a jamais eu de céphalalgie, la température du cuir chevelu était normale, les artères temporales n'ont jamais présenté de pulsations exagérées; en un mot, on n'a jamais constaté, ni avant ni pendant l'accès, aucun signe de détermination morbide vers la tête, de congestion cérébrale ou d'encéphalite. L'intelligence et la mémoire ont toujours été parfaites.

Cherchons-nous à localiser cette affection dans la moelle ou dans ses enveloppes, nous sommes arrêtés par des phénomènes négatifs d'une haute importance. Il n'y a jamais eu de douleur sur le trajet de la moelle épinière, et à aucune époque nous n'avons pu découvrir de sensibilité anomale sur les apophyses épineuses. Mais quelle qu'ait été l'origine de cette maladie, quelle qu'ait été la cause qui a impressionné au début les nerfs de l'estomac et des intestins, la marche ultérieure des accidents démontre que cette cause a étendu peu à peu la sphère de son action jusqu'à la moelle épinière, et que par son intermédiaire elle a retenti sur les cordons nerveux des extrémités inférieures. Il y a là un fait d'un intérêt extrême, et qui mérite à tous égards de fixer l'attention des pathologistes. Il est bon de vous dire que l'autopsie de M. B...., a été pratiquée par M. Harris devant le docteur Ireland et devant moi; la dissection n'a pas été faite à la hâte et avec négligence; chaque organe a été l'objet d'un examen complet, et la séance a duré plus de quatre heures.

J'ai maintenant à vous parler d'un malade qui était à Meath-hospital, dans le service du docteur Stokes.

C'était un homme robuste, arrivé à la période moyenne de la vie; atteint de paraplégie, il avait été placé dans la salle consacrée aux maladies chroniques Il racontait qu'il avait presque toujours fait le métier de batelier, et qu'il était très souvent exposé au froid et à l'humidité; il ajoutait qu'il ne se ménageait guère au point de vue de la boisson. Néanmoins il avait toujours été en bonne santé; mais sept semaines avant d'entrer à l'hôpital, il avait éprouvé de l'engourdissement dans les pieds et dans les jambes, et trois ou quatre jours plus tard il avait ressenti des fourmillements douloureux sur le trajet des nerfs. Il s'apercevait en même temps qu'il avait moins de force dans les membres inférieurs, et bientôt ces symptômes avaient fait de tels progrès qu'il ne pouvait plus se tenir debout ni marcher sans appui. Cet homme était habituellement constipé, et un mois avant le début des accidents il avait remarqué qu'il urinait moins abondamment que de coutume; mais la miction était devenue plus fréquente. Six mois auparavant, il avait eu une blennorrhagie, pour laquelle il avait pris du copahu et des injections.

Un peu plus tard, il s'était aperçu que son urine contenait un peu de matière blanchâtre, mais il n'y avait pas fait autrement attention, parce qu'il n'en était point incommodé. Il avait un bon appétit, il ne souffrait pas de la tête et n'avait jamais éprouvé aucun symptôme de congestion cérébrale ; de plus, il affirmait n'avoir jamais été blessé dans la région du dos, et la pression sur les apophyses épineuses ne déterminait aucune douleur ; il n'existait pas non plus de douleurs spontanées au niveau de la colonne vertébrale ; il n'y avait, en un mot, aucun signe de myélite, ni de méningite spinale. Au moment de son entrée à l'hôpital, cet homme avait une paralysie complète du mouvement dans l'un des membres inférieurs, mais la sensibilité n'y était pas complétement éteinte ; l'autre membre avait conservé une partie de sa motilité. Il y avait en outre une rétention d'urine, qui nécessitait l'emploi de la sonde.

Comme ce malade était menacé d'avoir des eschares, il fut placé sur le lit hydrostatique du docteur Arnott ; on lui fit prendre tous les jours deux ou trois pilules purgatives, pour remédier à la constipation, et on lui appliqua des ventouses sur les lombes, parce qu'il accusait de la douleur lorsqu'on exerçait une pression au niveau des reins. Mais les accidents ne purent être enrayés, et cet homme succomba un mois après son entrée.

Voici quels ont été les résultats de l'autopsie. Les reins étaient un peu ramollis, et d'une couleur jaunâtre ; mais ils n'étaient ni injectés ni suppurés, en un mot ils ne présentaient aucune altération dans leur structure. Les uretères étaient un peu distendus, mais, à cela près, ils étaient dans l'état normal. La vessie était revenue sur elle-même, la tunique musculaire était très épaissie, la muqueuse était le siége d'une vascularisation très prononcée. La prostate était saine. En examinant la moelle, M. Stokes dit qu'il lui semblait que la queue de cheval était un peu ramollie, mais qu'on ne devait pas conclure de ce seul caractère à l'existence d'une lésion morbide. Dans tout le reste de son étendue, la moelle était parfaitement intacte ; elle ne présentait ni injection, ni ramollissement, ni épanchement. En dehors des méninges était un petit corps ovale, aplati, gros comme la moitié d'une petite noisette, d'une consistance intermédiaire à celle de la lymphe et à celle de la graisse. Il y avait tout autour un peu d'injection vasculaire. Le docteur Stokes fit observer que, d'après la structure et la grosseur de ce corps, il ne pouvait croire qu'il eût été pour quelque chose dans la production des phénomènes morbides. En admettant même, ajouta-t-il, que ce corps ait une origine inflammatoire, et qu'il ait eu primitivement les caractères d'un épanchement plastique, sa conversion en substance grasse prouve tout au moins qu'il doit exister depuis fort longtemps ; en outre, en raison même de sa petitesse et de l'obscurité de son développement, il ne peut expliquer d'une manière satisfaisante les symptômes paraplégiques.

Voici un dernier fait qui n'est pas sans analogie avec le précédent :

Un gentleman d'une bonne constitution, passionné pour la chasse et pour la pêche, avait eu maintes fois les pieds mouillés, et cela dans de très mauvaises conditions, car il était sous l'influence d'un traitement mercuriel. Il y avait là un concours de circonstances bien propres à déterminer une maladie, et il n'est pas étonnant que ce gentleman ait été victime de son imprudence. Il fut pris d'engourdissement et de faiblesse dans les jambes, et il attribua d'abord ces symptômes à la fatigue, née d'un exercice trop prolongé ; mais les accidents allèrent s'aggravant, l'impuissance des membres devint de plus en plus marquée, et enfin le malade me fut adressé.

A mon premier examen, je constatai qu'il n'avait pas de douleurs dans le dos, pas de sensibilité à la pression sur les apophyses épineuses, aucun symptôme enfin qui pût faire songer à une affection primitive de la moelle. Les facultés intellectuelles étaient intactes, et je ne pouvais m'arrêter davantage à l'idée d'une lésion cérébrale ; et pourtant la motilité des membres inférieurs était fort compromise, cet homme ne pouvait marcher sans béquille, ou sans être soutenu par quelqu'un. Je vis là une paraplégie incomplète, développée sous l'influence des impressions anomales auxquelles avaient été soumis les nerfs des jambes et des pieds, à une époque où leur susceptibilité naturelle était exagérée par l'usage du mercure. J'eus recours à une médication topique directement appliquée sur les extrémités de ces branches nerveuses, et j'ai eu le bonheur de rendre à ce malade l'usage de ses jambes ; toutefois la guérison n'a pas été parfaite, il est resté un certain degré d'affaiblissement dans les membres inférieurs.

J'ai déjà observé bien des exemples de cette forme de paraplégie, et j'ai été amené à l'attribuer le plus souvent à l'action du froid et de l'humidité sur les extrémités inférieures. Cette affection atteint surtout les jeunes gens qui se livrent à l'exercice de la pêche ou de la chasse, et qui ont presque constamment les pieds mouillés, soit en traversant des terrains marécageux, soit en franchissant à gué les cours d'eau.

On rencontre également cette paralysie chez les ouvriers que leurs travaux retiennent, pendant plusieurs heures, les pieds dans l'eau,

chez ceux qui font du drainage, par exemple, ou qui font mouvoir
des pompes. Dans tous les cas, l'affection présente une marche progressive, et elle n'atteint d'abord qu'un seul membre. Elle offre en
outre de très grandes différences dans la rapidité de ses progrès : parfois les malades sont déjà complétement paraplégiques au bout de
quelques semaines; dans d'autres circonstances, il se passe des mois et
même des années avant que l'impuissance des membres soit devenue
absolue.

Lorsque cette maladie a une marche lente, elle débute d'une façon
tout à fait insidieuse, c'est à peine si le malade a conscience de ses premières atteintes. L'invasion en est d'autant plus obscure qu'il n'y a ni
douleurs, ni engourdissement, ni fourmillements dans les membres.
Ces phénomènes apparaissent beaucoup plus tard ; il en est de même
de la diminution de la sensibilité. C'est seulement lorsqu'il se livre à
quelque exercice fatigant, lorsqu'il monte des escaliers, lorsqu'il gravit
une hauteur, que le malade s'aperçoit d'un certain affaiblissement dans
les jambes. Ce qui attire tout d'abord son attention, c'est l'impossibilité
de faire des marches aussi longues que d'habitude; mais il attribue
ce fait à une faiblesse momentanée ou à une fatigue antérieure. Plus
tard, il éprouve de la difficulté à monter, sa démarche est traînante,
il trébuche au plus léger obstacle. Graduellement la paralysie se prononce davantage, la sollicitude du patient est forcément éveillée, et il
s'aperçoit, non sans surprise, qu'il ne peut plus marcher sans canne,
ou sans l'aide d'une personne qui le soutienne. Cependant la paraplégie est rarement complète : avec des béquilles, le malade est encore
capable de se tenir debout ; ce n'est que dans les cas graves et à une période plus avancée de la maladie, que l'impuissance devient absolue.
Jamais la paralysie n'est aussi soudaine, aussi complète que lorsqu'elle
provient d'une affection de la moelle, ou de la carie des vertèbres.

Dans d'autres cas, la paraplégie fait des progrès beaucoup plus
rapides, quoiqu'elle ait la même origine, et qu'elle présente encore la
forme progressive ; quelques semaines après le début des premiers accidents, les fonctions des membres inférieurs sont déjà gravement com-
promises. Dans les faits de ce genre, il est de règle qu'un des membres
soit plus sérieusement atteint que l'autre, et c'est toujours celui qui a
été pris le premier.

La sensibilité est également affectée, mais dans la forme lente de
cette paraplégie, l'anesthésie attire beaucoup moins l'attention du malade que les troubles de la motilité , il s'écoule un certain temps avant

qu'il remarque la djminution de la sensibilité, et c'est toujours par
hasard qu'il s'en aperçoit. Cependant, à une période plus avancée, il
ne conserve plus de doute à cet égard, et il éprouve dans les membres
un sentiment de froid qui s'étend rarement au-dessus du genou. Dans
la forme rapide, il en est tout autrement; l'altération de la sensibilité
est beaucoup plus évidente, et elle constitue ordinairement le phénomène initial. C'est d'abord une sensation d'engourdissement qui occupe
les orteils et les pieds, et qui se propage promptement dans le reste du
membre ; au bout de quelques jours, surviennent des fourmillements,
des élancements douloureux sur le trajet des nerfs, puis la sensibilité diminue et la motilité disparaît. *Néanmoins, dans ces deux formes
de paraplégie, la sensibilité est toujours beaucoup moins compromise que
le mouvement, et l'anesthésie n'est jamais aussi complète que dans les
paraplégies de cause spinale.*

On observe quelquefois au début de cette maladie un symptôme
assez curieux : c'est une irritation de la partie inférieure du tube digestif; le rectum devient le siége d'une excitation morbide, le patient
éprouve du ténesme, et s'imagine qu'il est menacé d'accidents hémorrhoïdaires. C'est par là qu'a débuté cette affection chez un de nos
malades; il se plaignait tellement de ce ténesme, que nous avons dû
explorer le rectum, mais nous n'avons constaté aucune lésion qui pût
rendre compte de cette irritation anomale. On peut constater les mêmes
symptômes du côté de la vessie, avec cette différence que l'irritabilité
vésicale apparaît quelquefois lorsque la maladie est depuis longtemps
confirmée. En somme, la vessie et le rectum sont rarement affectés
dans cette forme de paraplégie ; ce n'est qu'à une période très avancée
que ces deux organes présentent, dans leur contractilité, ces perturbations qui surviennent de si bonne heure, lorsque la paralysie des
membres est sous la dépendance de la moelle.

Dans les paraplégies par lésion de la moelle ou de ses enveloppes,
on a remarqué que l'urine est altérée et qu'elle prend une odeur ammoniacale. Je n'ai pas observé ce symptôme dans les formes de la paralysie dont je vous ai parlé. L'urine est trouble, elle est rare, la miction
est plus fréquente que d'habitude; mais je n'ai jamais vu ce liquide
devenir franchement ammoniacal, même lorsque la maladie était ancienne, et que le patient était confiné dans son lit. Si l'observation ulté-

Dans ces formès de paraplégie, il n'existe aucun phénomène qui autorise à localiser dans la moelle le point de départ de la maladie, et l'on arrive, pour le cerveau, aux mêmes conclusions négatives. On n'observe pas de céphalalgie, pas de douleur au niveau de la colonne vertébrale ; il est très rare qu'on puisse y constater une sensibilité anomale. Les malades conservent la plénitude de leur intelligence ; les fonctions sensoriales sont parfaitement régulières. La respiration et la circulation sont normales, et dans le premier fait que je vous ai rapporté, il n'y avait aucune modification du pouls, même pendant les accès de vomissements. Le plus souvent, l'appétit est conservé ; mais dans la presque totalité des cas que j'ai rencontrés, il y avait une constipation opiniâtre.

Je n'ai que peu de chose à ajouter sur le pronostic et sur le traitement de cette paraplégie. Le pronostic doit être sévère, surtout lorsque la maladie dure déjà depuis un certain temps, et qu'elle s'accompagne d'une irritation anomale ou d'une paralysie de la vessie et du rectum. L'obscurité du début, l'absence de douleurs ou de fourmillements dans les membres-inférieurs, sont également des signes fàcheux. Pour ce qui est du traitement, je dois dire que je n'ai jamais vu survenir la moindre amélioration sous l'influence des topiques appliqués sur le trajet de la moelle. Les vésicatoires, les cautères dans la région dorsale ou lombaire, ne paraissent modifier en aucune façon la marche des accidents ; pour les cautères, je l'affirme d'une façon absolue, car j'ai été à même de les juger. Il y a là une nouvelle source d'ennuis pour le malade, et voilà tout.

Quant à moi, j'applique mes topiques sur les jambes et sur les

---

plégies. Dans un travail récent, M. Brown-Séquard a insisté de nouveau sur ce fait et en a montré toute l'importance. — Le même auteur, comme je l'ai déjà dit, interprète de la façon suivante le mode de production des paraplégies périphériques : l'irritation centripète qui se propage le long des cordons nerveux provoque la contraction réflexe des vaisseaux sanguins de la moelle, et la paralysie est le résultat de la nutrition insuffisante qui est la conséquence de ce resserrement des vaisseaux.

Brown-Séquard, *Lectures on the diagnosis and treatment of the principal forms of paralysis of the lower extremities.* Philadelphie, 1861. Ces leçons ont paru en 1860 dans *The Lancet.*

On consultera également avec fruit, au point de vue du diagnostic des paralysies, les ouvrages suivants :

Moritz Meyer, *Die Electricität in ihrer Anwendung auf practische Medicin.* Berlin, 1861.

C. Garratt, *Medical uses of electricity.* Boston, 1861.   (Note du TRAD.)

cuisses, et j'ai soin de choisir pour cela les points où la sensibilité cutanée est le plus développée. Le plus ordinairement, je fais appliquer une série de vésicatoires à la partie interne des jambes, et sur la région antérieure et interne des cuisses. La médecine pratique nous fournit en abondance des faits qui nous démontrent l'utilité des stimulants appliqués sur les nerfs terminaux, dans les cas où les gros troncs sont affectés. Dans la névralgie du sciatique, un vésicatoire placé au jarret ou sur le mollet, dans les points où ce nerf envoie un grand nombre de rameaux superficiels, produit souvent plus d'effet que s'il était appliqué sur le tronc nerveux lui-même. Les liniments excitants et les vésicatoires répétés, tels sont les moyens locaux sur lesquels je compte le plus dans le traitement de ces paraplégies. Au bout de quelque temps, je commence à donner de la strychnine, et j'en continue l'usage jusqu'a ce que j'aperçoive quelques phénomènes tétaniques; j'ai recours alors aux préparations sulfureuses. Ce sont les deux remèdes internes qui m'ont donné les meilleurs résultats; j'ai vu entre autres l'usage longtemps continué d'un électuaire sulfureux produire d'excellents effets. On se trouvera très bien aussi de l'emploi des sulfureux à l'extérieur, sous forme de bains; les malades peuvent espérer une amélioration sensible sous l'influence des eaux de Luchon, de Harrowgate, de Baden, de Baréges, etc. Les mercuriaux sont décidément nuisibles : dans trois cas où ils ont été employés, ils ont fait plus de mal que de bien.

TRENTE-HUITIÈME LEÇON.

**PARALYSIE DE BELL. — BÉGAYEMENT.
—AFFECTIONS NÉVRALGIQUES. — CONVULSIONS DES ENFANTS.
— MYÉLITE.**

MESSIEURS,

Je me propose de m'occuper aujourd'hui de quelques affections du
système nerveux dont je ne vous ai point encore parlé, et d'abord des
affections de la portion dure de la septième paire, que j'envisagerai
surtout au point de vue du pronostic.

Sir Charles Bell et Herbert Mayo, les premiers, ont fait connaître
avec exactitude les symptômes qui caractérisent la paralysie de la
portion dure, et ils ont appelé l'attention des médecins sur ce fait, que
la paralysie de la face, connue aujourd'hui sous le nom de *paralysie
de Bell*, est souvent indépendante de toute lésion cérébrale ; aussi la
majorité des praticiens rapportent aujourd'hui cette affection à quelque
impression anomale exercée sur le nerf lui-même ou sur ses branches,
et la regardent comme dépourvue de danger. A un point de vue géné-

ral, cette manière de voir est parfaitement juste, mais il importe de savoir qu'il y a des faits exceptionnels. Deux fois déjà j'ai vu une attaque bien évidemment apoplectique ne produire d'autre paralysie que celle des muscles qui sont animés par la portion dure. Chez les deux malades, cette paralysie a cédé au bout de dix et quinze jours à un traitement général convenable, et a l'application de petits vésicatoires derrière l'oreille, au-dessus de l'orbite et sur la joue. Certes il n'est pas aisé de concevoir comment une lésion cérébrale peut donner lieu à une paralysie limitée à un seul cordon nerveux ; le fait n'en est pas moins réel, et on l'observe non-seulement à la face, mais aussi à la langue et au membre supérieur. De plus, cette localisation restreinte des symptômes paralytiques n'est point toujours la garantie d'une terminaison favorable ; souvent en effet cet accident n'est que l'avant-coureur d'autres attaques apoplectiques, qui finissent par amener une hémiplégie véritable (1) ; conséquemment, le médecin qui veut apprécier à sa juste valeur la gravité d'une paralysie de Bell ou de toute autre affection paralytique locale, doit se guider, non pas d'après la généralisation des phénomènes morbides, mais d'après la cause qui leur a donné naissance.

Dans presque tous les cas de paralysie faciale qui ont été publiés jusqu'ici, la cause de l'affection était externe et toute locale, de sorte qu'on ne croit pas aujourd'hui que cet accident puisse indiquer une lésion profonde ou dangereuse. Mais les faits rapportés par Abercrombie et par M. John Hamilton montrent que cette manière de voir n'est pas toujours exacte; car dans ces deux cas la paralysie reconnaissait pour cause une destruction du nerf facial par suite d'une carie du rocher, affection nécessairement mortelle. Il en a été de même chez le malade dont je vais vous parler. Cette observation présente encore un autre enseignement : elle prouve que la carie du rocher a quelquefois une marche excessivement lente, et que les symptômes inquiétants peuvent ne survenir que longtemps après la paralysie de Bell.

L'étude attentive des symptômes montre qu'ici la lésion a porté d'abord sur la membrane du tympan et sur les osselets, puis sur l'oreille interne, et sur la portion du nerf facial qui est contenu dans

(1) Le fait bien connu de Dupuytren vient à l'appui de cette manière de voir : il avait été atteint d'une hémiplégie faciale, et l'on constata, à l'autopsie, les traces d'un épanchement de sang dans l'hémisphère cérébral du côté opposé.
M. Duplay (*Union médicale*, 1854) a publié quelques faits analogues.

l'aqueduc de Fallope ; toutes ces parties ont été détruites, ainsi que la paroi interne de l'oreille moyenne. Pendant cette période, on a vu survenir la paralysie de Bell et une otorrhée abondante ; mais il n'y avait aucun trouble cérébral. Plus tard la résistance de la dure-mère a été vaincue, et cette membrane a été perforée ; alors la suppuration s'est frayé une issue vers la cavité de l'arachnoïde, et l'on a vu apparaître des manifestations symptomatiques d'un autre ordre. La suppression de l'écoulement qui se faisait par l'oreille externe, ne doit pas être considérée comme le résultat d'une suppuration métastatique des parties plus profondes ; c'est la conséquence toute naturelle de la perforation intra-crânienne qu'avait produite la lésion dans son évolution progressive. Voici l'observation.

Un enfant de dix ans entrait à l'hôpital de Meath pour une hydropisie générale. D'une constitution scrofuleuse, il était épuisé par une diarrhée opiniâtre. Sous l'influence d'un traitement convenable, les accidents disparurent graduellement, et le malade finit par revenir à un état de santé assez satisfaisant. A ce moment, nous nous apercevions qu'il avait une paralysie faciale du côté droit, et nous apprenions qu'il avait depuis sept ans un écoulement par l'oreille correspondante. La joue affectée présentait tous les caractères qu'on observe dans la paralysie de Bell. Peu de temps après, ce garçon était pris de douleurs aiguës dans l'oreille, et dans le côté gauche de la tête ; quinze jours plus tard survenaient des convulsions ; partant du côté gauche de la face, la douleur gagnait la nuque, et s'étendait tout le long de la colonne vertébrale : vers cette époque l'otorrhée avait diminué. Quelques jours avant sa mort *cet enfant était pris de spasmes qui ressemblaient à ceux du tétanos, et toute la surface de son corps était devenue d'une sensibilité extrême à la pression.* Il n'eut aucune paralysie du mouvement, et il garda son intelligence jusqu'à la fin.

Depuis l'apparition des douleurs jusqu'au moment de la mort, on observa six accès de convulsions.

A la face, la portion dure était saine ; elle l'était également depuis son origine à la base du crâne jusqu'à son entrée dans le conduit auditif interne ; au-dessus de cet orifice, la dure-mère avait une couleur verdâtre ; elle était détachée des os comme si elle eût été soulevée par un liquide, et elle présentait une perforation de forme ronde, qui pouvait admettre une petite plume de corbeau. L'espace qui séparait la dure-mère de l'os était occupé par un pus épais et verdâtre de mauvaise nature ; on put constater alors que la perforation de la méninge correspondait exactement à ce pertuis du rocher qui porte le nom d'aqueduc du vestibule; l'orifice osseux était lui-même fort agrandi, et le temporal était carié tout autour. Les nerfs de la base du crâne baignaient dans ce pus verdâtre, mais le cerveau lui-même était parfaitement sain, il n'était pas même injecté. L'arachnoïde n'était ni épaissie, ni opaque, la pie-mère n'était point vascularisée, les ventricules n'étaient pas distendus. La dure-mère spinale était fortement soulevée par le même liquide purulent; la membrane ayant été piquée accidentellement, il s'écoula avec abondance. Il était contenu dans la cavité arachnoïdienne; mais la membrane était intacte: elle présentait son éclat habituel, et n'offrait ni épaississement, ni opacité; aucune des attaches du ligament dentelé n'était rompue. La moelle épinière n'était nullement altérée; mais toutes les racines des nerfs, depuis la base du crâne jusqu'à la queue de cheval, baignaient dans le pus, et c'était sans nul doute le contact de ce liquide qui avait irrité l'encéphale et la moelle, de là les symptômes tétaniques et la sensibilité cutanée.

M. Mac Donnell, mon interne, a suivi le facial dans l'aqueduc de Fallope: à un quart de pouce (0ᵐ,006) de l'orifice d'entrée, le nerf était complétement divisé; la portion pierreuse du temporal, presque entièrement détruite, était réduite à une simple écaille; la membrane du tympan et toute l'oreille interne avaient disparu.

Voici maintenant un fait qui contraste étrangement avec ce dernier. Ici la vitalité des parties animées par le facial est affectée d'une façon tout opposée: dans le premier cas, les muscles étaient paralysés; dans le second, vous les voyez atteints de contractions spasmodiques qui ont duré plusieurs mois, et qui, au moment de leur plus grande violence, revenaient toutes les quatre secondes. Si je suis bien informé, cette maladie n'a pas été décrite jusqu'ici, je suis donc autorisé à lui donner un nom; par respect pour l'homme illustre qui a enrichi la science de tant de découvertes importantes sur la physiologie et la pathologie du système nerveux, et qui a tout particulièrement éclairé l'histoire des affections du nerf facial, je propose la désignation de *spasmes de Bell de la portion dure* [1].

Une femme de quarante ans, nommée Quinn, d'une constitution chétive, entrait à l'hôpital de Meath au mois de juin de l'année 1841.

Voici ce qu'elle nous racontait sur le début de sa maladie, qui remontait à quatre ans et demi. La paupière inférieure de l'œil droit avait été prise de tiraillements spasmodiques qui produisaient une espèce de clignement; bientôt, tous les autres muscles qui sont animés par la septième paire avaient été affectés de la même manière. Ces symptômes convulsifs n'avaient été précédés d'aucune douleur ni dans la tête, ni dans la face, et la santé de cette femme n'en avait point été altérée. Lorsqu'elle nous arriva, tous les muscles innervés par le facial étaient atteints de contractions spasmodiques qui revenaient plusieurs fois dans l'espace d'une minute. La commissure labiale et l'aile du nez du côté droit étaient tirées vers l'oreille; la paupière inférieure se soulevait d'une façon toute particulière, et il en résultait un clignement des plus singuliers. Le peaucier participait à ces mouvements convulsifs; à chaque contraction, ses fibres se dessinaient en reliefs saillants. La malade disait en outre que l'os hyoïde était quelquefois tiré vers l'oreille droite. *Ces phénomènes persistaient durant le sommeil;* toutes les causes excitantes les exagéraient considérablement. L'oreille droite était le siége d'un bourdonnement continuel ; l'ouïe était intacte, il n'y avait pas de douleurs. On ne pouvait constater aucune diminution de la sensibilité, aucune modification de la température dans le côté affecté. L'état général était bon.

Ces manifestations singulières étaient dues à quelque affection inconnue de la portion dure. Les muscles animés par le facial étaient seuls atteints. Vous savez qu'à son émergence par le trou stylo-mastoïdien, la septième paire envoie un rameau au stylo-hyoïdien, un autre au digastrique, et la contraction de ces deux muscles a pour effet de tirer l'os hyoïde en haut et en arrière, c'est-à-dire vers l'oreille du même côté. Dans l'épaisseur de la parotide, le nerf se divise en deux branches : l'une, branche temporo-faciale, se distribue à la face; l'autre, cervico-faciale, complète l'innervation des muscles expressifs de la face et du menton et envoie en outre *quelques filets très longs au peaucier* et aux autres muscles superficiels du cou. Pouvons-nous expliquer les bourdonnements de l'oreille sans douleur et sans altération de l'ouïe, par la contraction spasmodique des petits muscles de l'oreille interne, auxquels le nerf facial envoie des filets? On peut concevoir que le *bruit*

est primitive, il faut bien la considérer comme une affection spontanée. Romberg a consacré un chapitre très intéressant à l'étude de ces convulsions de la face.

Romberg, *Lehrbuch der Nervenkrankheiten der Menschen.* Berlin, 1863.

(Note du TRAD.)

musculaire produit par ces contractions ait été exagéré, en raison du voisinage de l'organe de l'audition (1).

Passons à l'étude des affections névralgiques du larynx. Une jeune dame, de bonne constitution d'ailleurs, souffrait depuis quelque temps d'une menstruation irrégulière; elle présentait en outre quelques symptômes hystériques. Dans la province qu'habitait cette dame, on avait considéré son affection laryngée comme étant de nature inflammatoire, et on l'avait successivement attaquée avec les purgatifs, les sangsues, les vésicatoires, les antimoniaux, et enfin avec les mercuriaux. Lasse de ces traitements inutiles, cette jeune lady arrivait à Dublin où elle se confiait aux soins de sir Henry Marsh, de M. Barker et aux miens. Lorsque nous vimes la malade pour la première fois, la douleur était presque continuelle, mais elle n'était pas très violente; par moments, elle présentait quelques exacerbations, mais alors même les souffrances n'étaient pas très vives; elles étaient plutôt incommodes, en ce qu'elles déterminaient dans toute la région du larynx une sensation pénible. Il n'y avait pas de sensibilité à l'extérieur, et l'arrière-gorge était parfaitement saine. Après un examen suffisant, nous nous sommes arrêtés à l'idée d'une affection nerveuse hystérique. Cette névralgie était surtout caractérisée, au moment des paroxysmes, par l'affaiblissement de la voix, dont le ton était modifié; c'était une preuve que la glotte et les cordes vocales étaient particulièrement affectées. La douleur provenait sans doute des branches du laryngé supérieur, qui est principalement affecté a la sensibilité, ainsi que l'a démontré le docteur Reid. Cependant l'altération de la voix, pendant les exacerbations douloureuses, pourrait être regardée comme une preuve de l'influence qu'exerce le nerf laryngé supérieur sur les mouvements des cordes vocales, ou bien il faut admettre que l'affection portait également ici sur le laryngé inférieur Ce fait n'a présenté aucune particularité qui permette de juger cette question

Quoi qu'il en soit, nous avons prescrit tout d'abord le carbonate de fer a hautes doses; sous l'influence de ce médicament, les paroxysmes sont devenus périodiques : tous les matins, a *dix heures précises*, l'accès apparaissait Nous avons alors augmenté la dose du sel de fer, puis nous avons administré le sulfate de quinine, et enfin l'arsenic, mais nous n'avons obtenu aucune amélioration. Les douleurs étaient bien un peu moins vives, la durée en était bien un peu moindre, mais on pouvait se demander à bon droit si ces modifications n'étaient pas l'effet du temps plutôt que le résultat de la médication. Dans cette occurrence nous avons pensé qu'il était plus prudent de suspendre tout traitement actif, et nous avons conseillé à notre malade le changement d'air, les plaisirs de la campagne, et les eaux minérales ferrugineuses.

Vous avez là, messieurs, un exemple très net de la singulière influence que peut exercer un médicament sur une affection irrégulière ou rémittente; vous voyez qu'il peut l'amener à une périodicité parfaite. Après avoir obtenu tout d'abord un effet aussi remarquable, nous attendions, pleins de confiance, une amélioration plus complète encore, et nous avions hardiment élevé la dose des toniques, ne doutant pas d'une guérison prochaine; mais ici un désappointement complet nous était réservé, car nous n'avons trouvé aucun tonique qui pût modifier les accès. Il y a donc dans les cas de ce genre un écueil à éviter; nous devons prendre garde d'altérer la constitution, en voulant à toute force diminuer les souffrances de notre malade.

L'aphonie résulte quelquefois de lésions insignifiantes en apparence. Une personne peut perdre complétement la voix sans aucun symptôme actuel ou antérieur d'affection nerveuse; elle n'a eu ni douleurs, ni vertiges, ni bourdonnements d'oreilles; elle n'a éprouvé aucun des accidents qui indiquent une détermination vers la tête; elle n'a présenté, en un mot, aucun phénomène qui permette de rapporter son aphonie à une modification anomale du cerveau. Un avocat, auquel j'ai donné des soins avec le docteur Beatty, se promenait dans le vestibule du palais de justice; il attendait une affaire en causant avec deux de ses amis. Comme le vestibule était plein de monde, et qu'il y faisait très chaud, il sortit dans la cour pour respirer un meilleur air; il y était à peine depuis dix minutes, lorsqu'il fut abordé par un ancien ami qui arrivait de la campagne. Tout heureux de le voir, il s'apprêtait à lui demander des nouvelles de sa famille, lorsqu'il s'aperçut, à sa grande surprise, qu'il ne pouvait plus émettre un son; il était devenu complétement aphone. Au bout de trois semaines, il recouvra la voix, mais il lui resta un peu de lenteur dans la parole. Aussitôt après son accident, le malade avait été emmené chez lui en voiture; dans la journée, il eut à plusieurs reprises du vertige; enfin il fut frappé d'hémiplégie. Mais ce qu'il importe de remarquer, c'est que la perte de la parole a été ici le seul phénomène initial, et qu'elle a précédé de plusieurs heures la déviation des traits de la face et les symptômes paralytiques ordinaires. Deux mois après, ce gentleman mourait d'apoplexie.

Dans un grand nombre de cas de paralysie, les malades perdent la faculté d'émettre des sons, quoiqu'ils aient conservé tous les mouvements de la langue; ils peuvent la raccourcir, l'allonger, l'élever, l'abaisser, la porter d'un côté à l'autre aussi facilement que dans l'état de santé, et cependant la voix est profondément altérée, parfois même elle est éteinte. Il est probable que c'est alors la glotte qui est compromise; c'est elle en effet qui produit le son, tandis que la langue et les lèvres le divisent et l'articulent. Ce mécanisme est incontestable lorsqu'on a observé les efforts saccadés et convulsifs que font les individus paralysés lorsqu'ils parlent; en fait, ils sont tous bègues.

Un jeune homme, d'une constitution délicate, qui a aujourd'hui seize ans, avait eu une bonne santé jusqu'à l'âge de six ans; à cette époque, il se mit un soir au lit, sans avoir éprouvé aucun symptôme particulier, et lorsqu'il se leva le lendemain, il avait perdu la parole, il ne pouvait articuler un seul mot. La famille alarmée envoya immédiatement chercher un médecin : l'enfant prit un purgatif; on lui prescrivit un gargarisme stimulant, et au bout de quelques jours, il avait recouvré la parole sans avoir présenté le moindre signe d'inflammation laryngée ou d'affection cérébrale; mais ce garçon qui, auparavant, parlait distinctement et avec facilité, était resté bègue à la suite de cet accident.

Rebelle à tout traitement, ce bégayement persista pendant dix années; il était si prononcé, le malade en était tellement ennuyé, qu'il frappait du pied avec colère toutes les fois qu'il ne pouvait dire ce qu'il désirait. Au mois de mai dernier, ce jeune homme a été pris d'une laryngite chronique de nature scrofuleuse, qui est évidemment l'avant-coureur de la phthisie, car le docteur Stokes et moi avons constaté la présence de dépôts tuberculeux dans les poumons. Mais voici le fait sur lequel je désire appeler votre attention : l'inflammation du larynx a modifié le timbre de la voix, qui est devenue rauque, mais *le bégayement a disparu.*

Vous savez, messieurs, qu'on explique cette infirmité par le spasme des muscles qui sont chargés de diriger la colonne d'air à travers l'ouverture étroite de la glotte. Dans certaines circonstances, ces organes musculaires si délicats sont pris de convulsions spasmodiques, les cordes vocales ne sont plus exactement tendues ni relâchées, et la voix est émise par jets saccadés, à cause de l'occlusion fréquente et anomale de la glotte.

Chez le jeune homme dont je vous ai rapporté l'histoire, la muqueuse qui couvre ces petits muscles a été enflammée, et l'on conçoit sans peine que l'épaississement de cette membrane, ou la modification de sa vitalité ait pu changer l'état de l'organe, et rendre désormais impossibles ces contractions rapides qui produisent le bégayement, en fermant la glotte au moment même où elle devrait être ouverte. Cette observation n'en est pas moins fort curieuse, et je ne crois pas qu'on en ait rapporté une semblable. Tout ce qui tend à guérir le bégayement, la guérison fût-elle accidentelle et indépendante de la thérapeutique et de l'habileté du médecin, mérite d'être signalé, parce qu'il peut en résulter quelques éclaircissements sur la nature de cette affection. C'est à ce point de vue que j'attache une grande importance au fait précédent.

Il faut que je vous signale, à propos du bégayement, un fait vraiment curieux qui, je crois, n'a pas encore été noté; c'est la rareté de cette affection chez les femmes. Je connais une famille dans laquelle cette infirmité frappe tous les enfants mâles depuis trois générations, mais les filles n'en ont jamais été atteintes.

J'ai découvert tout récemment une méthode de traitement qui permet au bègue, même dans les cas anciens, de parler avec une facilité suffisante. Cette méthode consiste tout simplement à détourner l'attention du malade de façon qu'il ne soit plus préoccupé de son infirmité. Par exemple, je lui fais tenir un morceau de bois dans la main droite, et je lui prescris d'en frapper l'indicateur gauche *avec une mesure régulière*, à chaque fois qu'il prononce un mot; il est obligé de concentrer ses regards et son attention sur ses mains, afin que chaque coup coïncide exactement avec l'émission des sons. J'ai déjà eu recours plusieurs fois à ce procédé avec un succès complet, et le docteur Néligan m'a affirmé que, depuis que je le lui ai communiqué, il a eu de nombreuses occasions d'en constater l'efficacité. Le plus souvent, cette méthode ne produit qu'une amélioration temporaire, mais cela tient à ce qu'on ne s'y conforme pas strictement; je suis convaincu que si on l'appliquait avec persévérance chez les jeunes gens qui bégayent, si on la leur faisait observer lorsqu'ils lisent et lorsqu'ils parlent, on les débarrasserait définitivement de cette triste infirmité. Les heureux effets de ce traitement semblent établir que le bégayement est une affection purement nerveuse.

Il n'est, pour ainsi dire, pas un point du corps qui ne puisse être atteint de névralgie, et je veux vous dire quelques mots de celle du sein. Une femme non mariée, qui demeurait aux environs de Dublin, vint me consulter pour cette affection au mois de juillet 1829. D'un tempérament sanguin, d'une constitution robuste, cette dame avait toujours joui d'une bonne santé ; sa névralgie durait depuis deux ans, avec une intensité variable. Parfois elle ne ressentait aucune douleur dans les seins, mais le plus souvent, ils lui faisaient éprouver de vives souffrances. Pendant les paroxysmes qui duraient plusieurs jours et quelquefois même beaucoup plus longtemps, les mamelles, naturellement développées, devenaient très sensibles à la pression et extrèmement douloureuses, mais elles ne présentaient ni tuméfaction, ni dureté, ni rougeur. A la fin de l'accès, on observait une diminution graduelle plutôt qu'une disparition subite de la douleur, on ne constatait jamais aucune souffrance du côté de la colonne vertébrale. L'un des seins était plus pris que l'autre, mais les ganglions axillaires n'étaient pas tuméfiés. Cette dame avait déjà consulté plusieurs médecins ; elle avait suivi un grand nombre de traitements, elle avait fait usage d'une foule de topiques, le tout sans résultat. Elle avait eu plusieurs fois des sangsues, mais les morsures lui causaient toujours des douleurs excessives, et la perte de sang ne produisait aucun soulagement.

J'essayai d'abord des fomentations, des liniments et des emplâtres narcotiques ; je fis prendre des bains chauds salés, mais ces moyens n'amenaient pas le moindre changement. L'absence d'intermissions et de paroxysmes bien marqués m'avait fait méconnaître pendant plusieurs semaines la nature névralgique de cette affection ; mais enfin je m'arrêtai à cette idée. En conséquence, j'administrai le carbonate de fer, et la malade s'en est très bien trouvée. Depuis cette époque, elle a été plusieurs fois reprise de sa douleur, mais elle a toujours réussi à l'apaiser au moyen du sel de fer ; les bains de mer lui ont aussi été très utiles. Dans ces névralgies que le carbonate de fer combat avec succès, je n'ai jamais eu besoin d'élever la dose du médicament au delà de 3 drachmes (12 grammes) par jour ; le plus souvent même, une dose moitié moindre est suffisante. Je ne crois pas inutile d'indiquer ici ce résultat de mon expérience, afin de prémunir les

élèves contre l'influence de certains journaux anglais, dans lesquels le
docteur Elliotson recommande de donner le carbonate de fer à doses
énormes.

J'ai étudié ce point de pratique avec une grande attention, et je suis
convaincu que ce qui est vrai du carbonate de fer, l'est également des
autres *toniques*. Nous devons admettre en principe que ces médicaments sont rarement indiqués, là où ils n'agissent pas à doses modérées ; cette règle est surtout applicable aux toniques puissants, tels que
le sel de fer, l'arsenic et la quinine. Je ne vois réellement aucun cas
dans lequel un médecin judicieux puisse être amené à donner plus de
10 grains (0^{gr},60) de sulfate de quinine par jour, et cependant, ici
comme ailleurs, on en donne souvent beaucoup plus. Si les manifestations morbides résistent à de petites doses de quinine, nous devons
nous arrêter, et examiner, avant de poursuivre, s'il n'y a pas lieu d'a-
dopter une autre méthode de traitement.

Il y a deux états morbides qui présentent souvent des frissons très
marqués, des paroxysmes fébriles et des intermittences, et qui par là
simulent tout à fait la fièvre paludéenne : ces deux états morbides sont
la suppuration interne et l'inflammation locale sans suppuration. Il
n'est pas de médecin qui ne soit instruit de ces faits ; *mais il existe, en
dehors de toute inflammation, une autre condition dans laquelle on voit
survenir des symptômes analogues aux accès intermittents :* j'en ai déjà
observé deux exemples, tous deux chez des femmes. Une dame d'un
tempérament nerveux avait été prise, quinze jours après sa couche,
d'une fièvre quotidienne bien caractérisée ; en vain lui avait-on fait
prendre du sulfate de quinine à hautes doses, les choses allaient de mal
en pis ; mais elle guérit rapidement dès qu'elle eut, selon mon conseil,
substitué au sel de quinine le camphre, l'esprit aromatique d'ammoniaque, etc.(1). Une autre dame souffrait depuis plusieurs semaines d'accès
intermittents qui avaient d'abord présenté le type tierce et qui étaient
ensuite devenus doubles tierces ; déjà la malade était très affaiblie, et
l'on avait successivement essayé sans résultat le sulfate de quinine,
l'arsenic et l'opium Les accidents cédèrent sous l'influence des stimulants diffusibles et des *anti-acides*.

Sauf l'impuissance du sulfate de quinine, je ne connais pas de caractère qui permette de distinguer ces accès de la fièvre intermittente

légitime; en revanche, il est généralement facile de les différencier des accidents qu'amènent les inflammations locales et les suppurations internes. Chez un gentleman que je voyais avec sir Henry Marsh, la présence de très petits abcès disséminés dans le foie avait donné lieu à des accès intermittents très violents; le sulfate de quinine donné en *lavements* avait fait disparaître les frissons, mais il n'avait aucunement modifié les autres symptômes fébriles : si l'on eût continué l'emploi de ce médicament, la fièvre aurait été bien certainement convertie en continue.

L'efficacité de la quinine contre les frissons, même lorsqu'elle ne peut détruire la cause de l'irritation générale, est amplement démontrée par les effets qu'elle produit dans la fièvre urétrale; il est essentiel que le praticien en soit prévenu, afin qu'il ne se laisse pas entraîner, par cette amélioration partielle, à une administration intempestive du médicament. Lorsqu'on donne le sulfate de quinine comme *tonique*, on ne doit jamais, selon moi, dépasser 3 grains (0^{gr},18) par jour, et même le plus ordinairement on n'a pas besoin d'en arriver là. Lorsqu'on veut unir aux toniques les agents purgatifs, on ne saurait mieux faire que de donner le sulfate de quinine à dose modérée avec l'extrait composé de coloquinte, ou avec les pilules d'aloès et de myrrhe (1).

La névralgie du testicule est une affection rare, elle mérite néanmoins d'être signalée parce qu'elle donne lieu à d'épouvantables douleurs, et qu'elle plonge le patient dans une véritable agonie. J'en ai vu deux cas l'année dernière. Dans l'un, il s'agissait d'un jeune homme excessivement nerveux, usé à la fois par l'étude et par la débauche. Chez lui, les paroxysmes n'avaient pas une périodicité bien marquée; ils revenaient tous les jours à intervalles irréguliers ; mais ils finirent par se rapprocher tellement, que le malade n'eut plus un instant de répit ni le jour ni la nuit. Du reste, il n'y avait pas de fièvre, pas le moindre

---

(1)   *Pilules d'aloès avec la myrrhe.*

℞ Aloès...................... 2 onces = 64 grammes.
Safran.... .... ⎫
Myrrhe................ ..⎬ ãã 1 once = 32
Sirop...................... q. s.

Pulvérisez séparément l'aloès et la myrrhe ; puis broyez le tout ensemble jusqu'à incorporation. (*Pharmacopée de Londres.*)   (Note du TRAD.)

signe de congestion ou d'inflammation locale. Au moment où il était
pris de son accès, ce jeune homme, baigné d'une sueur froide, se roulait par terre en proie à d'horribles tortures. Le carbonate de fer récemment préparé et donné à hautes doses, les onctions belladonées
sur le testicule et sur le cordon triomphèrent de cette affection. Dans
le second cas, la névralgie testiculaire survint chez un homme déjà
atteint de douleurs névralgiques d'un caractère évidemment goutteux.
Les douleurs apparaissaient tous les jours vers quatre heures de l'après-
midi, et persistaient pendant plusieurs heures. Quoique très violentes,
elles étaient bien loin d'être aussi cruelles que chez le premier malade,
parfois cependant elles étaient assez vives pour arracher des cris au
patient. Cette névralgie céda au bout de quelques jours, et fut remplacée par une douleur goutteuse dans les lombes et dans l'hypochondre droit; des topiques appropriés, le colchique à l'intérieur, ne
tardèrent pas à faire disparaître cette dernière.

Il y a peu de jours, nous recevions dans notre service des chroniques
un homme qui ne pouvait écarter les deux mâchoires de plus de deux
lignes (0^m,004). Cette fixité de la mâchoire inférieure se rencontre surtout dans le tétanos; mais nous ne pouvions y songer ici, car ce malade
ne présentait aucun des signes de cette maladie, il n'avait pas de rigidité dans les muscles du cou, sa physionomie était toute différente de
celle des tétaniques; enfin il n'avait été exposé à aucune des causes ordinaires de cette redoutable affection. Mais laissons de côté la question
de nature, et voyons un peu ce qui peut empêcher cet homme de mouvoir sa mâchoire. Il n'y a que deux interprétations possibles : ou bien
les muscles sont rigides et incapables de se contracter; ou bien il existe
quelque lésion articulaire qui s'oppose aux mouvements. Cette double
proposition est applicable à toutes les jointures; lorsqu'elles deviennent
immobiles, c'est toujours par suite d'une condition anomale des muscles, ou en raison d'une lésion des os ou des ligaments.

Mais cette immobilité de la mâchoire inférieure n'est pas le seul phénomène que nous observions chez notre malade; il éprouve une douleur vive qui, partant de l'angle de la mâchoire, s'étend à la tempe, à
l'oreille et à tout le côté correspondant du cou. Cette douleur, extrêmement violente, rappelle le tic douloureux, et son caractère intermittent
augmente encore la ressemblance. Mais il y a quelque temps notre
homme a beaucoup souffert des dents, et il s'est fait arracher l'avant-

dernière molaire supérieure ; aussitôt après il a été pris de douleurs violentes dans toute cette région, et il s'est aperçu qu'il ne pouvait plus abaisser la mâchoire inférieure. J'ai déjà vu plusieurs cas dans lesquels une dent douloureuse ou cariée, une lésion des gencives ou de l'os maxillaire, donnait lieu, sur le trajet des nerfs de la face, à des élancements qui simulaient le tic douloureux.

Je me souviens d'avoir été mandé, il y a quelque temps, à Middleton, près de Cork, auprès d'une jeune dame d'une constitution délicate, dont la santé avait fini par s'altérer sous l'influence de douleurs qu'on avait rattachées au tic douloureux. Cette dame avait reçu les conseils d'un grand nombre de médecins ; elle avait pris du sulfate de quinine et du carbonate de fer à hautes doses, et lorsque j'arrivai près d'elle, elle en était à l'arsenic. La première chose que je fis fut d'examiner les dents de la malade. En y regardant de près, je remarquai que la couronne d'une des molaires supérieures présentait une petite tache de carie, et j'appris que cette dent était souvent douloureuse, surtout lorsqu'elle était touchée par un liquide froid. Je l'arrachai séance tenante, et cette dame fut guérie. Notez que chez elle la douleur était assez violente pour enlever le sommeil et abattre les forces, et qu'elle présentait des intermissions et des paroxysmes à certaines heures de la journée.

Il y a environ douze mois, j'observais un fait à peu près semblable. Une jeune lady m'était amenée par un médecin de ses amis ; elle était, disait-il, atteinte de tic douloureux. Ce médecin l'avait soignée avec une grande habileté, et n'avait pu réussir à calmer ses douleurs. Je lui demandai tout d'abord si sa malade avait les dents saines, si elle avait quelque affection des gencives ou de la mâchoire. Il me répondit qu'il avait examiné à plusieurs reprises les dents de cette dame, et qu'il n'y avait constaté aucune altération. Je voulus néanmoins voir les choses par moi-même, et je découvris une légère tache sur l'une des dents ; je conseillai à la malade d'aller trouver M. M'Clean, et de se faire enlever sa dent : elle le fit, et fut ainsi délivrée de ses douleurs

Je pourrais ainsi vous citer bien des faits dans lesquels la blessure de l'un des nerfs dentaires a donné lieu à des symptômes identiques avec ceux du tic douloureux. Il est à remarquer que dans ces cas-là, la douleur présente toujours à un certain degré le caractère intermittent, il en est de même dans cette forme de céphalalgie qui dépend de l'irritation cérébrale, déterminée par le développement d'épines sur la table in-

terne des os du crâne. Chez un malade de cet hôpital, des saillies dont
quelques-unes avaient plus d'un quart de pouce de longueur (0ᵐ,006)
pressaient la surface du cerveau, et cependant la douleur de tête était
parfaitement intermittente. Cette périodicité remarquable que présentent les symptômes, alors même que leur cause déterminante agit d'une
façon continue, paraît appartenir en propre au système nerveux.

La blessure de l'une des branches des nerfs dentaires, dans l'extrac-
tion d'une dent par exemple, amène souvent des perturbations profondes
dans l'innervation de la face. Si l'os lui-même a été lésé dans l'opération,
et si une cicatrisation rapide n'est pas venue réparer cet accident, on
voit survenir fréquemment des symptômes analogues à ceux du tic douloureux ou de la névralgie rhumatismale. Telle était précisément l'origine des douleurs chez le malade dont je vous ai parlé ; on l'avait blessé
en lui arrachant une des dents de la mâchoire supérieure, et aujourd'hui
même la plaie n'est pas cicatrisée : une sonde, introduite dans l'alvéole,
frotte contre une surface osseuse inégale ; de plus les gencives sont très
douloureuses, elles sont le siége d'un gonflement qui a gagné les muscles, leurs gaînes, et enfin l'articulation temporo-maxillaire. Il vous
sera facile de constater l'existence d'une affection articulaire, si
vous poussez brusquement le condyle de la mâchoire contre la cavité
glénoïde, exactement comme vous le faites pour la tête du fémur,
lorsque vous voulez acquérir la certitude d'une inflammation de l'article. En résumé, chez notre homme, l'immobilité de la mâchoire est
le résultat d'une phlegmasie qui, localisée d'abord dans le maxillaire
supérieur, a gagné l'articulation, les ligaments et les gaînes musculaires voisines.

Il est encore d'autres circonstances dans lesquelles vous pouvez rencontrer cette fixité de la mâchoire inférieure. Ainsi, un homme prend
un rhumatisme du cuir chevelu ; bientôt les muscles temporaux sont
intéressés, et l'abaissement du maxillaire devient impossible : j'ai vu
des cas dans lesquels cette contraction du muscle temporal avait fait
croire au trismus. Lorsque vous pressez sur l'articulation, vous ne faites
aucun mal ; mais si vous comprimez le muscle crotaphite au-dessus de
l'arcade zygomatique, le malade accuse aussitôt de la douleur. Ici donc
c'est l'inflammation rhumatismale qui amène la rigidité du muscle, et
qui immobilise la mâchoire. Il y a longtemps déjà, j'ai signalé cette
affection dans un mémoire que j'ai fait insérer dans les *Dublin hospital
Reports*. On la guérit facilement avec des sangsues sur la région tem-

porale, et des frictions d'onguent mercuriel belladoné. Vous pouvez encore observer cette contraction du crotaphite à la suite de certaines plaies du cuir chevelu.

Pour en revenir au malade de notre service, le pronostic de son affection est entièrement subordonné à l'évolution de la plaie osseuse. Si l'os donne naissance à des granulations de bonne nature, si l'inflammation s'éteint, les nerfs et les muscles reviendront rapidement à leur état normal. Nous pouvons bien, à la rigueur, faire appliquer des sangsues au niveau de l'articulation malade, prescrire des onctions mercurielles ; mais tout dépend, en réalité, de la cicatrisation du maxillaire.

Occupons-nous maintenant des convulsions des enfants ; j'ai surtout en vue celles qui surviennent de deux à six mois, et je désire vous renseigner sur l'efficacité de l'essence de térébenthine dans le traitement de cette affection.

Les convulsions de la première enfance se développent sous l'influence d'un assez grand nombre de causes ; mais nous rencontrons au premier rang l'évolution des dents. Quelques médecins paraissent douter de la réalité de ce rapport étiologique, et pourtant rien n'est plus véritable ; la dentition est une cause puissante d'irritation générale. Il est également vrai que l'irritation du cerveau, avec tendance à l'hydrocéphalie, peut se traduire par des convulsions ; mais chez les enfants du premier âge, celles-ci proviennent avant tout de l'irritation des intestins. Je ne vous parlerai point ici des convulsions qui reconnaissent pour cause l'évolution dentaire et l'excitation cérébrale, car ce sujet est traité *in extenso* dans tous les livres qui sont entre vos mains. Je me bornerai à vous dire quelques mots des accidents convulsifs qui dépendent de l'irritation intestinale.

Les troubles digestifs et les changements qui surviennent dans le processus nutritif, sont les causes les plus ordinaires de ces convulsions ; il résulte de là qu'elles apparaissent très peu de temps après la naissance. Le nouveau-né, qui naguère encore était nourri par le placenta, est alimenté maintenant par des *ingesta*, il y a donc là un changement complet et *soudain*, et s'il existe, soit dans la constitution de l'enfant, soit dans son alimentation, quelque cause d'irritation, les intestins arrivent rapidement à un état maladif. C'est à cette affection que les nourrices ont donné le nom de *convulsions de neuf jours*. Plus tard, lorsque la lactation est terminée, la nutrition subit une seconde métamorphose, et les accidents convulsifs reparaissent ; ce sont alors les *convulsions du sevrage.* En somme, pendant la première année de leur vie, les enfants sont constamment exposés aux convulsions : si la nourrice a une mauvaise nourriture, si elle fait des excès de boisson, si elle est maladive, si elle éprouve de fortes émotions morales, la qualité du lait change incontinent (1) ; toutes ces circonstances troublent les fonctions digestives du nouveau-né, l'intestin est anormalement irrité, et les convulsions surviennent. Il en est de même si l'on fait prendre à l'enfant trop de nourriture, faute qui est bien souvent commise.

Lorsque vous serez appelés à traiter ces accidents convulsifs, rappelez-vous toujours qu'ils se développent le plus souvent, surtout pendant les six 'premiers mois, sous l'influence des causes que je viens d'énumérer, et dirigez de ce côté toute votre attention.

Je me souviens encore du temps où l'on traitait toutes les convulsions comme si elles eussent dépendu d'une hydrocéphalie ; on employait alors, dans tous les cas et sans aucun discernement, les antiphlogistiques, le calomel et les révulsifs cutanés. Un enfant prenait des convulsions, on le déclarait atteint d'inflammation ou tout au moins de congestion du cerveau, et vite on appliquait des sangsues, on donnait du calomel à hautes doses, les coquilles d'œufs, les yeux d'écrevisse, la magnésie, et l'on torturait l'infortuné patient avec des vésicatoires sur le cuir chevelu. J'ai vu des cas où l'on avait tellement abusé de ce moyen, que l'enfant n'avait plus une place pour reposer sa tête.

C'est au docteur Gooch que nous devons les notions plus exactes que nous possédons aujourd'hui Il a montré que les enfants sont sujets à un état morbide caractérisé par la pesanteur de tête, de la torpeur et une disposition aux convulsions ; que les moyens déplétifs ne sont d'aucune utilité dans cette affection, et que les narcotiques, les stimulants même donnent au contraire de très bons résultats. Le docteur Locock affirme que les convulsions de cette espèce peuvent être reconnues à la dépression des fontanelles, mais je n'ai pu jusqu'ici vérifier cette assertion. Pour ce qui est des sangsues, j'ai remarqué

---

(1) Quelques médecins conseillent d'allaiter les enfants pendant un an ou même dix-huit mois ; c'est une pratique nuisible et contre nature. Tous les enfants doivent être sevrés à l'âge de neuf mois.   (L'AUTEUR.)

que l'application d'une seule sangsue chez un nouveau-né équivaut à une saignée chez l'adulte ; malheureusement, on voit encore aujourd'hui des médecins couvrir, pour ainsi dire, leurs petits malades de sangsues : ces malheureux deviennent exsangues, et ils sont tués par le traitement bien plus que par la maladie (1).

Il est un autre fait que je vous engage à ne jamais perdre de vue. Le lait est un liquide composé ; c'est une admirable émulsion naturelle, dans laquelle le sucre, la graisse et le caséum sont mêlés à une certaine quantité d'eau. Or, lorsque ce liquide arrive dans l'estomac pour y être digéré, les parties solubles dans l'eau sont immédiatement absorbées, tandis que les matières insolubles se coagulent, pour être plus tard dissoutes par le suc gastrique; par conséquent, l'eau et le sucre sont absorbés d'abord, mais le caséum forme un coagulum solide qui doit être attaqué par les liquides gastriques, et contribuer à son tour à la nutrition. Aucune molécule de lait ne doit passer dans le duodénum, sans avoir préalablement subi la digestion stomacale. Celle-ci débute par la coagulation du caséum ; ce phénomène initial se produit avec une rapidité excessive. Cette promptitude de la solidification est même un indice de la bonne qualité du lait, et la caillette des jeunes animaux démontre la puissance de l'estomac pour cette opération. Mais si les fonctions gastriques ne sont pas régulières, si ce coagulum n'est pas dissous ultérieurement, que va-t-il arriver? Le caséum va passer dans le duodénum dans des conditions qui ne sont plus celles de l'état normal, et il va irriter l'intestin ; aucun des purgatifs qu'on donne aux enfants ne détermine d'aussi violentes coliques que ce caséum non digéré.

Nous pouvons par là nous rendre compte des accidents que nous observons quelquefois. Un enfant est pris de coliques et de fièvre ; il a une langue blanche et chargée ; il perd le sommeil, il devient irritable, et de temps en temps il pousse un cri aigu. Si par hasard il s'endort, il se réveille en sursaut et en criant ; il se courbe alors en forme d'arc, et jette sa tête en arrière comme dans l'opisthotonos. Cet état peut durer une semaine entière. On fait prendre alors de l'huile de ricin ou quelque autre purgatif, et à la grande surprise des parents, l'enfant rend du caséum ; les matières alvines sont composées de particules distinctes de grosseur variable, qui sont imparfaitement recouvertes de

_____

(1) Comparez Ch. West, *On cerebral symptoms independent of cerebral disease* (*Med. Times and Gaz.*, 1861).   (Note du TRAD.)

bile et paraissent comme desséchées. Si l'on brise ces fragments, on voit qu'ils ont à l'intérieur une coloration blanche, et qu'ils sont formés par du caséum que l'estomac n'a pas dissous. Vous donnez alors un second purgatif pour compléter l'évacuation, et l'enfant guérit.

Vous êtes tous en état d'obtenir des succès de ce genre. Ces principes sont exposés tout au long dans vos livres ; on vous conseille à chaque instant d'examiner les matières fécales, et d'administrer un purgatif lorsque cet examen vous en a démontré la nécessité. Mais il est un détail qui n'a pas été signalé : lorsque vous avez guéri un enfant par le traitement que je viens de vous indiquer, tout n'est pas dit encore. Si votre petit malade est d'une très forte santé, il pourra reprendre le sein impunément ; mais s'il est faible, s'il est irritable, les mêmes accidents d'indigestion reparaissent dès qu'on recommence à lui donner du lait. Le médecin, rappelé, fait prendre un autre purgatif, et pour la seconde fois l'enfant est guéri ; mais les phénomènes se reproduisent encore, et le malade va ainsi du purgatif du médecin au lait de la mère, et chacun de s'étonner de la quantité des matières évacuées. Comment vous y prendrez-vous pour éviter de tels ennuis ? D'une façon bien simple : vous interdirez le lait à l'enfant pendant un, deux et même trois jours, s'il le faut ; mais vous l'interdirez complétement, car il suffit de la plus légère quantité de ce liquide, fût-il étendu d'eau, pour entretenir cette indisposition. Il semblerait vraiment que le lait agit alors comme une espèce de poison sur la muqueuse intestinale. Vous savez bien que les poisons animaux, tels que le virus varioleux ou le virus vaccin, empoisonnent l'économie, même lorsqu'ils sont extrêmement dilués, et vous pouvez concevoir que le lait agisse de la même manière.

J'étais appelé, il y a quelque temps, auprès d'un enfant qui était précisément sous le coup d'une rechute de cette affection, et je demandai aussitôt à la mère si elle lui avait donné du lait. Elle me répondit qu'elle ne lui en avait presque pas fait prendre. Mes soupçons sont toujours éveillés lorsque j'entends le mot *presque ;* j'insistai et l'on me montra un bol d'eau d'orge mêlée, selon l'usage, à du lait sucré. C'est ainsi que nous voyons quelquefois cette indisposition se prolonger pendant des semaines entières, grâce à l'entêtement des parents ou à l'ignorance du médecin. Mais, direz-vous, si nous le privons de lait, que donnerons-nous à l'enfant ? Vous pouvez lui faire prendre du bouillon de poulet, de l'eau d'orge, des panades claires, de l'eau de veau ou du petit-lait. Vous continuerez ce régime aussi longtemps que les fonctions gastriques ne seront pas parfaitement rétablies ; chez quelques enfants, l'estomac qui est malade un jour est tout à fait bien le lendemain, je ne puis donc pas vous donner à cet égard une limite précise.

Toutes les fois que vous arrivez auprès d'un enfant qui est sujet aux convulsions, faites-vous renseigner sur les phénomènes de l'accès, examinez les évacuations alvines, informez-vous de la qualité et de la quantité de l'alimentation ; si vous apprenez qu'avant d'être malade, l'enfant souffrait du ventre, s'il y a, depuis plusieurs semaines, une tendance à la diarrhée, si les selles présentent les caractères que je vous ai indiqués, vous êtes en état alors d'apprécier avec justesse la nature de l'affection, et il est probable que vous la guérirez au moyen des purgatifs, et que vous empêcherez du même coup le retour des accidents convulsifs. Parfois cependant vous les verrez persister malgré l'évacuation des matières non digérées : vous devez alors administrer les absorbants. Dans bon nombre de cas, ils sont d'une utilité incontestable ; d'un autre côté, ils ne peuvent faire aucun mal, et si l'estomac renferme des acides (ce qui est bien plus fréquent chez l'enfant que chez l'adulte), ils sont légèrement purgatifs.

Mais enfin, si les convulsions persistent, que faire ? Je me rappelle avoir vu il n'y a pas longtemps un enfant de trois ou quatre mois qui était depuis quelque temps en traitement ; on lui avait mis des sangsues à l'épigastre, on lui avait donné du calomel, de l'huile de ricin, du mercure éteint dans la craie ; on lui avait administré des absorbants, des lavements purgatifs et antispasmodiques ; on lui avait mis enfin des vésicatoires sur la tête et au niveau de l'estomac, et les convulsions duraient toujours. Je prescrivis la potion suivante :

℞ Olei terebenthinæ...................... ℥ j.
Olei ricini...... .... ℥ iv.
Syrupi papaveris albi.................
Mucilaginis gummi arabici. .... ⟩ āā   ℥ ij.
Aquæ fœniculi.. .. ..
Misce (1).

On avait soin de bien agiter la mixture avant de l'administrer, et l'on en donnait 1 gros (4 grammes) toutes les trois heures. Elle produisit

(1)   ℞ Huile de térébenthine ... .   4 grammes.
Huile de ricin........................   16
Sirop de pavots blancs...... ....⟩
Mucilage de gomme arabique .... ⟩ āā   2

plusieurs selles, une diurèse abondante, et vers le soir, les convulsions avaient cessé.

Le docteur Brereton m'a dit que dans des cas semblables il avait réussi à prévenir le retour des convulsions au moyen d'une mixture dont je vais vous donner la formule; les doses sont celles qui conviennent pour un enfant de six mois; mais avant de donner cette potion, il faut vider l'intestin.

℞ Olei ꝭanisi.................... .... guttas iv.
   Sacchari albi.......................... gr. x.

Intime misceantur et adde :

   Aquæ............................... ℥ ij.
   Pulveris rhei........................ gr. x.
   Carbonatis magnesiæ.................. ℈ j.
   Tincturæ opii.......... .... guttas iv.
   Spiritus ammoniæ fœtidi... .... guttas x.

Sumat cochleare unum medium tertia quaque hora (1).

Ce n'est qu'avec de grandes précautions qu'on doit administrer aux enfants des préparations qui contiennent de l'opium ; mais lorsque les évacuations alvines ont cessé d'être utiles, une potion analogue à celle de M. Brereton constitue le remède le plus efficace. Du reste, dans les cas de ce genre vous pouvez, pendant les premières vingt-quatre heures, ajouter aux moyens de traitement précédemment énumérés

(1)   ℞ Huile d'anis.. ... . 4 gouttes.
          Sucre blanc......... .... 0gr,60.

Mêlez intimement et ajoutez :

          Eau............................. .... 64 grammes.
          Poudre de rhubarbe .... 0gr,60.
          Carbonate de magnésie................ 1gr,30.
          Teinture d'opium.................... 4 gouttes.
          Esprit d'ammoniaque fétide...... .... 10 gouttes.

A prendre une demi-cuillerée toutes les trois heures.

La Pharmacopée de Londres donne la formule suivante pour l'esprit d'ammoniaque fétide.

    ℞ Hydrochlorate d'ammoniaque...... 10 onces ═ 320 grammes.
       Carbonate de potasse............ 16 onces ═ 512
       Esprit rectifié.... .. .. ⎱ ãã 3 pintes ═ 1425
       Eau .... ⎰
       Asa fœtida..................... 5 onces ═ 160

Mêlez et distillez lentement....... .... 3 pintes ═ 1425

(Note du TRAD.)

(purgatifs — essence de térébenthine — suppression du lait), un bain chaud pendant lequel vous appliquez sur la tête de l'enfant une éponge imbibée d'eau froide ; si votre petit malade est très faible, vous pouvez appuyer sa tête sur le bord de son berceau, et lui faire des lotions froides ; vous réussirez ainsi à diminuer la violence de l'accès.

Avant de terminer, je veux vous dire quelques mots de l'inflammation de la moelle ; car elle touche de près aux affections névralgiques. Il est si facile de confondre la myélite avec plusieurs autres maladies dont la douleur est le symptôme prédominant, qu'il importe d'en faire connaître toutes les observations certaines, afin d'éclaircir cette question qui n'est pas encore complétement élucidée, malgré tous les trade l'opium ; je lui en prescrivis à titre de palliatif. Le 16, elle se plaignit de ne plus sentir ses jambes, et elle mourut le 18, cinq jours après son entrée à l'hôpital.

A l'autopsie nous avons trouvé tous les viscères dans leur état normal ; l'intestin, notamment le cæcum et le côlon étaient atrophiés ; ce qui nous porte à croire que cette malheureuse femme avait eu à souffrir de la faim. La portion inférieure de la moelle et les nerfs qui en émergent, étaient rouges et fortement injectés ; mais il n'y avait pas d'épanchement plastique. Chacun des nerfs de la queue de cheval présentait sur son côté postérieur une veine gorgée de sang ; sur le reste de leur étendue, ces cordons nerveux étaient le siége d'une vascularisation

TABLE DES MATIÈRES

CATALOGUE DES LIVRES DE FONDS

DE LA LIBRAIRIE

ADRIEN DELAHAYE

Paris, place de l'École-de-Médecine, 23.

NOTA. — On peut se procurer tous les ouvrages qui se trouvent dans ce catalogue par l'intermédiaire de MM. les Libraires de France et de l'étranger.

ANNUAIRE GÉNÉRAL

DES SCIENCES MÉDICALES,

Par le docteur CAVASSE,

Ancien interne des hôpitaux de Paris, médecin adjoint des prisons de la Seine, etc.

Les trois premiers volumes (années 1857, 1858 et 1859) sont en vente.
Les années 1860 et 1861 paraîtront prochainement.

Prix des années 1857 et 1858, 5 francs.
— de l'année 1859, 5 fr. 50 c.

Chaque volume forme de 500 à 600 pages.

LLARD, médecin-inspecteur des eaux minérales de Royat et de Saint-Mart, professeur suppléant à l'école de médecine de Clermont, etc. De la thérapeutique hydrominérale des maladies constitutionnelles, et en particulier des affections tégumentaires externes. In-8 de 74 p. Paris, 1860.................................... 2 fr.

LLARD. Précis sur les eaux thermales chloro-bicarbonatées mixtes ferrugineuses arsenicales de Royat (Puy-de-Dôme), suivi du Guide indicateur. In-8 de 96 pages. Paris, 1861................. 1 fr.

LLARD. Essai sur l'arthritis des viscères, et en particulier des organes respiratoires, et sur son traitement par les eaux minérales. In-8 de 30 pages. Paris, 1861............................... 1 fr.

LMAGRO, docteur en médecine, ancien interne des hôpitaux de Paris. Etude clinique et anatomo-pathologique sur la persistance du canal artériel. Mémoire accompagné de 3 planches dont une coloriée. Paris, 1862.................................... 3 fr. 50 c.

UBÉ (Ch.), docteur en médecine de la Faculté de Paris. De l'accouchement prématuré artificiel. In-4 de 90 pages. Paris, 1859.... 2 fr.

AUBURTIN, docteur en médecine, ancien chef de clinique de la Faculté de médecine de Paris. Recherches cliniques sur les maladies du cœur, d'après les leçons de M. le professeur BOUILLAUD, précédées de considérations de philosophie médicale sur le vitalisme, l'organicisme et la nomenclature médicale, par M. le professeur BOUILLAUD, membre de l'Académie de médecine, etc. 1 vol. in-8 de 458 pages....... 3 fr. 50 c.

AUBURTIN. Recherches cliniques sur le rhumatisme articulaire aigu. 1 vol. in-8. Paris, 1860........................... 3 fr. 50 c.

BAUCHET, chirurgien des hôpitaux de Paris. **Anatomie pathologique des kystes de l'ovaire, et de ses conséquences pour le diagnostic et le traitement de ces affections.** Paris, 1859, in-4 de 162 p. 3 fr. 50 c.

BAUCHET, chirurgien des hôpitaux de Paris. **Du panaris et des inflammations de la main.** Paris, 1859 mentée.................................. 3 fr. 50 c.

BAUCHET, chirurgien des hôpitaux de Paris, etc. **Des lésions traumatiques de l'encéphale.** Paris, 1860, in-8 de 200 pages....... 3 fr.

BAUDOT (Edmond), docteur en médecine. **Examen critique de l'incubation appliquée à la thérapeutique.** Paris, 1858, grand in-8. 1 fr. 25 c.

BAUDOT (Émile), docteur en médecine, ancien interne des hôpitaux de Paris, etc. **Des doctrines médicales** professées à l'hôpital Saint-Louis en 1861. In-4 de 102 pages. Paris, 1862................ 2 fr.

BAZIN, médecin de l'hôpital Saint-Louis, etc. **Leçons sur la scrofule,** considérée en elle-même et dans ses rapports avec la syphilis, la dartre et l'arthritis. 1 fort vol. in-8, 2e édition, revue et considérablement augmentée. Paris, 1861........................... 7 fr. 50 c.

BAZIN. Leçons théoriques et cliniques sur les affections cutanées parasitaires, professées à l'hôpital Saint-Louis, rédigées et publiées par A. Pouquet, interne des hôpitaux, revues et approuvées par le professeur. Deuxième édition, revue et augmentée. 1 vol. orné de 5 planches sur acier. Paris, 1862............................. 5 fr.

BAZIN. Leçons théoriques et cliniques sur les syphilides, considérées en elles-mêmes et dans leurs rapports avec les éruptions dartreuses, scrofuleuses et parasitaires, professées à l'hôpital Saint-Louis par le docteur BAZIN, recueillies et publiées par Louis Fournier, interne de l'hôpital Saint-Louis, revues et approuvées par le professeur. 1859, 1 vol. in-8. 4 fr.

BAZIN. Leçons théoriques et cliniques sur les affections cutanées de nature arthritique et dartreuse, considérées en elles-mêmes et dans leurs rapports avec les éruptions scrofuleuses, parasitaires et syphilitiques, professées à l'hôpital Saint-Louis par le docteur BAZIN, rédigées et publiées par L. Sergent, interne des hôpitaux, revues et approuvées par le professeur. 1860, 1 vol. in-8...................... 5 fr.

BAZIN. Leçons théoriques et cliniques sur les affections cutanées artificielles et sur la lèpre, les diathèses, le purpura, les difformités de la peau, etc., professées à l'hôpital Saint-Louis par le docteur BAZIN, recueillies et publiées par M. le docteur Guérard, ancien interne de l'hôpital Saint-Louis, revues et approuvées par le professeur. Paris, 1862, 1 vol. in-8................................. 6 fr.

BAZIN. Leçons sur les affections génériques de la peau, professées à l'hôpital Saint-Louis par le docteur BAZIN, recueillies et publiées par M. le docteur BAUDOT (Émile), ancien interne-lauréat des hôpitaux, etc., revues et approuvées par le professeur. Paris, 1862, 1 vol. in-8. 5 fr.

BROCA (Paul), professeur agrégé à la Faculté de médecine de Paris, chirurgien des hôpitaux, etc. **Études sur les animaux ressuscitants.** Paris, 1860, in-8 avec figures gravées.................... 3 fr.

CAMPANA, docteur en médecine, ancien interne des hôpitaux de Paris. **Considérations nouvelles sur l'origine de l'hypertrophie et de la dilatation du cœur.** Paris, 1861, in-4 de 78 pages...... 1 fr. 50 c.

CHARCOT, médecin des hôpitaux de Paris, professeur agrégé, etc. **De la pneumonie chronique.** In-8 de 67 pages et une planche gravée sur acier. Paris, 1860.............................. 2 fr.

COLOMBEL, docteur en médecine, ancien interne des hôpitaux de Paris. **Recherches sur l'arthrite sèche.** Mémoire in-4 de 120 pages. Paris, 1862........................... .... 3 fr.

COMMENGE, médecin du bureau de bienfaisance du 4e arrondissement, etc. **Recherches faites à Saint-Lazare sur la vaccination et la revaccination.** Mémoire adressé à l'Académie de médecine et honoré d'une médaille d'argent. In-8 de 30 pages. Paris, 1862........... 75 c.

CORNARO. L'art de vivre longtemps et en bonne santé, traduit de l'italien de L. Cornaro, sur l'édition de 1646, par le docteur J. PATISON, médecin-inspecteur des eaux de Vittel. Paris, 1861, in-8 de 44 p. 1 fr.

CULLERIER, chirurgien de l'hôpital du Midi, etc. **Des affections blennorrhagiques, Leçons cliniques** professées à l'hôpital du Midi, recueillies et publiées par le docteur ROYET, ancien interne de l'hôpital du Midi, suivies d'un Mémorial thérapeutique, revues et approuvées par le professeur. Paris, 1861, 1 vol. in-8 de 248 pages........... 4 fr.

DEHOUX, docteur en médecine. **Du mouvement organique et de la synthèse animale.** Paris, 1861, in-8 de 132 pages..... 2 fr. 50 c.

DELEAU, médecin en chef de la Roquette. **Traité pratique sur les applications du perchlorure de fer en médecine.** Paris, 1860, 1 vol. in-8 de 272 pages.................................. 4 fr.

DELERY. Précis historique de la fièvre jaune, épidémie de 1858. 1 vol. in-8 de 160 pages, 1859....................... 2 fr. 50 c.

DEPAUL, professeur agrégé à la Faculté de médecine de Paris, chirurgien de l'hôpital des Enfants assistés, etc. **De l'opération césarienne.** Paris, 1861, in-8 de 50 pages........................ 1 fr. 50 c.

DESPRÉS, docteur en médecine, ancien interne des hôpitaux de Paris. **Traité de l'érysipèle.** Paris, 1862, 1 vol. in-8 de 230 p. 3 fr. 50 c.

DOLBEAU, prosecteur de la Faculté de médecine de Paris, chirurgien des hôpitaux. **Mémoire sur une variété de tumeur sanguine**, ou grenouillette sanguine. 1857, in-8............................... 1 fr.

DOLBEAU. De l'emphysème traumatique. 1860, in-8........ 2 fr.

DOLBEAU. De l'épispadias, ou fissure uréthrale supérieure, et de son traitement. Paris, 1861, in-4 de 35 pages et 4 planches représentant douze sujets.................................. 7 fr. 50 c.

DRASCH, docteur en médecine de la Faculté de Vienne. **Maladies du foie et de la rate**, d'après les observations faites dans les pays riverains du bas Danube. 1860, in-8 de 62 pages............... 1 fr. 50 c.

DUCHESNE, docteur en médecine, membre du conseil d'hygiène et de salubrité publique de la ville de Paris, etc. **De la prostitution dans la ville d'Alger depuis la conquête.** 1853, 1 vol. in-8......... 2 fr.

DURIAU, chef de clinique de la Faculté de médecine de Paris. **Parallèle du typhus et de la fièvre typhoïde.** 1855, in-8 de 55 pages. 1 fr. 25 c.

DURIAU et Maximin LEGRAND. De la péliose rhumatismale, ou érythème noueux rhumatismal. 1858, in-8..... .... 50 c.

DURIAU. Étude clinique sur l'apoplexie de la moelle épinière et sur les paralysies des extrémités inférieures. 1859, grand in-8 de 24 pages............................. .... 75 c.

Essai critique et théorique de philosophie médicale, par S. P. 1 vol. in-8. Paris, 1862................................. 7 fr. 50 c.

FABRE, docteur en médecine de la Faculté de Paris. Des moyens de progrès en thérapeutique. Paris, 1861, gr. in-8 de 306 p. 3 fr. 50 c.

FAUVEL, interne en chirurgie à l'hôpital de la Charité. La vraie vérité sur M. Vriès, dit le Docteur noir. 1859, grand in-8 de 64 pages, deuxième édition.................................... 75 c.

FISCHER, interne des hôpitaux de Paris. De la myosite, mémoire couronné par la Société impériale de médecine de Bordeaux. 1859, in-8 de 41 pages... 1 fr.

FISCHER. De l'exophthalmos cachectique. 1859, in-8 de 48 p. 1 fr. 25 c.

FOUCHER, professeur agrégé à la Faculté de médecine de Paris, chirurgien des hôpitaux. Mémoire sur les kystes de la région poplitée. in-8.. 1 fr. 25 c.

FOUCHER. Études sur les veines du cou et de la tête. Grand in-8. 1 fr.

FOUCHER. Des déformations de la pupille, de leurs diverses causes et de leur valeur symptomatique. In-8...................... 75 c.

FOUCHER. Sur les corps étrangers introduits dans l'urèthre et dans la vessie. In-8, fig., 20 pages...................... 50 c.

FOUCHER, chirurgien des hôpitaux de Paris, professeur agrégé à la Faculté de Paris, etc. Traité de diagnostic des maladies chirurgicales. 1 vol. in-8. (Sous presse.)

FOURCY (Eugène de), ingénieur en chef du corps des mines. Vade-mecum des herborisations parisiennes, conduisant par la méthode dichotomique aux noms d'ordre, de genre et d'espèce de toutes les plantes spontanées ou cultivées en grand dans un rayon de 30 lieues autour de Paris. Paris, 1859, 1 vol. in-18 de 330 pages.......... 4 fr. 50 c.

FOURNIÉ, docteur en médecine. De la pénétration des corps pulvérulents gazeux, solides et liquides dans les voies respiratoires, au point de vue de l'hygiène et de la thérapeutique, in-8. Paris, 1862. 2 fr.

FOURNIER (Alfred), interne des hôpitaux de Paris. Recherches sur la contagion du chancre. Paris, 1857, in-8 de 110 pages...... 2 fr.

FOURNIER. Études sur le chancre céphalique. 1858, br. in-8. 1 fr. 25 c.

GENDRIN. De l'influence des âges dans les maladies. In-8. 1 fr. 50 c.

GENDRIN. Mémoire sur le diagnostic des anévrysmes des grosses artères. In-8 de 70 pages...................... 1 fr. 25 c.

GIACOMINI. Traité philosophique et expérimental de matière médicale et de thérapeutique, traduit de l'italien par les docteurs Maxor et Rognetta. 1 vol. in-8 de 502 pages................... 6 fr.

GRAVES. Leçons de clinique médicale, précédées d'une introduction de M. le professeur Trousseau, ouvrage traduit et annoté par le docteur Jaccoud, médecin des hôpitaux de Paris. Deuxième édition, revue et corrigée. Paris, 1863, 2 forts vol. in-8.................... 20 fr.

GRIESINGER. Pathologie et thérapeutique des maladies mentales, précédées d'une classification des maladies mentales, d'une étude sur la paralysie générale et des notes intercurrentes par M. le docteur Baillarger, médecin de la Salpêtrière, ouvrage traduit par le docteur Doumic. 1 fort vol. in-8. (Sous presse.)

GROS (Léon), ancien médecin en chef de l'hôpital de Sainte-Marie-aux-Mines, et LANCEREAUX, interne des hôpitaux de Paris. Des affections nerveuses syphilitiques. Paris, 1861, 1 vol. in-8......... 7 fr.

Ouvrage couronné par l'Académie impériale de médecine de Paris.

GUENEAU DE MUSSY (Noël), médecin de l'hôpital de la Pitié, professeur agrégé à la Faculté de médecine de Paris, etc. **Causes et traitement de la tuberculisation pulmonaire**, leçons professées à l'Hôtel-Dieu en 1859, recueillies et publiées par le docteur WIELAND, ancien interne des hôpitaux de Paris, revues et approuvées par le professeur. Paris, 1860, in-8. 3 fr.

GUYON (F.), docteur en médecine, etc. **Études sur les cavités de l'utérus dans l'état de vacuité**, depuis la naissance jusque dans la vieillesse. Paris, 1858, in-4 avec 2 planches...................... 2 fr.

GUYON. Des tumeurs fibreuses de l'utérus. 1860, in-8 de 139 pages et 1 planche................................... 2 fr. 50 c.

HARDY, médecin de l'hôpital Saint-Louis, professeur agrégé à la Faculté de médecine de Paris, etc. **Leçons sur les maladies de la peau**, dartres, scrofulides, syphilides, rédigées et publiées par le docteur MOYSANT, ancien interne des hôpitaux de Paris, revues et approuvées par le professeur. 2ᵉ édit., revue et corrigée. Paris, 1860, 1 vol. in-8. 3 fr. 50 c.

HARDY. Leçons sur les maladies de la peau, taches, difformités, maladies accidentelles, parasitaires, rédigées et publiées par le docteur GANNIER, ancien interne des hôpitaux de Paris, revues et approuvées par le professeur. 2ᵉ édition, revue et corrigée. Paris, 1863, 1 vol. in-8. 4 fr.

HICGUET. De la méthode substitutive, ou de la cautérisation appliquée au traitement de l'uréthrite aiguë et chronique. 1 vol. in-8 de 158 pag. Paris, 1862................................. 3 fr. 50 c.

JACCOUD, docteur en médecine. **Des conditions pathogéniques de l'albuminurie.** 1 vol. grand in-8 de 160 pages. Paris, 1860..... 3 fr.

JODIN, médecin du 9ᵉ bureau de bienfaisance de Paris. **De la nature et du traitement du croup et des angines couenneuses**, étude clinique et microscopique, etc. Paris, 1859, in-8 de 39 pages.... 1 fr. 25 c.

JOLICLERE, docteur en médecine. **De l'adénite syphilitique, du diagnostic et du traitement.** Brochure in-18, avec une planche coloriée. Paris, 1862.................................... 1 fr. 50 c.

JORDAO, docteur en médecine. **Considérations sur un cas de diabète.** 1857, in-4 de 86 pages et 2 planches............... 1 fr. 50 c.

LABALBARY, docteur en médecine. **Des kystes de l'ovaire**, ou de l'hydrovarie et de l'ovariotomie, d'après la méthode anglaise du docteur Baker-Brown. In-8 de 81 pages. Paris, 1862............... 2 fr.

LANCEREAUX, docteur en médecine, ancien interne des hôpitaux de Paris. **De la thrombose et de l'embolie cérébrale** considérées principalement dans leurs rapports avec le ramollissement du cerveau. Mémoire in-4° de 138 pages et tableaux. Paris, 1862..................... 3 fr.

LANGLEBERT (Edm.). **Nouvelle doctrine syphilographique. — Du chancre** produit par la contagion des accidents secondaires de la syphilis, suivi d'une nouvelle étude sur les moyens préservatifs des maladies vénériennes. 2ᵉ édition, revue et augmentée du rapport de M. Cullerier à la Société de chirurgie. In-8, Paris, 1862.......... 2 fr. 50 c.

LEVEN. Parallèle entre l'idiotisme et le crétinisme. Paris, 1861, in-8 de 42 pages..................................... 1 fr. 25 c.

LIÉGEOIS, professeur agrégé à la Faculté de médecine de Paris. **Anatomie et physiologie des glandes vasculaires sanguines.** Paris, 1860, grand in-8 avec 2 planches................................ 3 fr. 50 c.

LUTZ, professeur à l'École de pharmacie, pharmacien en chef de l'hôpital Saint-Louis. **Du rôle de l'eau dans les phénomènes chimiques.** 1860, in-8 de 70 pages..................................... 2 fr.

MALGAIGNE, professeur de médecine opératoire à la Faculté de médecine de Paris. **Leçons d'orthopédie**, recueillies par MM. GUYON et PANAS, prosecteurs de la Faculté de médecine de Paris, revues et approuvées par le professeur. 1 vol. in-8 accompagné de 5 planches dessinées par M. Léveillé. Paris, 1862............................... 6 fr. 50 c.

Cet ouvrage renferme les chapitres suivants : Déviation des doigts par paralysie. — Déviation des doigts par rétraction musculaire. — Déviation des doigts par brûlure. — Déviation du poignet. — Des roideurs articulaires du coude. — Traitement des roideurs articulaires de l'épaule. — Déviation des orteils par brides fibreuses, brûlures. — Pieds cambrés. — Du pied bot. — Roideur articulaire du pied. — Des genoux cagneux. — De l'ankylose complète des genoux. — Roideur articulaire simple des genoux. — Des luxations pathologiques des genoux. — Déviations de la hanche, suite de coxalgie. — Luxations congénitales de la hanche. — Déviation du cou et de la tête. — Torticolis. — Déviation de la taille, etc.

MATTEI, docteur en médecine, professeur particulier d'accouchements. **Études sur la nature et le traitement des fièvres puerpérales**, des résorptions purulentes et des résorptions putrides. 1858, in-8 de 51 pages....................................... 1 fr. 25 c.

MATTEI. Des ruptures dans le travail de l'accouchement et de leur traitement. Paris, 1860, in-8 de 92 pages............ 2 fr. 50 c.

MATTEI. Des divers modes de terminaison des grossesses extra-utérines anciennes et de leur traitement, travail établi sur le résultat de cent observations dont une décrite en détail. In-8 de 21 pages. Paris, 1860.. 75 c.

MATTEI. Clinique obstétricale, ou Recueil d'observations et statistiques. Paris, 1862. Les trois premières livraisons sont en vente. Prix de chaque.. 4 fr.

MERCIER, docteur en médecine de la Faculté de Paris, etc. **La fièvre jaune**, sa manière d'être à l'égard des étrangers à la Nouvelle-Orléans et dans les campagnes ; quelques mots sur son passé et son avenir en Europe. 1860, broch. in-8........................... 75 c.

MOITESSIER, professeur agrégé à la Faculté de médecine de Montpellier. **De l'urine**, thèse de concours pour l'agrégation. 1856, in-4.... 2 fr.

MOITESSIER. Études chimiques des eaux minérales de Lamalou (Hérault). Montpellier, 1861, in-8 de 130 pages et 2 planch. 3 fr. 50 c.

MOITESSIER. Sur la composition des péridots normaux et altérés du Puy-de-Dôme. Montpellier, 1861, in-8 de 16 pages......... 50 c.

MORDRET, lauréat de l'Académie de médecine de Paris, etc. **Traité pratique des affections nerveuses et chloro-anémiques**, considérées dans les rapports qu'elles ont entre elles. Paris, 1861, 1 vol. in-8 de 696 pages... 6 fr.

Ouvrage qui a obtenu un prix de l'Académie de médecine de Paris.

MOURA-BOUROUILLOU, docteur en médecine de la Faculté de Paris. **Cours complet de laryngoscopie**, suivi des applications du laryngoscope à l'étude des phénomènes de la phonation et de la déglutition. Paris, 1861, 1 vol. in-8 de 100 pages avec gravures explicatives. 2 fr. 50 c.

NÉLATON (Eugène), prosecteur de la Faculté de médecine de Paris. **Mémoire sur une nouvelle espèce de tumeurs bénignes des os, ou tumeurs à myéloplaxes.** 1 vol. grand in-8 de 373 pages et 3 planches coloriées. 1860....................................... 6 fr. 50 c.

NIEMEYER, professeur de pathologie et de clinique médicale à l'Université de Tubingen. **De la leucémie et de la mélanémie**, traduit de l'allemand par le docteur Hyan Kuborn, professeur d'hygiène spéciale à l'école industrielle de Seraing. Paris, 1862, in-8 de 53 pages...... **1 fr. 50 c.**

NONAT, médecin de la Charité, agrégé de la Faculté de Paris, chevalier de la Légion d'honneur, etc. **Traité pratique des maladies de l'utérus et de ses annexes.** Paris, 1860, 1 fort vol. in-8 de 900 pages avec figures dans le texte.. **12 fr.**

NONAT. Traité des dyspepsies, ou Étude pratique de ces affections, basée sur les données de la physiologie expérimentale et de l'observation clinique. 1 vol. in-8 de 230 pages. Paris, 1862........... **3 fr. 50 c.**

NONAT. Traité de la chlorose. (*Sous presse.*)

OLLIER, docteur en médecine, ancien interne des hôpitaux de Lyon. **De la production artificielle des os au moyen de la transformation du périoste et des greffes osseuses.** 1859, in-8 de 20 pages..... **75 c.**
Mémoire lu à la Société de biologie.

PARROT, professeur agrégé à la Faculté de médecine de Paris, etc. **De la mort apparente.** Paris, 1860, in-8 de 80 pages............ **2 fr.**

PATÉZON. Études cliniques sur les maladies traitées aux eaux minérales de Vittel (Vosges), par le docteur Patézon, médecin inspecteur, etc. Paris, 1862, 1 vol. in-12....................... **1 fr. 50 c.**

PÉAN, docteur en médecine, ancien interne-lauréat des hôpitaux de Paris, etc. **De la scapulalgie et de la résection scapulo-humérale**, envisagée au point de vue du traitement de la scapulalgie. Paris, 1860, in-8 de 92 pages et 20 dessins intercalés dans le texte.. **3 fr. 50 c.**

PICARD, docteur en médecine, ancien interne des hôpitaux de Paris, etc. **Des inflexions de l'utérus à l'état de vacuité.** 1 vol. in-8 de 200 pages avec figures dans le texte. Paris, 1862.............. **3 fr. 50 c.**

PIORRY, médecin de l'hôpital de la Charité. **Leçons cliniques sur la scrofule**, recueillies par F. Durlau. 1857, in-8............. **50 c.**

POTAIN, médecin des hôpitaux de Paris, professeur agrégé à la Faculté de médecine. **Des lésions des ganglions lymphatiques viscéraux.** In-8, Paris, 1860................................... **2 fr.**

REGNIER (Raoul), docteur en médecine. **Maladies de croissance**, grand in-8. Paris, 1860................................... **2 fr.**

RICORD, chirurgien de l'hôpital du Midi, membre de l'Académie de médecine, etc. **Leçons sur le chancre**, professées à l'hôpital du Midi, recueillies et publiées par le docteur A. Fournier, ancien interne de l'hôpital du Midi; suivies de notes et pièces justificatives et d'un formulaire spécial. Deuxième édition, revue et augmentée. Paris, 1860, 1 vol. in-8 de 549 pages............................... **7 fr.**

ROCHARD, médecin adjoint de la prison des Madelonnettes, etc. **Traité des maladies de la peau.** Paris, 1860, 1 vol. in-8.......... **6 fr.**

ROUYER, docteur en médecine. **Études médicales sur l'ancienne Rome.** Les bains publics de Rome, les Magiciennes, les Philtres, etc.; l'Avortement, les Eunuques, l'Infibulation, la Cosmétique, les Parfums, etc. Paris, 1859, 1 vol. in-8....................... **3 fr. 50 c.**

ROUYER. Des tumeurs de la région palatine formées par l'hypertrophie des glandes salivaires. in-8 de 24 pages................. **1 fr.**

ROUYER. Du traitement des kystes de l'ovaire par les injections iodées. In-8....................................... **1 fr.**

ROUYER. Études cliniques sur les fongosités de la muqueuse utérine et sur leur traitement par l'abrasion et la cautérisation. 1858, br. in-4 de 50 pages..................................... **1 fr. 50 c.**

ROYET, docteur en médecine, ancien interne des hôpitaux de Paris, etc. **Considérations sur quelques tumeurs abdominales**, grand in-8 de 86 pages. Paris, 1861 . . . . 4 fr. 50 c.

SALVA, docteur en médecine de la Faculté de Paris. **Du gaz acide carbonique comme analgésie et cicatrisation des plaies.** In-8 de 42 pages, Paris, 1860 . . . . 1 fr. 25 c.

SCHNEIDER, docteur en médecine, médecin de l'hospice de Thionville. **Préparation à l'exercice de la médecine.** Ouvrage destiné spécialement à initier les jeunes médecins aux réalités de la carrière. 1 vol. in-12 de 216 pages, Paris, 1861 . . . . 2 fr.

SOLARI, docteur en médecine, ancien interne des hôpitaux, etc. **Conseils pratiques sur les moyens de prévenir les maladies de matrice et sur leur traitement.** In-8 de 80 pages, Paris, 1862 . . . . 2 fr.

SPERINO, professeur d'ophthalmologie à l'université de Turin. **Études cliniques sur l'évacuation répétée de l'humeur aqueuse dans les maladies de l'œil**, rédigées avec le concours du docteur Ch. Reymond, médecin et chirurgien de l'hôpital de la Providence. 1 vol. in-8 de 504 pages. Turin, 1862 . . . . 6 fr.

SUCQUET (J.-P.), docteur en médecine de la Faculté de Paris, lauréat de l'Académie des sciences, chevalier de la Légion d'honneur. **Anatomie et physiologie.** Circulation du sang. D'une circulation dérivative dans les membres et dans la tête chez l'homme. Mémoire approuvé par l'Académie impériale de médecine, séance du 18 juin 1861. In-8 et atlas de six planches in-folio dessinées d'après nature, par Lackerbauer. Paris, 1862 . . . . 8 fr.

SUCQUET. De la conservation des traits du visage dans l'embaumement. In-8, Paris, 1862 . . . . 1 fr. 50 c.

TRÉLAT, médecin de la Salpêtrière, etc. **La folie lucide, considérée au point de vue de la famille et de la société.** 1 vol. in-8, Paris, 1861 . . . . 6 fr.
Principaux chapitres : Imbéciles et faibles d'intelligence. — Satyres et nymphomanes. — Monomanes. — Érotomanes. — Jaloux. — Dipsomanes. — Dissipateurs et aventuriers. — Orgueilleux. — Kleptomanes. — Maniaques lucides, etc.

TRÉLAT, professeur agrégé à la Faculté de médecine de Paris. **De la nécrose causée par le phosphore.** 1857, in-8 de 120 pages. 2 fr. 50 c.

TROUSSEAU, professeur de clinique médicale à la Faculté de médecine de Paris, etc. **Conférences sur l'empirisme**, faites à la Faculté. In-8, Paris, 1862 . . . . 1 fr. 50 c.

VAQUEZ, docteur en chirurgie de la Faculté de médecine de Paris. **Chirurgie conservatrice du pied.** Mémoire sur l'amputation de M. le professeur MALGAIGNE (désarticulation astragalo-calcanéenne, ou amputation sous-astragalienne des auteurs); quelques mots sur l'extirpation du calcanéum (opération de Monteggia). Paris, 1859, 1 vol. in-4 de 179 pages, 2 pl. lithographiées et 5 fig. dans le texte. 3 fr. 50 c.

VIRCHOW (Rodolphe), professeur d'anatomie pathologique à la Faculté de médecine de Berlin, membre correspondant de l'Institut de France. **La syphilis constitutionnelle.** Traduit de l'allemand par le docteur Paul PICARD, revu, corrigé et considérablement augmenté par le professeur. 1860, 1 vol. in-8, avec figures dans le texte . . . . 4 fr.

VULPIAN, médecin des hôpitaux de Paris, professeur agrégé à la Faculté de médecine, etc. **Des pneumonies secondaires.** 1860, in-8 de